高级卫生专业技术资格考试用书

内 科 学

高级医师进阶

（副主任医师/主任医师）

（第2版）

主　编　段志军　杜建玲

副主编　彭洪菊　贾乐文　王丽霞　张智峰

编　者（以姓氏笔画排序）：

于　涛　王红微　王媛媛　史春虹　付那仁图雅

刘　莹　刘　静　刘艳君　齐丽娜　孙石春

孙丽娜　孙秀娜　李　东　李　瑞　李　瑾

张　彤　张　楠　张黎黎　周　颖　赵天宇

侯燕妮　聂　跃　黄　宛　莫光泉　董　慧

中国协和医科大学出版社

图书在版编目（CIP）数据

内科学：高级医师进阶 / 段志军，杜建玲主编. —2版. —北京：中国协和医科大学出版社，2020.3

高级卫生专业技术资格考试用书

ISBN 978-7-5679-1450-6

Ⅰ. ①内… Ⅱ. ①段… ②杜… Ⅲ. ①内科学–资格考试–教学参考资料 Ⅳ. ①R5

中国版本图书馆CIP数据核字（2019）第265566号

高级卫生专业技术资格考试用书

内科学·高级医师进阶（第2版）

主　　编：	段志军　杜建玲
责任编辑：	刘　婷
封面设计：	许晓晨
责任校对：	张　麓
责任印制：	张　岱

出版发行　**中国协和医科大学出版社**
（北京市东城区东单三条 9 号　邮编 100730　电话 010－65260431）

网　　址：	www.pumcp.com
经　　销：	新华书店总店北京发行所
印　　刷：	三河市龙大印装有限公司

开　　本：	787mm×1092mm　1/16
印　　张：	58.25
字　　数：	1350千字
版　　次：	2020年3月第2版
印　　次：	2022年6月第3次印刷
定　　价：	228.00元

ISBN 978-7-5679-1450-6

前　言

内科学是对医学科学发展产生重要影响的临床医学学科，是一门涉及面广和整体性强的学科，是临床医学各科的基础学科，又有"医学之母"之称。近年来以循证医学证据为指导的医学模式渐渐改变了以往以经验为主的医疗模式，以介入治疗为代表的新的治疗手段打破了传统内科疾病以单一药物治疗的格局。全书共分8篇92章200节，具体内容包括呼吸系统疾病、心血管系统疾病、消化系统疾病、泌尿系统疾病、血液系统疾病、内分泌和代谢疾病、风湿性疾病、传染病。既体现了内科领域的先进性，又不乏内科学的基础理论和基础知识。

本书内容紧扣高级卫生专业技术资格考试要求，根据大纲对专业知识"了解""熟悉""掌握""熟练掌握"的不同层次要求，详略得当，重点突出，是拟晋升副高级和正高级职称考试人员的复习指导用书，同时也可供高年资医务人员参考，以提高主治医师以上职称医务人员临床诊治、临床会诊、综合分析疑难病例以及开展医疗先进技术的能力。

本书可供拟晋升副高级和正高级职称考试人员复习使用，同时也可供高年资医务人员参考。

限于编者经验水平，书中难免存在错误与疏漏之处，敬请读者批评指正。

编　者

目　录

第一篇　呼吸系统疾病 ·········· 1
　第一章　总论 ·········· 1
　　第一节　呼吸系统结构功能特点 ·········· 1
　　第二节　呼吸系统疾病的诊断 ·········· 4
　　第三节　呼吸系统疾病的防治 ·········· 8
　第二章　急性上呼吸道感染 ·········· 10
　第三章　慢性阻塞性肺疾病和慢性肺源性心脏病 ·········· 14
　　第一节　慢性阻塞性肺疾病 ·········· 14
　　第二节　慢性肺源性心脏病 ·········· 21
　第四章　支气管哮喘 ·········· 26
　第五章　支气管扩张症 ·········· 35
　第六章　肺炎 ·········· 39
　　第一节　肺炎概述 ·········· 39
　　第二节　肺炎链球菌肺炎 ·········· 41
　　第三节　流感嗜血杆菌肺炎 ·········· 42
　　第四节　葡萄球菌肺炎 ·········· 43
　　第五节　肺炎克雷伯杆菌肺炎 ·········· 45
　　第六节　铜绿假单胞菌肺炎 ·········· 46
　　第七节　肺炎支原体肺炎 ·········· 47
　　第八节　肺炎衣原体肺炎 ·········· 48
　　第九节　病毒性肺炎 ·········· 49
　　第十节　真菌性肺炎 ·········· 51
　第七章　肺血栓栓塞症 ·········· 54
　第八章　肺癌 ·········· 59
　第九章　肺脓肿 ·········· 66
　第十章　肺结核 ·········· 71
　第十一章　胸膜疾病 ·········· 78
　　第一节　胸膜腔积液 ·········· 78
　　第二节　气胸 ·········· 83
　第十二章　呼吸衰竭与急性呼吸窘迫综合征 ·········· 89
　　第一节　急性呼吸衰竭 ·········· 89
　　第二节　慢性呼吸衰竭 ·········· 91

第三节　急性呼吸窘迫综合征 …………………………………… 92

第四节　呼吸支持技术 …………………………………………… 96

第十三章　呼吸系统综合征 ……………………………………… 100

第一节　睡眠呼吸暂停低通气综合征 …………………………… 100

第二节　重症急性呼吸综合征 …………………………………… 103

第十四章　间质性肺疾病 ………………………………………… 106

第一节　概述 …………………………………………………… 106

第二节　特发性肺纤维化 ……………………………………… 108

第三节　结节病 ………………………………………………… 110

第四节　外源性过敏性肺泡炎 ………………………………… 113

第五节　其他间质性肺疾病 …………………………………… 115

第十五章　硅沉着病 ……………………………………………… 118

第二篇　心血管系统疾病 ………………………………………… 120

第一章　总论 …………………………………………………… 120

第一节　心血管系统结构与功能特点 ………………………… 120

第二节　心血管系统疾病的诊断 ……………………………… 123

第三节　心血管系统疾病的防治 ……………………………… 127

第二章　心力衰竭 ……………………………………………… 130

第一节　急性心力衰竭 ………………………………………… 130

第二节　慢性心力衰竭 ………………………………………… 133

第三章　心律失常 ……………………………………………… 144

第一节　概述 …………………………………………………… 144

第二节　窦性心律失常 ………………………………………… 146

第三节　房性心律失常 ………………………………………… 150

第四节　房室交界区性心律失常 ……………………………… 155

第五节　室性心律失常 ………………………………………… 161

第六节　心脏传导阻滞 ………………………………………… 166

第四章　心脏性猝死与心肺复苏 ……………………………… 170

第五章　高血压 ………………………………………………… 174

第一节　原发性高血压 ………………………………………… 174

第二节　继发性高血压 ………………………………………… 178

第六章　冠状动脉粥样硬化性心脏病 ………………………… 181

第一节　冠状动脉粥样硬化性心脏病概述 …………………… 181

第二节　动脉粥样硬化 ………………………………………… 182

第三节　稳定型心绞痛 ………………………………………… 185

第四节　隐匿型冠心病 ………………………………………… 191

第五节　缺血性心肌病 ………………………………………… 192

第六节　急性冠状动脉综合征 ………………………………… 194

第七节 冠状动脉疾病的其他表现形式 …………………………………… 204
第七章 心脏瓣膜病 ………………………………………………………… 206
 第一节 二尖瓣狭窄 ……………………………………………………… 206
 第二节 二尖瓣关闭不全 ………………………………………………… 209
 第三节 主动脉瓣狭窄 …………………………………………………… 212
 第四节 主动脉瓣关闭不全 ……………………………………………… 215
 第五节 三尖瓣和肺动脉瓣疾病 ………………………………………… 218
 第六节 多瓣膜病 ………………………………………………………… 220
第八章 感染性心内膜炎 …………………………………………………… 222
 第一节 自体瓣膜心内膜炎 ……………………………………………… 222
 第二节 人工瓣膜和静脉药物依赖者心内膜炎 ………………………… 225
第九章 心肌疾病 …………………………………………………………… 228
 第一节 扩张型心肌病 …………………………………………………… 228
 第二节 肥厚型心肌病 …………………………………………………… 231
 第三节 限制型心肌病 …………………………………………………… 234
 第四节 致心律失常性右室心肌病 ……………………………………… 235
 第五节 特异性心肌病 …………………………………………………… 238
 第六节 心肌炎 …………………………………………………………… 241
第十章 心包疾病 …………………………………………………………… 245
 第一节 急性心包炎 ……………………………………………………… 245
 第二节 心包积液与心脏压塞 …………………………………………… 248
 第三节 缩窄性心包炎 …………………………………………………… 249
第十一章 成人先天性心脏病 ……………………………………………… 252
 第一节 概述 ……………………………………………………………… 252
 第二节 房间隔缺损 ……………………………………………………… 254
 第三节 室间隔缺损 ……………………………………………………… 255
 第四节 动脉导管未闭 …………………………………………………… 257
 第五节 主动脉缩窄 ……………………………………………………… 259
 第六节 肺动脉瓣狭窄 …………………………………………………… 261
 第七节 二叶主动脉瓣 …………………………………………………… 262
 第八节 法洛四联症 ……………………………………………………… 264
 第九节 三尖瓣下移畸形 ………………………………………………… 265
 第十节 主动脉窦动脉瘤 ………………………………………………… 267
第十二章 血管疾病 ………………………………………………………… 269
 第一节 主动脉夹层 ……………………………………………………… 269
 第二节 多发性大动脉炎 ………………………………………………… 273
第十三章 心脏病的介入治疗 ……………………………………………… 276
 第一节 心脏起搏 ………………………………………………………… 276

第二节　心导管消融治疗 ···································· 278

第三节　经皮冠状动脉介入治疗 ························ 280

第四节　心导管介入治疗 ································· 282

第五节　经皮球囊导管瓣膜成形术 ···················· 284

第三篇　消化系统疾病 ································· 286

第一章　总论 ·· 286

第一节　消化系统结构与功能特点 ···················· 286

第二节　消化系统疾病的诊断 ························· 287

第三节　消化系统疾病的防治 ························· 290

第二章　食管疾病 ······································· 292

第一节　胃食管反流病 ································· 292

第二节　食管癌 ·· 295

第三章　胃炎 ·· 299

第一节　急性胃炎 ······································ 299

第二节　慢性胃炎 ······································ 300

第三节　特殊类型的胃炎 ······························ 303

第四章　胃癌 ·· 305

第五章　消化性溃疡 ····································· 309

第六章　肠结核和结核性腹膜炎 ······················· 314

第一节　肠结核 ·· 314

第二节　结核性腹膜炎 ································· 317

第七章　炎症性肠病 ····································· 320

第一节　溃疡性结肠炎 ································· 320

第二节　克罗恩病 ······································ 324

第八章　大肠癌 ·· 328

第九章　肝硬化 ·· 331

第十章　原发性肝癌 ····································· 339

第十一章　肝性脑病 ····································· 344

第十二章　消化道出血 ··································· 349

第一节　上消化道出血 ································· 349

第二节　中、下消化道出血 ···························· 353

第十三章　慢性腹泻 ····································· 356

第十四章　功能性胃肠病 ································· 359

第一节　功能性消化不良 ······························ 359

第二节　肠易激综合征 ································· 362

第三节　功能性便秘 ···································· 364

第十五章　胰腺炎 ······································· 368

第一节　急性胰腺炎 ···································· 368

　　第二节　慢性胰腺炎 ……………………………………………………… 373
　第十六章　急性中毒 ………………………………………………………… 378
　　第一节　急性有机磷杀虫药中毒 …………………………………………… 378
　　第二节　急性百草枯中毒 …………………………………………………… 381
　　第三节　急性乙醇中毒 ……………………………………………………… 384
　　第四节　急性毒品中毒 ……………………………………………………… 387
第四篇　泌尿系统疾病 ………………………………………………………… 391
　第一章　总论 ………………………………………………………………… 391
　　第一节　肾脏的结构与功能特点 …………………………………………… 391
　　第二节　肾脏疾病的相关检查 ……………………………………………… 393
　　第三节　肾脏疾病的诊断 …………………………………………………… 395
　　第四节　肾脏疾病的防治 …………………………………………………… 395
　第二章　肾小球疾病 ………………………………………………………… 397
　　第一节　急性肾小球肾炎 …………………………………………………… 397
　　第二节　急进性肾小球肾炎 ………………………………………………… 399
　　第三节　慢性肾小球肾炎 …………………………………………………… 402
　　第四节　隐匿性肾小球肾炎 ………………………………………………… 404
　　第五节　药物引起的肾小球疾病 …………………………………………… 408
　　第六节　肾病综合征 ………………………………………………………… 408
　　第七节　IgA 肾病 …………………………………………………………… 418
　第三章　间质性肾炎 ………………………………………………………… 427
　　第一节　急性间质性肾炎 …………………………………………………… 427
　　第二节　慢性间质性肾炎 …………………………………………………… 429
　第四章　尿路感染 …………………………………………………………… 432
　第五章　肾小管性酸中毒 …………………………………………………… 442
　第六章　肾动脉狭窄 ………………………………………………………… 452
　第七章　肾衰竭 ……………………………………………………………… 454
　　第一节　急性肾损伤 ………………………………………………………… 454
　　第二节　慢性肾衰竭 ………………………………………………………… 461
　第八章　血液净化疗法 ……………………………………………………… 466
　　第一节　血液透析 …………………………………………………………… 466
　　第二节　血液滤过 …………………………………………………………… 482
　　第三节　腹膜透析 …………………………………………………………… 484
　　第四节　血液灌流 …………………………………………………………… 490
　　第五节　血浆置换 …………………………………………………………… 492
　第九章　肾移植的内科问题 ………………………………………………… 495
第五篇　血液系统疾病 ………………………………………………………… 499
　第一章　总论 ………………………………………………………………… 499

第一节　血液系统结构与功能特点 …………………………………… 499
第二节　血液系统疾病的诊断 ………………………………………… 503
第三节　血液系统疾病的防治 ………………………………………… 505
第二章　贫血 ……………………………………………………………… 507
第一节　缺铁性贫血 …………………………………………………… 507
第二节　再生障碍性贫血 ……………………………………………… 511
第三节　溶血性贫血 …………………………………………………… 517
第四节　巨幼细胞贫血 ………………………………………………… 540
第三章　中性粒细胞减少和粒细胞缺乏症 …………………………… 545
第四章　骨髓增生异常综合征 ………………………………………… 549
第五章　白血病 …………………………………………………………… 554
第一节　概述 …………………………………………………………… 554
第二节　急性白血病 …………………………………………………… 555
第三节　慢性髓性白血病 ……………………………………………… 562
第四节　慢性淋巴细胞白血病 ………………………………………… 566
第六章　淋巴瘤 …………………………………………………………… 570
第一节　霍奇金淋巴瘤 ………………………………………………… 570
第二节　非霍奇金淋巴瘤 ……………………………………………… 574
第七章　多发性骨髓瘤 ………………………………………………… 582
第八章　骨髓增殖性肿瘤 ……………………………………………… 587
第一节　真性红细胞增多症 …………………………………………… 587
第二节　原发性血小板增多症 ………………………………………… 589
第三节　原发性骨髓纤维化 …………………………………………… 591
第九章　脾功能亢进 …………………………………………………… 595
第十章　出血性疾病 …………………………………………………… 598
第一节　概述 …………………………………………………………… 598
第二节　弥散性血管内凝血 …………………………………………… 605
第三节　特发性血小板减少性紫癜 …………………………………… 611
第四节　血栓性血小板减少性紫癜 …………………………………… 614
第十一章　血管性紫癜 ………………………………………………… 617
第一节　单纯性紫癜 …………………………………………………… 617
第二节　过敏性紫癜 …………………………………………………… 617
第三节　遗传性出血性毛细血管扩张症 ……………………………… 620
第十二章　凝血功能障碍性疾病 ……………………………………… 623
第一节　血友病 ………………………………………………………… 623
第二节　血管性血友病 ………………………………………………… 626
第十三章　输血及输血不良反应 ……………………………………… 629
第十四章　造血干细胞移植 …………………………………………… 635

第六篇 内分泌和代谢疾病 641

第一章 总论 641

第一节 内分泌系统的结构与功能特点 641

第二节 内分泌和代谢疾病的诊断 645

第三节 内分泌和代谢疾病的防治 649

第二章 下丘脑疾病 651

第三章 垂体瘤 655

第四章 甲状腺疾病 659

第一节 甲状腺功能亢进症 659

第二节 甲状腺功能减退症 663

第三节 甲状腺炎 667

第五章 甲状旁腺疾病 671

第一节 原发性甲状旁腺功能亢进症 671

第二节 继发性甲状旁腺功能亢进症 674

第三节 甲状旁腺功能减退症 675

第六章 肾上腺疾病 680

第一节 库欣综合征 680

第二节 原发性醛固酮增多症 687

第三节 嗜铬细胞瘤 691

第七章 肥胖症 695

第八章 代谢综合征 699

第九章 糖尿病及糖尿病急症 702

第一节 糖尿病 702

第二节 糖尿病酮症酸中毒 717

第三节 高渗高血糖综合征 721

第十章 低血糖症 725

第一节 空腹低血糖症 725

第二节 糖尿病伴低血糖症 728

第三节 特发性餐后低血糖症 729

第四节 胰岛素瘤 730

第十一章 骨质疏松症 733

第十二章 血脂代谢异常 738

第十三章 痛风 743

第七篇 风湿性疾病 749

第一章 总论 749

第一节 风湿性疾病的病理及分类 749

第二节 风湿系统疾病的诊断 751

第三节 风湿系统疾病的防治 752

第二章　类风湿关节炎 …………………………………………………………… 754

第三章　脊柱关节炎 ……………………………………………………………… 762

　　第一节　强直性脊柱炎 ……………………………………………………… 762

　　第二节　反应性关节炎 ……………………………………………………… 767

第四章　系统性红斑狼疮 ………………………………………………………… 769

第五章　系统性血管炎 …………………………………………………………… 775

　　第一节　大动脉炎 …………………………………………………………… 775

　　第二节　巨细胞动脉炎 ……………………………………………………… 777

　　第三节　结节性多动脉炎 …………………………………………………… 780

　　第四节　肉芽肿性多血管炎 ………………………………………………… 782

　　第五节　显微镜下多血管炎 ………………………………………………… 784

　　第六节　贝赫切特综合征 …………………………………………………… 785

第六章　干燥综合征 ……………………………………………………………… 789

第七章　多发性肌炎和皮肌炎 …………………………………………………… 794

第八篇　传染病 …………………………………………………………………… 799

第一章　总论 ……………………………………………………………………… 799

　　第一节　传染病的发病机制 ………………………………………………… 799

　　第二节　传染病的诊断 ……………………………………………………… 801

　　第三节　传染病的治疗 ……………………………………………………… 802

　　第四节　传染病的预防 ……………………………………………………… 803

第二章　病毒感染性疾病 ………………………………………………………… 806

　　第一节　病毒性肝炎 ………………………………………………………… 806

　　第二节　流行性乙型脑炎 …………………………………………………… 821

　　第三节　麻疹 ………………………………………………………………… 828

　　第四节　肾综合征出血热 …………………………………………………… 833

　　第五节　传染性单核细胞增多症 …………………………………………… 840

　　第六节　艾滋病 ……………………………………………………………… 844

第三章　细菌感染性疾病 ………………………………………………………… 851

　　第一节　伤寒 ………………………………………………………………… 851

　　第二节　细菌性痢疾 ………………………………………………………… 858

　　第三节　败血症 ……………………………………………………………… 864

　　第四节　破伤风 ……………………………………………………………… 869

　　第五节　流行性脑脊髓膜炎 ………………………………………………… 872

第四章　螺旋体病 ………………………………………………………………… 880

　　第一节　钩端螺旋体病 ……………………………………………………… 880

　　第二节　梅毒 ………………………………………………………………… 886

第五章　寄生虫感染性疾病 ……………………………………………………… 893

　　第一节　阿米巴病 …………………………………………………………… 893

第二节　疟疾 ……………………………………………………………………… 901

第三节　血吸虫病 ………………………………………………………………… 905

附录一　高级卫生专业技术资格考试大纲（内科学专业——副高级）………… 913

附录二　高级卫生专业技术资格考试大纲（内科学专业——正高级）………… 915

附录三　全国高级卫生专业技术资格考试介绍 ………………………………… 917

第一篇
呼吸系统疾病

第一章 总 论

第一节 呼吸系统结构功能特点

一、呼吸系统的解剖生理

| 知识点1：呼吸系统的构成 | 副高：掌握　正高：掌握 |

呼吸系统由呼吸道和肺两部分组成。人们通常以喉的环状软骨下缘为界，将呼吸道分为上、下呼吸道。从鼻腔开始到环状软骨称上呼吸道，除作为气体通道外，还有湿化、净化空气等作用。环状软骨以下的气管和支气管为下呼吸道，是气体的传导通道。肺由实质组织（支气管树和肺泡）以及间质组织（结缔组织、血管、淋巴管、淋巴结和神经等）组成。

| 知识点2：上呼吸道 | 副高：掌握　正高：掌握 |

上呼吸道包括鼻、咽和喉。鼻腔有鼻甲的弯曲结构，具有鼻毛，富含血管、纤毛上皮的黏膜覆盖其表面，有滤清、湿化和加温吸入空气的功能。位于鼻咽、口咽和喉部丰富的淋巴组织包括增殖体和扁桃体，有防卫作用。会厌、声门、声带有保护性反射作用，在发声、吞咽时防止口腔分泌物和食物误吸入呼吸道。

知识点3：下呼吸道　　　　　　　　　　　　　　　　　副高：掌握　正高：掌握

下呼吸道包括气管、支气管及其余部分。气管位于食管前方，上接环状软骨，经颈部正中，下行入胸腔，在胸骨角平面，平对第4胸椎体下缘水平分为左、右主支气管。全长10～13cm，可分为颈、胸两部分，横径比前后径大25%。气管下端分叉处称气管杈，其内面有一向上凸的纵嵴，呈半月形，称气管隆嵴，是支气管镜检查的定位标志。气管由15～20个"C"形的软骨环以及连接各环之间的结缔组织和平滑肌构成。

知识点4：终末呼吸单位　　　　　　　　　　　　　　　副高：掌握　正高：掌握

末梢细支气管远端称为终末呼吸单位，内含三级呼吸性细支气管，管壁肺泡数逐级增多，再接肺泡囊和肺泡。肺泡上皮的细胞成分包括Ⅰ型细胞、Ⅱ型细胞和巨噬细胞。Ⅰ型细胞为扁平细胞，与毛细血管内皮细胞和其间的基膜融合而成的无定形颗粒层所组成的肺泡－毛细血管膜的厚度仅为0.2～10μm（平均1.5μm），有利于气体的弥散。Ⅱ型细胞产生表面活性物质，维持肺泡的表面张力，防止其萎陷。肺泡上皮还有一种巨噬细胞，起源于骨髓单核细胞，从血循环进入肺间质，大小20～40μm，核偏，细胞外有皱褶和卷须样足突，胞质内含溶菌酶和吞噬溶酶体等。

肺间质是指肺泡细胞基底膜与肺泡毛细血管周围空隙（间质腔）及其中的细胞与结缔组织等。腔内充满蛋白多糖、弹性纤维、少量纤维束和成纤维细胞。

知识点5：肺的血液供应　　　　　　　　　　　　　　　副高：掌握　正高：掌握

肺有双重血液供应。肺动脉分支沿支气管伴行到达肺腺泡成为末梢细动脉，属肌性动脉，有交感神经的分布。在肺泡间隔成为无平滑肌的肺泡毛细血管网进行气体交换。肺静脉系统从肺泡毛细血管网开始，逐渐形成静脉，回到左心房。肺静脉含有平滑肌，也有交感神经分布。肺循环有高容量、低阻力、低压力的特点，缺氧能使小的肌性肺动脉收缩。

支气管动脉营养肺和支气管，多起自胸主动脉，也可起自肋间动脉、锁骨上动脉或乳内动脉，与支气管伴行至呼吸性细支气管水平，形成毛细血管网，营养各级支气管。支气管静脉与动脉伴行，收纳各级支气管的静脉血，最后经上腔静脉回右心房。支气管动脉在支气管扩张等疾病时可形成动－静脉分流，静脉曲张破裂时引起大咯血。

知识点6：肺的淋巴引流　　　　　　　　　　　　　　　副高：掌握　正高：掌握

肺有丰富的淋巴管分布，淋巴管具有瓣膜，使淋巴液单向引流。肺淋巴管可分为浅、深淋巴丛。前者位于脏层胸膜的结缔组织，流向肺门，与深部淋巴管吻合。深部淋巴管围绕支气管和血管周围，流至支气管近端的肺内淋巴结，再向肺门淋巴结和纵隔淋巴结引流，最后大部分通过右淋巴管，左侧通过胸导管到达锁骨上淋巴结等颈深淋巴结。

知识点7：肺的神经分布　　　　　副高：掌握　正高：掌握

肺的神经分布主要来自迷走神经和胸2～4交感神经节的纤维，支气管平滑肌、肺动脉和大的肺静脉受肾上腺素能和胆碱能两种神经支配。在较大的肺动脉，肾上腺素能神经占优势，支气管动脉则仅受肾上腺素能神经支配。交感神经兴奋时通过β肾上腺素能受体使支气管平滑肌松弛、管腔扩大和血管收缩。通过肺的牵张感受器迷走神经的传入纤维向中枢传导神经冲动，控制呼吸运动。

知识点8：胸膜　　　　　副高：掌握　正高：掌握

胸膜起源于中胚层的浆膜，覆盖在肺表面、胸廓内面、膈上面及纵隔的表面。其中，覆盖在肺表面和叶间裂的胸膜称脏层胸膜；覆盖在胸廓内面、膈上面及纵隔的胸膜称壁层胸膜。二者在肺门处会合，向下延伸为肺韧带。胸膜的脏、壁两层在肺根部互相反折延续，围成两个封闭的胸膜腔，腔内为负压。

二、呼吸系统的主要功能

知识点9：肺的呼吸功能　　　　　副高：掌握　正高：掌握

呼吸系统与体外环境相通，成人在静息状态下，每天约有10000L的气体进出呼吸道。吸入氧气，排出二氧化碳，这种气体交换是肺最重要的功能。呼吸生理十分复杂，包括肺容量、通气、换气、呼吸动力、血液运输和呼吸调节等过程。

知识点10：呼吸系统的防御功能　　　　　副高：掌握　正高：掌握

肺具有广泛的呼吸面积，成人的总呼吸面积约有100m^2，在呼吸过程中，外界环境中的有机或无机粉尘，包括各种微生物、蛋白过敏原、有害气体等，皆可进入呼吸道及肺引起各种疾病，故呼吸系统的防御功能至关重要。

呼吸系统的防御功能包括：①物理防御功能：鼻部加温过滤、喷嚏、咳嗽、支气管收缩、黏液纤毛运输系统；②化学防御功能：溶菌酶、乳铁蛋白、蛋白酶抑制剂、抗氧化的谷胱甘肽、超氧化物歧化酶等；③细胞吞噬：肺泡巨噬细胞、中性粒细胞；④免疫防御功能：B细胞分泌IgA、IgM等，T细胞介导的迟发型变态反应和细胞毒作用等。各种原因引起防御功能下降或外界刺激过强均可引起呼吸系统的损伤或病变。

知识点11：肺的代谢功能　　　　　副高：掌握　正高：掌握

肺对某些生理活性物质、脂质及蛋白质、构成肺组织结构的结缔组织、活性氧等物质有代谢功能。某些肺组织在病理变化时能引起肺循环的代谢异常，甚至导致原来的肺病进一步恶化，或者由于肺病变使流入体循环的生理活性物质的量和质的变化而引起全身性疾病或出现临床异常表现。相反，也可由某种代谢异常引起肺病变，如 α_1-抗胰蛋白酶缺乏引起的肺气肿、表面活性物质缺陷引起的婴儿肺透明膜病等。

知识点12：肺的神经内分泌功能　　　　　　　　　副高：掌握　正高：掌握

肺组织内散在地存在着一种特殊类型的具有神经–内分泌功能的细胞，它们起源于胚胎期前肠膨出部的外胚层部分，与肠道上皮的嗜银细胞很相似，称K细胞或神经内分泌细胞。源于肺组织内某种具有特殊功能细胞的恶性或良性肿瘤常表现为"异位"神经–内分泌功能，引起肥大性骨关节病、皮质醇增多症等。

肺功能
检查

第二节　呼吸系统疾病的诊断

知识点1：病史采集　　　　　　　　　　　　　　副高：掌握　正高：掌握

详细询问病史对呼吸系统疾病的诊断十分重要。

（1）对于主诉呼吸困难，双肺表现为弥漫性病变的患者，应询问无机粉尘、有机粉尘接触的职业史。

（2）对不明原因的肺动脉高压、肺心病患者，应询问是否有睡眠中严重打鼾或下肢静脉血栓，以确定是否由睡眠呼吸暂停低通气综合征或肺栓塞所致。

（3）对于反复发生两肺下叶背段和后基底段肺炎的患者，考虑吸入性的可能性较大，应问清是否经常醉酒，有无饮水呛咳和反流性食管炎史。

（4）对怀疑寄生虫感染的患者，应询问有无生食溪蟹、蝲蛄等饮食史。

（5）询问吸烟史时，应有年包数的定量记载。

（6）注意导致肺部病变的某些药物，如抗心律失常药物胺碘酮可引起肺纤维化、血管紧张素转换酶抑制剂类抗高血压药物可引起顽固性咳嗽、β受体阻滞剂可引起支气管痉挛等。

（7）某些呼吸系统疾病还与家族或遗传因素有一定的关系，如支气管哮喘、特发性肺纤维化、囊性肺纤维化和肺泡微结石症等，应注意家族史的问诊。

知识点2：呼吸系统的局部症状　　　　　　　　　副高：掌握　正高：掌握

呼吸系统的局部症状主要有咳嗽、咳痰、咯血、胸痛和呼吸困难等，在不同的肺部疾病中有各自的特点。

（1）咳嗽：咳嗽是机体为清除气道内物质（如痰液异物）的一种突然暴发性呼气动作。①急性发作的刺激性干咳伴有发热、声嘶常为急性喉、气管、支气管炎；②急性发作的咳嗽伴胸痛，可能是肺炎；③发作性干咳，且夜间多发者，可能是咳嗽变异性哮喘；④高亢的干咳伴有呼吸困难可能是支气管肺癌累及气管或主支气管；⑤持续而逐渐加重的刺激性干咳伴有气促（急）则考虑特发性肺纤维化或支气管肺泡癌；⑥常年咳嗽，秋冬季加重提示慢性阻塞性肺疾病。

（2）咳痰：在呼吸道的反复感染、异物、过热过冷的空气、刺激性气体、过敏因素等的刺激下，气管、支气管或肺泡分泌大量痰液，通过咳嗽的动作排出即为咳痰。观察痰的性状、量及气味常可提示诊断的依据。①无色透明或灰白色黏液痰见于正常人、支气管黏膜轻度炎症；②痰由白色泡沫或黏液状转为脓性多为细菌性感染；③大量黄脓痰常见于肺脓肿或支气管扩张；④铁锈样痰可能是肺炎链球菌感染；⑤红棕色胶冻样痰可能是肺炎克雷伯杆菌感染；⑥大肠埃希菌感染时，脓痰有恶臭；⑦肺阿米巴病呈咖啡样痰；⑧肺吸虫病为果酱样痰；⑨肺水肿时，则可能咳粉红色稀薄泡沫痰；⑩痰量的增减反映感染的加剧或炎症的缓解，若痰量突然减少，且出现体温升高，可能与支气管引流不畅有关。

（3）咯血：咯血是指喉部以下的呼吸器官出血经咳嗽动作从口腔排出。呼吸系统疾病中引起咯血的常见病有支气管炎、支气管扩张、肺结核、肺炎、肺癌、肺脓肿、硅沉着病等。①支气管扩张咯血为鲜红色；②典型大叶性肺炎咯血为铁锈色；③肺栓塞时咳黏稠的暗红色血痰；④二尖瓣狭窄合并肺淤血时咯血一般为暗红色。

（4）胸痛：胸痛是指颈与胸廓下缘之间的疼痛，是临床上常见症状。胸膜炎、胸膜肿瘤、气胸、血胸、血气胸、肺炎、肺癌等是呼吸系统疾病引起胸痛最常见的病因。①自发性气胸：由于胸膜粘连处撕裂产生突发性胸痛；②肋间神经痛、肋软骨炎、带状疱疹、柯萨奇病毒感染引起的胸痛常表现为胸壁表浅部位的疼痛。

非呼吸系统疾病引起的胸痛中最重要的是心绞痛和心肌梗死，其特点是胸骨后或左前胸部位的胸痛，可放射至左肩。此外，还应注意心包炎、主动脉夹层等所致的胸痛。腹部脏器疾病，如胆石症和急性胰腺炎等有时亦可表现为不同部位的胸痛，需注意鉴别。

（5）呼吸困难：呼吸困难是一种自觉空气不足、呼吸费力和胸部窒息的主观感觉，或者患者主观感觉需要增加呼吸活动，即为呼吸困难。按其发作快慢分为急性、慢性和反复发作性。①突发胸痛后出现气急应考虑气胸，若再有咯血则要警惕肺梗死；②夜间发作性端坐呼吸提示左心衰竭或支气管哮喘发作；③数日或数周内出现的渐进性呼吸困难伴有一侧胸闷，要注意大量胸腔积液；④慢性进行性呼吸困难多见于慢性阻塞性肺疾病和弥漫性肺纤维化；⑤反复发作性呼吸困难且伴有哮鸣音主要见于支气管哮喘。分析呼吸困难时还应注意是吸气性还是呼气性呼吸困难，前者见于肿瘤或异物引起的大气道狭窄、喉头水肿、喉-气管炎症等；后者主要见于支气管哮喘、慢性支气管炎、肺气肿等。大量气胸、大量胸腔积液及胸廓限制性疾病则表现为混合型呼吸困难。

| 知识点3：体格检查 | 副高：掌握　正高：掌握 |

呼吸内科医师对患者体格检查时应克服两种不良倾向：①重视X线检查而轻体检；②只查胸部而忽略身体的其他部位。不同疾病或疾病的不同阶段由于病变的性质、范围不同，胸部体征可以完全正常或明显异常。支气管病变以干、湿性啰音为主；肺部炎症性病变可有呼吸音性质、音调和强度的改变，大面积炎症性病变可呈实变体征；肺纤维化时可听到特征性的Velcro啰音。胸膜炎时可有胸膜摩擦感和摩擦音；当出现气胸、胸腔积液和肺不张时，可出现气管移位和患侧的呼吸音消失。呼吸系统疾病可有肺外表现，如支气管肺癌可引起杵状指（趾）等。

知识点4：血液检查　　　　　　　　　　　　副高：掌握　正高：掌握

呼吸系统感染时白细胞总数和/或中性粒细胞增加，有时还伴有中毒颗粒；嗜酸性粒细胞增加提示过敏性因素、曲菌或寄生虫感染；其他血清学抗体试验，如荧光抗体、免疫电泳、酶联免疫吸附测定等，对于病毒、支原体、结核菌、军团菌等引起的呼吸系统感染有一定价值。

知识点5：痰液检查　　　　　　　　　　　　副高：掌握　正高：掌握

痰涂片在每个低倍镜视野里上皮细胞<10个，白细胞>25个或白细胞/上皮细胞>2.5个为合格的痰标本。定量培养≥10^7CFU/ml可判定为致病菌。经环甲膜穿刺气管吸引，或经纤维支气管镜防污染毛刷采样获得的痰标本得到结果的可信度更高。痰涂片中查到抗酸杆菌对诊断肺结核价值很高，痰标本中培养出结核杆菌是确诊肺结核最可靠的证据。肺部感染时，在分析痰菌涂片结果的同时进行痰菌培养并进行药物敏感试验，对判定病因和指导用药很有价值。反复做痰脱落细胞学检查，有助于肺癌的诊断。

知识点6：抗原皮肤试验　　　　　　　　　　副高：掌握　正高：掌握

支气管哮喘患者的过敏原皮肤试验阳性有助于过敏体质的确定和相应抗原的脱敏治疗。对结核和真菌呈阳性的皮肤反应仅说明已受感染，但并不能确定患病。Kveim试验有助于结节病的诊断。

知识点7：胸液检查　　　　　　　　　　　　副高：掌握　正高：掌握

胸腔穿刺，常规胸液检查可明确是渗出液还是漏出液。检查胸液的溶菌酶、腺苷脱氨酶、癌胚抗原及进行染色体分析，有助于鉴别结核性与恶性胸腔积液。胸腔积液中细胞明显增加且以中性粒细胞为主，提示急性细菌性炎症；出现大量嗜酸性粒细胞提示过敏性或寄生虫性疾病。脂类含量过高时提示"乳糜胸"，应注意相关疾病对淋巴管的侵袭。淀粉酶升高明显时要警惕胰源性胸腔积液。

知识点8：动脉血气分析　　　　　　　　　　副高：掌握　正高：掌握

动脉血气分析是判断呼吸衰竭最客观指标，根据动脉血气分析可以将呼吸衰竭分为Ⅰ型呼吸衰竭和Ⅱ型呼吸衰竭。还可用于诊断酸碱失衡，并指导治疗。

知识点9：影像学检查　　　　　　　　　　　副高：掌握　正高：掌握

影像学检查在呼吸系统疾病诊治中具有特殊的重要价值。

（1）胸部X线检查：有透视、常规摄影、高千伏摄影、体层摄影、支气管和肺血管造影等。透视能动态地观察病变，常规和高千伏摄影能清楚、全貌地显示病变。体层摄影是气道肿物和支气管肺癌诊断的有用方法。血管造影对肺血管疾病的诊断和肺出血部位的判定及治疗有重要价值。

（2）胸部CT检查：对于发现肺内微小病变，纵隔、胸膜以及心脏后部等隐蔽区域的病变优于常规X线。高分辨CT（HRCT）对于早期诊断肺间质病变很有价值。造影增强CT对淋巴结增大、肺栓塞、肺内占位性病变均有重要的诊断和鉴别诊断意义。CT肺血管造影（CTPA）是确诊肺栓塞的重要手段。低剂量CT应用于肺癌早期筛查，减少辐射。

（3）胸部超声检查：胸部超声检查可用于胸腔积液的诊断与穿刺定位以及紧贴胸膜病变的引导穿刺等。多普勒超声心动图检查还可用于肺动脉压的估测。

（4）胸部磁共振成像（MRI）：对纵隔疾病和肺血栓栓塞症有较大帮助。

（5）正电子发射型计算机断层显像（PET）：可以较准确地对肺癌、纵隔淋巴结转移及远处转移进行鉴别诊断。

（6）支气管动脉造影术和栓塞术：对咯血有较好的诊治价值。

（7）放射性核素扫描：应用放射性核素做肺通气/灌注显像检查，对肺栓塞和血管病变的诊断价值较高，对肺部肿瘤及其骨转移的诊断也有较高的参考价值。

知识点10：支气管镜检查	副高：掌握　正高：掌握

硬质支气管镜仅在必要时才用于气管内肿瘤或异物的摘除手术，目前多已被纤维支气管镜（纤支镜）替代。纤支镜能弯曲自如、深入到亚段支气管，能直视病变，还能做黏膜刷检和活检、经支气管镜肺活检、经纤支镜对纵隔肿块穿刺针吸活检、经纤支镜支气管肺泡灌洗等。对取得的组织及回收的灌洗液进行检查分析，有助于明确疾病的诊断。还可以结合支气管内超声（EBUS）完成对纵隔肿块的穿刺针吸活检，提高检查的成功率，并减少风险。纤支镜还能发挥治疗作用，可通过它取出异物、止血，用高频电刀、激光、微波及药物注射治疗良、恶性肿瘤。借助纤支镜的引导还可以做气管插管。

知识点11：胸腔镜检查	副高：掌握　正高：掌握

胸腔镜可以直视观察胸膜病变，进行胸膜、肺活检，尤其内科胸腔镜简便易行，用于诊断胸膜和部分肺部疾病的诊断，并可实施胸膜固定术。

知识点12：呼吸功能检查	副高：掌握　正高：掌握

通过呼吸功能检查可以了解肺功能受损的性质及其程度，对某些肺部疾病的早期诊断具有重要价值。常用的呼吸功能检查有肺容量检查、肺通气功能检查、肺弥散功能检查、支气管激发试验、支气管舒张试验、呼气峰流量及其变异率检查。

知识点13：支气管肺泡灌洗液检查　　　副高：掌握　正高：掌握

是对经纤维支气管镜进行支气管肺泡灌洗后回收的灌洗液进行细胞学、免疫学的分析，对间质性肺疾病的病因、肺泡蛋白沉积症、细支气管肺泡癌等疾病的诊断有重要价值，被称为"液态的肺活检"。

知识点14：放射性核素检查　　　副高：掌握　正高：掌握

应用放射性核素做肺通气/灌注显像检查，对肺栓塞和血管病变的诊断价值较高，对肺部肿瘤及其骨转移、弥漫性肺部病变的诊断也有较高的参考价值。正电子发射计算机体层显像（PET）对于呼吸系统疾病的诊断有一定辅助价值，可以较准确地对<1cm的肺部阴影和肺癌有无纵隔淋巴结转移进行鉴别诊断。

知识点15：肺活体组织检查　　　副高：掌握　正高：掌握

是确诊疾病的重要方法。获取活组织标本的主要方法：①用纤支镜、胸腔镜或纵隔镜等内镜的方法，适用于病变位于肺深部或纵隔者；②在X线、CT引导下进行经皮肺活检，适用于非邻近心血管的肺内病变；③在B超引导下进行经皮肺活检，适用于病变部位贴近胸膜者；④开胸肺活检或电视辅助胸腔镜肺活检，适用于其他方法检查未能确诊又有很强指征者。

第三节　呼吸系统疾病的防治

知识点1：重视烟草危害，预防为主，防治结合　　　副高：掌握　正高：掌握

吸烟造成的危害在我国并未引起真正的重视，医务工作者有责任、有义务不吸烟，宣传戒烟。医务人员应该帮助吸烟者进行戒烟，提供戒烟咨询，辅以药物治疗。目前戒烟药物主要包括尼古丁替代治疗药物（咀嚼胶、贴片、舌下含片等）、伐尼克兰（$\alpha_4\beta_2$尼古丁受体激动剂）、安非他酮缓释剂（一种抗抑郁药），均可不同程度地提高戒烟成功率。

知识点2：重视呼吸细胞分子生物学研究　　　副高：掌握　正高：掌握

呼吸细胞分子生物学研究代表当今医学生物学的一个发展方向，期望将来有更多的突破与发展，但其耗资大，周期长。

知识点3：发展呼吸危重症医学　　　副高：掌握　正高：掌握

呼吸医师肩负着各种呼吸衰竭救治的重任，呼吸机在现代医学中占有十分重要的地位，

在呼吸系统危重疾病的抢救中，常能起到"起死回生"的作用。正确选用呼吸机类型和通气方式，合理调节参数，尽可能减少并发症发生等一系列问题均需要呼吸医师在实践中学习，逐步掌握。

知识点4：重视呼吸康复	副高：掌握　正高：掌握

目前国外在康复治疗的组织管理、宣传教育、呼吸锻炼、家庭氧疗、心理治疗、回归社会等许多方面均有比较深入的研究。我国呼吸康复刚刚起步，需要努力探索，不断积累经验，逐步建立一套适合我国社会经济发展水平和文化背景的呼吸康复模式。

第二章　急性上呼吸道感染

知识点1：急性上呼吸道感染的概念　　　　副高：熟练掌握　正高：熟练掌握

急性上呼吸道感染（AURTI）简称上感，是细菌或病毒在鼻腔、咽或喉部产生的急性炎症反应，是呼吸科的常见疾病。发病不分年龄、性别、职业和地区，免疫功能低下者易感。

知识点2：急性上呼吸道感染的流行病学　　　副高：熟练掌握　正高：熟练掌握

全年皆可发病，尤以冬、春季节多发，且可在气候突变时小规模流行。主要通过患者喷嚏和含有病毒的飞沫空气传播，或经污染的手和用具接触传播。可引起上感的病原体大多为自然界中广泛存在的多种类型病毒，同时健康人群亦可携带，机体对其感染后产生的免疫力较弱、短暂，病毒间也无交叉免疫，故可反复发病。

知识点3：急性上呼吸道感染的病因及发病机制　　　副高：熟练掌握　正高：熟练掌握

急性上感70%～80%由病毒引起，主要有流感病毒（甲、乙、丙型）、副流感病毒、呼吸道合胞病毒、腺病毒、鼻病毒、埃可病毒、柯萨奇病毒、麻疹病毒、风疹病毒等。另有20%～30%为细菌引起，多见口腔定植菌溶血性链球菌，其次为流感嗜血杆菌、肺炎链球菌和葡萄球菌等，偶见革兰阴性杆菌。接触病原体后是否发病，还取决于传播途径和人群易感性。淋雨、受寒、气候突变、过度紧张或疲劳等可降低呼吸道局部防御功能，致使原存的病毒或细菌迅速繁殖，或者直接接触携带病原体的患者，由喷嚏、空气以及污染的手和用具诱发本病。老年体弱者和儿童易患本病。

知识点4：急性上呼吸道感染的病理　　　　副高：熟练掌握　正高：熟练掌握

组织学上可无明显病理学改变，亦可出现上皮细胞损伤。可有炎症因子参与发病，使上呼吸道黏膜血管充血和分泌物增多、单核细胞浸润、浆液性及黏液性炎性渗出。继发细菌感染后，有中性粒细胞浸润和脓性分泌物。

知识点5：普通感冒的临床表现　　　　副高：熟练掌握　正高：熟练掌握

普通感冒俗称伤风，又称急性鼻炎或上呼吸道卡他，是指以急性鼻炎、咽炎为主要表现的上呼吸道炎症。潜伏期短，一般为1～4天，起病较急，初期有咽部干、痒或烧灼感，数小时后，可有喷嚏、鼻塞、流清水样鼻涕等症状。2～3天后鼻涕变稠，可伴咽痛、头痛、流泪、味觉迟钝、呼吸不畅、声嘶等，有时可由于咽鼓管炎致听力减退。严重者有发热、轻度畏寒和头痛等。检查可见鼻腔黏膜充血、水肿、有分泌物，咽部轻度充血。如无并发症，一般5～7天后可痊愈，伴发并发症者可致病程迁延。

知识点6：急性病毒性咽炎的临床表现　　　　　副高：熟练掌握　正高：熟练掌握

急性病毒性咽炎多由鼻病毒、腺病毒、流感病毒、副流感病毒以及肠病毒、呼吸道合胞病毒等引起。临床特征为咽部发痒和灼热感，咳嗽少见，可有疼痛。流感病毒和腺病毒感染时可有发热和乏力，咽部明显充血、水肿，颌下淋巴结肿痛。腺病毒感染时常常合并眼结膜炎。当有吞咽疼痛时，常提示有链球菌感染。

知识点7：急性病毒性喉炎的临床表现　　　　　副高：熟练掌握　正高：熟练掌握

急性病毒性喉炎多为鼻病毒、甲型流感病毒、副流感病毒及腺病毒等引起，临床特征为声嘶、讲话困难、咳嗽时咽痛，常有发热、咽炎或咳嗽。体检可见喉部水肿、充血，局部淋巴结轻度增大和触痛，有时可闻及喉部的喘息声。

知识点8：急性疱疹性咽峡炎的临床表现　　　　副高：熟练掌握　正高：熟练掌握

急性疱疹性咽峡炎主要由柯萨奇病毒A引起，临床表现为明显咽痛、发热，病程为1周左右。体检时可见咽充血，软腭、悬雍垂、咽及扁桃体表面有灰白色疱疹及浅表溃疡，周围有红晕。夏季好发，多见于儿童，偶见于成人。

知识点9：急性咽结膜炎的临床表现　　　　　　副高：熟练掌握　正高：熟练掌握

急性咽结膜炎主要由腺病毒和柯萨奇病毒等引起。临床表现发热、咽痛、畏光、流泪等。体检可见咽及结膜明显充血。病程4～6天。多发于夏季，由游泳传播，儿童多见。

知识点10：细菌性咽-扁桃体炎的临床表现　　　副高：熟练掌握　正高：熟练掌握

细菌性咽-扁桃体炎主要由溶血性链球菌引起，也可由流感嗜血杆菌、肺炎链球菌、葡萄球菌等引起。临床特点为起病急、明显咽痛、畏寒、发热、体温可达39℃以上。体检可见咽部明显充血，扁桃体肿大、充血，表面有黄色点状渗出物，有时伴有颌下淋巴结增大、压痛，肺部检查无异常发现。

知识点 11：急性上呼吸道感染的并发症　　　　副高：熟练掌握　正高：熟练掌握

上感如治疗不及时，少数患者可并发急性鼻窦炎、中耳炎、气管炎及支气管炎。以咽炎为表现的上呼吸道感染，部分患者可继发溶血性链球菌引起的风湿热、肾小球肾炎等，少数患者可并发病毒性心肌炎，应予警惕。

知识点 12：急性上呼吸道感染的实验室和辅助检查　　　副高：熟练掌握　正高：熟练掌握

（1）血液检查：病毒性感染时，白细胞计数正常或偏低，伴淋巴细胞比例升高；细菌感染时，可有白细胞计数与中性粒细胞增多和核左移现象。

（2）病原学检查：因病毒类型繁多，且明确类型对治疗无明显帮助，一般情况下可不做。需要时可用免疫荧光法、酶联免疫吸附法、血清学诊断或病毒分离鉴定等方法确定病毒的类型。细菌培养和药物敏感试验有助于细菌感染的诊断和治疗。

知识点 13：急性上呼吸道感染的诊断　　　　　副高：熟练掌握　正高：熟练掌握

（1）根据患者的病史、流行情况、鼻咽部发生的症状和体征等。

（2）血常规检查可有助于鉴别细菌感染或病毒感染。

（3）病原学诊断必须依赖病毒或细菌分离或血清学诊断，咽拭子培养可分离出病毒或细菌生长。

知识点 14：急性上呼吸道感染的鉴别诊断　　　　副高：熟练掌握　正高：熟练掌握

（1）过敏性鼻炎：①起病急骤、鼻痒、频繁打喷嚏、流清水样鼻涕，无发热，咳嗽较少；②该病的发病季节多为春季和秋季，发作诱因与接触花粉等过敏原、异常气味、环境或气温变化有关，发作数分钟至 1～2 小时内缓解或使用鼻型吸入激素后可缓解；③患者鼻黏膜苍白、水肿，鼻分泌物可见嗜酸性粒细胞增多。

（2）流行性感冒：患者可有上呼吸道感染表现，但具有下列特点：①传染性强，可为散发，时有小规模流行，病毒发生变异时可大规模暴发；②起病急，鼻咽部症状较轻，但全身症状较重，伴高热、全身酸痛和眼结膜炎症状；③为流感病毒引起，取患者鼻洗液中黏膜上皮细胞涂片，免疫荧光标记的流感病毒免疫血清染色，置荧光显微镜下检查，有助于诊断。

（3）急性气管-支气管炎：表现为咳嗽、咳痰，血白细胞计数可增多，鼻部症状较轻，X 线胸片常见肺纹理增强。

（4）急性传染病前驱症状：麻疹、脊髓灰质炎、脑炎、肝炎和心肌炎等疾病前期表现与上感类似，易混淆。为了防止误诊和漏诊，对于在传染病流行季节和流行地区有上呼吸道感染症状的患者应密切观察，如果在 1 周内呼吸道症状减轻但出现新的症状，需进行必要的实验室检查，避免误诊。

知识点 15：急性上呼吸道感染的对症治疗　　　副高：熟练掌握　　正高：熟练掌握

（1）休息：一般需多饮水、卧床休息，注意保暖。

（2）解热镇痛：如症状较重有发热、头痛、全身酸痛等症状，尤其是老年人或体质虚弱者可酌情给予解热镇痛药物治疗，如对乙酰氨基酚、阿司匹林、布洛芬等。小儿感冒忌用阿司匹林，以防 Reye 综合征。有哮喘病史者忌用阿司匹林。有咽痛者，可应用雾化吸入或口含润喉类含片。

（3）抗鼻塞：有鼻塞，鼻黏膜充血、水肿，咽痛等症状者，可应用盐酸伪麻黄碱等选择性收缩上呼吸道黏膜血管的药物，也可用 1% 麻黄碱滴鼻。

（4）抗过敏：有频繁喷嚏、多量流涕等症状的患者，可酌情选用马来酸氯苯那敏或苯海拉明等抗过敏药物。为了减轻这类药物引起的头晕、嗜睡等不良反应，宜睡前服用。

（5）镇咳：有咳嗽症状者应口服化痰药，一般不主张镇咳治疗，若咳嗽影响休息可适当应用右美沙芬、喷托维林等镇咳药。

知识点 16：急性上呼吸道感染的病因治疗　　　副高：熟练掌握　　正高：熟练掌握

（1）抗病毒治疗：对于无发热、免疫功能正常、发病不超过 2 天的患者一般无需应用抗病毒药物。对于免疫缺陷患者可早期应用抗病毒药物治疗，如奥司他韦和利巴韦林。

（2）抗生素治疗：普通感冒无需使用抗生素。有白细胞增多、咽部脓苔、咳脓痰和流鼻涕等细菌感染证据，可根据当地流行病学史和经验选用口服青霉素类、第一代头孢菌素、大环内酯类药物或喹诺酮类药物。16 岁以下禁用喹诺酮类抗菌药。极少需要根据病原菌选用敏感的抗菌药。

（3）中药治疗：某些中成药对抗病毒感染也有一定的作用，如板蓝根冲剂、清热感冒冲剂等。

知识点 17：急性上呼吸道感染的预后　　　副高：熟练掌握　　正高：熟练掌握

多数上呼吸道感染的患者预后良好，但极少数年老体弱、有严重并发症的患者预后不良。

知识点 18：急性上呼吸道感染的预防　　　副高：熟练掌握　　正高：熟练掌握

（1）避免发病诱因：隔离传染源有助于避免传染。改善营养、饮食生活规律、避免受寒和过度劳累有助于降低易感性。年老体弱易感者应注意防护，上呼吸道感染流行时应戴口罩，避免出入人多的公共场所。

（2）增强体质：加强锻炼、增强体质。

（3）免疫调节药物和疫苗：对于经常、反复发生上感的患者，可酌情应用卡介苗素或黄芪口服液，有适应证者可注射呼吸道多价菌苗。

第三章　慢性阻塞性肺疾病和慢性肺源性心脏病

第一节　慢性阻塞性肺疾病

知识点1：慢性阻塞性肺疾病的概念	副高：熟练掌握　正高：熟练掌握

　　慢性阻塞性肺疾病（COPD）简称慢阻肺，是以持续气流受限为特征的可以预防和治疗的疾病，其气流受限多呈进行性发展，与气道和肺组织对香烟烟雾等有害气体或颗粒的异常慢性炎症反应有关。急性加重和合并症对疾病的严重程度发生影响。

知识点2：慢性阻塞性肺疾病的病因	副高：熟练掌握　正高：熟练掌握

　　（1）外因

　　1）吸烟：吸烟为COPD主要危险因素。被动吸烟也可能导致呼吸道症状以及COPD的发生。妊娠期妇女吸烟可能会影响胎儿肺脏的生长及发育。

　　2）吸入职业性粉尘和化学物质：吸入职业性粉尘和化学物质（烟雾、工业废气及室内空气污染等）及过敏原等也是COPD的危险因素。

　　3）空气污染：空气中的烟尘、化学气体（如氯、氧化氮、二氧化硫）、烹调时产生的大量油烟和生物燃料产生的烟尘、其他粉尘（如二氧化硅、煤尘、棉尘）等均为COPD的危险因素。

　　4）呼吸道感染：呼吸道感染是COPD发病和加剧的另一个重要因素，病毒也对COPD的发生和发展起作用。与儿童期重度下呼吸道感染和成年时的肺功能降低、呼吸系统症状发生有关。

　　5）社会经济地位：COPD的发病与患者社会经济地位相关。社会经济地位较低的人群发生COPD的概率较大，可能与室内和室外空气污染、居室拥挤、营养较差以及其他与社会经济地位较低相关联的因素有关。

　　（2）内因

　　1）遗传因素：某些遗传因素可增加COPD发病的危险性。已知的遗传因素为α_1-抗胰蛋白酶缺乏。重度α_1-抗胰蛋白酶缺乏与非吸烟者的肺气肿形成有关。

　　2）支气管哮喘和气道高反应性：支气管哮喘和气道高反应性是COPD的危险因素，气道高反应性可能与机体某些基因和环境因素有关。

　　3）肺脏发育、生长不良：在妊娠期、新生儿期、婴儿期或儿童期由各种原因导致肺脏发育或生长不良的个体在成人后容易罹患COPD。

知识点3：慢性阻塞性肺疾病的发病机制 　　副高：熟练掌握　正高：熟练掌握

（1）慢性炎症：目前普遍认为COPD以呼吸道、肺实质和肺血管的慢性炎症为特征，在肺的不同部位有肺泡巨噬细胞、T淋巴细胞和中性粒细胞增加，部分患者有嗜酸性粒细胞增多。

（2）蛋白酶与抗蛋白酶的失平衡：蛋白酶增多或抗蛋白酶不足均可破坏组织结构，导致肺气肿。吸入有害气体和有害物质可以导致蛋白酶产生增多或活性增强，而抗蛋白酶产生减少或灭活加快；同时氧化应激、吸烟等危险因素也可以降低抗蛋白酶的活性。

（3）氧化应激机制：许多研究表明，慢阻肺患者的氧化应激增加。氧化物可直接作用并破坏许多生化大分子（如蛋白质、脂质和核酸等），导致细胞功能障碍或细胞死亡，还可以破坏细胞外基质；引起蛋白酶-抗蛋白酶失衡；促进炎症反应，如激活核转录因子NF-κB，参与多种炎症介质的转录，如IL-8、TNF-α以及诱导型一氧化氮合酶（NOS）和环氧合酶等的转录。

（4）其他机制：如自主神经功能失调、营养不良、气温变化等都有可能参与慢阻肺的发生、发展。

知识点4：慢性阻塞性肺疾病的病理改变 　　副高：熟练掌握　正高：熟练掌握

COPD的病理改变主要表现为慢性支气管炎及肺气肿的病理变化。

（1）慢性支气管炎的病理改变：支气管上皮细胞变性、坏死、脱落，后期出现鳞状上皮化生，纤毛变短、粘连、倒伏、脱失；各级支气管壁均有多种炎症细胞浸润，以中性粒细胞、淋巴细胞为主，急性发作期可见到大量中性粒细胞，严重者为化脓性炎症，黏膜充血、水肿；杯状细胞和黏液腺肥大和增生、分泌旺盛，大量黏液潴留；病情继续发展，炎症由支气管壁向其周围组织扩散，黏膜下层平滑肌束可断裂萎缩，黏膜下和支气管周围纤维组织增生；支气管壁的损伤-修复过程反复发生，进而引起支气管结构重塑，胶原含量增加，瘢痕形成；进一步发展成阻塞性肺气肿时见肺泡腔扩大，肺泡弹性纤维断裂。

（2）肺气肿的病理改变：可见肺过度膨胀，弹性降低。外观灰白或苍白，表面可见多个大小不一的大疱。镜检见肺泡壁变薄，肺泡腔扩大、破裂或形成大疱，血液供应减少，弹性纤维网破坏。按累及肺小叶的部位，可将阻塞性肺气肿分为小叶中央型、全小叶型及介于二者之间的混合型，其中以小叶中央型多见。

知识点5：慢性阻塞性肺疾病的病理生理 　　副高：熟练掌握　正高：熟练掌握

气道阻塞和气流受限是COPD最重要的病理生理改变，引起阻塞性通气功能障碍。患者还有肺总量、残气容积和功能残气量增多等肺气肿的病理生理改变。肺气肿加重导致大量肺泡周围的毛细血管受膨胀肺泡的挤压而退化，致使肺毛细血管大量减少，肺泡间的血流量减少，此时肺泡虽有通气，但肺泡壁无血液灌流，导致生理无效腔样气量增大；也有部分肺区虽有血液灌流，但肺泡通气不良，不能参与气体交换，导致功能性分流增加，从而产生通气与血流比例失调。同时，肺泡及毛细血管大量丧失，弥散面积减少。通气与血流比例失调与弥散障碍共同作用，导致换气功能发生障碍。通气和换气功能障碍可引起缺氧和二氧化碳潴留，发生不同程度的低氧血症和高碳酸血症，最终出现呼吸功能衰竭，继发慢性肺源性心脏病。

知识点6：慢性阻塞性肺疾病的症状　　　　　副高：熟练掌握　正高：熟练掌握

（1）慢性咳嗽：病初常晨间咳嗽明显，夜间有阵咳或排痰。也有部分病例虽有明显气流受限但无咳嗽症状。

（2）咳痰：咳嗽后通常咳少量白色黏液或浆液性泡沫性痰，偶可带血丝，部分患者在清晨痰较多；合并感染时痰量增多，常有脓性痰。

（3）气短或呼吸困难：早期在较剧烈活动时出现，后逐渐加重，以致日常活动甚至休息时也感到气短，是COPD的标志性症状。

（4）喘息和胸闷：部分患者特别是重度患者有喘息；胸部紧闷感通常于劳力后发生，与呼吸费力、肋间肌等容性收缩有关。

（5）全身性症状：病情较重患者可能发生全身性症状，如体重下降、食欲减退、外周肌肉萎缩和功能障碍、精神抑郁和/或焦虑等。

知识点7：慢性阻塞性肺疾病的体征　　　　　副高：熟练掌握　正高：熟练掌握

COPD早期体征可不明显。随疾病进展，常有以下体征：

（1）视诊及触诊：胸廓前后径增大、剑突下胸骨下角（腹上角）增宽及腹部膨凸等；常见呼吸变浅，频率增快，辅助呼吸肌（如斜角肌及胸锁乳突肌）参加呼吸运动，重症可见胸腹矛盾运动；患者不时采用缩唇呼吸以增加呼出气量；低氧血症者可出现黏膜及皮肤发绀，伴右心衰竭者可见下肢水肿、肝大。

（2）叩诊：肺叩诊可呈过清音，心浊音界缩小，肺下界和肝浊音界下降。

（3）听诊：两肺呼吸音可减低，呼气相延长，平静呼吸时可闻及干性啰音，两肺底或其他肺野可闻及湿性啰音；心音遥远，剑突部心音较清晰响亮。

知识点8：慢性阻塞性肺疾病的实验室及辅助检查　　副高：熟练掌握　正高：熟练掌握

（1）肺功能检查：肺功能检查是判断持续气流受限的主要客观指标。吸入支气管舒张剂后第一秒用力呼气容积（FEV_1）/用力肺活量（FVC）＜70%可确定为持续气流受限。$FEV_1\%$预计值是评估COPD严重程度的重要指标。

（2）胸部X线检查：COPD早期X线胸片可无异常变化，以后可出现肺纹理增粗、紊乱等非特异性改变；如病变以肺气肿为主，可见肺透光度增加，肺纹理稀少，肋间隙增宽，膈肌低平，有时可见肺大疱，普通X线片对肺气肿的诊断阳性率不高，即使在中重度肺气肿，其阳性率也只有40%。但作为确定肺部并发症以及与其他肺脏疾病进行鉴别的一项重要检查应该常规使用。

（3）胸部CT检查：薄层（1~1.5mm）高分辨CT阳性率比较高，与病理表现高度相关。CT上可见低密度的肺泡腔、肺大疱与肺血管减少，并可区别小叶中心型肺气肿，全小叶型肺气肿或隔旁肺气肿。

（4）血气检查：COPD晚期患者可发生低氧血症、高碳酸血症、酸碱平衡失调以及呼吸衰竭等改变，血气分析对其判断具有重要价值。

（5）其他：COPD合并细菌感染时，外周血白细胞计数增多、核左移，血C-反应蛋白浓度可增高。痰培养可能检出病原菌。

知识点9：慢性阻塞性肺疾病的诊断　　　　副高：熟练掌握　　正高：熟练掌握

COPD的诊断主要依据吸烟等高危因素史、慢性支气管炎和肺气肿的病史，排除其他心、肺疾患，即可作出临床诊断。明确诊断依赖肺功能检查证实有持续气流受限，是COPD诊断的必备条件。尽管有多个肺功能指标可以反映气道阻力和呼气流速的变化，但以FEV_1%预计值和FEV_1/FVC在临床最为实用。吸入支气管舒张剂后$FEV_1/FVC < 70\%$，可以确定存在持续气流受限的界限；若能同时排除其他已知病因或具有特征病理表现的气道阻塞和气流受限疾病，则可明确诊断为COPD。

知识点10：慢性阻塞性肺疾病的严重程度分级

　　　　　　　　　　　　　　　　　　　　　　副高：熟练掌握　　正高：熟练掌握

可使用GOLD分级，慢阻肺患者吸入支气管扩张剂后$FEV_1/FVC < 70\%$，再依据其FEV_1下降幅度进行气流受限的严重度分级。

COPD患者肺功能受限严重程度分级（吸入支气管舒张剂后）

GOLD 1级：轻度	$FEV_1/FVC < 70\%$，$FEV_1 \geqslant 80\%$预计值
GOLD 2级：中度	$FEV_1/FVC < 70\%$，$50\% \leqslant FEV_1 < 80\%$预计值
GOLD 3级：重度	$FEV_1/FVC < 70\%$，$30\% \leqslant FEV_1 < 50\%$预计值
GOLD 4级：极重度	$FEV_1/FVC < 70\%$，$FEV_1 < 30\%$预计值

知识点11：慢性阻塞性肺疾病的呼吸困难程度评估

　　　　　　　　　　　　　　　　　　　　　　副高：熟练掌握　　正高：熟练掌握

可采用改良版英国医学研究委员会呼吸困难问卷（mMRC问卷）评估呼吸困难程度。

mMRC问卷

mMRC分级	呼吸困难症状
0级	剧烈活动时出现呼吸困难
1级	平地快步行走或爬缓坡时出现呼吸困难
2级	由于呼吸困难，平地行走时比同龄人慢或需要停下来休息
3级	平地行走100米左右或数分钟后即需要停下来喘气
4级	因严重呼吸困难而不能离开家，或在穿衣脱衣时即出现呼吸困难

知识点12：慢性阻塞性肺疾病的病情综合评估　　　　副高：熟练掌握　　正高：熟练掌握

上一年发生2次或以上急性加重，或者1次及1次以上需要住院治疗的急性加重，均提示今后急性加重风险增加。依据上述症状、急性加重风险和肺功能改变等，即可对稳定期慢阻肺患者的病情严重程度作出综合性评估。

稳定期COPD患者病情的综合评估

患者	特　　征	肺功能分级	年急性加重次数	mMRC	CAT
A组	低风险，症状少	GOLD 1～2	≤1	0～1	<10
B组	低风险，症状多	GOLD 1～2	≤1	≥2	≥10
C组	高风险，症状少	GOLD 3～4	≥2	0～1	<10
D组	高风险，症状多	GOLD 3～4	≥2	≥2	≥10

知识点13：慢性阻塞性肺疾病的病程分期　　　　副高：熟练掌握　　正高：熟练掌握

根据患者症状和体征的变化对COPD的病程进行分期：①急性加重期：指在疾病过程中，患者短期内咳嗽、咳痰、气促和/或喘息加重、痰量增多，呈脓性或黏液脓性，可伴发热等症状，并需改变COPD的基础日常用药；②稳定期：指患者咳嗽、咳痰、气短等症状稳定或症状轻微。

知识点14：慢性阻塞性肺疾病的鉴别诊断　　　　副高：熟练掌握　　正高：熟练掌握

（1）支气管哮喘：①多在儿童期或青少年期发病；②接触触发因素（过敏原、烟雾等）易诱发症状；③易在夜间和清晨发作；④多数人合并过敏性鼻炎和/或特应性皮炎，有特应性疾病家族史；⑤气流受限大多可逆。

（2）支气管扩张症：①大量脓痰；②常伴有细菌感染；③粗湿啰音、杵状指；④X线胸片或CT示支气管管腔扭曲、扩张，管壁增厚。

（3）肺结核：①可有咳嗽、咯血、盗汗、体重下降等症状；②X线胸片示肺浸润性病灶或结节状空洞样改变或多种形态病灶共存；③细菌学检查可确诊。

（4）闭塞性细支气管炎：①发病年龄较轻，无吸烟史；②可有类风湿关节炎病史或烟雾接触史；③CT片呼气相显示低密度影。

（5）弥漫性泛细支气管炎：①大多数为男性非吸烟者；②几乎所有患者均有慢性鼻窦炎；③X线胸片和高分辨率CT显示弥漫性小叶中央结节影和过度充气征。

（6）充血性心力衰竭：①有器质性心脏病基础；②听诊肺基底部可闻细湿啰音；③胸部X线片示心脏扩大、肺水肿；④肺功能测定示限制性通气功能障碍（而非阻塞性气流受限）。

（7）其他原因导致的呼吸气腔扩大：呼吸气腔均匀规则扩大而不伴有肺泡壁破坏时，虽不符合肺气肿的严格定义，但临床上也常习惯称为肺气肿，如代偿性肺气肿、老年性肺气肿。临床表现可以出现劳力性呼吸困难和肺气肿体征。需要综合分析临床资料以进行鉴别。

知识点15：慢性阻塞性肺疾病的并发症	副高：熟练掌握 正高：熟练掌握

（1）慢性呼吸衰竭：常在COPD急性加重时发生，其症状明显加重，发生低氧血症和/或高碳酸血症，出现缺氧和二氧化碳潴留的临床表现。

（2）自发性气胸：如有突然加重的呼吸困难，并伴有明显的发绀，患侧肺部叩诊为鼓音，听诊呼吸音减弱或消失，应考虑并发自发性气胸，通过X线检查可以确诊。

（3）慢性肺源性心脏病：由于慢阻肺肺脏病变引起肺血管床减少及缺氧致肺动脉收缩、血管重塑，导致肺动脉高压，右心室肥厚扩大，最终发生右心功能不全。

知识点16：慢性阻塞性肺疾病的稳定期治疗	副高：熟练掌握 正高：熟练掌握

（1）教育和管理：教育和劝导吸烟的患者戒烟。因职业或环境粉尘、刺激性气体所致者应脱离粉尘环境。

（2）支气管扩张剂：是现有控制症状的主要措施，可依据患者病情严重程度、用药后患者的反应等因素选用。

1）短效支气管扩张剂：可单用或两种或多种药物联合使用。首选吸入装置给药。①短效β_2受体激动剂：主要为沙丁胺醇，定量气雾剂或干粉制剂，每次$100 \sim 200\mu g$，24小时内不超过$8 \sim 12$喷；②短效抗胆碱能药：如异丙托溴铵气雾剂，每次$40 \sim 80\mu g$，每天$3 \sim 4$次。

2）长效支气管扩张剂：①长效β_2受体激动剂：如沙美特罗、福莫特罗等。沙美特罗作用持续12小时以上，每次$50\mu g$，q12h；福莫特罗兼具长效及速效特性，吸入后$1 \sim 3$分钟起效，作用持续12小时以上，常用剂量为$4.5 \sim 9\mu g$，q12h；②长效抗胆碱能药物：如噻托溴铵，每次剂量$18\mu g$，qd；③茶碱类药：如茶碱缓释片，每次$0.1 \sim 0.2g$，bid。

（3）祛痰药：对痰不易咳出者可应用，但疗效不确定。常用药物有盐酸氨溴索，30mg，每日3次；N-乙酰半胱氨酸，0.6g，每日2次；或羧甲司坦，0.5g，每日3次。后两种药物可以降低部分患者急性加重的风险。

（4）长期家庭氧疗：长期家庭氧疗应在4级，即极重度COPD患者应用，具体指征：①$PaO_2 \leqslant 55mmHg$或动脉血氧饱和度（SaO_2）$\leqslant 88\%$，有或没有高碳酸血症；②PaO_2 $55 \sim 60mmHg$，或$SaO_2 < 89\%$，并有肺动脉高压、右心衰竭或红细胞增多症（血细胞比容> 0.55）。长期家庭氧疗一般是经鼻导管吸入O_2，流量$1.0 \sim 2.0L/min$，吸氧持续时间$> 15h/d$。长期氧疗的目的是使患者在海平面、静息状态下达到$PaO_2 \geqslant 60mmHg$和/或使SaO_2升至90%以上。

（5）康复治疗：具体包括呼吸生理治疗、肌肉训练、营养支持、精神治疗与教育等多方面措施。

知识点 17：慢性阻塞性肺疾病的急性加重期治疗　　副高：熟练掌握　　正高：熟练掌握

应根据患者病情严重程度决定门诊或住院治疗。

（1）控制性氧疗：氧疗是COPD加重期住院患者的基础治疗。

（2）抗生素：多数COPD急性加重由细菌感染诱发，故抗生素在COPD急性加重的治疗中具有重要的地位。COPD急性加重并有脓性痰是应用抗生素的指征。长期应用广谱抗生素和激素者易继发真菌感染，宜采取预防措施。

（3）支气管扩张剂：药物同稳定期所使用者。有严重喘息症状者可给予较大剂量雾化吸入治疗，如应用沙丁胺醇$500\mu g$，或沙丁胺醇$1000\mu g$加异丙托溴铵$250 \sim 500\mu g$，通过小型雾化器给患者吸入治疗以缓解症状。

（4）糖皮质激素：COPD急性加重期住院患者宜口服泼尼松$30 \sim 40mg/d$，也可静脉给予甲泼尼龙$40 \sim 80mg$，每日一次，连续$5 \sim 7$天。

（5）机械通气：对于并发较严重呼吸衰竭的患者可使用机械通气治疗。

（6）其他治疗措施：①合理补充液体和电解质以保持身体水电解质平衡。注意补充营养，根据患者胃肠功能状况调节饮食，保证热量和蛋白质、维生素等营养素的摄入，必要时可以选用肠外营养治疗。②积极排痰治疗，最有效的措施是保持机体有足够体液，使痰液变稀薄。③其他措施如刺激咳嗽、叩击胸部、体位引流等方法。积极处理伴随疾病（如冠心病、糖尿病等）及并发症（如自发性气胸、休克、弥散性血管内凝血、上消化道出血、肾功能不全等）。

知识点 18：慢性阻塞性肺疾病的预后　　副高：熟练掌握　　正高：熟练掌握

COPD是慢性进行性疾病，目前尚无法使其病变完全逆转；但积极采用综合性治疗措施可以延缓病变进展。晚期常继发慢性肺源性心脏病。

知识点 19：慢性阻塞性肺疾病的预防　　副高：熟练掌握　　正高：熟练掌握

COPD的预防措施：①戒烟是预防COPD最重要的措施；②控制职业和环境污染；③积极防治婴幼儿和儿童期的呼吸系统感染；④流感疫苗、肺炎链球菌疫苗、细菌裂解物、卡介菌多糖核酸等对防止COPD患者反复感染可能有益；⑤加强体育锻炼，增强体质；⑥对于有慢阻肺高危因素的人群，应定期进行肺功能监测。

第二节　慢性肺源性心脏病

慢性肺源
性心脏病

> **知识点1：慎性肺源性心脏病的概念**　　　　副高：熟练掌握　　正高：熟练掌握

　　肺源性心脏病简称肺心病，是指由支气管-肺组织、胸廓或肺血管病变使肺血管阻力增加产生肺动脉高压，继而右心室结构或/和功能改变的疾病。先天性心脏病和左心病变引起的右心室肥厚、扩大或右心衰竭不属于肺心病。根据起病缓急和病程长短，可分为急性和慢性肺心病两类。急性肺心病常见于急性大面积肺栓塞。本节重点论述慢性肺心病。

> **知识点2：慎性肺源性心脏病的流行病学**　　　　副高：熟练掌握　　正高：熟练掌握

　　慢性肺心病是我国的常见病、多发病。寒冷地区较温暖地区患病率高；高原地区较平原地区患病率高；农村较城市患病率高；吸烟者较不吸烟者患病率高。患者年龄多在40岁以上，患病率随着年龄增长而增高。男女无明显差异。急性发作以冬、春季和气候骤变多见。

> **知识点3：慎性肺源性心脏病的病因**　　　　副高：熟练掌握　　正高：熟练掌握

　　（1）支气管、肺疾病；
　　（2）胸廓运动障碍性疾病；
　　（3）肺血管疾病；
　　（4）其他：原发性肺泡通气不足等。

> **知识点4：慎性肺源性心脏病的病理**　　　　副高：熟练掌握　　正高：熟练掌握

　　（1）肺部基础疾病病变：慢性肺心病病因不同，肺部原发病变也不同，如慢性支气管炎表现为气道黏液高分泌；慢性细支气管炎主要表现为小气道管壁单核巨噬细胞和CD8$^+$T淋巴细胞浸润、杯状细胞增生；肺气肿表现为终末支气管远端膨胀伴有气腔壁破坏；特发性PAH肺实质影响较少。
　　（2）肺血管病变
　　1）肺血管构型重建：肺动脉内膜增厚，弹性纤维增多，内膜下出现纵行肌束，弹性纤维和胶原纤维性基质增多，使血管变硬，阻力增加；中膜平滑肌细胞增生、肥大，导致中膜肥厚；<60μm的无肌层肺小动脉出现明显的肌层。
　　2）肺小动脉炎症：长期反复发作的COPD慢性气道炎症，可累及邻近肺小动脉，引起血管炎，管壁增厚、管腔狭窄或纤维化，甚至完全闭塞。

3）肺泡壁毛细血管床破坏和减少：肺气肿病变使肺泡间隔断裂，肺泡融合，造成肺泡壁内的毛细血管毁损，毛细血管床减小，当减损超过70%时肺循环阻力增大。

4）肺血管床受压迫：肺气肿时肺泡含气量过多，肺广泛纤维化时瘢痕组织收缩，均可压迫肺血管使其变形、扭曲。

5）部分慢性肺心病急性发作期：患者存在多发性肺微小动脉原位血栓形成，引起肺血管阻力增加，加重肺动脉高压。

（3）心脏病变：慢性肺心病的心脏病变主要表现为心脏重量增加，右室肥大，室壁增厚，心腔扩大，肺动脉圆锥膨隆，心尖圆钝，心脏顺钟向转位。镜检心肌纤维不同程度的肥大或萎缩性变形，灶性心肌纤维坏死及纤维化，心肌间质水肿。

知识点5：慢性肺源性心脏病的发病机制　　　副高：熟练掌握　正高：熟练掌握

多种支气管－肺组织和胸廓疾病导致肺心病的发病机制虽然不完全相同，但共同点是这些疾病均可造成患者呼吸系统功能和结构的明显改变，发生反复的气道感染和低氧血症，导致一系列体液因子和肺血管的变化，使肺血管阻力增加，肺动脉血管构型重建，产生肺动脉高压。肺动脉高压使右心室负荷加重，与其他因素共同作用，最终引起右心室扩大、肥厚，甚至发生右心功能衰竭。

知识点6：慢性肺源性心脏病的临床表现　　　副高：熟练掌握　正高：熟练掌握

（1）肺、心功能代偿期

1）症状：咳嗽、咳痰、气促，活动后心悸、呼吸困难、乏力、劳动耐力下降。少有胸痛或咯血。

2）体征：可有发绀和肺气肿体征。偶有干、湿性啰音。心音遥远，$P_2 > A_2$，三尖瓣区收缩期杂音或剑突下搏动增强（提示右心室肥厚）。可有颈静脉充盈，甚至怒张或使横膈下降致肝界下移。

（2）肺、心功能失代偿期

1）呼吸衰竭：①症状：呼吸困难加重，可有神志恍惚、白天嗜睡、谵妄等肺性脑病的表现；②体征：发绀，球结膜充血、水肿，可有视网膜血管扩张、视盘水肿（提示颅内高压）。皮肤潮红、多汗。

2）右心衰竭：①症状：明显气促，心悸、食欲不振、腹胀及恶心等；②体征：明显发绀，球结膜水肿，颈静脉怒张，心率增快，可有心律失常。肝大，肝颈静脉回流征阳性，下肢水肿，重者可有腹水。少数可有肺水肿及全心衰体征。

知识点7：慢性肺源性心脏病的实验室和辅助检查　　　副高：熟练掌握　正高：熟练掌握

（1）X线检查：除有肺、胸基础疾病及急性肺部感染的特征外，尚有肺动脉高压和右心增大征象，包括右下肺动脉干增宽，肺动脉段凸出，心尖圆隆、上翘等。

（2）心电图检查：心电图常表现为心电轴右偏，肺型 P 波（ Ⅱ，Ⅲ，aVF 导联 P 波 > 0.25mV），右侧胸前导联 R 波增高（ V_1 导联 R/S > 1，V_6 导联 R/S < 1），胸前导联 T 波倒置，双向或低平，以及完全性或不完全性右束支传导阻滞等。

（3）超声心动图检查：较心电图和 X 线检查敏感性高。典型表现为出现肺动脉高压征象，右心房增大，右心室肥厚、增大。

（4）心向量图检查：较心电图敏感，主要表现为右心增大的图形。

（5）肺功能检测和动脉血气分析：肺功能检查和血气分析有助于区别气道或肺实质疾病。PAH 患者表现为弥散功能障碍和轻到中度肺容积减少，动脉氧分压正常或轻度降低，CO_2 分压通常降低。COPD 所致 PH，肺功能和血气表现为残气量增加，一氧化碳弥散功能降低，CO_2 分压正常或增加。

（6）血液检查：血液流变学检查可了解红细胞变形性等变化；凝血功能检查有助于了解有无血液高凝状态；血电解质测定可了解电解质紊乱；血常规检查可见红细胞、血红蛋白增多，合并感染时，白细胞总数增多，中性粒细胞增多。

| 知识点 8：慢性肺源性心脏病的诊断 | 副高：熟练掌握　正高：熟练掌握 |

根据患者有严重 COPD 或其他胸肺疾病史，并有 $P_2 > A_2$、剑突下心音增强、颈静脉怒张、肝大及压痛、肝颈静脉反流征阳性、下肢水肿及体静脉压升高等肺动脉高压、右心室增大或右心功能不全的表现，结合心电图、X 线胸片、超声心动图、心电向量图有肺动脉高压和右心室肥厚、扩大的征象，可以作出诊断。

| 知识点 9：慢性肺源性心脏病的鉴别诊断 | 副高：熟练掌握　正高：熟练掌握 |

慢性肺源性心脏病的鉴别诊断

冠心病	心绞痛、心肌梗死病史或心电图表现，可有左心衰竭、原发性高血压、高脂血症、糖尿病史。查体、X 线、心电图、超声心动图检查呈左心室肥厚为主的征象
原发性心肌病	全心增大，无慢性呼吸道疾病史，无肺动脉高压的 X 线表现等。超声心动图可协助诊断
风湿性心脏病	有风湿关节炎和心肌炎病史，超声心动图有特殊表现
发绀型先天性心脏病	先天性心脏病患者多于儿童和青年时发病，但也有少数到老年时才出现比较明显的临床表现；体检无肺气肿体征；心脏听诊可闻及特征性杂音。对诊断有疑问者应行心脏彩超检查，对个别鉴别诊断特别困难者可行心导管及心脏造影检查

| 知识点 10：慢性肺源性心脏病肺、心功能代偿期的治疗 | 副高：熟练掌握　正高：熟练掌握 |

采用综合治疗措施，增强患者的免疫功能，延缓肺、胸基础疾病的进展，去除急性发作的诱发因素，减少或避免急性加重期的发生，使肺、心功能得到部分恢复。需要时长期家庭

氧疗或家庭无创呼吸机治疗等，以改善患者的生活质量。

知识点11：慢性肺源性心脏病肺、心功能失代偿期的治疗
　　　　　　　　　　　　　　　　　副高：熟练掌握　　正高：熟练掌握

治疗原则为积极控制感染，通畅呼吸道，改善呼吸功能，纠正缺氧与二氧化碳潴留，控制呼吸衰竭和心力衰竭，处理并发症。

（1）控制感染及呼吸衰竭的治疗：参考痰细菌培养及药物敏感试验，选择有效的抗菌药物，控制支气管、肺部感染；在没有细菌学培养结果前，可先进行经验性治疗。使用支气管舒张药和祛痰药，吸痰、通畅呼吸道。合理给氧以纠正缺氧，积极纠正二氧化碳潴留。纠正酸碱失衡及电解质紊乱。

（2）右心衰竭的治疗：对慢性肺心病出现右心衰竭的患者，一般经过氧疗、控制呼吸道感染、改善呼吸功能、纠正低氧和解除二氧化碳潴留后，心力衰竭症状可减轻或消失，患者尿量增多，水肿消退，肝缩小、压痛消失不需常规使用利尿剂和强心剂。病情较重者或上述治疗无效者，可酌情选用利尿剂和强心剂。

（3）血管扩张剂：近年来新开发的治疗肺动脉高压的药物包括前列环素（依前列醇）、内皮素受体阻滞剂（波生坦）、磷酸二酯酶抑制剂（西地那非）等，对特发性肺动脉高压等具有一定临床疗效，但对继发于COPD等支气管肺疾患的肺动脉高压无效。

知识点12：慢性肺源性心脏病并发症的治疗　　　　副高：熟练掌握　　正高：熟练掌握

（1）肺性脑病：肺性脑病是慢性肺心病死亡的首要原因，应积极防治。对于不准备实施机械通气的患者应特别注意慎用镇静剂，以免导致严重呼吸抑制而危及患者生命。

（2）酸碱失衡及电解质紊乱：慢性肺心病出现呼吸衰竭时，由于缺氧和二氧化碳潴留，当机体发挥最大限度代偿能力仍不能保持体内酸碱平衡时，可发生各种不同类型的酸碱失衡及电解质紊乱，使呼吸衰竭、心力衰竭、心律失常等更为恶化，对治疗及预后皆有重要意义。应进行监测，及时采取治疗措施。

（3）心律失常：一般的心律失常经过控制呼吸道感染，纠正缺氧、二氧化碳潴留、酸碱失衡及电解质紊乱，可自行消失；如持续存在，可根据心律失常的类型选用药物。

（4）休克：合并休克并不多见，一旦发生则预后不良。发生原因有严重感染、失血（多由上消化道出血所致）和严重心力衰竭或心律失常。

（5）消化道出血：慢性肺心病由于感染、呼吸衰竭、心力衰竭致胃肠道淤血以及应用糖皮质激素等，常并发消化道出血，需要预防治疗，一旦发生需要积极处理。

（6）深静脉血栓形成：低剂量普通肝素或低分子量肝素可用于预防。

（7）弥散性血管内凝血（DIC）：详见第五篇第十章第二节。

知识点13：慢性肺源性心脏病的预后　　　　　　副高：熟练掌握　　正高：熟练掌握

继发于COPD等支气管、肺疾病的慢性肺心病常由于COPD等的反复急性发作而反复加重。虽然每次发作经积极治疗多数可以缓解，但对患者肺、心和全身重要脏器都会造成严重打击；随着心肺功能的损害逐渐加重，远期多数预后不良。积极治疗虽然不能从根本上逆转慢性肺心病的自然病程，但可在一定程度上延缓病情进展，从而延长患者寿命，提高患者生活质量。

知识点14：慢性肺源性心脏病的预防　　　　　　　　副高：熟练掌握　　正高：熟练掌握

主要是积极防治引起本病的COPD等慢性支气管、肺和肺血管等基础疾病。

第四章　支气管哮喘

知识点1：支气管哮喘的概念　　　　副高：熟练掌握　正高：熟练掌握

支气管哮喘简称哮喘，是一种以慢性气道炎症和气道高反应性为特征的异质性疾病。主要特征包括气道慢性炎症、气道对多种刺激因素呈现的高反应性、多变的可逆性气流受限，以及随病程延长而导致的一系列气道结构的改变，即气道重构。这种慢性炎症导致气道高反应性，通常出现广泛多变的可逆性气流受限，并引起反复发作性的喘息、气促、胸闷或咳嗽等症状，常在夜间和/或清晨发作、加剧，多数患者可自行缓解或经治疗后缓解。

知识点2：支气管哮喘的病因　　　　副高：熟练掌握　正高：熟练掌握

哮喘是一种复杂、具有多基因遗传倾向的疾病，其发病具有家族集聚现象，亲缘关系越近，患病率越高。目前采用GWAS鉴定了多个哮喘易感基因位点，如YLK40、IL6R、PDE4D、IL33等。具有哮喘易感基因的人群发病与否受环境因素的影响较大。环境因素包括：①过敏原性因素，如室内过敏原（尘螨、家养宠物、蟑螂）、室外过敏原（花粉、草粉）、职业性过敏原（油漆、饲料、活性染料）、食物（鱼、虾、蛋类、牛奶）、药物（阿司匹林、抗生素）；②非过敏原性因素，如大气污染、吸烟、运动、肥胖等。

知识点3：支气管哮喘的发病机制　　　　副高：熟练掌握　正高：熟练掌握

支气管哮喘的发病机制目前尚不完全清楚。可能与以下因素有关：

（1）气道炎症形成机制：哮喘的本质及病理特征是慢性气道炎症，是各种炎症细胞和结构细胞、炎症因子及介质相互作用的结果。

（2）免疫与变态反应机制：主要由过敏原、抗体、细胞、受体和介质5个环节构成。哮喘患者属特应性体质，接触过敏原后可产生速发型变态反应和迟发型变态反应。

（3）气道神经调控异常：胆碱能神经亢进、β受体缺陷、非肾上腺素能非胆碱能神经障碍及神经肽类物质参与等。

（4）遗传机制：哮喘是一种多基因遗传疾病。导致哮喘发病以及加重的危险因素之间存在基因与基因、基因与环境以及环境与环境等多种因素的相互作用影响。

知识点4：支气管哮喘的病理　　　　副高：熟练掌握　正高：熟练掌握

气道内嗜酸性粒细胞浸润为主的变态反应性炎症是支气管哮喘的主要病理特征。支气管哮喘在显微镜下可见纤毛上皮细胞剥离、气道上皮下有肥大细胞、嗜酸性粒细胞、淋巴细胞与中性粒细胞浸润。气道黏膜下组织水肿，微血管通透性增加，杯状细胞增殖及支气管分泌物增加，支气管平滑肌痉挛等病理改变。若哮喘长期反复发作，表现为支气管平滑肌肌层肥厚、气道上皮细胞下纤维化、黏液腺增生和新生血管形成等，导致气道重构。

知识点5：支气管哮喘的临床表现	副高：熟练掌握　正高：熟练掌握

（1）症状：典型症状为反复发作性喘息、气促、胸闷或咳嗽，尤其在夜间和清晨症状加重。典型哮喘发作为呼气性呼吸困难。部分患者可有鼻痒、喷嚏、眼痒、干咳等先兆症状。症状多与接触变应原、冷空气、物理化学性刺激以及病毒性上呼吸道感染、运动等有关。某些患者哮喘发作具有季节规律，如变应性哮喘常在夏秋季发作。对花粉过敏者易在春夏季节频繁发作，花粉季节过后病情趋于好转或稳定。症状可在数分钟内发作，并持续数小时至数天，可自行缓解或经用抗感染和/或平喘药物治疗后缓解。

（2）体征：典型体征为发作时在双肺可闻及散在或弥漫性、以呼气相为主的哮鸣音，呼气相延长，在缓解期两肺呼吸音可正常。发作时胸廓过度充气，严重者可有说话困难、端坐呼吸及明显的三凹征。危重哮喘患者哮鸣音会减弱或消失，称"寂静肺"。可有呼吸频率增快、心率增快、发绀或意识障碍。

知识点6：支气管哮喘的实验室检查	副高：熟练掌握　正高：熟练掌握

（1）血液常规检查：过敏性哮喘可有血嗜酸性粒细胞增多，如并发感染可有白细胞总数和中性粒细胞增多。

（2）痰液和呼出气检查：痰液嗜酸性粒细胞增多可评估与哮喘相关的气道炎症。呼出气成分，如NO分压（FeNO）也可作为哮喘时气道炎症的无创性标志物。

知识点7：支气管哮喘的肺功能检查	副高：熟练掌握　正高：熟练掌握

（1）通气功能检测：哮喘发作时呈阻塞性通气功能障碍表现。用力肺活量（FVC）正常或下降，第一秒用力呼气容积（FEV_1）、1秒率（$FEV_1/FVC\%$）以及最高呼气流量（PEF）均下降；残气量及残气量与肺总量比值增加。其中以$FEV_1/FVC\% < 70\%$或FEV_1低于正常预计值的80%为判断气流受限的最重要指标。缓解期上述通气功能指标可逐渐恢复。病变迁延、反复发作者，其通气功能可逐渐下降。

（2）支气管激发试验（BPT）：用以测定气道反应性。常用吸入激发剂为乙酰甲胆碱和组胺，其他激发剂包括变应原、单磷酸腺苷、甘露醇、高渗盐水等，也有用物理激发因素如运动、冷空气等作为激发剂。观察指标包括FEV_1、PEF等。结果判断与采用的激发剂有关，通常以使FEV_1下降20%所需吸入乙酰甲胆碱或组胺累积剂量（$PD20\text{-}FEV_1$）或浓度（$PC20\text{-}FEV_1$）来表示，如FEV_1下降≥20%，判断结果为阳性，提示存在气道高反应性。BPT适用于非哮喘发作期、FEV_1在正常预计值70%以上患者的检查。

（3）支气管舒张试验（BDT）：用以测定气道的可逆性改变。常用吸入支气管舒张剂有沙丁胺醇、特布他林。当吸入支气管舒张剂20分钟后重复测定肺功能，FEV_1较用药前增加≥12%，且其绝对值增加≥200ml，判断结果为阳性，提示存在可逆性的气道阻塞。

（4）PEF及其变异率测定：哮喘发作时PEF下降。由于哮喘有通气功能时间节律变化的特点，监测PEF日间、周间变异率有助于哮喘的诊断和病情评估。PEF平均每日昼夜变异率（连续7天，每日PEF昼夜变异率之和/7）>10%，或PEF周变异率{（2周内最高PEF值−最低PEF值）/ [（2周内最高PEF值+最低PEF值）×1/2] ×100%}>20%，提示存在气道可逆性的改变。

知识点8：支气管哮喘的特异性变应原检查	副高：熟练掌握　正高：熟练掌握

变应原皮试和血清特异性IgE测定，有助于了解导致具体患者与哮喘有关的变应原种类，也可帮助确定特异性免疫治疗方案。

知识点9：支气管哮喘的胸部X线/CT检查	副高：熟练掌握　正高：熟练掌握

支气管哮喘患者的胸部X线无特异性。常见肺纹理增多、紊乱，也可表现为正常。急性发作或慢性哮喘患者可有肺通气过度，部分患者可有肺大疱、气胸、纵隔气肿或肺动脉高压等合并症。此外，胸部X线检查可有助于除外因气道异物、肺癌及甲状腺肿等气道阻塞或充血性心衰所致等非哮喘性疾病。胸部CT在部分患者可见支气管壁增厚、黏液阻塞。

知识点10：支气管哮喘的动脉血气分析	副高：熟练掌握　正高：熟练掌握

哮喘严重发作时可有缺氧，由于过度通气可使PaO_2降低，$PaCO_2$下降，pH上升，表现为呼吸性碱中毒。重症哮喘，病情进一步发展，气道阻塞严重，可有缺氧及CO_2潴留，$PaCO_2$上升，表现为呼吸性酸中毒。如缺氧明显，可合并代谢性酸中毒。

知识点11：支气管哮喘的分型	副高：熟练掌握　正高：熟练掌握

根据诱发哮喘的病因不同，哮喘可分为运动性哮喘、药物诱发性哮喘、心因性哮喘或职业性哮喘等。

知识点12：支气管哮喘的分级	副高：熟练掌握　正高：熟练掌握

（1）病情严重程度分级

治疗前或初始治疗时哮喘病情严重程度的分级

分 级	临床特点
间歇状态（第1级）	症状<每周1次
	短暂出现
	夜间哮喘症状≤每月2次
	$FEV_1 \geq 80\%$ 预计值或 $PEF \geq 80\%$ 个人最佳值，PEF或 FEV_1 变异率<20%
轻度持续（第2级）	症状≥每周1次，但<每日1次
	可能影响活动和睡眠
	夜间哮喘症状>每月2次，但<每周1次
	$FEV_1 \geq 80\%$ 预计值或 $PEF \geq 80\%$ 个人最佳值，PEF或 FEV_1 变异率20%~30%
中度持续（第3级）	每日有症状
	影响活动和睡眠
	夜间哮喘症状≥每周1次
	FEV_1 60%~79% 预计值或 PEF 60%~79% 个人最佳值，PEF或 FEV_1 变异率>30%
重度持续（第4级）	每日有症状
	频繁出现
	经常出现夜间哮喘症状
	体力活动受限
	$FEV_1 < 60\%$ 预计值或 $PEF < 60\%$ 个人最佳值，PEF或 FEV_1 变异率>30%

（2）哮喘控制水平分级

哮喘控制水平的分级

A：哮喘症状控制	哮喘症状控制水平		
	良好控制	部分控制	未控制
过去四周，病人存在：			
日间哮喘症状>2次/周　　是□　否□			
夜间因哮喘憋醒　　是□　否□	无	存在1~2项	存在3~4项
使用缓解药次数>2次/周　　是□　否□			
哮喘引起的活动受限　　是□　否□			
B：未来风险评估（急性发作风险，病情不稳定，肺功能迅速下降，药物不良反应）			
与未来不良事件风险增加的相关因素包括： 临床控制不佳；过去一年频繁急性发作；曾因严重哮喘而住院治疗；FEV_1 低；烟草暴露；高剂量药物治疗			

（3）哮喘急性发作的分级

哮喘急性发作严重程度的分级

临床特点	轻度	中度	重度	危重
气促	步行时	稍事活动	休息时	
体位	可平卧	喜坐位	端坐呼吸	
谈话方式	成句	字段	单字	不能讲话
精神状态	尚安静	稍烦躁	焦虑、烦躁	嗜睡，意识模糊
出汗	无	有	大汗淋漓	
呼吸频率	轻度增加	增加	>30次/分	
辅助肌活动及三凹征	常无	有	常有	胸腹矛盾运动
哮鸣音	呼气末	较响亮	响亮	减低或无
脉率（次/分）	<100	100～120	>120	变慢或不规则
肺性奇脉	无	有，10～25mmHg	常有，>25mmHg	若无，提示呼吸肌疲劳
最初应用支气管扩张剂PEF占预计值	>80%	60%～80%	<60%或<100L/min或作用持续时间<2h	
PaO_2（吸空气时）	正常	$\geqslant$60mmHg	<60mmHg	<60mmHg
PCO_2	<45mmHg	$\leqslant$45mmHg	>45mmHg	>45mmHg
SaO_2（吸空气时）	>95%	91%～95%	$\leqslant$90%	$\leqslant$90%
pH				降低

知识点13：支气管哮喘的分期　　　　　　副高：熟练掌握　正高：熟练掌握

（1）急性发作期：指喘息、气促、咳嗽、胸闷等症状突然发生，或原有症状急剧加重，常有呼吸困难，以呼气流量降低为特征，常因接触变应原等刺激物质或呼吸道感染等所致。可在数小时或数天内出现，偶尔可在数分钟内危及生命。急性发作时严重程度可分为轻度、中度、重度和危重4级。

1）轻度：步行或上楼时气促，可有焦虑，呼吸频率轻度增加，闻及散在哮鸣音，肺通气功能和血气检查正常。

2）中度：稍事活动感气促，讲话常有中断，时有焦虑，呼吸频率增加，可有三凹征，闻及响亮、弥漫的哮鸣音，心率增快，可出现奇脉，使用支气管舒张剂后PEF占预计值的60%～80%，SaO_2 91%～95%。

3）重度：休息时感气促，端坐呼吸，只能发单字表达，常有焦虑和烦躁，大汗淋漓，呼吸频率>30次/分，常有三凹征，闻及响亮、弥漫的哮鸣音，心率增快常>120次/分，奇脉，使用支气管舒张剂后PEF占预计值<60%或绝对值<100L/min或作用时间<2小时，PaO_2<60mmHg，$PaCO_2$>45mmHg，$SaO_2$$\leqslant$90%，pH可降低。

4）危重：患者不能讲话，嗜睡或意识模糊，胸腹矛盾运动，哮鸣音减弱甚至消失，脉

率变慢或不规则，严重低氧血症和高二氧化碳血症，pH降低。

（2）慢性持续期：指每周均不同频度和/或不同程度地出现喘息、气促、胸闷、咳嗽等症状，可伴有肺通气功能下降。

（3）临床缓解期：指经过治疗或未经治疗症状、体征消失，肺功能恢复到急性发作前水平，并维持1年以上。

知识点14：支气管哮喘的并发症　　　　　副高：熟练掌握　正高：熟练掌握

严重发作时可并发气胸、纵隔气肿、肺不张；长期反复发作或感染可致慢性并发症，如慢阻肺、支气管扩张、间质性肺炎和肺源性心脏病。

知识点15：支气管哮喘的诊断标准　　　　　副高：熟练掌握　正高：熟练掌握

1.典型哮喘的临床症状和体征

（1）反复发作喘息、气促，胸闷或咳嗽，夜间及晨间多发，常与接触变应原、冷空气、理化刺激以及病毒性上呼吸道感染、运动等有关。

（2）发作时双肺可闻及散在或弥漫性哮鸣音，呼气相延长。

（3）上述症状和体征可经治疗缓解或自行缓解。

2.可变气流受限的客观检查　①支气管舒张试验阳性；②支气管激发试验阳性；③平均每日PEF昼夜变异率>10%或PEF周变异率>20%。

符合上述症状和体征，同时具备气流受限客观检查中的任一条，并除外其他疾病所引起的喘息、气急、胸闷和咳嗽，可以诊断为哮喘。

咳嗽变异性哮喘：指咳嗽作为唯一或主要症状，无喘息、气急等典型哮喘症状，同时具备可变气流受限客观检查中的任一条，除外其他疾病所引起的咳嗽。

知识点16：与左心衰竭引起呼吸困难的鉴别诊断　　　　　副高：熟练掌握　正高：熟练掌握

该病与重症哮喘症状相似，极易混淆。鉴别要点为：患者多有高血压、冠状动脉粥样硬化性心脏病、风湿性心脏病等病史和体征，突发气促，呼吸困难，端坐呼吸，烦躁，阵发性咳嗽，常咳出粉红色泡沫痰等。两肺可闻及广泛的湿啰音和哮鸣音，左心界扩大，心率增快，心尖部可闻及奔马律。X线胸片可见心脏增大和肺淤血征象等。若一时难以鉴别，可雾化吸入β_2受体激动剂或静脉注射氨茶碱缓解症状后进一步检查。忌用肾上腺素或吗啡。

知识点17：与慢性阻塞性肺疾病（COPD）的鉴别诊断

副高：熟练掌握　正高：熟练掌握

多为中老年人，常有吸烟史或接触有害气体的病史。好发于秋冬寒冷季节，常有反复呼吸道感染史，多无过敏史。体检双肺呼吸音明显下降，可有肺气肿体征，两肺或可闻及湿啰音。对中老年患者严格将慢阻肺和哮喘区分有时十分困难，用支气管舒张剂和口服或吸入激素作治疗性试验可能有所帮助。如患者同时具有哮喘和慢阻肺的特征，可以诊断哮喘合并慢阻肺或慢阻肺合并哮喘。

知识点18：与上气道阻塞的鉴别诊断 副高：熟练掌握 正高：熟练掌握

上气道阻塞的诊断要点：①吸气性呼吸困难、症状持续存在或进行性加重，常伴有剧烈咳嗽；②局部可闻及吸气性干鸣音；查体可见"三凹征"；③气道肿瘤、异物或水肿所致或气道外源性压迫（甲状腺）；④喉镜、支气管镜及CT检查可确定病变的部位、性质和程度，有助于确诊；⑤肺功能检查其流量–容积曲线表现为吸气和呼气流速均明显下降，且程度呈矩形；⑥支气管扩张剂治疗无效。

知识点19：与变应性支气管肺曲菌病（ABPA）的鉴别诊断

副高：熟练掌握 正高：熟练掌握

ABPA的诊断要点：①常咳棕褐色黏稠痰块或咯血、或咳出支气管树状痰栓；②痰培养可有曲菌生长；③血清总IgE浓度（＞1000ng/ml）升高；④曲菌变应原特异性IgE/IgG抗体效价升高；⑤曲菌变应原速发性皮肤试验阳性；⑥外周血嗜酸性粒细胞增多；⑦肺部游走性或固定性浸润病灶及中心性支气管扩张症。

知识点20：支气管哮喘的药物治疗 副高：熟练掌握 正高：熟练掌握

（1）控制药物：指需要长期每天使用的药物。这些药物主要通过抗炎作用使哮喘维持临床控制，其中包括吸入型糖皮质激素（ICS）、全身用糖皮质激素、白三烯调节剂、长效β_2受体激动剂（LABA，须与ICS联合应用）、缓释茶碱、色甘酸钠、抗IgE抗体及其他有助于减少全身激素剂量的药物等。

（2）缓解药物：指按需使用的药物。这些药物通过迅速解除支气管痉挛从而缓解哮喘症状，其中包括速效吸入β_2受体激动剂、全身用糖皮质激素、吸入性抗胆碱药物、短效茶碱及短效口服β_2受体激动剂等。

知识点21：支气管哮喘急性发作期的治疗 副高：熟练掌握 正高：熟练掌握

哮喘急性发作的治疗取决于发作的严重程度以及对治疗的反应。治疗的目标是尽快缓解气道痉挛，纠正低氧血症，恢复肺功能，同时还需要制定长期治疗方案以预防再次急性发作，防治并发症。

（1）轻度：经定量气雾剂（MDI）吸入短效β_2受体激动剂（SABA），在第1小时内每20分钟吸入1～2喷。随后轻度急性发作可调整为每3～4小时吸入1～2喷。效果不佳时可加缓释茶碱片，或加用短效抗胆碱药气雾剂吸入。

（2）中度：吸入SABA（常用雾化吸入），第1小时内可持续雾化吸入。联合应用雾化吸入短效抗胆碱药、激素混悬液。也可联合静脉注射茶碱类。如果治疗效果欠佳，尤其是在控制性药物治疗的基础上发生的急性发作，应尽早口服激素，同时吸氧。

（3）重度至危重度：持续雾化吸入SABA，联合雾化吸入短效抗胆碱药、激素混悬液以及静脉茶碱类药物，吸氧。尽早静脉应用激素，待病情得到控制和缓解后改为口服给药。注意维持水、电解质平衡，纠正酸碱失衡，当pH＜7.20且合并代谢性酸中毒时，应适当补碱。经治疗临床症状和肺功能无改善甚至继续恶化者，应及时给予机械通气治疗，其指征主要包括呼吸肌疲劳、$PaCO_2 \geqslant 45mmHg$、意识改变（需进行有创机械通气）。此外，应预防呼吸道感染等。

知识点22：支气管哮喘慢性持续期的治疗 副高：熟练掌握 正高：熟练掌握

慢性持续期的治疗应在评估和监测患者哮喘控制水平的基础上，定期根据长期治疗分级方案作出调整，以维持患者的控制水平。哮喘患者长期治疗方案分为5级。

哮喘长期治疗方案

治疗方案	第1级	第2级	第3级	第4级	第5级
推荐选择控制药物	不需使用药物	低剂量ICS	低剂量ICS加LABA	中/高剂量ICS加LABA	加其他治疗，如口服糖皮质激素
其他选择控制药物	低剂量ICS	白三烯受体拮抗剂	中/高剂量ICS	中/高剂量ICS加LABA加LAMA	加LAMA
		低剂量茶碱	低剂量ICS加白三烯受体拮抗剂	高剂量ICS加白三烯受体拮抗剂	加IgE单克隆抗体
			低剂量ICS加茶碱	高剂量ICS加茶碱	加IL-5单克隆抗体
缓解药物	按需使用SABA	按需要使用SABA	按需使用SABA或低剂量布地奈德/福莫特罗或倍氯米松/福莫特罗		

注：推荐选用的治疗方案，但也要考虑病人的实际状况，如经济收入和当地的医疗资源等。低剂量ICS指每日吸入布地奈德（或等效其他ICS）200～400μg，中等剂量为＞400～800μg，高剂量为800～1600μg

如果使用该级治疗方案不能控制哮喘，治疗方案应该升级直至达到哮喘控制为止。当达到哮喘控制之后并能维持3个月以上，可考虑降级治疗。

知识点23：支气管哮喘患者的教育与管理 副高：熟练掌握 正高：熟练掌握

哮喘教育是一个长期、持续过程，内容包括：①通过长期规范治疗能够有效控制哮喘；②避免触发、诱发因素的方法；③哮喘的本质、发病机制；④哮喘长期治疗方法；⑤药物吸入装置及使用方法；⑥自我监测：如何测定、记录、解释哮喘日记内容：症状评分、应用药物、PEF，哮喘控制测试（ACT）变化；⑦哮喘征兆、哮喘发作征象和相应自我处理方法，如何、何时就医；⑧哮喘防治药物知识；⑨如何根据自我监测结果判定控制水平、选择治疗。

知识点24：支气管哮喘慢性持续期的预防　　　　副高：熟练掌握　正高：熟练掌握

（1）一级预防：从胎儿、婴幼儿开始，预防其发展为变应性体质。包括：①避免妊娠期和幼儿期吸烟和被动吸烟，同时应禁止在工作场所吸烟；②避免妊娠母亲及婴幼儿与变应原（住房潮湿、室内空气污染、尘、螨、蟑螂、动物皮毛及工作环境中变应原）接触。

（2）二级预防：以婴幼儿为重点，防治病毒感染、变应性鼻炎及特应性皮炎，以防止哮喘发生。对尘、螨、宠物或蟑螂敏感的幼儿，应减少接触，防止发病。对职业性变应原敏感并产生症状的人员，应避免接触。

（3）三级预防（早期干预）：早期诊断、早期治疗。在哮喘发病早期立即开始干预，防止发展为长期慢性持续性哮喘。有指征者可考虑免疫治疗。

知识点25：支气管哮喘慢性持续期的预后　　　　副高：熟练掌握　正高：熟练掌握

多数哮喘患者通过合理使用现有的防治哮喘药物，可以控制哮喘的症状，避免急性发作。未经合理治疗的哮喘患者，反复发作，病情逐渐加重，可并发肺气肿、肺源性心脏病，预后较差。

第五章　支气管扩张症

知识点1：支气管扩张症的概念　　　　　副高：熟练掌握　　正高：熟练掌握

支气管扩张症简称支扩，主要是指急、慢性呼吸道感染和支气管阻塞后，反复发生支气管化脓性炎症，致使支气管壁结构破坏，管壁增厚，引起支气管异常和持久性扩张的一类异质性疾病的总称。临床表现主要为慢性咳嗽、咳大量脓痰和/或反复咯血。

知识点2：支气管扩张症的病因　　　　　副高：熟练掌握　　正高：熟练掌握

支气管扩张并非一种独立的疾病，多种直接或间接影响支气管壁防御功能的疾病均可导致支气管扩张。主要原因是支气管-肺感染所致的支扩和由支气管-肺结核所致的支扩。其他少见原因有宿主防御功能缺陷（如原发性纤毛失动症、HIV感染、B淋巴细胞缺陷、免疫球蛋白缺陷、囊性纤维化）、系统性疾病（如结缔组织疾病、炎性肠病、复发性多软骨炎、结节病、黄指甲综合征）、其他（如支气管异物阻塞、气管支气管肥大症、弥漫性泛细支气管炎）。

知识点3：支气管扩张症的发病机制　　　　副高：熟练掌握　　正高：熟练掌握

支扩发病机制中的关键环节为支气管感染和支气管阻塞，两种相互影响，形成恶性循环，最终导致支气管扩张的发生和发展。另外，支气管外部纤维的牵拉、先天性发育缺陷及遗传因素等也可引起支气管扩张。

知识点4：支气管扩张症的病理　　　　　副高：熟练掌握　　正高：熟练掌握

支气管弹性组织、肌层以及软骨等陆续遭受破坏，由纤维组织代替，管腔逐渐扩张，形成三种不同类型：①柱状扩张：支气管呈均一管形扩张且突然在一处变细，远处的小气道往往被分泌物阻塞；②囊状扩张：扩张支气管腔呈囊状改变，支气管末端的盲端也呈无法辨认的囊状结构；③不规则扩张：支气管腔呈不规则改变或串珠样改变。显微镜下可见支气管炎症和纤维化、支气管壁溃疡、鳞状上皮化生和黏液腺增生。病变支气管相邻肺实质也可有纤维化、肺气肿、支气管肺炎和肺萎陷。炎症可致支气管壁血管增多，并伴相应支气管动脉扩张及支气管动脉和肺动脉吻合。

知识点5：支气管扩张症的症状　　　　　副高：熟练掌握　　正高：熟练掌握

早期轻度支扩可完全无症状，或仅有轻微咳嗽和少量咳痰症状，随着病情进展可出现：

①慢性咳嗽、咳痰：继发感染可咳大量脓痰，每日可达数百毫升，排痰难易与体位有关；②间断咯血：咯血量多少不一，少时痰中带血，多者每次可达数百毫升甚至更多。咯血多发生于继发感染时，也可以是唯一症状，临床称为干性支气管扩张；③反复发生下呼吸道感染：轻时咳嗽加重、脓痰增多，痰黏稠不易咳出。重时可以伴有发热、气促、胸痛、食欲减退、乏力、消瘦和贫血。常见的细菌感染多为铜绿假单胞菌、金黄色葡萄球菌、流感嗜血杆菌、卡他莫拉菌、肺炎链球菌等。

| 知识点6：支气管扩张症的体征 | 副高：熟练掌握　正高：熟练掌握 |

支气管扩张轻症或早期患者可无异常体征，病变严重或继发感染使支气管内有渗出物时，在支气管扩张部位可听到局限性、固定性湿性啰音，有时可闻及哮鸣音。痰咳出后湿啰音仅可暂时减少或消失。随着并发症（如支气管肺炎、肺纤维化、胸膜增厚与肺气肿等）的发生，可出现相应的体征。慢性患者可伴有杵状指（趾）、发绀等体征。

| 知识点7：支气管扩张症的影像学检查 | 副高：熟练掌握　正高：熟练掌握 |

（1）胸部X线检查：支气管扩张患者的胸部X线片在扩张早期常无特殊发现。以后胸片可显示一侧或双侧下肺纹理明显粗乱增多，边缘模糊，在增多的纹理中可有管状透亮区，为管壁明显增厚的支气管影，称"轨道"征。严重病例肺纹理可呈网状，表现为多个圆形薄壁透亮区，直径0.5～3cm，囊内可有小液平面。继发感染时可引起肺实质炎症，胸片显示多数小片或斑片状模糊影，或呈大片非均匀性密度增高影。

（2）胸部高分辨率CT检查（HRCT）：HRCT是诊断支气管扩张最好的方法，比胸部X线更清晰，更能定位。HRCT的特异性异常为气道扩张、增粗>1.5倍，大小接近相邻血管，气道向外周走行的正常逐渐变细的规律消失，沿气道有曲张样的狭窄及支气管末端见到气囊。肺气肿患者可见起源于一个气道的薄壁肺大疱。囊性纤维化及过敏性支气管肺曲菌病分布于上叶，而分枝杆菌合并感染常累及中叶或舌叶，支气管扩张最常累及下叶。在HRCT上，扩张的气道可见于其他疾病，如哮喘、慢支、肺纤维化（牵拉性支扩），易与支气管扩张混淆。

| 知识点8：支气管扩张症的纤维支气管镜检查 | 副高：熟练掌握　正高：熟练掌握 |

纤维支气管镜检查可直接观察气道黏膜病变，可做支气管肺泡灌洗液检查，能进行细菌、细胞病理学、免疫学的检查，对支扩的病因及定位诊断有一定的帮助。

| 知识点9：支气管扩张症的肺功能检查 | 副高：熟练掌握　正高：熟练掌握 |

病变局限者，由于肺脏具有极大的贮备力，患者的肺功能一般无明显改变。支气管扩张的肺功能损害主要表现为阻塞性通气功能障碍，FEV_1、最大通气量、FEV_1/FVC及小气道用

力呼气流速（$FEF_{25\%\sim75\%}$）均降低，而残气量/肺总量比增高。当发展至广泛性肺组织纤维化时，肺功能可出现弥散功能障碍。

| 知识点10：支气管扩张症的实验室检查 | 副高：熟练掌握　正高：熟练掌握 |

（1）血常规检查：无感染时白细胞计数多正常，继发感染时可增多。

（2）痰培养及药敏试验：痰涂片可发现革兰阴性及革兰阳性细菌；培养可检出致病菌，如铜绿假单胞菌和流感嗜血杆菌；药敏试验结果对于临床正确选用抗生素具有一定的指导价值。

（3）血气分析：有助于评价支气管扩张患者肺功能的受损程度。

（4）血清免疫球蛋白：合并免疫功能缺陷者可出现血清免疫球蛋白（IgG、IgA、IgM）缺乏。

（5）其他：必要时可检测类风湿因子、抗核抗体、抗中性粒细胞胞质抗体。怀疑变态反应性支气管肺曲菌病（ABPA）的患者可选择性进行血清IgE测定、烟曲霉皮试、曲霉沉淀素检查。如患者自幼起病，合并慢性鼻窦炎或中耳炎或合并右位心，需怀疑原发纤毛不动综合征（PCD）可能，可行鼻呼出气一氧化氮测定筛查，疑诊者需进一步取纤毛上皮行电镜检查，必要时行基因检测。

| 知识点11：支气管扩张症的诊断 | 副高：熟练掌握　正高：熟练掌握 |

根据慢性咳嗽、咳大量脓痰、反复咯血及既往有诱发支气管扩张的呼吸道感染病史，肺部听诊闻及固定而持久的局限性湿啰音，结合X线胸片发现符合支扩的影像改变等，可作出诊断。对于临床怀疑支扩，但后前位X线胸片无明显异常的患者，依据胸部CT尤其是高分辨率CT扫描结果可作出诊断。

| 知识点12：支气管扩张症的鉴别诊断 | 副高：熟练掌握　正高：熟练掌握 |

（1）慢性支气管炎：多发生在中年以上患者，在气候多变的冬、春季节咳嗽、咳痰明显，多咳白色黏液痰，感染急性发作时可出现脓性痰，但无反复咯血史。听诊双肺可闻及散在干、湿啰音。CT无支扩的特征性改变。

（2）肺脓肿：起病急骤，有寒战、高热、咳嗽、大量脓臭痰。X线检查可见局部浓密炎症阴影，内有空腔液平。需要注意的是，慢性肺脓肿常并发支扩，支扩患者亦容易发生肺脓肿。应行CT以明确诊断。

（3）肺结核：常有午后低热、盗汗、乏力、消瘦等全身结核中毒症状，干、湿啰音多局限于上肺，X线胸片可发现病灶，可有钙化。痰结核菌检查可检出抗酸杆菌。

（4）弥漫性泛细支气管炎：有慢性咳嗽、咳痰、活动时呼吸困难及慢性鼻窦炎。X线胸片和胸部CT显示弥漫分布的小结节影。大环内酯类抗生素治疗有效。

（5）先天性肺囊肿：X线检查可见多个边界纤细的圆形或椭圆形阴影，壁较薄，周围组织无炎症浸润。胸部CT和支气管造影可助诊断。

（6）支气管肺癌：多见于40岁以上患者，可伴有咳嗽、咳痰、胸痛，痰中带血。大咯血少见。影像学、痰细胞学、支气管镜检查等有助于确诊。

知识点13：支气管扩张症的内科治疗	副高：熟练掌握　正高：熟练掌握

（1）抗生素治疗：急性感染发作者，应尽可能根据痰培养及药敏试验结果选择抗生素。抗生素治疗应持续1～3周，以达理想效果。

（2）排痰治疗：痰液顺利排出可有效控制感染。有效的排痰方法有物理治疗、药物祛痰以及经支气管镜吸引等。

（3）加强支气管引流：体位引流的应用原则是使患肺位置抬高，引流支气管开口向下，利于淤积于支气管内的脓痰流入大支气管和气管被排出。

（4）支气管扩张剂：支气管扩张剂可改善气流受限并帮助清除分泌物，对伴有气道高反应及可逆性气流受限的患者常有明显疗效。

（5）免疫调节剂：使用一些促进呼吸道免疫增强的药物如细菌细胞壁裂解产物可以减少支气管扩张症患者的急性发作。部分支气管扩张症患者长期使用十四环或十五环大环内酯类抗生素可以减少急性发作和改善患者的症状，但需要注意长期口服抗生素带来的其他不良反应，包括心血管、听力、肝功能损害及出现细菌耐药等。

（6）治疗咯血：对反复咯血的患者，如果咯血量少，可以对症治疗或口服卡巴克洛（安络血）、云南白药。若出血量中等，可静脉给予垂体后叶素或酚妥拉明；若出血量大，经内科治疗无效，可考虑介入栓塞治疗或手术治疗。

知识点14：支气管扩张症的预防	副高：熟练掌握　正高：熟练掌握

支气管扩张患者应戒烟，每年应定期接种流感疫苗和/或肺炎球菌疫苗，或使用一些免疫调节剂，如卡介苗多糖核酸等，以增强抵抗力，有助于减少呼吸道感染和预防支气管扩张急性发作。康复锻炼对于保持肺功能有一定作用。

知识点15：支气管扩张症的预后	副高：熟练掌握　正高：熟练掌握

支扩预后取决于支气管扩张范围和有无并发症。支气管扩张范围局限者，积极治疗可改善生命质量和延长寿命。支气管扩张范围广泛者易损害肺功能，甚至发展至呼吸衰竭而引起死亡。大咯血也可严重影响预后。支气管扩张症合并肺实质损害如肺气肿和肺大疱者预后较差

第六章　肺　　炎

第一节　肺炎概述

肺炎是指终末气道、肺泡和肺间质的炎症，可由病原微生物、理化因素、免疫损伤、过敏及药物所致。临床上通常以发热、寒战、胸痛、咳嗽和咳脓痰为其特征。X线胸片至少有一处不透光阴影。

（1）根据解剖分类

1）大叶性（肺泡性）肺炎：病原体先在肺泡引起炎症，经肺泡间孔（Cohn孔）向其他肺泡扩散，导致部分肺段或整个肺段、肺叶发生炎症。典型者表现为肺实质炎症，通常并不累及支气管。致病菌多为肺炎链球菌。X线影像显示肺叶或肺段的实变阴影。

2）小叶性（支气管性）肺炎：又称支气管肺炎。病变常起于支气管或细支气管，继而累及肺腺泡或肺泡。其病原体有肺炎链球菌、葡萄球菌、病毒、肺炎支原体以及军团菌等。X线影像显示为沿着肺纹理分布的不规则斑片状阴影，边缘密度浅而模糊，无实变征象，肺下叶常受累。

3）间质性肺炎：以肺间质为主的炎症，累及支气管壁和支气管周围组织，有肺泡壁增生及间质水肿，因病变仅在肺间质，故呼吸道症状较轻，病变广泛则呼吸困难明显。可由细菌、支原体、衣原体、病毒或肺孢子菌等引起。X线影像表现为一侧或双侧肺下部不规则阴影，可呈磨玻璃状、网格状，其间可有小片肺不张阴影。

（2）根据病因分类

1）细菌性肺炎：如肺炎链球菌、金黄色葡萄球菌、甲型溶血性链球菌、肺炎克雷伯杆菌、流感嗜血杆菌、铜绿假单胞菌和鲍曼不动杆菌等。

2）非典型病原体所致肺炎：如军团菌、支原体和衣原体等。

3）病毒性肺炎：如冠状病毒、腺病毒、呼吸道合胞病毒、流感病毒、麻疹病毒、巨细胞病毒、单纯疱疹病毒等感染所致。

4）真菌性肺炎：又称肺真菌病，如念珠菌、曲菌、隐球菌、肺孢子菌、毛霉菌等。

5）其他病原体所致肺炎：如立克次体（如Q热立克次体）、寄生虫（如弓形虫、肺包虫、肺吸虫、肺血吸虫）等。

6）理化因素所致的肺炎：如放射性损伤引起的放射性肺炎、胃酸吸入引起的化学性肺炎、对吸入或内源性脂类物质产生炎症反应的类脂性肺炎等。

（3）根据患病环境分类

1）社区获得性肺炎（CAP）：指在医院外罹患的感染性肺实质炎症，包括具有明确潜伏期的病原体感染而在入院后平均潜伏期内发病的肺炎。

2）医院获得性肺炎（HAP）：又称医院内肺炎，指患者入院时不存在，也不处于潜伏期，于入院48小时后在医院（包括老年护理院、康复院等）内发生的肺炎。HAP包括呼吸机相关性肺炎（VAP）和卫生保健相关性肺炎（HCAP）。

知识点3：肺炎的诊断　　　　　　　　　　　　　副高：掌握　　正高：掌握

（1）确定肺炎诊断：首先必须区别肺炎与呼吸道感染。呼吸道感染虽然有咳嗽、咳痰和发热等症状，但无肺实质浸润，胸部X线检查可鉴别。其次必须区别肺炎与其他类似肺炎的疾病。

（2）评估严重程度：肺炎严重性决定于3个主要因素：肺部局部炎症程度，肺部炎症的播散和全身炎症反应程度。重症肺炎目前还没有普遍认同的诊断标准，如果肺炎患者需要通气支持（急性呼吸衰竭、气体交换严重障碍伴高碳酸血症或持续低氧血症）、循环支持（血流动力学障碍、外周灌注不足）和需要加强监护与治疗可认为是重症肺炎。

（3）确定病原体：目前常用的方法有痰检查，经纤维支气管镜或人工气道吸引，防污染样本毛刷，支气管肺泡灌洗，经皮细针吸检和开胸肺活检，血和胸腔积液培养，尿抗原试验，血清学检查。

知识点4：肺炎的治疗　　　　　　　　　　　　　副高：掌握　　正高：掌握

抗感染治疗是肺炎治疗的关键环节，包括经验性治疗和针对病原体治疗。前者主要根据本地区、本单位的肺炎病原体流行病学资料，选择可能覆盖病原体的抗生素；后者则根据病原学的培养结果或肺组织标本的培养或病理结果以及药物敏感试验结果，选择体外试验敏感的抗生素。此外，还应该根据患者的年龄、有无基础疾病、是否有误吸、住普通病房还是重症监护病房、住院时间长短和肺炎的严重程度等选择抗生素和给药途径。抗生素治疗应尽早进行，怀疑肺炎即应马上给予首剂抗生素，越早治疗预后越好。病情稳定后可从静脉途径转为口服治疗。抗生素疗程7～10天或更长时间，如体温正常48～72小时，肺炎临床稳定可停用抗生素。

知识点5：肺炎的预防　　　　　　　　　　　　　副高：掌握　　正高：掌握

肺炎的预防措施：①减少危险因素，如吸烟、酗酒；②加强体育锻炼，增强体质；③年龄＞65岁者可注射流感疫苗；④年龄＞65岁或不足65岁但有心血管疾病、肺疾病、糖尿病、酗酒、肝硬化和免疫抑制者可注射肺炎疫苗。

第二节　肺炎链球菌肺炎

> ### 知识点1：肺炎链球菌肺炎的概念　　　　副高：熟练掌握　　正高：熟练掌握

　　肺炎链球菌肺炎是肺炎链球菌（SP）引起的肺炎，约占社区获得性肺炎（CAP）的半数。通常起病急骤，以高热、寒战、咳嗽、血痰及胸痛为特征。X线影像呈肺段或肺叶急性炎性实变。因抗生素的广泛使用，故起病方式、症状及X线影像改变均不典型。

> ### 知识点2：肺炎链球菌肺炎的病因　　　　副高：熟练掌握　　正高：熟练掌握

　　当机体免疫功能受损时，有毒力的肺炎链球菌入侵人体而致病。肺炎链球菌除引起肺炎外，少数可发生菌血症或感染性休克，老年人及婴幼儿的病情尤为严重。

> ### 知识点3：肺炎链球菌肺炎的发病机制　　　　副高：熟练掌握　　正高：熟练掌握

　　肺炎链球菌不产生外毒素，不引起组织坏死或形成空洞。其致病力是高分子多糖体的荚膜对组织的侵袭作用引起肺泡壁水肿，使白细胞与红细胞渗出，含菌的渗出液经Cohn孔向肺的中央部分扩展，可累及几个肺段或整个肺叶。因病变开始于肺的外周，故肺叶间分界清楚，易累及胸膜，引起渗出性胸膜炎。

> ### 知识点4：肺炎链球菌肺炎的病理　　　　副高：熟练掌握　　正高：熟练掌握

　　病理改变有充血期、红肝变期、灰肝变期及消散期。表现为肺组织充血水肿，肺泡内浆液渗出及红、白细胞浸润，白细胞吞噬细菌，继而纤维蛋白渗出物溶解、吸收，肺泡重新充气。肝变期病理阶段实际并无明确分界，经早期应用抗菌药物治疗，典型病理的分期已经很少见。病变消散后肺组织结构多无损坏，不留纤维瘢痕。极个别患者肺泡内纤维蛋白吸收不完全，甚至有成纤维细胞形成，形成机化性肺炎。

> ### 知识点5：肺炎链球菌肺炎的临床表现　　　　副高：熟练掌握　　正高：熟练掌握

　　典型临床表现为急性起病，高热、寒战、咳嗽、咳痰、呼吸急促和胸痛。体温升高前可有寒战，随之高热达39～40℃，呈稽留热型，伴头痛、衰弱、全身肌肉酸痛。脉率相应增速。咳嗽始为干咳，之后出现脓痰，目前典型铁锈色痰已相当少见，有时痰带血丝或小血斑。气促与病变范围较广、高热以及基础肺功能减退有关。胸痛常见，在深呼吸或咳嗽时加重，下叶肺炎刺激膈胸膜，疼痛放射至肩部或下腹部，易误诊为急腹症。体检患者呈急性热病容，面颊绯红，气促，鼻翼扇动，发绀，口角及鼻周可出现疱疹。胸部体征视病变范围而异，大叶病变时有典型肺实变体征。累及胸膜时可有胸膜摩擦音。

知识点6：肺炎链球菌肺炎的诊断　　　　　　　副高：熟练掌握　正高：熟练掌握

肺炎链球菌肺炎的诊断参考社区发病、典型临床表现、X线呈叶段实变、实验室检查白细胞总数及中性粒细胞增多、C-反应蛋白升高等。标准的病原学诊断依据是血液、胸腔积液和防污染下呼吸道标本培养分离到肺炎链球菌。合格痰标本涂片见到典型的成对或短链状排列的 G^+ 球菌有重要诊断价值。新发展的尿液肺炎链球菌抗原检测是非常有用的诊断技术。

知识点7：肺炎链球菌肺炎的治疗　　　　　　　副高：熟练掌握　正高：熟练掌握

（1）抗菌药物治疗：目前推荐青霉素最小抑菌浓度（MIC）≤2μg/ml的敏感菌株感染首选高剂量青霉素G、阿莫西林、氨苄西林，或头孢菌素中的头孢丙烯、头孢呋辛、头孢曲松、头孢噻肟以及头孢泊肟等对肺炎链球菌有良好抗感染活性的口服第二、三代头孢菌素。在近3个月内应用过β-内酰胺类的患者可选用喹诺酮类。高水平耐药株感染应选用莫西沙星、吉米沙星或万古霉素。疗程持续至体温正常后3~5天，总疗程不<5天。

（2）支持疗法：患者卧床休息，补充足够的蛋白质、热量及维生素。密切监测病情变化，防止休克。剧烈胸痛者，可酌用少量镇痛药。不用阿司匹林或其他解热药，以免过度出汗、脱水及干扰真实热型，导致临床判断错误。鼓励每日饮水1~2L，失水者可输液。中等或重症患者（ PaO_2 <60mmHg或有发绀）应给氧。若有明显麻痹性肠梗阻或胃扩张，应暂时禁食、禁饮和胃肠减压，直至肠蠕动恢复。烦躁不安、谵妄、失眠患者酌用镇静药，禁用抑制呼吸的镇静药。

（3）并发症的处理：经抗菌药物治疗后，高热常在24小时内消退，或数日内逐渐下降。若体温降而复升或3天后仍不降者，应考虑肺炎链球菌的肺外感染，如脓胸、心包炎或关节炎等；若持续发热应寻找其他原因。10%~20%肺炎链球菌肺炎伴发胸腔积液，应酌情取胸液检查及培养以确定其性质。若治疗不当，约5%并发脓胸，应积极引流排脓。

第三节　流感嗜血杆菌肺炎

知识点1：流感嗜血杆菌肺炎的病原体和病理　　副高：熟练掌握　正高：熟练掌握

流感嗜血杆菌肺炎是流感嗜血杆菌感染导致的肺炎。流感嗜血杆菌为革兰阴性小杆菌，大量寄居于正常人上呼吸道，仅在呼吸道局部或全身免疫防御机制损害时才入侵下呼吸道导致肺炎，甚至发生败血症、脑膜炎。婴幼儿初始常为气管-支气管炎，以后发展为细支气管炎和肺炎。成人多呈支气管肺炎，亦可见大叶性分布，甚至可见两叶或两叶以上肺受累。病变融合引起组织坏死、出现空洞，形成肺脓肿或并发脓胸。

知识点2：流感嗜血杆菌肺炎的临床表现　　　　副高：熟练掌握　正高：熟练掌握

流感嗜血杆菌肺炎多见于慢性肺部疾病（COPD、囊性肺纤维化）、糖尿病、慢性肾病、丙种球蛋白缺乏症、酒精中毒等患者。起病前常有上呼吸道感染症状。婴幼儿起病多急骤，有寒战、高热、咳脓痰、呼吸急促，迅速出现呼吸循环衰竭；有慢性疾病的成人，其起病较缓慢，发热，咳嗽加剧，咳脓性痰或痰中带血，严重者出现呼吸困难和肺功能衰竭；免疫低下患者多急性起病，临床表现类似肺炎链球菌肺炎，但更易并发脓胸。

知识点3：流感嗜血杆菌肺炎的诊断和防治	副高：熟练掌握　正高：熟练掌握

流感嗜血杆菌肺炎的诊断有赖于合格痰标本，特别是从防污染下呼吸道标本分离到本菌。治疗可选用第二、三代头孢菌素，β-内酰胺类或β-内酰胺酶抑制剂，氟喹诺酮类抗菌药物。预后与年龄、基础疾病和并发症有关。预防可应用流感嗜血杆菌疫苗。

第四节　葡萄球菌肺炎

知识点1：葡萄球菌肺炎的概念	副高：熟练掌握　正高：熟练掌握

葡萄球菌肺炎是葡萄球菌引起的急性肺化脓性炎症。常发生于有基础疾病，如糖尿病、血液病、艾滋病、肝病、营养不良、酒精中毒、静脉吸毒或原有支气管肺疾病者，流感后、病毒性肺炎后或儿童患麻疹时也易罹患。多急骤起病，高热、寒战、胸痛、脓性痰，可早期出现循环衰竭。

知识点2：葡萄球菌肺炎的病因	副高：熟练掌握　正高：熟练掌握

葡萄球菌为革兰染色阳性球菌，可分为凝固酶阳性的葡萄球菌（主要为金黄色葡萄球菌，简称金葡菌）及凝固酶阴性的葡萄球菌（如表皮葡萄球菌和腐生葡萄球菌等）。

知识点3：葡萄球菌肺炎的发病机制	副高：熟练掌握　正高：熟练掌握

葡萄球菌的致病性与其产酶和毒素有关。当机体免疫防御机制受损时，若大量吸入定植于鼻咽部和口咽部的葡萄球菌，或吸入经呼吸道交叉污染的葡萄球菌，便引起细菌在支气管-肺部繁殖，产生炎症坏死。此种原发吸入性感染是葡萄球菌肺炎的最常见感染途径和临床类型，其他尚有血源播散性，系继发于葡萄球菌败血症，相对少见。肺炎病原体以金葡菌最常见，在免疫低下和机械通气患者偶尔可见凝固酶阴性葡萄球菌医院获得性肺炎。

知识点4：葡萄球菌肺炎的病理	副高：熟练掌握　正高：熟练掌握

经呼吸道吸入的肺炎常呈大叶性分布或广泛的融合性支气管肺炎。支气管及肺泡破溃可使气体进入肺间质，并与支气管相通。当坏死组织或脓液阻塞细支气管，形成单向活瓣作用，产生张力性肺气囊肿。浅表的肺气囊肿若张力过高，可溃破形成气胸或脓气胸，并可形

成支气管胸膜瘘。偶可伴发化脓性心包炎、脑膜炎等。

皮肤感染灶（疖、痈、毛囊炎、蜂窝织炎、伤口感染）中的葡萄球菌可经血液循环抵达肺部，引起多处肺实变、化脓及组织破坏，形成单个或多发性肺脓肿。

知识点5：葡萄球菌肺炎的临床表现　　　　副高：熟练掌握　　正高：熟练掌握

（1）症状：葡萄球菌肺炎起病急骤，病情发展迅速。寒战、高热（39～40℃），呈稽留热型，常有大汗淋漓。病初咳嗽多较轻微，以后出现黏稠黄脓痰或脓血痰。胸痛、呼吸困难和发绀亦较常见。全身毒血症状除高热外，尚有精神萎靡、神志模糊、体质衰弱、脉搏速弱、常并发循环衰竭。并发脓胸或脓气胸时胸痛和呼吸困难加重。老年人症状可不典型。血源性葡萄球菌肺炎常有皮肤伤口、疖、痈或中心静脉导管置入等，或静脉吸毒史，较少咳脓性痰。

（2）体征：病程早期可无体征，常与严重的中毒症状和呼吸道症状不平行。随着病变进展可闻及散在湿性啰音，病变融合则有肺实变体征。并发脓胸或脓气胸则有相应体征。血源性葡萄球菌肺炎应注意肺外病灶，静脉吸毒者多有皮肤针口和三尖瓣赘生物，可闻及心脏杂音。

知识点6：葡萄球菌肺炎的X线检查　　　　副高：熟练掌握　　正高：熟练掌握

胸部X线检查显示肺段或肺叶实变，可早期形成空洞或呈小叶状浸润，其中有单个或多发的液气囊腔。另一特征是X线影像阴影的易变性，表现为一处的炎性浸润消失而在另一处出现新的病灶，或很小的单一病灶发展为大片阴影。治疗有效则病变消散，阴影密度逐渐减低，2～4周后病变完全消失，偶可遗留少许条索状阴影或肺纹理增多等。

知识点7：葡萄球菌肺炎的诊断　　　　副高：熟练掌握　　正高：熟练掌握

根据临床表现和X线典型特征，合格痰标本或防污染下呼吸道标本或脓性胸腔积液培养到葡萄球菌，即可确诊。咳痰标本或接受机械通气患者气管吸引物定性培养到葡萄球菌，通常不能诊断葡萄球菌肺炎；但是如果胸部影像学显示肺炎伴有坏死，则有病原学诊断意义。

知识点8：葡萄球菌肺炎的治疗　　　　副高：熟练掌握　　正高：熟练掌握

强调早期清除和引流原发病灶，选用敏感的抗生素。近年来，金黄色葡萄球菌对青霉素G的耐药率已高达90%左右，因此，可选用耐青霉素酶的半合成青霉素或头孢菌素，如苯唑西林钠、氯唑西林、头孢呋辛钠等，联合氨基糖苷类，如阿米卡星等，亦有较好疗效。阿莫西林、氨苄西林与酶抑制剂组成的复方制剂对产酶金黄色葡萄球菌有效。耐甲氧西林金黄色葡萄球菌（MRSA）感染的治疗需使用糖肽类抗生素（万古霉素、去甲万古霉素、替考拉宁），必要时联合利福平或夫西地酸。新药利奈唑胺穿透力强，肺组织浓度很高，推荐用于

MRSA所致医院获得性肺炎（HAP）/呼吸机相关肺炎（VAP）的治疗。

第五节　肺炎克雷伯杆菌肺炎

知识点1：肺炎克雷伯杆菌肺炎的病因　　　副高：熟练掌握　正高：熟练掌握

肺炎克雷伯杆菌肺炎是肺炎克雷伯杆菌感染引起的肺炎。肺炎克雷伯杆菌又称肺炎杆菌或Friedlander杆菌，主要为内源性感染，即口咽部定植菌随分泌物误吸。其口咽部定植菌可以是患者自身原发性的，也可以是源自其他患者或医护人员交叉感染所致继发性的。雾化器等吸入治疗器械污染导致肺炎杆菌气溶胶吸入，虽然少见，但常呈聚集性发病。

知识点2：肺炎克雷伯杆菌肺炎的病理　　　副高：熟练掌握　正高：熟练掌握

病变呈大叶或小叶分布或二者兼有。首先为渗出和实变，继而血管栓塞致组织坏死，有空洞或多发性脓肿形成。胸膜表面常有纤维蛋白渗出物覆盖，可并发脓胸，少数可并发心包炎和脑膜炎。与肺炎球菌肺炎不同，肺炎杆菌肺炎临床治愈后常遗留纤维增生、残余性小化脓灶、支气管扩张和肺气肿等。

知识点3：肺炎克雷伯杆菌肺炎的临床表现　　　副高：熟练掌握　正高：熟练掌握

（1）症状：肺炎克雷伯杆菌肺炎起病突然。部分患者有上呼吸道感染前驱症状。酗酒是最重要的发病危险因素。主要症状为寒战、发热、咳嗽、咳痰和呼吸困难等。早期常见患者全身衰弱等毒血症表现。痰液无臭、黏稠，痰量中等，由血液和黏液混合而呈现砖红色，被认为本菌肺炎的特征，但临床上比较少见；也有的患者咳铁锈色痰，或痰带血丝或伴明显咯血。

（2）体征：查体见患者呈急性病容，呼吸困难或伴发绀，更严重者有全身衰竭、休克、黄疸。病变呈大叶性者可有肺实变特征。

知识点4：肺炎克雷伯杆菌肺炎的X线表现　　　副高：熟练掌握　正高：熟练掌握

X线征象表现为大叶实变或小叶浸润和脓肿形成。若病灶为右上叶实变，因其渗出物稠厚且比重高，常使水平叶间裂呈弧形下坠，有病原学提示和诊断价值。半数患者病变累及多个肺叶，16%～50%伴肺脓肿形成。

知识点5：肺炎克雷伯杆菌肺炎的诊断　　　副高：熟练掌握　正高：熟练掌握

临床症状和X线征象无诊断特异性。病原学确诊需要从下呼吸道防污染标本、血液或痰液标本培养到本菌。合格痰标本培养本菌生长并达到≥10^6CFU/ml，有诊断参考意义。

知识点6：肺炎克雷伯杆菌肺炎的治疗 副高：熟练掌握 正高：熟练掌握

抗感染治疗可选择β-内酰胺类，重症患者联合氨基糖苷类抗生素或喹诺酮类抗菌药。在抗生素使用频度较低、耐菌率很低的地区，或药敏试验证明敏感，可以选用第一至第三代头孢菌素或广谱青霉素；相反，在第三代头孢菌素广泛使用的地区，肺炎克雷伯杆菌产超广谱β-内酰胺酶（ESBL）株流行，常呈多耐药，需要应用碳青霉烯类抗生素。

第六节 铜绿假单胞菌肺炎

知识点1：铜绿假单胞菌肺炎的病因 副高：熟练掌握 正高：熟练掌握

铜绿假单胞菌肺炎是铜绿假单胞菌感染所致肺炎。铜绿假单胞菌通常称绿脓杆菌，革兰染色阴性，需氧生长，营养要求很低，广泛分布于自然界，特别是医院环境中，是医院获得性肺炎（HAP）的常见病原菌。

知识点2：铜绿假单胞菌肺炎的病理 副高：熟练掌握 正高：熟练掌握

吸入性铜绿假单胞菌肺炎的病理改变为弥漫性浸润和小脓肿形成。败血症性出血性肺炎区别于吸入性肺炎的病理特征是尚有血管炎改变（假单胞菌血管炎）。

知识点3：铜绿假单胞菌肺炎的临床表现 副高：熟练掌握 正高：熟练掌握

（1）症状：铜绿假单胞菌肺炎临床中毒症状明显，高热，多呈弛张热型，心率相对缓慢，可伴有精神、神经症状。呼吸道症状有咳嗽、咳痰，痰呈翠绿色或黄脓性。常见呼吸困难、发绀，严重者导致呼吸衰竭。合并败血症时皮肤可见中央坏死性出血疹，有特征性。
（2）体征：查体肺部闻及啰音，大片实变或肺脓肿形成时可有实变体征。

知识点4：铜绿假单胞菌肺炎的诊断 副高：熟练掌握 正高：熟练掌握

X线胸片显示支气管肺炎型、实变型和肺脓肿型等不同类型。因为痰培养铜绿假单胞菌分离率甚高，临床意义难以肯定。合格痰标本多次纯培养且浓度≥10^6CFU/ml，有参考价值。防污染下呼吸道分泌物或血液、胸腔积液培养阳性生长是诊断铜绿假单胞菌肺炎的依据。

知识点5：铜绿假单胞菌肺炎的治疗 副高：熟练掌握 正高：熟练掌握

铜绿假单胞菌肺炎的经验性抗感染治疗，通常采用抗假单胞β-内酰胺类（包括不典型β-内酰胺类），如替卡西林、哌拉西林、阿洛西林、美洛西林、头孢哌酮、头孢他啶、头孢吡胺、头孢吡肟、氨曲南、亚胺培南、美罗培南，或含酶抑制剂的复方制剂（如替卡西林/克拉维酸、哌拉西林/他唑巴坦、头孢哌酮/舒巴坦）联合抗假单胞菌氨基糖苷类（阿米卡星、妥布霉素）或化学合成类药物喹诺酮类（环丙沙星、左氧氟沙星）。由于耐药率高，在获得培养和药敏结果后，尚应根据临床治疗反应和药敏调整抗生素治疗，疗程2～3周。

第七节　肺炎支原体肺炎

知识点1：肺炎支原体肺炎的概念　　　　副高：熟练掌握　　正高：熟练掌握

肺炎支原体肺炎是肺炎支原体（MP）引起的呼吸道和肺部的急性炎症改变。常同时伴发咽炎和支气管炎。支原体肺炎约占非细菌性肺炎的1/3以上，占各种原因引起肺炎的10%。秋冬季节发病较多，但季节性差异并不显著。

知识点2：肺炎支原体肺炎的病因和发病机制　　副高：熟练掌握　　正高：熟练掌握

肺炎支原体是介于细菌和病毒之间、兼性厌氧、能独立生活的最小原核生物，主要通过呼吸道传播，健康人吸入患者咳嗽、喷嚏时喷出的口、鼻分泌物而感染，引起散发呼吸道感染或小流行。支原体肺炎以儿童及青年人居多，婴儿间质性肺炎亦应考虑本病的可能。病原体通常存在于纤毛上皮之间，不侵入肺实质，通过细胞膜上神经氨酸受体位点，吸附于宿主呼吸道上皮细胞表面，抑制纤毛活动与破坏上皮细胞。肺炎支原体的致病性可能与患者对病原体或其代谢产物的变态反应有关。

知识点3：肺炎支原体肺炎的病理　　　　副高：熟练掌握　　正高：熟练掌握

肺部病变为支气管肺炎、间质性肺炎和细支气管炎。肺泡内可含少量渗出液，并可发生灶性肺不张。肺泡壁与间隔有中性粒细胞、单核细胞及浆细胞浸润。支气管黏膜充血，上皮细胞肿胀，胞质空泡形成，有坏死和脱落。胸腔可有纤维蛋白渗出和少量渗出液。

知识点4：肺炎支原体肺炎的临床表现　　　副高：熟练掌握　　正高：熟练掌握

肺炎支原体肺炎的潜伏期为2～3周，通常起病较缓慢。

（1）症状：主要为乏力、咽痛、头痛、咳嗽、发热、食欲不振、腹泻、肌肉酸痛、耳痛等。咳嗽多为阵发刺激性呛咳，咳少量黏液。发热可持续2～3周，体温恢复正常后可能仍有咳嗽。少数患者表现为重症肺炎。肺外表现较常见，可有恶心、食欲不振、呕吐、腹泻及关节痛、心肌炎、心包炎、肝炎、周围神经炎、脑膜炎、皮肤斑丘疹或多形红斑等肺外表现。

（2）体征：体格检查可有咽部充血。胸部体格检查与肺部病变程度常不相称，可无明显体征。听诊可有细湿啰音，偶有胸膜摩擦音及胸腔积液征。

知识点5：肺炎支原体肺炎的实验室和其他检查　　副高：熟练掌握　　正高：熟练掌握

（1）血常规：血白细胞总数正常或略增多，以中性粒细胞为主。

（2）冷凝集试验：在起病2周后，有1/3～2/3的支原体肺炎患者冷凝集试验阳性，效价＞1：32，如果效价逐步升高则更有诊断价值。

（3）血清支原体抗体检测：血清支原体IgM抗体的测定可对支原体肺炎进行进一步的确诊。取急性期和恢复期双份血清效价呈4倍增高者，为阳性。

（4）血清支原体抗原检测：直接检测支原体肺炎标本中的抗原用于临床早期的快速诊断。单克隆抗体免疫印迹法（Western blot）、核酸杂交技术及聚合酶链反应（PCR）技术等具有高效、特异而敏感等优点，易于推广，对诊断肺炎支原体感染有重要价值。

（5）X线检查：显示肺部多种形态的浸润影，呈节段性分布，以肺下野为多见，有的从肺门附近向外伸展。病变常经3～4周后自行消散。部分患者出现少量胸腔积液。

| 知识点6：肺炎支原体肺炎的诊断和鉴别诊断 | 副高：熟练掌握 正高：熟练掌握 |

需综合临床症状、X线影像表现及血清学检查结果作出诊断。培养分离出肺炎支原体虽对诊断有决定性意义，但其检出率较低，技术条件要求高，所需时间长。血清学试验有一定参考价值，尤其血清抗体效价有4倍增高者，但多为回顾性诊断。本病应与病毒性肺炎、军团菌肺炎等相鉴别。外周血嗜酸性粒细胞正常，可与肺嗜酸性粒细胞浸润相鉴别。

| 知识点7：肺炎支原体肺炎的治疗 | 副高：熟练掌握 正高：熟练掌握 |

早期应用适当抗生素可减轻症状，缩短病程。本病有自限性，多数病例不经治疗也可自愈。大环内酯类抗生素（如红霉素）是肺炎支原体感染的首选药物。罗红霉素、克拉霉素、阿奇霉素的效果亦佳，且不良反应少。氟喹诺酮类（如左氧氟沙星、莫西沙星等）抗菌药对支原体肺炎也有很好的疗效。四环素类药物也可用于支原体肺炎的治疗。疗程一般2～3周。因肺炎支原体无细胞壁，青霉素或头孢菌素类等抗生素无效。对剧烈呛咳者适当给予镇咳药。若继发细菌感染，可根据痰病原学检查结果，选用针对性抗生素治疗。

第八节 肺炎衣原体肺炎

| 知识点1：肺炎衣原体肺炎的概念 | 副高：熟练掌握 正高：熟练掌握 |

肺炎衣原体肺炎是由肺炎衣原体（CP）引起的急性肺部炎症，常累及上下呼吸道，可引起咽炎、喉炎、扁桃体炎、鼻窦炎、支气管炎和肺炎。本病大部分为轻症，发病常隐匿，没有性别差异，多见于学龄儿童，但3岁以下的儿童较少患病。

| 知识点2：肺炎衣原体肺炎的病因及发病机制 | 副高：熟练掌握 正高：熟练掌握 |

CP是专性细胞内细菌样寄生物，属于衣原体科。引起人类肺炎的还有鹦鹉热衣原体。CP是一种人类致病原，属于人–人传播，经呼吸道的分泌物传播，也可能通过污染物传

染。年老体弱、营养不良、慢阻肺、免疫功能低下者易被感染。感染后免疫力很弱，易于反复。

知识点3：肺炎衣原体肺炎的临床表现　　　副高：熟练掌握　　正高：熟练掌握

儿童衣原体肺炎症状较轻微，成人较严重。发热、咽痛、咳嗽，痰可呈脓性；常有呼吸困难，甚至呼吸衰竭；肺部可闻啰音，但实变体征较少。CP感染时也可伴有肺外表现，如中耳炎、关节炎、甲状腺炎、脑炎、吉兰-巴雷综合征等。

知识点4：肺炎衣原体的实验室和其他检查　　　副高：熟练掌握　　正高：熟练掌握

（1）血白细胞计数正常或稍高，血沉多增快。

（2）从痰、咽拭子、咽喉分泌物、支气管肺泡灌洗液中直接分离出肺炎衣原体是诊断的金标准。肺炎衣原体不能体外培养，需要在呼吸道来源的细胞系（如Hep-2和HL细胞系）中接种培养，操作较烦琐，一般仅用于科学研究。

（3）X线检查显示疾病早期以单侧、下叶肺泡渗出为主，后期可发展成双侧病变，表现为肺间质和肺泡渗出混合存在，病变可持续几周。原发感染者多为肺泡渗出，再感染者则为肺泡渗出和间质病变混合。

知识点5：肺炎衣原体肺炎的诊断　　　副高：熟练掌握　　正高：熟练掌握

肺炎衣原体培养较困难，目前血清学诊断标准是：微量免疫荧光法（MIF）测定急性期双份血清抗体效价升高≥4倍，或单次血清IgM≥1∶16和/或单次血清IgG≥1∶512；既往有感染史者IgG≥1∶512，但IgM≥1∶16提示现患感染；衣原体补体结合试验（CF）抗体效价升高4倍以上或≥1∶64，有诊断意义。

知识点6：肺炎衣原体肺炎的治疗　　　副高：熟练掌握　　正高：熟练掌握

首选红霉素，亦可选用多西环素或克拉霉素，疗程均为14～21天。阿奇霉素连用5天。喹诺酮类也可选用。对发热、干咳、头痛等可对症治疗。

第九节　病毒性肺炎

知识点1：病毒性肺炎的概念　　　副高：熟练掌握　　正高：熟练掌握

病毒性肺炎是上呼吸道病毒感染向下蔓延所致的肺部炎症。免疫功能正常或抑制的个体均可罹患。大多数发生于冬春季节，暴发或散发流行。

知识点2：病毒性肺炎的病因和发病机制　　　副高：熟练掌握　正高：熟练掌握

病毒性肺炎的病原体大体可分为两类：呼吸道病毒［流感病毒、副流感病毒、高致病性禽流感病毒（H5N1）、麻疹病毒、腺病毒、呼吸道合胞病毒、SARS-CoV等］和疱疹病毒（水痘－带状疱疹病毒、单纯疱疹病毒和巨细胞病毒）。前者经呼吸道传播，具有较强传染性和一定季节性，多见于儿童（SARS-CoV尚无儿童发病者）；后者在水痘－带状疱疹病毒经呼吸道传播，传染性较强，其余者传染性相对较弱，多为接触传播，常见于免疫低下宿主。其他尚有致肺出血综合征的汉坦病毒，主要在美洲，欧洲亦有发病，亚洲尚未见报道。

病毒性肺炎主要为吸入性感染，通过人与人的飞沫传染，主要是由上呼吸道病毒感染向下蔓延所致，常伴气管－支气管炎。偶见黏膜接触传染，呼吸道合胞病毒通过尘埃传染。器官移植的病例可通过多次输血，甚至供者的器官引起病毒血行播散感染，通常不伴气管－支气管炎。

知识点3：病毒性肺炎的病理　　　　　　　　　副高：熟练掌握　正高：熟练掌握

病毒性肺炎在病理上多数为间质性肺炎，肺泡间隔有大量单核细胞浸润。肺泡水肿，表面覆盖含蛋白及纤维素的透明膜，使肺泡弥散距离增宽。病变范围或局限或弥漫。随着病情进展导致肺实变。部分肺泡细胞及巨噬细胞内可见病毒包涵体。炎症介质释出，直接作用于支气管平滑肌，致使支气管痉挛。吸收后可留有纤维化。

知识点4：病毒性肺炎的临床表现　　　　　　　副高：熟练掌握　正高：熟练掌握

（1）症状：大多急性起病。全身症状有发热、头痛、全身肌肉酸痛、乏力等。呼吸道症状有咳嗽，以干咳为主，偶有痰血或咯血。常有呼吸困难，呼吸道合胞病毒肺炎有明显喘息。儿童、老年人、免疫低下者病毒性肺炎以及某些病毒（如巨细胞病毒、SARS-CoV、汉坦病毒等）所致肺炎病情重者常导致心肺功能衰竭。

（2）体征：无显著的胸部体征，病情严重者有呼吸浅速、心率增快、发绀以及肺部干、湿性啰音。

知识点5：病毒性肺炎的实验室和辅助检查　　　副高：熟练掌握　正高：熟练掌握

（1）血液检查：白细胞计数正常、稍高或偏低，血沉通常在正常范围。

（2）痰涂片检查：痰涂片所见的白细胞以单核细胞居多，痰培养常无致病细菌生长。

（3）X线检查：病毒性肺炎多为间质性浸润，呈磨玻璃状阴影；随着病情发展可出现肺泡实变和融合，呈小片浸润乃至大片致密影如"白肺"。

（4）CT检查：表现多样，常见小叶分布的磨玻璃影、小结节病灶，也可表现为网织索条影，支气管、血管束增粗，叶、段实变影，可伴有纵隔淋巴结肿大，单侧或双侧少量胸腔积液。

知识点6：病毒性肺炎的诊断　　　　副高：熟练掌握　正高：熟练掌握

病毒性肺炎的诊断依据为临床症状及X线或CT影像改变，并排除由其他病原体引起的肺炎。确诊需要病毒培养，或血清免疫学检测，或组织病理上见到病毒包涵体。血清学检查常用的方法是检测特异性IgG抗体，如补体结合试验、血凝抑制试验、中和试验，作为回顾性诊断。

知识点7：病毒性肺炎的治疗　　　　副高：熟练掌握　正高：熟练掌握

抗病毒治疗特异性较强的药物有流感病毒可早期（48小时内）选用金刚烷胺、金刚乙胺、神经氨酸酶抑制剂奥司他韦和扎那米韦，前二者仅作用于甲型流感病毒，后二者对甲、乙型均有效。疱疹病毒可选择阿昔洛韦（单纯疱疹、水痘－带状疱疹）和更昔洛韦（巨细胞病毒）。呼吸道合胞病毒可选用利巴韦林。原则上不宜应用抗生素预防继发性细菌感染，一旦明确已合并细菌感染，应及时选用敏感的抗生素。

第十节　真菌性肺炎

知识点1：真菌性肺炎的概念　　　　副高：熟练掌握　正高：熟练掌握

真菌性肺炎又称肺真菌病，是最常见的深部真菌病。近年来，由于广谱抗生素、糖皮质激素、细胞毒药物及免疫抑制剂的广泛使用，器官移植的开展，以及免疫缺陷病（如艾滋病）患者的增多等，肺真菌病有增多趋势。

知识点2：肺念珠菌病　　　　副高：熟练掌握　正高：熟练掌握

（1）概念：肺念珠菌病又称支气管肺念珠菌病，是白色念珠菌或其他念珠菌所引起的急性、亚急性或慢性下呼吸道真菌病。

（2）病因：念珠菌有黏附黏膜组织的特性，其中白色念珠菌对组织的黏附力尤强，故其致病力较其他念珠菌更强。念珠菌被吞噬后，在巨噬细胞内仍可长出芽管，穿破细胞膜并损伤巨噬细胞。念珠菌尚可产生致病性强的水溶性毒素，引起休克。肺念珠菌病源于误吸或经血行播散（继发于念珠菌菌血症）。误吸很少见，血行播散见于粒细胞缺乏、中心静脉留置导管、腹部大手术、激素和抗生素治疗、糖尿病、肾功能不全、器官移植等高危人群。

（3）临床表现：临床症状有持续发热，呼吸道症状起初不明显，随病情进展，咳嗽、咳痰增加，白色黏液痰，黏稠或有胶冻样小块物，偶带血丝，亦可见脓痰。血行播散型常出现迅速进展的循环和呼吸衰竭。肺部可闻湿啰音。X线表现呈支气管肺炎改变或片状浸润及融合，可有空洞形成。

（4）诊断：确诊应从肺组织标本同时获得组织学和微生物证据。血培养念珠菌阳性是念珠菌菌血症可靠的诊断证据；在念珠菌菌血症高危人群连续微生物学监测呼吸道和其他部位标本，若2个或2个以上部位多次分离到念珠菌，结合临床表现，有诊断参考价值。

（5）治疗：轻症患者在消除诱因后，病情常能逐渐好转，病情严重者则应及时应用抗真菌药物。氟康唑、伊曲康唑、伏立康唑和泊沙康唑均有效果。两性霉素B亦可用于重症病例，但毒性反应较大。棘白菌素类抗真菌药（如卡泊芬净、米卡芬净等）对念珠菌也有效。临床上应根据患者的状态和真菌药敏结果选用。

知识点3：肺曲菌病　　　　　　　　　　　　　　副高：熟练掌握　　正高：熟练掌握

（1）概念：肺曲菌病是由曲菌属真菌感染或吸入曲菌属抗原所引起的一组急、慢性肺部疾病，包括过敏反应性的曲菌病、寄生性曲菌病、侵袭性肺曲菌病（IPA）。过敏反应性的曲菌病包括变态反应性支气管肺曲菌病（ABPA）等。

（2）病因：引起肺部曲菌感染的曲菌最常见的是烟曲菌，少见为黄曲菌等。烟曲菌常定植在上呼吸道，患者免疫力的高低对临床曲菌病的类型有明显的影响，如免疫力正常，可发生变应性支气管肺曲菌病和曲菌相关的过敏性肺炎，免疫力极度低下时可致侵袭性肺曲菌病。

（3）临床表现：临床上肺曲菌病可分5种类型：①侵袭性肺曲菌病：症状以干咳、胸痛常见，部分患者有咯血，病变广泛时出现气促和呼吸困难，甚至呼吸衰竭；②侵袭性气管支气管曲菌病：常见症状为频繁咳嗽、胸痛、发热和咯血；③慢性坏死性肺曲霉病：患者表现为肺部空洞性病变，长期呼吸道症状和血清抗曲菌属抗体阳性；④曲菌肿：可有刺激性咳嗽，常反复咯血，甚至发生危及生命的大咯血；⑤变应性支气管肺曲菌病：患者喘息、畏寒、发热、乏力、刺激性咳嗽、咳棕黄色脓痰，偶带血。痰中有大量嗜酸性粒细胞及曲菌丝，烟曲菌培养阳性。哮喘发作为其突出的临床表现，一般解痉平喘药难以奏效。

（4）诊断：临床诊断困难，但CT显示浸润性肺部阴影边缘有晕影和空气半月征有重要提示诊断意义。血清检测曲菌抗原半乳糖甘露聚糖敏感性和特异性均较高，有重要诊断意义。

（5）治疗：侵袭性肺曲菌病、侵袭性气管支气管曲菌病和慢性坏死性肺曲菌病的治疗首选伏立康唑。曲菌肿的治疗主要是预防危及生命的大咯血，如条件许可应行手术治疗。支气管动脉栓塞可用于大咯血的治疗。支气管内和脓腔内注入抗真菌药或口服伊曲康唑可能有效。变应性支气管肺曲菌病的治疗首选糖皮质激素。抗真菌治疗可选用伊曲康唑，伏立康唑和泊沙康唑也有效。可酌情使用β_2受体激动剂或吸入糖皮质激素。

知识点4：肺隐球菌病　　　　　　　　　　　　　　副高：熟练掌握　　正高：熟练掌握

（1）概念：肺隐球菌病（PC）是新型隐球菌感染引起的急性、亚急性或慢性肺真菌病，主要侵犯中枢神经系统和肺，也可以侵犯骨骼、皮肤、黏膜和其他脏器。常发生于恶性肿瘤、白血病、淋巴瘤或应用大剂量糖皮质激素或化疗等免疫功能低下的患者。

（2）病因：隐球菌中具有致病性的主要是新型隐球菌及格特变种。环境中的病原体主要通过呼吸道，也可通过皮肤或消化道进入人体引起疾病，或成为带菌者。新型隐球菌病在HIV感染患者的发生率近10%，居感染性并发症的第4位。隐球菌病可发生于任何年龄，儿童少见，多发于40岁以上年龄组。新型隐球菌不产生毒素，感染不引起组织破坏、出血、梗死或坏死，也不引起纤维化和钙化。病原菌对组织的直接作用是由于酵母样细胞增加占据空间和压迫所致。

（3）临床表现：本病发病率不高，免疫功能正常或免疫功能受损的患者均可感染，临床症状轻重不一，可以有发热、干咳，偶有少量咯血、乏力、体重减轻。重症患者有气急和低氧血症。

（4）诊断：影像学特征为胸膜下结节或团块，单发或多发，边缘光整，常有空洞形成，洞壁比较光滑，早期也可表现结节或团块影中低密度区，也可表现为肺炎样阴影。诊断需要组织学和微生物学证据。隐球菌荚膜多糖抗原检测特异性高、快速、灵敏；合并脑膜炎者脑脊液墨汁染色涂片镜检发现隐球菌有助于诊断。

（5）治疗：选用氟康唑或两性霉素B。

知识点5：肺毛霉菌病　　　　　　　　　　　　副高：熟练掌握　　正高：熟练掌握

毛霉菌病是毛霉目真菌引起的疾病，多属条件致病，致病菌有根霉菌、毛霉菌和犁头菌属等，临床和组织病理相同。可引起的鼻窦、眼眶、中枢神经系统、肺、消化道等器官感染。肺毛霉菌病多数呈急剧发展，少数为慢性感染病程。这是一种病死率极高的真菌感染，仅少数表现为慢性感染，故患者较少在生前作出诊断，常于死后尸检发现。临床表现高热、咳嗽、咳痰、胸痛和呼吸困难等，偶尔病变累及肺动脉导致致命性大咯血。胸部X线显示迅速融合的肺实变，常有空洞形成或肺梗死征象。治疗用两性霉素B。预后大多不佳。

知识点6：肺孢子菌肺炎　　　　　　　　　　　副高：熟练掌握　　正高：熟练掌握

肺孢子菌主要有卡氏肺孢子菌（PC）和伊氏肺孢子菌（PJ）两种，主要感染类型是肺炎。现已确定PC仅感染鼠类，只有PJ才是人类感染的菌种。本病绝大多数见于人类免疫缺陷综合征（AIDS）和其他原因的细胞免疫抑制患者。主要临床症状为发热、干咳和渐进性呼吸困难。即使肺内出现大片炎症改变，但体征很少。影像学上早期呈弥漫性肺泡和间质浸润性阴影，迅速融合而成为广泛肺实变，可见支气管充气征。一般不累及肺尖、肺底和肺外带。少见改变有局限性结节状阴影、空洞或囊腔形成、胸腔积液、肺门淋巴结增大等。咳痰、导痰、支气管肺泡灌洗（BAL）标本或肺活检标本仍是目前本病的基本诊断方法。治疗的主要药物是SMZ-TMP，重症患者加糖皮质激素。

第七章 肺血栓栓塞症

知识点1：肺血栓栓塞症的概念　　　　　副高：熟练掌握　正高：熟练掌握

肺栓塞（PE）是以各种栓子阻塞肺动脉或其分支为其发病原因的一组疾病或临床综合征的总称，包括肺血栓栓塞症（PTE）、脂肪栓塞综合征、羊水栓塞、空气栓塞等。

知识点2：肺血栓栓塞症的病理及病理生理　　副高：熟练掌握　正高：熟练掌握

肺动脉血栓栓塞既可以是单一部位，也可以是多部位。病理检查发现多部位或双侧性的血栓栓塞更为常见。影像学发现栓塞更易发生于右侧和下肺叶。PTE发生后，栓塞局部可能继发血栓形成，参与发病过程。

（1）血流动力学改变：血栓进入肺动脉分支后，通过机械阻塞作用使肺动脉阻力明显增加。此外，较大的血栓栓塞还可引起神经反射和生物活性物质释放，使肺血管阻力进一步增大，引起肺动脉高压，急性右心衰竭。同时，由于血液不能顺利通过肺循环进入左心，左心排出量骤然降低，出现心率加快、血压下降等，严重者可导致休克、晕厥。

（2）气体交换障碍：栓塞部位肺血流减少，肺泡无效腔量增大；肺内血流重新分布，通气/血流比值失调；右心房压升高可引起未闭合的卵圆孔开放，产生心内右向左分流；神经体液因素引起支气管痉挛；栓塞部位肺泡表面活性物质分泌减少；毛细血管通透性增高，间质和肺泡内液体增多或出血；肺泡萎陷，呼吸面积减小；肺顺应性下降，肺体积缩小并可出现肺不张；累及胸膜，可出现胸腔积液。以上因素导致呼吸功能不全，出现低氧血症和代偿性过度通气（低碳酸血症）或相对性肺泡低通气。

（3）肺梗死：肺动脉发生栓塞后，若其支配区的肺组织因血流受阻或中断而发生坏死，称肺梗死。

（4）慢性血栓栓塞性肺动脉高压：慢性血栓栓塞性肺动脉高压（CTEPH）指急性PTE后肺动脉内血栓未完全溶解，或PTE反复发生，出现血栓机化、肺血管管腔狭窄甚至闭塞，导致肺血管阻力增加、肺动脉压力进行性增高、右心室肥厚甚至右心衰竭。

知识点3：肺血栓栓塞症的临床表现　　　　副高：熟练掌握　正高：熟练掌握

（1）症状：PTE的症状多样，缺乏特异性。可以从无症状、隐匿，到血流动力学不稳定，甚或发生猝死。常见症状：①不明原因的呼吸困难及气促，尤以活动后明显，为PTE最多见的症状；②胸痛，包括胸膜炎性胸痛或心绞痛样疼痛；③晕厥：可为PTE的唯一或首发症状；④烦躁不安、惊恐甚至濒死感；⑤咯血：常为小量咯血，大咯血少见；⑥咳嗽：多为干咳或有少量白痰；⑦腹痛。各病例可出现以上症状的不同组合。临床上有时出现所谓"三联征"，即同时出现呼吸困难、胸痛及咯血，但仅见于约20%的患者。

（2）体征

1）呼吸系统体征：呼吸急促，最常见。发绀，肺部有时可闻及哮鸣音和/或细湿啰音，或胸腔积液的相应体征。

2）循环系统体征：包括心动过速，血压变化，严重时可出现血压下降甚至休克，颈静脉充盈或搏动，肺动脉瓣区第二音亢进（$P_2 > A_2$）或分裂，三尖瓣区收缩期杂音。

3）其他：可伴发热，多为低热，少数患者可有中度以上的发热（38℃）。

知识点4：血浆D-二聚体检查 　　副高：熟练掌握 　正高：熟练掌握

D-二聚体对肺血栓栓塞症诊断的敏感性很高而特异性很低，因此，临床上主要将其用于排除诊断的指标。若其含量＜500μg/L，且临床表现不典型者，可基本除外急性肺血栓栓塞症；而作为确定急性肺血栓栓塞症的指标其价值甚小。

知识点5：多排CT肺血管造影 　　副高：熟练掌握 　正高：熟练掌握

多排CT可以显示第六级肺动脉分支内的微小血栓。其直接征象有肺血管半月形或环形充盈缺损、完全梗阻、轨道征等。间接征象包括肺野楔形密度增高影、条带状的高密度区或盘状肺不张、中心肺动脉扩张及远端血管分支减少或消失、胸腔积液等。多排CT肺血管造影不仅诊断质量较高，还有无创伤性、迅速、简便等许多优点，是临床怀疑肺血栓栓塞症患者首选的确诊检查项目，已逐步取代肺动脉造影而成为肺血栓栓塞症临床诊断的"金标准"。其局限性在于对碘造影剂过敏者不能进行该项检查。

知识点6：磁共振成像（MRI） 　　副高：熟练掌握 　正高：熟练掌握

MRI具有潜在的识别新旧血栓的能力，有可能为将来确定溶栓方案提供依据。对段以上肺动脉内栓子诊断的敏感性和特异性均较高，避免了注射碘造影剂的缺点，适用于碘造影剂过敏的患者。

知识点7：核素肺通气，灌注扫描 　　副高：熟练掌握 　正高：熟练掌握

仅适用于患者对CT、造影剂过敏等特殊情况。一般可将扫描结果分为3类：

（1）高度可能：其征象为至少一个或更多肺叶段的局部灌注缺损，而该部位通气良好或X线胸片无异常。

（2）正常或接近正常：肺灌注扫描完全正常。

（3）非诊断性异常：肺通气扫描和灌注扫描均有缺损，可见于肺血栓栓塞症，但也可见于其他多种肺部疾病。

知识点8：超声心动图　　　　　　　　　　　　副高：熟练掌握　　正高：熟练掌握

对多数患者可以发现间接征象，在提示诊断和除外其他心血管疾患方面有重要价值；又是划分次大块栓塞的依据，有助于选择正确的治疗方案；对少数患者可因发现肺动脉近端血栓或右心血栓（直接征象）而确定诊断。病情较重的患者常见的间接征象包括右室壁局部运动幅度降低、右心室和/或右心房扩大、室间隔左移和运动异常、近端肺动脉扩张、三尖瓣反流速度增快、下腔静脉扩张、吸气时不萎陷。经食管超声心动图发现肺动脉血栓的阳性率高于经胸壁超声心动图。

知识点9：胸部X线平片　　　　　　　　　　　　副高：熟练掌握　　正高：熟练掌握

约80%的患者可见异常表现。常见的异常影像学变化有区域性肺血管纹理变细、稀疏或消失，肺野透亮度增加；肺野局部浸润性阴影，常为尖端指向肺门、底面朝向胸膜的楔形阴影，也可呈带状、球状、半球状或不规则阴影，常提示有肺梗死、肺不张或膨胀不全；右下肺动脉干增宽或伴截断征，肺动脉段膨隆；右心室增大；患侧膈肌抬高，还可见气管和纵隔向患侧移位；约1/3的患者可见胸腔积液征。上述X线平片征象都不是特异性的，也可出现于其他疾病；且部分肺血栓栓塞症患者的X线胸片可以完全正常。

知识点10：动脉血气分析　　　　　　　　　　　副高：熟练掌握　　正高：熟练掌握

肺血管床阻塞15%以上就可以出现低氧血症，大多数急性肺血栓栓塞症患者$PaO_2 < 80mmHg$；大多数患者有过度通气，造成低碳酸血症，$PaCO_2$下降；肺泡-动脉血氧分压差增大。但部分患者上述检查结果可以正常，不能据此即排除肺血栓栓塞症的诊断。

知识点11：心电图　　　　　　　　　　　　　　副高：熟练掌握　　正高：熟练掌握

大多数病例呈非特异性的心电图异常。最常见的改变为窦性心动过速。大多数病例表现有心电图异常，多在发病后数小时出现，常于数周内消失，动态观察对诊断的帮助更大。较多见的表现包括$V_1 \sim V_4$的T波改变和ST段异常；部分病例可出现$S_I Q_{III} T_{III}$征（即 I 导联S波加深，III 导联出现Q/q波及T波倒置）；其他心电图改变包括完全或不完全右束支传导阻滞、肺型P波、电轴右偏、顺钟向转位等。对心电图改变需做动态观察，注意与急性冠状动脉综合征相鉴别。

知识点12：肺血栓栓塞症的诊断　　　　　　　　副高：熟练掌握　　正高：熟练掌握

对存在危险因素，特别是并存多个危险因素的病例应注意考虑有无此病。对出现不明原因的呼吸困难、胸痛、晕厥或休克等临床表现者，尤其是伴有单侧或双侧不对称性下肢肿胀、疼痛等症状者，应进行心电图、X线胸片、动脉血气分析、心脏超声和下肢血管超声等检查。依据这些结果可以初步疑诊肺血栓栓塞症或排除其他疾病。应常规行D-二聚体检测，阴性结果基本可以排除肺血栓栓塞症诊断。

对经上述检查后仍然怀疑肺血栓栓塞症的患者，应尽快进行肺血栓栓塞症的确诊检查，首选多排CT肺血管造影。对于因造影剂过敏或其他原因而不能行多排CT肺血管造影的患者，可酌情选用放射性核素肺通气/灌注扫描或磁共振成像。对确诊肺血栓栓塞症的患者应注意查找深静脉血栓，并寻找可能的危险因素。

慢性血栓栓塞性肺动脉高压患者多可出现慢性进行性发展的肺动脉高压的相关临床表现，后期出现右心衰竭的体征。各种特殊检查除可发现肺动脉分支内血栓栓塞外，心脏超声检查可见右心室壁肥厚等慢性肺源性心脏病的改变。

知识点13：肺血栓栓塞症的鉴别诊断　　　　副高：熟练掌握　　正高：熟练掌握

（1）冠状动脉粥样硬化性心脏病（冠心病）：一部分肺血栓栓塞症患者因血流动力学变化，可出现冠状动脉供血不足、心肌缺氧，表现为胸闷、心绞痛样胸痛，心电图有心肌缺血样改变，易误诊为冠心病所致心绞痛或心肌梗死。冠心病有其自身发病特点，冠脉造影可见冠状动脉粥样硬化、管腔阻塞证据，心肌梗死时心电图和心肌酶水平有相应的特征性动态变化。需注意，肺血栓栓塞症与冠心病有时可合并存在。

（2）肺炎：当肺血栓栓塞症有咳嗽、咯血、呼吸困难、胸膜炎样胸痛，出现肺不张、肺部阴影，尤其同时合并发热时易被误诊为肺炎。肺炎有相应肺部和全身感染的表现，如咳脓性痰伴寒战、高热，外周血白细胞和中性粒细胞比例增加等，抗生素治疗有效。

（3）主动脉夹层：肺血栓栓塞症可表现胸痛，需与主动脉夹层相鉴别。后者多有高血压，疼痛较剧烈，胸片常显示纵隔增宽，心血管超声和胸部CT造影检查可见主动脉夹层征象。

（4）表现为胸腔积液的鉴别：肺血栓栓塞症患者可出现胸膜炎样胸痛，合并胸腔积液，需与结核、肺炎、肿瘤、心力衰竭等其他原因所致的胸腔积液相鉴别。

（5）表现为晕厥的鉴别：肺血栓栓塞症有晕厥时，需与迷走反射性、脑血管性晕厥及心律失常等其他原因所致的晕厥相鉴别。

（6）表现为休克的鉴别：肺血栓栓塞症所致的休克属心外梗阻性休克，表现为动脉血压低而静脉压升高，需与心源性、低血容量性、血容量重新分布性休克等相鉴别。

（7）慢性血栓栓塞性肺动脉高压的鉴别：慢性血栓栓塞性肺动脉高压有肺动脉压力高，伴右心肥厚和右心衰竭，需与特发性肺动脉高压等相鉴别。

知识点14：肺血栓栓塞症的危险分级　　　　副高：熟练掌握　　正高：熟练掌握

对急性肺血栓栓塞症患者可依据其病情危险程度分为3组：①低危肺血栓栓塞症：血流动力学稳定，无右心功能不全和心肌损伤，住院病死率<4%；②中危肺血栓栓塞症：血流动力学稳定，但存在右心功能不全和/或心肌损伤，住院病死率为3%～15%；③高危肺血栓栓塞症：右心室功能不全，伴低血压或心源性休克，即体循环动脉收缩压<90mmHg，或较基础值下降幅度≥40mmHg，持续15分钟以上。须除外新发生的心律失常、低血容量或

感染中毒症所致的血压下降。住院病死率＞15%。

知识点15：肺血栓栓塞症的治疗　　　　　副高：熟练掌握　正高：熟练掌握

（1）一般处理与呼吸循环支持治疗：对高度疑诊或确诊PTE的患者，应进行严密监护，监测呼吸、心率、血压、心电图及血气的变化。卧床休息，保持排便通畅，避免用力，以免促进深静脉血栓脱落；可适当使用镇静、镇痛、镇咳等相应的对症治疗。

采用经鼻导管或面罩吸氧，以纠正低氧血症。对于出现右心功能不全并血压下降者，可应用多巴酚丁胺、多巴胺及去甲肾上腺素等。

（2）抗凝治疗：为PTE和深部静脉血栓形成（DVT）的基本治疗方法，可以有效地防止血栓再形成和复发，为机体发挥自身的纤溶机制溶解血栓创造条件。抗凝药物主要有普通肝素（UFH）、低分子肝素（LMWH）、磺达肝癸钠、华法林以及新型的直接口服抗凝药物等。抗血小板药物的抗凝作用不能满足PTE或DVT的抗凝要求。临床疑诊PTE时，如无禁忌证，即应开始抗凝治疗。

（3）溶栓治疗：主要适用于高危PTE病例（有明显呼吸困难、胸痛、低氧血症等）。对于部分中危PTE，若无禁忌证可考虑溶栓，PTE的溶栓适应证仍有待确定。对于血压和右心室运动功能均正常的低危病例，不宜溶栓。溶栓的时间窗一般定为14天以内，但若近期有新发PTE征象可适当延长。溶栓应尽可能在PTE确诊的前提下慎重进行。对有明确溶栓指征的病例宜尽早开始溶栓。

（4）肺动脉导管碎解和抽吸血栓：对于肺动脉主干或主要分支的高危PTE，当存在溶栓治疗禁忌、经溶栓或积极的内科治疗无效、或在溶栓起效前（在数小时内）很可能发生致死性休克者，如果具备相当的专业人员和技术，可采用导管辅助去除血栓（导管碎解和抽吸肺动脉内巨大血栓），一般局部小剂量溶栓和机械碎栓联合应用。

（5）肺动脉血栓摘除术：风险大，病死率高，需要较高的技术条件，仅适用于经积极的内科治疗或导管介入治疗无效的紧急情况。

（6）放置腔静脉滤器：对于急性PTE合并抗凝禁忌的患者，为防止下肢深静脉大块血栓再次脱落阻塞肺动脉，可考虑放置下腔静脉滤器。对于上肢DVT病例，还可应用上腔静脉滤器。置入滤器后如无禁忌证，建议常规抗凝治疗，定期复查有无滤器上血栓形成。

（7）CTEPH的治疗：长期口服华法林抗凝治疗，根据INR调整剂量，维持INR 2～3。若阻塞部位处于手术可及的肺动脉近端，首选肺动脉血栓内膜剥脱术；反复下肢深静脉血栓脱落者，可放置下腔静脉滤器。

知识点16：肺血栓栓塞症的预防　　　　　副高：熟练掌握　正高：熟练掌握

针对肺血栓栓塞症的危险因素进行预防，如积极医治足部感染，防治下肢静脉曲张，对住院患者认真评估血栓形成风险，鼓励手术后患者早期下床活动，对血栓形成风险较大者行预防性抗凝治疗等。

第八章　肺　癌

知识点 1：原发性支气管肺癌的概念　　　副高：熟练掌握　正高：熟练掌握

肺癌或称原发性支气管癌或原发性支气管肺癌，起源于呼吸上皮细胞（支气管、细支气管和肺泡）的恶性肿瘤是最常见的肺部原发性恶性肿瘤。根据组织病变，肺癌可分成小细胞癌和非小细胞癌。

知识点 2：肺癌的病因及发病机制　　　副高：熟练掌握　正高：熟练掌握

（1）吸烟：吸烟是肺癌死亡率进行性增加的首要原因。烟雾中的尼古丁、苯并芘、亚硝胺和少量放射性元素钋等均有致癌作用，尤其易致鳞状上皮细胞癌和未分化小细胞癌。被动吸烟或环境吸烟也是肺癌的病因之一。

（2）职业致癌因子：已被确认的致人类肺癌的职业因素包括石棉、砷、铬、镍、铍、煤焦油、芥子气、三氯甲醚、氯甲甲醚、烟草的加热产物以及铀、镭等放射性物质衰变时产生的氡和氡子气，电离辐射和微波辐射等。

（3）空气污染：包括室内小环境和室外大环境污染。室内被动吸烟、燃烧燃料和烹调过程中均可产生致癌物。城市中的工业废气、汽车尾气等都有致癌物质。

（4）电离辐射：电离辐射可以是职业性或非职业性的，有来自体外或因吸入放射性粉尘和气体引起的体内照射。大剂量电离辐射可引起肺癌，不同射线产生的效应各异，如在日本广岛原子弹释放的是中子和α射线，长崎则仅有α射线，前者患肺癌的危险性高于后者。

（5）饮食与营养：一些研究已表明，较少食用含β胡萝卜素的蔬菜和水果，肺癌发生的危险性升高。血清中β胡萝卜素水平低的人，肺癌发生的危险性也高。

（6）遗传和基因改变：与肺癌关系密切的癌基因主要有 ras 和 myc 基因家族、c-erbB-2、bcl-2、c-fos 以及 c-jun 基因等。相关的抑癌基因包括 p53、Rb、CDKN2、FHIT 基因等。与肺癌发生、发展相关的分子改变还包括错配修复基因，如 hMSH2 及 hPMS1 的异常、端粒酶的表达。

（7）其他诱发因素：有结核病者患肺癌的危险性是正常人群的 10 倍。其主要组织学类型是腺癌。此外，某些慢性肺部疾病如慢性阻塞性肠疾病、结节病、特发性肺纤维化、破皮病，病毒感染、真菌毒素（黄曲菌）等，对肺癌的发生可能也起一定作用。

知识点 3：肺癌的病理及分类　　　副高：熟练掌握　正高：熟练掌握

（1）按解剖学部位分类

　　1）中央型肺癌：发生在段及段以上支气管的肺癌，约占3/4，以鳞状上皮细胞癌和小细胞肺癌较多见。

　　2）周围型肺癌：发生于段以下支气管的肺癌，约占1/4，以腺癌较多见。

　　（2）按组织病理学分类：根据各型肺癌的分化程度、形态特征和生物学特点，目前将肺癌分为两大类，即小细胞肺癌（SCLC）和非小细胞肺癌（NSCLC）。非小细胞肺癌包括鳞状细胞癌、腺癌、大细胞癌及腺癌混杂亚型等。

　　1）小细胞肺癌（SCLC）：包括燕麦细胞型、中间细胞型和复合燕麦细胞型。

　　2）非小细胞肺癌（NSCLC）：包括鳞状细胞癌（鳞癌）、腺癌、大细胞肺癌、腺癌混杂亚型。

知识点4：原发肿瘤引起的症状和体征　　　　副高：熟练掌握　　正高：熟练掌握

　　（1）咳嗽：早期出现的症状。由于肿瘤生长部位、方式和速度不同，咳嗽表现不尽相同：瘤细胞生长在较大气道时，为阵发性刺激性呛咳、无痰或少许泡沫痰；细支气管肺泡癌可有大量浆液痰；当有继发感染时，痰量增多呈黏液脓性。

　　（2）痰血或咯血：以中央型肺癌多见，肿瘤向管腔内生长者多为痰中带血或间断血痰，如果表面糜烂严重侵袭大血管，可有大咯血。

　　（3）喘鸣：肿瘤引起支气管狭窄，造成部分阻塞，可产生局限性或单侧喘鸣音。

　　（4）胸闷、气促：肿瘤引起支气管狭窄，或压迫大气道，或转移至胸膜引起大量胸腔积液，或转移至心包发生心包积液，或者膈肌麻痹、上腔静脉阻塞以及肺部广泛侵犯时，均可引起胸闷、气促。

　　（5）发热：肿瘤压迫或阻塞支气管引起肺炎、肺不张时，常伴有发热和相应体征，抗生素治疗可暂时有效；如由肿瘤坏死引起的发热，称为"癌性热"，抗菌治疗无效。

　　（6）胸痛：可有胸部隐痛，与肿瘤的转移或直接侵犯胸壁有关。

　　（7）消瘦：为恶性肿瘤常见表现，晚期由于肿瘤毒素以及感染、疼痛所致食欲减退，可表现消瘦或恶病质。

知识点5：肿瘤局部扩展引起的症状和体征　　　　副高：熟练掌握　　正高：熟练掌握

　　（1）胸痛：近半数患者可有模糊或难以描述的胸痛或钝痛。若肿瘤位于胸膜附近，则产生不规则的钝痛或隐痛，在呼吸、咳嗽时加重。肋骨、脊柱受侵犯时可有压痛点。肿瘤压迫肋间神经，胸痛可累及其分布区域。

　　（2）声嘶：癌肿直接压迫或转移致纵隔淋巴结压迫喉返神经（多见左侧）使声带麻痹，可发生声嘶。

　　（3）吞咽困难：癌肿侵犯或压迫食管，可引起吞咽困难，尚可引起气管-食管瘘，导致肺部感染。

　　（4）胸腔积液：约10%的患者有不同程度胸腔积液，通常提示肿瘤转移累及胸膜或肺淋巴回流受阻。

（5）心包积液：肿瘤可通过直接蔓延侵犯心包，亦可阻塞心脏的淋巴引流导致心包积液。迅速产生或者大量的心包积液可有心脏压塞症状。

（6）上腔静脉阻塞综合征：表现为头面部和上半身淤血水肿，颈部肿胀，颈静脉扩张，患者常主诉领口进行性变紧，可在前胸壁见到扩张的静脉侧支循环。严重者皮肤呈暗紫色，眼结膜充血，视物模糊，头晕、头痛。

（7）Horner综合征：肺尖部肺癌又称肺上沟瘤，易压迫颈部交感神经，引起病侧上睑下垂、瞳孔缩小、眼球内陷，同侧额部与胸壁少汗或无汗。也常有肿瘤压迫臂丛神经，造成以腋下为主、向上肢内侧放射的火灼样疼痛，夜间尤甚。

知识点6：肿瘤远处转移引起的症状和体征　　　副高：熟练掌握　正高：熟练掌握

见于3%～10%的肺癌患者，以小细胞肺癌居多，也可见于未分化大细胞肺癌、腺癌和鳞癌等。

（1）脑、中枢神经系统转移：常有颅压增高的征象，如头痛、恶心、呕吐等，还可表现眩晕、共济失调、复视、性格改变、癫痫发作，或一侧肢体无力甚至半身不遂等神经系统症状。出现背痛、下肢无力、膀胱或肠道功能失调，应高度怀疑脊髓束受压迫。

（2）腹部转移：可表现食欲减退，肝区疼痛、肝大、黄疸和腹水及胰腺炎症状等。

（3）骨转移：表现为局部疼痛及压痛，常见骨转移部位包括肋骨、脊椎骨、骨盆及四肢长骨。多为溶骨性病变。

此外，皮下可出现转移性结节，多位于躯干或头部。肺癌在浅表部主要是颈部淋巴结的转移，多见于锁骨上窝及胸锁乳突肌附着处的后下方，可以逐渐增大、增多、融合（患者可以毫无症状），淋巴结大小不一定反映病程的早晚。

知识点7：肺癌的胸外表现　　　　　　　　　　副高：熟练掌握　正高：熟练掌握

是指肺癌非转移性胸外表现，或称之为副癌综合征，主要有以下几方面表现：

（1）内分泌综合征：系指肿瘤细胞分泌一些具有生物活性的多肽和胺类物质，如促肾上腺皮质激素（ACTH）、甲状旁腺激素（PTH）、抗利尿激素（ADH）和促性腺激素等，出现相应的临床表现。

1）抗利尿激素分泌异常综合征（SIADH）：不适当的抗利尿激素分泌可引起厌食、恶心、呕吐等水中毒症状，还可伴有逐渐加重的神经并发症。其特征是低钠（血清钠<135mmol/L）、低渗（血浆渗透压<280mmol/L）。

2）异位ACTH综合征：表现为库欣综合征，如色素沉着、水肿、肌萎缩、低钾血症、代谢性碱中毒、高血糖或高血压等，但表现多不典型，向心性肥胖和紫纹罕见。

3）高钙血症：患者表现为嗜睡、厌食、恶心、呕吐和体重减轻及精神变化。切除肿瘤后血钙水平可恢复正常。

4）异位促性腺激素：合并异位促性腺激素的肺癌不多，大部分是大细胞肺癌，主要为男性轻度乳房发育和增生性骨关节病。

5）类癌综合征：主要表现为面部、上肢躯干潮红或水肿，胃肠蠕动增强，腹泻，心动过速，喘息，瘙痒和感觉异常。

（2）骨骼－结缔组织综合征

1）原发性肥大性骨关节病常见于肺癌多为NSCLC，也见于局限性胸膜间皮瘤和肺转移癌（胸腺、子宫、前列腺转移）。多侵犯上、下肢长骨远端，发生杵状指（趾）和肥大性骨关节病。

2）神经－肌病综合征：这些症状与肿瘤的部位和有无转移无关。它可以发生于肿瘤出现前数年，也可与肿瘤同时发生；在手术切除后也可发生，或原有的症状无改变。可发生于各型肺癌，但多见于小细胞未分化癌。

（3）血液学异常及其他：包括游走性血栓性静脉炎、伴心房血栓的非细菌性血栓性心内膜炎、弥散性血管内凝血伴出血、贫血，粒细胞增多和红白血病。

知识点8：肺癌的影像学检查　　　　　副高：熟练掌握　　正高：熟练掌握

（1）X线胸片：是发现肺癌最常用的方法之一。但分辨率低，不易检出肺部微小结节和隐蔽部位的病灶，对早期肺癌的检出有一定的局限性。

（2）胸部电子计算机体层扫描（CT）：①增强CT能敏感地检出肺门及纵隔淋巴结肿大，有助于肺癌的临床分期。②螺旋式CT可显示直径<5mm的小结节、中央气道内和第6～7级支气管及小血管，明确病灶与周围气道和血管的关系。③低剂量CT可以有效发现早期肺癌。④CT引导下经皮肺病灶穿刺活检是重要的组织学诊断技术。应用CT模拟成像功能，可以引导支气管镜在气道内或经支气管壁进行病灶的活检。

（3）磁共振显像（MRI）：与CT相比，在明确肿瘤与大血管之间的关系、发现脑实质或脑膜转移上有优越性，而在发现肺部小病灶（<5mm）方面则不如CT敏感。

（4）核素闪烁显像：①骨γ闪烁显像：可以了解有无骨转移。②正电子发射断层显像（PET）和PET-CT：对发现早期肺癌和其他部位的转移灶，以及肿瘤分期与疗效评价均优于任何现有的其他影像学检查。需要注意PET-CT阳性的患者仍然需要细胞学或病理学检查进行最终确诊。

知识点9：肺癌获得病理学诊断的检查　　　　副高：熟练掌握　　正高：熟练掌握

（1）痰脱落细胞学检查：重要诊断方法之一。要提高痰检阳性率，必须获得气道深部的痰液，及时送检，至少送检3次以上。敏感性<70%，但特异性高。

（2）胸腔积液细胞学检查：有胸腔积液的患者可抽液找癌细胞，检出率40%～90%。多次送检可提高阳性率。

（3）纤维支气管镜检查：是诊断肺癌的主要方法之一，对于中央型肺癌，刷检加活检的阳性率可达90%左右。对周边型肺癌，可在荧光屏透视指导下行经纤支镜肺活检（TBLB）或肺泡灌洗（BAL）等检查。荧光肺部内镜成像术可分辨出支气管黏膜的原位癌和癌前期病变，以便进行活检，可提高早期诊断的阳性率，也有助于更好地选择手术切除范围。

（4）胸腔镜：用于经支气管镜等方法无法取得病理标本的胸膜下病变，并可观察胸膜有无转移病变。

（5）纵隔镜：可作为确诊肺癌和手术前评估淋巴结分期的方法。

（6）经胸壁穿刺肺活检：在透视、胸部CT或B超引导下采用细针经胸壁穿刺进行肺部病灶针吸活检或切割活检。创伤小、操作简便，可迅速获得结果，尤适用于病灶紧贴胸膜或距胸壁较近的病灶。

（7）浅表淋巴结活检：锁骨上或腋窝肿大的浅表淋巴结可做针吸活检，也可手术淋巴结活检或切除。操作简便，可在门诊进行。

知识点10：肺癌的基因诊断及其他	副高：熟练掌握 正高：熟练掌握

肺癌的发生认为是由于原癌基因的激活和抑癌基因的缺失所致，因此癌基因产物如c-myc基因扩增，ras基因突变、抑癌基因Rb. p53异常等有助于诊断早期肺癌。同时，基因检测可识别靶向药物最佳用药人群。目前主要检测NSCLC病人EGFR基因突变、ALK融合基因和ROS1融合基因重排等。

知识点11：肺癌的诊断	副高：熟练掌握 正高：熟练掌握

肺癌诊断可按下列步骤进行。

（1）CT确定部位：有临床症状或放射学征象怀疑肺癌的病人先行胸部和腹部CT检查，发现肿瘤的原发部位、纵隔淋巴结侵犯和其他解剖部位的播散情况。

（2）组织病理学诊断：怀疑肺癌的病人必须获得组织学标本诊断。肿瘤组织多可通过微创技术获取，如支气管镜、胸腔镜。但不推荐痰细胞学确诊肺癌。浅表可扪及的淋巴结或皮肤转移也应活检。如怀疑远处转移病变，也应获得组织标本，如软组织肿块、溶骨性病变、骨髓、胸膜或肝病灶。胸腔积液则应获得足量的细胞团或胸腔镜检查。目前建议对高度怀疑为Ⅰ期和Ⅱ期肺癌可直接手术切除。

（3）分子病理学诊断：在条件者应在病理学确诊的同时检测肿瘤组织的EGFR基因突变、ALK融合基因和ROS1融合基因等，NSCLC也可考虑检测PD-L1的表达水平，以利于制订个体化的治疗方案。

知识点12：肺癌的鉴别诊断	副高：熟练掌握 正高：熟练掌握

（1）肺结核

1）肺结核球：多见于年轻患者，病灶多见于结核好发部位，如肺上叶尖后段和下叶背段。一般无症状，病灶边界清楚，密度高，可有包膜。有时含钙化点，周围有纤维结节状病灶，多年不变。

2）肺门淋巴结结核：易与中央型肺癌相混淆，多见于儿童、青年，多有发热、盗汗等结核中毒症状。结核菌素试验常阳性，抗结核治疗有效。肺癌多见于中年以上成人，病灶发展快，呼吸道症状比较明显，抗结核药物治疗无效。

3）急性粟粒型肺结核：应与弥漫性肺泡细胞癌相鉴别。通常粟粒型肺结核患者年龄较轻，有发热、盗汗等全身中毒症状。X线影像表现为细小、分布均匀、密度较淡的粟粒样结节病灶。而肺泡细胞癌两肺多有大小不等的结节状播散病灶，边界清楚，密度较高，进行性发展和增大，且有进行性呼吸困难。

（2）肺炎：若无毒性症状，抗生素治疗后肺部阴影吸收缓慢，或同一部位反复发生肺炎时，应考虑肺癌的可能。肺部慢性炎症机化，形成团块状的炎性假瘤，也易与肺癌相混淆。但炎性假瘤往往形态不整，边缘不齐，核心密度较高，易伴有胸膜增厚，病灶长期无明显变化。

（3）肺脓肿：起病急，中毒症状严重，多有寒战、高热、咳嗽、咳大量脓臭痰等症状。影像学可见均匀大片状炎性阴影，空洞内常见较深液平。血常规检查白细胞和中性粒细胞增多。癌性空洞继发感染，常为刺激性咳嗽，反复痰中带血，随后出现感染、咳嗽加剧。X线胸片可见癌肿块影有偏心空洞，壁厚，内壁凹凸不平。结合纤支镜检查和痰脱落细胞检查可以鉴别。

（4）纵隔淋巴瘤：颇似中央型肺癌，常为双侧性，可有发热等全身症状，但支气管刺激症状不明显，痰脱落细胞检查阴性。

（5）肺部良性肿瘤：许多良性肿瘤在影像学上与恶性肿瘤相似，其中尤以支气管腺瘤、错构瘤等更难鉴别。

（6）结核性渗出性胸膜炎：应与癌性胸腔积液相鉴别。

（7）肺隐球菌病：可肺内单发或多发结节和肿块，大多位于胸膜下，单发病变易与周围型肺癌混淆。肺活检和血清隐球菌荚膜多糖抗原检测有助于鉴别。

知识点13：肺癌的治疗　　　　　　　　　　　副高：熟练掌握　　正高：熟练掌握

肺癌的治疗应当根据患者的机体状况、病理学类型（包括分子病理诊断）、侵及范围（临床分期）采取多学科综合治疗模式，强调个体化治疗。

（1）手术治疗：外科治疗是早期肺癌的最佳治疗方法。非小细胞肺癌Ⅰ期和Ⅱ期患者应行以治愈为目标的手术治疗。当病灶局限，未侵袭对侧及高位纵隔淋巴结时，可行肺叶、肺段、楔形、双肺叶及袖状切除术。当病变已累及同侧纵隔淋巴结或胸壁的Ⅲa（包括未侵及椎体和交感神经结的肺上沟瘤），仍可试行肿瘤切除加纵隔淋巴结清扫或胸壁重建。切除边缘无癌细胞者，其5年生存率>40%。

（2）药物治疗（简称化疗）

1）全身化疗：小细胞肺癌对化疗非常敏感，推荐以化疗为主的综合治疗以延长患者的生存期。许多化疗药物，如环磷酰胺（CTX）、长春地汀（VDS）、依托泊苷（VP-16）、替尼泊苷（VM-26）、顺铂（DDP）、卡铂（CBP）、异环磷酰胺（IFO）、洛莫司汀（CCNU）、表柔比星（EPI）和甲氨蝶呤（MTX）等均能提高小细胞肺癌的缓解率。

2）国内对NSCLC比较有效的化疗方案。NP方案、EP方案、MVP方案、CAP方案、TP方案、ICE方案、GC方案。

3）靶向治疗：目前靶向治疗主要应用于非小细胞肺癌中的腺癌病人，例如以EGFR突变阳性为靶点EGFR-酪氨酸激酶抑制剂（EGFR-TKI）的厄洛替尼（erlotinib）、吉非替尼（gefitinib）、阿法替尼（afatinib）、奥希替尼（osimertinib），ALK重排阳性为靶点的克唑替尼（crizotinib）、艾乐替尼（alectinib）、色瑞替尼（ceritinib）等和ROS1重排阳性为靶点的克唑替尼可用于一线治疗或化疗后的维持治疗，对不适合根治性治疗局部晚期和转移的NSCLC有显著的治疗作用，并可延长病人的生存期。靶向治疗成功的关键是选择特异性的标靶人群。此外，以肿瘤血管生成为靶点的贝伐珠单抗（bevacizumab），联合化疗能明显提高晚期NSCLC的化疗效果并延长肿瘤中位进展时间。采用针对免疫检查点PD-L1的单克隆抗体可抑制PD-1与肿瘤细胞表面的PD-L1结合，产生一系列抗肿瘤的免疫作用，也有一定的治疗效果。

（3）放射治疗（简称放疗）：射线对癌细胞有杀伤作用。放疗分为根治性放疗、姑息性放疗、辅助放疗、新辅助化放疗和预防性放疗等。根治性放疗用于病灶局限、因解剖原因不便手术或其他原因不能手术者，若辅以化疗，可提高疗效；姑息性放疗目的在于抑制肿瘤的发展，延迟肿瘤扩散和缓解症状，如对肺癌引起的顽固性咳嗽、咯血、肺不张、上腔静脉阻塞综合征有肯定疗效，也可缓解骨转移性疼痛和脑转移引起的症状。

（4）介入治疗

1）支气管动脉灌注化疗（BAI）：适用于失去手术指征，全身化疗无效的晚期癌患。不良反应小，可缓解症状，减轻患者痛苦。

2）经纤支镜介入治疗：①血卟啉染料激光治疗和YAG激光切除治疗：可解除肿瘤引起的气道阻塞和控制出血；②经纤支镜行腔内放疗：可缓解肿瘤引起的阻塞和咯血症状；③超声引导下的介入治疗：可直接将抗癌药物等注入肿瘤。

（5）中医药治疗：我国医学有许多单方、验方，与西药协同治疗肺癌，可减少患者化疗、放疗时的不良反应，恢复机体抵抗力。

第九章　肺　脓　肿

| 知识点1：肺脓肿的概念 | 副高：熟练掌握　正高：熟练掌握 |

肺脓肿是多种病原菌引起的肺实质坏死的肺部化脓性感染。早期为肺组织的感染性炎症，继而坏死液化，由肉芽组织包绕形成脓肿。临床主要表现为高热、咳嗽、脓肿破溃进入支气管后可咳出大量脓臭痰。肺脓肿多发生于壮年，男性多于女性。原发性肺脓肿多见于易于误吸的无基础疾病者，继发性肺脓肿多继发于肺部新生物引起的气道堵塞或免疫抑制（如AIDS、器官移植）患者。

| 知识点2：肺脓肿的病因 | 副高：熟练掌握　正高：熟练掌握 |

急性肺脓肿的感染细菌与口腔、上呼吸道正常存在的菌群相一致，多为混合性感染，包括厌氧菌、需氧菌和兼性厌氧菌感染，其中厌氧菌占主要地位。常见的厌氧菌主要为核粒梭形杆菌、核色素类杆菌、中间类杆菌、微需氧链球菌、螺旋体、消化球菌等。需氧菌和兼性厌氧菌主要为金黄色葡萄球菌、溶血性链球菌、肺炎克雷伯杆菌、铜绿假单胞菌、复形杆菌、大肠埃希菌等。近来国外报道，嗜肺军团菌所致肺炎也可形成脓肿。

| 知识点3：肺脓肿的发病机制 | 副高：熟练掌握　正高：熟练掌握 |

肺脓肿的发生机制与病因密切相关，根据不同病因和感染途径可分为以下类型：

（1）吸入性肺脓肿：病原体经口、鼻、咽腔吸入致病。正常情况下，吸入物经气道黏液-纤毛运载系统、咳嗽反射和肺巨噬细胞可迅速清除。但当有意识障碍（如麻醉、醉酒、药物过量、癫痫、脑血管意外），或由于受寒、极度疲劳等诱因，全身免疫力与气道防御清除功能降低，吸入的病原菌可致病。此外，还可由于鼻窦炎、牙周脓肿等脓性分泌物被吸入致病。脓肿常为单发，其部位与支气管解剖和体位有关。由于右主支气管较陡直，且管径较粗大，吸入物易进入右肺。仰卧位时，好发于上叶后段或下叶背段；坐位时好发于下叶后基底段；右侧卧位时，则好发于右上叶前段或后段。病原体多为厌氧菌，还有需氧或兼性厌氧菌存在。

（2）继发性肺脓肿：多继发于肺部其他疾病，如细菌性肺炎或支气管扩张、支气管囊肿、支气管肺癌、空洞型肺结核继发感染等。由于病原菌毒力强、繁殖快，肺组织广泛化脓、坏死而形成肺脓肿。肺部邻近器官化脓性病变，如膈下脓肿、肾周围脓肿、脊柱旁脓肿和食管穿孔感染等，穿破至肺也可形成肺脓肿。阿米巴肝脓肿好发于右肝顶部，易穿破膈肌至右肺下叶，形成阿米巴肺脓肿。支气管异物气道阻塞也是引起肺脓肿，特别是小儿肺脓肿的重要因素。

（3）血源性肺脓肿：肺外感染病灶的细菌或脓毒性栓子经血行途径播散至肺部，导致小血管栓塞、肺组织化脓性炎症坏死，形成肺脓肿。病原菌以金黄色葡萄球菌多见，其肺外病灶多为皮肤创伤感染、疖肿、化脓性骨髓炎等。泌尿道、腹腔或盆腔感染产生败血症所致肺脓肿的病原菌常为革兰阴性杆菌，少数为厌氧菌。病变常为多发性，常发生于两肺的外周边缘部。

知识点4：肺脓肿的病理　　　　　　　副高：熟练掌握　　正高：熟练掌握

感染物阻塞细支气管，小血管炎性栓塞，致病菌繁殖引起肺组织化脓性炎症、坏死，形成肺脓肿，继而坏死组织液化破溃到支气管，脓液部分排出，形成有气液平的脓腔，空洞壁表面常见残留坏死组织。病变有向周围扩展的倾向，甚至超越叶间裂累及邻近的肺段。若脓肿靠近胸膜，可发生局限性纤维蛋白性胸膜炎，发生胸膜粘连；如为张力性脓肿，破溃到胸膜腔，则可形成脓胸、脓气胸或支气管胸膜瘘。肺脓肿可完全吸收或仅剩少量纤维瘢痕。

急性肺脓肿治疗不彻底或支气管引流不畅，导致大量坏死组织残留脓腔，炎症迁延3个月以上称为慢性肺脓肿。脓腔壁成纤维细胞增生，肉芽组织使脓腔壁增厚，并可累及周围细支气管，致其变形或扩张。

知识点5：肺脓肿的症状　　　　　　　　副高：熟练掌握　　正高：熟练掌握

急性肺脓肿起病急骤，患者有畏寒、高热，体温可达39~40℃，伴有咳嗽、咳黏液痰或黏液脓痰。炎症累及胸膜可引起胸痛。病变范围较广泛时，可出现气促。同时还伴有精神不振、全身乏力、食欲下降等全身症状。多数患者有牙齿、口咽喉部的感染灶或手术、劳累、受寒等病史。单纯厌氧菌感染所致的肺脓肿可以起病隐匿，且约有10%患者无易患因素可寻。如感染不能及时控制，1~2周后咳嗽加剧，咳出大量脓臭痰及坏死组织，每天可达300~500ml，臭痰多为厌氧菌感染所致。约有1/3患者有血痰或小量咯血，偶有中、大量咯血。如治疗及时，一般在咳出大量脓痰后体温明显下降，全身毒性症状随之减轻，数周后一般情况逐渐恢复正常，获得治愈。若机体抵抗力下降和病变发展迅速，脓肿可破溃到胸膜腔，出现突发性胸痛、气促等脓气胸症状。

急性阶段如未能及时有效治疗，支气管引流不畅，抗菌治疗效果不佳、不充分、不彻底，迁延3个月以上即为慢性肺脓肿。患者常有慢性咳嗽、咳脓痰、不规则发热、反复咯血、消瘦、贫血等慢性消耗病态。

血源性肺脓肿多常有肺外感染史，先有原发病灶引起的畏寒、高热等全身脓毒血症的症状。经数日至2周后才出现咳嗽、咳痰，痰量不多，极少咯血。

知识点6：肺脓肿的体征　　　　　　　　副高：熟练掌握　　正高：熟练掌握

体征与肺脓肿大小和部位有关。疾病早期病变较小或病变较深，肺部可无异常体征，或于患侧出现湿性啰音等肺炎体征。病变继续发展、病变较大时可出现肺炎实变体征，即叩诊浊音或实音，可闻及支气管呼吸音。疾病较晚期，肺脓肿脓腔较大时支气管呼吸音更明显，可有空嗡音或空洞型呼吸音。病变累及胸膜可闻及胸膜摩擦音或出现胸腔积液体征。产生脓胸或脓气胸时则出现相应体征。慢性肺脓肿患者呈消耗病容，面色苍白、消瘦，患侧胸廓略塌陷，叩诊浊音，呼吸音减低，常伴有杵状指（趾）。血源性肺脓肿大多体征较少或无异常体征。

知识点7：肺脓肿的实验室及辅助检查　　　　　　　副高：熟练掌握　正高：熟练掌握

（1）细菌学检查：痰涂片革兰染色，痰、胸腔积液和血培养包括需氧和厌氧培养，以及抗生素敏感试验，有助于确定病原体和选择有效的抗生素。尤其是胸腔积液和血培养阳性时对病原体的诊断价值更大。

（2）X线检查：早期的炎症X线检查表现为大片浓密模糊的浸润阴影，边缘不清，或为团片状浓密阴影，分布在一个或数个肺段。在肺组织坏死、肺脓肿形成后，脓液经支气管排出，脓腔出现圆形透亮区及气液平面，其四周被浓密的炎症浸润环绕。脓腔内壁光整或略有不规则。经脓液引流和抗生素治疗后，肺脓肿周围炎症先吸收，逐渐缩小至脓腔消失，最后仅残留纤维条索阴影。慢性肺脓肿脓腔壁增厚，内壁不规则，有时呈多房性，周围有纤维组织增生及邻近胸膜增厚，肺叶收缩，纵隔可向患侧移位。并发脓胸时，患侧胸部呈大片浓密阴影。若伴发气胸可见气液平面。侧位X线检查可明确肺脓肿的部位及范围大小。

血源性肺脓肿，病灶分布在一侧或两侧，呈散在局限炎症，或边缘整齐的球形病灶，中央有小脓腔和气液平面。炎症吸收后，亦可能有局灶性纤维化或小气囊后遗阴影。

（3）CT检查：胸部CT扫描多呈类圆形的厚壁脓腔，脓腔内可有液平面出现，脓腔内壁常表现为不规则状，周围有模糊炎性影。CT扫描对侵入胸壁的放线菌性肺脓肿最具有诊断价值，波浪状肋骨破坏的征象提示放线菌性脓肿。怀疑支气管肺隔离症感染导致肺脓肿，增强CT或动脉造影有助于诊断。

（4）纤维支气管镜检查：有助于明确病因和病原学诊断，并可用于治疗。例如，有气道内异物，可取出异物使气道引流通畅；疑为肿瘤阻塞，则可取病理标本；还可取痰液标本行需氧和厌氧菌培养。

知识点8：肺脓肿的诊断　　　　　　　　　　　　　副高：熟练掌握　正高：熟练掌握

（1）急性吸入性肺脓肿：诊断依据：①有口腔手术、昏迷、呕吐、异物吸入等病史；②急性发作的畏寒、高热、咳嗽和咳大量脓臭痰的临床表现；③周围血白细胞总数和中性粒细胞显著增多；④胸部X线检查显示肺部大片浓密炎性阴影中有脓腔及液平。血、痰培养，包括需氧与厌氧菌培养，有助于病原学诊断。

（2）血源性肺脓肿：诊断依据：①有皮肤创伤感染、疖肿等化脓性病灶者；②出现发热不退、并有咳嗽、咳痰症状；③胸部X线显示两肺多发性小脓肿。

（3）慢性肺脓肿：诊断依据：在急性肺脓肿时期未及时控制感染，使肺部的炎症和坏死空洞迁延发展超过3个月时即诊断为慢性肺脓肿。有慢性咳嗽，咳脓血痰，体质消耗，可见杵状指（趾）。X线表现主要呈空洞病变，多有液平。内外壁界限清楚，并有较长的纤维索条通向四周。同时有肺部慢性炎症、新的播散病灶、肺部纤维化或团块状致密阴影。可并发脓胸、脓气胸。

知识点9：肺脓肿的鉴别诊断　　　　　副高：熟练掌握　　正高：熟练掌握

（1）细菌性肺炎：早期肺脓肿与细菌性肺炎的症状和X线胸片表现酷似。常见的肺炎链球菌肺炎多伴有口唇疱疹、铁锈色痰而无大量脓臭痰，X线胸片示肺叶或肺段实变或呈片状淡薄炎症病变，边缘模糊不清，没有空洞形成。当肺炎用抗生素治疗后高热不退，咳嗽、咳痰加剧并咳出大量脓痰时应考虑肺脓肿。

（2）肺结核纤维空洞继发感染：肺结核起病缓慢，病程长，有长期咳嗽、午后低热、乏力、盗汗、食欲减退或反复咯血。X线胸片显示空洞壁较厚，一般无气液平面，空洞周围炎性病变较少，常伴有条索、斑点及结节状病灶，或肺内其他部位的播散灶，痰中可找到结核分枝杆菌。当合并肺部感染时，可出现急性感染症状和咳大量脓臭痰，且由于化脓性细菌大量繁殖，痰中难以找到结核杆菌，此时要详细询问病史。当不能鉴别时，可按急性肺脓肿治疗，控制急性感染后，X线胸片可显示纤维空洞及周围多形性的结核病变，痰结核分枝杆菌检查可转阳性。

（3）支气管肺癌：对40岁以上出现肺同一部位反复感染，且抗生素疗效差的患者，要考虑支气管肺癌引起阻塞性肺炎的可能，可送痰液找癌细胞和纤维支气管镜检查，以明确诊断。肺鳞癌也可发生坏死液化，形成空洞，但一般无毒性或急性感染症状，X线胸片示空洞壁较厚，多呈偏心空洞，残留的肿瘤组织使内壁凹凸不平，空洞周围亦少炎症浸润，肺门淋巴结可有增大，故不难与肺脓肿区分。

（4）肺囊肿继发感染：肺囊肿继发感染时，囊肿内可见气液平面，周围炎症反应轻，无明显中毒症状和脓性痰。如有以往的X线胸片作对照，更容易鉴别。

（5）其他：如血管炎伴空洞坏死、肺栓塞伴梗死、真菌感染伴空洞形成、脓胸伴液平也需要注意鉴别。

知识点10：肺脓肿的内科治疗　　　　　副高：熟练掌握　　正高：熟练掌握

（1）一般治疗：肺脓肿患者一般多有消耗性表现，特别是体质差者应加强营养治疗，如补液、高营养、高维生素治疗；有缺氧表现时可以吸氧。

（2）抗菌药治疗：吸入性肺脓肿多合并厌氧菌感染，一般均对青霉素敏感，仅脆弱类杆菌对青霉素不敏感，但对林可霉素、克林霉素和甲硝唑敏感。可根据病情严重程度决定青霉素剂量，轻度者120万～240万U/d，病情严重者可用1000万U/d分次静脉滴注。体温一般在治疗3～10天内降至正常，然后可改为肌注。如青霉素疗效不佳，可用克林霉素0.6～1.8g/d，或甲硝唑0.4g，每日3次口服或静脉滴注。也可选用其他抗生素，如碳青霉烯类和β-内酰胺类/β-内酰胺酶抑制剂。

血源性肺脓肿多为葡萄球菌和链球菌感染，可选用耐β-内酰胺酶的青霉素或头孢菌素。MRSA感染应选用万古霉素或替考拉宁或利奈唑胺。

阿米巴原虫感染用甲硝唑治疗。革兰阴性杆菌可选用第二代或第三代头孢菌素、氟喹诺酮类药物，可联用氨基糖苷类抗生素。

抗生素疗程6～8周，或直至X线胸片示脓腔和炎症消失，仅有少量的残留纤维化。

（3）脓液引流：痰黏稠不易咳出者可用祛痰药或雾化吸入生理盐水、祛痰药或支气管舒张剂以利痰液引流。身体状况较好者可采取体位引流排痰，引流的体位应使脓肿处于最高位，每日2～3次，每次10～15分钟。有明显痰液阻塞征象，经纤维支气管镜冲洗及吸引也非常有效。

知识点11：肺脓肿的预后	副高：熟练掌握　正高：熟练掌握

要重视口腔、上呼吸道慢性感染病灶的治疗。口腔和胸腹手术前应注意保持口腔清洁，手术中注意清除口腔和上呼吸道血块和分泌物，鼓励患者咳嗽，及时取出呼吸道异物，保持呼吸道引流通畅。昏迷患者更要注意口腔清洁。

第十章　肺　结　核

知识点1：肺结核的概念	副高：熟练掌握　正高：熟练掌握

肺结核病是结核分枝杆菌（简称结核杆菌或结核菌）引起的慢性肺部感染性疾病，占各器官结核病总数的80%～90%，其中痰中排菌者称为传染性肺结核病。

知识点2：结核分枝杆菌	副高：熟练掌握　正高：熟练掌握

结核病的病原菌为结核分枝杆菌复合群，包括结核分枝杆菌、牛分枝杆菌、非洲分枝杆菌和田鼠分枝杆菌。人肺结核的致病菌90%以上为结核分枝杆菌。典型的结核分枝杆菌是细长、稍弯曲、两端圆形的杆菌，痰标本中的结核分枝杆菌可呈现为T、V、Y字形以及丝状、球状、棒状等多种形态。结核分枝杆菌对干燥、冷、酸、碱等抵抗力强。在干燥的环境中可存活数个月或数年。在室内阴暗潮湿处，结核分枝杆菌能数个月不死。结核分枝杆菌对紫外线比较敏感，太阳光直射下痰中结核分枝杆菌经2～7小时可被杀死。实验室或病房常用紫外线灯消毒，10W紫外线灯距照射物0.5～1m，照射30分钟具有明显杀菌作用。结核分枝杆菌菌体成分复杂，主要是类脂质、蛋白质和多糖类。

（1）传染源：结核病在人群中的传染源主要是结核病患者，即痰直接涂片阳性者。

（2）传播途径：主要为患者与健康人之间经飞沫传播。结核病患者主要通过咳嗽、喷嚏、大笑、大声谈话等方式把含有结核分枝杆菌的微滴排到空气中而传播。患者随地吐痰，痰液干燥后结核菌随尘埃飞扬，亦可造成吸入感染。经消化道、胎盘、皮肤伤口感染均属罕见。传染性的大小除取决于患者排出结核分枝杆菌量的多少外，还与空间含结核分枝杆菌微滴的密度及通风情况、接触的密切程度和时间长短以及个体免疫力的状况有关。

（3）易感人群：影响机体对结核分枝杆菌自然抵抗力的因素除遗传因素外，还包括生活贫困、居住拥挤、营养不良等社会因素。婴幼儿细胞免疫系统不完善，老年人、HIV感染者、免疫抑制剂使用者、慢性疾病患者等免疫力低下，都是结核病的易感人群。

知识点3：结核病的发病机制	副高：熟练掌握　正高：熟练掌握

吸入肺泡的结核杆菌可被吞噬细胞吞噬和杀灭。当结核杆菌数量多或毒力强时，因其大量繁殖导致肺泡吞噬细胞溶解、破裂，释放出结核杆菌可再感染其他吞噬细胞和局部组织。经吞噬细胞处理的结核杆菌特异性抗原传递给T淋巴细胞使之致敏，机体可产生两种形式的免疫反应，即细胞介导的免疫反应（CMI）和迟发型超敏反应（DTH），对结核病的发病、演变及转归起着决定性的作用。

（1）细胞介导免疫反应（CMI）：是机体获得性抗结核免疫力最主要的免疫反应。当致敏的 CD4$^+$T 细胞再次受到抗原刺激而激活，产生、释放氧化酶和多种细胞因子，如 IL-2、IL-6、INF-γ 等，与 TNF-α 共同作用加强对病灶中结核杆菌的杀灭作用。当 CD8$^+$T 细胞溶解已吞噬结核杆菌和受抗原作用的吞噬细胞时，可导致宿主细胞和组织破坏，并同时伴有结核杆菌的释放与扩散。

（2）迟发型超敏反应（DTH）：是机体再次感染结核杆菌后对细菌及其产物（结核蛋白及脂质 D）产生的一种超常免疫反应。关于 DTH 是否对抗结核保护反应负责或参与作用，在很大程度上取决于 DTH 反应的程度。轻度 DTH 可以动员和活化免疫活性细胞，并能直接杀伤靶细胞，使感染有结核菌的宿主细胞死亡而达到杀菌功效。比较剧烈的 DTH 则造成组织溃烂、坏死液化和空洞形成，已被吞噬的结核菌释放至细胞外，取得养料，从而进行复制和增殖，并引起播散。总体上 DTH 的免疫损伤超过免疫保护作用。

知识点 4：肺结核的病理　　　　　　　　副高：熟练掌握　　正高：熟练掌握

（1）渗出型病变：表现为组织充血、水肿，随之有中性粒细胞、淋巴细胞、单核细胞浸润和纤维蛋白渗出，可有少量类上皮细胞和多核巨细胞，抗酸染色可见到结核菌。其发展演变取决于迟发型超敏反应（DTH）和细胞介导免疫反应（CMI，剧烈 DTH）可导致病变坏死，进而液化，若 CMI 强或经有效治疗，病变可完全吸收，不留痕迹或残留纤维化，或演变为增生型病变。

（2）增生型病变：典型表现为结核结节，其中央为巨噬细胞衍生而来的朗格汉斯细胞，周围由巨噬细胞转化来的类上皮细胞成层排列包绕。在类上皮细胞外围还有淋巴细胞和浆细胞散在分布与覆盖。增生型病变另一种表现是结核性肉芽肿，多见于空洞壁、窦道及其周围以及干酪坏死灶周围，由类上皮细胞和新生毛细血管构成，其中散布有朗格汉斯细胞、淋巴细胞及少量中性粒细胞。

（3）干酪样坏死：为病变恶化的表现。干酪样坏死灶可以多年不变，坏死病变中结核菌很少。倘若局部组织过敏反应剧烈，干酪样坏死组织发生液化，经支气管排出即形成空洞，其内壁含有大量代谢活跃、生长旺盛的细胞外结核菌，成为支气管播散的来源。在有效化疗作用下，空洞内结核菌的消灭和病灶的吸收使空洞壁变薄并逐渐缩小，最后空洞完全闭合。有些空洞不能完全关闭，但结核的特异性病变均告消失，支气管上皮细胞向洞壁内伸展，成为净化空洞，亦是空洞愈合的良好形式。有时空洞引流支气管阻塞，其中坏死物浓缩，空气被吸收，周围逐渐为纤维组织所包绕，形成结核球，病灶较前缩小并可以保持稳定，若支气管再通，空洞出现，则病灶重新活动。

由于机体反应性、免疫状态、局部组织抵抗力的不同，入侵菌量、毒力、类型和感染方式的差别，以及治疗措施的影响，3 种基本病理改变可以互相转化、交错存在，很少单一病变独立存在，而以某一种改变为主。

知识点 5：肺结核的症状　　　　　　　　副高：熟练掌握　　正高：熟练掌握

（1）呼吸系统症状：咳嗽、咳痰 2 周以上或痰中带血是肺结核的常见可疑症状。咳嗽较轻，干咳或少量黏液痰。有空洞形成时，痰量增多，若合并其他细菌感染，痰可呈脓性。若合并支气管结核，表现为刺激性咳嗽。约1/3的患者有咯血，多数患者为少量咯血，少数为大咯血。结核病灶累及胸膜时可表现胸痛，为胸膜性胸痛。随呼吸运动和咳嗽加重。呼吸困难多见于干酪样肺炎和大量胸腔积液患者。

（2）全身症状：发热为最常见症状，多为长期午后潮热，即下午或傍晚开始升高，次晨降至正常。可伴有倦怠乏力、盗汗、食欲减退、体重减轻、育龄期女性患者月经不调、易激惹、心悸、面颊潮红等症状。

知识点6：肺结核的体征	副高：熟练掌握　正高：熟练掌握

取决于病变性质和范围。病变范围较小时，可无任何体征；渗出性病变范围较大或干酪样坏死可有肺实变体征，如触觉语颤增强、叩诊浊音、听诊闻及支气管呼吸音和细湿啰音。较大的空洞性病变听诊也可以闻及支气管呼吸音。当有较大范围的纤维条索形成时，气管向患侧移位，患侧胸廓塌陷、叩诊浊音、听诊呼吸音减弱并可闻及湿啰音。结核性胸膜炎时有胸腔积液体征，气管向健侧移位，患侧胸廓望诊饱满、触觉语颤减弱、叩诊实音、听诊呼吸音消失。支气管结核可有局限性哮鸣音。

少数患者可以有类似风湿热样表现，称为结核性风湿症。多见于青少年女性。常累及四肢大关节。在受累关节附近可见结节性红斑或环形红斑，间歇出现。

知识点7：结核病的特殊表现	副高：熟练掌握　正高：熟练掌握

（1）过敏反应：多见于青少年女性。临床表现类似风湿热，故有人称其为结核性风湿症。多发性关节痛或关节炎，以四肢大关节较常受累。皮肤损害表现为结节性红斑及环形红斑，前者多见，好发于四肢尤其是四肢伸侧面及踝关节附近，此起彼伏，间歇性出现。常伴有长期低热。水杨酸制剂治疗无效。其他过敏反应表现有类贝赫切特综合征、滤泡性结膜角膜炎等。

（2）无反应性结核：是一种严重的单核-吞噬细胞系统结核病，亦称结核性败血症。肝、脾、淋巴结或骨髓以及肺、肾等呈严重干酪样坏死，其中有大量成簇结核菌，而缺乏类上皮细胞和巨细胞反应，渗出性反应亦极轻微，见于极度免疫抑制的患者。临床表现为持续高热、骨髓抑制或见类白血病反应。呼吸道症状和胸部X线表现往往很不明显或者缺如。无反应性结核病易误诊为败血症、白血病、伤寒、结缔组织疾病等。

知识点8：肺结核的影像学检查	副高：熟练掌握　正高：熟练掌握

后前位普通X线胸片是诊断肺结核十分有用的辅助方法，对了解病变部位、范围、性质及其演变有帮助，典型X线改变有重要诊断参考价值。胸部CT检查有助于微小或隐蔽性肺结核病灶的发现和结节性病灶的鉴别诊断。耐多药肺结核病考虑外科手术治疗时，需要比较精确地了解病变累及范围，可考虑胸部CT检查。

知识点9：结核菌素试验　　　　　　　　副高：熟练掌握　正高：熟练掌握

结核菌素试验广泛应用于检出结核分枝杆菌的感染，而非检出结核病。结核菌素试验对儿童、少年和青年的结核病诊断有参考意义。由于许多国家和地区广泛推行卡介苗接种，结核菌素试验阳性不能区分是结核分枝杆菌的自然感染还是卡介苗接种的免疫反应。因此，在卡介苗普遍接种的地区，结核菌素试验使结核分枝杆菌感染的检出受到很大限制。目前WHO推荐使用的结核菌素为纯蛋白衍化物（PPD）和PPD-RT23。

结核分枝杆菌感染后需4~8周才建立充分的变态反应，在此之前，结核菌素试验可呈阴性；营养不良、HIV感染、麻疹、水痘、癌症、严重的细菌感染，包括重症结核病，如粟粒型结核病和结核性脑膜炎等，结核菌素试验结果多为阴性和弱阳性。

知识点10：纤维支气管镜检查　　　　　　副高：熟练掌握　正高：熟练掌握

经纤支镜对支气管或肺内病灶钳取活组织作病理学检查，同时采取刷检、冲洗或吸引标本用于结核菌涂片和培养，有利于提高肺结核的诊断敏感性和特异性，尤其适用于痰涂阴性等诊断困难患者。纤支镜对于支气管结核的诊断和鉴别诊断尤其具有价值。

知识点11：痰结核分枝杆菌检查　　　　　副高：熟练掌握　正高：熟练掌握

痰结核分枝杆菌检查是确诊肺结核病的主要方法，也是制订化疗方案和考核治疗效果的主要依据。每一个有肺结核可疑症状或肺部有异常阴影的患者都必须查痰。肺结核患者的排菌具有间断性和不均匀性的特点，所以要多次查痰。通常初诊患者至少要送3份痰标本，包括清晨痰、夜间痰和即时痰，复诊患者每次送两份痰标本。无痰患者可采用痰诱导技术获取痰标本。

结核分枝杆菌培养为痰结核分枝杆菌检查提供准确、可靠的结果，灵敏度高于涂片法，常作为结核病诊断的"金标准"。同时也为药物敏感性测定和菌种鉴定提供菌株。

知识点12：肺结核的诊断　　　　　　　　副高：熟练掌握　正高：熟练掌握

（1）菌阳肺结核：痰涂片和/或培养阳性，并具有相应临床和X线表现，确诊肺结核。

（2）菌阴肺结核：符合以下4项中至少3项临床诊断成立：①典型肺结核临床症状和肺部X线表现；②临床可排除其他非结核性肺部病患；③PPD（5IU）阳性或血清抗结核抗体阳性；④诊断性抗结核治疗有效。必要时应作纤维支气管镜采集微生物标本和活检标本通过微生物学和/或组织病理学确诊。

知识点13：结核病的分类和诊断　　　　　副高：熟练掌握　正高：熟练掌握

（1）原发型肺结核：含原发综合征及胸内淋巴结结核。多见于少年儿童，无症状或症状轻微，多有结核病家庭接触史，结核菌素试验多为强阳性，X线胸片表现为哑铃形阴影，即原发病灶、引流淋巴管炎和肿大的肺门淋巴结，形成典型的原发综合征。原发病灶一般吸收较快，可不留任何痕迹。若X线胸片只有肺门淋巴结肿大，则诊断为胸内淋巴结结核。肺门淋巴结结核可呈团块状、边缘清晰和密度高的肿瘤型或边缘不清、伴有炎性浸润的炎症型。

（2）血行播散型肺结核：含急性血行播散型肺结核（急性粟粒型肺结核）及亚急性、慢性血行播散型肺结核。急性粟粒型肺结核多见于婴幼儿和青少年，特别是营养不良、患传染病和长期应用免疫抑制剂导致抵抗力明显下降的小儿，多同时伴有原发型肺结核。成人也可发生急性粟粒型肺结核，起病急，持续高热，中毒症状严重。身体浅表淋巴结肿大，肝和脾大，有时可发现皮肤淡红色粟粒疹，可出现颈项强直等脑膜刺激征，眼底检查约1/3的患者可发现脉络膜结核结节。X线胸片和CT检查开始为肺纹理重，在症状出现2周左右可发现由肺尖至肺底呈大小、密度和分布均匀的粟粒状结节阴影，结节直径2mm左右。亚急性、慢性血行播散型肺结核起病较缓，症状较轻，X线胸片呈双上、中肺野为主的大小不等、密度不同和分布不均的粟粒状或结节状阴影，新鲜渗出与陈旧硬结和钙化病灶共存。

（3）继发型肺结核：继发型肺结核含浸润性肺结核、纤维空洞型肺结核和干酪样肺炎等。

1）浸润性肺结核：浸润渗出性结核病变和纤维干酪增殖病变多发生在肺尖和锁骨下，影像学检查表现为小片状或斑点状阴影，可融合和形成空洞。渗出性病变易吸收，而纤维干酪增殖病变吸收很慢，可长期无改变。

2）空洞型肺结核：空洞形态不一，多由干酪渗出病变溶解形成洞壁不明显的、多个空腔的虫蚀样空洞；伴有周围浸润病变的新鲜的薄壁空洞，当引流支气管壁出现炎症半堵塞时，因活瓣形成而出现壁薄、可迅速扩大和缩小的张力性空洞以及肺结核球干酪样坏死物质排出后形成的干酪溶解性空洞。空洞型肺结核多有支气管播散病变，临床症状较多，发热、咳嗽、咳痰和咯血等。空洞型肺结核患者痰中经常排菌。应用有效的化学治疗后出现空洞不闭合，但长期多次查痰阴性，空洞壁由纤维组织或上皮细胞覆盖，诊断为"净化空洞"。但有些患者空洞还残留一些干酪组织，长期多次查痰阴性，临床上诊断为"开放菌阴综合征"，仍需随访。

3）结核球：多由干酪样病变吸收和周边纤维膜包裹或干酪空洞阻塞性愈合而形成。结核球内有钙化灶或液化坏死形成空洞，同时80%以上的结核球有卫星灶，可作为诊断和鉴别诊断的参考。直径2～4cm，多＜3cm。

4）干酪性肺炎：多发生在机体免疫力降低和体质衰弱，又受到大量结核分枝杆菌感染的患者，或有淋巴结支气管瘘，淋巴结中的大量干酪样物质经支气管进入肺内而发生。大叶性干酪性肺炎X线影像呈大叶性密度均匀磨玻璃状阴影，逐渐出现溶解区，呈虫蚀样空洞，可出现播散病灶，痰中能查出结核分枝杆菌。小叶性干酪性肺炎的症状和体征都比大叶性干酪性肺炎轻，X线影像呈小叶斑片播散病灶，多发生在双肺中下部。

5）纤维空洞型肺结核：纤维空洞型肺结核的特点是病程长，反复进展恶化，肺组织破坏重，肺功能严重受损，双侧或单侧出现纤维厚壁空洞和广泛的纤维增生，造成肺门抬高和肺纹理呈垂柳样，患侧肺组织收缩，纵隔向患侧移位，常见胸膜粘连和代偿性肺气肿。结核分枝杆菌长期检查阳性且常耐药。在结核病控制和临床上均为老大难问题，关键在最初治疗中给予合理化学治疗，以预防纤维空洞型肺结核的发生。

（4）结核性胸膜炎：含结核性干性胸膜炎、结核性渗出性胸膜炎、结核性脓胸。

（5）其他肺外结核：按部位和脏器命名，如骨关节结核、肾结核、肠结核等。

知识点14：肺结核的鉴别诊断　　　　　　　　副高：熟练掌握　正高：熟练掌握

（1）肺炎：主要与继发型肺结核相鉴别。各种肺炎因病原体不同而临床特点各异，但大都起病急，伴有发热、咳嗽、咳痰明显，血白细胞和中性粒细胞增多。X线胸片表现密度较淡且较均匀的片状或斑片状阴影，抗菌治疗后体温迅速下降，1～2周阴影有明显吸收。

（2）慢性阻塞性肺疾病：多表现为慢性咳嗽、咳痰，少有咯血。冬季多发，急性加重期可以有发热。肺功能检查为阻塞性通气功能障碍。胸部影像学检查有助于鉴别诊断。

（3）支气管扩张：慢性反复咳嗽、咳痰，多有大量脓痰，常反复咯血。轻者X线胸片无异常或仅见肺纹理增粗，典型者可见卷发样改变，CT特别是高分辨CT能发现支气管腔扩大，可确诊。

（4）肺癌：肺癌多有长期吸烟史，表现为刺激性咳嗽，痰中带血，胸痛和消瘦等症状。胸部X线或CT表现肺癌肿块常呈分叶状，有毛刺、切迹。癌组织坏死液化后，可以形成偏心厚壁空洞。多次痰脱落细胞和结核分枝杆菌检查和病灶活体组织检查是鉴别的重要方法。

（5）肺脓肿：多有高热，咳大量脓臭痰。X线胸片表现为带有液平面的空洞伴周围浓密的炎性阴影。血白细胞和中性粒细胞增多。

（6）纵隔和肺门疾病：原发型肺结核应与纵隔和肺门疾病相鉴别。小儿胸腺在婴幼儿时期多见，胸内甲状腺多发生于右上纵隔，淋巴系统肿瘤多位于中纵隔，多见于青年人，症状多，结核菌素试验可呈阴性或弱阳性。皮样囊肿和畸胎瘤多呈边缘清晰的囊状阴影，多发生于前纵隔。

（7）其他疾病：肺结核常有不同类型的发热，需与伤寒、败血症、白血病等发热性疾病相鉴别。伤寒有高热、白细胞计数减少及肝脾大等临床表现，易与急性血行播散型肺结核混淆。但伤寒常呈稽留热，有相对缓脉，皮肤玫瑰疹，血、尿、便的培养检查和肥达试验可以确诊。败血症起病急，寒战及弛张热型，白细胞及中性粒细胞增多，常有近期感染史，血培养可发现致病菌。急性血行播散型肺结核有发热、肝脾大，偶见类白血病反应或单核细胞异常增多，需与白血病相鉴别。后者多有明显出血倾向，骨髓涂片及动态X线胸片随访有助于诊断。

知识点15：肺结核的抗结核化学治疗　　　　　　副高：熟练掌握　正高：熟练掌握

肺结核化学治疗的原则是早期、规律、全程、适量、联合。整个治疗方案分强化和巩固两个阶段。其主要作用包括杀菌、灭菌、防止耐药菌产生。常用药物包括异烟肼、利福平、吡嗪酰胺、乙胺丁醇、链霉素等。

（1）初治活动性肺结核（含涂阳和涂阴）治疗方案

1）每日用药方案：①强化期：异烟肼、利福平、吡嗪酰胺和乙胺丁醇，顿服，2个月。

②巩固期：异烟肼、利福平，顿服，4个月。简写为：2HRZE/4HR。

2）间歇用药方案：①强化期：异烟肼、利福平、吡嗪酰胺和乙胺丁醇，隔日1次或每周3次，2个月；②巩固期：异烟肼、利福平，隔日1次或每周3次，4个月。简写为：2H3R3Z3E3/4H3R3。

（2）复治涂阳肺结核治疗方案：复治涂阳肺结核患者强烈推荐进行药物敏感性试验，敏感患者按下列方案治疗，耐药者纳入耐药方案治疗。

1）复治涂阳敏感用药方案：①强化期：异烟肼、利福平、吡嗪酰胺、链霉素和乙胺丁醇，每日1次，2个月；②巩固期：异烟肼、利福平和乙胺丁醇，每日1次，6~10个月。巩固期治疗4个月时，痰菌未转阴，可继续延长治疗期6~10个月。简写为：2HRZSE/6~10HRE。

2）间歇用药方案：①强化期：异烟肼、利福平、吡嗪酰胺、链霉素和乙胺丁醇，隔日1次或每周3次，2个月；②巩固期：异烟肼、利福平和乙胺丁醇，隔日1次或每周3次，6个月。简写为2H₃R₃Z₃S₃E₃/6~10H₃R₃E₃。

上述间歇方案为我国结核病规划所采用，但必须采用全程督导化疗管理，以保证患者不间断地规律用药。

知识点16：肺结核的症状治疗　　　　　　　副高：熟练掌握　　正高：熟练掌握

（1）发热：随着有效抗结核治疗，肺结核患者的发热大多在1周内消退，少数发热不退者可应用小剂量非甾体类退热剂。急性血行播散型肺结核和浆膜渗出性结核伴有高热等严重毒性症状或高热持续时，激素可能有助于改善症状，亦可促进渗液吸收、减少粘连，但必须在充分有效抗结核药物保护下早期应用，疗程1个月左右即应逐步撤停。

（2）大咯血：是对肺结核患者的重要威胁，应特别警惕和尽早发现窒息征兆，如咯血过程突然中断，出现呼吸急促、发绀、烦躁不安、精神极度紧张、有濒死感或口中有血块等。抢救窒息的主要措施是畅通气道（体位引流、支气管镜吸引、气管插管）。止血药物治疗可以应用垂体后叶素。对于药物难以控制而肺结核病变本身具备手术指征且心肺功能较好者，手术治疗可以显著降低大咯血病死率。对于不能耐受手术和病变不适宜手术的大咯血，支气管动脉栓塞止血有良效。

第十一章 胸膜疾病

第一节 胸膜腔积液

知识点1：胸膜腔积液的概念　　　　　　　　　　副高：熟练掌握　正高：熟练掌握

胸膜的脏层和壁层之间存在有一个潜在腔隙，称之为胸膜腔。正常人胸膜腔内有5~15ml液体将两层胸膜分开，在呼吸运动时起润滑作用，利于肺扩张，帮助肺维持在一个膨胀状态，同时可降低吸气做功。胸腔液体量并非固定不变，正常人每24小时亦有500~1000ml液体渗出与再吸收，两者处于平衡状态。任何因素造成其渗出增多和/或再吸收减少，出现胸膜腔内液体增多称为胸膜腔积液。

知识点2：胸膜腔积液的病因及发病机制　　　　　副高：熟练掌握　正高：熟练掌握

（1）胸膜毛细血管内静水压增高：如充血性心力衰竭、缩窄性心包炎、血容量增加、上腔静脉或奇静脉受阻，产生漏出液。

（2）胸膜通透性增加：如胸膜炎症（肺结核、肺炎）、风湿性疾病［系统性红斑狼疮（SLE）、类风湿关节炎（RA）］、胸膜肿瘤（恶性肿瘤转移、间皮瘤）、肺梗死、膈下炎症（膈下脓肿、肝脓肿、急性胰腺炎）等，产生渗出液。

（3）胸膜毛细血管内胶体渗透压降低：如低蛋白血症、肝硬化、肾病综合征、急性肾小球肾炎、黏液性水肿等，产生漏出液。

（4）壁层胸膜淋巴引流障碍：癌症淋巴管阻塞、发育性淋巴管引流异常等，产生渗出液。

（5）损伤：主动脉瘤破裂、食管破裂、胸导管破裂等，产生血胸、脓胸和乳糜胸。

（6）医源性：药物（如甲氨蝶呤、胺碘酮、苯妥英钠、呋喃妥因、β受体阻断剂）、放射治疗、消化内镜检查和治疗、支气管动脉栓塞术，卵巢过度刺激综合征、液体负荷过大、冠脉旁路移植手术或冠脉内支架置入、骨髓移植、中心静脉置管穿破和腹膜透析等都可以引起渗出性或漏出性积液。

知识点3：胸膜腔积液的症状　　　　　　　　　　副高：熟练掌握　正高：熟练掌握

少量胸腔积液可无明显症状或仅有胸痛，并随呼吸运动疼痛加剧；胸腔积液300~500ml或以上时，可感胸闷或轻度气促；随着胸腔积液增多，胸闷、气促逐渐加剧；

大量胸腔积液时，可出现呼吸困难和心悸，但胸痛缓解或消失。

知识点4：胸膜腔积液的体征　　　　　　　　副高：熟练掌握　正高：熟练掌握

　　少量胸腔积液时，可无明显体征或仅因胸痛所致患侧胸部运动受限，胸式呼吸减弱，患侧可闻及胸膜摩擦音及呼吸音减弱；中等量以上胸腔积液时，患侧叩诊浊音、呼吸音减弱、触觉语颤减弱；大量胸腔积液尚可伴有气管向健侧移位。肺外疾病如胰腺炎胸腔积液时多有原发病的体征。

知识点5：诊断性胸腔穿刺和胸腔积液检查　　　副高：熟练掌握　正高：熟练掌握

　　对明确积液性质及病因诊断均至关重要，大多数积液的原因通过胸腔积液分析可确定。疑为渗出液必须做胸腔穿刺，有漏出液病因时避免胸腔穿刺。不能确定时也应做胸腔穿刺抽液检查。

知识点6：胸腔穿刺抽出液常规检查　　　　　　副高：熟练掌握　正高：熟练掌握

　　（1）外观：漏出液常呈透明清亮，多为淡黄色，静置不凝固，比重$1.016 \sim 1.018$。渗出液可因病因不同颜色有所不同，混浊，比重>1.018。结核性胸腔积液多呈草黄色或深黄色，少数为淡红色；血性胸腔积液可因出血程度不同呈淡红血性、洗肉水样、肉眼全血（静脉血）样；脓性积液呈黄脓性，厌氧菌感染有恶臭味；阿米巴肝脓肿破溃入胸腔引起的胸腔积液呈巧克力色；乳白色胸腔积液为乳糜胸液；曲菌感染的胸腔积液可为黑色胸液。
　　（2）细胞计数与分类：正常胸液中有少量间皮细胞或淋巴细胞。胸膜炎症时，胸液中可见各种细胞以及增生与退化的间皮细胞。漏出液有核细胞数较少，常少于100×10^6/L，以淋巴细胞和间皮细胞为主。渗出液的细胞数较多，有核细胞常多于500×10^6/L，以白细胞为主。肺炎并胸腔积液、脓胸时胸液细胞数可达10×10^9/L以上。红细胞超过5×10^9/L时，胸液可呈淡红色；红细胞为10×10^{10}/L以上时，呈肉眼血性胸液，主要见于外伤、肿瘤、肺栓塞，但尚需与胸膜穿刺损伤所致的血性胸腔积液相鉴别。
　　胸液中以中性粒细胞为主，提示细菌性肺炎、胰腺炎等急性胸膜炎症；结核性胸膜炎或肿瘤所致胸液则以淋巴细胞为主；嗜酸性粒细胞增多，主要见于寄生虫感染、真菌感染和结缔组织疾病；恶性胸膜间皮瘤或恶性肿瘤累及胸膜时，胸液中间皮细胞增多，常可超过5%；系统性红斑狼疮伴胸腔积液时胸液中可找到狼疮细胞。

知识点7：胸腔穿刺抽出液生化检查　　　　　　副高：熟练掌握　正高：熟练掌握

　　（1）pH：结核性胸腔积液、肺炎并发胸腔积液、类风湿关节炎的胸液、血胸和脓胸时胸液$pH < 7.30$；SLE及恶性胸腔积液时通常$pH > 7.35$。
　　（2）蛋白质：漏出液蛋白含量低，<30g/L，以清蛋白为主，胸液蛋白量/血清蛋白量比

值<0.5，黏蛋白试验（Rivalta试验）阴性。渗出液中蛋白含量高，>30g/L，胸液蛋白量/血清蛋白量比值>0.5，Rivalta试验阳性。

（3）葡萄糖：正常胸腔积液中葡萄糖含量与血糖相近。漏出液内葡萄糖含量常正常（>3.35mmol/L）。恶性肿瘤所致的胸腔积液葡萄糖液也多正常。葡萄糖含量下降主要见于类风湿关节炎并发胸腔积液、结核性胸腔积液、化脓性胸腔积液、少数恶性胸腔积液，而其中脓性胸腔积液和类风湿关节炎并发胸腔积液的葡萄糖可低于1.10mmol/L。

（4）类脂：乳糜性胸腔积液中含较多三酰甘油（含量>1.21mmol/L），且其成分改变与饮食内容相关，主要见于肿瘤、寄生虫或外伤等原因导致胸导管压迫或破裂，胸液苏丹Ⅲ染色呈红色，而胆固醇含量正常。在假性乳糜性胸腔积液中胆固醇含量高（>26mmol/L），主要由于胆固醇积聚所致，见于陈旧性结核性胸腔积液、类风湿关节炎性胸腔积液、癌性胸腔积液、肝硬化等，通常胸液三酰甘油正常，苏丹Ⅲ染色阴性。

知识点8：胸腔穿刺抽出液酶学测定　　　　　　副高：熟练掌握　　正高：熟练掌握

（1）腺苷脱氨酶（ADA）：ADA广泛存在于机体的组织细胞中，其中淋巴细胞及单核细胞内含量高。以>45U/L为升高。结核性胸腔积液ADA常明显升高，可高达100U/L。感染性积液如肺炎并发胸腔积液、化脓性胸腔积液等ADA也升高（>45U/L）。肿瘤性胸腔积液ADA通常下降（<45U/L，甚至<20U/L）。ADA<45U/L也可见于类风湿关节炎性胸腔积液和SLE。

（2）乳酸脱氢酶（LDH）：胸液中LDH含量>200U/L，胸液LDH/血清LDH的比值>0.6，则可诊断为渗出液；反之考虑为漏出液。在化脓性胸腔积液或恶性胸腔积液时LDH可明显增高，可达正常血清的10～30倍，其中恶性胸腔积液LDH与患者自身血清中LDH比值达35倍以上。

（3）其他：肺癌（主要为小细胞肺癌）胸膜转移并胸腔积液时，胸液中神经元烯醇化酶（NSE）升高。结核性胸腔积液中，血管紧张素转换酶（ACE）明显升高（≥25U/L）。通常结核性胸腔积液的溶菌酶活性>80μg/ml，而恶性胸腔积液溶菌酶<65μg/ml。前列腺癌胸膜转移的胸腔积液酸性磷酸酶升高。急性胰腺炎、食管破裂、恶性肿瘤并发胸腔积液时，胸液淀粉酶可升高。胰腺炎患者约10%可并发胸腔积液，胰腺酶特别是淀粉酶逸出进入胸液中，甚至高于血清淀粉酶水平。

知识点9：胸腔穿刺抽出液免疫学检查　　　　　　副高：熟练掌握　　正高：熟练掌握

结核性和恶性胸腔积液中淋巴细胞均见升高，前者以CD4$^+$辅助淋巴细胞为主（约65%），而后者CD4$^+$细胞数量及CD4$^+$/CD8$^+$比值较前者低。肿瘤性胸腔积液胸液IL-1β、IL-2、sIL-2R（可溶性IL-2受体）、IL-6、IL-8、PDGF（血小板衍生的生长因子）、IFN-γ（γ-干扰素）、TNF（肿瘤坏死因子）常下降，且低于结核性胸腔积液。细菌性肺炎、结核病、癌症、类风湿关节炎伴有胸腔积液时，胸液中类风湿因子效价常升高，>1：160以上。系统性红斑狼疮、类风湿关节炎胸液中补体成分（CH50、C3、C4）降低；相反胸液中免疫复合物含量升高，其胸液含量/血清含量比值常<1。

　　癌胚抗原（CEA）为多种肿瘤相关的标志物，恶性胸腔积液中CEA含量也增高，可作为恶性胸腔积液的鉴别诊断标志之一。CEA>10μg/L或胸液/血清CEA比值>1，常提示恶性胸腔积液，而CEA>20μg/L、胸液/血清CEA>1诊断恶性胸腔积液的敏感性和特异性均超过90%。胸液CEA对于腺癌尤其是血清中分泌CEA的胃肠道肿瘤、肺腺癌、乳腺癌所致胸腔积液的诊断价值更高。

　　其表现与积液量以及是否有包裹或粘连有关。极小量的游离性胸腔积液，后前位X线胸片仅见肋膈角变钝；积液量增多时显示有向外侧、向上的弧形上缘的积液影。平卧时积液散开，使整个肺野透亮度降低。注意少量积液时平卧位X线胸片可正常或仅见叶间胸膜增厚。大量积液时患侧胸部致密影，气管和纵隔推向健侧。液气胸时有气液平面。包裹性积液不随体位改变而变动，边缘光滑饱满，多局限于叶间或肺与膈之间。肺底积液可仅有膈肌升高或形状的改变。积液时常遮盖肺内原发病灶，故复查X线胸片应在抽液后，可发现肺部肿瘤或其他病变。CT或PET-CT检查可显示少量的胸腔积液、肺内病变、胸膜间皮瘤、胸内和胸膜转移性肿瘤、纵隔和气管旁淋巴结等病变，有助于病因诊断。

　　探测胸腔积液的灵敏度高，定位准确。临床用于估计胸腔积液的深度和积液量，协助胸腔穿刺定位。B超引导下胸腔穿刺用于包裹性和少量的胸腔积液。

　　经皮闭式针刺胸膜活检对胸腔积液病因诊断有重要意义，可发现肿瘤、结核和其他胸膜肉芽肿性病变。拟诊结核病时，活检标本除做病理检查外，必要时还可做结核分枝杆菌培养。胸膜针刺活检具有简单、易行、损伤性较小的优点，阳性诊断率为40%~75%。CT或B超引导下活检可提高成功率。脓胸或有出血倾向者不宜做胸膜活检。如活检证实为恶性胸膜间皮瘤，1个月内应对活检部位行放射治疗。

　　胸腔镜检查对恶性胸腔积液的病因诊断率最高，可达70%~100%，为拟定治疗方案提供依据。通过胸腔镜能全面检查胸膜腔，观察病变形态特征、分布范围及邻近器官受累情况，且可在直视下多处活检，故诊断率较高，肿瘤临床分期亦较准确。临床上有少数胸腔积液的病因虽经上述诸种检查仍难以确定，如无特殊禁忌，可考虑剖胸探查。

知识点15：胸膜腔积液的诊断及鉴别诊断　　副高：熟练掌握　正高：熟练掌握

（1）确定有无胸腔积液：中量以上胸腔积液根据胸闷、气促等症状，患侧呼吸音低或消失、叩诊浊音等体征，结合胸部X线胸片、B超等辅助检查，不难确定。少量积液（300ml）仅表现肋膈角变钝，有时易与胸膜粘连混淆，可行患侧卧位胸片，液体可散开于肺外带。体征上需与胸膜增厚鉴别，胸膜增厚叩诊浊音，听诊呼吸音减弱，但往往伴有胸廓扁平或塌陷，肋间隙变窄，气管向患侧移位，语音传导增强等体征。

（2）区分漏出液和渗出液：确定存在胸腔积液，应首先明确积液的性质。积液蛋白量/血清蛋白量＞0.5，乳酸脱氢酶（LDH）含量＞200U/L或大于正常血清LDH最高值的2/3，LDH/血清LDH＞0.6，符合3条标准中任何1条应考虑渗出液，反之为漏出液。

（3）明确胸腔积液的病因

1）漏出液：漏出液常见病因是充血性心力衰竭，多为双侧，积液量右侧多于左侧，强烈利尿可引起假性渗出液。肝硬化胸腔积液多伴有腹水，极少仅表现为胸腔积液。肾病综合征胸腔积液多为双侧，可表现为肺底积液。低蛋白血症的胸腔积液多伴有全身水肿。腹膜透析的胸腔积液类似于腹透液，葡萄糖高，蛋白质＜1.0g/L。心包疾病引起的胸腔积液多为双侧，且左侧多于右侧。如不符合以上特点，或伴有发热、胸痛等症状应行诊断性胸腔穿刺。

2）渗出液：我国渗出液最常见的病因为结核性胸膜炎，多见于青壮年，胸痛（积液增多后胸痛减轻或消失，但出现气促），并常伴有干咳、潮热、盗汗、消瘦等结核中毒症状，胸腔积液检查以淋巴细胞为主，间皮细胞＜5%，蛋白质多＞40g/L，γ-干扰素增多，沉渣找结核分枝杆菌或培养可阳性，阳性率仅约20%。胸膜活检阳性率达60%～80%，PPD皮试强阳性。老年患者可无发热，结核菌素试验亦常阴性，应予注意。

类肺炎性胸腔积液是肺炎、肺脓肿和支气管扩张等感染引起的胸腔积液，患者一般先有肺炎、肺脓肿、支气管扩张等临床表现，如发热、咳嗽、咳痰等症状，当炎症涉及胸膜时出现胸痛。一般情况下胸腔积液量不多，积液呈草黄色或脓性，血白细胞增多、中性粒细胞增多伴核左移，诊断不难。积液呈脓性称脓胸，严重脓性胸腔积液积聚在胸膜腔内。常见感染病原体为革兰阴性杆菌、金黄色葡萄球菌及肺炎链球菌；若为肺脓肿或支气管扩张并发脓胸，多为以厌氧菌为主的混合感染；使用免疫抑制剂者多见真菌和革兰阴性杆菌。急性脓胸常表现为高热、胸痛，积液呈脓性、黏稠，涂片革兰染色找到细菌或积液细菌培养阳性。

知识点16：结核性胸膜炎的治疗　　副高：熟练掌握　正高：熟练掌握

（1）抗结核药物治疗：应给予正规抗结核治疗。

（2）胸腔穿刺抽液：少量胸腔积液一般不需行胸腔穿刺抽液治疗。中等量以上胸腔积液可适当胸腔穿刺抽液。抽液每次不超过1000ml，不宜过快，避免胸腔压力骤降引起休克及复张后肺水肿。抽液过程中患者出现头晕、面色苍白、出汗、心悸、四肢发凉，则考虑"胸膜反应"，应立即停止抽液，使患者平卧，必要时皮下注射0.1%肾上腺素0.5ml，密切观察病情、血压变化。一般情况下，抽胸腔积液后，没必要胸腔内注入抗结核药物，但可注入链激酶等防止胸膜粘连。

（3）糖皮质激素：结核性渗出性胸膜炎全身毒性症状严重，胸腔积液较多者，可在正规抗结核治疗同时加用糖皮质激素。常用剂量为泼尼松20～30mg/d。待体温正常，全身结核中毒症状减轻或消失，积液明显较少时逐渐减量以至停药，停药速度不宜过快，否则易出现反跳现象，一般疗程为4～6周。

知识点17：恶性胸腔积液的治疗	副高：熟练掌握　正高：熟练掌握

（1）病因治疗：部分小细胞肺癌所致胸腔积液全身化疗有一定疗效，纵隔淋巴结有转移者可行局部放射治疗。

（2）胸腔穿刺抽液：胸腔积液多为晚期恶性肿瘤常见并发症，其积液增长迅速，常因大量积液的压迫引起严重呼吸困难，甚至导致死亡。常需反复胸腔穿刺抽液，但反复抽液可使蛋白丢失太多，效果不理想。可选择化学性胸膜固定术，在抽吸积液或胸腔插管引流后，胸腔内注入博来霉素、顺铂、丝裂霉素等抗肿瘤药物，或胸膜粘连剂，如滑石粉等。也可胸腔内注入生物免疫调节剂，如短小棒状杆菌疫苗、白介素-2、干扰素、淋巴因子激活的杀伤细胞、肿瘤浸润性淋巴细胞等。必要时可胸腔内插细管持续引流。对插管引流后积液持续或肺不能复张者，可行胸-腹腔分流术或胸膜切除术。恶性胸腔积液预后不良。

知识点18：脓胸的治疗	副高：熟练掌握　正高：熟练掌握

治疗原则是控制感染，引流胸腔积液，复张肺，恢复肺功能，针对脓胸的病原菌，尽早应用强有力的抗感染治疗（全身和局部胸腔治疗）。应积极引流胸腔脓液，可反复胸穿抽脓或肋间切开闭式引流。可用2%碳酸氢钠液或生理盐水反复冲洗胸腔，然后注入适量抗生素和链激酶，使脓液变稀便于引流。对于支气管胸膜瘘者不宜行胸腔冲洗，以免引起窒息和细菌播散。慢性脓胸有广泛胸膜增厚、胸廓塌陷、肺包裹不能张开，伴有慢性消耗杵状指（趾），应考虑作胸膜剥脱术或胸廓改形术。同时应加强支持疗法，给予高蛋白、高维生素和高能量食物，注意纠正水、电解质紊乱和维持酸碱平衡。

第二节　气　胸

自发性气胸

知识点1：气胸的概念	副高：熟练掌握　正高：熟练掌握

胸膜腔是不含有空气的密闭的潜在腔隙，一旦胸膜腔内有气体聚集，即称为气胸。发生气胸后，胸膜腔内负压可变成正压，致使静脉回心血流受阻，产生程度不同的心、肺功能障碍。气胸可分成自发性、外伤性和医源性3类。自发性气胸又可分为原发性和继发性，前者发生在无基础肺疾病的健康人，后者常发生在有基础肺疾病的患者。外伤性气胸系胸壁的直

接或间接损伤引起。医源性气胸则由诊断和治疗操作所致。

知识点2：气胸的病因及发病机制　　　　副高：熟练掌握　　正高：熟练掌握

（1）原发性自发性气胸：原发性自发性气胸是指常规胸部X线检查未发现明显病变者所发生的气胸，通常是位于脏层胸膜下肺大疱或小囊肿破裂引起，多在肺尖部。好发于20～40岁、体型瘦长男性，右侧多见，且易复发（30%见于同侧复发，10%发生于对侧）。吸烟可增加原发性自发性气胸危险度。

（2）继发性自发性气胸：继发性自发性气胸是在原有肺部疾病基础上发生的气胸，最常见病因为慢性阻塞性肺疾病（COPD）和肺结核。肺囊性纤维化、支气管哮喘、间质性肺部疾病、肺癌、肺尘埃沉着病、急性细菌性肺炎（金黄色葡萄球菌性肺炎）等均可引起继发性自发性气胸。其发生机制是在原有肺部疾病基础上形成肺气肿、肺大疱或直接胸膜损伤所致。患者肺通气储备功能较差，一旦发生气胸症状重，明显影响心肺功能，危险性大。偶因胸膜上有异位子宫内膜，在经期可以破裂而发生气胸，称月经性气胸。

知识点3：气胸的临床分型　　　　　　　　副高：熟练掌握　　正高：熟练掌握

根据脏层胸膜破裂情况不同及其发生后对胸腔内压力的影响，自发性气胸通常分为3种类型。

（1）闭合性（单纯性）气胸：胸膜破裂口较小，随肺萎缩而闭合，空气不再继续进入胸膜腔。胸膜腔内压接近或略超过大气压，测定时可为正压亦可为负压，视气体量多少而定。抽气后压力下降而不复升，表明其破裂口已不再漏气。

（2）交通性（开放性）气胸：破裂口较大或因两层胸膜间有粘连或牵拉，使破口持续开放，吸气与呼气时空气自由进出胸膜腔。胸膜腔内压在$0cmH_2O$上下波动；抽气后可呈负压，但观察数分钟，压力又复升至抽气前水平。

（3）张力性（高压性）气胸：破裂口呈单向活瓣或活塞作用，吸气时胸廓扩大，胸膜腔内压变小，空气进入胸膜腔；呼气时胸膜腔内压升高，压迫活瓣使之关闭，致使胸膜腔内空气越积越多，内压持续升高，使肺脏受压，纵隔向健侧移位，影响心脏血液回流。胸膜腔内压测定常$>10cmH_2O$，甚至高达$20cmH_2O$，抽气后胸膜腔内压可下降，但又迅速复升，对机体呼吸循环功能的影响最大，必须紧急抢救处理。

知识点4：气胸的症状　　　　　　　　　　副高：熟练掌握　　正高：熟练掌握

起病前有的患者可能有持重物、屏气、剧烈体力活动等诱因，但大多数患者在正常活动或静息时发生，偶有在睡眠中发病者。大多数起病急骤，常突然发生胸痛，多局限于患侧，呈针刺样或刀割样疼痛，时有向患侧肩部放射。可伴有不同程度胸闷、呼吸困难，其程度与患者发生气胸前后的肺基础疾病及肺储备功能状况、发生速度、肺压缩程度和气胸类型有关。如基础疾病严重、肺储备功能差、气胸发生速度快、肺压缩面积大，则出现严重呼吸困难。青壮年基础肺功能好者，即使一侧肺压缩面积＞90%，也可无明显呼吸困难；而对于基础肺功能较差患者，即使一侧肺压缩面积为10%～20%，亦可见明显呼吸困难。张力性气胸胸膜腔内压力骤然升高、肺明显压缩、纵隔移位，对循环功能影响大，可出现严重呼吸困难、大汗淋漓、心悸、血压下降甚至休克。

知识点5：气胸的体征	副高：熟练掌握　正高：熟练掌握

自发性气胸常见体征有患侧胸廓饱满、呼吸运动减弱；叩诊呈鼓音，肝肺浊音消失；听诊患侧呼吸音减弱甚至消失。气胸量大或张力性气胸时纵隔可向健侧移位，可伴有心率增快、呼吸增快、血压下降和发绀。少量气胸（肺压缩＜30%）时，患者通常缺乏阳性体征，或仅有轻度呼吸音减弱，特别是存在肺气肿时更难发现气胸的阳性体征。左侧少量气胸或纵隔气肿时，有时可在左心缘处听到与心跳一致的气泡破裂音，称Hamman征。液气胸时，胸内有振水声。血气胸如失血量过多，可使血压下降，甚至发生失血性休克。

知识点6：气胸严重程度评估	副高：熟练掌握　正高：熟练掌握

为了便于临床观察和处理，根据临床表现把自发性气胸分成稳定型和不稳定型，符合下列所有表现者为稳定型，否则为不稳定型：呼吸频率＜24次/分；心率60～120次/分；血压正常；呼吸室内空气时SaO_2＞90%；两次呼吸间隔说话成句。

知识点7：气胸的辅助检查	副高：熟练掌握　正高：熟练掌握

（1）胸部X线检查：是诊断气胸最正确、可靠的方法。气胸典型的X线征象为：肺脏有一弧形外凸的细线条形阴影，称为气胸线，阴影以内是压缩的肺组织，阴影以外是无肺纹的胸腔气体。对于局限性气胸须在X线透视下转动体位观察。当存在胸膜粘连时，肺脏压缩形态可呈不规则分隔。如同时合并胸腔积液可见液平，此时应高度警惕血气胸的可能。血气胸在气胸中占2%～3%，多是胸膜粘连带处血管破裂所致。

（2）胸部CT检查：影像显示胸膜腔存在无肺纹理的低密度影（气体）。胸部CT检查的优势：①可显示少量气胸或某些普通正位X线胸片受组织重叠显示不清的气胸；②对于局限性气胸可确定部位、程度、形态；③可预测气胸的复发，肺内存有大的肺大疱或多个肺大疱，增加复发机会。

知识点8：气胸的诊断	副高：熟练掌握　正高：熟练掌握

根据临床症状、体征及影像学表现，气胸的诊断通常并不困难。X线或CT显示气胸线是确诊依据，若病情危重无法行X线检查，应立即在患侧胸腔体征最明显处试验穿刺，如抽出气体可证实气胸的诊断。

知识点9：气胸的鉴别诊断　　　　　　　　　副高：熟练掌握　正高：熟练掌握

（1）哮喘与慢性阻塞性肺疾病：二者均有不同程度的气促及呼吸困难，体征亦与自发性气胸相似，但哮喘患者常有反复阵发性喘息发作史，慢阻肺患者的呼吸困难多呈长期缓慢进行性加重。若哮喘及慢阻肺患者突发严重呼吸困难、冷汗、烦躁，支气管舒张剂、抗感染药物等治疗效果不好，且症状加剧，应考虑并发气胸的可能，X线检查有助鉴别。

（2）急性心肌梗死：有突然胸痛、胸闷、甚至呼吸困难、休克等临床表现，但常有高血压、动脉粥样硬化、冠状动脉粥样硬化性心脏病史。体征、心电图、X线检查、血清酶学检查有助于鉴别诊断。

（3）肺血栓栓塞症：大面积肺栓塞也可突发起病，呼吸困难，胸痛，烦躁不安，惊恐甚或濒死感，临床上酷似自发性气胸。但患者可有咯血、低热和晕厥，并常有下肢或盆腔血栓性静脉炎、骨折、手术后、脑卒中、心房颤动等病史，或发生于长期卧床的老年患者。体检、胸部X线检查可鉴别。

（4）肺大疱：位于肺周边的肺大疱，尤其是巨型肺大疱易被误诊为气胸。肺大疱通常起病缓慢，呼吸困难并不严重，而气胸症状多突然发生。影像学上，肺大疱气腔呈圆形或卵圆形，疱内有细小的条纹理，为肺小叶或血管的残遗物。肺大疱向周围膨胀，将肺压向肺尖区、肋膈角及心膈角。而气胸则呈胸外侧的透光带，其中无肺纹理。从不同角度作胸部透视，可见肺大疱为圆形透光区，在大疱的边缘看不到发丝状气胸线。肺大疱内压力与大气压相仿，抽气后，大疱容积无明显改变。如误对肺大疱抽气测压，甚易引起气胸，须认真鉴别。

知识点10：气胸的保守治疗　　　　　　　　　副高：熟练掌握　正高：熟练掌握

对于肺部压缩面积<20%、单纯性、首次发病、无明显症状的闭合性气胸，可采取保守治疗，包括严格卧床休息、保持排便通畅、酌情使用镇咳剂，严密观察病情。由于胸腔内气体分压和肺毛细血管内气体分压存在压力差，每日可自行吸收胸腔内气体容积的1.25%～2.20%。一般7～14天可自行吸收。给予鼻导管或鼻面罩吸氧治疗，可加快胸腔内气体吸收，缩短肺复张时间。吸氧浓度越高，胸膜腔内气体吸收越快。临床上常用40%左右吸氧浓度，可收到较好疗效。

对于有基础肺部疾患的气胸患者，应注意积极治疗基础疾病。对于慢性阻塞性肺疾病并发气胸患者，即使气胸量较少，也不主张采取保守疗法。

知识点11：气胸的排气治疗　　　　　　　　　副高：熟练掌握　正高：熟练掌握

（1）胸腔穿刺抽气：肺部压缩>20%的气胸，且有呼吸困难症状者，可予以胸腔穿刺抽气治疗。胸腔穿刺的部位通常选择在患侧胸部锁骨中线第2肋间处，而对局限性气胸则应根据X线胸片定位，选择最佳的穿刺点。每次抽气不宜超过1000ml。气胸箱抽气可在抽气同时观测胸腔压力变化，有助于判断气胸类型并了解抽气情况。胸腔穿刺抽气效果不佳者，可改用胸腔闭式引流治疗。当病情危重又缺少抽气设备时，可选用粗的输液针，消毒后直接刺入胸膜腔，使胸膜腔与外界相通，以暂时减轻胸膜腔内压力。

（2）胸腔闭式引流：胸腔闭式引流是治疗自发性气胸的常用方法，适用于胸腔穿刺抽气效果不佳的交通性气胸、张力性气胸和部分心肺功能较差而症状较重的闭合性气胸患者。反复发作的气胸也应考虑用胸腔闭式引流。插管部位通常选择在患侧胸部锁骨中线第2肋间或腋前线第4～5肋间。局限性气胸则需经X线检查定位后选择最佳插管部位。当合并胸腔积液较多时，插管的部位应选择在气液交界面，以利于排气同时排液。单纯胸腔闭式水封瓶引流对于大多数闭合性气胸、部分交通性气胸有效。如果单纯负压排气无效或慢性气胸，可应用持续负压引流，其负压范围维持在 $-12 \sim -8cmH_2O$。

| 知识点12：胸膜粘连疗法 | 副高：熟练掌握 正高：熟练掌握 |

对于复发性气胸或交通性气胸经胸腔闭式引流及负压吸引治疗失败者，双侧气胸且心肺功能差，不能耐受外科手术者，可用胸膜粘连疗法。常用化学粘连剂有滑石粉2～8g加入100ml生理盐水，四环素1g或多西环素0.5～1.0g加入生理盐水100ml等。胸膜粘连剂可通过胸腔引流管注入胸膜腔，要求在肺完全复张、胸腔闭式引流液<200ml/d时使用。

为避免药物引起的局部剧痛，先注入适量利多卡因（标准剂量200mg），让患者转动体位，充分麻醉胸膜，15～20分钟后注入粘连剂。若一次无效，可重复注药。观察1～3天，经X线胸片证实气胸已吸收，可拔除引流管。此法成功率高，主要不良反应为胸痛、发热，滑石粉可引起急性呼吸窘迫综合征，应用时应予注意。

| 知识点13：支气管内封堵术 | 副高：熟练掌握 正高：熟练掌握 |

采用微球囊或栓子堵塞支气管，导致远端肺不张，以达到肺大疱气漏处裂口闭合的目的。无论球囊或栓子封堵，患者一般应在肋间插管引流下进行。如置入微球囊（如硅酮球囊）后观察水封瓶气泡溢出情况，如气泡不再溢出，说明封堵位置正确，可观察数天后释放气囊观察气泡情况，如不再有气泡溢出说明气漏处已闭合。支气管内栓塞可用支气管内硅酮栓子、纤维蛋白胶、自体血等。

| 知识点14：并发症及其处理 | 副高：熟练掌握 正高：熟练掌握 |

（1）皮下气肿和纵隔气肿：引起皮下气肿和纵隔气肿的常见原因：①由于肺泡破裂逸出的气体进入肺间质，形成间质性肺气肿。肺间质内气体沿血管鞘进入纵隔，甚至进入颈部、脸部、胸部及腹部皮下组织，导致皮下气肿；②张力性气胸或胸腔闭式引流置管后，气体可沿针孔或切开漏出，出现皮下气肿。皮下气肿不需要特殊处理能自行吸收，但需预防感染。吸入高浓度氧可促进皮下气肿的吸收消散。纵隔气肿张力过高时可做锁骨上窝切开或穿刺排气治疗。

（2）复张后肺水肿：当胸腔抽气过多或过快时，肺迅速复张可能发生复张后肺水肿。临床表现为抽气或排气后出现持续性咳嗽、胸闷，如不及时处理，可出现咳大量白色泡沫痰或泡沫血痰，听诊双肺可闻及较多的湿性啰音，PaO_2下降，胸部X线显示肺水肿。及时处理包括患者取半卧位或坐位，吸氧，应用利尿剂治疗，控制静脉补液量，一般情况下效果较好。若处理不及时，24～48小时症状持续加重，则病死率高达20%。

（3）脓气胸：由金黄色葡萄球菌、肺炎克雷伯杆菌、铜绿假单胞菌、结核分枝杆菌以及多种厌氧菌引起的坏死性肺炎、肺脓肿以及干酪样肺炎可并发脓气胸，也可因胸膜腔穿刺或肋间插管引流医源性感染所致。病情多危重，常有支气管－胸膜瘘形成。脓液中可查到病原菌。除积极使用抗生素外，应插管引流，胸腔内生理盐水冲洗，必要时应根据具体情况考虑手术。

（4）血气胸：自发性血气胸常是胸膜粘连带内血管破裂所致。肺复张后，出血多能自行停止。处理原则是应尽快胸腔置管以观察出血量。若继续出血不止，表现为短期内胸膜腔引流血性液体量＞1L/d，或每小时引流血性液体量＞100ml，或补足血容量后休克仍难以纠正者，处理原则是应开胸或经胸腔镜下结扎止血。

第十二章　呼吸衰竭与急性呼吸窘迫综合征

第一节　急性呼吸衰竭

知识点1：急性呼吸衰竭的概念	副高：熟练掌握　正高：熟练掌握

急性呼吸衰竭是指患者原有呼吸功能正常，由于某种突发原因，如气道阻塞、溺水、药物中毒、中枢神经肌肉疾患抑制呼吸，机体来不及代偿，如诊断不及时以及没有采取有效控制措施，常可危及生命。

知识点2：急性呼吸衰竭的病因	副高：熟练掌握　正高：熟练掌握

造成急性呼吸衰竭的病因：①呼吸系统疾病（如严重呼吸系统感染、急性呼吸道阻塞性病变、重度或危重哮喘、各种原因引起的急性肺水肿、肺血管疾病、胸廓外伤或手术损伤、自发性气胸和急剧增加的胸腔积液等）导致肺通气和/或换气障碍；②急性颅内感染、颅脑外伤、脑血管病变（脑出血、脑梗死）等可直接或间接抑制呼吸中枢；③脊髓灰质炎、重症肌无力、有机磷中毒及颈椎外伤等可损伤神经-肌肉传导系统，引起肺通气不足。

知识点3：急性呼吸衰竭的临床表现	副高：熟练掌握　正高：熟练掌握

（1）呼吸困难：是呼吸衰竭最早出现的症状。多数患者有明显的呼吸困难，可表现为频率、节律和幅度的改变。较早表现为呼吸频率增快，病情加重时出现呼吸困难，辅助呼吸肌活动加强，如三凹征。中枢性疾病或中枢神经抑制性药物所致的呼吸衰竭，表现为呼吸节律改变，如潮式呼吸、比奥呼吸等。

（2）发绀：发绀是缺氧的典型表现，当动脉血氧饱和度<90%时，口唇、指甲等发绀。需注意，因为发绀的程度与还原型血红蛋白含量相关，所以红细胞增多者发绀更明显，贫血者则不明显或不出现发绀。严重休克等引起末梢循环障碍的患者，即使动脉血氧分压尚正常，也可出现发绀，称外周性发绀；动脉血氧饱和度降低引起的发绀称中央性发绀。发绀还受皮肤色素及心功能的影响。

（3）精神神经症状：急性缺氧可出现精神错乱、躁狂、昏迷、抽搐等症状。如合并急性CO_2潴留，可出现嗜睡、淡漠、扑翼样震颤，甚至呼吸骤停。

（4）循环系统表现：多数患者有心动过速；严重低氧血症和酸中毒可导致心肌损害，亦可引起周围循环衰竭、血压下降、心律失常、心脏骤停。

（5）消化和泌尿系统表现：严重呼吸衰竭对肝、肾功能都有影响，部分病例可出现丙氨酸氨基转移酶与血浆尿素氮升高，个别病例尿中可出现蛋白、红细胞和管型。胃肠道黏膜屏障功能受损，使胃肠道黏膜充血水肿、糜烂渗血或发生应激性溃疡，引起上消化道出血。

知识点4：急性呼吸衰竭的诊断　　　　　　　副高：熟练掌握　　正高：熟练掌握

（1）动脉血气分析：对判断呼吸衰竭和酸碱失衡的严重程度及指导治疗均具有重要意义。$PaCO_2$升高、pH正常，称代偿性呼吸性酸中毒；$PaCO_2$升高、pH＜7.35称失代偿性呼吸性酸中毒。

（2）肺功能检测：临床医师能通过肺功能判断通气功能障碍的性质（阻塞性、限制性或混合性）及是否合并换气功能障碍，并对通气和换气功能障碍的严重程度进行判断。呼吸肌功能测试能够提示呼吸肌无力的原因和严重程度。

（3）胸部影像学检查：包括普通X线胸片、胸部CT和放射性核素肺通气/灌注扫描、肺血管造影及超声检查等。

（4）纤维支气管镜检查：对明确气道疾病和获取病理学证据具有重要意义。

知识点5：急性呼吸衰竭的治疗　　　　　　　副高：熟练掌握　　正高：熟练掌握

急性呼吸衰竭多突然发生，应在现场及时采取抢救措施，其原则是保持呼吸道通畅、吸氧并维持适宜的肺泡通气量，以达到防止和缓解严重缺氧、二氧化碳潴留和酸中毒的目的，为病因治疗赢得时间和条件。

（1）保持呼吸道通畅：保持气道通畅的方法主要有：①若患者昏迷，应使其处于仰卧位，头后仰，托起下颌并将口打开；②清除气道内分泌物及异物；③若以上方法不能奏效，必要时应建立人工气道。若患者有支气管痉挛，需积极使用支气管扩张药物，可选用β_2肾上腺素能受体激动剂、抗胆碱药、糖皮质激素或茶碱类药物等。在急性呼吸衰竭时，主要经静脉给药。

（2）氧疗：即氧气疗法，指通过不同吸氧装置增加肺泡内氧分压以纠正机体低氧血症的治疗方法。确定吸氧浓度的原则是在保证PaO_2迅速提高到60mmHg或脉搏容积血氧饱和度（SpO_2）达90%以上的前提下，尽量降低吸氧浓度。

（3）正压机械通气与体外膜式氧合：当机体出现严重的通气和/或换气功能障碍时，以人工辅助通气装置（有创或无创正压呼吸机）改善通气和/或换气功能，即为正压机械通气。机械通气能维持必要的肺泡通气量，降低$PaCO_2$；改善肺的气体交换效能；使呼吸肌得以休息，有利于恢复呼吸肌功能。正压机械通气可分为经气管插管进行的有创正压通气及经鼻/面罩进行的无创正压通气（NIPPV）。

体外膜式氧合（ECMO）是体外生命支持技术中的一种，通过将患者静脉血引出体外后经氧合器进行充分的气体交换，然后再输入患者体内。ECMO是严重呼吸衰竭的终极呼吸支持方式，主要目的是部分或全部替代心肺功能，让其充分休息，减少呼吸机相关性肺损伤的发生，为原发病的治疗争取更多的时间。

（4）一般支持疗法：及时纠正电解质紊乱和酸碱平衡失调。加强液体管理，防止血容量不足和液体负荷过大，保证血细胞比容（Hct）在一定水平，对于维持氧输送能力和防止肺水过多具有重要意义。呼吸衰竭患者由于摄入不足或代谢失衡，往往存在营养不良，需保证充足的营养及热量供给。

（5）其他重要脏器功能的监测与支持：及时将重症患者转入ICU，加强对重要脏器功能的监测与支持，预防和治疗肺动脉高压、肺源性心脏病、肺性脑病、肾功能不全、消化道功能障碍和弥散性血管内凝血（DIC）等。

第二节　慢性呼吸衰竭

慢性呼吸衰竭

知识点1：慢性呼吸衰竭的概念　　　　　副高：熟练掌握　正高：熟练掌握

慢性呼吸衰竭是在原有肺部疾病基础上发生，最常见病因为COPD，早期可表现为Ⅰ型呼吸衰竭，随着病情逐渐加重，肺功能愈来愈差，可表现为Ⅱ型呼吸衰竭。

知识点2：慢性呼吸衰竭的病因　　　　　副高：熟练掌握　正高：熟练掌握

慢性呼吸衰竭多由支气管-肺疾病引起，如慢阻肺、严重肺结核、肺间质纤维化、肺尘埃沉着症等。胸廓和神经肌肉病变，如胸部手术、外伤、广泛胸膜增厚、胸廓畸形、脊髓侧索硬化症等，亦可导致慢性呼吸衰竭。

知识点3：慢性呼吸衰竭的临床表现　　　　副高：熟练掌握　正高：熟练掌握

（1）呼吸困难：慢阻肺所致的呼吸困难，病情较轻时表现为呼吸费力伴呼气延长，严重时发展成浅快呼吸。若并发CO_2潴留，$PaCO_2$升高过快或显著升高以致发生CO_2麻醉时，患者可由呼吸过速转为浅慢呼吸或潮式呼吸。

（2）神经症状：慢性呼吸衰竭伴CO_2潴留时，随$PaCO_2$升高可表现为先兴奋后抑制现象。兴奋症状包括失眠、烦躁、躁动、夜间失眠而白天嗜睡（昼夜颠倒现象）等，此时切忌应用镇静或催眠药，以免加重CO_2潴留，诱发肺性脑病。

（3）循环系统表现：CO_2潴留使外周体表静脉充盈、皮肤充血、温暖多汗、血压升高、心排出量增多而致脉搏洪大；多数患者心率增快；因脑血管扩张产生搏动性头痛。

知识点4：慢性呼吸衰竭的诊断　　　　　副高：熟练掌握　正高：熟练掌握

慢性呼吸衰竭的血气分析诊断标准参见急性呼吸衰竭，但在临床上Ⅱ型呼吸衰竭患者还常见于另一种情况，即吸氧治疗后，$PaO_2 > 60mmHg$，但$PaCO_2$仍高于正常水平。

| 知识点5：慢性呼吸衰竭的治疗 | 副高：熟练掌握　正高：熟练掌握 |

（1）氧疗：慢阻肺是导致慢性呼吸衰竭的常见呼吸系统疾病，患者常伴有CO_2潴留，氧疗时需注意保持低浓度吸氧，防止血氧含量过高。CO_2潴留是通气功能不良的结果。慢性高碳酸血症患者呼吸中枢的化学感受器对CO_2反应性差，呼吸主要靠低氧血症对颈动脉体、主动脉体化学感受器的刺激来维持。若吸入高浓度氧，使血氧迅速上升，解除了低氧对外周化学感受器的刺激，便会抑制患者呼吸，造成通气状况进一步恶化，导致CO_2上升，严重时陷入CO_2麻醉状态。

（2）机械通气：根据病情选用无创机械通气或有创机械通气。慢阻肺急性加重早期及时应用无创机械通气可以防止呼吸功能不全加重，缓解呼吸肌疲劳，减少后期气管插管率，改善预后。

（3）抗感染：慢性呼吸衰竭急性加重的常见诱因是感染，一些非感染因素诱发的呼吸衰竭也容易继发感染，应积极抗感染治疗。

（4）呼吸兴奋剂：慢性呼吸衰竭患者在病情需要时可服用呼吸兴奋剂阿米三嗪50～100mg，2次/日。

（5）纠正酸碱平衡失调：慢性呼吸衰竭常有CO_2潴留，导致呼吸性酸中毒。当以机械通气等方法较为迅速地纠正呼吸性酸中毒时，原已增加的碱储备会使pH升高，对机体造成严重危害，故在纠正呼吸性酸中毒时，应注意同时纠正潜在的代谢性碱中毒，通常给予盐酸精氨酸和补充氯化钾。

第三节　急性呼吸窘迫综合征

| 知识点1：急性呼吸窘迫综合征的概念 | 副高：熟练掌握　正高：熟练掌握 |

急性呼吸窘迫综合征（ARDS）是指由各种肺内和肺外致病因素所导致的急性弥漫性肺损伤和进而发展的急性呼吸衰竭。

| 知识点2：急性呼吸窘迫综合征的病因 | 副高：熟练掌握　正高：熟练掌握 |

引起ARDS的常见危险因素有肺炎、非肺源性感染中毒症、胃内容物吸入、大面积创伤、肺挫伤、胰腺炎、吸入性肺损伤、重度烧伤、非心源性休克、药物过量、输血相关急性肺损伤、肺血管炎、溺水等。

| 知识点3：急性呼吸窘迫综合征的发病机制 | 副高：熟练掌握　正高：熟练掌握 |

ARDS为多种原发疾病所引起，发病机制错综复杂，至今仍未完全阐明。ARDS可能是

全身炎症反应的肺部表现，也是机体正常炎症反应的过度表达结果。此种炎症瀑布可分为相互重叠的3个阶段，即启动、放大和损伤。在启动阶段，多种免疫与非免疫细胞产生各种炎症介质和细胞因子；随后在炎症的放大阶段，效应细胞（如中性粒细胞）被活化、募集、滞留在包括肺组织在内的靶器官中，释放活性氧代谢产物和蛋白酶，在损伤阶段引起细胞损害。

炎症反应的失控可导致肺泡毛细血管内皮细胞和肺泡上皮细胞损伤，其结果是肺水肿和透明膜形成并伴肺间质纤维化。其病理生理改变是肺顺应性降低、肺内分流增加和通气/血流比例失调，最终导致顽固性低氧血症。

知识点4：急性呼吸窘迫综合征的病理　　　　副高：熟练掌握　正高：熟练掌握

ARDS的病理改变为弥漫性肺泡损伤，主要表现为肺广泛性充血水肿和肺泡腔内透明膜形成。病理过程可分为三个阶段，即渗出期、增生期和纤维化期。三个阶段常重叠存在。ARDS肺脏大体表现为暗红色或暗紫红色的肝样变，重量明显增加，可见水肿、出血，切面有液体渗出，故有"湿肺"之称。显微镜下可见肺微血管充血、出血、微血栓形成，肺间质和肺泡腔内有富含蛋白质的水肿液及炎症细胞浸润。经过约72小时后，由凝结的血浆蛋白、细胞碎片、纤维素及残余的肺表面活性物质混合形成透明膜，伴灶性或大面积肺泡萎陷。可见Ⅰ型肺泡上皮细胞受损坏死。经1～3周以后，逐渐过渡到增生期和纤维化期。可见Ⅱ型肺泡上皮细胞、成纤维细胞增生和胶原沉积。部分肺泡的透明膜经吸收消散而修复，亦可有部分形成纤维化。ARDS患者容易合并或继发肺部感染，可形成肺小脓肿等炎症改变。

知识点5：急性呼吸窘迫综合征的临床表现　　　　副高：熟练掌握　正高：熟练掌握

（1）潜伏期：大多数患者均于原发病后2～3天内发生ALI/ARDS，因此，极易误认为原发病的病情加剧，常失去早期诊断的时机。

（2）症状

1）呼吸增快和窘迫：呼吸困难、呼吸频数是呼吸衰竭最早最客观的表现，在ALI/ARDS患者更为明显。一般为呼吸频率>28次/分。因女性、小儿和年老体弱者的呼吸次数和呼吸窘迫较轻，故呼吸频率>25次/分，即应提高警惕性。

2）咳嗽和咳痰：早期可出现不同程度的咳嗽；亦可少量咯血，咳出血水样痰，是ARDS的典型症状之一。

3）烦躁、神志恍惚或淡漠。

4）其他：有些患者可出现寒战和发热，易误诊为原发疾病所致，应加以鉴别。

（3）体征

1）发绀：因严重缺氧且通过吸氧很难改善，故发绀为本病的重要特征之一。

2）肺部体征：肺部早期体征较少，中晚期可听到干性或湿性啰音，如出现呼吸困难，吸气时肋间及锁骨上窝下陷。

3）心率：常＞100次/分。

知识点6：急性呼吸窘迫综合征的实验室及辅助检查　　副高：熟练掌握　　正高：熟练掌握

（1）X线胸片：早期可无异常，或呈轻度间质改变，表现为边缘模糊的肺纹理增多，继之出现斑片状以至融合成大片状的磨玻璃或实变浸润影。其演变过程符合肺水肿的特点，快速多变；后期可出现肺间质纤维化的改变。

（2）动脉血气分析：典型的改变为PaO_2降低，$PaCO_2$降低，pH升高。根据动脉血气分析和吸入氧浓度可计算肺氧合功能指标，如肺泡-动脉氧分压差$[P_{(A-a)}O_2]$、肺内分流（Q_S/Q_T）、呼吸指数$[P_{(A-a)}O_2/PaO_2]$、氧合指数（PaO_2/FiO_2）等指标，对建立诊断、严重性分级和疗效评价等均有重要意义。

（3）床边呼吸功能监测：ARDS时血管外肺水增加、肺顺应性降低，出现明显的肺内右向左分流，但无呼吸气流受限。

（4）心脏超声和Swan-Ganz导管检查：有助于明确心脏情况和指导治疗。通过置入Swan-Ganz导管可测定肺毛细血管楔压（PAWP），是反映左心房压较为可靠的指标。PAWP一般＜12mmHg，若＞18mmHg支持左心衰竭的诊断。因心源性肺水肿和ARDS有合并存在的可能性，故目前认为PAWP＞18mmHg不是ARDS的排除标准，如果呼吸衰竭的临床表现不能完全用左心衰竭解释，应考虑ARDS诊断。

知识点7：急性呼吸窘迫综合征的诊断　　副高：熟练掌握　　正高：熟练掌握

根据ARDS柏林定义，满足如下4项条件方可诊断ARDS。

（1）明确诱因下1周内出现的急性或进展性呼吸困难。

（2）胸部X线平片/胸部CT显示双肺浸润影，不能完全用胸腔积液、肺叶/全肺不张和结节影解释。

（3）呼吸衰竭不能完全用心力衰竭和液体负荷过重解释。如果临床没有危险因素，需要用客观检查（如超声心动图）来评价心源性肺水肿。

（4）低氧血症：根据PaO_2/FiO_2确立ARDS诊断，并将其按严重程度分为轻度、中度和重度3种。需要注意的是上述氧合指数中PaO_2的监测都是在机械通气参数PEEP/CPAP不低于$5cmH_2O$的条件下测得；所在地海拔超过100米时需对PaO_2/FiO_2进行校正，校正后的$PaO_2/FiO_2=（PaO_2/FiO_2）×（所在地大气压值/760）$。

轻度：200mmHg＜PaO_2/FiO_2≤300mmHg。

中度：100mmHg＜PaO_2/FiO_2≤200mmHg。

重度：PaO_2/FiO_2≤100mmHg。

知识点8：急性呼吸窘迫综合征的鉴别诊断　　副高：熟练掌握　　正高：熟练掌握

ARDS的诊断标准是非特异的，建立诊断时必须排除大面积肺不张、心源性肺水肿、高原肺水肿、弥漫性肺泡出血等，通常能通过详细询问病史、体检和X线胸片、心脏超声及血液化验等作出鉴别。心源性肺水肿患者卧位时呼吸困难加重，咳粉红色泡沫样痰，肺湿啰音多在肺底部，对强心、利尿等治疗效果较好；鉴别困难时，可通过测定PAWP、超声心动图检测心室功能等做出判断并指导治疗。

知识点9：急性呼吸窘迫综合征的治疗　　　　副高：熟练掌握　正高：熟练掌握

（1）原发病的治疗：感染是ARDS的常见原因，也是ARDS的首位高危因素，而ARDS又易并发感染，所以对所有患者都应怀疑感染的可能，除非有明确的其他导致ARDS的原因存在。治疗宜选择广谱抗生素。

（2）纠正缺氧：采取有效措施尽快提高PaO_2。一般需高浓度给氧，使$PaO_2 \geqslant 60mmHg$或$SaO_2 \geqslant 90\%$。轻症者可使用面罩给氧，但多数患者需使用机械通气。

（3）机械通气：尽管ARDS机械通气的指征尚无统一标准，多数学者认为，诊断为ARDS时，应尽早进行机械通气。轻度ARDS患者可试用无创正压通气（NIPPV），无效或病情加重时尽快气管插管行有创机械通气。目前，ARDS的机械通气推荐采用肺保护性通气策略，主要措施包括合适水平的呼气末正压（PEEP）和小潮气量。

1）PEEP的调节：①对血容量不足的患者，应补充足够的血容量以代偿回心血量的不足；同时不能过量，以免加重肺水肿；②从低水平开始，先用$5cmH_2O$，逐渐增加至合适的水平，争取维持$PaO_2 > 60mmHg$而$FiO_2 < 0.6$。一般PEEP水平为$8 \sim 18cmH_2O$。

2）小潮气量：ARDS机械通气采用小潮气量，即$6 \sim 8ml/kg$，旨在将吸气平台压控制在$30 \sim 35cmH_2O$以下，防止肺泡过度扩张。为保证小潮气量，可允许一定程度的CO_2潴留和呼吸性酸中毒（pH $7.25 \sim 7.30$），即允许性高碳酸血症。合并代谢性酸中毒时需适当补碱。

迄今为止，对ARDS病人机械通气时如何选择通气模式尚无统一标准。压力控制通气可以保证气道吸气压不超过预设水平，避免呼吸机相关性肺损伤，因而较容量控制通气更常用。其他可选的通气模式包括双相气道正压通气、压力释放通气等。高频振荡通气（HFOV）可改善ARDS病人的肺功能，但不能提高存活率。对于中重度ARDS，可使用俯卧位通气、肺复张法等进步改善氧合。对于经过严格选择的重度ARDS，以体外膜式氧合（ECMO）进行肺替代治疗有望改善存活率。

（4）液体管理：为减轻肺水肿，应合理限制液体入量。在血压稳定和保证脏器组织灌注前提下，液体出入量宜轻度负平衡，可使用利尿药促进水肿的消退。关于补液性质尚存在争议，因为毛细血管通透性增加，胶体物质可渗至肺间质，所以在ARDS早期，除非有低蛋白血症，不宜输注胶体液。对于创伤出血多者，最好输新鲜血；输库存1周以上的血时，应加用微过滤器，以免发生微栓塞而加重ARDS。

（5）营养支持与监护：ARDS时机体处于高代谢状态，应补充足够的营养。应提倡全胃肠营养，不仅可避免静脉营养的不足，而且能够保护胃肠黏膜，防止肠道菌群异位。ARDS患者应入住ICU，动态监测呼吸、循环、水电解质、酸碱平衡及其他重要脏器的功能，以便及时调整治疗方案。

（6）其他治疗：糖皮质激素、表面活性物质、鱼油和吸入一氧化氮等在ARDS中的治疗价值尚不确定。

第四节　呼吸支持技术

一、氧疗

| 知识点1：氧疗的概念 | 副高：熟练掌握　正高：熟练掌握 |

氧疗又称氧气疗法，是指通过增加吸入氧浓度来纠正患者缺氧状态的治疗方法。合理的氧疗能使体内可利用氧明显增加，并减少呼吸做功，降低缺氧性肺动脉高压。

| 知识点2：氧疗的适应证 | 副高：熟练掌握　正高：熟练掌握 |

对于成年患者，特别是慢性呼吸衰竭者，$PaO_2 < 60mmHg$ 是比较公认的氧疗指征。而对于急性呼吸衰竭患者，氧疗指征应适当放宽。

（1）不伴 CO_2 潴留的低氧血症：可予较高浓度吸氧（≥35%），使 PaO_2 提高到60mmHg以上或 SaO_2 达90%以上。

（2）伴明显 CO_2 潴留的低氧血症：对低氧血症伴有明显 CO_2 潴留者，应予低浓度（<35%）持续吸氧，控制 PaO_2 于60mmHg或 SaO_2 于90%或略高。

| 知识点3：氧疗的注意事项 | 副高：熟练掌握　正高：熟练掌握 |

①避免长时间高浓度吸氧（$FiO_2 > 0.5$），防止氧中毒；②注意吸入气体的温化和湿化；③吸氧装置需定期消毒；④注意防火。

二、人工气道的建立与管理

| 知识点4：建立人工气道的目的 | 副高：熟练掌握　正高：熟练掌握 |

①解除气道梗阻；②及时清除呼吸道内分泌物；③防止误吸；④严重低氧血症和高碳酸血症时实行正压通气治疗。

| 知识点5：建立人工气道的方法 | 副高：熟练掌握　正高：熟练掌握 |

（1）气道紧急处理：紧急情况下应首先保证患者有足够的通气及氧供，如迅速清除呼吸道和口咽部的分泌物或异物，头后仰，托起下颌，放置口咽通气道，用简易呼吸器经面罩加压给氧等，处理得当，甚至能避免紧急气管插管。

（2）人工气道建立方式的选择：气道建立分为喉上途径和喉下途径。喉上途径主要指经口或经鼻气管插管，喉下途径指环甲膜穿刺或气管切开。

（3）插管前的准备：喉镜、简易呼吸器、气管导管、负压吸引等设备。操作前应与家属交代清楚可能发生的意外，使其理解插管的必要性和危险性，达成共识。

（4）插管操作方法：有经口腔和鼻腔的插管术。

（5）插管过程的监测：监测基础生命体征，如呼吸状况、血压、心电图、脉搏血氧饱和度（SpO_2）及呼气末二氧化碳含量（$ETCO_2$），$ETCO_2$对判断气管导管是否插入气管内有重要价值。

知识点6：气管插管的并发症　　　　副高：熟练掌握　正高：熟练掌握

（1）动作粗暴可致牙齿脱落或损伤口鼻腔和咽喉部黏膜，引起出血或造成下颌关节脱位。

（2）浅麻醉下进行气管插管，可引起剧烈咳嗽或喉、支气管痉挛；有时由于迷走神经过度兴奋而产生心动过缓、心律失常，甚至心脏骤停；有时也会引起血压剧升。

（3）导管过细可增加呼吸阻力，而压迫、扭曲也可堵塞导管；导管过粗容易引起喉头水肿。

（4）导管插入过深误入一侧支气管内，可引起另一侧肺不张。

知识点7：人工气道的管理　　　　副高：熟练掌握　正高：熟练掌握

固定好插管，防止脱落移位。详细记录插管的时间、管型号、管外露的长度、气囊的最佳充气量等。在拔管及气囊放气前必须清除气囊上滞留物，防止误吸、呛咳及窒息。对长期机械通气患者，需注意观察气囊有无漏气现象。每日定时口腔护理，以预防口腔病原菌所致的呼吸道感染。做好胸部物理治疗，注意环境消毒隔离。

三、机械通气

知识点8：机械通气的概念　　　　副高：熟练掌握　正高：熟练掌握

机械通气是在患者正常通气和/或换气功能障碍时，运用器械（主要是呼吸机）使患者恢复有效通气并改善氧合的技术方法。

知识点9：机械通气的目的　　　　副高：熟练掌握　正高：熟练掌握

机械通气的目的是保证患者充分的通气和氧合，稳定的血流动力学，并尽量减少和防止肺损伤。

知识点10：机械通气的适应证及禁忌证　　　　副高：熟练掌握　正高：熟练掌握

（1）适应证：①通气功能障碍为主的疾病：COPD、支气管哮喘、重症肌无力、吉兰－巴雷综合征、多发性肌炎、胸廓畸形、胸部外伤或胸部手术后等所致外周呼吸泵衰竭；脑炎、外伤、肿瘤、脑血管意外和药物中毒等引起的中枢性呼吸衰竭；②换气功能障碍为主的疾病：ARDS、肺炎、间质性肺疾病、肺栓塞等；③需强化气道管理者：使用某些呼吸抑制剂时；各种外科手术常规麻醉和术后管理的需要；体弱或患有心脏疾病者需行手术治疗。

（2）禁忌证：无绝对禁忌证，相对禁忌证为气胸及纵隔气肿未行引流者。

知识点11：机械通气的并发症　　　　　　　　副高：熟练掌握　正高：熟练掌握

机械通气的并发症主要与正压通气和人工气道有关。
（1）呼吸机相关肺损伤（VALI）：包括气压或容积伤、剪切伤和生物伤。
（2）血流动力学影响：胸腔内压力升高，心排出量减少，血压下降。
（3）呼吸机相关肺炎（VAP）。
（4）气囊压迫导致气管－食管瘘。

知识点12：机械通气的常用通气模式　　　　副高：熟练掌握　正高：熟练掌握

常用的通气模式包括控制通气（CMV）、辅助通气（AMV）、辅助－控制通气（A-CV）、同步间歇指令通气（SIMV）、压力支持通气（PSV）、持续气道正压通气（CPAP）、呼吸末正压（PEEP）、双相气道正压（BiPAP）等。

知识点13：机械通气的撤机　　　　　　　　　副高：熟练掌握　正高：熟练掌握

由机械通气状态恢复到完全自主呼吸需要一个过渡阶段，此阶段即为撤机。撤机前应基本去除呼吸衰竭的病因，改善重要脏器的功能，纠正水、电解质、酸碱失衡。可以采用T形管、PSV、有创－无创序贯通气等方式逐渐撤机。

知识点14：无创正压机械通气　　　　　　　　副高：熟练掌握　正高：熟练掌握

无创正压机械通气（NIPPV）是指人机连接界面相对无创，主要通过鼻面罩或口鼻面罩进行的正压通气，保留了人体正常的呼吸气体交换通路，有效避免了有创正压通气的常见并发症。NIPPV的方法相对简便，患者易于接受。随着对面罩、无创通气机内置自动漏气补偿系统、人机同步性能以及机械通气模式等方面的不断改进与完善，NIPPV在临床应用日趋广泛，应用指征逐渐扩展，在急、慢性呼吸衰竭的救治中发挥越来越重要的作用。

知识点15：有创正压机械通气　　　　　　　　副高：熟练掌握　正高：熟练掌握

有创正压机械通气是指经人工气道（气管插管或气管切开）进行的机械通气，是临床上应用治疗各型呼吸衰竭最主要的呼吸支持技术。因其采用正压通气，有悖于人体生理条件下的负压呼吸，故呼吸机使用过程中应注意在保证患者氧合基础上，减轻正压通气所致并发症，如呼吸机所致肺损伤。

第十三章 呼吸系统综合征

第一节 睡眠呼吸暂停低通气综合征

知识点1：睡眠呼吸暂停低通气综合征的概念 　　副高：熟练掌握　正高：熟练掌握

睡眠呼吸暂停系指睡眠过程中口和鼻气流均停止10秒以上，低通气则是指睡眠过程中呼吸气流幅度较基础水平降低50%以上并伴有4%以上的血氧饱和度下降。睡眠呼吸暂停低通气综合征是指每夜＞7小时睡眠中呼吸暂停及低通气反复发作在30次以上，或呼吸紊乱指数（RDI）即睡眠呼吸暂停＋低通气次数（AHI），即平均每小时睡眠中的呼吸暂停＋低通气次数≥5次。

知识点2：睡眠呼吸暂停低通气综合征的分型 　　副高：熟练掌握　正高：熟练掌握

（1）中枢性睡眠呼吸暂停（CSA）：无上气道阻塞，呼吸气流及胸腹部的呼吸运动均消失。主要由呼吸中枢神经功能调节异常引起，呼吸中枢神经不能发出有效指令。

（2）阻塞性睡眠呼吸暂停（OSA）：上气道完全阻塞，呼吸气流消失但胸腹呼吸运动仍存在，常呈现矛盾运动。

（3）混合性睡眠呼吸暂停（MSA）：兼有二者的特点，两种呼吸暂停发生在同一患者。

相应的综合征称为中枢型睡眠呼吸暂停低通气综合征（CSAHS）、阻塞型睡眠呼吸暂停低通气综合征（OSAHS）和混合型睡眠呼吸暂停低通气综合征（MSAHS），临床以OSAHS最为常见。

知识点3：睡眠呼吸暂停低通气综合征的危险因素 　　副高：熟练掌握　正高：熟练掌握

（1）肥胖：体重超过标准体重的20%或以上，即体重指数（BMI）≥28。

（2）年龄：成年后随年龄增长患病率增加，女性绝经期后患病者增多，70岁以后患病率趋于稳定。

（3）性别：女性绝经前发病率显著低于男性。

（4）上气道解剖异常：包括鼻腔阻塞（鼻中隔偏曲，鼻甲肥大，鼻息肉，鼻部肿瘤等）、Ⅱ度以上扁桃体肥大、软腭松弛、腭垂过长或过粗、咽腔狭窄、眼部肿瘤、咽腔黏膜肥厚、舌体肥大、舌根后坠、下颌后缩及小颌畸形等。

（5）遗传因素：具有OSAHS家族史。

（6）长期大量饮酒和/或服用镇静、催眠或肌肉松弛类药物。

（7）长期吸烟可加重OSAHS。

（8）其他易引起OSAHS的相关疾病：如甲状腺功能减退、肢端肥大症、心功能不全、脑卒中、胃食管反流及神经肌肉疾病等。

知识点4：睡眠呼吸暂停低通气综合征的病因及发病机制
副高：熟练掌握　正高：熟练掌握

（1）中枢性睡眠呼吸暂停低通气综合征（CSAHS）：CSAHS一般不超过呼吸暂停患者的10%，原发性更为少见，继发性CSAHS的常见病因包括各种中枢神经系统疾病、脑外伤、充血性心力衰竭、麻醉和药物中毒等。神经系统病变主要有血管栓塞或变性疾病引起的脑干、脊髓病变，脊髓灰质炎，脑炎，枕骨大孔发育畸形和家族性自主神经功能异常等。1/2以上的慢性充血性心力衰竭患者出现Cheyne-Stokes模式的中枢型睡眠呼吸暂停。中枢型睡眠呼吸暂停的发生主要与呼吸中枢呼吸调控功能的不稳定性增强有关。

（2）阻塞性睡眠呼吸暂停低通气综合征（OSAHS）：OSAHS是最常见的睡眠呼吸疾病。其发病有家庭聚集性和遗传倾向，多数患者肥胖或超重，存在上呼吸道包括鼻、咽部位的解剖狭窄。部分内分泌疾病，如甲状腺功能减退症、肢端肥大症常合并OSAHS。OSAHS的发生与上气道解剖学狭窄直接相关，与呼吸中枢反应性降低及神经、体液、内分泌等因素也有关。

（3）复杂性睡眠呼吸暂停综合征（CompSAS）：这是一类特殊类型的睡眠呼吸暂停，主要在无创通气治疗后出现，它是指OSAHS患者在持续气道正压通气治疗过程中，当达到最佳治疗水平时，阻塞性呼吸暂停事件消失，但中枢性睡眠呼吸暂停增多，使得残余的中枢性睡眠呼吸暂停指数≥5次/小时，或以潮式呼吸为主。

知识点5：睡眠呼吸暂停低通气综合征的临床表现　　副高：熟练掌握　正高：熟练掌握

本病主要为男性，肥胖者较多，随年龄增长其发病率也增高。部分患者存在上气道解剖异常，体格检查时应予重视，如鼻腔阻塞、扁桃体肥大、软腭松弛、悬雍垂过长、舌体肥大、下颌后缩、小颌畸形等。几乎所有的患者均有不同程度的打鼾，并多有睡眠中憋醒的经历，多因此而就诊。由于睡眠质量差，醒来自觉头痛、乏力，并出现明显的白天嗜睡。可有记忆力减退、注意力不集中等智能障碍。有的患者还可出现性功能减退、遗尿等临床表现。OSAHS患者出现高血压、冠心病、肺心病、糖尿病、继发性红细胞增多症等并发症时，还可有相应的症状和体征。

知识点6：睡眠呼吸暂停低通气综合征的实验室及辅助检查
副高：熟练掌握　正高：熟练掌握

（1）实验室检查：部分患者可出现红细胞和血红蛋白增多，亦可见血糖增高。动脉血气分析可有不同程度的低氧血症和二氧化碳分压增高。

（2）心电图：可出现心律失常。如有高血压、冠心病、肺动脉高压，则有相应症状和体征。

（3）肺功能：部分患者表现为限制性通气功能障碍。流速容量曲线的吸气部分平坦或出现凹陷。

（4）多导睡眠图（PSG）：是确诊本病的方法。该项检查同步记录患者睡眠时的脑电图、肌电图、口鼻气流、胸腹呼吸运动、动脉血氧饱和度、心电图等多项指标，可准确地了解患者睡眠时呼吸暂停及低通气的情况。阻塞型睡眠呼吸暂停低通气的特点主要为口鼻气流停止或减低，而胸腹呼吸运动仍存在。病情分度见下表。

睡眠呼吸暂停低通气综合征的病情分度

病情分度	AHI（次/小时）	夜间最低 SaO_2（%）
轻度	5～14	85～89
中度	15～30	80～84
重度	>30	<80

（5）X线检查：胸部X线检查，并发肺动脉高压、高血压、冠心病时可有心影增大、肺动脉段突出等相应表现。头颅X线检查可以定量地了解颌面部异常的程度。

（6）鼻咽镜检查：有助于评价上气道解剖异常的程度，对判断阻塞层面和程度及是否考虑手术治疗有帮助。

知识点7：睡眠呼吸暂停低通气综合征的诊断　　　　副高：熟练掌握　正高：熟练掌握

根据患者睡眠时打鼾伴呼吸暂停、白天嗜睡、肥胖、颈围粗、上气道狭窄及其他临床症状可作出OSAHS临床初步诊断。PSG监测显示每夜至少7小时的睡眠过程中呼吸暂停和/或低通气反复发作30次以上，或者AHI≥5次/小时，伴有日间嗜睡等症状者可确定诊断OSAHS。

知识点8：睡眠呼吸暂停低通气综合征的鉴别诊断　　　　副高：熟练掌握　正高：熟练掌握

（1）鼾症：睡眠时有明显的鼾声，规律而均匀，可有日间嗜睡、疲劳。PSG检查AHI<5，睡眠低氧血症不明显。

（2）上气道阻力综合征：上气道阻力增加，PSG检查反复出现α醒觉波，夜间微醒觉>10次/小时，睡眠连续性中断，有疲倦及白天嗜睡，可有或无明显鼾声，无呼吸暂停和低氧血症。食管压力测定可反映与胸腔内压力的变化及呼吸努力相关的觉醒。试验性无创通气治疗常可缓解症状。

（3）发作性睡病：是OSAHS外引起白天犯困的第二大病因。主要表现为白天过度嗜睡、发作性猝倒、睡眠瘫痪和睡眠幻觉，多发生在青少年。除典型的猝倒症状外，主要诊断依据为多次小睡，睡眠潜伏时间试验时平均睡眠潜伏期<8分钟，且伴≥2次的异常快速眼动睡眠。鉴别时应注意询问家族史、发病年龄、主要症状及PSG监测的结果，同时注意与OSAHS合并发生，临床上不可漏诊。少数有家族史。

知识点9：睡眠呼吸暂停低通气综合征的治疗　　副高：熟练掌握　正高：熟练掌握

（1）一般治疗：对许多能够引起上气道阻塞的原发疾病进行治疗，还应戒烟、戒酒，避免服用安眠药，以减少危险因素。改侧卧位睡眠，抬高床头。

（2）减肥治疗：大多数患者的体重指数（BMI）超过正常。肥胖对OSAHS的发生起着相当重要的作用，尤其是颈部肥胖和咽部脂肪过度沉积者。减肥能明显降低呼吸暂停和低通气的发生，提高患者的功能残气量，提高血氧饱和度，减少睡眠的中断，改善OSAHS患者的症状。

（3）药物治疗：鼻塞患者睡前使用血管收缩剂滴鼻，上呼吸道感染者应及时控制上呼吸道感染。随着对OSAHS发病机制的认识不断加深，许多治疗药物已试用于临床，但疗效尚不确定，如呼吸兴奋剂（甲羟孕酮、乙酰唑胺等）以及改变睡眠结构的普罗替林、氯西咪嗪等。

（4）无创气道正压通气治疗：包括持续气道正压通气（CPAP）、双水平气道正压通气（BiPAP）和智能型CPAP（auto-CPAP）。受睡眠体位、睡眠阶段、体重和上气道结构等因素的影响，不同患者维持上气道开放所需的最低有效治疗压力不同，同一患者在一夜睡眠中的不同阶段所需压力也不断变化。因此，在进行无创通气治疗前应先行压力滴定，设定个体所需最适治疗压力后在家中长期治疗，并定期复诊，根据病情变化调整治疗压力。

（5）口腔矫治器（OA）治疗：下颌前移器是目前临床应用较多的一种。其适应证：①单纯性鼾症；②轻、中度OSAHS患者；③不能耐受其他治疗方法者。有颞颌关节炎或功能障碍者不宜采用。

（6）手术治疗：仅适用于手术可解除上气道解剖结构异常患者，应严格掌握手术适应证。

第二节　重症急性呼吸综合征

知识点1：重症急性呼吸综合征的概念　　副高：熟练掌握　正高：熟练掌握

重症急性呼吸综合征（SARS）又称传染性非典型肺炎，是SARS冠状病毒（SARS-CoV）引起的一种具有明显传染性、可累及多个器官系统的特殊肺炎。2002年首次暴发流行。其主要临床特征为急性起病、发热、干咳、呼吸困难，白细胞计数不高或减少、肺部浸润和抗生素治疗无效。人群普遍易感，家庭和医院聚集性发病。

知识点2：重症急性呼吸综合征的发病机制　　副高：熟练掌握　　正高：熟练掌握

SARS-CoV通过短距离飞沫、气溶胶或接触污染的物品传播。发病机制未明，推测SARS-CoV通过其表面蛋白与肺泡上皮等细胞的相应受体结合，导致肺炎的发生。

知识点3：重症急性呼吸综合征的病理改变　　副高：熟练掌握　　正高：熟练掌握

SARS的病理改变主要是弥漫性肺泡损伤和炎症细胞浸润，早期的特征是肺水肿、纤维素渗出、透明膜形成、脱屑性肺炎以及灶性肺出血等病变；机化期可见到肺泡内含细胞性的纤维黏液样渗出物及肺泡间隔的成纤维细胞增生，仅部分病例出现明显的纤维增生，导致肺纤维化甚至硬化。

知识点4：重症急性呼吸综合征的临床表现　　副高：熟练掌握　　正高：熟练掌握

病毒潜伏期2～10天。起病急骤，多以发热为首发症状，体温＞38℃，可有寒战，咳嗽、少痰，偶有血丝痰，心悸、呼吸困难甚或呼吸窘迫。可伴有肌肉关节酸痛、头痛、乏力和腹泻。患者多无上呼吸道卡他症状。肺部体征不明显，部分患者可闻及少许湿啰音，或有肺实变体征。

知识点5：重症急性呼吸综合征的实验室及辅助检查

副高：熟练掌握　　正高：熟练掌握

（1）外周血白细胞计数一般不增多，或减少，常有淋巴细胞减少，可有血小板减少。部分患者血清转氨酶、乳酸脱氢酶等升高。

（2）胸部X线检查早期可无异常，一般1周内逐渐出现肺纹理粗乱的间质性改变、斑片状或片状渗出影，典型的改变为磨玻璃影及肺实变影。可在2～3天内波及一侧肺野或双肺，约半数波及双肺。病灶多位于中下叶，分布于外周。少数出现气胸和纵隔气肿。CT还可见小叶内间隔和小叶间隔增厚（碎石路样改变）、细支气管扩张和少量胸腔积液。病变后期部分患者有肺纤维化改变。

知识点6：重症急性呼吸综合征的诊断　　副高：熟练掌握　　正高：熟练掌握

病原诊断早期可用鼻咽部冲洗/吸引物、血、尿、粪便等标本行病毒分离和聚合酶链反应（PCR）。平行检测进展期和恢复期双份血清SARS病毒特异性IgM、IgG抗体，抗体阳转或出现4倍及以上升高，有助于诊断和鉴别诊断。常用免疫荧光抗体法（IFA）和酶联免疫吸附法（ELISA）检测。

知识点 7：重症急性呼吸综合征的治疗　　　　　副高：熟练掌握　　正高：熟练掌握

抗病毒治疗。重症患者可酌情使用糖皮质激素，具体剂量及疗程应根据病情而定，并应密切注意激素的不良反应和 SARS 的并发症。对出现低氧血症的患者，可使用无创机械通气，应持续使用直至病情缓解，如效果不佳或出现 ARDS，应及时进行有创机械通气治疗。注意给予器官功能的支持治疗，当出现休克或多器官功能障碍综合征时予以相应治疗。

第十四章　间质性肺疾病

第一节　概　　述

知识点1：间质性肺疾病的概念　　　　　副高：熟练掌握　正高：熟练掌握

间质性肺疾病（ILD）是以肺泡壁为主并包括肺泡周围组织及其相邻支撑结构病变的一组非肿瘤、非感染性疾病群。病变可波及细支气管和肺泡实质，因此，亦称为弥漫性实质性肺疾病（DPID）。临床上主要表现为进行性加重的呼吸困难，限制性通气功能障碍伴弥散功能降低、低氧血症以及影像学上的双肺弥漫性病变。

知识点2：间质性肺疾病的病因及分类　　　副高：熟练掌握　正高：熟练掌握

（1）已知原因的ILD

1）职业或家居环境因素相关：①吸入有机粉尘：过敏性肺炎；②吸入无机粉尘：石棉沉着病、硅沉着病、尘埃沉着病等。

2）药物或治疗相关：药物（如胺碘酮、博来霉素、甲氨蝶呤等）、放射线治疗、高浓度氧疗。

3）结缔组织疾病（CTD）或血管炎相关：系统性硬皮病、类风湿关节炎、多发性肌炎/皮肌炎、干燥综合征、系统性红斑狼疮；中性粒细胞胞质抗体（ANCA）相关性血管炎：坏死性肉芽肿血管炎、变应性肉芽肿血管炎、显微镜下多血管炎。

（2）特发性间质性肺炎（IIP）：①特发性肺纤维化（IPF）；②非特异性间质性肺炎（NSIP）；③隐源性机化性肺炎（COP）；④急性间质性肺炎（AIP）；⑤呼吸性细支气管炎伴间质性肺疾病（RB-ILD）；⑥脱屑性间质性肺炎（DIP）；⑦淋巴细胞性间质性肺炎（LIP）。

（3）肉芽肿性ILD：结节病。

（4）罕见ILD：①肺淋巴管平滑肌瘤病（PLAM）；②肺朗格汉斯细胞组织细胞增生症（PLCH）；③慢性嗜酸性粒细胞性肺炎（CEP）；④肺泡蛋白沉积症（PAP）；⑤特发性肺含铁血黄素沉着症；⑥肺泡微石症；⑦肺淀粉样变。

知识点3：间质性肺疾病的临床表现　　　副高：熟练掌握　正高：熟练掌握

不同病因引起的ILD其发病年龄不同，儿童和老人均可患此病。最突出的症状是进行性气促和干咳，部分患者有不同程度的乏力、食欲减退、体重减轻和关节痛等临床表现。在疾病早期，体检可无阳性所见。随着病情进展，患者表现为呼吸急促，部分患者可见杵状指（趾）。常可于双肺吸气时听到 Velcro 啰音。晚期主要发展为以低氧为主的呼吸衰竭。

知识点4：间质性肺疾病的实验室检查　　　　副高：熟练掌握　正高：熟练掌握

常规进行全血细胞学、尿液、生物化学及肝肾功能、红细胞沉降率（ESR）检查，结缔组织疾病相关的自身抗体，如抗核抗体（ANA）、类风湿因子（RF）等及抗中性粒细胞质抗体（ANCA）检查。酌情进行巨细胞病毒（CMV）或肺孢子菌（机会性感染）、肿瘤细胞（怀疑肿瘤）等检查，对 ILD 的病因或伴随疾病具有提示作用。

知识点5：间质性肺疾病的支气管镜检查　　　　副高：熟练掌握　正高：熟练掌握

纤维支气管镜检查并进行支气管肺泡灌洗（BAL）和/或经支气管肺活检（TBLB）对于了解弥漫性肺部渗出性病变的性质，鉴别 ILD 具有一定的帮助。正常支气管肺泡灌洗液（BALF）细胞学分类为巨噬细胞＞85%，淋巴细胞≤10%，中性粒细胞≤3%，嗜酸性粒细胞≤1%。如果 BALF 细胞学分析显示淋巴细胞、嗜酸性粒细胞或中性粒细胞增加，各自具有特定的临床意义，能够帮助临床医生缩小鉴别诊断的范围。多数情况下，BALF 细胞学分析或 TBLB 不能诊断 ILD 的特殊类型，胸部 HRCT 表现为普通型间质性肺炎（UIP）的患者已经能够进行临床诊断，因此，是否进行 BAL 或 TBLB 检查，需要权衡这些检查是否有利于诊断 ILD 可能的类型，患者的心肺状况、出血倾向，以及患者的意愿。

知识点6：间质性肺疾病的诊断　　　　副高：熟练掌握　正高：熟练掌握

（1）胸部影像学：是诊断 ILD 的重要手段。早期肺泡炎在 X 线胸片呈磨玻璃样阴影。病变进一步发展，双肺显示弥漫性结节状、网状或网状结节状阴影，严重者出现蜂窝肺。部分患者肺容积缩小。HRCT 对早期肺纤维化及蜂窝肺有很大的诊断价值。

（2）呼吸功能检查：表现为限制性通气功能障碍，如肺活量和肺总量减低，残气量随病情进展而减低。肺顺应性差、弥散功能降低。中晚期出现通气/血流比例失调，因而出现低氧血症，并引起代偿性过度通气，导致低碳酸血症。

（3）血液检查：对间质性肺疾病的诊断价值有限。但血清血管紧张素转换酶检查对结节病、抗中性粒细胞胞质抗体对 Wegener 肉芽肿和抗肾小球基底膜抗体对肺出血－肾炎综合征的诊断意义较大。

（4）肺组织活检：主要有用纤维支气管镜进行经支气管肺活检和电视胸腔镜肺活检或局部开胸，在直视下有选择地摘取较大肺组织等取材方法，对组织标本进行病理检查以明确诊断。

第二节 特发性肺纤维化

知识点1：特发性肺纤维化的概念	副高：熟练掌握 正高：熟练掌握

特发性肺纤维化（IPF）是原因不明的慢性间质性肺疾病中较常见的代表性疾病。好发于老年人。

知识点2：特发性肺纤维化的病因	副高：熟练掌握 正高：熟练掌握

迄今，有关IPF的病因还不清楚。危险因素包括吸烟和环境暴露（如金属粉尘、木尘等）。还有研究提示了IPF与病毒感染（如EB病毒）的关系，但是病毒感染在IPF发病中的确切作用不明确。IPF常合并胃食管反流（GER），提示胃食管反流所致的微小吸入可能与IPF发病有关，但二者之间的因果关系还不十分清楚。家族性IPF、病例的报道提示IPF存在一定的遗传易感性，但是还未证实特定的遗传异常。

知识点3：特发性肺纤维化的发病机制	副高：熟练掌握 正高：熟练掌握

目前认为，IPF起源于肺泡上皮反复发生微小损伤后的异常修复。反复的微小损伤导致肺泡上皮细胞坏死，上皮异常激活产生多种生长因子和趋化因子诱导固有成纤维细胞增生，趋化循环纤维细胞到肺脏损伤部位，刺激上皮基质转化（EMT）和成纤维细胞分化为肌成纤维细胞，促进成纤维细胞和肌成纤维细胞灶的形成。肌成纤维细胞增生分泌过量细胞外基质（ECM），导致纤维瘢痕形成、蜂窝囊形成、肺结构破坏和功能丧失。

知识点4：特发性肺纤维化的病理	副高：熟练掌握 正高：熟练掌握

普通型间质性肺炎（UIP）是IPF的特征性病理改变类型。UIP的组织学特征是病变呈斑片状分布，主要累及胸膜下外周肺腺泡或小叶。低倍镜下病变呈时相不一，表现纤维化、蜂窝状改变，间质性炎症和正常肺组织并存，致密的纤维瘢痕区伴散在的成纤维细胞灶。

知识点5：特发性肺纤维化的临床表现	副高：熟练掌握 正高：熟练掌握

（1）症状：起病隐袭，进行性呼吸困难是最突出的症状，尤其是活动后呼吸困难更为明显。部分患者有不同程度的咳嗽，主要为干咳或有少许白色黏液痰。可出现食欲减退、体重减轻、消瘦、无力等症状。很少发热。75%有吸烟史。

（2）体征：疾病早期，可能查不到肺部体征。随着病情进展可出现呼吸浅快、发绀，吸气时双肺中下野可闻及Velcro啰音。杵状指（趾）多见。在疾病晚期可出现明显发绀、肺动脉高压和右心功能不全征象。

知识点6：特发性肺纤维化的实验室及辅助检查　　副高：熟练掌握　正高：熟练掌握

（1）胸部X线：通常显示双肺外带、胸膜下和基底部分布明显的网状或网结节模糊影，伴有蜂窝样变和下叶肺容积减低。

（2）胸部HRCT：是诊断IPF的重要方法，典型UIP表现为：①病变呈网格改变、蜂窝改变伴或不伴牵拉支气管扩张；②病变以胸膜下、基底部分布为主。

（3）肺功能：主要表现为限制性通气功能障碍、弥散量降低伴低氧血症或Ⅰ型呼吸衰竭。早期静息肺功能可以正常或接近正常，但运动肺功能表现 $P_{(A-a)}O_2$ 增加和氧分压降低。

（4）血液化验：血液乳酸脱氢酶（LDH）、ESR、抗核抗体和类风湿因子可以轻度增高，但没有特异性。结缔组织疾病相关自身抗体检查有助于IPF的鉴别。

（5）BALF/TBLB：BALF细胞分析多表现中性粒细胞和/或嗜酸性粒细胞增加，淋巴细胞增加不明显。TBLB取材太小，不可能做出UIP的病理诊断。BALF或TBLB对于IPF无诊断意义。

（6）外科肺活检：对于HRCT呈不典型UIP改变、诊断不清楚、没有手术禁忌证的患者应该考虑外科肺活检。IPF的组织病理类型是UIP，UIP的病理诊断标准：①明显纤维化或结构变形，伴或不伴蜂窝肺，胸膜下、间质分布；②斑片肺实质纤维化；③成纤维细胞灶。

知识点7：特发性肺纤维化的诊断　　副高：熟练掌握　正高：熟练掌握

（1）IPF诊断遵循的标准：①ILD，但排除了其他原因（如环境、药物和结缔组织疾病等）；②HRCT表现为UIP型；③联合HRCT和外科肺活检病理表现诊断UIP。

（2）IPF急性加重：指IPF患者出现无已知原因可以解释的病情加重或急性呼吸衰竭。诊断标准：①过去或现在诊断IPF；②1个月内发生显著的呼吸困难加重；③CT表现为UIP背景下出现新的双侧磨玻璃影伴或不伴实变影；④不能完全由心衰或液体过载解释。

知识点8：特发性肺纤维化的鉴别诊断　　副高：熟练掌握　正高：熟练掌握

IPF的诊断需要排除其他原因的ILD。UIP是诊断IPF的金标准，但UIP也可见于慢性过敏性肺炎、石棉沉着病、CTD等。过敏性肺炎多有环境抗原暴露史（如饲养鸽子、鹦鹉等），BAL细胞分析显示淋巴细胞比例增加。石棉沉着病、硅沉着病或其他职业尘肺多有石棉、二氧化硅或其他粉尘接触史。CTD多有皮疹、关节炎、全身多系统累及和自身抗体阳性。

知识点9：特发性肺纤维化的治疗　　副高：熟练掌握　正高：熟练掌握

（1）抗纤维化药物治疗：循证医学证据证明吡非尼酮（pirfenidone）和尼达尼布（nintedanib）治疗可以减慢IPF肺功能下降，为IPF病人带来希望。吡非尼酮是一种多效性的吡啶化合物，具有抗炎、抗纤维化和抗氧化特性。尼达尼布是一种多靶点酪氨酸激酶抑制剂，能够抑制血小板衍化生长因子受体（PDGFR）、血管内皮生长因子受体（VEGFR）以及成纤维细胞生长因子受体（FGFR）。两种药物作为抗纤维化药物，已开始在临床用于 IPF 的治疗。N-乙酰半胱氨酸作为一种祛痰药，高剂量（1800mg/d）时具有抗氧化，进而抗纤维化作用，部分 IPF 病人可能有用。

（2）非药物治疗：IPF 患者尽可能进行肺康复训练，静息状态下存在明显的低氧血症（$PaO_2 < 55mmHg$）患者还应该实行长程氧疗，但是一般不推荐使用有创机械通气治疗 IPF 所致的呼吸衰竭。

（3）肺移植：是目前 IPF 最有效的治疗方法，合适的患者应该积极推荐肺移植。

（4）并发症治疗：积极治疗合并存在的胃食管反流及其他并发症，但是对 IPF 合并的肺动脉高压多不推荐给予波生坦等进行针对性治疗。

（5）IPF 急性加重的治疗：由于 IPF 急性加重病情严重，病死率高，虽然缺乏随机对照研究，临床上仍然推荐高剂量激素治疗。氧疗、防控感染、对症支持治疗是 IPF 急性加重病人的主要治疗手段。一般不推荐使用机械通气治疗 IPF 所致的呼吸衰竭，但酌情可以使用无创机械通气。

（6）对症治疗：减轻患者因咳嗽、呼吸困难、焦虑带来的痛苦，提高生活质量。

（7）加强患者教育与自我管理：建议吸烟者戒烟，预防流感和肺炎。

知识点 10：特发性肺纤维化的预后	副高：熟练掌握　正高：熟练掌握

IPF 诊断后中位生存期为 2～3 年，但 IPF 自然病程及结局个体差异较大。大多数患者表现为缓慢、逐步、可预见的肺功能下降；少数患者在病程中反复出现急性加重；极少数患者呈快速进行性发展。

第三节 结 节 病

知识点 1：结节病的概念	副高：熟练掌握　正高：熟练掌握

结节病是一种原因不明的多系统累及的肉芽肿性疾病，主要侵犯肺和淋巴系统，其次是眼部和皮肤。

知识点 2：结节病的病因及发病机制	副高：熟练掌握　正高：熟练掌握

结节病的确切病因和发病机制不清。目前观点是遗传易感者受特定的环境抗原刺激，抗原提呈细胞吞噬处理抗原，经人类白细胞相关抗原（HLA）分子传递到 $CD4^+$ 细胞的 T 细胞受体（TCR），诱发受累脏器局部产生 Th1 型免疫反应，导致细胞聚集、增生、分化和肉芽肿形成；同时产生 IL-2、IL-12、IL-18、IFN-γ、肿瘤坏死因子-α 等细胞因子和化学趋化因子促进肉芽肿形成。

知识点3：结节病的病理　　　　　　　　副高：熟练掌握　正高：熟练掌握

初发阶段为单核细胞、巨噬细胞和淋巴细胞广泛浸润的肺泡炎，累及肺泡壁和间质。结节病肉芽肿无干酪样病变，可见上皮样细胞聚集，其中有多核巨噬细胞，周围有淋巴细胞。在巨噬细胞的胞质中可见包涵体，如卵圆形的舒曼小体、双折光的结晶和星状小体。在慢性阶段，肉芽肿周围的成纤维细胞胶原化和玻璃样变，成为非特异性纤维化。在肺脏75%的肉芽肿沿淋巴管分布，接近或位于支气管血管鞘、胸膜下或小叶间隔，开胸肺活检或尸检发现半数以上累及血管。

知识点4：结节病的临床表现　　　　　　　副高：熟练掌握　正高：熟练掌握

结节病是一种多系统性疾病，临床表现与受累脏器有关。急性者少见，临床以隐匿的亚急性或慢性起病者常见。

（1）急性结节病：急性结节病表现为双肺门淋巴结增大，关节炎和结节性红斑，常伴有发热、肌肉痛、不适。

（2）亚急性/慢性结节病：约50%的亚急性/慢性结节病无症状，为体检或胸片偶尔发现。

1）系统症状：约1/3患者可以有非特异性表现，如发热、体重减轻、无力、不适和盗汗。

2）胸内结节病：90%以上患者的结节病累及肺。临床表现隐匿，30%~50%患者有咳嗽、胸痛或呼吸困难，20%患者有气道高反应性或伴喘鸣音。

3）胸外结节病

①淋巴结：30%~40%患者能触及淋巴结增大，不融合，可活动，无触痛，不形成溃疡和窦道，以颈、腋窝、肱骨内上髁、腹股沟淋巴结最常受累。

②皮肤：25%患者累及皮肤，表现皮肤结节性红斑（多位于下肢伸侧，6~8周内消散）、冻疮样狼疮和皮下结节、斑疹、丘疹。

③眼：11%~83%患者累及眼部，以葡萄膜炎最常见。

④心脏：尸检发现30%患者累及心脏，但临床只发现5%患者，主要表现为心律失常、心力衰竭或猝死。

⑤内分泌：2%~10%患者有高钙血症，高尿钙的发生率约是高钙血症的3倍。

⑥其他系统：肌肉、骨骼、神经、腮腺、肝脏、胃肠、血液、肾脏以及生殖系统等都可受累。

知识点5：结节病的实验室及辅助检查　　　副高：熟练掌握　正高：熟练掌握

（1）血液检查：活动进展期可有白细胞减少，贫血、血沉增快。近半数患者血清球蛋白（γ和β）增加、清蛋白减少。血钙增高，血清碱性磷酸酶增高。血尿酸增高反映肾功能减退。血清血管紧张素转换酶（SACE）增高（正常值为17.6~34U/ml）对诊断有一定价值。

（2）结核菌素试验：约2/3的结节病患者对5U的PPD皮肤试验无反应或呈弱反应。

（3）Kveim抗原试验：以急性结节病患者的脾或淋巴结的生理盐水悬液作抗原，取

0.1～0.2ml做皮内注射，4～6周局部形成结节。再将结节组织做切片检查，发现无干酪坏死性的肉芽肿即可作出诊断，阳性率75%～85%。因无标准抗原，应用受限。

（4）支气管肺泡灌洗液检查：在肺泡炎阶段，BALF中细胞总数增加，以T淋巴细胞增加为主，且CD4$^+$、CD4$^+$/CD8$^+$比值明显增加。当淋巴细胞分数＞28%时，提示病变活动。

（5）活体组织检查：取皮肤病灶、淋巴结和经纤维支气管镜进行肺活检做病理检查，可获得诊断。

（6）X线检查：胸部X线是诊断肺结节病最常见、最重要的方法。根据胸部X线所见，可将结节病分期（型）如下：

0期：肺部X线检查正常，但常出现肺外表现，占5%～10%。

Ⅰ期：双侧肺门淋巴结增大，无肺部浸润影，本期约占51%。

Ⅱ期：双侧肺门淋巴结增大，伴肺部网状、结节状或片状浸润影，本期约占25%。

Ⅲ期：肺部网状、结节状或片状浸润影，无双侧肺门淋巴结增大，本期约占15%。

Ⅳ期：肺纤维化、蜂窝肺、肺大疱、肺气肿。

（7）^{67}Ga肺扫描：^{67}Ga扫描是诊断活动性结节病较为敏感的指标之一。^{67}Ga能被活化的巨噬细胞摄取，因此，其聚集程度能反映病变的活动性和范围，但无特异性。

（8）^{18}FDG-PET：^{18}氟脱氧葡萄糖正电子发射体层扫描是近年来发展起来的新技术，肉芽肿组织可以摄取^{18}FDG而显影，可以帮助估计结节病器官受累的程度和进行病理活检的定位。

知识点6：结节病的诊断	副高：熟练掌握　正高：熟练掌握

结节病的诊断应符合3个条件：①临床和胸部影像表现与结节病相符合；②活检证实有非干酪样坏死性类上皮肉芽肿；③除外其他原因。

建立诊断以后，还需要判断疾病累及的脏器范围、分期和活动性。活动性判断缺乏严格的标准。起病急、临床症状明显、病情进展较快、重要脏器受累、血清ACE增高等提示属于活动期。

知识点7：结节病的鉴别诊断	副高：熟练掌握　正高：熟练掌握

（1）肺门淋巴结结核：患者较年轻，常有结核中毒症状，结核菌素试验阳性，肺门淋巴结增大多为单侧性，可见钙化。肺部可见原发结核病灶。

（2）淋巴瘤：常见发热、贫血、消瘦等全身症状，胸内增大淋巴结多为单侧或双侧不对称性，有时可出现纵隔压迫症状。淋巴结活检可资鉴别。

（3）肺门转移性肿瘤：肺门淋巴结增大多为单侧或双侧不对称性，有原发肿瘤的临床表现。

（4）其他肉芽肿性疾病：硅沉着病、外源性过敏性肺泡炎、铍肺等能引起肺部肉芽肿性病变的疾病，均应结合临床和检查资料与结节病进行鉴别。

| 知识点8：结节病的治疗 | 副高：熟练掌握　正高：熟练掌握 |

结节病的自然缓解率Ⅰ期是55%~90%，Ⅱ期40%~70%，Ⅲ期10%~20%。无症状和肺功能正常的Ⅰ期结节病无需治疗；无症状和病情稳定的Ⅱ期和Ⅲ期，肺功能轻微异常，也不需要治疗。结节病出现明显的肺内或肺外症状，尤其累及心脏、神经系统等，需要使用全身糖皮质激素治疗。常用泼尼松0.5mg/（kg·d），连续4周，随病情好转逐渐减量至维持量，通常5~10mg，疗程6~24个月。长期服用糖皮质激素者，应严密观察激素的不良反应。当糖皮质激素不能耐受或治疗无效，可考虑使用其他免疫抑制剂，如甲氨蝶呤、硫唑嘌呤，甚至英夫利昔单抗。结节病的复发率较高，因此，结节病治疗结束后也需要每3~6个月随访1次，至少3年或直至病情稳定。

| 知识点9：结节病的预后 | 副高：熟练掌握　正高：熟练掌握 |

伴结节性红斑的急性结节病一般可在数周到数月内自行缓解，预后良好。69%~80%的Ⅰ期结节病患者亦可自行缓解，Ⅱ期的自然缓解率为50%~60%，Ⅲ期和Ⅳ期较少能自然缓解。慢性进行性结节病可侵犯心、脑重要器官，引起广泛肺纤维化，导致患者死亡。病死率<5%。

第四节　外源性过敏性肺泡炎

| 知识点1：外源性过敏性肺泡炎的概念 | 副高：熟练掌握　正高：熟练掌握 |

外源性过敏性肺泡炎（EAA）又称过敏性肺炎（HP），是指易感个体反复吸入有机粉尘抗原后诱发的一种主要通过细胞免疫和体液免疫反应介导的肺部炎症反应性疾病。组织学特征为肺泡炎和慢性间质性肺炎，伴非干酪性肉芽肿，有时累及终末细支气管。临床主要表现为吸入有机粉尘后出现发热、咳嗽、呼吸困难及不同程度的肺功能障碍等。本病有以下4个特点：①吸入有机（多属植物性）粉尘引起发病；②证明有特异性沉淀抗体；③有肺泡及小气道炎症或类似结节病样的肉芽肿病理改变；④慢性过程可发生肺纤维化。

| 知识点2：外源性过敏性肺泡炎的病因 | 副高：熟练掌握　正高：熟练掌握 |

外源性过敏性肺泡炎多数是在工作场所吸入了植物或动物的有机粉尘所引起。现已查明能引起特异性沉淀反应的抗原物质有20种之多。可见于接触同种抗原的各种不同职业，虽然很多人的职业或爱好与某种抗原有关，但实际上仅有少数人发病，说明个体易感性不同。

| 知识点3：外源性过敏性肺泡炎的发病机制 | 副高：熟练掌握　正高：熟练掌握 |

外源性过敏性肺泡炎的发病机制目前虽然仍有未明之处，但以下观点基本被认同。已证实本病有特异的IgG沉淀抗体和免疫复合物的形成，说明本病发病与抗原-抗体复合物所引起的第

Ⅲ型变态反应有关。本病的病理组织学所见类似感染性肉芽肿疾病，初期以淋巴细胞浸润为主，以后形成肉芽肿，符合Ⅳ型（迟发型）变态反应为主的病理改变。体外实验证明，凡尼微小多孢菌以及鸽子的排泄物抗原可使淋巴细胞转化为淋巴母细胞，并证明有移动抑制因子（MIF）的产生，提示细胞免疫也参与发病。动物的实验性过敏性肺泡炎的研究结果支持Ⅳ型变态反应与本病相关。总之，Ⅲ型、Ⅳ型变态反应在本病发病中均起作用，Ⅰ型变态反应可能在部分患者的发病中起一定作用。如同某些过敏性疾病一样，有时并不是单纯某一型的变态反应，而是由某一型占主导地位的多种变态反应所引起。过敏性肺泡炎是在肺脏引起、以清除异物为目的的机体反应，在清除异物过程中对不同的异物机体所发生的变态反应也就会有所不同。

知识点4：外源性过敏性肺泡炎的临床表现　　　副高：熟练掌握　正高：熟练掌握

急性形式是最常见和具有特征的表现形式。一般在职业或家居环境抗原接触后4～8小时出现畏寒、发热、全身不适伴胸闷、呼吸困难和咳嗽。如果脱离抗原接触，病情可于24～48小时内恢复。如果持续暴露，反复急性发作导致几周或几个月内逐渐出现持续进行性发展的呼吸困难，伴体重减轻，表现为亚急性形式。慢性形式是长期暴露于低水平抗原或急性或亚急性反复发作后的结果，主要表现为进行性发展的呼吸困难伴咳嗽、咳痰及体重减轻，肺底部可闻及吸气末Velcro啰音，少数有杵状指（趾）。

知识点5：外源性过敏性肺泡炎的实验室及辅助检查

副高：熟练掌握　正高：熟练掌握

（1）血液检查：急性型患者外周血中性粒细胞和淋巴细胞常增多，血沉加快，C-反应蛋白和类风湿因子可阳性，血清免疫球蛋白水平亦可升高。

（2）胸部影像学：胸部X线改变较临床症状出现较晚，大多数病例可见弥漫分布的磨玻璃样甚至粟粒样阴影，表现为间质性病变的影像。急性发作时酷似肺水肿的X线改变，两侧出现多数腺泡状、边缘模糊的小圆形影像，全肺野可见到微小的点状或条状影。上述X线所见可在临床症状得到改善后2～3周逐渐消散。慢性经过或反复发作病例则出现弥漫性肺间质纤维化的X线特征，甚至出现蜂窝样阴影。

（3）肺功能检查：急性期肺活量、第一秒用力呼出气量减少，PaO_2降低。肺弥散功能降低。症状消失后弥散功能在很长时期不能恢复。慢性肺活量明显降低，并有不可逆性的限制性通气和弥散功能障碍。

（4）特异性抗体检查：血清中可出现有特异性抗原的沉淀抗体，但不是所有病例都能获得证明。另外，接触抗原者即使不出现症状，也可能在血清中检出沉淀抗体。

（5）抗原皮肤试验：多数病例在注射抗原后15分钟左右可出现皮肤丘疹、红晕等速发型反应，部分病例在6～8小时后出现明显的发红和硬结，表现为Arthus反应。迟发型变态反应甚少。

（6）支气管肺泡灌洗液检查：BALF中细胞总数增加，可达正常值的3～5倍；以淋巴细胞增高为主，主要是T淋巴细胞；在T淋巴细胞中多数为抑制性T细胞（$CD8^+$），故$CD4^+/CD8^+$常＜1。

知识点 6：外源性过敏性肺泡炎的诊断　　　　副高：熟练掌握　正高：熟练掌握

根据明确的抗原接触史，典型的症状发作特点，胸部 HRCT 具有细支气管中心结节、斑片磨玻璃影或伴实变，气体陷闭形成的马赛克征象等特征性表现，BALF 检查显示明显增加的淋巴细胞，可以做出明确的诊断。TBLB 取得的病理资料能进一步支持诊断，通常不需要开胸肺活检。

知识点 7：外源性过敏性肺泡炎的鉴别诊断　　　　副高：熟练掌握　正高：熟练掌握

（1）急性型：主要和支气管哮喘进行鉴别。支气管哮喘多在吸入抗原后即刻发病，以喘息为主，无发热。双肺哮鸣音，血清 IgE 升高，胸部 X 线为过度通气改变等。

（2）慢性型：主要和特发性肺纤维化（IPF）进行鉴别。

外源性过敏性肺泡炎与IPF鉴别

	EAA	IPF
过敏接触史	+	−
杵状指（趾）	无或轻微	多有
环境诱发	+	−
血清沉淀抗体	+	−
组织病理	肉芽肿	UIP
BALF	淋巴细胞增多	中性粒细胞增多

知识点 8：外源性过敏性肺泡炎的治疗　　　　副高：熟练掌握　正高：熟练掌握

根本的治疗措施是脱离或避免与致过敏性肺炎的抗原接触。急性重症伴有明显的肺部渗出和低氧血症，激素治疗有助于影像学和肺功能明显改善。常用泼尼松口服，剂量 30～60mg/d，2～4 周后视病情减量以至停药。对慢性、肺已明显纤维化的病例，激素只能对尚存的部分炎症有效，对已形成的纤维化、蜂窝肺无效。

第五节　其他间质性肺疾病

知识点 1：Wegener 肉芽肿　　　　副高：熟练掌握　正高：熟练掌握

Wegener 肉芽肿是一种坏死性肉芽肿的病变，伴有血管炎。典型者表现为上呼吸道和/或下呼吸道受累、全身坏死性血管炎和肾小球肾炎的"三联征"，无肾脏改变者称为局限型。发病机制不明，但研究证实其病理改变是一种超敏反应。好发于中年男性，多起病缓慢。常累及上呼吸道，轻重不一，易继发感染。有 75%～95% 的患者肺部受损。肾脏受累时尿液可出现相应的改变。因存在全身性血管炎，故还可侵犯眼、皮肤、神经系统、心脏等。血清抗中性粒细胞胞质抗体（ANCA）阳性对诊断有意义。胸部X线可表现为肺内多发浸润影或结节影，呈多变性，其内可出现空洞，继发感染可形成肺脓肿。治疗的主要方法是应用糖皮质激素和免疫抑制剂，免疫抑制剂疗效更佳。免疫抑制剂首选环磷酰胺，用量为2mg/（kg·d）口服或静脉注射。对鼻、咽、口等处肉芽肿性病变，可加用局部放疗。不伴肾脏受累者病程较长，预后较肾脏受累者佳。

知识点2：肺泡蛋白沉着症　　　　　副高：熟练掌握　正高：熟练掌握

肺泡蛋白沉着症（PAP）以肺泡腔内积聚大量的表面活性物质为特征，主要是体内存在的抗粒细胞-巨噬细胞集落刺激因子（GM-CSF）自身抗体导致肺泡巨噬细胞对表面活性物质的清除障碍所致。隐匿起病，10%～30%诊断时无症状。常见症状是呼吸困难伴咳嗽，偶有咳痰。X线胸片显示两侧弥漫性的肺泡渗出，分布于肺门周围，形成"蝴蝶"样图案。经常是广泛的肺部渗出与轻微的临床症状不相符合，胸部HRCT特征性的表现：①磨玻璃影与正常肺组织截然分开，形成"地图"样图案；②小叶间隔和小叶内间隔增厚，形成多边形或"不规则铺路石"样图案。特征性生理功能改变是肺内分流导致的严重低氧血症。BAL回收液特征性地表现奶白色，稠厚且不透明，静置后沉淀分层，BALF细胞或TBLB组织的过碘酸雪夫（PAS）染色阳性和阿辛蓝染色阴性，可以证实诊断。

1/3的患者可以自行缓解。对于有明显呼吸功能障碍的患者，全肺灌洗是首选和有效的治疗。近来发现，部分患者对GM-CSF替代治疗反应良好。

知识点3：特发性肺含铁血黄素沉着症　　　副高：熟练掌握　正高：熟练掌握

特发性肺含铁血黄素沉着症是一种原因不明的间歇性、弥漫性肺泡出血，导致肺内含铁血黄素沉积，临床表现为反复发作的咳嗽、气促、咯血和继发性缺铁性贫血。主要见于儿童，成人仅占20%。急性发作期症状主要由肺出血所致，患者可有咳嗽、咯血、呼吸困难、面色苍白、心悸、发绀等。肺部可闻及湿性啰音，症状持续数日后逐渐缓解。慢性期可表现为贫血、乏力、咳嗽、咯血、低热，并可见杵状指和脾大。病情反复发作可致肺纤维化及肺心病。血液检查为缺铁性贫血，痰和胃液可检出含铁血黄素细胞，肺功能多呈限制性通气功能障碍。胸部X线急性期多为双肺野弥漫小斑点状阴影，或广泛间质性肺炎所见。以肺门周围和中下野为多，可融合成大片或絮状阴影。一般肺出血停止后肺内阴影在数周内吸收。慢性病例呈广泛纤维化影像。诊断依据为临床表现、X线胸片表现，以及痰、胃液或BALF中找到含铁血黄素细胞，应排除肺出血-肾炎综合征和其他原因所致弥漫性肺泡出血。目前尚无特异性疗法。对症治疗、糖皮质激素和免疫抑制剂的应用可有一定的疗效。

知识点4：肺朗格汉斯细胞组织细胞增生症　　副高：熟练掌握　正高：熟练掌握

肺朗格汉斯细胞组织细胞增生症（PLCH）是一种与吸烟相关的ILD，多发生于成年人，临床罕见。特征性的病理改变为以呈细支气管中心分布的朗格汉斯细胞渗出形成肉芽肿，机化形成"星形"纤维化病灶伴囊腔形成。起病隐匿，表现为咳嗽和呼吸困难，1/4为胸部影像偶然发现，也有部分患者因气胸就诊发现。X线胸片显示结节或网格结节样渗出性病变，常分布于上叶和中叶肺，肋膈角清晰。HRCT特征性地表现为多发的管壁厚薄不等的不规则囊腔，早期多伴有细支气管周围结节（直径1～4mm），主要分布于上、中肺野。主要涉及上、中肺野的多发性囊腔和结节或BALF朗格汉斯细胞（OKT6或抗CD1a抗体染色阳性）＞5%，高度提示PLCH的诊断。治疗须首先劝告患者戒烟；对于严重或进行性加重的患者，戒烟后还需要应用糖皮质激素。

第十五章 硅沉着病

| 知识点 1：硅沉着病的概念 | 副高：熟练掌握 正高：熟练掌握 |

硅沉着病原又称矽肺，是尘肺中最为常见的一种类型，是长期吸入大量含有游离二氧化硅粉尘所致的以肺纤维化为主要表现的一种肺部疾病，常与工作环境有关，尤其在石英工业如矿山开采、采石、开凿隧道、铸造、玻璃及搪瓷、陶瓷行业中发病较多。

| 知识点 2：硅沉着病的病因及发病机制 | 副高：熟练掌握 正高：熟练掌握 |

空气中的游离二氧化硅颗粒吸入肺泡后，被肺泡巨噬细胞吞噬，颗粒表面的羟基与巨噬细胞溶酶体膜脂蛋白结合，导致吞噬细胞溶酶体崩解和细胞破坏，颗粒释放后又被其他巨噬细胞吞噬；大量吞噬细胞受损后，吞噬细胞释放的"致纤维化因子"刺激成纤维细胞，导致胶原纤维增生；同时巨噬细胞释放抗原，刺激位于粉尘灶和巨噬细胞周围的浆细胞分泌抗体，抗原抗体复合物和补体沉积于胶原纤维上，使新形成的结缔组织呈玻璃样外观。

肺部病变的发展与粉尘中游离二氧化硅的含量、粉尘浓度和接触时间长短相关，位于游离二氧化硅含量高的高浓度粉尘环境中，不足 1 年即可出现进展迅速的肺部病变；环境中粉尘浓度较低或粉尘中游离二氧化硅含量较低时则需数年才有明显的肺部病变；部分患者亦可在停止接触粉尘后数年出现肺部病变。

| 知识点 3：硅沉着病的病理 | 副高：熟练掌握 正高：熟练掌握 |

硅沉着病的病理特征是位于支气管和血管周围，直径为 0.3～1.5mm 的二氧化硅性结节，组织学上该结节呈圆形或星芒状，中央由玻璃样胶原纤维组成，呈同心圆排列；周围有网状纤维、巨噬细胞、成纤维细胞和浆细胞包绕；用偏光显微镜可显示结节内的石英颗粒。

两个或以上的结节可聚集形成小而圆的团块，很多结节融合可形成大的玻璃样团块，团块之间的肺组织出现明显肺气肿改变，胸膜和肺门淋巴结受累可出现钙化和二氧化硅结节。

| 知识点 4：硅沉着病的临床表现 | 副高：熟练掌握 正高：熟练掌握 |

早期硅沉着病可无症状或症状不明显；随着病情的进展可出现咳嗽，多在清晨发生；后期可呈阵发性咳嗽，无痰或仅有少量黏痰，合并支气管肺部感染有大量脓痰；发生并发症时可出现咯血；病情发展到一定阶段可有活动时呼吸困难。

| 知识点5：硅沉着病的实验室及辅助检查 | 副高：熟练掌握　正高：熟练掌握 |

胸部X线检查常有明显改变。早期呈圆形或类圆形结节阴影，散在分布，大小和密度相似且形态一致，直径多为1～3mm，多于两中、下肺野的中、外带出现；随着病情进展，散在的小结节影数量增多、体积增大，扩展到全肺野各区域，常对称分布；锁骨下外带或其他某个区域可出现结节小阴影逐渐密集且阴影之间透亮度减退，形成边缘模糊的"发白区"，并缓慢发展为密度均匀、边缘清楚的团块状大阴影，周围有不同程度的肺气肿或肺大疱；大块阴影可通过条索状阴影与肺门相连或与膈胸膜粘连，造成肺门下方纹理呈"垂柳状"或膈胸膜呈"天幕状"改变；有时可出现空洞；因肺门淋巴结增大出现肺门阴影增大，密度增高，边缘模糊不清，可伴有"蛋壳样钙化"。

早期硅沉着病可见肺纹理普遍增多、增粗、毛糙，达肺外带；病变进展时肺纹理扭曲变形、中断或紊乱；晚期因合并肺气肿肺纹理反而不明显，当吸入的粉尘中游离二氧化硅浓度不高时两中、下肺野可呈现网织状阴影或"磨玻璃状"混浊。

随着病变进展肺呼吸功能检查可有限制性通气功能障碍、弥散功能障碍及通气血流比例失衡，动脉血氧分压降低。

| 知识点6：硅沉着病的诊断 | 副高：熟练掌握　正高：熟练掌握 |

根据可靠的生产性粉尘接触史、现场劳动卫生学调查资料，以技术质量合格的X线后前位胸片表现作为主要依据，参考动态观察资料及硅沉着病流行病学调查情况，结合临床表现和实验室检查，排除其他肺部类似疾病后，对照硅沉着病诊断标准可作出硅沉着病的诊断和X线分期。

| 知识点7：硅沉着病的治疗 | 副高：熟练掌握　正高：熟练掌握 |

硅沉着病患者应及时调离粉尘作业，并根据病情需要进行综合治疗，积极预防和治疗肺结核及其他并发症，以期减轻症状、延缓病情进展、提高患者寿命及生活质量。支气管肺泡灌洗治疗可减少肺泡内矽尘的数量而延缓病情的进展，但对已形成的病变和支气管及血管周围巨噬细胞内的矽尘无清除作用。

| 知识点8：硅沉着病的预防及预后 | 副高：熟练掌握　正高：熟练掌握 |

降低工人环境中的粉尘浓度，加强防护措施，定期摄X线胸片检查，早期发现并使之脱离粉尘接触可减少疾病的发生和改善预后。本病进展多缓慢，脱离粉尘作业并给予积极的综合治疗一般预后较好，少数病例病变可持续进展，出现严重的并发症及呼吸功能不全则预后较差。

第二篇
心血管系统疾病

第一章 总 论

第一节 心血管系统结构与功能特点

心血管系统由心脏和血管，包括大血管及其分支和毛细血管网组成。它们构成循环的管道系统，毛细血管网分布在全身各部位的器官和组织中。在神经、体液等因素的调节下，血液在这一管道系统内循环流动，将氧、营养物质、激素等运送到组织，又将组织的代谢产物运走，从而保证机体的新陈代谢，维持生命活动。

心脏是一个中空器官，其内部分为左、右心房和左、右心室四个腔。全身的静脉血由上、下腔静脉口入右心房，而心壁本身的静脉血由冠状窦口入右心房。右心房的血液经三尖瓣口流入右心室。静脉血经右心室前上方肺动脉瓣流入肺动脉，由肺进行气体交换后的氧合血液，再经左右各两个肺静脉口流入左心房。左心房的血液经二尖瓣流入左心室，再由左心室上方主动脉瓣口射入主动脉。

心脏传导系统包括窦房结、房室结、房室束和浦肯野纤维。窦房结是心脏正常的起搏点，位于右心房壁内，窦房结内的起搏细胞发生的兴奋通过过渡细胞传至心房肌，使心房肌收缩。同时兴奋可经结间束下传至房间隔下部的房室结。由房室结发出房室束进入心室。房室结将窦房结发出的冲动传至心室引起心室收缩。房室束进入室间隔分成左、右束支，分别沿心室内膜下行，最后以细小分支，即为浦肯野纤维分布于心室肌。

| 知识点4：心肌细胞的生理特性 | 副高：掌握　正高：掌握 |

心肌生理特性包括：自律性、兴奋性、传导性、收缩性。

（1）自律性：心肌细胞在没有外来刺激的条件下，自动地产生节律性兴奋的特性，称为自律性。心肌自律性的基础是自律细胞的4期自动去极。窦房结的4期去极速率最快，自律性最高，所以窦房结为心脏起搏点。

（2）兴奋性：心肌细胞具有对刺激发生反应的能力，称为兴奋性。包括有效不应期、相对不应期、超常期。心肌细胞的有效不应期特别长，保证心肌不发生强直收缩。

（3）传导性：心肌细胞具有传导兴奋的能力，称为传导性。

（4）收缩性：心肌能够在肌膜电位触发下产生收缩反应，称收缩性。

| 知识点5：心脏的收缩功能 | 副高：掌握　正高：掌握 |

心脏收缩功能由前负荷、后负荷、心肌收缩力、心率和心律决定。

（1）前负荷：心室舒张末容量或压力反映整体心脏的前负荷。根据Frank-Starling定律，在一定范围内增加前负荷将增加心排出量。一般情况下，右房平均压代表右室充盈压，反映右心室前负荷。因此，通过目测颈静脉压，可了解右心室的前负荷状态。左室前负荷状态对维持一定的心排出量和动脉血压具有更重要的意义。采用漂浮导管测量肺毛细血管楔压，可了解左室前负荷状态。

（2）后负荷：指心室射血时所面对的负荷。对整体心脏而言，动脉收缩压反映心室的后负荷。此外，它与心脏大小和室壁厚度有关。当动脉收缩压升高时，心搏量倾向于下降，因为心室收缩射出同样血量时需要克服较大的射血阻力。对正常心脏，当动脉收缩压升高、心搏量下降时心室收缩末容量增加，使舒张末容量，即前负荷增加。通过Frank-Starling定律，心搏量增至正常。

（3）心肌收缩力：如前、后负荷固定不变，离体心肌收缩时缩短的幅度和速度反映其收缩力。在体心脏收缩期心室腔内压力上升的最大速度（dp/dt_{max}）是反映心室收缩力的指标。

（4）心率和心律：心排出量＝心率×心搏量。在一定范围内增加心率，将增加心排出量。心率增快，使舒张期缩短，可影响心室的充盈而导致心搏量减少。当心率过快（如成人＞180次/分）时，可因心搏量显著下降而导致心排出量降低。不同心脏疾病和心功能状态的患者，其适宜的心率范围并不完全相同。心脏房室按正常顺序收缩和心室各部分协调收缩对维持正常心功能和心脏做功的效率具有重要意义。心房颤动、室性心动过速、房室传导阻滞及心室内传导阻滞时，可发生机械收缩顺序的改变，影响心脏收缩的协调性和同步性，从而降低心功能。

知识点6：心脏的舒张特性　　　　　　　　　　副高：掌握　正高：掌握

心脏的舒张特性主要取决于舒张期心肌纤维的主动舒张能力、心室壁内在的僵硬度和心室腔的特性。心室壁肥厚或纤维化使心室的僵硬度增加（顺应性下降），充盈时不容易被扩张，进而增大充盈阻力，充盈压升高。其结果是心房代偿性肥大、收缩增强，以克服升高的心室充盈阻力，保证心室在舒张期获得足够的充盈。左心室顺应性降低时，左心室舒张压和左心房压力升高，患者可出现肺淤血引起的呼吸困难等心功能不全的症状，临床称舒张功能不全。

知识点7：心肌氧耗量　　　　　　　　　　　　副高：掌握　正高：掌握

心肌氧耗量取决于身体基础代谢状态、左心室收缩压（或室壁应力）、心率和心肌收缩力。收缩压和心率与心肌氧耗量成正比。通常用收缩压和心率的乘积来估计氧耗量的大小。心肌氧耗量显著高于其他器官组织。静息时，正常左心室每分钟耗氧为每100g心肌6～8ml。

知识点8：冠状动脉的结构　　　　　　　　　　副高：掌握　正高：掌握

冠状动脉是供应心脏本身血液的血管，分为：

（1）左冠状动脉

1）左主干：起源于主动脉根部左冠窦，分为左前降支和左回旋支，有时亦发出第三支血管，即中间支。

2）左前降支：沿前室间沟下行，下行至心尖或绕过心尖。其主要分支包括间隔支动脉和对角支。

3）左回旋支：绕向后于左心耳下到达左房室沟。其主要分支为钝缘支。

（2）右冠状动脉：大部分起源于主动脉根部右冠窦。下行至右房室沟，绝大多数延续至后室间沟。其分支包括圆锥支、窦房结动脉、锐缘支，远端分为后降支和左室后支。

知识点9：冠状动脉血流量的调节　　　　　　　副高：掌握　正高：掌握

为保证心肌高氧耗的需求，冠状动脉的血流量很大。静息时，正常成人左室每分钟血流量为每100g心肌60～90ml。冠状动脉血流量取决于5个因素：①心肌氧耗量；②冠状动脉灌注压；③心脏收缩时，心室壁对穿行于室壁内的冠状动脉的压迫作用；④舒张期长短；⑤内源性或外源性血管活性物质对冠状动脉舒张、收缩状态的调节。

知识点10：全身血液循环的调节　　　　　　　副高：掌握　正高：掌握

心脏泵出的血液分别进入肺循环和体循环。全身血管阻力主要由小动脉舒缩状态决定。静脉系统容纳了循环血容量的75%～80%。身体各部分器官的血流量差异很大。肾脏的血流量为心排出量的20%，以保证其滤过功能的完成，但氧摄取率很低。冠状动脉循环对氧的摄取率很高，可达60%~70%。大动脉的血流速度快，主动脉血流速度约为31cm/s。毛细血管内血流速度仅为0.05cm/s，以保证组织内代谢产物的充分交换。每个器官根据其代谢需要通过调节局部血管阻力来获得适量的血液供给。全身血管阻力则受神经反射、体液因素的调节。例如，突然站立或直立倾斜时静脉回流量和心排出量均下降，通过神经反射使全身血管总阻力增加，以防止动脉血压明显降低。

知识点11：受体和受体后信号转导系统的调节　　　　　副高：掌握　　正高：掌握

受体和受体后信号转导系统在心血管系统功能调节中具有重要意义。在细胞膜上存在多种受体。细胞外信号，如激素、神经递质等与受体结合，通过信号转导系统调节细胞的功能。在这个过程中，许多蛋白激素与G蛋白偶联受体结合后，将信号传递给效应蛋白，形成信号的逐级放大。心脏和血管的受体主要有α和β肾上腺素能受体、多巴胺能受体、前列腺素能受体、血管紧张素能受体、内皮素能受体等，均参与心血管系统功能的调节。

知识点12：心肌动作电位的构成　　　　　　　　　　　副高：掌握　　正高：掌握

（1）除极过程（0相）。
（2）复极过程：①1期（快速复极初期）；②2期（平台期）；③3期（快速复极末期）；④4期（静息期）。

第二节　心血管系统疾病的诊断

知识点1：心血管系统疾病的临床表现　　　　　副高：熟练掌握　　正高：熟练掌握

（1）症状：常见心血管疾病的症状有发绀、呼吸困难、胸痛、心悸、水肿、晕厥，其他症状还包括咳嗽、头痛、头晕或眩晕、上腹胀痛、恶心、呕吐、声嘶等。
（2）体征：心血管病常见体征有：
1）望诊：主要观察一般情况、呼吸状况（是否存在端坐呼吸等）、是否存在发绀、贫血、颈静脉怒张、水肿等。此外，环形红斑、皮下结节等有助于诊断风湿热，两颧呈紫红色有助于诊断二尖瓣狭窄和肺动脉高压，皮肤黏膜的淤点、Osler结节、Janeway点等有助于诊断感染性心内膜炎，杵状指（趾）有助于诊断右至左分流的先天性心脏病。
2）触诊：应用手掌尺侧或示指、中指并拢的指腹进行触诊。主要观察是否存在心尖搏动异常、震颤、心包摩擦音、毛细血管搏动、静脉充盈或异常搏动、脉搏的异常变化、肝颈反流征、肝脾大、下肢水肿等。
3）叩诊：用间接叩诊法叩出左、右心界，主要观察是否存在心界增大等。
4）听诊：依次在心脏二尖瓣区、肺动脉瓣区，主动脉瓣区（第一和第二）和三尖瓣区以及心脏外相应位置听诊。主要观察是否存在心音的异常变化、额外心音、心脏杂音和心包摩擦音、心律失常、肺部啰音、周围动脉的杂音和"枪击声"等。

知识点2：心血管系统疾病的实验室检查　　　副高：熟练掌握　正高：熟练掌握

实验室检查主要包括常规血、尿、多种生化检查，包括动脉粥样硬化时血液中各种脂质检查；急性心肌梗死时血肌钙蛋白、肌红蛋白和心肌酶的测定；心力衰竭时脑钠肽的测定等。此外，微生物和免疫学检查有助于诊断，如感染性心脏病时体液的微生物培养、血液细菌、病毒核酸及抗体等检查；风湿性心脏病时有关链球菌抗体和炎症反应（如抗"O"、血沉、C-反应蛋白）的血液检查。

知识点3：心血管系统疾病的非侵入性检查　　　副高：熟练掌握　正高：熟练掌握

（1）血压测定：包括诊所血压、家庭自测血压和动态血压监测。①诊所血压包括传统的医生测量血压和较新研究中采用的诊所自测血压，诊所自测血压比医生测量要低；②家庭自测血压简便易行，适合患者进行自我监测；③动态血压监测，采用特殊血压测量和记录装置，在一定时间间隔测量并记录24小时的血压，以了解不同生理状态下血压的动态变化。正常人24小时血压白昼高、夜间低，血压值分布趋势图呈杓形。部分高血压患者的血压趋势图呈非杓形或反杓形。动态血压监测对轻型高血压、阵发性高血压和假性高血压的检测具有重要意义。此外，还用来评价抗高血压药的降压疗效。观察最大降压作用（峰作用）和最小作用（谷作用）出现的时间和谷峰作用强度的比值，这些指标有助于选择合理的剂量和用法，以维持平稳的降压效应。

（2）心电图检查：包括常规心电图、24小时动态心电图、心电图运动负荷试验、心室晚电位和心率变异性分析等。

1）常规心电图：十二导联常规心电图分析内容主要包括心率、节律、各传导时间、波形振幅、波形形态等，对诊断各种类型的心律失常、心脏传导障碍、心肌梗死和缺血、房室肥大、心肌和心包疾病、血清电解质紊乱，观察药物（如洋地黄、抗心律失常药等）对心脏的作用，具有重要意义。

2）24小时动态心电图：又称Holter监测，它采用长时间（24～72小时）连续记录心电图的方法，能获得比常规心电图更多的信息。在心律失常、心肌缺血的诊断及药物疗效评价方面有较大价值。

3）心电图运动负荷试验：是使受检者接受适量运动，观察其症状、心率、血压、心电图及其他指标的变化情况，并据此辅助诊断心脏疾病或对预后做出判断的方法。目前常用平板和踏车运动试验。

4）心室晚电位：心室晚电位是出现于QRS波终末部的高频、低振幅碎裂电活动。在心肌梗死、缺血、心肌疾病或严重心力衰竭时，病变的心肌组织中可能存在岛状存活的正常心肌细胞。这些心肌细胞与纤维组织混杂交织。心肌电活动沿着分隔的心肌纤维束所形成的曲折、迂回径路的缓慢、不同步传导，在心电图上表现为延迟出现的高频、低振幅的碎裂电位。由于碎裂电位的存在，在周围心肌细胞脱离不应期能被激动时，岛状心肌细胞可能与之形成折返环路，从而导致心动过速的发生。在记录体表心电图基础上，利用信号叠加技术和高分辨性能的记录器，可记录和分析心室晚电位。它有多种分析方法，其中以时域和频域法较常用。心室晚电位阳性者发生室性心动过速和心脏性猝死的危险性较大。

5）心率变异性分析：心率的快慢受交感神经和迷走神经张力的影响。正常人24小时窦性频率的快慢随时间有一定程度的变化，称为心率变异性。这种变异的大小是反映交感神经和迷走神经张力的重要指标。通常采用24小时动态心电图，以连续窦性心搏的R-R间期为基础来计算心率变异性指标，用时域法或频域法进行分析计算。心肌梗死、慢性心力衰竭、糖尿病患者心率变异性降低。

（3）心脏超声检查：包括M型超声心动图、二维超声心动图、多普勒超声心动图、经食管超声、心脏声学造影和实时三维心脏超声等。

1）M型超声心动图：一维声束探测心脏和大血管的各层结构主要用于测量主动脉根部，二尖瓣和左心室的功能活动，观察各层结构的运动状态。

2）二维超声心动图：从二维平面显示心脏、大血管不同方位的断层结构与毗邻关系。常规经胸二维超声心动图可从不同方位显示心脏各房室的形态、大小及运动，观察心脏瓣膜的形态、开放和关闭状况，心脏室壁、间隔的厚度、完整性及运动，主动脉、肺动脉的位置与心室的解剖关系等。根据心脏解剖结构、形态、大小、运动状况和毗邻关系的改变，可对心瓣膜病、心肌病、先天性心脏病、心脏肿瘤及心包疾病作出诊断。对冠心病、高血压病、慢性心力衰竭、心律失常等也可观察到相应的解剖、功能或运动状态的改变，提供有价值的诊断资料。

3）多普勒超声心动图：是一种将声波在传递过程中的多普勒效应用于检测心脏和大血管内的血流速度和血流方式（如层流、湍流、涡流等）的技术。彩色多普勒血流显像对瓣膜狭窄和反流以及心内分流的诊断与定量分析，具有重要意义。脉冲多普勒和连续多普勒超声心动图常用来测量和估计左、右心室射血速度、舒张期心室血流充盈速度和方式、狭窄瓣口的跨瓣压差及瓣口反流的严重程度等。组织型多普勒成像技术将多普勒信号中的血流信号删去，留下速度较低的心肌运动信号进行彩色编码，用以分析心肌壁的运动速度和加速度，评价心壁运动状态和收缩的同步性，区别失去收缩活动的心肌和正常心肌。

4）经食管超声：由于食管位置接近心脏，因此提高了许多心脏结构，尤其是后方心内结构如房间隔、左侧心瓣膜及左侧心腔病变（如左房血栓等）的可视性和分辨率。

5）心脏声学造影：经血管注射含有或可产生微小气泡的声学造影剂后，心腔或心肌组织内出现云雾状造影回声。根据造影剂回声出现的解剖部位、时间，可获得具有诊断价值的信息。用于观察心房、心室和大血管水平的心内分流。心肌灌注声学造影，用以评价心肌血流灌注状况。对估计心肌缺血的程度和范围，以及观察治疗后血液灌注恢复情况有重要价值。

6）实时三维心脏超声：可以更好地对心脏大小、形状及功能进行定量，尤其是为手术计划中异常病变进行定位，还可指导某些心导管操作包括右心室心肌活检等。

（4）X线胸片：可显示心脏、大血管及肺血管影像。通常采用正位、侧位或斜位投照，以评价心脏各房室的形态和大小。根据心脏和大血管形态、大小的改变，结合肺血管影像，可推断心脏病的病因或提供辅助诊断资料。左侧房室扩大较易从常规X线检查中获得诊断，而对轻度右侧房室扩大，却难以根据常规X线的影像确定。透视时，可根据钙化影出现的解剖部位（如二尖瓣、心包、主动脉瓣、大血管壁、冠状动脉等）判断其临床意义。肺血管影像对先天性心脏病、心内分流、肺动脉高压、肺淤血和肺水肿的诊断可提供影像学依据。

（5）心脏CT：以往心脏CT主要用于观察心脏结构、心肌、心包和大血管改变，近几年，冠状动脉CT造影（CTA）发展迅速，逐渐成为评估冠状动脉粥样硬化的有效的无创成像方法，是筛查和诊断冠心病的重要手段。

（6）心脏MRI：心脏MRI不仅可以观察心脏结构、功能、心肌心包病变，还可用于识别急性心肌梗死后冠状动脉再灌注后的微血管阻塞；采用延迟增强技术可定量测定心肌瘢痕大小，识别存活的心肌。

（7）心脏核医学：正常或有功能的心肌细胞可选择性摄取某些显像药物，摄取量与该部位冠状动脉灌注血流量成正比，也与局部心肌细胞的功能或活性密切相关。利用正常或有功能的心肌显影、坏死和缺血的心肌不显影（缺损）或影像变淡（稀疏），可以定量分析心肌灌注、心肌存活和心脏功能。显像技术包括心血池显像、心肌灌注显像、心肌代谢显像等。临床常用显像剂包括 ^{201}Tl、^{99m}Tc-MIBI 及 ^{18}FDG 等。常用的成像技术包括单光子发射计算机体层显像（SPECT）和正电子发射计算机体层显像（PET）。与SPECT相比，PET特异性、敏感性更高。

知识点4：心血管系统疾病的侵入性检查　　　　副高：熟练掌握　　正高：熟练掌握

（1）右心导管检查：是一种有创介入技术。将心导管经周围静脉送入上、下腔静脉、右心房、右心室、肺动脉及其分支，在腔静脉及右侧心腔进行血流动力学、血氧和心排血量测定，经导管内注射对比剂进行腔静脉、右心房、右心室或肺动脉造影，可以了解血流动力学改变，用于诊断简单（房间隔缺损、室间隔缺损、动脉导管未闭）和复杂（法洛四联症、右心室双出口）的先天性心脏病、判断手术适应证和评估心脏功能状态。

（2）左心导管检查

1）左心导管检查：经周围动脉插入导管，逆行至主动脉、左心室等处进行压力测定和心血管造影，可了解左心室功能、室壁运动及心腔大小、主动脉瓣和二尖瓣功能，并可发现主动脉、颈动脉、锁骨下动脉、肾动脉及髂总动脉的血管病变。

2）选择性冠状动脉造影：是目前诊断冠心病的"金标准"。将造影导管插到冠状动脉开口内，注入少量对比剂用以显示冠状动脉情况，动态观察冠状动脉血流及解剖情况，了解冠状动脉病变的性质、部位、范围、程度等，观察冠状动脉有无畸形、钙化及有无侧支循环形成。

（3）心脏电生理检查：心脏电生理检查是以整体心脏或心脏的一部分为对象，记录心内心电图、标测心电图和应用各种特定的电脉冲刺激，借以诊断和研究心律失常的一种方法。对于窦房结、房室结功能评价，预激综合征旁路定位，室上性心动过速和室性心动过速的机制研究、筛选抗心律失常药物和拟定最佳治疗方案均有重要意义，可用于埋藏式心脏起搏器、植入型自动心律转复除颤器（ICD）和抗心动过速起搏器适应证的选择和临床功能参数的选定，是导管射频消融治疗心动过速必需使用的检查。

（4）腔内成像技术

1）心腔内超声：将带超声探头的导管经周围静脉插入右心系统，显示的心脏结构图像清晰，对瓣膜介入及房间隔穿刺等有较大帮助。

2）血管内超声（IVUS）：将小型超声换能器安装于心导管顶端，送入血管腔内，可显示血管的横截面图像，并进行三维重建，可评价冠状动脉病变的性质，定量测定其最小管径、面积、斑块大小及血管狭窄百分比等，对估计冠脉病变严重程度、指导介入治疗等有重要价值。

3）光学相干断层扫描（OCT）：将利用红外光的成像导丝送入血管内，可显示血管的横截面图像，并进行三维重建，其成像分辨率较血管内超声提高约10倍。

（5）心内膜和心肌活检：利用活检钳夹取心脏内壁组织，以了解心脏组织结构及其病理变化。一般多采用经静脉右心室途径，偶用经动脉左心室途径。对于心肌炎、心肌病、心脏淀粉样变性、心肌纤维化等疾病具有确诊意义，对判断心脏移植后排异反应及评价疗效具有重要意义。

（6）心包穿刺：是借助穿刺针直接刺入心包腔的诊疗技术。目的：①引流心包腔内积液，降低心包腔内压，是急性心脏压塞的急救措施；②通过穿刺抽取心包积液，做生化测定，涂片寻找细菌和病理细胞，做结核分枝杆菌或其他细菌培养，以鉴别诊断各种性质的心包疾病；③通过心包穿刺，注射抗生素等药物进行治疗。

第三节　心血管系统疾病的防治

知识点1：心理和行为治疗　　　　　　　　　　　　副高：掌握　正高：掌握

行为、性格类型和精神紧张可能与高血压、冠心病的发病有一定关系。心血管病患者过度紧张、兴奋、焦虑可能诱发心律失常、心绞痛、心肌梗死、脑卒中、动脉瘤破裂，甚至猝死等严重后果。疾病带来的痛苦，或者对疾病性质、预后或诊断、治疗方式的误解，可使患者处于紧张和焦虑之中。医师对疾病的不恰当处理或对预后的错误解释，常加重患者的心理负担，使症状加重。心理治疗的目的在于帮助患者正确认识疾病、消除心理负担，并积极配合治疗。

知识点2：药物治疗　　　　　　　　　　　　　　　副高：掌握　正高：掌握

虽然目前治疗心血管疾病的方法越来越多，但是药物治疗仍然是基础，是最重要和首选的方法之一。治疗心血管疾病的常用药物常按作用机制进行分类，如血管紧张素转换酶抑制剂（ACEI）类、血管紧张素受体阻滞剂（ARB）类、β受体阻滞剂、扩血管药、利尿剂、α受体阻滞剂、正性肌力药物、调脂类药物、抗心律失常药、钙离子通道阻滞剂等。也有按具体疾病的治疗药物选择进行分类，如降血压药物、治疗冠心病药物、治疗心功能不全药物、抗凝抗栓药物等。要正确掌握心血管药物的临床应用，应熟悉每一种药物的药效学、药代动力学、剂量、用法、适应证、禁忌证和不良反应等基本知识。个体对药物反应的差异很大，因此在用药过程应密切观察患者的反应，并调整剂量。选用抗心律失常药物时，不仅要考虑心律失常的类型，而且还要注意患者基础心脏病的种类及心功能状况。如果忽略后者，所选的药物虽然能控制心律失常，却可能使死亡率增加。有的药物治疗剂量与中毒剂量接近，掌握不当时可产生致命的毒不良反应。这些因素增加了正确使用心血管药物的难度。联合用药有时可增强疗效，减轻不良反应。如在高血压的治疗中，常采用两种以上降压药联合使用。在联合用药时应注意药物的相互作用，如某些降脂药和抗心律失常药可增加口服抗凝药的抗凝作用，导致出血并发症。

| 知识点3：电治疗 | 副高：掌握　正高：掌握 |

除颤器用于心室颤动的紧急电除颤，是医院必备的急救设备。电除颤器还用于阵发性室性和室上性心动过速、心房扑动及心房颤动，将其转复为窦性心律。埋藏式心脏转复除颤器（ICD）可自动识别和终止室性心动过速和心室颤动，用于心脏性猝死的预防。人工心脏起搏器按设置的频率有规律地发放电脉冲激动心脏，主要用于治疗各种原因引起的严重心动过缓和心脏停搏，也用于ORS波增宽的心力衰竭患者的同步化治疗。

| 知识点4：介入治疗 | 副高：掌握　正高：掌握 |

介入治疗是在心导管术基础上发展起来的一种治疗技术，其创伤小、疗效确切。目前主要用于冠心病、先天性心脏病、心瓣膜病及某些快速性心律失常的治疗。

（1）经皮冠状动脉介入术（PCI）：是在血管造影仪的引导下，通过特制的导管、导丝、球囊、支架等，对狭窄或阻塞的冠状动脉进行血运重建的治疗方法。是治疗冠心病的一种最常用、最成熟的介入技术。

（2）射频消融术：是将电极导管经静脉或动脉送入心腔特定部位，释放射频电流导致局部心内膜及心内膜下心肌凝固性坏死，达到阻断快速性心律失常异常传导束和起源点的介入性技术。治疗各种快速型心律失常，包括心房颤动等的重要治疗策略。

（3）冷冻消融：通过液态制冷剂的吸热蒸发，带走组织热量，使目标消融部位温度降低，异常电生理的细胞组织遭到破坏，从而消除心律失常。目前主要应用于阵发性房颤的介入治疗。

（4）经皮导管消融肾动脉去交感神经术（RDN）：通过阻断肾脏传出神经从而中断交感神经系统、肾素-血管紧张素轴和血压升高的恶性循环。目前主要用于治疗顽固性高血压。

（5）埋藏式心脏起搏器植入术：①治疗缓慢性心律失常的埋藏式起搏器：主要用于病态窦房结综合征和高度房室传导阻滞患者；②心脏再同步化治疗（CRT）：主要通过双心室起搏纠正室间或心室内不同步，增加心室排血和充盈，减少二尖瓣反流，提高射血分数，从而改善患者心功能；③植入型心律转复除颤器（ICD）：能明显降低心脏性猝死高危患者的病死率，是目前防止心脏性猝死最有效的方法。

（6）先天性心脏病经皮封堵术：包括室间隔缺损、房间隔缺损和动脉导管未闭的封堵术。

（7）心脏瓣膜的介入治疗：目前发展最迅速的是针对高危主动脉瓣狭窄患者的经皮主动脉瓣置入术（TAVI）和二尖瓣关闭不全患者的经皮修补术。

知识点5：外科手术治疗	副高：掌握　正高：掌握

对先天性心脏病、心瓣膜病、大血管疾病、冠心病及心脏肿瘤和心包疾病，外科手术是最重要的治疗方式之一。包括冠状动脉旁路移植手术、心脏各瓣膜修补及置换手术、先天性心脏病矫治手术、心包剥离术、心脏移植等。手术方式和时机的选择，围术期的处理常需要内科医师参与。

第二章　心力衰竭

第一节　急性心力衰竭

知识点1：急性心力衰竭的概念　　　　　副高：熟练掌握　正高：熟练掌握

　　急性心力衰竭简称急性心衰，是发生在原发性心脏病或非心脏病基础上的急性血流动力学异常，导致以急性肺水肿、心源性休克为主要表现的临床综合征。

知识点2：急性心力衰竭的病因及临床分类　　副高：熟练掌握　正高：熟练掌握

　　（1）急性左心衰竭：急性发作或加重的心肌收缩力明显降低、心脏负荷加重，造成急性心排出量骤降、肺循环压力突然升高、周围循环阻力增加，出现急性肺淤血、肺水肿并可伴组织器官灌注不足和心源性休克的临床综合征。包括慢性心衰急性失代偿、急性冠脉综合征、高血压急症、急性心瓣膜功能障碍、急性重症心肌炎、围生期心肌病和严重心律失常。
　　（2）急性右心衰竭：右心室心肌收缩力急剧下降或右心室的前后负荷突然加重，引起右心排血量急剧减低的临床综合征，常为右心室梗死、急性大面积肺栓塞、右心瓣膜病所致。
　　（3）非心源性急性心衰：常由高心排出量综合征（甲亢危象、贫血、感染败血症）、严重肾脏疾病（心肾综合征）、严重肺动脉高压等所致。

知识点3：急性心力衰竭的临床表现　　　　副高：熟练掌握　正高：熟练掌握

　　（1）症状：发病急剧，患者突然出现严重呼吸困难、端坐呼吸、烦躁不安，呼吸频率达30～50次/分，频繁咳嗽，严重时咳白色泡沫状痰或粉红色泡沫痰，患者有恐惧和濒死感。
　　（2）体征：患者面色灰白、发绀、大汗、皮肤湿冷。心率增快、心尖部第一心音减弱、舒张期奔马律（S_3）、P_2亢进。开始肺部可无啰音，继之双肺满布湿啰音和哮鸣音。或有基础心脏病的相关体征。心源性休克时血压下降（收缩压<90mmHg，或平均压下降>30mmHg）、少尿（尿量<17ml/h）、神志模糊。
　　急性右心衰主要表现为低心血量综合征，右心循环负荷增加，颈静脉怒张、肝大、低血压。

知识点4：急性心力衰竭的实验室及辅助检查　　副高：熟练掌握　正高：熟练掌握

　　（1）心电图：主要了解有无急性心肌缺血、心肌梗死和心律失常，可提供急性心衰病因诊断依据。

（2）X线胸片：急性心衰患者可显示肺门血管影模糊、蝶形肺门、重者弥漫性肺内大片阴影等肺淤血征。

（3）超声心动图：床边超声心动图有助于评价急性心肌梗死的机械并发症、室壁运动失调、心脏的结构与功能、心脏收缩及舒张功能的相关数据，了解心脏压塞。

（4）脑钠肽检测：检查血浆脑钠肽（BNP）和NT-proBNP，有助于急性心衰快速诊断与鉴别诊断，阴性预测值可排除急性心衰，诊断急性心衰的参考值：NT-proBNP > 300pg/ml，BNP > 100pg/ml。

（5）心肌标志物检测：心肌肌钙蛋白（cTnT或cTnI）和肌酸激酶同工酶MB（CK-MB）异常有助于诊断急性冠状动脉综合征。

（6）有创的导管检查：安置SWAN-GANZ漂浮导管进行血流动力学监测，有助于指导急性心衰的治疗（见Forrester分级）。急性冠状动脉综合征的患者酌情可行冠状动脉造影及血管重建治疗。

（7）其他实验室检查：①动脉血气分析：急性心衰时常有低氧血症；酸中毒与组织灌注不足可有二氧化碳潴留；②常规检查：血常规、电解质、肝肾功能、血糖、高敏C-反应蛋白（hs-CRP）。

知识点5：急性心力衰竭的诊断　　　　副高：熟练掌握　正高：熟练掌握

根据急性呼吸困难的典型症状和体征、NT-proBNP升高，一般诊断并不困难。进一步检查明确病因诊断，有助于进行针对性治疗。临床常用的急性心衰严重程度分级有2种：

（1）Killip分级：适用于急性心肌梗死心功能损害的评价。

1）Ⅰ级：无心力衰竭的临床症状与体征。

2）Ⅱ级：有心力衰竭的临床症状与体征。肺部50%以下肺野湿性啰音，心脏第三心音奔马律。

3）Ⅲ级：严重的心力衰竭临床症状与体征。严重肺水肿，肺部50%以上肺野湿性啰音。

4）Ⅳ级：心源性休克。

（2）Forrester分级：根据临床表现和血流动力学状态分级，主要用于急性心肌梗死患者，也可用于其他原因急性心衰评价。血流动力学分级根据肺毛细血管楔压（PCWP）和心脏指数（CI）。

1）Ⅰ级：PCWP ≤ 18mmHg，CI > 2.2L/（min·m²），无肺淤血及周围灌注不良。

2）Ⅱ级：PCWP > 18mmHg，CI > 2.2L/（min·m²），有肺淤血。

3）Ⅲ级：PCWP < 18mmHg，CI ≤ 2.2L/（min·m²），周围组织灌注不良。

4）Ⅳ级：PCWP > 18mmHg，CI ≤ 2.2L/（min·m²），有肺淤血和组织灌注不良。

知识点6：急性心力衰竭的鉴别诊断　　　　副高：熟练掌握　正高：熟练掌握

急性心衰常需与重度支气管哮喘鉴别，后者表现为反复发作性喘息，两肺满布高音调哮鸣音，以呼气期为主，可伴少许湿啰音。还需与其他原因的非心源性肺水肿、非心源性休克相鉴别。根据临床表现及相关的辅助检查、BNP或NT-proBNP的检测，可以进行鉴别诊断并作出正确的判断。

知识点7：急性心力衰竭的基本处理　　　　副高：熟练掌握　正高：熟练掌握

（1）体位：半卧位或端坐位，双腿下垂，以减少静脉回流，减轻心脏前负荷。

（2）吸氧：立即高流量鼻管给氧，严重者采用无创呼吸机持续加压（CPAP）或双水平气道正压（BiPAP）给氧。

（3）救治准备：静脉通道开放，留置导尿管，心电监护及经皮血氧饱和度监测等。

（4）镇静：吗啡3～5mg静脉注射。必要时每间隔15分钟重复1次，共2～3次。老年患者可减量或改为肌内注射。低血压或休克、慢性阻塞性肺部疾病、支气管哮喘、神志障碍及伴有呼吸抑制危重患者禁用吗啡。

（5）快速利尿：呋塞米20～40mg于2分钟内静脉注射，4小时后可重复1次。

（6）氨茶碱：解除支气管痉挛，并有一定的增强心肌收缩、扩张外周血管作用。

（7）洋地黄类药物：毛花苷丙静脉给药，最适用于有快速心室率的心房颤动并心室扩大伴左心室收缩功能不全患者，首剂0.4～0.8mg，2小时后可酌情再给予0.2～0.4mg。

知识点8：急性心力衰竭的血管活性药物治疗　　　副高：熟练掌握　正高：熟练掌握

（1）血管扩张剂

1）硝普钠：为动、静脉血管扩张剂，静脉注射后2～5分钟起效，起始剂量0.3μg/（kg·min）静脉滴注，根据血压逐步增加剂量至1μg/（kg·min）再到5μg/（kg·min），因含有氰化物，用药时间不宜连续超过24小时。滴注过程中需要密切监测血压。

2）硝酸酯类：患者对本药的耐受量个体差异很大，常用药物包括硝酸甘油、双硝酸异山梨醇酯。以异山梨酯为例，1～3mg/h扩张小静脉，减轻心脏前负荷；3～7mg/h扩张动脉，改善冠状动脉血流；7～12mg/h扩张阻力血管，降低心脏后负荷。

3）α受体阻滞剂：选择性结合α肾上腺素能受体，扩张血管，降低外周阻力，减轻心脏后负荷，并降低肺毛细血管楔压，减轻肺水肿，也有利于改善冠状动脉供血。常用药物乌拉地尔。

（2）正性肌力药物

1）β受体激动剂：小到中等剂量多巴胺可通过降低外周阻力，增加肾血流量，增加心肌收缩力和心排出量而有利于改善AHF的病情。但大剂量可增加左心室后负荷和肺动脉压而对患者有害。多巴酚丁胺起始剂量同多巴胺，根据尿量和血流动力学监测结果调整，应注意其致心律失常的不良反应。

2）磷酸二酯酶抑制剂：米力农兼有正性肌力及降低外周血管阻力的作用。AHF时在扩血管利尿的基础上短时间应用米力农可取得较好的疗效。

知识点9：急性心力衰竭的机械辅助治疗　　　　副高：熟练掌握　　正高：熟练掌握

主动脉内球囊反搏（IABP）可用于冠心病急性左心衰患者。对极危重患者，有条件的医院可采用LVAD和临时心肺辅助系统。

知识点10：针对病因的治疗　　　　副高：熟练掌握　　正高：熟练掌握

（1）急性冠状动脉综合征并发急性心衰：冠状动脉造影证实为严重左主干及多支血管病变，尽早行急诊经皮冠状动脉介入治疗或溶栓治疗，进行血运重建可以明显改善心衰。

（2）急性心脏机械并发症并发急性心衰：急性心肌梗死后并发心室游离壁破裂、室间隔穿孔、重度二尖瓣关闭不全；瓣膜疾病如黏液性腱索断裂、心内膜炎、创伤等引起的急性二尖瓣关闭不全、主动脉瓣或二尖瓣的严重狭窄以及联合瓣膜病的心功能急性失代偿期，需要尽快外科手术。

（3）去除病因和诱因：应用静脉降压药控制高血压；治疗各种影响血流动力学的快速和缓慢心律失常；应用硝酸酯类药物改善心肌缺血；应用抗生素控制感染；输入红细胞纠正严重贫血；围术期患者避免过快过多输液等。

知识点11：急性心力衰竭稳定后的处理　　　　副高：熟练掌握　　正高：熟练掌握

先前有心衰的患者，处理方案与慢性心衰治疗方案相同。收缩性心衰应用ACEI/ARB、β-受体阻滞剂、醛固酮拮抗剂、利尿剂和地高辛治疗。射血分数正常心衰患者ACEI/ARB联合应用β-受体阻滞剂能够改善预后。高血压患者血压未控制时可以加用钙通道阻滞剂，不推荐使用正性肌力药物。

第二节　慢性心力衰竭

知识点1：慢性心力衰竭的概念　　　　副高：熟练掌握　　正高：熟练掌握

慢性心力衰竭是不同病因引起器质性心血管病的主要综合征，是临床常见的危重症。

知识点2：慢性心力衰竭的基本病因　　　　副高：熟练掌握　　正高：熟练掌握

（1）心肌病变

1）原发性心肌损害：冠状动脉疾病导致缺血性心肌损害如心肌梗死、慢性心肌缺血；炎症和免疫性心肌损害如心肌炎、扩张型心肌病；遗传性心肌病如家族性扩张型心肌病、肥厚型心肌病、右室心肌病、心室肌致密化不全、线粒体肌病。

2）继发性心肌损害：内分泌代谢性疾病（如糖尿病、甲状腺疾病）、结缔组织病、心脏毒性药物和系统性浸润性疾病（如心肌淀粉样变性）等并发的心肌损害，酒精性心肌病和围产期心肌病也是常见的病因。

（2）心脏负荷过度

1）压力负荷过度：又称后负荷过度，是心脏收缩时承受的阻力负荷增加。左心室压力负荷过度见于高血压、主动脉流出道受阻（主动脉瓣狭窄、主动脉缩窄）；右心室压力负荷过度见于肺动脉高压、肺动脉瓣狭窄、肺阻塞性疾病和肺栓塞等。

2）容量负荷过度：又称前负荷过度，是心脏舒张时承受的容量负荷过重。左心室容量负荷过度见于主动脉瓣、二尖瓣关闭不全，先天性心脏病右向左或左向右分流；右心室容量负荷过度见于房间隔缺损、肺动脉瓣或三尖瓣关闭不全等；双心室容量负荷过度见于严重贫血、甲状腺功能亢进症、脚气性心脏病、动静脉瘘等。

3）心脏舒张受限：常见于心室舒张期顺应性减低（如冠心病心肌缺血、高血压心肌肥厚、肥厚型心肌病）、限制型心肌病和缩窄性心包炎。二尖瓣狭窄和三尖瓣狭窄限制心室充盈，导致心房衰竭。

知识点3：慢性心力衰竭的诱因　　　　　　　　副高：熟练掌握　　正高：熟练掌握

（1）感染：是常见诱因，以呼吸道感染占首位，感染后加重肺淤血，使心衰诱发或加重。

（2）心律失常：快速心房颤动时心排出量降低，心动过速增加心肌耗氧，加重心肌缺血，诱发或加重心衰。严重心动过缓降低心排出量，也可诱发心衰。

（3）肺栓塞：心衰患者长期卧床容易产生深部静脉血栓，发生肺栓塞，增加右心室负荷，加重右心衰。

（4）劳力过度：体力活动、情绪激动和气候突变、进食过度或摄盐过多均可以引发血流动力学变化，诱发心衰。

（5）妊娠和分娩：有基础心脏病或围生期心肌病患者，妊娠分娩加重心脏负荷，可以诱发心衰。

（6）贫血与出血：慢性贫血患者表现为高排出量性心衰。大量出血引发低心排出量和反射性心率加快，诱发心衰。

（7）其他：输液过多、过快，可以引起急性肺水肿；电解质紊乱诱发和加重心衰，常见于低血钠、低血钾、低血镁。

知识点4：慢性心力衰竭的病理生理　　　　　　　副高：熟练掌握　　正高：熟练掌握

心脏做功维持机体血液循环，生理状态下受到神经递质和内分泌因子的调节。当心肌受到损害时，心肌会发生适应性代偿，维持心脏做功，机体通过神经-内分泌-细胞因子的相互作用，使心脏代偿维持机体血液循环；由于神经-内分泌-细胞因子过度激活，使心室重构从适应性代偿到失代偿，最终发生心衰。

（1）慢性心衰的细胞和分子机制：心肌损伤后，心肌细胞发生能量代谢、细胞结构和调节蛋白的变化，以适应心衰的代偿机制。

（2）慢性心衰的代偿机制：当心肌收缩力减弱时，为了保证正常的心排出量，机体通过多种机制进行代偿以维持其泵功能。代偿能力有一定限度，长期维持时将出现失代偿，发生心衰。

（3）舒张性心衰：肥厚型心肌病、主动脉狭窄、高血压病以及可逆心肌缺血均存在心肌舒张功能异常，其机制是心脏舒张功能的损害和心室舒张末期压力-容积曲线左移，继而导致的心室充盈障碍。

| 知识点5：左心衰竭的症状 | 副高：熟练掌握　正高：熟练掌握 |

（1）不同程度的呼吸困难：①劳力性呼吸困难：是左心衰竭最早出现的症状；②端坐呼吸：高枕卧位、半卧位甚至端坐时方可好转；③夜间阵发性呼吸困难：患者入睡后突然因憋气而惊醒，被迫取坐位，重者可有哮鸣音，称"心源性哮喘"；多于端坐休息后缓解；④急性肺水肿：是"心源性哮喘"的进一步发展，是左心衰呼吸困难最严重的形式。

（2）咳嗽、咳痰、咯血：咳嗽、咳痰是肺泡和支气管黏膜淤血所致，开始常于夜间发生，坐位或立位时咳嗽可减轻，白色浆液性泡沫状痰为其特点，偶可见痰中带血丝。急性左心衰发作时可出现粉红色泡沫样痰。长期慢性肺淤血肺静脉压力升高，导致肺循环和支气管血液循环之间在支气管黏膜下形成侧支，一旦破裂可引起大咯血。

（3）乏力、疲倦、运动耐量减低、头晕、心悸等：器官、组织灌注不足及代偿性心率加快所致的症状。

（4）少尿及肾功能损害症状：严重的左心衰竭血液进行再分配时，肾血流量首先减少，可出现少尿。长期慢性的肾血流量减少可出现血尿素氮、肌酐升高，并可有肾功能不全的相应症状。

| 知识点6：左心衰竭的体征 | 副高：熟练掌握　正高：熟练掌握 |

（1）肺部湿性啰音：由于肺毛细血管楔压增高，液体渗出到肺泡而出现湿性啰音。随着病情的加重，肺部啰音可从局限于肺底部直至全肺。侧卧位时下垂的一侧啰音较多。

（2）心脏体征：除基础心脏病的固有体征外，一般均有心脏扩大（单纯舒张性心衰除外）及相对性二尖瓣关闭不全的反流性杂音、肺动脉瓣区第二心音亢进及舒张期奔马律。

| 知识点7：右心衰竭的症状 | 副高：熟练掌握　正高：熟练掌握 |

（1）消化道症状：胃肠道及肝淤血引起腹胀、食欲不振、恶心、呕吐等是右心衰最常见的症状。

（2）劳力性呼吸困难：继发于左心衰的右心衰呼吸困难已存在。单纯性右心衰为分流性先天性心脏病或肺部疾患所致，也均有明显的呼吸困难。

| 知识点8：右心衰竭的体征 | 副高：熟练掌握　正高：熟练掌握 |

（1）水肿：体静脉压力升高使软组织出现水肿，表现为始于身体低垂部位的对称性凹陷

性水肿。也可表现为胸腔积液，以双侧多见，单侧者以右侧多见。因胸膜静脉部分回流到肺静脉，故胸腔积液更多见于全心衰竭。

（2）颈静脉征：颈静脉搏动增强、充盈、怒张是右心衰的主要体征，肝颈静脉反流征阳性则更具特征性。

（3）肝大：肝淤血增大常伴压痛，持续慢性右心衰可致心源性肝硬化。

（4）心脏体征：除基础心脏病的相应体征外，可因右心室显著扩大而出现三尖瓣关闭不全的反流性杂音。

知识点9：全心衰竭的症状和体征　　　　副高：熟练掌握　　正高：熟练掌握

左心衰竭继发右心衰竭而形成的全心衰竭，因右心衰竭时右心排血量减少，因此以往的阵发性呼吸困难等肺淤血症状反而有所减轻。扩张型心肌病等同时存在左、右心室衰竭者，肺淤血症状往往不严重，主要表现为左心衰竭心排血量减少的相关症状和体征。

知识点10：慢性心力衰竭的实验室检查　　　　副高：熟练掌握　　正高：熟练掌握

（1）常规检查：有助于对心衰的诱因、诊断与鉴别诊断提供依据。包括血常规、尿常规、肝肾功能、血糖、血脂、电解质等，对于老年及长期服用利尿剂、肾素–血管紧张素–醛固酮系统（RASS）抑制剂类药物的患者尤为重要，在接受药物治疗的心衰患者的随访中也需要适当监测。重视甲状腺功能的检测，因为甲状腺功能亢进或减退均可导致心力衰竭。

（2）脑钠肽：是心衰诊断、患者管理、临床事件风险评估中的重要指标，临床常用BNP及NT-proBNP。若未经治疗者脑钠肽水平正常可基本排除心衰诊断，已接受治疗者脑钠肽水平高提示预后差，但左心室肥厚、心动过速、心肌缺血、肺动脉栓塞、慢性阻塞性肺疾病（COPD）等缺氧状态、肾功能不全、肝硬化、感染、败血症、高龄等均可引起脑钠肽升高，故其特异性不高。

（3）肌钙蛋白：严重心衰或心衰失代偿期、败血症患者的肌钙蛋白可有轻微升高，但心衰患者检测肌钙蛋白更重要的目的是明确是否存在急性冠状动脉综合征。肌钙蛋白脑钠肽是心衰预后的强预测因子。

知识点11：慢性心力衰竭的超声心动图检查　　　　副高：熟练掌握　　正高：熟练掌握

（1）收缩功能：以收缩末及舒张末的容量差计算左心室射血分数（LVEF）作为收缩性心力衰竭的诊断指标，虽不够精确，但方便实用。正常LVEF＞50%。

（2）舒张功能：超声多普勒是临床上最实用的判断舒张功能的方法。可有导致舒张期功能不全的结构基础，如左心房肥大、左心室壁增厚等。心动周期中舒张早期心室充盈速度最大值为E峰，舒张晚期（心房收缩）心室充盈最大值为A峰，E/A比值正常人应＞1.2，中青年更大。舒张功能不全时，E峰下降，A峰增高，E/A比值降低。对于难以准确评价A峰的心房颤动患者，可利用组织多普勒评估二尖瓣环测得E/E′比值，若＞15，提示存在舒张功能不全。

知识点12：全心衰竭的心电图检查　　　　　　　副高：熟练掌握　　正高：熟练掌握

心力衰竭并无特异性心电图表现，能提供既往心肌梗死、左室肥厚、广泛心肌损害及心律失常信息。有心律失常时应做24小时动态心电图记录。

知识点13：全心衰竭的X线检查检查　　　　　　副高：熟练掌握　　正高：熟练掌握

X线检查是确诊左心衰竭肺水肿的主要依据，并有助于心衰与肺部疾病的鉴别。心影大小及形态为心脏病的病因诊断提供了重要的参考资料，心脏扩大的程度和动态改变也间接反映了心脏的功能状态，但并非所有心衰患者均存在心影增大。

X线胸片可反映肺淤血。早期肺静脉压增高时，主要表现为肺门血管影增强，上肺血管影增多与下肺纹理密度相仿甚至多于下肺。肺动脉压力增高可见右下肺动脉增宽，进一步出现间质性肺水肿可使肺野模糊，Kerley B线是在肺野外侧清晰可见的水平线状影，是肺小叶间隔内积液的表现，是慢性肺淤血的特征性表现。急性肺泡性肺水肿时肺门呈蝴蝶状，肺野可见大片融合的阴影。左心衰竭还可见胸腔积液和叶间胸膜增厚。

知识点14：心脏磁共振检查（CMR）　　　　　　副高：熟练掌握　　正高：熟练掌握

因其精确度及可重复性而成为评价心室容积、室壁运动的金标准。能评价左右心室容积、心功能、节段性室壁运动、心肌厚度、心脏肿瘤、瓣膜、先天性畸形及心包疾病等。增强磁共振能为心肌梗死、心肌炎、心包炎、心肌病、浸润性疾病提供诊断依据。

知识点15：冠状动脉造影（CAG）　　　　　　　副高：熟练掌握　　正高：熟练掌握

对于拟诊冠心病或有心肌缺血症状、心电图或负荷试验有心肌缺血表现者，可行冠状动脉造影明确病因诊断。

知识点16：核素心室造影及核素心肌灌注显像检查　　副高：熟练掌握　　正高：熟练掌握

前者可准确测定左室容量、LVEF及室壁运动；后者可诊断心肌缺血和心肌梗死，对鉴别扩张型心肌病或缺血性心肌病有一定帮助。

知识点17：有创性血流动力学检查　　　　　　　副高：熟练掌握　　正高：熟练掌握

急性重症心衰患者必要时采用床旁右心漂浮导管（Swan-Ganz导管）检查，经静脉将漂浮导管插入至肺小动脉，测定各部位的压力及血液含氧量，计算心脏指数（CI）及肺毛细血管楔压（PCWP），直接反映左心功能，正常时CI＞2.5L/（min·m²），PCWP＜12mmHg。

危重患者也可采用脉搏指示剂连续心排血量监测（PiCCO）动态监测，经外周动、静脉置管，应用指示剂热稀释法估测血容量、外周血管阻力、全心排血量等指标，更好地指导容量管理。

知识点18：心-肺运动试验　　　　　　　　　　　副高：熟练掌握　　正高：熟练掌握

适用于评估慢性稳定性心衰患者心功能并判断心脏移植的可行性。运动时肌肉需氧量增高，心排血量相应增加。正常人每增加100ml/（min·m²）的耗氧量，心排血量需增加600ml/（min·m²）。当患者的心排血量不能满足运动需求时，肌肉组织就从流经它的单位容积血中提取更多的氧，致动-静脉血氧差值增大。在氧供应绝对不足时，即出现无氧代谢，乳酸增加，呼气中CO_2含量增加。

1）最大耗氧量［VO_2max，ml（min·kg）］：即运动量虽继续增加，耗氧量不再增加时的峰值，表明心排血量已不能按需要继续增加。心功能正常时应＞20，轻至中度心功能受损时为16～20，中至重度受损时为10～15，极重度受损时＜10。

2）无氧阈值：即呼气中CO_2的增长超过了氧耗量的增长，标志着无氧代谢的出现，以开始出现两者增加不成比例时的氧耗量作为代表值，此值越低说明心功能越差。

知识点19：慢性心力衰竭的诊断　　　　　　　　　副高：熟练掌握　　正高：熟练掌握

心力衰竭须综合病史、症状、体征及辅助检查作出诊断。主要诊断依据为原有基础心脏病的证据及循环淤血的表现。症状、体征是早期发现心衰的关键，完整的病史采集及详尽的体格检查非常重要。左心衰竭的不同程度呼吸困难、肺部啰音，右心衰竭的颈静脉征、肝大、水肿，以及心衰的心脏奔马律、瓣膜区杂音等是诊断心衰的重要依据。但症状的严重程度与心功能不全程度无明确相关性，需行客观检查并评价心功能。BNP测定也可作为诊断依据，并能帮助鉴别呼吸困难的病因。

判断原发病非常重要，因为某些引起左心室功能不全的情况，如瓣膜病能够治疗或逆转。同时也应明确是否存在可导致症状发生或加重的并发症。

知识点20：心力衰竭的分期　　　　　　　　　　　副高：熟练掌握　　正高：熟练掌握

心衰分期用于全面评价病情进展阶段，提出对不同阶段进行相应的治疗。通过治疗只能延缓而不可能逆转病情进展。

（1）前心衰阶段（A期）：患者存在心衰高危因素，但目前尚无心脏结构或功能异常，也无心衰的症状和/或体征。包括高血压、冠心病、糖尿病和肥胖、代谢综合征等最终可累及心脏的疾病以及应用心脏毒性药物史、酗酒史、风湿热史或心肌病家族史等。

（2）前临床心衰阶段（B期）：患者无心衰的症状和/或体征，但已出现心脏结构改变，如左心室肥厚、无症状瓣膜性心脏病、既往心肌梗死史等。

（3）临床心衰阶段（C期）：患者已有心脏结构改变，既往或目前有心衰的症状和/或体征。

（4）难治性终末期心衰阶段（D期）：患者虽经严格优化内科治疗，但休息时仍有症状，常伴心源性恶病质，需反复长期住院。

知识点21：心力衰竭的分级	副高：熟练掌握　正高：熟练掌握

心力衰竭的严重程度通常采用美国纽约心脏病协会（NYHA）心功能分级。

（1）Ⅰ级：心脏病患者日常活动量不受限制，一般活动不引起乏力、呼吸困难等心衰症状。

（2）Ⅱ级：心脏病患者体力活动轻度受限，休息时无自觉症状，一般活动下可出现心衰症状。

（3）Ⅲ级：心脏病患者体力活动明显受限，低于平时一般活动即引起心衰症状。

（4）Ⅳ级：心脏病患者不能从事任何体力活动，休息状态下也存在心衰症状，活动后加重。

NYHA心功能分级使用最广，但与反映左室收缩功能的LVEF并非完全一致。

知识点22：6分钟步行试验	副高：熟练掌握　正高：熟练掌握

6分钟步行试验是一项简单易行、安全方便的试验，通过评定慢性心衰患者的运动耐力评价心衰严重程度和疗效。要求患者在平直走廊里尽可能快地行走，测定6分钟步行距离。根据US Carvedilol研究设定的标准：6分钟步行距离<150m为重度心衰，150～450m为中度心衰，>450m为轻度心衰。但行走距离的变化可能与病情变化并不平行。

知识点23：液体潴留的判断	副高：熟练掌握　正高：熟练掌握

液体潴留（隐性水肿）对决定利尿剂治疗十分重要，短时间内体重增加是液体潴留的可靠指标，每次随诊应记录体重。最可靠的容量超载体征是颈静脉怒张，肺部啰音只反映心衰进展迅速而不能说明容量超载的程度。

知识点24：慢性心力衰竭的鉴别诊断	副高：熟练掌握　正高：熟练掌握

（1）支气管哮喘：左心衰竭患者夜间阵发性呼吸困难，称心源性哮喘，应与支气管哮喘相鉴别。心源性哮喘多见于器质性心脏病患者，发作时必须坐起，重症者肺部有干、湿性啰音，甚至咳粉红色泡沫痰。支气管哮喘多见于青少年有过敏史，发作时双肺可闻及典型哮鸣音，咳出白色黏痰后呼吸困难常可缓解。测定血浆BNP水平对鉴别心源性和支气管性哮喘有较大的参考价值。

（2）心包积液、缩窄性心包炎：腔静脉回流受阻也可以引起颈静脉怒张、肝大、下肢水肿等表现，应根据病史、心脏及周围血管体征进行鉴别，超声心动图、心脏磁共振扫描（CMR）可确诊。

（3）肝硬化腹水伴下肢水肿：应与慢性右心衰竭相鉴别，除基础心脏病体征有助于鉴别外，非心源性肝硬化不会出现颈静脉怒张等上腔静脉回流受阻的体征。

| 知识点25：慢性心力衰竭的病因治疗 | 副高：熟练掌握　正高：熟练掌握 |

（1）基本病因：治疗冠心病通过经皮冠状动脉介入治疗或旁路手术改善心肌缺血；心脏瓣膜病行瓣膜置换手术；先天性心血管畸形行矫正手术；治疗心肌炎和心肌病、治疗高血压及其靶器官损害、控制糖尿病和血脂异常等。

（2）去除心衰诱因：针对常见心衰诱因如感染、心律失常、肺梗死、贫血和电解质紊乱的治疗。

| 知识点26：慢性心力衰竭的一般治疗 | 副高：熟练掌握　正高：熟练掌握 |

（1）患者教育：心衰患者及家属应得到准确的有关疾病知识和管理的指导，内容包括健康的生活方式、平稳的情绪、适当的诱因规避、规范的药物服用、合理的随访计划等。

（2）监测体重：日常体重监测能简便直观地反映患者体液潴留情况及利尿剂疗效，帮助指导调整治疗方案。在3天内体重突然增加2kg以上，要考虑患者有液体潴留，应调整利尿剂的应用。

（3）限钠：轻度心衰患者钠摄入控制在2～3g/d（钠1g相当于氯化钠2.5g），中、重度心衰患者＜2g/d；应用强效利尿剂患者限钠不必过严，避免发生低钠血症。

（4）限水：总液体摄入量每天1.5～2.0L为宜，重度心衰合并低钠血症者（血钠＜130mmol/L）应严格限制水摄入量。

（5）营养和饮食：宜低脂饮食，肥胖者应减轻体重，戒烟戒酒；严重心衰伴明显消瘦（心脏恶病质）者，应给予营养支持，包括给予血清白蛋白。

（6）休息和适度运动：失代偿期需卧床休息，多做被动运动，预防深部静脉血栓形成；稳定的慢性心衰患者可每天多次步行，每次5～10分钟，并酌情逐步延长步行时间。

（7）氧气治疗：慢性心衰没有给氧应用指征、无肺水肿的心衰患者，给氧可导致血流动力学恶化；氧气用于治疗急性心衰。

| 知识点27：慢性心力衰竭的药物治疗 | 副高：熟练掌握　正高：熟练掌握 |

（1）利尿剂：利尿剂是心衰治疗中唯一能够控制体液潴留的药物，但不能作为单一治疗。原则上在慢性心衰急性发作和明显体液潴留时应用。

（2）RAAS抑制剂

1）血管紧张素转换酶抑制剂（ACEI）：ACEI早期足量应用不仅能缓解症状，还能延缓心衰进展，降低不同病因、不同程度心力衰竭患者及伴或不伴冠心病患者的死亡率。

2）血管紧张素受体阻滞剂（ARB）：心衰患者治疗首选ACEI，当ACEI引起干咳、血管性水肿等不良反应而不能耐受时可改用ARB，但已使用ARB且症状控制良好者不须换为ACEI。目前不主张心衰患者ACEI与ARB联合应用。

3）醛固酮受体阻滞剂：依普利酮是一种新型选择性醛固酮受体阻滞剂，可显著降低轻度心衰患者心血管事件的发生风险、减少住院率、降低心血管病死亡率，尤其适用于老龄、糖尿病和肾功能不全患者。

4）肾素抑制剂：阿利吉仑是新一代口服非肽类肾素抑制剂，能通过直接抑制肾素降低血浆肾素活性，并阻断噻嗪类利尿剂、ACEI/ARB应用所致的肾素堆积，有效降压且对心率无明显影响。但有待进一步研究以获得更广泛的循证依据，目前不推荐用于ACEI/ARB的替代治疗。

（3）β受体阻滞剂：β受体阻滞剂可抑制交感神经激活对心力衰竭代偿的不利作用。心力衰竭患者长期应用β受体阻滞剂能减轻症状、改善预后、降低死亡率和住院率，且在已接受ACEI治疗的患者中仍能观察到β受体阻滞剂的益处，说明这两种神经内分泌系统阻滞剂的联合应用具有叠加效应。

（4）正性肌力药

1）洋地黄类药物：地高辛可显著减轻轻中度心衰患者的临床症状，改善生活质量，提高运动耐量，减少住院率，但对生存率无明显改变。

2）非洋地黄类正性肌力药：①β受体激动剂：多巴胺与多巴酚丁胺是常用的静脉制剂；②磷酸二酯酶抑制剂：包括米力农、氨力农等。仅对心脏术后急性收缩性心力衰竭、难治性心力衰竭及心脏移植前的终末期心力衰竭的患者短期应用。

（5）扩血管药物：不推荐治疗慢性心力衰竭时应用血管扩张药物，仅对伴有心绞痛或高血压的患者考虑联合治疗，禁用于心脏流出道或瓣膜狭窄的患者。

知识点28：慢性心力衰竭的非药物治疗　　　　副高：熟练掌握　　正高：熟练掌握

（1）心脏再同步化治疗（CRT）：CRT通过改善房室、室间和/或室内收缩同步性增加心排量，可改善心衰症状、运动耐量，提高生活质量，减少住院率，并明显降低死亡率。慢性心力衰竭患者的CRT的Ⅰ类适应证包括已接受最佳药物治疗仍持续存在心力衰竭症状、LVEF≤35%、心功能NYHA分级Ⅲ～Ⅳ级、窦性节律时心脏不同步（QRS间期＞120毫秒）。但部分患者对CRT治疗反应不佳，完全性左束支传导阻滞是CRT有反应的最重要指标。

（2）左室辅助装置（LVAD）：适用于严重心脏事件后或准备行心脏移植术患者的短期过渡治疗和急性心衰的辅助性治疗。LVAD的小型化、精密化、便携化已可实现，有望用于药物疗效不佳的心衰患者，成为心衰器械治疗的新手段。

（3）心脏移植：是治疗顽固性心力衰竭的最终治疗方法。

（4）细胞替代治疗：目前仍处于临床试验阶段，干细胞移植在修复受损心肌、改善心功能方面表现出有益的趋势，但仍存在移植细胞来源、致心律失常、疗效不稳定等诸多问题，尚须进一步解决。

知识点29：心衰伴随疾病的治疗 副高：熟练掌握 正高：熟练掌握

（1）心衰伴有高血压：在心衰常规药物治疗基础上血压仍然不能控制者，可加用钙离子通道阻滞剂如氨氯地平、非洛地平缓释片。

（2）心衰伴有糖尿病和血脂异常：β受体阻滞剂可以使用，尽管认为它对糖脂代谢有一定影响，但它对心衰患者全面保护的临床获益远远大于负面效应，心衰严重患者血胆固醇水平通常偏低，因心衰时肝脏合成能力已经降低。

（3）心衰伴有冠心病：心绞痛患者应选择硝酸盐和β受体阻滞剂，可以加用改善心肌能量代谢药物如曲美他嗪。心肌梗死患者应用ACEI、β受体阻滞剂和醛固酮拮抗剂可以降低死亡风险。心肌衰竭患者进行血运重建术，对于心衰患者预后没有改善的证据。

（4）心衰伴有心律失常：无症状的室性心律失常不主张用抗心律失常药物治疗。心衰伴有室上性心律失常的基本治疗是控制心室率和预防血栓事件。室性心律失常可用β受体阻滞剂长期治疗，可以降低心衰猝死和心衰死亡率。反复发作致命性室性心律失常可用胺碘酮，有猝死、心室颤动风险的心衰患者建议植入心脏转复除颤器。

（5）心衰伴有肾功能不全：动脉粥样硬化性疾病伴心衰患者容易合并肾功能损害，肾功能不全患者应慎用ACEI，血肌酐＞5mg/ml（442μmol/L）时应做血液透析。

知识点30：难治性心衰的治疗 副高：熟练掌握 正高：熟练掌握

慢性心衰患者经过合理的最佳方案治疗后仍不能改善症状或持续恶化，称为难治性心衰。

（1）难治性心衰的原因分析：主要应做到以下几点：①重新评价心脏病因：基础心脏病发展到晚期，心肌功能衰竭是导致心衰难治的主要原因，缩窄性心包炎也导致液体潴留；②重新评价心衰类型：单纯舒张性心衰按收缩性心衰治疗，病情不能改善；③重新评价心衰诊断是否正确：如肝源性水肿、肾源性水肿、心包积液或心包缩窄误诊为心衰；寻找心衰潜在的诱因；评价心衰治疗是否合理。经过详细分析后改进治疗。

（2）难治性心衰的治疗要点

1）调整心衰治疗的药物：此类患者对ACEI和β受体阻滞剂耐受性差，宜减少剂量，心衰稳定后从极小剂量开始恢复使用。如收缩压＜80mmHg，则二药均不宜应用。如有显著液体潴留，近期内曾应用静脉注射正性肌力药者，则不宜用β受体阻滞剂。醛固酮受体拮抗剂的临床试验证据仅限于肾功能正常的人群；对肾功能受损的患者可引起危险的高钾血症。地高辛不能耐受时短期改用非洋地黄类正性肌力药物。加强利尿剂的使用。

2）低钠血症的处理：低钠血症时常常合并低血压，肾脏血流灌注不足，利尿效果差。心衰患者血钠＜135mmol/L者饮食中不必过分限盐；血钠＜130mmol/L者应通过饮食适当补充钠盐，如加食榨菜；血钠＜120mmol/L者需要静脉补充氯化钠，10%氯化钠注射液50～80ml/d通过微泵3～10ml/h静脉注入，低血钠纠正后停用。临床试验证明，难治性心衰合并低钠血症者补钠后利尿比单纯利尿能够显著降低患者的死亡率。

3）顽固性水肿的处理：患者尿少，治疗应严格限制入水量，记录24小时进出液体量，每天静脉补液量少于800ml，尿量超过液体摄入量800ml以上。可用大剂量呋塞米80～120mg/d静注或托拉塞米20～40mg/d静注；也可应用利尿合剂：呋塞米80～200mg和多巴胺40mg溶于50ml生理盐水中以3～l0ml/h微泵静注，使尿量达到1500～3000ml，同时注意补充钠、钾和镁，保持电解质正常。如果肾功能不全严重，可应用超滤法或血液透析，患者有可能恢复对利尿剂的反应。

4）静脉应用正性肌力药和血管扩张剂：静脉滴注正性肌力药如多巴酚丁胺、米力农和血管扩张剂如硝酸甘油、硝普钠，可作为姑息疗法，短期（3～5天）应用以缓解症状。一旦情况稳定即应改换为口服方案。

5）机械和外科治疗：左室辅助装置可考虑应用于内科治疗无效、预期一年存活率＜50%且不适于心脏移植的患者。心脏移植适用于有严重心功能损害，或依赖静脉正性肌力药的患者。

知识点31：舒张性心衰的治疗	副高：熟练掌握　正高：熟练掌握

（1）纠正液体潴留：利尿剂可缓解肺淤血和外周水肿症状，但不宜过度，以免前负荷过度降低而致低血压。

（2）逆转左室肥厚：ACEI、ARB、β受体阻滞剂等治疗，可以逆转左室肥厚，改善心室舒张功能。β受体阻滞剂、钙通道阻滞剂可以松弛心肌，维拉帕米有益于肥厚型心肌病治疗。近期临床试验显示，ACEI和β受体阻滞剂联合应用可以降低舒张性心衰患者心血管死亡率。

（3）积极控制血压舒张性心衰患者的达标血压宜低于单纯高血压患者的标准，即收缩压＜130mmHg，舒张压＜80mmHg。

（4）血运重建治疗：由于心肌缺血可以损害心室的舒张功能，冠心病患者若有症状性或可证实的心肌缺血，应考虑冠状动脉血运重建。

（5）控制心房颤动心率和心律：心动过速时舒张期充盈时间缩短，心搏量降低。慢性心房颤动应控制心室率，心房颤动转复并维持窦性心律可能有益。

（6）其他：不宜使用地高辛，同时合并有收缩性心衰，则以治疗后者为主。

第三章 心律失常

第一节 概 述

| 知识点1：心律失常的概念 | 副高：掌握 正高：掌握 |

　　心律失常是指心脏冲动的频率、节律、起源部位、传导速度与激动次序的异常。主要表现为心动过速、心动过缓、心律不齐和心脏骤停，心室停搏或颤动是心脏骤停的主要表现形式，是心脏性猝死的重要原因。

| 知识点2：心律失常的病因 | 副高：掌握 正高：掌握 |

　　（1）生理因素：某些生理因素如情绪紧张、焦虑或饮用浓茶、咖啡、酒精性饮料等，常是快速性心律失常的诱发因素。运动员或长期体力劳动者常伴有明显的窦性心动过缓。夜间睡眠或其他迷走神经高张力状态可发生窦性心动过缓或停搏、一度或二度Ⅰ型房室传导阻滞。

　　（2）心脏疾病：器质性心脏病引起的心脏结构和功能异常是产生心律失常的重要原因或病理机制。心肌缺血、损伤或坏死，急性或慢性心肌炎症，原发或继发性心室肥厚、扩张，急性或慢性心包疾病，均可引起各种类型的心律失常。急性心肌缺血、重型心肌炎、充血性心衰或心源性休克等易发生严重室性心律失常或高度房室传导阻滞，可导致心脏骤停或心脏性猝死。

　　（3）心外疾病

　　1）循环系统之外的各系统疾病：均可引起心律失常，如慢性阻塞性肺疾病、甲状腺功能亢进、严重贫血、急性脑血管病、重症胰腺炎、严重胆道感染、妊娠期高血压疾病、系统性红斑狼疮等。引起心律失常的原因为病原微生物及其毒素对心肌的损伤，免疫复合物沉积的毒性作用，继发性心肌缺血引起的心电生理不稳定，血流动力学异常引起的心脏扩大等。

　　2）电解质紊乱和酸碱平衡失调：各种原因引起血电解质异常，尤其是高钾和低钾血症或酸、碱中毒均可导致心肌细胞电生理异常而发生各种心律失常。

　　3）理化因素和中毒：物理因素如电（雷）击伤、化学毒物（如有机溶剂）、农药或动植物毒素中毒均可引起心律失常，严重者直接导致患者死亡，如电击引起心室颤动或心脏骤停。

　　4）医源性因素：多与诊疗性操作和药物治疗有关。心血管介入诊疗过程中，因导管对心脏的直接刺激或冠状动脉注入对比剂可引起一过性心律失常，严重者可发生心室颤动。急性心肌梗死再灌注治疗可发生再灌注性心律失常。抗心律失常药物具有致心律失常作用。作用于心血管受体的药物可引起心动过速（如肾上腺素）或心动过缓（β受体阻断剂）。洋地黄药物过量常诱发室性心律失常。杀虫剂（如锑剂）、抗肿瘤药物（如阿霉素）、某些抗生素（如红霉素）等均可引起心律失常。

（4）遗传因素：某些心脏结构和功能正常者发生的"特发性心律失常"与遗传因素有关，如原发性心脏离子通道疾病是LQTS、Brugada综合征、特发性心室颤动等的重要原因，心脏发育过程中遗留的异常传导束可引起预激综合征，肺静脉前庭和近心房段的心肌袖可引起阵发性心房颤动或其他房性心律失常，主动脉、肺动脉根部不适当的肌束分布可引起室性或房性心律失常。

| 知识点3：心律失常的发病机制 | 副高：掌握　正高：掌握 |

（1）冲动形成异常

1）正常节律点自律性异常：正常情况下窦房结为心脏的最高节律点，形成正常的窦性心律，其频率为60~100次/分，且随运动和代谢需求而增加。窦房结的自律性异常增加或降低可引起窦性心动过速、过缓或停搏。位于房室交界区和心室的次级节律点其自律性低于窦房结，正常情况下不显现；其自律性增加且超过窦房结时，可发生非阵发性房室交界区心动过速或加速性室性自主心律，若自律性降低，则在窦性停搏或房室传导阻滞时出现心室停搏。

2）异位节律点形成：致病因素（如缺血、炎症、心肌肥厚或扩张等）作用下使心肌具有自律性，形成异位节律点，其异常冲动可控制心脏而形成期前收缩或心动过速。

3）触发激动：触发激动不同于自律性异常，由发生于动作电位3相和4相的异常除极所致，分别为早期后除极（EAD）和延迟后除极（DAD），EAD和DAD达到阈电位则引发一次新的动作电位，即触发激动。单一触发激动和连续触发激动则引起期前收缩和心动过速。

（2）冲动传导异常

1）传导途径异常：房室旁道是最常见的异常传导途径，窦性或房性冲动经房室旁道传导均可引起心室预激，房室旁道和正常房室传导途径（房室结－希氏束）之间折返可形成房室折返性心动过速。

2）传导延迟或阻滞：冲动抵达部位的心肌处于有效不应期，不能发生可传导的兴奋，即冲动传导完全阻滞，若抵达部位的心肌处于相对不应期，则冲动传导可发生延迟或不完全阻滞。传导阻滞可为生理性，如冲动提前抵达尚未脱离不应期的心肌，称为生理性或功能性传导阻滞。发生于病理性不应期延长，则称为病理性传导阻滞。

3）折返激动：冲动传导至某一部位，该部位存在病理性或功能性的两条或以上的途径，冲动循环往返于多条径路之间，即形成折返激动。

| 知识点4：心律失常的分类 | 副高：掌握　正高：掌握 |

心律失常按其发生原理分为冲动形成异常和冲动传导异常两大类。

（1）冲动形成异常：①窦房结心律失常：窦性心动过速、窦性心动过缓、窦性心律不齐、窦性停搏；②被动性异位心律：逸搏（房性、房室交界性、室性）、逸搏心律（房性、房室交界性、室性）；③主动性异位心律：期前收缩（房性、房室交界性、室性）、阵发性心动过速与非阵发性心动过速（房性、房室交界性、房室折返性、室性）、心房扑动、心房颤动、心室扑动、心室颤动。

（2）冲动传导异常：①生理性：干扰及房室分离；②病理性：窦房传导阻滞、房内传导阻滞、房室传导阻滞、束支或分支阻滞（左、右束支及左束支分支传导阻滞）或室内阻滞；③房室间传导途径异常：如预激综合征。

按照心律失常发生时心率的快慢，分为快速性心律失常与缓慢性心律失常两大类。

知识点5：心律失常的病史诊断　　　　　　　　　　　副高：掌握　正高：掌握

心律失常病史采集应涉及与心律失常相关的症状及发作的特点。有心悸症状，可提供：①心律失常的存在及其类型；②诱因，如烟酒、咖啡、运动、精神刺激等；③心律失常发作频率程度和起止方式；④心律失常造成的影响；⑤对药物和非药物手段的反应。

知识点6：心律失常的体格检查　　　　　　　　　　　副高：掌握　正高：掌握

系统检查的基础上对心脏进行重点检查，注意心率（律）改变、心音强度、有无杂音及附加音、心律与脉搏的关系、血压高低等。

知识点7：心律失常的需要心电生理检查的原因　　　　副高：掌握　正高：掌握

心电生理检查是诊断心律失常的重要手段，主要包括常规心电图、食管电生理检查、心腔电生理检查。

（1）诊断性应用：确立心律失常及其类型，了解起源及发生机制。

（2）治疗性应用：以电刺激终止心动过速，导管射频消融。

（3）判断预后：是否易于诱发室性心动过速、有无发生心脏猝死的危险。

第二节　窦性心律失常

知识点1：窦性心律失常的概念　　　　　　　　副高：熟练掌握　正高：熟练掌握

窦性心律失常是由于窦房结冲动发放频率的异常或窦性冲动向心房的传导受阻所导致的心律失常。根据心电图及临床表现分为窦性心动过速、窦性心动过缓、窦性停搏、窦房传导阻滞以及病态窦房结综合征。

一、窦性心动过速

知识点2：窦性心动过速的概念	副高：熟练掌握 正高：熟练掌握

窦性心动过速指窦性心律的频率>100次/分。

知识点3：窦性心动过速的病因	副高：熟练掌握 正高：熟练掌握

生理因素是引起窦性心动过速的常见原因，如紧张、焦虑、运动或饮用浓茶、咖啡或过量饮酒。非心源性疾病也常引起窦性心动过速，如发热、贫血、休克、甲状腺功能亢进等。心肌炎、心包积液以及各种原因引起的心功能不全均可发生窦性心动过速。

窦房折返性心动过速是一种少见的阵发性心动过速，与多种原因引起的右房扩大、缺血、纤维化有关。持续无休止性窦性心动过速是一种极少见的窦性心律失常，称为不适当的窦性心动过速，其病理机制尚不清楚，可能与交感神经张力异常增高有关。

知识点4：窦性心动过速的临床表现	副高：熟练掌握 正高：熟练掌握

生理因素引起者多无特殊的症状，各种疾病引起的窦性心动过速除有原发疾病的症状外，心悸、乏力、运动耐量下降是常见表现，部分患者可诱发心绞痛，引起或加重心功能不全等。窦房折返性心动过速多为阵发性心悸，可表现为突然发作和突然终止。不适当的窦性心动过速，其心率多持续>120次/分，休息、夜间也常>100次/分，部分患者可发生心动过速依赖性心肌病而诱发心功能不全。

知识点5：窦性心动过速的心电图特点	副高：熟练掌握 正高：熟练掌握

窦性P波的频率>100次/分，伴有房室传导或室内传导异常者，P-R间期可延长或QRS波群宽大畸形。

知识点6：窦性心动过速的诊断	副高：熟练掌握 正高：熟练掌握

有心悸症状，体检心率>100次/分，心电图表现符合窦性心动过速的特点。持续性窦性心动过速，无明确原因可寻，动态心电图24小时窦性心动过速超过15万次，夜间心率>100次/分者应考虑不适当的窦性心动过速。窦房折返性心动过速表现为突然发作和突然终止，应与阵发性室上性心动过速相鉴别，心动过速的P波形态与心动过速终止后的窦性P波形态一致是诊断的重要依据。

知识点7：窦性心动过速的治疗及预后	副高：熟练掌握 正高：熟练掌握

控制病因和消除诱因后仍然有症状者，可应用β受体阻滞剂或钙离子通道阻滞剂。如上

述药物无效或不能耐受，可选用窦房结内向电流 I_f 抑制剂伊伐布雷定。药物无效而症状显著者可考虑导管消融改良窦房结功能。病因可控制者预后良好。不适当窦性心动过速可诱发心动过速性心肌病，表现为心脏扩大和心功能不全，有效控制心率可使心脏扩大逆转，心功能可恢复正常。

二、窦性心动过缓

知识点8：窦性心动过缓的概念	副高：熟练掌握 正高：熟练掌握

窦性心动过缓指窦性心律的频率<60次/分。窦性心动过缓常同时伴有窦性心律不齐（不同PP间期的差异>0.12秒）。

知识点9：窦性心动过缓的病因	副高：熟练掌握 正高：熟练掌握

生理性因素是引起窦性心动过缓的常见原因，如运动员或体力劳动者、睡眠状态、老年人等。一些心外疾病也可引起窦性心动过缓，如颅压增高、黏液性水肿、重症黄疸、血管神经性晕厥等。应用拟胆碱药物、胺碘酮、β受体阻滞剂、非二氢吡啶类的钙离子通道阻滞剂或洋地黄等药物也可引起窦性心动过缓。窦房结病变和急性下壁心肌梗死亦常发生窦性心动过缓。

知识点10：窦性心动过缓的临床表现	副高：熟练掌握 正高：熟练掌握

生理因素引起者多无明显症状，运动或代谢增强时窦性心率可增加至正常。各种疾病所伴随的窦性心动过缓其临床表现与原发病相关。体格检查时心率<60次/分，部分患者伴有窦性心律不齐而出现心律不规则。

知识点11：窦性心动过缓的心电图特点	副高：熟练掌握 正高：熟练掌握

窦性P波的频率<60次/分，伴有窦性心律不齐时，P-P间期不规则，但各P-P间期之差<0.20秒。运动心电图表现为随体力负荷的增加。而窦性心率可逐渐增加并超过90次/分。静脉注射阿托品（0.02mg/kg）可使窦性心率超过90次/分。

知识点12：窦性心动过缓的诊断	副高：熟练掌握 正高：熟练掌握

静息状态下心率<60次/分，心电图符合心动过缓的特点。

知识点13：窦性心动过缓的治疗及预后	副高：熟练掌握 正高：熟练掌握

生理因素引起者多不需治疗。疾病引起者应有效治疗原发病，可适当使用M受体阻滞

剂、β受体激动剂等提高心率，以辅助原发病治疗。原发病控制后预后良好。

三、病态窦房结综合征

| 知识点14：病态窦房结综合征的概念 | 副高：熟练掌握　正高：熟练掌握 |

病态窦房结综合征（SSS）简称病窦综合征，是窦房结病变导致功能减退，产生多种心律失常的综合表现。患者可在不同时间出现一种以上的心律失常，常同时合并心房自律性异常，部分患者同时有房室传导功能障碍。

| 知识点15：病态窦房结综合征的病因 | 副高：熟练掌握　正高：熟练掌握 |

众多病变过程，如纤维化与脂肪浸润、硬化与退行性变、淀粉样变性、甲状腺功能减退、某些感染（布氏杆菌病、伤寒）等，均可损害窦房结，导致窦房结起搏与窦房传导功能障碍；窦房结周围神经和心房肌的病变，窦房结动脉供血减少亦是病态窦房结综合征（SSS）的病因。迷走神经张力增高、某些抗心律失常药物抑制窦房结功能亦可导致窦房结功能障碍，应注意鉴别。风湿性心脏病、先天性心脏病、高血压心脏病、结缔组织病、恶性肿瘤和家族遗传性疾病等，是病态窦房结综合征的少见病因。

| 知识点16：病态窦房结综合征的临床表现 | 副高：熟练掌握　正高：熟练掌握 |

病态窦房结综合征一般起病隐匿、进展缓慢，早期多无明显症状。病程进展到严重窦性心动过缓、窦性停搏和窦房阻滞时，患者可出现与心动过缓有关的心、脑等脏器供血不足的症状，如发作性头晕、黑矇、乏力等，严重者可发生晕厥。如有心动过速发作，则可出现心悸、心绞痛等症状。

| 知识点17：病态窦房结综合征的心电图检查 | 副高：熟练掌握　正高：熟练掌握 |

（1）心电图主要表现：①持续而显著的窦性心动过缓（＜50次/分），且不是药物引起；②窦性停搏与窦房传导阻滞；③窦房传导阻滞与房室传导阻滞同时并存；④心动过缓－心动过速综合征是指心动过缓与房性快速性心律失常（心房扑动、心房颤动或房性心动过速）交替发作。

（2）病窦综合征的其他心电图改变：①在没有应用抗心律失常药物的情况下，心房颤动的心室率缓慢，或其发作前后有窦性心动过缓和/或一度房室传导阻滞；②变时性功能不全，表现为运动后心率提高不显著；③房室交界区性逸搏心律等。

| 知识点18：病态窦房结综合征的诊断 | 副高：熟练掌握　正高：熟练掌握 |

病态窦房结综合征的诊断应依据窦性缓慢性心律失常所引起重要器官供血不足的症状和

特征性的心电图表现，并排除生理因素（运动员出现的窦性心动过缓）、药物作用（β受体阻滞剂）和其他疾病（阻塞性黄疸、甲状腺功能减退、高钾血症）对窦房结功能的影响，可诊断病态窦房结综合征。

知识点 19：病态窦房结综合征的治疗 　　　副高：熟练掌握　　正高：熟练掌握

若患者无心动过缓的有关症状不需治疗，仅定期随诊观察。对于有症状的病窦综合征患者，应接受起搏器治疗。

心动过缓－心动过速综合征患者发作心动过速，单独应用抗心律失常药物治疗可能加重心动过缓。应用起搏治疗后，患者仍有心动过速发作，可同时应用抗心律失常药物。

第三节　房性心律失常

一、房性期前收缩

知识点 1：房性期前收缩的概念 　　　副高：熟练掌握　　正高：熟练掌握

房性期前收缩是指起源于窦房结以外心房的任何部位的心房激动，是临床上常见的心律失常。

知识点 2：房性期前收缩的病因 　　　副高：熟练掌握　　正高：熟练掌握

心脏结构和功能异常是房性期前收缩的常见原因，如心脏瓣膜病、高血压心脏病、冠心病和肺源性心脏病、甲状腺功能亢进者也常发生房性期前收缩。部分房性期前收缩见于心脏正常者，易发生在紧张、焦虑或饮酒后。

知识点 3：房性期前收缩的临床表现 　　　副高：熟练掌握　　正高：熟练掌握

主要表现为心悸，部分患者有胸闷、乏力症状，自觉有停跳感，有些患者可能无任何症状。多为功能性，正常成人进行 24 小时心电监测，大约 60% 有房性期前收缩。在各种器质性心脏病（如冠心病、肺心病、心肌病等）患者中，房性期前收缩的发生率明显增加，并常可引发其他快速性房性心律失常。

知识点 4：房性期前收缩的心电图特点 　　　副高：熟练掌握　　正高：熟练掌握

房性期前收缩心电图表现为：①P'波提前出现与其前窦性心律的P波形成配对间期，其长短代表房性期前收缩的提前程度；②P'波形态取决于房性期前收缩出现的心房部位，但不同于窦性P波；③P'-R间期可正常，也可延长或不能传导至心室（称为未下传的房性期前收缩），易发生在配对间期较短或并存房室传导障碍的患者；④房性期前收缩引起的QRS波群其形态和时相多正常，也可因遇上左或右束支的功能不应期而发生功能性左或右束支传导阻滞（也称为室内差异性传导），出现QRS波群宽大畸形；⑤房性期前收缩之后的长间歇（称为代偿间歇）与配对间期之和多短于两倍窦性P-P间期（代偿间歇不完全）。

知识点5：房性期前收缩的诊断	副高：熟练掌握　正高：熟练掌握

　　心悸伴有心跳停顿者应疑诊为房性期前收缩，心电图是确诊的可靠方法。

知识点6：房性期前收缩的治疗	副高：熟练掌握　正高：熟练掌握

　　房性期前收缩通常无需治疗。当有明显症状或因房性期前收缩触发室上性心动过速时，应给予治疗。吸烟、饮酒与咖啡均可诱发房性期前收缩，应劝导患者戒除或减量。常用治疗药物有普罗帕酮、莫雷西嗪或β受体阻滞剂。

二、房性心动过速

知识点7：房性心动过速的概念	副高：熟练掌握　正高：熟练掌握

　　房性心动过速为连续发生的3个或以上的快速心房激动，其频率多为120～220次/分，简称房速。

知识点8：房性心动过速的病因	副高：熟练掌握　正高：熟练掌握

　　器质性心脏病是房性心动过速的常见病因。心脏瓣膜病、冠心病、高血压心脏病、心肌病、心肌炎、慢性心包炎、肺源性心脏病等导致心脏高压、扩大、慢性缺血和炎性瘢痕是房性心动过速发生的重要基质。外科手术中心房切开或补片是术后房性心动过速发生的重要原因。部分房性心动过速发生于心脏结构和功能正常者，房性心动过速常位于心房的特殊部位，如肺静脉口部、心耳、Koch三角和冠状静脉窦，病因尚不完全清楚。

知识点9：房性心动过速的临床表现	副高：熟练掌握　正高：熟练掌握

　　临床表现取决于心动过速的心室率、持续时间以及是否并存器质性心脏病。短阵发作者，多表现为阵发性心悸、头晕、胸闷乏力等；持续发作、心室率快或并存束支阻滞者，有明显的血流动力学影响，除心悸、胸闷、血压下降外，重者可引起心绞痛，诱发或加重心功能不全；持续无休止发作的房速可引起心动过速依赖性心肌病，表现为心脏扩大、射血分数下降和慢性充血性心功能不全。

知识点10：房性心动过速的心电图检查　　　副高：熟练掌握　　正高：熟练掌握

心电图表现：①心房率通常为150～200次/分；②P波形态与窦性者不同；③常出现二度Ⅰ型或Ⅱ型房室传导阻滞，呈现2∶1房室传导者亦属常见，但心动过速不受影响；④P波之间的等电线仍存在（与心房扑动时等电线消失不同）；⑤刺激迷走神经不能终止心动过速，仅加重房室传导阻滞；⑥发作开始后心率逐渐加速。

知识点11：房性心动过速的诊断　　　副高：熟练掌握　　正高：熟练掌握

根据房速的临床表现和心电图特点可明确诊断。部分房速频率较快或并存功能性束支阻滞，P′波可重叠于T波或QRS波群中，应与其他室上性心动过速或室性心动过速相鉴别。通过记录食管心电图可清楚显示P′波，或者静脉注射ATP或腺苷，如出现房室传导阻滞而心动过速不终止，则可诊断房速。

知识点12：房性心动过速的治疗　　　副高：熟练掌握　　正高：熟练掌握

（1）积极寻找病因，针对病因治疗：如洋地黄引起者，需立即停用洋地黄，并纠正可能伴随的电解质紊乱，特别要警惕低钾血症。必要时可选用利多卡因、β受体阻滞剂。

（2）控制心室率：可选用洋地黄、β受体阻滞剂、非二氢吡啶类钙离子通道阻滞剂以减慢心室率。

（3）转复窦性心律：可加用ⅠA、ⅠC或Ⅲ类抗心律失常药；部分患者药物治疗效果不佳，亦可考虑射频消融治疗。

三、心房扑动

知识点13：心房扑动的概念　　　副高：熟练掌握　　正高：熟练掌握

心房扑动简称房扑，是一种心房激动频率达250～350次/分的快速房性心律失常。房扑可表现为阵发性和持续性发作，部分患者房扑和心房颤动交替出现，称不纯性房扑。

知识点14：心房扑动的病因及发病机制　　　副高：熟练掌握　　正高：熟练掌握

房扑的病因有风湿性心脏病、冠心病、高血压性心脏病、心肌病等。此外，肺栓塞，慢性充血性心力衰竭，二、三尖瓣狭窄与反流导致心房扩大，亦可出现房扑。其他病因有甲状腺功能亢进、酒精中毒、心包炎等。部分患者也可无明显病因。

房扑常发生于心房的特殊部位，折返激动是主要的发生机制。围绕三尖瓣环逆钟向或顺钟向折返的房扑临床上最常见，也称为典型房扑；因三尖瓣环与下腔静脉之间的右心房狭部是折返环的关键部位，故又称为狭部依赖性房扑；围绕上腔静脉、界嵴、肺静脉前庭以及二尖瓣环折返的房扑较少见，称为非典型房扑。

知识点15：心房扑动的临床表现 　　　　　副高：熟练掌握　正高：熟练掌握

房扑的临床表现取决于房扑持续时间、心室率快慢以及是否存在器质性心脏病。阵发性房扑其症状较轻，多为阵发性心悸或胸闷，若房扑心室率快（如房扑1∶1传导或并存预激综合征）、并存器质性心脏病（如二尖瓣狭窄）可诱发心源性休克或急性肺水肿。持续性房扑心室率不快时症状也较轻，因运动时心室率成倍增加，故多数患者有运动耐量降低。并存器质性心脏病，尤其是有心脏扩大或心功能不全的患者，持续性房扑可诱发或加重心功能不全。持续性房扑偶可形成附壁血栓，引起血栓栓塞。

知识点16：心房扑动的心电图检查 　　　　　副高：熟练掌握　正高：熟练掌握

（1）典型房扑心电图特征：①心房活动呈现规律的锯齿状扑动波称为F波，扑动波之间的等电线消失，在Ⅱ、Ⅲ、aVF或V_1导联最为明显。典型房扑的频率常为250～300次/分；②心室率规则或不规则，取决于房室传导比例是否恒定。当心房率为300次/分，未经药物治疗时，心室率通常为150次/分（2∶1房室传导）；③QRS波形态正常，当出现室内差异传导、既往有束支传导阻滞或经房室旁路下传时，QRS波增宽、形态异常。

（2）非典型房扑心电图特征：折返环多位三尖瓣环之外的心房特殊部位，房扑波频率为250～350次/分，形态恒定，但不同于典型房扑。不纯性房扑的房扑波频率较快，多为350次/分以上，房室传导比例不固定，心室率不规整，短时间内可转化为心房颤动。

知识点17：心房扑动的诊断 　　　　　副高：熟练掌握　正高：熟练掌握

房扑的诊断应根据临床表现和心电图特点。部分短阵发作者需行动态心电图记录以协助诊断。当房扑2∶1传导，且传导比例固定时，应与阵发性室上性心动过速相鉴别，并存功能性束支阻滞或心室预激时，应与室性心动过速相鉴别。

知识点18：心房扑动的治疗 　　　　　副高：熟练掌握　正高：熟练掌握

（1）药物治疗：减慢心室率的药物包括β受体阻滞剂、钙离子通道阻滞剂（维拉帕米、地尔硫䓬）或洋地黄制剂（地高辛、毛花苷丙）。转复房扑的药物包括ⅠA（如奎尼丁）或ⅠC（如普罗帕酮）类抗心律失常药，如房扑患者合并冠心病、充血性心力衰竭应用ⅠA、ⅠC类药物容易导致严重室性心律失常，应选用胺碘酮。

（2）非药物治疗：直流电复律是终止房扑最有效的方法。通常应用很低的电能（<50J），便可迅速将房扑转复为窦性心律。食管调搏也是转复房扑的有效方法。射频消融可根治房扑，因房扑的药物疗效有限，对于症状明显或引起血流动力学不稳定的房扑，应选用射频消融治疗。

（3）抗凝治疗：持续性心房扑动的患者发生血栓栓塞的风险明显增高，应给予抗凝治疗。

四、心房颤动

知识点19：心房颤动的概念	副高：熟练掌握 正高：熟练掌握

心房颤动，简称房颤，是一种心房激动频率达350～600次/分的快速性心律失常。心室律（率）紊乱、心功能受损和心房附壁血栓形成是房颤患者的主要病理生理特点。根据房颤的发作特点分为初发（首次发作）、阵发（反复发作，可自行终止）、持续（经过治疗可转复窦性心律）和永久（难以转复和维持窦性心律）性房颤。一般将房颤发作在72小时以内者称为急性房颤，超过72小时则称为慢性房颤。

知识点20：心房颤动的病因	副高：熟练掌握 正高：熟练掌握

房颤的发作呈阵发性或持续性。房颤可见于正常人，当情绪激动、手术后、运动或大量饮酒时发生。心脏与肺部疾病患者发生急性缺氧、高碳酸血症、代谢或血流动力学紊乱时亦可出现房颤。房颤常发生于原有心血管疾病者，房颤发生在无心脏病变的中青年，称孤立性房颤或特发性房颤。老年房颤患者中部分是心动过缓－心动过速综合征的心动过速期表现。

知识点21：心房颤动的临床表现	副高：熟练掌握 正高：熟练掌握

房颤的临床表现与其发作的类型、心室率快慢、心脏结构和功能状态，以及是否形成心房附壁血栓有关。急性房颤心室率常较快，心悸、胸闷、呼吸急促等症状明显，并存器质性心脏病者，可诱发或加重心功能不全，甚至诱发急性肺水肿（如二尖瓣狭窄患者）。急性房颤很少发生附壁血栓而引起血栓栓塞。慢性房颤心室率不快者症状常较轻微，可有心悸、胸闷、运动耐量下降，并存器质性心脏病者，可诱发或加重心功能不全。心衰并存房颤，则房颤是心源性死亡和全因死亡的重要危险因素。慢性房颤易形成左房附壁血栓，血栓栓塞，尤其是脑栓塞是重要的致残和致死的原因。心脏听诊可发现心率快慢不一、心音强弱不等、节律绝对不规整、心率快于脉率（脉搏短绌）。

知识点22：心房颤动的心电图检查	副高：熟练掌握 正高：熟练掌握

心电图表现：①P波消失，代之以小而不规则的基线波动，形态与振幅均变化不定，称房颤波或f波；频率为350～600次/分；②心室率极不规则，房颤未接受药物治疗、房室传导正常者，心室率通常在100～160次/分之间，药物（儿茶酚胺类等）、运动、发热、甲状腺功能亢进等均可缩短房室结不应期，使心室率加速；相反，洋地黄延长房室结不应期，减慢心室率；③QRS波形态通常正常，当心室率过快，发生室内差异性传导，QRS波增宽变形。

知识点23：心房颤动的诊断　　　　　　　　副高：熟练掌握　正高：熟练掌握

根据房颤症状和心脏听诊可以拟诊房颤，心电图表现是确诊的依据，部分阵发性房颤，体表心电图不易捕捉其发作，动态心电图记录有助于诊断。

知识点24：心房颤动的治疗　　　　　　　　副高：熟练掌握　正高：熟练掌握

在控制相关疾病和改善心功能的基础上控制心室率，转复和维持窦性心律，预防血栓栓塞是房颤的治疗原则。

（1）控制心室率（室率控制）：急性房颤或慢性房颤心室率过快时，控制心室率是缓解症状、改善心功能的重要措施。部分急性房颤随着心室率减慢、血流动力学改善可转变为窦性心律。特发性房颤或心功能正常者，可首选非二氢吡啶类钙通道阻滞剂如维拉帕米，静脉注射之后可口服维拉帕米、地尔硫䓬、β受体阻滞剂维持，慢性房颤可将室率控制在60～70次/分，轻微活动不超过90次/分。房颤并发心功能不全者，宜选用洋地黄类药物。

（2）转复和维持窦性心律（节律控制）：阵发性房颤反复发作者，可选用Ⅰa类、Ⅰc类和Ⅲ类药物口服维持窦性心律，其中胺碘酮疗效最好，但长期使用有明显的不良反应如甲状腺损害。持续性房颤、病史短于1年、左心房增大不明显（≤45mm）、无心房附壁血栓者，可考虑复律和维持窦性心律治疗。复律治疗可选择Ⅰa、Ⅰc和Ⅲ类药物。药物复律无效者可选择体外同步复律。复律成功后应口服Ⅰa、Ⅰc和Ⅲ类药物维持窦性心律。

（3）射频消融治疗：在电解剖标测指导下的射频消融术治疗阵发性房颤的成功率达70%～90%，慢性房颤的成功率达60%～70%。

（4）防治血栓栓塞：慢性房颤采用室率控制或复律治疗（前3周）和转复为窦性心律后4周内，均需预防血栓栓塞。常用药物有阿司匹林300mg，每天口服1次，主要适合低危患者；对于高危患者，尤其是有血栓栓塞病史、左心房有附壁血栓、心衰、并存糖尿病等，宜选用华法林治疗，所用剂量应将凝血酶原时间国际标准化比值（INR）维持在2.0～3.0，能安全而有效地预防脑卒中发生。

第四节　房室交界区性心律失常

一、房室交界区性期前收缩

知识点1：房室交界区性期前收缩的概念　　　副高：熟练掌握　正高：熟练掌握

房室交界区性期前收缩亦称为房室交界性期前收缩，旧称交界性早搏，是早于基础心律（多为窦性心律）提前出现的房室交界区的异位搏动，其冲动起源于房室交界区，可前向和逆向传导，分别产生提前发生的QRS波群与逆行P波；逆行P波可位于QRS波群之前（PR间期＜0.12秒）、之中或之后（RP间期＜0.20秒）；QRS波群形态正常，当发生室内差异性传导QRS波群形态可有变化。

| 知识点2：房室交界区性期前收缩的病因 | 副高：熟练掌握 正高：熟练掌握 |

交界性期前收缩较少见。可发生于心脏病患者，如缺血性心脏病、风湿性心脏病、心衰患者发生洋地黄中毒、低血钾等。无器质性心脏病表现的患者也可发生交界性期前收缩。

| 知识点3：房室交界区性期前收缩的临床表现 | 副高：熟练掌握 正高：熟练掌握 |

除原发病相关的表现外，交界性期前收缩一般无明显症状，偶有心悸。

| 知识点4：房室交界区性期前收缩的诊断 | 副高：熟练掌握 正高：熟练掌握 |

交界性期前收缩主要通过心电图诊断。其心电图特点：交界性期前收缩可逆行向上传导至心房和顺行向下传导至心室，其传导速度不同，心电图可表现为提前出现逆行P'波并可引起QRS波群，形态与正常窦性P波引起的QRS波群相似，此时P'-R间期<0.12秒；也可表现为提前出现QRS波群，逆行P'波重叠在QRS波群之中或出现在QRS波群之后，此时R-P'间期<0.20秒。交界性期前收缩的代偿间歇完全。

| 知识点5：房室交界区性期前收缩的治疗及预后 | 副高：熟练掌握 正高：熟练掌握 |

交界性期前收缩的治疗主要是针对病因或诱因。对于期前收缩频发且症状明显者，可口服β受体阻滞剂或钙离子通道阻滞剂治疗。交界性期前收缩的预后良好。

二、房室交界区性逸搏与逸搏心律

| 知识点6：房室交界区性逸搏与逸搏心律的概念 | 副高：熟练掌握 正高：熟练掌握 |

房室交界区组织在正常情况下不表现自律性，称为潜在起搏点。下列情况时潜在起搏点可成为主导起搏点：由于窦房结发放冲动频率减慢，低于上述潜在起搏点的固有频率；由于传导障碍，窦房结冲动不能抵达潜在起搏点部位，潜在起搏点除极产生逸搏。房室交界性逸搏或逸搏心律是严重缓慢性心律失常（窦性心动过缓和高度或完全性房室传导阻滞）时出现的延迟搏动或缓慢性心律，是房室交界区次级节律点对心动过缓或停搏的替代反应，常不独立存在。

| 知识点7：房室交界区性逸搏与心律的病因及临床表现 |
| 副高：熟练掌握 正高：熟练掌握 |

类同病态窦房结综合征和高度房室传导阻滞。患者可有心动过缓的相关症状和体征。房室交界性逸搏多表现为窦性停搏或阻滞的长间歇后，出现一个正常的QRS波群，P波可以缺如或有逆行性P波，位于QRS波群之前或之后。房室交界性逸搏心律的频率一般为40~60次/分，

QRS波群形态正常，其前后可有逆行P波，或窦性P的频率慢于心室率，形成房室分离。

知识点8：房室交界区性逸搏与心律的治疗及预后　　副高：熟练掌握　正高：熟练掌握

治疗针对病因和原发的缓慢性心律失常。预后取决于病因和原发的缓慢性心律失常。

三、非阵发性房室交界区性心动过速

知识点9：非阵发性房室交界区性心动过速的概念　　副高：熟练掌握　正高：熟练掌握

非阵发性房室交界性心动过速是房室交界区的自律性增加或形成触发活动引起的一种呈短阵或持续发作的心动过速。

知识点10：非阵发性房室交界区性心动过速的病因　　副高：熟练掌握　正高：熟练掌握

洋地黄中毒是最常见的病因，也常发生于一些器质性心脏病，如急性心肌梗死、心肌炎、急性风湿热或心脏外科手术后，亦可偶见于正常人。

知识点11：非阵发性房室交界区性心动过速的临床表现

副高：熟练掌握　正高：熟练掌握

心动过速发作时心率逐渐增快，终止时心率逐渐减慢，不同于阵发性心动过速。心率70～150次/分或更快，节律相对规则，QRS波正常。心率快慢明显受自主神经张力变化的影响。心动过速很少引起明显的血流动力学改变，患者多无症状，少数人可有心悸表现。

知识点12：非阵发性房室交界区性心动过速的诊断、治疗及预后

副高：熟练掌握　正高：熟练掌握

由于不引起明显的血流动力学异常且通常能自行终止，非阵发性房室交界性心动过速本身不需要特殊处理，治疗主要是针对基本病因。洋地黄中毒引起者，应立即停用洋地黄药物，同时给予氯化钾。预后取决于病因，心动过速本身为良性。

四、与房室交界区相关的折返性心动过速

知识点13：房室交界区相关的折返性心动过速的范围

副高：熟练掌握　正高：熟练掌握

房室交界区相关的折返性心动过速主要包括房室结折返性心动过速（AVNRT）和房室折返性心动过速（AVRT）两大类，其共同的发生机制为折返，但前者的折返环路位于房室

结内，后者由房室交界区、旁道与心房、心室共同组成折返环路。两者的心电图表现均为室上性QRS波群和规则RR间期，少部分患者为宽QRS波群。

知识点14：房室结折返性心动过速的病因　　　　**副高：熟练掌握　正高：熟练掌握**

房室结折返性心动过速是指发生在房室结及其周围区域的折返性心动过速，是最常见的阵发性室上性心动过速。AVNRT多发生于无器质性心脏病的正常人，女性多于男性，青少年至30岁之间多见。情绪激动、焦虑、紧张、体力劳动、吸烟、饮酒或喝茶过多是常见的诱因。部分女性与月经周期有关。

知识点15：房室结折返性心动过速的临床表现　　　　**副高：熟练掌握　正高：熟练掌握**

心动过速发作呈有规律的、突然起始与终止，持续时间长短不一。症状包括心悸、胸闷、焦虑不安、头晕，少见有晕厥、心绞痛、心力衰竭与休克者。症状轻重取决于发作时心室率快速的程度以及持续时间，亦与原发病的严重程度有关。若发作时心室率过快，使心排出量与脑血流量锐减或心动过速猝然终止，窦房结未能及时恢复自律性导致心搏停顿，均可发生晕厥。体检心尖区第一心音强度恒定，心律绝对规则。

知识点16：房室结折返性心动过速的心电图检查　　　　**副高：熟练掌握　正高：熟练掌握**

心电图表现：①心率150～250次/分，节律规则；②QRS波形态与时限均正常，但发生室内差异性传导或原有束支传导阻滞时，QRS波形态异常；③P波为逆行性（Ⅱ、Ⅲ、aVF导联倒置），常埋藏于QRS波内或位于其终末部分，P波与QRS波保持固定关系；④起始突然，通常由一个房性期前收缩触发，其下传的PR间期显著延长，随之引起心动过速发作。

知识点17：房室结折返性心动过速的诊断　　　　**副高：熟练掌握　正高：熟练掌握**

有阵发性心悸症状且发作表现为突发、突止的特点，应考虑AVNRT。对于发作短暂而常规心电图难以捕捉者，应行24小时动态心电图检查以明确诊断。部分患者需进行食管心脏电生理检查，其诊断依据为：①经食管心房刺激可诱发和终止心动过速；②S1-S2期前收缩刺激可显示"房室结双径传导"；③诱发的心动过速符合AVNRT的心电图特点。

知识点18：房室结折返性心动过速的治疗　　　　**副高：熟练掌握　正高：熟练掌握**

（1）腺苷与钙离子通道阻滞剂：首选治疗药物为腺苷，起效迅速，不良反应为胸部压迫感、呼吸困难、面部潮红、窦性心动过缓、房室传导阻滞等。由于其半衰期<6秒，即使发生不良反应亦很快消失。如腺苷无效可改静注维拉帕米或地尔硫䓬。若患者合并心力衰竭、

低血压或为宽QRS波心动过速，尚未明确室上性心动过速的诊断，不应选用钙离子通道阻滞剂，宜选用腺苷静注。

（2）洋地黄与β受体阻滞剂：静脉注射洋地黄可终止发作。目前洋地黄已较少应用，但对伴有心功能不全患者仍作首选。

β受体阻滞剂也能有效终止心动过速，但应避免用于失代偿的心力衰竭、支气管哮喘患者，以选用短效β受体阻滞剂（如艾司洛尔）较为合适。

（3）普罗帕酮：1~2mg/kg静脉注射。

（4）其他药物：合并低血压者可应用升压药物（如去氧肾上腺素、甲氧明或间羟胺），通过反射性兴奋迷走神经终止心动过速。但老年患者、高血压、急性心肌梗死患者等禁忌。

（5）食管心房调搏术：常能有效中止发作。

（6）直流电复律：当患者出现严重心绞痛、低血压、充血性心力衰竭表现，应立即电复律。急性发作以上治疗无效亦应施行电复律。但应注意，已应用洋地黄者不应接受电复律治疗。

知识点19：房室结折返性心动过速的预防	副高：熟练掌握 正高：熟练掌握

是否需要给予患者长期药物预防，取决于发作频繁程度以及发作的严重性。可依据临床经验或心内电生理试验结果选择用药，可首选洋地黄、长效钙离子通道阻滞剂或β受体阻滞剂。

导管消融技术已十分成熟，且安全、有效，能根治心动过速，应优先考虑应用。

知识点20：预激综合征的概念	副高：熟练掌握 正高：熟练掌握

预激综合征又称Wolf-Parkinson-White综合征（WPW综合征），是指起源于窦房结或心房的激动在经正常的房室传导系统下传激动心室的同时快速通过房室之间的异常通路提前激动一部分或全部心室，引起特殊心电图改变并易伴发快速性心律失常的一种临床综合征。房室折返性心动过速是预激综合征最常伴发的快速型心律失常。

知识点21：预激综合征的病因	副高：熟练掌握 正高：熟练掌握

预激综合征是一种先天性心脏发育异常，男性多于女性。多数患者心脏结构和功能正常，部分患者合并二尖瓣脱垂、心肌病、先天性心脏结构异常如Ebstein畸形、大血管转位、法洛四联症等。心脏发育过程中除正常房室传导束即房室结–希浦系（AVN-HPS）外，在心房和心室之间形成异常传导束或房室旁路，房室旁路既可双向传导（显性房室旁路），也可仅有逆向传导（隐匿性房室旁路）；与AVN-HPS不同，房室旁路的传导速度快，且无递减传导性能。因此，AVN-HPS之间构成折返环可发生房室折返性心动过速（AVRT）；当发生房性快速性心律失常时，心房激动可经房室旁路传导至心室，引起极快的心室率。

知识点22：预激综合征的临床表现　　　副高：熟练掌握　　正高：熟练掌握

心室预激本身不引起症状，具有心室预激表现者，其快速型心律失常主要包括：房室折返性心动过速，最常见；其次是心房颤动与心房扑动以及心室颤动与猝死。患者主要表现为阵发性心悸，为发生房室折返性心动过速所致。过高频率的心动过速（特别是持续发作心房颤动），可诱发心功能不全、心源性晕厥、甚至蜕变为心室颤动而危及患者的生命。

知识点23：预激综合征的心电图特点　　　副高：熟练掌握　　正高：熟练掌握

（1）心室预激：①窦性心律的P-R间期<0.12秒；②QRS波群增宽，起始部粗钝或有挫折，称为delta波（又称预激波），QRS波群时限>0.12秒；③P波至J波的间期正常；④心室预激明显时伴有继发性ST-T波改变，ST段向预激波的相反方向偏移，T波低平或与QRS主波方向相反；⑤根据胸导联QRS波群的形态，以往将预激综合征分成两型，A型为胸导联QRS波群主波均向上，预激发生在左室或右室后底部；B型为QRS波群在V_1导联主波向下，V_5、V_6导联主波向上，预激发生在右室前侧壁。

（2）AVRT：根据折返方向不同分为顺向型AVRT（O-AVRT）和逆向型AVRT（A-AVRT）。

O-AVRT心电图表现：①心动过速多由房性或室性期前收缩诱发，频率多为150～250次/分，节律规则；②QRS波群形态和时限多正常，少数因发生功能性束支传导阻滞而使QRS波群宽大畸形；③P波位于QRS波群之后，绝对不与QRS波群重叠，R-P间期>70ms，R-P间期<P-R间期，P波与QRS波群关系固定为1∶1，否则心动过速终止；④迷走神经刺激可使心动过速终止。

A-AVRT心电图表现：①心动过速多由房性或室性期前收缩诱发，频率在200次/分以上，节律规则；②QRS波群形态类同窦性心律，但更加宽大畸形，时限多达0.16秒；③P波位于QRS波群之后，绝对不与QRS波群重叠，且P波与QRS波群关系固定为1∶1，否则心动过速终止；④迷走神经刺激常不能使心动过速终止。

（3）房扑和房颤：心电图表现为：①具有房扑和房颤的基本心电图特点；②房扑多为2∶1房室传导，QRS波群形态类同窦性心律，但更加宽大畸形，极少数患者可出现1∶1房室传导，心室率达300次/分；③房颤时QRS波群节律明显不等，出现正常QRS波群与不同程度预激的宽大畸形的QRS波群并存或交替，部分房室旁路传导能力强，心室率可以极快，甚至蜕变为心室颤动。

知识点24：预激综合征的诊断　　　副高：熟练掌握　　正高：熟练掌握

预激综合征的诊断应根据临床和心电图（发作和非发作心律失常）表现来确定。O-AVRT，尤其是无心室预激的心电图表现（隐匿性房室旁路），应与AVNRT鉴别，食管心脏电生理检查有助于明确诊断：①经食管心房刺激可诱发和终止心动过速；②S_1-S_2期前收缩刺激无"房室结双径传导"；③诱发的心动过速符合O-AVRT的心电图特点。O-AVRT并发功能性束支阻滞、A-AVRT、显性房室旁路并发房扑或房颤时，均表现为宽QRS波群心动过速，需与室性心动过速鉴别。

知识点25：预激综合征的治疗 　　　　　　副高：熟练掌握　　正高：熟练掌握

仅有心室预激的心电图表现而从未有心律失常发作及猝死家族史的患者，无需特殊治疗。

（1）心动过速发作期的治疗：O-AVRT的治疗类同AVNRT。A-AVRT可选用静脉注射普罗帕酮或胺碘酮，如无效宜及时选用同步电复律。显性房室旁路并发房扑或房颤，如果血流动力学状态稳定，可选用静脉注射普罗帕酮或胺碘酮；如果无效或血流动力学状态不稳定，宜及时选用同步电复律。洋地黄、维拉帕米等抑制AVN-HPS途径的药物，会加速房扑或房颤时的心室率，应避免使用。

（2）射频消融治疗：是根治预激综合征的有效方法，其成功率高、并发症少、复发率低，已成预激综合征的一线治疗方法。适用于心动过速发作频繁、症状明显的患者。

知识点26：预激综合征的预后 　　　　　　副高：熟练掌握　　正高：熟练掌握

仅有O-AVRT发作或经射频消融治疗的患者预后良好。少数未经有效治疗且房室旁道传导能力强、既往有房扑或房颤发作的患者，有猝死的潜在危险。

第五节　室性心律失常

一、室性期前收缩

知识点1：室性期前收缩的概念 　　　　　　副高：熟练掌握　　正高：熟练掌握

室性期前收缩旧称室性早搏，是早于基础心律（多为窦性心律）提前出现的室性冲动，可单独出现，也可成对出现。室性期前收缩是最常见的室性心律失常，可触发室性心动过速和室性扑动或颤动。

知识点2：室性期前收缩的病因 　　　　　　副高：熟练掌握　　正高：熟练掌握

正常人与各种心脏病患者均可发生室性期前收缩。正常人发生室性期前收缩的机会随年龄的增长而增加。心肌炎、缺血、缺氧、麻醉和手术均可使心肌受到机械、电、化学性刺激而发生室性期前收缩。洋地黄、奎尼丁、三环类抗抑郁药中毒发生严重心律失常之前常先有室性期前收缩出现。电解质紊乱（低钾、低镁等）、精神不安、过量烟、酒、咖啡亦能诱发室性期前收缩。

室性期前收缩常见于高血压、冠心病、心肌病、风湿性心脏病与二尖瓣脱垂患者。

<u>知识点3：室性期前收缩的临床表现</u>　　　　　副高：熟练掌握　　正高：熟练掌握

部分偶发性室性期前收缩没有明显不适或仅有原发疾病的症状。频发室性期前收缩多有心悸、心跳停顿、咽喉牵拉不适等。长期频发室性期前收缩可引起心脏扩大和心功能不全的临床表现。心脏听诊可闻及提前出现的心搏，第一心音增强，之后出现长间歇。室性期前收缩引起桡动脉搏动减弱或消失。

<u>知识点4：室性期前收缩的心电图检查</u>　　　　副高：熟练掌握　　正高：熟练掌握

（1）提前发生的QRS波，时限通常超过0.12秒，宽大畸形，ST段与T波的方向与QRS主波方向相反。

（2）室性期前收缩与其前面的窦性搏动之间期（称为配对间期）恒定。

（3）室性期前收缩很少能逆传心房，提前激动窦房结，故窦房结冲动发放节律未受干扰，室性期前收缩后出现完全性代偿间歇，即包含室性期前收缩在内前后两个下传的窦性搏动之间期，等于两个窦性RR间期之和。如果室性期前收缩恰巧插入两个窦性搏动之间，不产生室性期前收缩后停顿，称为间位性室性期前收缩。

（4）室性期前收缩的类型：室性期前收缩可孤立或规律出现。二联律是指每个窦性搏动后跟随一个室性期前收缩；三联律是每两个正常搏动后出现一个室性期前收缩；如此类推。连续发生两个室性期前收缩称成对室性期前收缩。连续三个或以上室性期前收缩称室性心动过速。同一导联内，室性期前收缩形态相同者，为单形性室性期前收缩；形态不同者称多形性或多源性室性期前收缩。

（5）室性并行心律：心室的异位起搏点规律地自行发放冲动，并能防止窦房结冲动入侵。其心电图表现为：①异位室性搏动与窦性搏动的配对间期不恒定；②长的两个异位搏动之间距是最短的两个异位搏动间期的整倍数；③当主导心律（如窦性心律）的冲动下传与心室异位起搏点的冲动几乎同时抵达心室，可产生室性融合波，其形态介于以上两种QRS波形态之间。

<u>知识点5：室性期前收缩的诊断</u>　　　　　　　副高：熟练掌握　　正高：熟练掌握

根据症状和心脏听诊可拟诊室性期前收缩，心电图表现是确诊依据。部分偶发或间断发作的室性期前收缩，需记录动态心电图以协助诊断。

<u>知识点6：室性期前收缩的治疗</u>　　　　　　　副高：熟练掌握　　正高：熟练掌握

室性期前收缩的治疗应在控制病因和消除诱因基础上，根据不同的临床情况采取下列治疗方法。

（1）无器质性心脏病：室性期前收缩不会增加此类患者发生心脏性死亡的危险性，因此无明显症状或症状轻微者，多不宜使用抗心律失常药物治疗或给予β受体阻滞剂治疗。频繁室性期前收缩伴有明显症状者，可考虑口服普罗帕酮、美西律等，也可使用胺碘酮治疗，但应注意不良反应。

（2）器质性心脏病：如冠心病陈旧性心肌梗死、心肌炎等，尤其是并发左室射血分降低和慢性充血性心衰者，室早是这类患者心脏性猝死的独立危险因素，而长期使用Ⅰ类抗心律失常药物并不能降低死亡率，应避免使用。胺碘酮对这类患者有良好的治疗效果，但长期服用其不良反应发生率高。已有的研究表明，长期使用β受体阻滞剂、ACEI或ARB类药物，通过改善心功能而减少或抑制室性期前收缩，可明显减少心源性死亡率。

（3）急性心肌缺血或梗死：易发生恶性室性期前收缩，目前不主张预防使用抗心律失常药物，应尽早实施再灌注治疗。如果在实施再灌注治疗前已发生频发、多源性室性期前收缩，或在心室颤动除颤后仍然有频发室性期前收缩，此时应静脉注射胺碘酮150mg，继之静脉滴注（1mg/min）维持，同时应注意补钾、补镁和尽早使用β受体阻滞剂。

（4）起源于特殊部位的室性期前收缩：如右心室流出道、主动脉窦部、左心室间隔部等，症状明显且药物治疗效果不好者，可考虑射频消融治疗。心肌梗死后或扩张性心肌病发生的室性期前收缩，尤其是左室射血分数明显降低（≤35%），心脏性猝死发生率高，应植入ICD或实施具有转复除颤功能的心室同步起搏器（CRT-D）治疗，可有效提高生存率。

二、室性心动过速

知识点7：室性心动过速的概念	副高：熟练掌握 正高：熟练掌握

室性心动过速简称室速，是起源于希氏束分叉以下的连续3个或3个以上的快速心室激动，频率多为100~250次/分。自然发作后30秒内自行终止者称短阵室速，超过30秒或需药物、电复律终止者称持续性室速。

知识点8：室性心动过速的病因	副高：熟练掌握 正高：熟练掌握

室速常发生于各种器质性心脏病患者。最常见为冠心病，特别是曾有心肌梗死的患者，其次是心肌病、心力衰竭、二尖瓣脱垂、心瓣膜病等，其他病因，如代谢障碍、电解质紊乱之长QT综合征等。室速偶可发生在无器质性心脏病者，称为特发性室速，多起源于右心室流出道（右室特发性室速）、左心室间隔部（左室特发性室速）和主动脉窦部。少部分室速与遗传有关，也称心肌离子通道疾病，如长QT综合征、Brugada综合征等。一些特殊药物或毒物也可引起室速如洋地黄中毒，抗心律失常药物的致心律失常作用，严重低血钾引起继发性QT间期延长等。

知识点9：室性心动过速的临床表现	副高：熟练掌握 正高：熟练掌握

室速的临床表现取决于心动过速的频率、发作持续的时间、是否存在器质性心脏病和心功能不全。非持续性室速症状较轻，类同于室性期前收缩。持续性室速其频率不快（≤160次/分）或持续时间不长，且心功能正常者，其症状多类同于阵发性室上性心动过

速。当室速频率快、持续时间长，或并存心室扩大和心功能不全者，常有严重的血流动力学影响，可诱发或加重心功能不全、急性肺水肿、心源性休克。部分多形性室速、尖端扭转性室速发作后很快蜕变为心室颤动，可导致心源性晕厥、心脏骤停，甚至引起心源性猝死。心脏听诊可闻及心率快、心音低钝，偶可闻及第一、第二心音分裂（房室分离所致）和强弱不等。

知识点10：室性心动过速的心电图检查　　　　　　副高：熟练掌握　　正高：熟练掌握

室速的心电图特征：①3个或以上的室性期前收缩连续出现；②QRS波形态畸形，时限超过0.12秒，ST-T波方向与QRS波主波方向相反；③心室率通常为100～250次/分，心律规则，但亦可略不规则；④心房独立活动与QRS波无固定关系，形成室房分离，偶尔个别或所有心室激动逆传夺获心房；⑤通常发作突然开始；⑥心室夺获与室性融合波：室速发作时少数室上性冲动可下传心室，产生心室夺获，表现为在P波之后，提前发生一次正常的QRS波。室性融合波的QRS波形态介于窦性与异位心室搏动之间，其意义为部分夺获心室。心室夺获与室性融合波的存在对确立室速诊断提供重要依据。按室速发作时QRS波的形态，可将室速分为单形性室速和多形性室速。QRS波方向呈交替变换者称双向性室速。

室速与室上性心动过速伴有室内差异性传导的心电图表现十分相似，二者的临床意义与处理截然不同，因此，应注意鉴别。

支持室上性心动过速伴有室内差异性传导诊断的心电图表现：①每次心动过速均由期前发生的P波开始；②P波与QRS波相关，通常呈1∶1房室比例；③刺激迷走神经可减慢或终止心动过速。此外，心动过速在未应用药物治疗前，QRS时限超过0.20秒、宽窄不一，心律明显不规则，心率＞200次/分，应怀疑为预激综合征合并心房颤动。

提示为室速的心电图表现：①室性融合波；②心室夺获；③室房分离；④全部心前区导联QRS波主波方向呈同向性，即全部向上或向下。

知识点11：室性心动过速的治疗　　　　　　　　副高：熟练掌握　　正高：熟练掌握

终止室速并转复窦性心律、预防室速复发并防治心脏性猝死是室速治疗的重要原则。

（1）控制心室率和终止室速

1）稳定的持续性室速：无显著血流动力学障碍的室速，首先考虑抗心律失常药物控制心室率和终止心动过速。与器质性心脏病有关的室速，可静脉注射胺碘酮150mg，然后1mg/min静脉滴注维持6小时，然后0.5mg/min静脉滴注维持24～48小时；利多卡因50～100mg静脉推注，如无效10分钟后可重复50～100mg，负荷量＜300mg，有效后1～4mg/min静脉维持。与洋地黄类药物中毒有关的室速，在停用洋地黄、补充钾和镁盐的同时，静脉注射苯妥英钠100mg，如无效5～10分钟后重复，负荷量＜300mg/h；左室特发性室速可静脉注射维拉帕米5～10mg，流出道特发性室速可静脉注射普罗帕酮1.5～2.0mg/kg，如无效15～20分钟后可追加35mg，总量＜280mg；有效后可0.5～1mg/min静脉滴注维持。

2）不稳定的持续性室速：血流动力学不稳定的室速首先考虑同步电复律。复律成功后可静脉应用胺碘酮、利多卡因等抗心律失常药，以防止室速短时间内复发。

3）尖端扭转性室速：继发性长QT综合征并发的尖端扭转性室速，在病因治疗的同时提高基础心率、静脉注射硫酸镁等，可终止和预防短时间内复发。先天性长QT综合征并发的尖端扭转性室速，可选择β受体阻滞剂治疗。

（2）预防室速复发

1）努力寻找和治疗诱发及维持室速的可逆性病变，例如缺血、低血压及低血钾等。治疗充血性心力衰竭有助于减少室速发作。窦性心动过缓或房室阻滞时，心室率过于缓慢，亦有利于室性心律失常的发生，可给予阿托品治疗或应用人工心脏起搏。

2）急性心肌缺血合并室速的患者，首选冠脉血运重建，也可应用β受体阻滞剂预防室性心律失常。

3）如果室速频繁发作，且不能被电复律有效控制，可静脉应用胺碘酮。

4）经完全血运重建和最佳药物治疗后仍反复发作室速或电风暴者，可植入心律转复除颤器（ICD）。

5）药物治疗后仍反复发作单形性室速或ICD植入后反复电击的患者可考虑导管消融治疗。

（3）预防心脏性猝死：治疗原发病和改善心功能，ACEI、β受体阻滞剂、胺碘酮可降低室速患者的心脏性猝死率，ICD是预防心脏性猝死最有效的方法。

三、心室扑动和心室颤动

知识点12：心室扑动和心室颤动的概念　　　　副高：熟练掌握　　正高：熟练掌握

心室扑动和心室颤动简称室扑和室颤，是指心室发生快速无序的激动，致使心室规律有序的激动和舒缩功能消失，均为功能性的心脏骤停，是致死性心律失常。

知识点13：心室扑动和心室颤动的病因　　　　副高：熟练掌握　　正高：熟练掌握

室扑和室颤是心脏性猝死的常见原因（约占80%），多见于器质性心脏病患者，如冠心病、心肌病、心肌炎和其他器质性心脏病，尤其并发心功能不全时也可发生。先天性离子通道疾病，如长QT综合征、Brugada综合征、短QT综合征等，常发生室扑和室颤。严重缺血缺氧、预激综合征合并房颤伴有快速心室率、电击伤、洋地黄中毒、抗心律失常药物的致心律失常作用、酸碱失衡和水电解质紊乱等，均可导致室扑和室颤。少数患者原因不清楚，称为特发性室颤。

室扑和室颤的发生机制尚不清楚，室性期前收缩、室速是触发因素；心脏电生理和解剖异常，如心肌梗死、心室肥厚以及各种心肌病变等，是室扑和室颤形成和维持的基质。大多数研究支持室扑和室颤的电生理机制是折返激动，折返环路、激动方向、大小和部位不断改变是其电生理特点。

知识点14：心室扑动和心室颤动的临床表现　　副高：熟练掌握　正高：熟练掌握

临床症状包括意识丧失、抽搐、呼吸停顿甚至死亡、听诊心音消失、脉搏触不到、血压亦无法测到。

知识点15：心室扑动和心室颤动心电图特点　　副高：熟练掌握　正高：熟练掌握

心室扑动呈正弦图形，波幅大而规则，QRS波呈单形性，频率150～300次/分（通常在200次/分以上），有时难与室速鉴别。心室颤动的波形、振幅与频率均极不规则，无法辨认QRS波群、ST段与T波，持续时间较短，如不及时抢救一般心电活动在数分钟内迅速消失。急性心肌梗死的原发性心室颤动，可由于舒张早期的室性期前收缩落在T波上触发室速（R-on-T），然后演变为心室颤动。

知识点16：心室扑动和心室颤动的诊断、治疗及预后

　　　　　　　　　　　　　　　　　　　　　　　副高：熟练掌握　正高：熟练掌握

（1）诊断：根据临床表现即可诊断室扑和室颤，并立即实施救治。心电图是确诊依据。

（2）治疗：①对于院外患者：目击者应立即实施徒手心肺复苏；对于住院患者，应立即体外非同步电击除颤和心肺复苏治疗；②预防心脏性猝死：心肺复苏成功的患者，应积极治疗原发病和改善心功能，并考虑植入ICD以预防发生心脏性猝死。

（3）预后：室扑和室颤是最严重的心脏事件，绝大多数患者发病后不能自行终止，其生存依赖于及时有效的心肺复苏。因此，在院外发生的室扑和室颤仅有30%可能幸存，幸存者中约50%在院期间发生死亡，其余30%在随访3年中会发生死亡。但随着ICD的普遍使用，已经明显改善了幸存者的长期存活率。

第六节　心脏传导阻滞

一、房室传导阻滞

知识点1：房室传导阻滞的概念　　副高：熟练掌握　正高：熟练掌握

房室传导阻滞是指冲动从心房传导至心室的过程中出现异常延迟或不能抵达心室。房室阻滞可以发生在房室结、希氏束以束支等不同的部位。

知识点2：房室传导阻滞的病因　　副高：熟练掌握　正高：熟练掌握

正常人或运动员可发生文氏型房室阻滞（莫氏Ⅰ型），与迷走神经张力增高有关，常发生于夜间。其他导致房室阻滞的病变有急性心肌梗死、冠状动脉痉挛、病毒性心肌炎、心内膜炎、心肌病、急性风湿热、钙化性主动脉瓣狭窄、心脏肿瘤（特别是心包间皮瘤）、先天性心血管病、原发性高血压、心脏手术、电解质紊乱、药物中毒、Lyme病（螺旋体感染可致心肌炎）、Chagas病（原虫感染可致心肌炎）、黏液性水肿等。Lev病（心脏纤维支架的钙化与硬化）与Lenegre病（传导系统本身的原发性硬化变性疾病）可能是成人孤立性慢性心脏传导阻滞最常见的病因。

知识点3：房室传导阻滞的临床表现	副高：熟练掌握　正高：熟练掌握

（1）症状：一度房室传导阻滞通常无症状；二度房室传导阻滞因可引起心搏脱漏，患者可有心悸症状；三度房室传导阻滞其症状的严重程度取决于心室率的快慢，常见症状有疲倦、乏力、头晕、晕厥、心绞痛、心衰等。当一、二度房室传导阻滞突然进展为三度房室传导阻滞，因心室率过慢或出现长停搏（＞3秒）可导致脑缺血而出现暂时性意识丧失、晕厥，甚至发作阿-斯综合征，严重者可发生猝死。

（2）体征：心脏听诊时，一度房室传导阻滞因P-R间期延长，第一心音强度减弱。二度Ⅰ型房室传导阻滞因P-R间期逐渐延长，第一心音强度逐渐减弱并有心搏脱漏。二度Ⅱ型房室传导阻滞P-R间期正常，第一心音强度恒定，但有间歇性心搏脱漏。三度房室传导阻滞因房室分离，第一心音强度不等，偶尔听到响亮亢进的第一心音（大炮音）；第二心音可呈正常或反常分裂。当心房与心室同时收缩时，颈静脉可出现巨大的a波（大炮波）。

知识点4：房室传导阻滞心电图的特点	副高：熟练掌握　正高：熟练掌握

（1）一度房室阻滞：P-R间期超过0.20秒，每个P波后都有一个下传的QRS波群，QRS波群形态和时限正常，则发生传导延缓的部位多在房室结；若QRS波群表现为束支传导阻滞图形，则发生传导延缓的部位可能在房室结和/或希氏束及束支。

（2）二度房室阻滞

1）二度Ⅰ型房室阻滞：①P波规律出现；②PR间期逐渐延长，直到P波下传受阻，脱漏1个QRS波群。最常见的房室传导比例为3∶2和5∶4。在大多数情况下，阻滞位于房室结，QRS波群正常，二度Ⅰ型房室阻滞很少发展为三度房室阻滞。

2）二度Ⅱ型房室阻滞：P-R间期恒定，部分P波后无QRS波群。如QRS波群正常，阻滞可能位于房室结内；若QRS波群增宽，形态异常时，阻滞位于希氏束-浦肯野系统。

（3）三度（完全性）房室阻滞：①P波与QRS波群各自成节律、互不相关；②心房率快于心室率，心房冲动来自窦房结或异位心房节律（房性心动过速、扑动或颤动）；③心室起搏点通常在阻滞部位稍下方。如位于希氏束及其近邻，心室率为40～60次/分，QRS波群正常，心律亦较稳定；如位于室内传导系统的远端，心室率可低至40次/分以下，QRS波群增宽，心室律亦常不稳定。

知识点5：房室传导阻滞的诊断、治疗及预后	副高：熟练掌握　正高：熟练掌握

（1）诊断：根据临床表现和心电图特点可明确诊断。动态心电图检查有助于间歇性房室

传导阻滞的诊断。

（2）治疗：在针对病因及诱因治疗的基础上，根据房室传导阻滞发生的原因、病程、阻滞的程度以及伴随的症状选择治疗方法。一度和二度Ⅰ型房室传导阻滞多无需特殊治疗。二度Ⅱ型和三度房室传导阻滞心室率缓慢或心室停搏，病情紧急时可用心脏临时起搏，包括床边临时起搏；无心脏起搏条件时，可应用阿托品（0.5～2.0mg，静脉注射）、异丙肾上腺素（1～4μg/min静脉滴注）以提高心室率，利于尽早给予永久性心脏起搏治疗。

（3）预后：绝大多数一度和二度Ⅰ型房室传导阻滞预后良好，少数发生在希氏束远端阻滞的患者预后较差，应注意随访观察。二度Ⅱ型和三度房室传导阻滞多数发生在希氏束远端，常为广泛的不可逆性病变所致，预后均较差，应积极实施人工心脏起搏治疗。

二、室内传导阻滞

知识点6：室内传导阻滞的概念　　　　　　　副高：熟练掌握　正高：熟练掌握

室内传导阻滞又称室内阻滞，是指希氏束分叉以下部位的传导阻滞。室内传导系统由三个部分组成，即右束支、左前分支和左后分支，室内传导系统的病变可波及单支、双支或三支。

知识点7：室内传导阻滞的病因　　　　　　　　副高：熟练掌握　正高：熟练掌握

右束支阻滞多见于右心负荷过重的心脏病患者，如风湿性心脏病二尖瓣狭窄、房间隔缺损、急慢性肺源性心脏病，亦可见于高血压心脏病、冠心病、心肌病、先天性心脏病等。

左束支阻滞多见于左心室受累的心脏病患者，如充血性心衰、急性心肌梗死、高血压心脏病、主动脉瓣狭窄、心肌病，亦可见于急性感染、奎尼丁与普鲁卡因胺中毒、风湿性心脏病、冠心病、梅毒性心脏病等。

此外，先天性心脏病、心脏手术和血钾过高也可引起室内阻滞。

知识点8：室内传导阻滞的临床表现　　　　　　副高：熟练掌握　正高：熟练掌握

单支和双支阻滞通常无临床症状，偶可闻及第一、第二心音分裂。三分支阻滞的临床表现与三度房室传导阻滞相同。

知识点9：室内传导阻滞的心电图检查　　　　　副高：熟练掌握　正高：熟练掌握

（1）右束支阻滞（BBB）：QRS时限≥0.12秒。V_1～V_2导联呈rsR′，R′波粗钝；V_5、V_6导联呈qRS，S波宽阔。T波与QRS主波方向相反。不完全性右束支阻滞的图形与上述相似，但QRS时限<0.12秒。

（2）左束支阻滞（LBBB）：QRS时限≥0.12秒。V_5、V_6导联R波宽大，顶部有切迹或粗钝，其前方无q波。V_1、V_2导联呈宽阔的Qs波或rS波形。V_5～V_6导联T波与QRS主波方向相反。不完全性左束支阻滞图形与上述相似，但QRS时限＜0.12秒。

（3）左前分支阻滞：额面平均QRS电轴左偏达–90°～–45°。Ⅰ、aVL导联呈qR波，Ⅱ、Ⅲ、aVF导联呈rS图形，QRS时限＜0.12秒。

（4）左后分支阻滞：额面平均QRS电轴右偏达＋90°～＋120°（或＋80°～＋140°）。Ⅰ导联呈rS波，Ⅱ、Ⅲ、aVF导联呈qR波，且RⅢ＞RⅡ，QRS时限＜0.12秒。确立诊断前应首先排除常见的引起电轴右偏的病变，如右心室肥厚、肺气肿、侧壁心肌梗死与正常变异等。

（5）双分支阻滞与三分支阻滞：双分支阻滞是指室内传导系统三分支中的任何两分支同时发生阻滞。三分支阻滞是指三分支同时发生阻滞，表现为完全性房室阻滞。由于阻滞分支的数量、程度、是否间歇发生等情况不同，可出现不同的心电图表现。最常见为右束支合并左前分支阻滞。右束支合并左后分支阻滞较罕见。当右束支阻滞与左束支阻滞二者交替出现时，双侧束支阻滞的诊断便可成立。

知识点10：室内传导阻滞的诊断、治疗及预后　　　　副高：熟练掌握　　正高：熟练掌握

（1）诊断：室内传导阻滞的诊断主要依靠心电图。右束支传导阻滞可有第二心音分裂，吸气时更为显著。左束支传导阻滞时可有第二心音的反常分裂（吸气时分裂减轻，呼气时加重）或收缩期前奔马律。

（2）治疗：单纯右束支传导阻滞或左束支传导阻滞本身无需特殊治疗，主要针对病因治疗。左前分支阻滞没有合并其他传导阻滞或器质性心脏病则无需治疗。左后分支阻滞往往表示有较广泛而严重的心肌损害，常与不同程度的右束支阻滞和左前分支阻滞合并存在，容易进展为完全性房室传导阻滞，需临床追踪观察。

（3）预后：室内阻滞的预后取决于原有心脏病的严重程度，无器质性心脏病患者预后良好。

第四章　心脏性猝死与心肺复苏

| 知识点1：心脏性猝死的概念 | 副高：熟练掌握　正高：熟练掌握 |

心脏性猝死（SCD）是指急性症状发作后1小时内发生的以意识突然丧失为特征的、由心脏原因引起的自然死亡。

| 知识点2：心脏性猝死的病因 | 副高：熟练掌握　正高：熟练掌握 |

绝大多数心脏性猝死发生在有器质性心脏病的患者。西方国家心脏性猝死中约80%由冠心病及其并发症引起，其中约75%有心肌梗死病史。心肌梗死后左心室射血分数（LVEF）降低是心脏性猝死的主要预测因素；频发性与复杂性室性期前收缩的存在，亦可预示心肌梗死存活者发生猝死的危险。各种心肌病引起的心脏性猝死占5%～15%，是冠心病易患年龄前（<35岁）心脏性猝死的主要原因，如梗阻性肥厚型心肌病、致心律失常型右心室心肌病。此外，还有离子通道病，如长QT综合征、Brugada综合征等。

另外，情绪极度变化、精神刺激即可通过兴奋交感神经、抑制迷走神经导致原发性心脏骤停，也可通过影响呼吸中枢调节，引发呼吸性碱中毒导致呼吸、心跳骤停，还可诱发原有心血管病发作，诱发心脏骤停，如儿茶酚胺敏感性多形室性心动过速、应激性心肌病等。

| 知识点3：心脏性猝死的病理生理机制 | 副高：熟练掌握　正高：熟练掌握 |

（1）室性快速性心律失常：导致心脏骤停及猝死最常见的机制是室速及室颤。急性发病后到死亡之前记录到的心电图显示，初始节律为室性快速性心律失常者为75%～80%，因室颤猝死的患者常先有室速，随即迅速转变为室颤。

（2）缓慢性心律失常：占SCD总人群的15%～25%。缓慢性心律失常包括窦性心动过缓、窦性停搏、窦房阻滞、房室传导阻滞及室内阻滞。但常见于弥漫性病变累及心内膜下浦肯野纤维的各种疾病。

（3）无脉性电活动（PEA）：PEA以往也称电-机械分离，是指心脏有持续的电活动，但没有有效的机械收缩功能，常见于大面积心肌梗死后心脏破裂。

| 知识点4：心脏性猝死的临床表现 | 副高：熟练掌握　正高：熟练掌握 |

心脏性猝死的临床经过可分为4个时期，即前驱期、终末事件期、心脏骤停和生物学死亡。不同患者各期表现不同。

（1）前驱期：在猝死前数天至数月，有些患者可出现胸痛、气促、疲乏、心悸等非特异性症状。但亦可无前驱表现，瞬间发生心脏骤停。

（2）终末事件期：是指心血管状态出现急剧变化到心脏骤停发生前的一段时间，自瞬间至持续1小时不等。心脏性猝死所定义的1小时，实质上是指终末事件期的时间在1小时内。典型的表现包括严重胸痛、急性呼吸困难、突发心悸或眩晕等。

（3）心脏骤停：心脏骤停后脑血流量急剧减少，可导致意识突然丧失，伴有局部或全身性抽搐。心脏骤停刚发生时脑中尚存少量含氧的血液，可短暂刺激呼吸中枢，出现呼吸断续，呈叹息样或短促痉挛性呼吸，随后呼吸停止。皮肤苍白或发绀，瞳孔散大，尿便失禁。

（4）生物学死亡：从心脏骤停至发生生物学死亡时间的长短取决于原发病的性质以及心脏骤停至复苏开始的时间。心脏骤停发生后，大部分患者将在4～6分钟内开始发生不可逆脑损害，随后经数分钟过渡到生物学死亡。

| 知识点5：心脏性猝死的危险分层 | 副高：熟练掌握 正高：熟练掌握 |

SCD的危险分层可以筛查出高危人群，以此制订相应的预防措施，最终降低SCD的发生率。危险分层的主要目的是识别可能发生恶性心律失常患者。

（1）左心室射血分数：LVEF降低是心衰患者总死亡率及SCD最强有力的预测因子，LVEF≤40%常是识别高危患者的分界线。多项循证医学证据显示，LVEF<30%者的总死亡率及猝死发生率明显增加。

（2）常规心电图：是常用而简单的方法，可以通过检测QRS波宽度、QT间期及QT离散度等对恶性室性心律失常的风险作出一定的预测。①QRS波宽度：是反映心室内和心室间传导障碍的稳定指标。室内传导减慢，尤其伴心室复极离散度增加时，可直接促发室性心律失常。流行病学研究证实，心衰患者QRS波宽>120ms的人群SCD的风险增高。②QT间期和QT离散度：QT间期延长、QT离散度增加表明心脏复极异常，易导致室速和室颤，与SCD风险的增加相关。

（3）动态心电图：①室性期前收缩及非持续性室速：Holter监测如发现频发、复杂室性期前收缩和/或非持续性室速发生在心脏骤停幸存者、大面积心肌梗死后或严重心衰者，则诱发猝死的概率明显增加。对于心肌梗死的患者，当室性期前收缩>10次/小时或出现非持续性室速，对SCD的阳性预测价值为5%～15%，阴性预测价值在90%以上。心肌梗死LVEF<40%的患者合并室性心律失常，SCD的风险明显增加。但是，LVEF正常的患者Holter监测有室性心律失常，对SCD没有预测价值。②心率变异性：心率变异性异常、自主神经张力和心律失常三者间存在关联。研究表明，心率变异降低是总死亡率增加的预测因子，但在SCD中的价值还需要进一步确定。

（4）信号平均心电图：信号平均心电图记录的心室晚电位预测心肌梗死或心律失常事件的敏感性为30%～76%，阴性预测值高，特异性超过95%，但识别SCD高危患者的证据尚不充分。

（5）运动试验：对已知或怀疑运动诱发室性心律失常的患者可以行运动试验。测量运动后心率恢复时间和恢复期间的室性期前收缩对死亡有一定的预测作用。运动停止后1分钟内心率下降≤12次/分，则与死亡率的增加显著相关。它是预测SCD的新指标，但在SCD危险分层中的价值尚未证实。

（6）T波电交替：是预测SCD高危患者的重要指标，可利用动态心电图记录检测，也可通过运动试验检测。心率<110次/分时，出现≥1.9μV的交替为阳性。T波电交替阳性预测价值76%，阴性预测价值88%。多数研究认为T波交替是SCD的独立预测指标。

（7）肥厚型心肌病猝死的危险分层：SCD可能是部分年轻患者的首发表现。其高危因素包括：①有心脏骤停或持续性室速病史；②有猝死的家族史；③有不明原因的晕厥；④Holter监测发现非持续性室速；⑤运动试验时，血压升高反应减弱或低血压；⑥左室极度肥厚（≥30mm）或伴左室流出道梗阻。

知识点6：心脏骤停的处理　　　　副高：熟练掌握　　正高：熟练掌握

心脏骤停的生存率很低，抢救成功的关键是尽早进行心肺复苏（CPR）和尽早进行复律治疗。心肺复苏又分初级心肺复苏和高级心肺复苏，可按照以下顺序进行。

（1）识别心脏骤停：首先需要判断患者的反应，快速检查是否有呼吸或不能正常呼吸（无呼吸或喘息），并以最短时间判断有无脉搏（10秒内完成）。如判断患者无反应时，应立即开始初级心肺复苏。

（2）呼救：在不延缓实施心肺复苏的同时，应设法（打电话或呼叫他人打电话）通知并启动急救医疗系统，有条件时寻找并使用自动体外除颤仪（AED）。

（3）初级心肺复苏：即基础生命活动的支持（BLS），一旦确诊心脏骤停，应立即进行。首先应使患者仰卧在坚固的平面上，在患者的一侧进行复苏。主要复苏措施包括人工胸外按压、开通气道和人工呼吸。强调胸外按压最重要，将心肺复苏程序由ABC修改为CAB。

（4）高级心肺复苏：即高级生命支持（ALS），是在基础生命支持的基础上，应用辅助设备、特殊技术等建立更为有效的通气和血液循环。主要措施包括气管插管建立通气、除颤转复心律成为血流动力学稳定的心律、建立静脉通路并应用必要的药物维持已恢复的循环。心电图、血压、脉搏血氧饱和度、呼气末二氧化碳分压测定等必须持续监测，必要时还需要进行有创血流动力学监测。

知识点7：心脏骤停复苏后的处理　　　　副高：熟练掌握　　正高：熟练掌握

（1）原发致心脏骤停疾患的治疗：应进行全面的心血管系统及相关因素的评价，仔细寻找引起心脏骤停的原因，尤其是确诊是否存在急性心肌梗死及电解质紊乱，并及时处理。

（2）维持有效循环：心脏骤停后常出现血流动力学不稳定，导致低血压、低心排出量。对危重患者常需放置肺动脉漂浮导管进行有创血流动力学监测。

（3）维持呼吸：自主循环恢复后，患者可有不同程度的呼吸系统功能障碍，一些患者可能仍然需要机械通气和吸氧治疗。呼气末正压通气（PEEP）对呼吸功能不全合并左心衰竭的患者可能有帮助，但需注意此时血流动力学是否稳定。临床上可以依据动脉血气结果和/或无创监测来调节吸氧浓度、PEEP和每分通气量。

（4）防治脑缺氧和脑水肿：亦称脑复苏。脑复苏是心肺复苏最后成功的关键。在缺氧状态下，脑血流的自主调节功能丧失，脑血流的维持主要依赖脑灌注压，任何导致颅压升高或体循环平均动脉压降低的因素均可减低脑灌注压，从而进一步减少脑血流。对昏迷患者应维持正常的或轻微增高的平均动脉压，降低颅压，以保证良好的脑灌注。

（5）防治急性肾衰竭：心脏骤停时间较长或复苏后持续低血压易发生急性肾衰竭。多见于原有肾脏病变的老年患者。心肺复苏早期出现的肾衰竭多为急性肾缺血所致，其恢复时间较肾毒性者长。由于通常已使用大剂量脱水剂和利尿剂，临床可表现为尿量正常甚至增多，但血肌酐升高（非少尿型急性肾衰竭）。

（6）其他：及时发现和纠正水电解质紊乱和酸碱失衡，防止继发感染。肠鸣音消失和机械通气伴有意识障碍患者应留置胃管，尽早应用胃肠道营养。

知识点8：心脏性猝死的预防	副高：熟练掌握　正高：熟练掌握

预防心脏性猝死的关键是识别高危人群。除了年龄、性别、心率、高血压、糖尿病等一般危险因素外，病史、体格检查、信号平均心电图、24小时动态心电图、心率变异性等方法提供的信息可用于评估患者发生心脏骤停的危险性。

因大多数心脏性猝死发生在冠心病患者，故减轻心肌缺血、预防心肌梗死或缩小梗死范围等措施能减少心脏性猝死的发生率。β受体阻滞剂能明显减少急性心肌梗死、心梗后及充血性心力衰竭患者发生心脏性猝死，对扩张型心肌病、长QT综合征、儿茶酚胺依赖性多形性室速及心肌桥患者，亦有预防心脏性猝死的作用。ACEI对减少充血性心力衰竭猝死的发生可能有作用。

第五章 高 血 压

原发性
高血压

第一节 原发性高血压

| 知识点1：原发性高血压的概念 | 副高：熟练掌握 正高：熟练掌握 |

高血压是一种以体循环动脉收缩期和/或舒张期血压持续升高为主要临床表现的心血管综合征，可分为原发性高血压和继发性高血压。原发性高血压旧称高血压病，是心脑血管疾病最重要的危险因素，常与其他心血管危险因素共存，可损伤重要脏器，如心、脑、肾的结构和功能，最终导致这些器官的功能衰竭。

| 知识点2：血压的分类和定义 | 副高：熟练掌握 正高：熟练掌握 |

高血压定义为未使用降压药物的情况下诊室收缩压≥140mmHg和/或舒张压≥90mmHg。2017年，美国心脏病学会等11个学会提出了新的高血压诊断（≥130/80mmHg）和治疗目标值（<130/80mmHg），这对高血压的早防早治具有积极意义。

目前，我国采用的血压分类和标准见下表。

血压水平分类和定义（单位：mmHg）

分　　类	收缩压		舒张压
正常血压	<120	和	<80
正常高值血压	120~139	和/或	80~89
高血压	≥140	和/或	≥90
1级高血压（轻度）	140~159	和/或	90~99
2级高血压（中度）	160~179	和/或	100~109
3级高血压（重度）	≥180	和/或	≥110
单纯收缩期高血压	≥140	和	<90

注：当收缩压和舒张压分别属于不同分级时，以较高的级别作为标准。以上标准适用于任何年龄的成年男性和女性

| 知识点3：高血压的病因 | 副高：熟练掌握 正高：熟练掌握 |

（1）遗传和基因因素：高血压病有明显的遗传倾向。流行病学研究提示高血压发病有明

显的家族聚集性。双亲无高血压、一方有高血压或双亲均有高血压，其子女高血压发生概率分别为3%、28%和46%。单卵双生的同胞血压一致性较双卵双生同胞更为明显。

本病属多基因复杂性状疾病，目前尚无一个基因被确定为本病的易感基因，其发病可能有众多微效基因参与，并涉及基因－基因和基因－环境的相互作用。

（2）饮食：不同地区人群血压水平和高血压患病率与钠盐平均摄入量显著正相关，但同一地区人群中个体间血压水平与摄盐量并不相关，摄盐过多导致血压升高主要见于对盐敏感人群。钾摄入量与血压呈负相关。高蛋白质摄入属于升压因素。饮食中饱和脂肪酸或饱和脂肪酸/多不饱和脂肪酸比值较高也属于升压因素。饮酒量与血压水平线性相关，尤其与收缩压相关性更强。

（3）体重：体重增加是血压升高的重要危险因素。肥胖的类型与高血压发生关系密切，腹型肥胖者容易发生高血压。

（4）吸烟：可使交感神经末梢释放去甲肾上腺素增加而使血压增高，同时可以通过氧化应激损害一氧化氮（NO）介导的血管舒张，引起血压增高。

（5）药物：服避孕药妇女血压升高发生率及程度与服药时间长短有关。口服避孕药引起的高血压一般为轻度，并且可逆转，在终止服药后3~6个月血压常恢复正常。其他如麻黄碱、肾上腺皮质激素、非甾体类抗炎药（NSAID）、甘草等也可使血压增高。

（6）睡眠呼吸暂停低通气综合征（SAHS）：SAHS是指睡眠期间反复发作性呼吸暂停。有中枢性和阻塞性之分。SAHS患者50%有高血压，血压升高程度与SAHS病程和严重程度有关。

（7）精神应激：城市脑力劳动者高血压患病率超过体力劳动者，从事精神紧张度高的职业者发生高血压的可能性较大，长期生活在噪声环境中听力敏感性减退者患高血压也较多。此类高血压患者经休息后症状和血压可获得一定改善。

知识点4：高血压的发病机制　　　　　副高：熟练掌握　　正高：熟练掌握

（1）神经机制：各种原因使大脑皮质下神经中枢功能发生变化，各种神经递质浓度与活性异常，包括去甲肾上腺素、肾上腺素、多巴胺、神经肽Y、5-羟色胺、血管加压素、脑啡肽、脑钠肽和中枢肾素、血管紧张素系统，最终使交感神经系统活性亢进，血浆儿茶酚胺浓度升高，阻力小动脉收缩增强而导致血压增高。

（2）肾脏机制：各种原因引起肾性水、钠潴留，增加心排血量，通过全身血流自身调节使外周血管阻力和血压升高，启动压力－利尿钠机制再将潴留的水、钠排泄出去。也可能通过排钠激素分泌释放增加，例如内源性类洋地黄物质，在排泄水、钠的同时使外周血管阻力增高而使血压增高。

（3）激素机制：肾素－血管紧张素－醛固酮系统（RAAS）激活。经典的RAAS包括：肾小球入球动脉的球旁细胞分泌肾素，激活从肝脏产生的血管紧张素原（AGT），生成血管紧张素Ⅰ（ATⅠ），然后经肺循环的转换酶（ACE）生成血管紧张素Ⅱ（ATⅡ）。ATⅡ是RAAS的主要效应物质，作用于血管紧张素Ⅱ受体1（AT$_1$），使小动脉平滑肌收缩，刺激肾上腺皮质球状带分泌醛固酮，通过交感神经末梢突触前膜的正反馈使去甲肾上腺素分泌增加，这些作用均可使血压升高。

（4）血管机制：大动脉和小动脉结构与功能的变化，也就是血管重构在高血压发病中发挥着重要作用。覆盖在血管壁内表面的内皮细胞能生成、激活和释放各种血管活性物质，例如一氧化氮（NO）、前列环素（PGI_2）、内皮素（ET-1）、内皮依赖性血管收缩因子（EDCF）等，调节心血管功能。年龄增长以及各种心血管危险因素，例如血脂异常、血糖升高、吸烟、高同型半胱氨酸血症等，导致血管内皮细胞功能异常，使氧自由基产生增加，NO灭活增强，血管炎症、氧化应激反应等影响动脉的弹性功能和结构。由于大动脉弹性减退，脉搏波传导速度增快，反射波抵达中心大动脉的时相从舒张期提前到收缩期，出现收缩期延迟压力波峰，可以导致收缩压升高，舒张压降低，脉压增大。阻力小动脉结构（血管数目稀少或壁/腔比值增加）和功能（弹性减退和阻力增大）改变，影响外周压力反射点的位置或反射波强度，也对脉压增大起重要作用。

（5）胰岛素抵抗：高血压病患者中约半数存在胰岛素抵抗现象。胰岛素抵抗是指机体组织的靶细胞对胰岛素作用的敏感性和/或反应性降低的一种病理生理反应。其结果是胰岛素在促进葡萄糖摄取和利用方面的作用明显受损，一定量的胰岛素产生的生物学效应低于预计水平，导致代偿性胰岛分泌增加，发生继发性高胰岛素血症，可使电解质代谢发生障碍，通过Na^+-K^+交换和Na^+-K^+-ATP酶激活，使细胞内钠增加，Ang Ⅱ刺激醛固酮产生和作用加强，导致钠滞留；还使血管对体内升压物质反应增强，血中儿茶酚胺水平增加，并增加内皮素释放，减少扩血管的前列腺素合成，从而影响血管舒张功能。上述这些改变均能促使血压升高，诱发动脉粥样硬化病变。

| 知识点5：高血压的病理改变 | 副高：熟练掌握　正高：熟练掌握 |

高血压病的主要病理改变是动脉的病变和左心室的肥厚。随病程的进展，心、脑、肾等重要脏器均可累及，其结构和功能因此发生不同程度的改变。

（1）心脏：高血压病引起的心脏及大血管改变主要包括左心室肥厚和冠状动脉粥样硬化。血压升高及其代谢、内分泌因素，引起心肌细胞体积增大和间质增生，使左心室体积和重量增加，从而导致左心室肥厚。后者是严重影响预后的独立危险因素，病情进展还可发生心力衰竭。舒张性心力衰竭患者中约80%有高血压史，或其病因为高血压。冠状动脉属于较大的动脉，血压升高和冠状动脉粥样硬化有密切的关系。高血压造成弹性纤维散裂和断裂，胶原沉着于动脉壁，导致后者增厚和僵硬，还引起内皮功能障碍，这是冠状动脉粥样硬化斑块形成的重要因素。随斑块的扩大和管腔狭窄加重，可产生心肌缺血；斑块的破裂、出血以及继发性血栓形成等可堵塞管腔，造成心肌梗死。

（2）脑：长期高血压使脑血管发生缺血与变性，形成微动脉瘤，一旦破裂可发生脑出血。高血压促使脑动脉粥样硬化，粥样斑块破裂可并发脑血栓形成。脑小动脉闭塞性病变，引起针尖样小范围梗死病灶，称为腔隙性脑梗死。高血压的脑血管病变部位，特别容易发生在大脑中动脉的豆纹动脉、基底动脉的旁正中动脉和小脑齿状核动脉。这些血管直接来自压力较高的大动脉，血管细长而且垂直穿透，容易形成微动脉瘤或闭塞性病变。因此脑卒中通常累及壳核、丘脑、尾状核、内囊等部位。

脑梗死1　脑梗死2

（3）肾脏：高血压病导致肾小动脉粥样硬化，肾功能减退使血压进一步升高，形成恶性循环，最终发展至终末期肾病。肾小动脉还可发生脂肪玻璃样变性，系由于血压升高所致，亦可造成肾单位萎缩，严重者引起肾衰竭。

（4）视网膜：视网膜小动脉早期发生痉挛，随着病程进展出现硬化。血压急骤升高可引起视网膜渗出和出血。

知识点6：原发性高血压的症状	副高：熟练掌握　正高：熟练掌握

大多数起病缓慢，缺乏特殊临床表现，导致诊断延迟，仅在测量血压时或发生心、脑、肾等并发症时才被发现。常见症状有头晕、头痛、颈项板紧、疲劳、心悸等，也可出现视物模糊、鼻出血等较重症状，典型的高血压头痛在血压下降后即可消失。高血压患者可以同时合并其他原因的头痛，一般与血压水平无关，例如，精神焦虑性头痛、偏头痛、青光眼等。如果突然发生严重头晕与眩晕，要注意可能是脑血管病或者降压过度、直立性低血压。高血压患者还可以出现受累器官的症状，如胸闷、气促、心绞痛、多尿等。应注意，有些症状可能是降压药的不良反应所致。

知识点7：原发性高血压的体征	副高：熟练掌握　正高：熟练掌握

高血压体征一般较少。周围血管搏动、血管杂音、心脏杂音等是重点检查的项目。应重视颈部、背部两侧肋脊角、上腹部脐两侧、腰部肋脊处的血管杂音。心脏听诊可有主动脉瓣区第二心音亢进、收缩期杂音或收缩早期喀喇音。

有些体征常提示继发性高血压的可能，例如，腰部肿块提示多囊肾或嗜铬细胞瘤；股动脉搏动延迟出现或缺如，下肢血压明显低于上肢，提示主动脉缩窄；向心性肥胖、紫纹与多毛，提示皮质醇增多症。

知识点8：原发性高血压的实验室检查	副高：熟练掌握　正高：熟练掌握

（1）基本项目：血液生化（血钾、空腹血糖、总胆固醇、三酰甘油、高密度脂蛋白胆固醇、低密度脂蛋白胆固醇、尿酸、肌酐）；全血细胞计数、血红蛋白和血细胞比容；尿液分析（蛋白、糖和尿沉渣镜检）；心电图。

（2）推荐项目：24小时动态血压监测、超声心动图、颈动脉超声、餐后2小时血糖、血同型半胱氨酸、尿清蛋白定量、尿蛋白定量、眼底、胸部X线检查、脉搏波传导速度以及踝臂血压指数等。

（3）选择项目：对怀疑继发性高血压患者，根据需要可以选择血浆肾素活性、血和尿醛固酮、血和尿皮质醇、血游离甲氧基肾上腺素及甲氧基去甲肾上腺素、血和尿儿茶酚胺、动脉造影、肾和肾上腺超声、CT或MRI、睡眠呼吸监测等。对有并发症的高血压患者进行相应的脑功能、心功能和肾功能检查。

知识点9：原发性高血压的诊断及鉴别诊断　　　副高：熟练掌握　正高：熟练掌握

　　高血压诊断主要根据诊室测量的血压值，采用经核准的水银柱或电子血压计，测量静息坐位时上臂肱动脉部位血压，一般需非同日测量3次血压值收缩压均≥140mmHg和/或舒张压均≥90mmHg可诊断高血压。患者既往有高血压史，正在使用降压药物，血压虽然正常，也诊断为高血压。也可参考家庭自测血压收缩压≥135mmHg和/或舒张压≥85mmHg和24小时动态血压收缩压平均值≥130mmHg和/或舒张压≥80mmHg，白天收缩压平均值≥135mmHg和/或舒张压平均值≥85mmHg，夜间收缩压平均值≥120mmHg和/或舒张压平均值≥70mmHg进一步评估血压状态。一般来说，左、右上臂的血压相差＜10～20mmHg，右侧＞左侧。如果左、右上臂血压相差较大，要考虑一侧锁骨下动脉及远端有阻塞性病变。如疑似直立性低血压的患者还应测量平卧位和站立位血压。是否血压升高，不能仅凭1次或2次诊室血压测量值，需要经过一段时间的随访，进一步观察血压变化和总体水平。诊断高血压后必须鉴别是原发性高血压还是继发性高血压。

知识点10：原发性高血压的治疗原则　　　副高：熟练掌握　正高：熟练掌握

　　（1）治疗性生活方式干预：适用于所有高血压患者。
　　（2）降压药物治疗对象：①高血压2级或以上患者；②高血压合并糖尿病，或者已经有心、脑、肾靶器官损害或并发症患者；③凡血压持续升高，改善生活方式后血压未获得有效控制者。从心血管危险分层的角度，高危和很高危患者必须使用降压药物强化治疗。
　　（3）血压控制目标值：目前一般主张血压控制目标值应＜140/90mmHg。
　　（4）多重心血管危险因素协同控制：各种心血管危险因素之间存在关联，大部分高血压患者合并其他心血管危险因素。降压治疗后尽管血压控制在正常范围，其他危险因素依然对预后产生重要影响，因此，降压治疗应同时控制其他心血管危险因素。降压治疗方案不仅要有效控制血压，还应兼顾控制糖代谢、脂代谢、尿酸代谢等多重危险因素。

第二节　继发性高血压

知识点1：继发性高血压的概念　　　副高：熟练掌握　正高：熟练掌握

　　继发性高血压是指某些确定的疾病或病因引起的血压升高，约占所有高血压的5%。

知识点2：继发性高血压的主要疾病和病因　　　副高：熟练掌握　正高：熟练掌握

　　（1）肾脏疾病：肾小球肾炎、慢性肾盂肾炎、先天性肾脏病变（多囊肾）、继发性肾脏病变（结缔组织病、糖尿病肾病、肾淀粉样变等）、肾动脉狭窄、肾肿瘤。

（2）内分泌疾病：Cushing综合征（皮质醇增多症）、嗜铬细胞瘤、原发性醛固酮增多症、肾上腺性变态综合征、甲状腺功能亢进、甲状腺功能减退、甲状旁腺功能亢进、腺垂体功能亢进、绝经期综合征。

（3）心血管病变：主动脉瓣关闭不全、完全性房室传导阻滞、主动脉缩窄、多发性大动脉炎。

（4）颅脑病变：脑肿瘤、脑外伤、脑干感染。

（5）其他：妊娠期高血压疾病、红细胞增多症、药物（糖皮质激素、拟交感神经药、甘草）。

知识点3：肾实质性高血压　　　　　　　　副高：熟练掌握　正高：熟练掌握

（1）概念：肾实质性高血压是由急、慢性肾小球肾炎，慢性肾盂肾炎，糖尿病肾病，多囊肾和肾移植后等多种肾脏病变引起的继发性高血压。

（2）病因及发病机制：肾实质性高血压的发生主要是由于肾单位大量丢失，导致水、钠潴留和细胞外容量增加以及肾脏RAAS激活与排钠减少。高血压又进一步升高肾小球内囊压力，形成恶性循环，加重肾脏病变。

（3）诊断及鉴别诊断：临床上有时难以将肾实质性高血压与原发性高血压伴肾脏损害完全区别开来。一般而言，除恶性高血压，原发性高血压很少出现明显蛋白尿，血尿不明显，肾功能减退首先从肾小管浓缩功能开始，肾小球滤过功能仍可长期保持正常或增强，直到最后阶段才有肾小球滤过率降低，血肌酐上升；肾实质性高血压往往在发现血压升高时已有蛋白尿、血尿和贫血、肾小球滤过功能减退、肌酐清除率下降。如果条件允许，肾穿刺组织学检查有助于确立诊断。

（4）治疗：肾实质性高血压必须严格限制钠盐摄入，每天<3g；通常需要联合使用降压药物治疗，将血压控制在130/80mmHg以下；如果不存在使用禁忌证，联合治疗方案中一般应包括ACEI或ARB，有利于减少尿蛋白，延缓肾功能恶化。

知识点4：肾血管性高血压　　　　　　　　副高：熟练掌握　正高：熟练掌握

（1）概念：肾血管性高血压是单侧或双侧肾动脉主干或分支狭窄引起的高血压。

（2）病因及发病机制：常见病因有多发性大动脉炎、肾动脉纤维肌性发育不良和动脉粥样硬化，前两者主要见于青少年，后者主要见于老年人。肾血管性高血压的发生是由于肾血管狭窄，导致肾脏缺血，激活RAAS。早期解除狭窄，可使血压恢复正常；长期或高血压基础上的肾动脉狭窄，解除狭窄后血压一般也不能完全恢复正常，持久严重的肾动脉狭窄会导致患侧甚至整体肾功能的损害。

（3）诊断及鉴别诊断：凡进展迅速或突然加重的高血压，均应怀疑本症。查体时在上腹部或背部肋脊角处可闻及血管杂音。肾动脉彩超、放射性核素肾图、肾动脉CT及MRI检查有助于诊断，肾动脉造影可明确诊断和狭窄部位。

（4）治疗：治疗方法可根据病情和条件选择介入手术、外科手术或药物治疗。治疗的目的不仅是降低血压，还在于保护肾功能。经皮肾动脉成形术及支架植入术较简便，对单侧非开口处局限性狭窄效果较好。手术治疗包括血运重建术、肾移植术和肾切除术，适用于不宜经皮肾动脉成形术患者。不适宜上述治疗的患者，可采用降压药物联合治疗。需要注意，双侧肾动脉狭窄、肾功能已受损或非狭窄侧肾功能较差患者禁忌使用ACEI或ARB，因为这类药物解除了缺血肾脏出球小动脉的收缩作用，使肾小球内囊压力下降，肾功能恶化。

第六章　冠状动脉粥样硬化性心脏病

第一节　冠状动脉粥样硬化性心脏病概述

知识点1：冠状动脉粥样硬化性心脏病的概念　　　副高：掌握　正高：掌握

冠状动脉粥样硬化性心脏病是指冠状动脉（冠脉）粥样硬化使管腔狭窄或阻塞，导致心肌缺血、缺氧引起的心脏病，与冠状动脉功能性改变，即冠状动脉痉挛，统称为冠状动脉性心脏病（CHD），简称冠心病，亦称缺血性心脏病（IHD）。

知识点2：冠状动脉粥样硬化性心脏病的临床分型　　　副高：掌握　正高：掌握

由于病理解剖和病理生理变化的不同，冠心病有不同的临床表型。1979年世界卫生组织曾将其分为五型：①隐匿型或无症状型冠心病；②心绞痛；③心肌梗死；④缺血性心肌病；⑤猝死。近年趋向于根据发病特点和治疗原则不同分为两大类：①慢性冠脉疾病（CAD），也称慢性心肌缺血综合征（CIS）。包括稳定型心绞痛、缺血性心肌病和隐匿性冠心病等；②急性冠状动脉综合征（ACS）：包括不稳定型心绞痛（UA）、非ST段抬高型心肌梗死（NSTEMI）和ST段抬高型心肌梗死（STEMI），也有将冠心病猝死包括在内。

知识点3：冠状动脉粥样硬化性心脏病的发病机制　　　副高：掌握　正高：掌握

当冠脉的供血与心肌的需血之间发生矛盾，冠脉血流量不能满足心肌代谢的需要，就可引起心肌缺血缺氧。暂时的缺血缺氧引起心绞痛，而持续严重的心肌缺血可引起心肌坏死即为心肌梗死。但在许多情况下，心肌缺血是需氧量增加和供氧量减少两者共同作用的结果。心肌因缺氧致高能磷酸化合物产生和储备降低，细胞功能随之发生改变。短暂的反复缺血发作可使心肌对随后发生的缺血产生保护作用以减少心肌坏死范围或延缓心肌细胞死亡，称为"心肌预适应"。而短暂的重度缺血后，虽然心肌的血流灌注和供氧量已恢复，但仍存在功能异常伴收缩力的恢复延缓，称为"心肌顿抑"。而心肌长期慢性缺血状态下，心肌功能下调以减少能量消耗，以维持心肌细胞的存活，避免心肌坏死的发生；当供血恢复后，心肌功能可完全恢复正常（尽管可能有延迟），此现象称为"心肌冬眠"，属心肌的自身保护机制。持续而严重的心肌缺血则可导致不可逆的细胞损伤和心肌坏死。

第二节　动脉粥样硬化

知识点1：动脉粥样硬化的概念	副高：熟练掌握　正高：熟练掌握

　　动脉粥样硬化是动脉硬化血管病中最常见、最重要的一种。因在动脉内膜积聚的脂质外观呈黄色粥样，故称为动脉粥样硬化。

知识点2：动脉粥样硬化的病因	副高：熟练掌握　正高：熟练掌握

　　（1）年龄、性别：多见于40岁以上的中、老年人，49岁以后进展较快，但在青壮年甚至儿童的尸检中也曾发现有早期的粥样硬化病变。

　　（2）血脂异常：脂质代谢异常是动脉粥样硬化最重要的危险因素。

　　（3）高血压：高血压患者动脉粥样硬化发病率明显增高。

　　（4）吸烟：与不吸烟者比较，其发病率和病死率增高2~6倍，且与每日吸烟的支数成正比。被动吸烟也是危险因素。

　　（5）糖尿病和糖耐量异常：糖尿病患者的发病率是非糖尿病者的数倍，且病变进展迅速。

　　（6）肥胖：标准体重（kg）＝身高（cm）－105（或110）；体重指数（BMI）＝体重（kg）/身高（m）^{2}。超过标准体重20%或BMI＞24者称肥胖症。

　　（7）家族史：有冠心病、糖尿病、高血压、血脂异常家族史者，其冠心病的发病率增加。

知识点3：动脉粥样硬化的病理解剖	副高：熟练掌握　正高：熟练掌握

　　动脉粥样硬化是累及体循环系统从大型肌弹力型（如主动脉）到中型肌弹力型（如冠状动脉）动脉内膜的疾病。其特征是动脉内膜形成散在的斑块，严重时斑块融合。每个斑块的组成成分不同，脂质是基本成分。严格地说，内膜增厚不属于粥样硬化斑块，而是血管内膜对机械损伤的一种适应性反应。

　　正常动脉壁由内膜、中膜和外膜构成，动脉粥样硬化斑块大体解剖上有的呈扁平的黄斑或线（脂质条纹），有的呈高起内膜表面的白色或黄色椭圆形丘（纤维脂质性斑块）。脂质条纹见于5~10岁的儿童，纤维脂质性斑块始见于20岁以后，在脂质条纹基础上形成。

知识点4：动脉粥样硬化的临床表现及分期	副高：熟练掌握　正高：熟练掌握

　　（1）无症状期或隐匿期：其过程长短不一，Ⅰ~Ⅲ期病变及大部分Ⅳ期和Ⅴa型病变，已形成粥样硬化斑块，但无管腔明显狭窄，故无组织或器官受累的临床表现。

　　（2）缺血期：动脉粥样硬化斑块导致管腔狭窄、器官缺血。因为管腔狭窄的程度及所累及的靶器官不同，所以产生的临床表现各异。例如，冠状动脉狭窄导致心肌缺血表现为心绞痛，长期缺血可导致心肌冬眠及纤维化；肾动脉狭窄可引起顽固性高血压和肾功能不全；肢体动脉粥样硬化以下肢较为多见，尤其是腿部动脉。血供障碍可引起下肢发凉、麻木和间歇性跛行，即行走时发生腓肠肌麻木、疼痛以至痉挛，休息后消失，再走时又出现症状，严重时可持续性疼痛，下肢动脉尤其是足背动脉搏动减弱或消失。

（3）坏死期：是动脉管腔堵塞或血管腔内血栓形成导致靶器官组织坏死的一系列症状。冠状动脉闭塞表现为急性心肌梗死（AMI），下肢动脉闭塞表现为肢体坏疽。

（4）纤维化期：组织坏死后可经纤维化愈合，有的患者没有坏死期，因长期缺血直接进入纤维化期而出现缺血期的表现，使靶器官组织纤维化、萎缩而引起症状。心脏长期缺血纤维化导致心脏扩大、心功能不全、心律失常等表现，长期肾脏缺血导致肾萎缩并发展为肾衰竭。

知识点5：动脉粥样硬化的辅助检查　　　　副高：熟练掌握　正高：熟练掌握

动脉粥样硬化缺乏敏感且特异性的早期实验室诊断方法。部分患者有脂质代谢异常，主要表现为血总胆固醇（TC）增高、低密度脂蛋白胆固醇（LDL-C）增高、高密度脂蛋白胆固醇（HDL-C）降低、三酰甘油（TG）增高，Apo-A降低，ApoB和Lp（a）增高。选择性动脉造影可显示管腔狭窄或动脉瘤样病变，以及病变的所在部位、范围和程度，有助于确定介入或外科治疗的适应证和选择手术方式。多普勒超声检查有助于判断动脉的血流情况和血管病变。脑电阻抗图、脑电图、计算机体层显像（CT）或磁共振显像有助于判断脑动脉的功能情况以及脑组织的病变情况。放射性核素心脏检查、超声心动图检查、心电图检查以及负荷试验所示的特征性变化有助于诊断冠状动脉粥样硬化性心脏病。冠状动脉造影是诊断冠状动脉粥样硬化最直接的方法。血管内超声显像和血管镜检查是辅助血管内介入治疗新的检查方法。CT血管造影（CTA）和磁共振显像血管造影（MRA）可无创显像动脉粥样硬化病变。

知识点6：动脉粥样硬化的诊断　　　　　　副高：熟练掌握　正高：熟练掌握

动脉粥样硬化的早期诊断相当困难。当粥样硬化病变发展引起管腔狭窄甚至闭塞或血栓形成导致靶器官出现明显病变时诊断较易。年长患者有血脂异常，动脉造影发现血管狭窄性病变，应首先考虑诊断本病。

知识点7：动脉粥样硬化的鉴别诊断　　　　副高：熟练掌握　正高：熟练掌握

主动脉粥样硬化引起的主动脉病变和主动脉瘤，需与梅毒性主动脉炎和主动脉瘤相鉴别，X线胸片发现主动脉影增宽应与纵隔肿瘤相鉴别。其他靶器官的缺血或坏死表现需与其他原因的动脉病变相鉴别。冠状动脉粥样硬化引起的心绞痛、心肌梗死需与其他原因引起的冠状动脉病变，如冠状动脉炎、冠状动脉畸形、冠状动脉栓塞等相鉴别。心肌纤维化需与其他心脏病特别是原发性扩张型心肌病相鉴别。肾动脉粥样硬化所引起的高血压，需与其他原因的高血压相鉴别，肾动脉血栓形成需与肾结石相鉴别。四肢动脉粥样硬化所产生的症状，需与多发性动脉炎等其他可能导致动脉病变的原因相鉴别。

知识点8：动脉粥样硬化的一般预防措施　　副高：熟练掌握　正高：熟练掌握

（1）说服患者耐心接受长期的防治措施：经过防治，本病病情可得到控制，病变可能部分消退，患者可维持一定的生活和工作能力。此外，病变本身又可以促使动脉侧支循环的形成，使病情得到改善。

（2）积极治疗与本病有关的一些疾病：包括高血压、肥胖症、高脂血症、痛风、糖尿病、肝病、肾病综合征和有关的内分泌病等。

（3）合理的膳食：膳食总热量不能过高，以维持正常体重为度，提倡饮食清淡，多食富含维生素C（如新鲜蔬菜、瓜果）和植物蛋白（如豆类及其制品）的食物。已确诊有冠状动脉粥样硬化者，严禁暴饮暴食，以免诱发心绞痛或心肌梗死。合并有高血压或心衰者，应同时限制盐的摄入。提倡不吸烟，不饮烈性酒。

（4）适当的体力劳动和体育锻炼：一定的体力劳动和体育活动对预防肥胖、锻炼循环系统的功能和调整血脂代谢均有益，是预防本病的积极措施。

（5）合理安排工作和生活：生活要有规律，保持乐观、愉快的情绪，避免过度劳累和情绪激动，注意劳逸结合，保证充分睡眠。

知识点9：动脉粥样硬化的药物治疗措施　　副高：熟练掌握　正高：熟练掌握

（1）降血脂药：血脂异常的患者，经上述饮食调节和进行体力活动后仍未正常者，可按血脂的具体情况选用下列调血脂药物：

1）HMG-CoA还原酶抑制剂（他汀类药物）：常用制剂有洛伐他汀、普伐他汀、辛伐他汀、氟伐他汀、阿托伐他汀、瑞舒伐他汀，均为每天1次。常见的不良反应有乏力、胃肠道症状、头痛和皮疹等，少数病例出现肝功能损害和肌病的不良反应，也有横纹肌溶解症致死的个别报道，长期用药要注意监测肝、肾功能和肌酸激酶。

2）氯贝丁酯类：可选用以下药物：非诺贝特、吉非贝齐、苯扎贝特、环丙贝特。这类药物有降低血小板黏附性、增加纤维蛋白溶解活性和减低纤维蛋白原浓度、削弱凝血的作用。与抗凝药合用时，要注意抗凝药的用量。少数患者有胃肠道反应、皮肤发痒和荨麻疹以及一过性血清转氨酶增高和肾功能改变。宜定期检查肝、肾功能。

3）烟酸类：有烟酸、阿昔莫司。有降低血三酰甘油和总胆固醇、增高HDL-C以及扩张周围血管的作用。可引起皮肤潮红和发痒、胃部不适等不良反应，故不易耐受；长期应用还要注意检查肝功能。

4）胆酸螯合树脂类：有考来烯胺、考来替泊等。服后吸附肠内胆酸，阻断胆酸的肠肝循环，加速肝中胆固醇分解为胆酸，与肠内胆酸一起排出体外而使血TC下降。

5）其他调节血脂药：普罗布考有抗氧化作用并可降低胆固醇，但HDL-C也降低，主要的不良反应包括胃肠道反应和QT间期延长；不饱和脂肪酸类；维生素C、维生素B_6、泛酸的衍生物泛硫乙胺、维生素E等。

（2）抗血小板药物：抗血小板黏附和聚集的药物可防止血栓形成，有助于防止血管阻塞性病变病情发展。可选用：阿司匹林、氯吡格雷、血小板糖蛋白Ⅱb/Ⅲa（GPⅡb/Ⅲa）受体阻滞剂、双嘧达莫、西洛他唑。

知识点10：动脉粥样硬化的预后　　　　副高：熟练掌握　正高：熟练掌握

动脉粥样硬化的预后与病变部位、程度、血管狭窄发展速度、受累器官受损情况和有无并发症相关，病变涉及心、脑、肾等重要脏器动脉时预后不良。

第三节　稳定型心绞痛

知识点1：稳定型心绞痛的概念　　　　　副高：熟练掌握　正高：熟练掌握

稳定型心绞痛又称劳力性心绞痛，是在冠状动脉固定性严重狭窄基础上，心肌负荷增加引起心肌急剧、暂时的缺血、缺氧的临床综合征。可伴心功能障碍，但没有心肌坏死。

知识点2：心绞痛的分型　　　　　　　　副高：熟练掌握　正高：熟练掌握

Braunwald根据发作状况和机制将心绞痛分为稳定型、不稳定型和变异型心绞痛3种，而WHO根据心绞痛的发作性质进行如下分型：

（1）劳力性心绞痛：是由运动或其他心肌需氧量增加情况所诱发的心绞痛。包括3种类型：①稳定型劳力性心绞痛，1~3个月内心绞痛的发作频率、持续时间、诱发胸痛的劳力程度及含服硝酸酯类后症状缓解的时间保持稳定；②初发型劳力性心绞痛，1~2个月内初发；③恶化型劳力性心绞痛，一段时间内心绞痛的发作频率增加，症状持续时间延长，含服硝酸甘油后症状缓解所需时间延长或需要更多的药物，或诱发症状的活动量降低。

（2）自发性心绞痛：与劳力性心绞痛相比，疼痛持续时间一般较长，程度较重，且不易为硝酸甘油所缓解。包括4种类型：①卧位型心绞痛；②变异型心绞痛；③中间综合征；④梗死后心绞痛。

（3）混合性心绞痛：劳力性和自发性心绞痛同时并存。

可以看出，WHO分型中除了稳定型劳力性心绞痛外，其余均为不稳定型心绞痛，此广义不稳定型心绞痛除去变异型心绞痛即为Braunwald分型的不稳定型心绞痛。

知识点3：稳定型心绞痛的病因　　　　　副高：熟练掌握　正高：熟练掌握

一般临床上所指的稳定型心绞痛即指稳定型劳力性心绞痛，常发生于劳力或情绪激动时，持续数分钟，休息或用硝酸酯制剂后消失。本病多见于男性，多数患者在40岁以上，劳力、情绪激动、饱餐、受寒、阴雨天气、急性循环衰竭等为常见诱因。本病多为冠状动脉粥样硬化引起，还可由主动脉瓣狭窄或关闭不全、梅毒性主动脉炎、风湿性冠状动脉炎、肥厚型心肌病、先天性冠状动脉畸形、心肌桥等引起。

知识点4：稳定型心绞痛的发病机制　　　　副高：熟练掌握　正高：熟练掌握

稳定型心绞痛的发病机制主要是冠状动脉存在固定狭窄或在部分闭塞的基础上发生的需氧量增加。当冠脉狭窄或部分闭塞时，其扩张性减弱，血流量减少，对心肌的供血量相对比较固定，如果心肌血液供应减少，但能达到心脏需要，则休息时可无症状。在劳力、情绪激动、饱食、受寒等情况下，当心脏负荷突然增加，使心率增快、心肌张力和心肌收缩力增加等导致心肌氧耗量增加，而冠状动脉的供血却不能相应地增加以满足心肌对血液的需求时，即可引起心绞痛。

知识点5：稳定型心绞痛的病理解剖及病理生理　　副高：熟练掌握　正高：熟练掌握

稳定型心绞痛患者的冠状动脉造影显示：有1、2或3支冠脉管腔直径减少>70%的病变者约分别各占25%，5%～10%有左冠脉主干狭窄，其余约15%患者无显著狭窄，但提示患者的心肌供血、供氧不足。

心绞痛发作之前，患者常有血压增高、心率增快、肺动脉压和肺毛细血管楔压增高的变化，反映心脏和肺的顺应性减低。发作时可有左心室收缩力和收缩速度降低、射血速度减慢、左心室收缩压下降、每搏量和心排出量降低、左心室舒张末期压和血容量增加等左心室收缩和舒张功能障碍的病理生理变化。左心室壁可呈收缩不协调或部分心室壁有收缩减弱的现象。

知识点6：稳定型心绞痛的临床表现　　　　副高：熟练掌握　正高：熟练掌握

（1）症状：心绞痛以发作性胸痛为主要临床表现，疼痛的特点：

1）部位：主要在胸骨体之后，可波及心前区，有手掌大小范围，甚至横贯前胸，界限不清。常放射至左肩、左臂内侧达环指和小指，或至颈、咽或下颌部。

2）性质：胸痛常为压迫、发闷或紧缩性，也可有烧灼感，但不像针刺或刀扎样锐性痛，偶伴濒死的恐惧感觉。有些患者仅觉胸闷不适而非胸痛。

3）持续时间：疼痛出现后常逐步加重，达到一定程度后持续一段时间，然后逐渐消失，心绞痛一般持续数分钟至十余分钟，多为3～5分钟，很少超过半小时。

4）缓解方式：一般在停止原来诱发症状的活动后即可缓解；舌下含用硝酸甘油等硝酸酯类药物也能在几分钟内缓解。

（2）体征：平时一般无异常体征。心绞痛发作时常见心率增快、血压升高、表情焦虑、皮肤冷或出汗，有时出现第四或第三心音奔马律。可有暂时性心尖部收缩期杂音，是乳头肌缺血使功能失调引起二尖瓣关闭不全所致。可有第二心音逆分裂或出现交替脉，部分患者可出现肺部啰音。

知识点7：稳定型心绞痛的实验室检查　　　　副高：熟练掌握　　正高：熟练掌握

血糖、血脂检查可了解冠心病危险因素；胸痛明显者需查血清心肌损伤标志物，包括心肌肌钙蛋白 I 或 T、肌酸激酶（CK）及同工酶（CK-MB），以与 ACS 相鉴别；查血常规注意有无贫血；必要时检查甲状腺功能。

知识点8：稳定型心绞痛的心电图检查　　　　副高：熟练掌握　　正高：熟练掌握

（1）静息时心电图：约半数患者在正常范围，也可能有陈旧性心肌梗死的改变或非特异性 ST 段和 T 波异常，有时出现房室或束支传导阻滞或室性、房性期前收缩等心律失常。

（2）心绞痛发作时心电图：绝大多数患者可出现暂时性心肌缺血引起的 ST 段移位。因心内膜下心肌更容易缺血，故常见反映心内膜下心肌缺血的 ST 段压低（$\geqslant 0.1\text{mV}$），发作缓解后恢复。有时出现 T 波倒置。平时有 T 波持续倒置的患者，发作时可变为直立（假性正常化）。T 波改变虽然对反映心肌缺血的特异性不如 ST 段压低，但与平时心电图比较有明显差别，也有助于诊断。

（3）心电图负荷试验：最常用的是运动负荷试验，增加心脏负荷以激发心肌缺血。

（4）心电图连续动态监测：Holter 检查可连续记录并自动分析 24 小时（或更长时间）的心电图（双极胸导联或同步 12 导联），可发现心电图 ST 段、T 波改变（ST-T）和各种心律失常，将出现异常心电图表现的时间与患者的活动和症状相对照。胸痛发作时相应时间的缺血性 ST-T 改变有助于确定心绞痛的诊断，也可检出无痛性心肌缺血。

知识点9：稳定型心绞痛的超声心动图检查　　　　副高：熟练掌握　　正高：熟练掌握

超声心动图可以观察心室腔的大小、心室壁的厚度以及心肌舒缩状态，还可以观察到陈旧性心肌梗死时梗死区域的运动消失及室壁瘤形成。稳定型心绞痛患者的静息超声心动图大部分无异常表现，与静息心电图一样。负荷超声心动图可以帮助识别心肌缺血的范围和程度，包括药物负荷（常用多巴酚丁胺）、运动负荷、心房调搏负荷以及冷加压负荷。

知识点10：多层螺旋CT冠状动脉成像（CTA）　　　副高：熟练掌握　　正高：熟练掌握

进行冠状动脉二维或三维重建，用于判断冠脉管腔狭窄程度和管壁钙化情况，对判断管壁内斑块分布范围和性质也有一定意义。冠状动脉 CTA 有较高阴性预测价值，若未见狭窄病变，一般可不进行有创检查；但其对狭窄程度的判断仍有一定限度，特别当钙化存在时会显著影响判断。

知识点 11：放射性核素检查　　　　　　　　　　副高：熟练掌握　　正高：熟练掌握

（1）静息和负荷心肌灌注显像：心肌灌注显像常用 ^{201}Tl 或 ^{99m}Tc-MIBI 静脉注射使正常心肌显影而缺血区不显影的"冷点"显像法，结合运动或药物（双嘧达莫、腺苷或多巴酚丁胺）负荷试验，可查出静息时心肌无明显缺血的患者。

（2）放射性核素心腔造影：用 ^{113m}In、^{99m}Tc 标记红细胞或白蛋白行心室血池显影有助于了解室壁运动，可测定 LVEF 及显示室壁局部运动障碍。

知识点 12：冠脉造影　　　　　　　　　　　　　副高：熟练掌握　　正高：熟练掌握

冠脉造影为有创性检查手段，目前仍然是诊断冠心病较准确的方法。选择性冠脉造影是用特殊形状的心导管经股动脉、桡动脉或肱动脉送到主动脉根部，分别插入左、右冠状动脉口，注入少量含碘对比剂，在不同的投射方位下摄影，使左、右冠状动脉及其主要分支得到清楚的显影，可发现狭窄性病变的部位并估计其程度。冠脉狭窄根据直径变窄百分率分为四级：①Ⅰ级：25%～49%；②Ⅱ级：50%～74%；③Ⅲ级：75%～99%（严重狭窄）；④Ⅳ级：100%（完全闭塞）。一般认为，管腔直径减少 70%～75% 以上会严重影响血供，部分 50%～70% 者也有缺血意义。

知识点 13：稳定型心绞痛的诊断　　　　　　　　副高：熟练掌握　　正高：熟练掌握

根据典型心绞痛的发作特点，结合年龄和存在冠心病危险因素，除外其他原因所致的心绞痛，一般即可建立诊断。心绞痛发作时心电图检查可见 ST-T 改变，症状消失后心电图 ST-T 改变亦逐渐恢复，支持心绞痛诊断。未捕捉到发作时心电图者可行心电图负荷试验。冠状动脉 CTA 有助于无创性评价冠脉管腔狭窄程度及管壁病变性质和分布，冠状动脉造影可以明确冠状动脉病变的严重程度，有助于诊断和制订进一步治疗计划。

知识点 14：稳定型心绞痛的鉴别诊断　　　　　　副高：熟练掌握　　正高：熟练掌握

（1）心脏神经症：本病患者常诉胸痛，但为短暂（几秒钟）的刺痛或持久（几小时）的隐痛，患者常喜欢不时地吸一大口气或作叹息性呼吸。胸痛部位多在左胸乳房下心尖部附近，或经常变动。症状多在疲劳后出现，而不在疲劳的当时，作轻度体力活动反觉舒适，有时可耐受较重的体力活动而不发生胸痛或胸闷。含用硝酸甘油无效或在 10 多分钟后才"见效"，常伴有心悸、疲乏及其他神经衰弱的症状。

（2）不稳定型心绞痛和急性心肌梗死：与稳定型劳力性心绞痛不同，不稳定型心绞痛（UA）包括初发型心绞痛、恶化型心绞痛及静息型心绞痛，仔细病史询问有助于鉴别。急性心肌梗死临床表现更严重，有心肌坏死的证据。

（3）其他疾病引起的心绞痛：主动脉瓣严重狭窄或关闭不全、冠状动脉炎引起的冠状动脉口狭窄或闭塞、肥厚型心肌病、X综合征等疾病均可引起心绞痛，要根据其他临床表现进行鉴别。其中X综合征多见于女性，ECG负荷试验常阳性，但冠状动脉造影阴性且无冠状动脉痉挛，预后良好，与微血管功能不全有关。

（4）肋间神经痛：疼痛常累及1~2个肋间，不一定局限在胸前，为刺痛或灼痛，多为持续性发作，咳嗽、用力呼吸和身体转动可使疼痛加剧，沿神经行经处有压痛，手臂上举活动时局部有牵拉疼痛，故与心绞痛不同。

（5）不典型疼痛：需与包括胃-食管反流、食管动力障碍、食管裂孔疝等食管疾病以及消化性溃疡、颈椎病等相鉴别。

| 知识点15：稳定型心绞痛的一般治疗 | 副高：熟练掌握　正高：熟练掌握 |

（1）发作时立刻休息，一般在停止活动后症状即可消除。

（2）平时应尽量避免各种已知的诱发因素，如过度的体力活动、情绪激动、饱餐等，冬天注意保暖。调整日常生活与工作量。保持适当的体力活动，以不发生疼痛症状为度。减轻精神负担。调节饮食，一次进食不宜过饱，避免油腻饮食，戒烟、限酒。

（3）治疗高血压、糖尿病、贫血、甲状腺功能亢进等相关疾病。

| 知识点16：稳定型心绞痛的药物治疗 | 副高：熟练掌握　正高：熟练掌握 |

（1）抗心绞痛和抗缺血治疗

1）硝酸酯类药物：能降低心肌需氧，同时增加心肌供氧，从而缓解心绞痛。

①硝酸甘油：为即刻缓解心绞痛发作，可使用作用较快的硝酸甘油舌下含片，1~2片（0.5~1.0mg），舌下含化，迅速为唾液所溶解而吸收，1~2分钟即开始起作用，约半小时后作用消失。

②硝酸异山梨酯：口服3次/天，每次5~20mg，服后半小时起作用，持续3~5小时，缓释制剂药效可维持12小时，可用20mg，2次/天。本药舌下含化后2~5分钟见效，作用维持2~3小时，每次可用5~10mg。

以上两种药物还有供喷雾吸入用的气雾制剂。

③5-单硝酸异山梨酯：多为长效制剂，每天20~50mg，1~2次。

硝酸酯药物长期应用的主要问题是耐药性，防止发生耐药的最有效方法是每天保持足够长（8~10小时）的无药期。

2）β受体阻滞剂：阻断拟交感胺类对心率和心收缩力的刺激作用，减慢心率、降低血压、减低心肌收缩力和氧耗量，从而缓解心绞痛的发作。

3）钙离子通道阻断剂（CCB）：本类药物抑制钙离子进入心肌内，也抑制心肌细胞兴奋，收缩耦联中钙离子的作用。

①二氢吡啶类：硝苯地平10~20mg，3次/天，亦可舌下含用，其缓释制剂20~40mg，1~2次/天。

②维拉帕米：40~80mg，3次/天，或缓释剂120~480mg/d。

③地尔硫䓬（硫氮䓬酮）：30～90mg，3次/天，其缓释制剂45～90mg，1～2次/天。

CCB对于减轻心绞痛大体上与β受体阻滞剂效果相当。本类药可与硝酸酯联合使用，其中硝苯地平尚可与β受体阻滞剂同服，但维拉帕米和地尔硫䓬与β受体阻滞剂合用时则有过度抑制心脏的危险。变异型心绞痛首选CCB治疗。

4）代谢类药物：曲美他嗪通过抑制脂肪酸氧化、增加葡萄糖代谢而增加缺氧状态下高能磷酸键的合成，治疗心肌缺血，无血流动力学影响，可与其他药物合用。可作为传统治疗不能耐受或控制不佳时的补充或替代治疗。口服40～60mg/d，每次20mg，2～3次/天。

5）窦房结抑制剂伊伐布雷定：该药是目前唯一的高选择If离子通道抑制剂，通过阻断窦房结起搏电流If通道、降低心率，发挥抗心绞痛的作用，对房室传导功能无影响。该药适用于对β受体阻滞剂和CCB不能耐受、无效或禁忌又需要控制窦性心律的患者。

（2）预防心肌梗死和死亡的药物治疗

1）抗血小板治疗：稳定型心绞痛患者至少需要服用一种抗血小板药物。

①阿司匹林：每天常规应用阿司匹林75～300mg。不良反应主要是胃肠道症状，并与剂量有关，使用肠溶剂或缓释剂、抗酸剂可以减少对胃的不良作用。禁忌证包括过敏、严重未经治疗的高血压、活动性消化性溃疡、局部出血和出血体质。

②氯吡格雷和噻氯匹定：氯吡格雷的剂量为75mg，每天1次；噻氯匹定为250mg，1～2次/天，由于后者胃肠道不适和过敏发生率高，也可以引起白细胞、中性粒细胞（2.4%）和血小板减少，因此要定期做血常规检查，目前已较少使用。前者粒细胞减少的不良反应小并且起效更快，一般不能耐受阿司匹林者可口服氯吡格雷。

③其他的抗血小板制剂：西洛他唑是磷酸二酯酶抑制剂，50～100mg，2次/天。

2）降脂药物：药物参考动脉粥样硬化的降脂药物。

3）血管紧张素转换酶抑制剂（ACEI）：ACEI并非控制心绞痛的药物，但可降低缺血性事件的发生。常用药物包括培哚普利4～8mg，1次/天；福辛普利10～20mg，1次/天；贝那普利10～20mg，1次/天；雷米普利5～10mg，1次/天；赖诺普利10～20mg，1次/天；依那普利5～10mg，2次/天；卡托普利12.5～25mg，3次/天。

（3）中医中药治疗：以"活血化瘀"法（常用丹参、红花、川芎、蒲黄、郁金、丹参滴丸或脑心通等）、"芳香温通"法（常用苏合香丸、苏冰滴丸、宽胸丸、保心丸、麝香保心丸等）和"祛痰通络"法（通心络等）最为常用。

知识点17：稳定型心绞痛的手术治疗　　　　副高：熟练掌握　正高：熟练掌握

（1）经皮冠状动脉介入术（PCI）：与内科药物保守疗法相比，能使患者的生活质量明显提高（活动耐量增加）。随着新技术的出现，尤其是新型支架及新型抗血小板药物的应用，PCI不仅可以改善生活质量，而且对存在大面积心肌缺血的高危患者可明显降低其心肌梗死的发生率和死亡率。

（2）冠状动脉旁路手术（CABG）：CABG术对缓解心绞痛和改善患者的生存有较好效果。

知识点18：稳定型心绞痛的预防及预后　　　　副高：熟练掌握　　正高：熟练掌握

对稳定型心绞痛除用药物防止心绞痛再次发作外，还应从阻止或逆转粥样硬化病情进展、预防心肌梗死等方面进行综合治疗，以改善预后。

心绞痛患者大多数能生存很多年，但有发生AMI或猝死的危险，有室性心律失常或传导阻滞者预后较差，但决定预后的主要因素是冠状动脉病变范围和心功能。左冠状动脉主干病变最为严重，左主干狭窄患者第一年的生存率为70%，3支血管病变及心功能减退（LVEF<25%）患者的生存率与左主干狭窄相同，左前降支近段病变较其他两支的病变严重。患者应积极治疗和预防，二级预防的主要措施可总结为所谓的ABCDE方案：A. 阿司匹林和血管紧张素转换酶抑制剂；B. β受体阻滞剂和控制血压；C. 控制胆固醇和吸烟；D. 控制饮食和糖尿病；E. 健康教育和运动。

第四节　隐匿型冠心病

知识点1：隐匿型冠心病的概念　　　　　　副高：熟练掌握　　正高：熟练掌握

隐匿型冠心病是无临床症状，但有心肌缺血客观证据（心电活动、心肌血流灌注及心肌代谢等异常）的冠心病，亦称无症状性冠心病。其心肌缺血的ECG表现，常为动态ECG记录所发现，可见于静息时，或负荷状态下。又称为无症状性心肌缺血。

知识点2：隐匿型冠心病的临床表现　　　　副高：熟练掌握　　正高：熟练掌握

本病有3种临床类型：①患者有冠状动脉狭窄引起心肌缺血的客观证据，但从无心肌缺血的症状；②患者曾患心肌梗死，现有心肌缺血但无心绞痛症状；③患者有心肌缺血发作，部分患者有症状，有些则无症状，是临床最多见的类型。

隐匿型冠心病患者可转为各种有症状的冠心病临床类型，包括心绞痛或心肌梗死，亦可能逐渐演变为缺血性心肌病，个别患者发生猝死。

知识点3：隐匿型冠心病的诊断　　　　　　副高：熟练掌握　　正高：熟练掌握

诊断主要根据静息、动态或负荷试验的ECG检查、放射性核素心肌显像，发现患者有心肌缺血的改变，而无其他原因解释，又伴有动脉粥样硬化的危险因素。能确定冠状动脉存在病变的影像学检查，如包括多排螺旋CT造影、有创性冠状动脉造影或再加IVUS检查，有重要诊断价值。

知识点4：隐匿型冠心病的鉴别诊断　　　　副高：熟练掌握　　正高：熟练掌握

鉴别诊断要考虑能引起ST段和T波改变的其他疾病，如各种器质性心脏病，尤其是心肌炎、心肌病、心包病、电解质失调、内分泌病和药物作用等情况，都可引起ECG的ST段和T波改变，诊断时要注意这些疾病的临床特点，容易进行鉴别。心脏神经症患者可因肾上腺素能β受体兴奋性增高心电图表现ST段和T波变化，应予以鉴别。

知识点5：隐匿型冠心病的防治	副高：熟练掌握　正高：熟练掌握

采用防治动脉粥样硬化的各种措施，硝酸酯类、β受体阻滞剂和钙离子通道阻滞剂可减少或消除无症状性心肌缺血的发作，联合用药效果更好。药物治疗后仍持续有心肌缺血发作者，应行冠状动脉造影以明确病变的严重程度，并考虑进行血运重建手术治疗。

知识点6：隐匿型冠心病的预后	副高：熟练掌握　正高：熟练掌握

与冠状动脉病变的范围、程度相关，与有无症状无关。总缺血负荷，即有症状与无症状缺血之和，可作为预测冠心病患者预后的指标。

第五节　缺血性心肌病

知识点1：缺血性心肌病的概念	副高：熟练掌握　正高：熟练掌握

缺血性心肌病是冠状动脉粥样硬化病变使心肌缺血、缺氧导致心肌细胞减少、坏死、心肌纤维化、心肌瘢痕形成的疾病。其临床特点是心脏变得僵硬、逐渐扩大，发生心律失常和心力衰竭，故也被称为心律失常和心衰型冠心病或心肌硬化型冠心病。

知识点2：缺血性心肌病的病理解剖及病理生理	副高：熟练掌握　正高：熟练掌握

缺血性心肌病主要由冠状动脉粥样硬化性狭窄、闭塞、痉挛和毛细血管网的病变引起。心肌细胞的减少和坏死可以是心肌梗死的直接后果，也可以是长期慢性心肌缺血累积造成。心肌细胞坏死，残存的心肌细胞肥大、纤维化或瘢痕形成以及心肌间质胶原沉积增加等均可导致室壁张力增加、室壁硬度异常、心脏扩大及心衰等。病变主要累及左心室肌和乳头肌，也累及起搏和传导系统。心室壁上既可以有块状的成片坏死区，也可以有非连续性多发的灶性心肌损害。

近年的研究认为，心肌细胞凋亡是缺血性心肌病的重要细胞学基础。心肌坏死是细胞受到严重和突然缺血后所发生的死亡，而心肌细胞凋亡是指程序式死亡，可以由严重的心肌缺血、再灌注损伤、心肌梗死和心脏负荷增加等诱发。此外，内皮功能紊乱可以促进患者发生心肌缺血，从而影响左心室功能。

知识点3：缺血性心肌病的临床表现	副高：熟练掌握　正高：熟练掌握

（1）心脏增大：患者有心绞痛或心肌梗死的病史，常伴有高血压。心脏逐渐增大，以左

心室增大为主，可以先肥厚，后扩大，后期则两侧心脏均扩大。

（2）心力衰竭：心衰的表现多逐渐发生，大多先出现左心衰。在心肌肥厚阶段，心脏顺应性降低，引起舒张功能不全。随着病情的发展，收缩功能也衰竭。然后右心也衰竭，出现相应的症状和体征。

（3）心律失常：可出现各种心律失常，且常持续存在，其中以期前收缩（室性或房性）、房颤、病态窦房结综合征、房室传导阻滞和束支传导阻滞多见，有时也可出现阵发性心动过速。有些患者在心脏还未明显增大前已发生心律失常。

知识点4：缺血性心肌病的诊断及鉴别诊断　　副高：熟练掌握　正高：熟练掌握

诊断主要依靠冠状动脉粥样硬化的证据，并且除外可引起心脏扩大、心衰和心律失常的其他器质性心脏病。ECG检查除可见心律失常外，还可见到冠状动脉供血不足的变化，包括ST段压低、T波平坦或倒置、QT间期延长、QRS波电压低等；放射性核素检查见心肌缺血；超声心动图可显示室壁的异常运动。如果患者以往有心绞痛或心肌梗死病史，可帮助诊断。冠状动脉造影可确立诊断。

鉴别诊断要考虑与心肌病（特别是特发性扩张型心肌病、克山病等）、心肌炎、高血压性心脏病、内分泌病性心脏病等相鉴别。

知识点5：缺血性心肌病的防治　　　　　　副高：熟练掌握　正高：熟练掌握

内科早期防治非常重要，有助于推迟充血性心衰的发生发展。积极控制冠心病危险因素，治疗各种形式的心肌缺血，对缺血区域有存活心肌者，进行血运重建术可显著改善心肌功能。治疗心衰以应用利尿剂和ACEI（或ARB）为主。长期应用β受体阻滞剂可改善心功能、降低病死率。能阻滞β₁、β₂和α₁受体的新一代β受体阻滞剂卡维地洛12.5~100mg/d，效果较好。正性肌力药可作为辅助治疗，但强心苷宜选用作用和排泄快速的制剂，如毒毛花苷K、毛花苷丙、地高辛等。曲美他嗪可改善缺血，解除残留的心绞痛症状并减少对其他辅助治疗的需要。对既往有血栓栓塞史、心脏明显扩大、房颤或超声心动图证实有附壁血栓者应给予抗凝治疗。心律失常中的病态窦房结综合征和房室传导阻滞出现阿-斯综合征发作者，宜及早安置永久性人工心脏起搏器；有房颤的患者，如考虑转复窦性心律，应警惕同时存在病态窦房结综合征的可能，避免转复窦性心律后心率极为缓慢，对患者不利。晚期患者常是心脏移植手术的主要对象。近年来，新的治疗技术，如自体骨髓干细胞移植、血管内皮生长因子（VEGF）基因治疗已试用于临床，为缺血性心肌病治疗带来了新的希望。

知识点6：缺血性心肌病的预后　　　　　　副高：熟练掌握　正高：熟练掌握

本病预后不佳，5年病死率为50%~84%。心脏显著扩大特别是进行性心脏增大、严重心律失常和射血分数明显降低，为预后不佳的预测因素。死亡原因主要是进行性充血性心衰、心肌梗死和严重心律失常。

第六节 急性冠状动脉综合征

一、不稳定型心绞痛和非ST段抬高型心肌梗死

知识点1：不稳定型心绞痛和非ST段抬高型心肌梗死的概念

副高：熟练掌握　正高：熟练掌握

急性冠状动脉综合征（ACS）是一组由急性心肌缺血引起的临床综合征，主要包括不稳定型心绞痛（UV）、非ST段抬高型心肌梗死（NSTEMI）以及ST段抬高型心肌梗死（STEMI）。不稳定型心绞痛和非ST段抬高型心肌梗死（UA/NSTEMI）是动脉粥样斑块破裂或糜烂，伴有不同程度的表面血栓形成、血管痉挛及远端血管栓塞导致的一组临床症状，合称为非ST段抬高型急性冠脉综合征（NSTEACS）。

知识点2：不稳定型心绞痛和非ST段抬高型心肌梗死的病因及发病机制

副高：熟练掌握　正高：熟练掌握

UA/NSTEMI病理特征为不稳定粥样硬化斑块破裂或糜烂基础上血小板聚集、并发血栓形成、冠状动脉痉挛收缩、微血管栓塞导致急性或亚急性心肌供氧的减少和缺血加重。虽然也可因劳力负荷诱发，但劳力负荷中止后胸痛并不能缓解。其中，NSTEMI常因心肌严重的持续性缺血导致心肌坏死，病理上出现灶性或心内膜下心肌坏死。

知识点3：不稳定型心绞痛和非ST段抬高型心肌梗死的临床表现

副高：熟练掌握　正高：熟练掌握

（1）症状：UA和NSTEMI胸部不适的部位及性质与典型的稳定型心绞痛相似，但通常程度更重，持续时间更长，可达30分钟，胸痛可在休息时发生。UA和NSTEMI的临床表现一般具有以下3个特征之一：①静息时或夜间发生心绞痛，常持续20分钟以上；②新近发生的心绞痛（病程在2个月内）且程度严重；③近期心绞痛逐渐加重（包括发作的频度、持续时间、严重程度和疼痛放射到新的部位）。发作时可有出汗、恶心、呕吐、心悸或呼吸困难等表现；对于原来可以缓解心绞痛的措施无效或不完全有效。老年、女性、糖尿病患者症状可不典型。

（2）体征：无特异性，胸痛发作时患者可出现脸色苍白、皮肤湿冷；体检可发现一过性的第三心音或第四心音，以及由二尖瓣反流引起的一过性收缩期杂音，为乳头肌功能不全所致；少见低血压休克等表现。

知识点4：不稳定型心绞痛和非ST段抬高型心肌梗死的心电图检查

副高：熟练掌握　正高：熟练掌握

症状发作时的ECG有重要诊断意义，如有以往ECG做比较，可提高诊断准确率。应在

症状出现10分钟内记录ECG。大多患者胸痛发作时ECG有一过性ST段偏移和/或T波倒置，个别表现为U波倒置；除变异型心绞痛患者症状发作时ECG表现为一过性ST段抬高外，UA患者症状发作时主要表现为ST段压低，其ECG变化随症状缓解而完全或部分消失，如ECG变化持续12小时以上提示发生NSTEMI。NSTEMI时一般不出现病理性Q波，但有持续性ST段压低≥0.1mV（aVR导联有时还有V_1导联，则ST段抬高）或伴对称性T波倒置，相应导联的R波电压进行性降低，ST段和T波的这种改变常持续存在。连续的心电监测可发现无症状或心绞痛发作时的ST段变化。

知识点5：心肌标志物检查	副高：熟练掌握　正高：熟练掌握

心肌血清标志物是鉴别UA和NSTEMI的主要标准。心肌肌钙蛋白T（cTnT）及心肌肌钙蛋白I（cTnI）较传统的CK和CK-MB更敏感、更可靠，UA时，心肌标志物一般无异常增高，cTnT及cTnI升高表明心肌损害，cTnT及cTnI峰值超过正常对照值的99百分位，可考虑NSTEMI的诊断。血清心肌标志物是否升高，也是非ST段抬高型ACS危险性分层的重要参考，肌钙蛋白T或I升高提示预后较差。CK升高也是预后差的指标。

知识点6：冠状动脉造影和其他侵入性检查	副高：熟练掌握　正高：熟练掌握

考虑行血运重建术的患者，尤其是经积极药物治疗症状控制不佳或高危患者，应尽早行冠状动脉造影明确病变情况以帮助评价预后和指导治疗。在长期稳定型心绞痛基础上出现的UA患者常有多支冠状动脉病变，而新发作的静息心绞痛患者可能只有单支冠状动脉病变，病变常呈偏心性狭窄或表面毛糙或充盈缺损。冠状动脉造影正常或无阻塞性病变者，可能UA的诊断有误，但也可能是冠状动脉内血栓自发性溶解、微循环灌注障碍、病变遗漏或冠状动脉痉挛等，血管内超声（IVUS）、血管镜或光学相干体层成像（OCT）可提高病变的诊断率。

知识点7：不稳定型心绞痛和非ST段抬高型心肌梗死的诊断及鉴别诊断	
	副高：熟练掌握　正高：熟练掌握

根据病史典型的心绞痛症状、典型的缺血性心电图改变（新发或一过性ST段压低≥0.1mV，或T波倒置≥0.2mV）以及心肌损伤标志物（cTnT、cTnT或CK-MB）测定，可以作出UA/NSTEMI诊断。诊断未明确的不典型且病情稳定者，可以在出院前作负荷心电图或负荷超声心动图、核素心肌灌注显像、冠状动脉造影等检查。冠状动脉造影仍是诊断冠心病的重要方法，可以直接显示冠状动脉狭窄程度，对决定治疗策略有重要意义。尽管UA/NSTEMI的发病机制与急性STEMI类似，但二者的治疗原则有所不同，故需要鉴别诊断。

知识点8：不稳定型心绞痛严重程度分级	副高：熟练掌握　正高：熟练掌握

Braunwald根据心绞痛的特点和基础病因，对不稳定型心绞痛提出Braunwald分级，见下表。

不稳定型心绞痛严重程度分级

	定　义	一年内死亡或心肌梗死发生率（%）
严重程度		
Ⅰ级	严重的初发型心绞痛或恶化型心绞痛，无静息疼痛	7.3
Ⅱ级	亚急性静息型心绞痛（1个月内发生过，但48小时内无发作）	10.3
Ⅲ级	急性静息型心绞痛（在48小时内有发作）	10.8
临床环境		
A	继发性心绞痛，在冠状动脉狭窄基础上存在加剧心肌缺血的冠状动脉以外的疾病	14.1
B	原发性心绞痛，无加剧心肌缺血的冠状动脉以外的疾病	8.5
C	心肌梗死后心绞痛，心肌梗死后2周内发生的不稳定型心绞痛	18.5

知识点9：不稳定型心绞痛患者死亡或非致死性心肌梗死的短期危险分层

副高：熟练掌握　正高：熟练掌握

不稳定型心绞痛。详细的危险分层根据患者的年龄、心血管危险因素、心绞痛严重程度和发作时间、心电图、心脏损伤标志物和有无心功能改变等因素作出，见下表。

项目	高度危险性（至少具备下列一条）	中度危险性（无高度危险特征但具备下列任何一条）	低度危险性（无高度、中度危险特征但具备下列任何一条）
病史	缺血性症状在48小时内恶化	既往心肌梗死，或脑血管疾病，或冠状动脉旁路移植术，或使用阿司匹林	
疼痛特点	长时间（>20分钟）静息性胸痛	长时间（>20分钟）静息胸痛目前缓解，并有高度或中度冠心病可能。静息胸痛（<20分钟）或因休息或舌下含服硝酸甘油缓解	过去2周内新发CCS分级Ⅲ级或Ⅳ级心绞痛，但无长时间（>20分钟）静息性胸痛，有中度或高度冠心病可能
临床表现	缺血引起的肺水肿，新出现二尖瓣关闭不全杂音或原杂音加重，S_3或新出现啰音或原啰音加重，低血压、心动过缓、心动过速，年龄>75岁	年龄>70岁	
心电图	静息性心绞痛伴一过性ST段改变（>0.05mV），新出现束支传导阻滞或新出现的持续性心动过速	T波倒置>0.2mV，病理性Q波	胸痛期间心电图正常或无变化
心脏标志物	明显增高（即cTnT>0.1μg/L）	轻度增高（即0.1μg/L>cTnT>0.01μg/L）	正常

知识点10：不稳定型心绞痛和非ST段抬高型心肌梗死的一般治疗

副高：熟练掌握　正高：熟练掌握

　　患者应立即卧床休息，消除紧张情绪和顾虑，保持环境安静，应用小剂量镇静剂和抗焦虑药物，约半数患者可减轻或缓解心绞痛。对于有发绀、呼吸困难或其他高危表现患者，给予吸氧，监测血氧饱和度（SaO_2），维持$SaO_2 > 90\%$。同时积极处理可能引起心肌耗氧量增加的疾病，如感染、发热、甲状腺功能亢进、贫血、低血压、心力衰竭、低氧血症、肺部感染和快速型心律失常（增加心肌耗氧量）和严重的缓慢型心律失常（减少心肌灌注）。

　　病情稳定或血运重建后症状控制，应鼓励早期活动，活动量的增加应循序渐进。下肢做被动运动可防止静脉血栓形成。在最初2～3天饮食应以流质为主，以后随着症状减轻而逐渐增加易消化的半流质，宜少量多餐，钠盐和液体的摄入量应根据汗量、尿量、呕吐量及有无心衰而做适当调节。保持大便通畅，便时避免用力，如便秘可给予缓泻剂。

知识点11：不稳定型心绞痛和非ST段抬高型心肌梗死的药物治疗

副高：熟练掌握　正高：熟练掌握

　　（1）抗心肌缺血药物：主要目的是减少心肌耗氧量（减慢心率、降低血压或减弱左心室收缩力）或扩张冠状动脉，缓解心绞痛发作。

　　（2）抗血小板治疗：包括阿司匹林、二磷酸腺苷受体阻滞剂、血小板糖蛋白Ⅱb/Ⅲa受体阻滞剂。

　　（3）抗凝治疗：抗凝治疗常规应用于中危和高危的UA/NSTEMI患者，常用的抗凝药包括普通肝素、低分子肝素、磺达肝癸钠和比伐卢定。

　　（4）调脂治疗：急性期应用他汀类药物可促使内皮细胞释放一氧化氮，有类硝酸酯的作用，远期有抗炎症和稳定斑块的作用，能降低冠状动脉疾病的死亡和心肌梗死发生率。无论基线血脂水平，UA/NSTEMI患者均应尽早（24小时内）开始使用他汀类药物。LDL-C的目标值为 < 70mg/dl。少部分患者会出现肝酶和肌酶（CK、CK-MM）升高等不良反应。

　　（5）ACEI或ARB：对UA/NSTEMI患者，长期应用ACEI能降低心血管事件发生率，如果不存在低血压（收缩压 < 100mmHg或较基线下降30mmHg以上）或其他已知的禁忌证（如肾衰竭、双侧肾动脉狭窄和已知的过敏），应该在第一个24小时内给予口服ACEI，不能耐受ACEI者可用ARB替代。

知识点12：冠状动脉血运重建术　　副高：熟练掌握　正高：熟练掌握

　　（1）经皮冠状动脉介入治疗：由于技术进步，操作即刻成功率提高和并发症降低，PCI在UA/NSTEMI患者中的应用增加。药物洗脱支架的应用进一步改善远期疗效，并拓宽了PCI的应用范围。弥漫性冠状动脉远端病变的患者，并不适合冠状动脉介入治疗或冠状动脉旁路移植术。

　　（2）冠状动脉旁路移植术：选择何种血运重建策略主要根据临床因素、术者经验和基础冠心病的严重程度。

二、急性ST段抬高型心肌梗死

知识点13：急性ST段抬高型心肌梗死的概念　　　副高：熟练掌握　正高：熟练掌握

急性ST段抬高型心肌梗死（STEMI）是指急性心肌缺血性坏死，大多是在冠脉病变的基础上，发生冠脉血供急剧减少或中断，使相应的心肌严重而持久地急性缺血所致。通常原因为在冠脉不稳定斑块破裂、糜烂基础上继发血栓形成导致冠状动脉血管持续、完全闭塞。

知识点14：急性ST段抬高型心肌梗死的病因及发病机制

副高：熟练掌握　正高：熟练掌握

STEMI的基本病因是冠脉粥样硬化（偶为冠脉栓塞、炎症、先天性畸形、痉挛和冠状动脉口阻塞所致），造成一支或多支管腔狭窄和心肌血供不足，而侧支循环未充分建立。在此基础上，一旦血供急剧减少或中断，使心肌严重而持久地急性缺血达20～30分钟，即可发生急性心肌梗死（AMI）。

大量的研究已证明，绝大多数的AMI是由于不稳定的粥样斑块溃破，继而出血和管腔内血栓形成，使管腔闭塞。少数情况下粥样斑块内出血或血管持续痉挛，也可使冠状动脉完全闭塞。

促使斑块破裂出血及血栓形成的诱因：

（1）晨起6～12时交感神经活动增加，机体应激反应性增强，心肌收缩力、心率、血压增高，冠状动脉张力增高。

（2）在饱餐特别是进食多量脂肪后，血脂增高，血黏稠度增高。

（3）重体力活动、情绪过分激动、血压剧升或用力排便时致左心室负荷明显加重。

（4）休克、脱水、出血、外科手术或严重心律失常，致心排出量骤降，冠状动脉灌注量锐减。

AMI可发生在频发心绞痛的患者，也可发生在原来从无症状者中。AMI后发生的严重心律失常、休克或心力衰竭，均可使冠状动脉灌流量进一步降低，心肌坏死范围扩大。

知识点15：急性ST段抬高型心肌梗死的病理生理　　副高：熟练掌握　正高：熟练掌握

主要出现左心室舒张和收缩功能障碍的一些血流动力学变化，其严重度和持续时间取决于梗死的部位、程度和范围。心脏收缩力减弱、顺应性减低、心肌收缩不协调，左心室压力曲线最大上升速度（$\mathrm{d}p/\mathrm{d}t$）减低，左心室舒张末期压增高、舒张和收缩末期容量增多。射血分数减低，心搏量和心排血量下降，心率增快或有心律失常，血压下降。病情严重者，动脉血氧含量降低。急性大面积心肌梗死者，可发生泵衰竭——心源性休克或急性肺水肿。右心室梗死在心肌梗死（MI）患者中少见，其主要病理生理改变是急性右心衰竭的血流动力学变化，右心房压力增高，高于左心室舒张末期压，心排血量减低，血压下降。

知识点16：急性ST段抬高型心肌梗死的征兆　　　副高：熟练掌握　正高：熟练掌握

50%～81.2%的患者在发病前数日有乏力，胸部不适，活动时心悸、气促、烦躁、心绞痛等前驱症状，其中以新发生心绞痛（初发型心绞痛）或原有心绞痛加重（恶化型心绞痛）最为突出。同时心电图示ST段一过性明显抬高（变异型心绞痛）或压低，T波倒置或增高（假性正常化）。如及时住院处理，部分患者可避免发生MI。

知识点17：急性ST段抬高型心肌梗死的症状　　　副高：熟练掌握　正高：熟练掌握

（1）疼痛：为最先出现的症状，疼痛强度轻重不一。对于原有心绞痛的患者，疼痛发生的部位和性质常类似于心绞痛，但多无明显诱因，且程度较重、持续时间较长，可达数小时或数天，休息和含服硝酸甘油片多不能缓解。患者常烦躁不安、出汗、恐惧或有濒死感。少数患者无明显疼痛，一开始即表现为休克或急性心衰，在老年人和糖尿病患者多见。部分患者疼痛位于上腹部，被误认为胃穿孔或急性胰腺炎等急腹症，部分患者疼痛放射至下颌、背部上方，被误认为骨关节痛。

（2）全身症状：有发热、心动过速、白细胞增多和血沉增快等，一般在疼痛发生24～48小时出现，程度与梗死范围呈正相关，体温一般在38℃左右，很少超过39℃，持续约1周。

（3）胃肠道症状：可伴有频繁的恶心、呕吐和上腹胀痛。多见于下壁心肌梗死。

（4）心律失常：见于75%～95%的患者，多发生在起病1～2周内，以24小时内最多见，可伴乏力、头晕、晕厥等症状。

（5）心力衰竭：主要是急性左心衰，可在起病最初几天内发生，或在疼痛、休克好转阶段出现，是梗死后心脏舒缩力显著减弱或不协调所致，发生率为32%～48%。出现呼吸困难、咳嗽、发绀、烦躁等症状，严重者可发生肺水肿，随后可发生颈静脉怒张、肝大、水肿等右心衰表现。右心室心肌梗死者可一开始即出现右心衰表现，伴血压下降。

（6）低血压和休克：疼痛期常见血压下降，未必是休克。如疼痛缓解而收缩压仍低于80mmHg，有烦躁不安、面色苍白、皮肤湿冷、脉细而快、大汗淋漓、尿量减少（＜20ml/h）、神志淡漠等则为休克表现。休克多在起病后数小时至1周内发生，约见于20%的患者，主要是心源性，是心肌广泛（40%以上）坏死、心排出量急剧下降所致，其次是神经反射引起的周围血管扩张，有些患者尚有血容量不足的因素参与。

知识点18：急性ST段抬高型心肌梗死的体征　　　副高：熟练掌握　正高：熟练掌握

（1）心脏体征：心脏浊音界可正常，也可轻度至中度增大。心率多增快，少数可减慢。心尖区第一心音减弱，可出现第四心音（心房性）奔马律，少数有第三心音（心室性）奔马律。10%～20%患者在起病第2～3天出现心包摩擦音。心尖区可出现粗糙的收缩期杂音或伴收缩中晚期喀喇音，室间隔穿孔时可在胸骨左缘3～4肋间新出现粗糙的收缩期杂音伴有震颤。

（2）血压：除极早期血压可增高外，几乎所有患者都有血压降低。发病前有高血压者，血压可降至正常，且可能不再恢复到发病前的水平。

（3）其他：可有与心律失常、休克或心力衰竭相关的其他体征。

> **知识点19：急性ST段抬高型心肌梗死心电图检查**　　**副高：熟练掌握**　**正高：熟练掌握**

心电图常有进行性的改变。对心肌梗死的诊断、定位、定范围、估计病情演变和预后都有帮助。

（1）特征性改变：STEMI心电图表现特点为：

1）ST段抬高呈弓背向上型，在面向坏死区周围心肌损伤区的导联上出现。

2）宽而深的Q波（病理性Q波），在面向透壁心肌坏死区的导联上出现。

3）T波倒置，往往宽而深，两肢对称，在面向损伤区周围心肌缺血区的导联上出现。

4）在背向MI区的导联则出现相反的改变，即R波增高、ST段压低和T波直立并增高。

（2）动态性改变：ST段抬高性梗死心电图表现特点为：

1）起病数小时内，可尚无异常或出现异常高大两肢不对称的T波，为超急性期改变。

2）数小时后，ST段明显抬高，弓背向上，与直立的T波连接，形成单相曲线。数小时至2日内出现病理性Q波，同时R波减低，是为急性期改变。

ST段抬高性心肌梗死的心电图定位诊断

导联	前间隔	局限前壁	前侧壁	广泛前壁	下壁①	下间壁	下侧壁	高侧壁②	正后壁③
V₁	+			+		+			
V₂	+			+		+			
V₃		+		+					
V₄		+		+					
V₅		+	+					+	
V₆			+					+	
V₇			+					+	+
V₈									+
aVR									
aVL		±	+	±	−	−		+	
aVF					+	+	+	−	
Ⅰ		±	+	±	−			+	
Ⅱ					+		+		
Ⅲ					+	+	+		

注：①即膈面：右心室心肌梗死不易从心电图得到诊断，但CR₄ᵣ（负极置于右上肢前臂，正极置于V₄部位）或V₄ᵣ导联的ST段抬高，可作为下壁心肌梗死扩展到右心室的参考指标；②在V₅、V₆、V₇导联高1~2肋处可能有改变；③在V₁、V₂、V₃导联R波增高。同理，在前侧壁梗死时，V₁、V₂导联R波也增高。

注："+"为正面改变，表示典型ST段抬高、Q波及T波变化；"−"为反面改变，表示QRS主波向上，ST段压低及与"+"部位的T波方向相反的T波；"±"为可能有正面改变

3）Q波在3～4天内稳定不变，以后70%～80%永久存在。在早期如不进行治疗干预，ST段抬高持续数日至两周左右逐渐回到基线水平，T波则变为平坦或倒置，是为亚急性期改变。

4）数周至数个月后，T波呈V形倒置，两肢对称，波谷尖锐，是为慢性期改变。T波倒置可永久存在，也可在数个月至数年内逐渐恢复。

（3）定位和定范围：STEMI的定位和定范围可根据出现特征性改变的导联数来判断。

知识点20：血清心肌标志物检查　　　　　副高：熟练掌握　　正高：熟练掌握

（1）肌钙蛋白（cTn）：cTnT或cTnI的出现和增高是反映急性坏死的指标。cTnT在AMI后3～4小时开始升高，2～5天达到峰值，持续10～14天；其动态变化过程与心肌梗死时间、梗死范围大小、溶栓治疗及再灌注情况有密切关系。cTnI在AMI后4～6小时或更早即可升高，24小时后达到峰值，约1周后降至正常。血清cTnT或cTnI均有高度敏感性和良好重复性。

（2）其他血清心肌标志物：肌酸激酶同工酶CK-MB诊断AMI的敏感性和特异性均极高，分别达到100%和99%。CK/CK-MB在AMI起病后4～6小时内增高，16～24小时达高峰，3～4天恢复正常。STEMI静脉内溶栓治疗时若冠状动脉再通，则CK/CK-MB的高峰距STEMI发病时间提早出现。

（3）肌红蛋白：起病后2小时内升高，12小时内达高峰；24～48小时内恢复正常。

知识点21：放射性核素检查　　　　　　　副高：熟练掌握　　正高：熟练掌握

单光子发射计算机断层显像（SPECT）进行ECG门控的心血池显像，可用于评估室壁运动、室壁厚度和整体功能。正电子发射计算机断层扫描（PET）可观察心肌的代谢变化，是目前唯一能直接评价心肌存活性的影响技术。

知识点22：超声心动图检查　　　　　　　副高：熟练掌握　　正高：熟练掌握

根据超声心动图上所见的室壁运动异常可对心肌缺血区域作出判断，在评价有胸痛而无特征性ECG变化时，超声心动图可以帮助除外主动脉夹层。此外，该技术的早期使用可以评估心脏整体和局部功能、乳头肌功能不全和室间隔穿孔的发生。

知识点23：磁共振成像检查　　　　　　　副高：熟练掌握　　正高：熟练掌握

磁共振成像对心肌显像具有时间与空间分辨率方面的优势，可评价室壁厚度、左室整体和节段性室壁运动。梗死区域心肌表现为厚度变薄，收缩活动减弱至消失或出现矛盾运动。结合药物（多巴酚丁胺）负荷则可精确评估心肌收缩储备能力，利用顺磁特性对比剂钆螯合剂（Gd-DTPA）的延迟增强显像，还可评价心肌灌注缺损、微血管床堵塞以及心肌瘢痕或纤维化。磁共振成像有取代PET而成为评估心肌活力的标准方法的趋势。

<hr>

知识点24：急性ST段抬高型心肌梗死的诊断　　　副高：熟练掌握　正高：熟练掌握

　　根据典型的临床表现，特征性的心电图改变以及实验室检查诊断本病并不困难。对老年患者，突然发生严重心律失常、休克、心力衰竭而原因未明，或突然发生较重而持久的胸闷或胸痛，都应考虑本病的可能。宜先按AMI处理，且在短期内进行心电图、血清心肌坏死标志物测定等动态观察，以确定诊断。对NSTEMI，血清肌钙蛋白测定的诊断价值更大。

<hr>

知识点25：急性ST段抬高型心肌梗死的鉴别诊断　　　副高：熟练掌握　正高：熟练掌握

　　（1）主动脉夹层：胸痛一开始即达高峰，常放射到背、肋、腹、腰和下肢，两上肢的血压和脉搏可有明显差别，可有主动脉瓣关闭不全的表现，偶有意识模糊和偏瘫等神经系统受损症状，但无血清心肌坏死标志物升高。二维超声心动图检查、X线、胸主动脉CTA或MRA有助于诊断。

　　（2）急性肺动脉栓塞：可发生胸痛、咯血、呼吸困难和休克，有右心负荷急剧增加的表现，如发绀、肺动脉瓣区第二心音亢进、颈静脉充盈、肝大、下肢水肿等。心电图示 I 导联S波加深，III 导联Q波显著，T波倒置，胸导联过渡区左移，右胸导联T波倒置等改变。常有低氧血症，核素肺通气–灌注扫描异常，肺动脉CTA可检出肺动脉大分支血管的栓塞。AMI和急性肺动脉栓塞时均有D-二聚体升高，对鉴别诊断意义不大。

　　（3）急腹症：急性胰腺炎、消化性溃疡穿孔、急性胆囊炎、胆石症等，均有上腹部疼痛，可能伴休克。仔细询问病史、体格检查、心电图检查、血清心肌酶和肌钙蛋白测定可协助鉴别。

　　（4）急性心包炎：尤其是急性非特异性心包炎可有较剧烈、持久的心前区疼痛。但心包炎的疼痛与发热同时出现，呼吸和咳嗽时加重，早期即有心包摩擦音，且疼痛在心包腔出现渗液时均消失；全身症状一般不如心肌梗死严重；心电图除aVR外，其余导联均有ST段弓背向下的抬高，T波倒置，无异常Q波出现。

<hr>

知识点26：急性ST段抬高型心肌梗死的治疗　　　副高：熟练掌握　正高：熟练掌握

　　（1）监护和一般治疗

　　1）休息：急性期卧床休息，保持环境安静。

　　2）监测：在冠心病监护室进行心电图、血压和呼吸的监测，除颤仪应随时处于备用状态。对于严重泵衰竭者还需监测肺毛细血管楔压和静脉压。密切观察心律、心率、血压和心功能的变化。

　　3）吸氧：对有呼吸困难和血氧饱和度降低者，最初几日间断或持续通过鼻管面罩吸氧。

　　4）护理：急性期12小时卧床休息，若无并发症，24小时内应鼓励患者在床上行肢体活动，若无低血压，第3天就可在病房内走动；梗死后第4～5天，逐步增加活动，直至每天3次步行100～150米。

　　5）建立静脉通道，保持给药途径畅通。

　　（2）解除疼痛：心肌再灌注治疗开通梗死相关血管、恢复缺血心肌的供血是解除疼痛最有效的方法，但在再灌注治疗前可选用吗啡或哌替啶、硝酸酯类、β受体阻滞剂等药物尽快解除疼痛。

　　（3）抗血小板治疗：各种类型的ACS均需要联合应用包括阿司匹林和ADP受体阻滞剂在内的口服抗血小板药物，负荷剂量后给予维持剂量。静脉应用GPⅡb/Ⅲa受体阻滞剂，主要用于接受直接PCI的患者在术中使用。

　　（4）抗凝治疗：凝血酶使纤维蛋白原转变为纤维蛋白是最终形成血栓的关键环节，因此，抑制凝血酶非常重要。

　　（5）再灌注心肌治疗：发病3～6小时，最多在12小时内，使闭塞的冠状动脉再通，心肌得到再灌注，濒临坏死的心肌可能得以存活或使坏死范围缩小，减轻梗死后心肌重塑，改善预后，是一种积极的治疗措施。

　　（6）血管紧张素转换酶抑制剂或血管紧张素受体阻滞剂：ACEI有助于改善恢复期的心肌重构，减少AMI病死率和充血性心力衰竭的发生。除非有禁忌证，应全部选用，对前壁MI或有MI史、心衰和心动过速等高危患者受益更大。

　　（7）调脂治疗：使用他汀类调脂药物同UA/NSTEMI患者。

　　（8）抗心律失常和传导障碍治疗：必须及时消除心律失常，以免演变为严重心律失常，甚至猝死。

　　（9）抗休克治疗：根据休克是否为心源性，或有周围血管舒缩障碍或血容量不足等因素给予补充血容量、应用升压药、应用血管扩张剂等方法。

　　（10）抗心力衰竭治疗：主要是治疗急性左心衰竭，以应用吗啡（或哌替啶）和利尿剂为主，亦可选用血管扩张剂减轻左心室的负荷，或用多巴酚丁胺10μg/（kg·min）静脉滴注，或用短效ACEI从小剂量开始等治疗。洋地黄制剂可能引起室性心律失常，宜慎用。因最早期出现的心力衰竭主要是坏死心肌间质充血、水肿引起顺应性下降所致，而左心室舒张末期容量尚不增大，故在梗死发生后24小时内应尽量避免使用洋地黄制剂。有右心室梗死的患者应慎用利尿剂。

　　（11）右心室心肌梗死的处理：治疗措施与左心室梗死略有不同。右心室心肌梗死引起右心衰竭伴低血压，当无左心衰竭的表现时，宜扩张血容量。在血流动力学监测下静脉输液，直到低血压得到纠正或肺毛细血管楔压达15～18mmHg。当输入1～2L液体后低血压未能纠正时可用正性肌力药，以多巴酚丁胺为优。不宜用利尿药。伴有房室传导阻滞者可予以临时起搏。

　　（12）其他治疗：钙离子通道阻滞剂和极化液疗法可能有助于挽救濒死心肌，有防止梗死扩大、缩小缺血范围、加快愈合的作用。也可根据患者具体病情选用临床有些尚未完全成熟或疗效尚有争论的治疗。

第七节 冠状动脉疾病的其他表现形式

一、变异型心绞痛

| 知识点1：变异型心绞痛的概念 | 副高：熟练掌握 正高：熟练掌握 |

变异型心绞痛又称血管痉挛性心绞痛，1959年由Prinzmetal首先提出，几乎完全都在静息情况下发生，无体力劳动或情绪激动等诱因，常伴随一过性ST段抬高或压低，冠状动脉造影证实存在一过性冠状动脉痉挛。

| 知识点2：变异型心绞痛的临床表现 | 副高：熟练掌握 正高：熟练掌握 |

变异型心绞痛发病时间集中在午夜至上午8点之间，动态ECG发现其异常多发生在早上，临床可无心绞痛表现。变异型心绞痛多在静息时发生，与劳力性心绞痛无关。其临床表现不与冠状动脉的狭窄程度成正比。冠状动脉痉挛可以用麦角新碱激发。

| 知识点3：变异型心绞痛的治疗 | 副高：熟练掌握 正高：熟练掌握 |

钙离子通道阻滞剂和硝酸酯类药物通过扩张痉挛的冠状动脉成为治疗血管痉挛性心绞痛的主要手段，但是远期疗效尚不确切。此外，戒烟、限酒，控制高血压、糖尿病、血脂异常及肥胖等危险因素也具有十分重要的意义。

二、X综合征

| 知识点4：X综合征的概念 | 副高：熟练掌握 正高：熟练掌握 |

X综合征通常指患者具有心绞痛或类似于心绞痛的症状，运动平板试验出现ST段下移而冠状动脉造影无异常表现。

| 知识点5：X综合征的病因 | 副高：熟练掌握 正高：熟练掌握 |

本病病因尚不清楚，其中一部分患者在运动负荷试验或心房调搏术时心肌乳酸产生增多，提示心肌缺血。另外，微血管灌注功能障碍、交感神经占主导地位的自主神经功能失调、痛觉阈值降低等，均可导致本病的发生。血管内超声及多普勒血流测定显示可有冠状动脉内膜增厚，早期动脉粥样硬化斑块形成及冠状动脉血流储备降低。

| 知识点6：X综合征的临床表现 | 副高：熟练掌握 正高：熟练掌握 |

本病以绝经期前女性多见。心电图可正常，也可有非特异性ST-T改变，近20%的患者

可有平板运动试验阳性。运动负荷试验或心房调搏术时可检测到冠状静脉窦乳酸含量增加。血管内超声及多普勒血流测定显示可有冠状动脉内膜增厚、早期动脉粥样硬化斑块形成及冠状动脉血流储备降低。

| 知识点 7：X 综合征的治疗 | 副高：熟练掌握　正高：熟练掌握 |

此病无特异治疗，β受体阻滞剂和钙离子通道阻滞剂均可以减少胸痛发作次数，硝酸甘油并不能提高大部分患者的运动耐量，但可以改善部分患者的症状，可尝试使用。

| 知识点 8：X 综合征的预后 | 副高：熟练掌握　正高：熟练掌握 |

此病的预后通常良好，但由于临床症状的存在，常使得患者反复就医，导致各种检查措施的过度应用、药品的消耗以及生活质量的下降，日常工作受影响。

三、心肌桥

| 知识点 9：心肌桥的概念 | 副高：熟练掌握　正高：熟练掌握 |

冠状动脉通常走行于心外膜下的结缔组织中，如果一段冠状动脉走行于心肌内，这束心肌纤维被称为心肌桥，走行于心肌桥下的冠状动脉被称为壁冠状动脉。

| 知识点 10：心肌桥的临床表现 | 副高：熟练掌握　正高：熟练掌握 |

由于壁冠状动脉在每一个心动周期的收缩期被挤压而产生远端心肌缺血，临床上可表现为类似心绞痛的症状、心律失常、甚至心肌梗死或猝死。由于心肌桥存在，导致其近端的收缩期前向血流逆转，而损伤该处的血管内膜，所以该处容易形成动脉粥样硬化斑块，冠状动脉造影显示该节段收缩期血管管腔被挤压，舒张期恢复正常，被称为"挤奶现象"。

| 知识点 11：心肌桥的治疗 | 副高：熟练掌握　正高：熟练掌握 |

本病无特异性治疗，手术分离壁冠状动脉曾被认为根治此病的方法，但也有再复发的病例。一旦诊断此病，除非绝对需要，应避免使用硝酸酯类药物及多巴胺等正性肌力药物。

第七章　心脏瓣膜病

第一节　二尖瓣狭窄

知识点1：二尖瓣狭窄的病因　　　　　　　　　　副高：熟练掌握　正高：熟练掌握

二尖瓣狭窄（MS）的主要病因是风湿热，多见于20~40岁青壮年，约70%的患者为女性，约50%的患者无急性风湿热史，但多有反复链球菌感染所致上呼吸道感染病史。急性风湿热后，至少需要2年或更长的时间才可能形成明显的二尖瓣狭窄，多次反复发作的急性风湿热比仅有一次发作出现瓣口狭窄的病理改变早。单纯二尖瓣狭窄者约占风心病的25%，二尖瓣狭窄伴有二尖瓣关闭不全者约占40%，主动脉瓣常同时受累。

二尖瓣狭窄的少见病因有先天性发育异常、瓣环钙化，如老年人常见的退行性变、结缔组织病（如类风湿关节炎、系统性红斑狼疮、硬皮病）等。

知识点2：二尖瓣狭窄的病理　　　　　　　　　　副高：熟练掌握　正高：熟练掌握

风湿性二尖瓣狭窄的病理改变有瓣叶及闭合缘的纤维增厚、钙化，瓣叶交界处的融合、增厚、纤维化以及腱索的增粗、缩短和融合。狭窄的二尖瓣形状如同漏斗，瓣口常呈鱼嘴样改变。若以腱索的挛缩和粘连为主，则主要表现为二尖瓣关闭不全。

慢性二尖瓣狭窄可导致左心房扩大及其所致的左主支气管升高、左心房壁钙化、左心房附壁血栓形成、肺血管壁增厚、右室肥厚和扩张等病变。

知识点3：二尖瓣狭窄的病理生理　　　　　　　　副高：熟练掌握　正高：熟练掌握

正常二尖瓣口面积为4~6cm^2。瓣口面积减小至1.5~2.0cm^{2}属轻度狭窄；1.0~1.5cm^{2}属中度狭窄；<1.0cm^{2}属重度狭窄。正常在心室舒张期，左心房、左心室之间出现压力阶差，即跨瓣压差，早期充盈后，左心房、左心室内压力趋于相等。二尖瓣狭窄时，左心室充盈受阻，压差持续整个心室舒张期，因而通过测量跨瓣压差可判断二尖瓣狭窄程度。

二尖瓣狭窄使左心房压升高，严重狭窄时左心房压需高达20~25mmHg才能使血流通过狭窄的瓣口，使左心室充盈并维持正常的心排血量。左心房压力升高导致肺静脉和肺毛细血管楔压升高，继而导致肺毛细血管扩张和淤血，产生肺间质水肿。心率增快时（如房颤、妊娠、感染或贫血时），心脏舒张期缩短，左心房压更高，进一步增加肺毛细血管楔压。其压力>30mmHg导致肺泡水肿，出现呼吸困难、咳嗽、发绀等临床表现。

肺静脉压力增高导致肺动脉压力被动升高，而长期肺动脉高压引起肺小动脉痉挛，最终导致肺小动脉硬化，更加重肺动脉高压。肺动脉高压增加右心室后负荷，引起右心室肥厚扩张，终致右心衰竭。此时，肺动脉压力有所降低，肺循环血液有所减少，肺淤血有一定程度缓解。

知识点4：二尖瓣狭窄的症状	副高：熟练掌握 正高：熟练掌握

一般二尖瓣中度狭窄（瓣口面积<1.5m²）开始有临床症状。

（1）呼吸困难：发生较早，早期表现为劳力性呼吸困难，晚期静息状态下亦出现呼吸困难，以致端坐呼吸和阵发性夜间呼吸困难。

（2）咯血：①扩张的支气管静脉破裂致突然咯大量鲜血，见于早期肺血管弹性功能尚好时；②阵发性夜间呼吸困难或咳嗽时，可出现痰中带血或血痰；③急性肺水肿时，咳出大量粉红色泡沫状痰；④体静脉血栓或右房内血栓脱落导致肺梗死咯血，是二尖瓣狭窄伴有心衰的少见并发症。

（3）咳嗽：常发生，可能是支气管黏膜淤血、水肿造成支气管炎或左心房增大压迫左主支气管所致。

（4）声嘶：是严重扩张的左心房和肺动脉压迫左侧喉返神经所致。

（5）其他症状：左心房显著扩大、左肺动脉扩张压迫左喉返神经引起声音嘶哑；压迫食管可引起吞咽困难；右心室衰竭时可出现食欲减退、腹胀、恶心等消化道淤血症状；部分患者有胸痛表现。

知识点5：二尖瓣狭窄的体征	副高：熟练掌握 正高：熟练掌握

（1）严重二尖瓣狭窄体征：可呈"二尖瓣面容"，双颧绀红。右心室扩大时剑突下可触及收缩期抬举样搏动。右心衰竭时可出现颈静脉怒张、肝颈回流征阳性、肝大、双下肢水肿等。

（2）心音：①二尖瓣狭窄时，如瓣叶柔顺有弹性，在心尖区多可闻及亢进的第一心音，呈拍击样，并可闻及开瓣音；如瓣叶钙化僵硬，该体征消失；②出现肺动脉高压时，P_2亢进和分裂。

（3）心脏杂音：①二尖瓣狭窄特征性的杂音为心尖区舒张中晚期低调的隆隆样杂音，呈递增型，局限，左侧卧位明显，运动或用力呼气可使其增强，常伴舒张期震颤。房颤时，杂音可不典型。胸壁增厚、肺气肿、低心排出量状态、右室明显扩大、二尖瓣重度狭窄时，此杂音可被掩盖，称安静型二尖瓣狭窄；②严重肺动脉高压时，肺动脉及其瓣环的扩张导致相对性肺动脉瓣关闭不全，在胸骨左缘第2肋间可闻及递减型高调叹气样舒张早期杂音（即Graham-Steel杂音）；③右心室扩大时，因相对性三尖瓣关闭不全，可于胸骨左缘第4~5肋间闻及全收缩期吹风样杂音。

知识点6：二尖瓣狭窄的实验室及辅助检查	副高：熟练掌握 正高：熟练掌握

（1）X线检查：后前位见左心缘变直，右心缘见双心房影，左心房增大，肺动脉段隆起，

主动脉结缩小，间质性肺水肿；左前斜位可见左心房使左主支气管上抬，右前斜位见左房压迫食管下段后移。严重者左房、右室扩张明显，呈"梨形心"。

（2）心电图：重度二尖瓣狭窄患者可出现"二尖瓣型P波"，P波宽度＞0.12秒，伴有切迹，PV_1终末负性向量增大；QRS波群示电轴右偏和右心室肥厚表现。

（3）超声心动图：对评估二尖瓣的病理改变及狭窄的严重程度极有价值。M型超声心动图显示二尖瓣叶回声增强，前叶曲线呈"城墙样"改变，EF斜率降低，前后叶同向运动。二维超声心动图显示舒张期前叶呈"鱼钩样"，后叶活动度减少，交界处粘连融合，瓣叶增厚，瓣口面积缩小呈"鱼嘴样"；左房右室大，左房内可有血栓回声，严重狭窄者呈巨大左心房。彩色多普勒血流显像和连续多普勒分别于左室内探及源于二尖瓣口的全舒张期红彩射流信号及高速正向湍流频谱。经食管超声有利于左心耳和左心房附壁血栓的检出。超声心动图还可对房室大小、室壁厚度和运动、心室功能、肺动脉压、其他瓣膜异常和先天性畸形等方面提供信息。

（4）心导管检查：当考虑介入或手术治疗时，可经心导管检查同步测定肺毛细血管压和左心室压，以确定跨瓣压差和计算瓣口面积，正确判断狭窄程度。

知识点7：二尖瓣狭窄的诊断及鉴别诊断 副高：熟练掌握 正高：熟练掌握

（1）诊断：心尖区隆隆样舒张期杂音伴X线或心电图示左心房增大，提示二尖瓣狭窄。超声心动图检查可明确诊断。

（2）鉴别诊断

1）主动脉瓣关闭不全：严重的主动脉瓣关闭不全常于心尖部闻及舒张中晚期柔和、低调隆隆样杂音，系相对性二尖瓣狭窄所致。

2）左心房黏液瘤：瘤体阻塞二尖瓣口，产生随体位改变的舒张期杂音，其前可闻及肿瘤扑落音，超声心动图下可见左心房团块状回声反射。

3）经二尖瓣口血流增加：严重二尖瓣反流、大量左向右分流的先天性心脏病（如室间隔缺损、动脉导管未闭）和高动力循环（如甲状腺功能亢进症、贫血）时，心尖区可有舒张中期短促的隆隆样杂音。

知识点8：二尖瓣狭窄的治疗 副高：熟练掌握 正高：熟练掌握

（1）一般治疗：有风湿活动者应给予抗风湿治疗，预防风湿热复发。应长期甚至终身应用苄星青霉素120万U，每4周肌注1次；预防感染性心内膜炎；避免剧烈体力活动，定期复诊；呼吸困难者限制钠盐摄入，口服利尿剂，避免急性感染、贫血等诱发急性肺水肿的因素。

（2）并发症的处理

1）大量咯血：应取坐位，同时使用镇静剂及静脉使用利尿剂，以降低肺动脉压。

2）急性肺水肿：处理原则与急性左心衰竭所致的肺水肿相似。需注意：①避免使用扩张小动脉为主、减轻心脏后负荷的血管扩张药物，应选用扩张静脉系统、减轻心脏前负荷为主的硝酸酯类药物；②正性肌力药物对二尖瓣狭窄的肺水肿无益，仅在房颤伴快速心室率时可静脉注射毛花苷丙，以减慢心室率。

3）房颤：急性快速性房颤因心室率快，使舒张期充盈时间缩短，导致左房压力急剧增加，减低心排出量，故应立即控制心室率。可先静脉注射洋地黄类药物，如毛花苷丙（西地兰）注射液；如效果不满意，可静脉注射地尔硫䓬或艾司洛尔；若血流动力学不稳定，如出现肺水肿、休克、心绞痛或晕厥，应立即电复律。

4）预防栓塞：持续性或永久性房颤、有栓塞史，或超声心动图检查有左心房血栓者，如无禁忌证，均应长期服用华法林防凝治疗。

（3）手术治疗：常用经皮球囊二尖瓣成形术、二尖瓣分离术及人工瓣膜置换术。

第二节　二尖瓣关闭不全

二尖瓣关闭不全

二尖瓣结构包括瓣叶、瓣环、腱索、乳头肌等四部分，正常的二尖瓣功能有赖于此四部分及左心室的结构和功能完整性，其中任何一个或多个部分发生结构异常或功能失调均可导致二尖瓣关闭不全。

（1）瓣叶：约30%的二尖瓣关闭不全为风湿性损害。风湿性病变使瓣膜僵硬、变性、瓣叶边缘卷缩、连接处融合以及腱索融合缩短。其他病因可见感染性心内膜炎引起的瓣叶穿孔、赘生物附着，影响瓣膜关闭。二尖瓣原发性黏液性变性使瓣叶宽松膨大或伴腱索过长致使二尖瓣脱垂，当心脏收缩时瓣叶突入左房导致二尖瓣关闭不全。二尖瓣脱垂也可见于遗传性结缔组织病，如Marfan综合征。肥厚性梗阻型心肌病收缩期二尖瓣前叶前向运动可导致二尖瓣关闭不全。先天性心脏病心内膜垫缺损常合并二尖瓣前叶裂，导致关闭不全。

（2）瓣环扩大：任何病因引起的左心室扩大、二尖瓣环的退行性变和钙化均可使二尖瓣环扩大导致二尖瓣关闭不全。

（3）腱索：先天性或获得性的腱索病变，如腱索过长、断裂、缩短或融合。

（4）乳头肌：乳头肌功能失调可减弱对腱索和瓣叶的牵制作用引起二尖瓣关闭不全。

二尖瓣关闭不全的主要病理生理变化是左心室每搏喷出的血流一部分反流入左心房，使前向血流减少，同时使左心房负荷和左心室舒张期负荷增加，从而引起一系列血流动力学变化。

（1）急性：急性二尖瓣关闭不全，收缩期左心室射出的部分血流经关闭不全的二尖瓣口反流至左心房，左心房容量负荷骤增，致使左心房压和肺毛细血管楔压急剧升高，导致肺淤血及急性肺水肿的发生，且左心室总的心搏量来不及代偿，前向心搏量及心排出量明显减少。反流入左心房的血液与肺静脉至左心房的血流汇总，在舒张期充盈左心室，致左心房和左心室容量负荷骤增，左心室来不及代偿，其急性扩张能力有限，左心室舒张末压急剧上升。

（2）慢性：慢性二尖瓣反流时，左心室因二尖瓣反流量的增加而代偿性扩张，左心室舒张末期容量增大，根据 Frank-Starling 机制使左心室心搏量增加，加上代偿性离心性肥大，左心室收缩期将部分血排入低压的左心房，室壁应力下降快，有利于左室排空，故左室仍可维持正常的前向心搏量。慢性二尖瓣反流时左房顺应性增加，左房扩大和左室于较长时间内适应容量负荷的增加，使左房压和左室舒张末压不致明显上升，故在相当长时期内不出现肺淤血且无临床症状。但持续、严重的过度负荷，终至左室心肌功能衰竭，左室舒张末压和左房压明显上升，出现肺淤血，最终出现肺动脉高压和右心衰。

知识点3：二尖瓣关闭不全的临床表现　　　　副高：熟练掌握　正高：熟练掌握

（1）症状

1）急性：轻度二尖瓣反流仅有轻微劳力性呼吸困难；严重反流可（如腱索乳头肌断裂）很快发生急性左心衰，甚至出现急性肺水肿或心源性休克。

2）慢性：轻度代偿期二尖瓣关闭不全患者通常没有症状。严重反流时心排出量减少，可出现疲乏无力，肺淤血导致的呼吸困难出现较晚。

（2）体征

1）急性：心尖搏动呈高动力型，为抬举样搏动。肺动脉瓣第二心音亢进，可见左心房强有力收缩所致的心尖区第四心音。心尖区反流性杂音于第二心音前终止，杂音低调、呈递减型，不如慢性者响。严重反流也可出现心尖区第三心音和短促的舒张期隆隆样杂音。

2）慢性：心尖搏动呈抬举样，并向左下移位。重度关闭不全时，第一心音减弱或不能听及。二尖瓣脱垂和冠心病所致关闭不全时第一心音多正常，由于左心室射血时间缩短、第二心音提前，心音分裂增宽。典型的二尖瓣反流杂音为心尖部全收缩期吹风样杂音，在心尖区最响，可伴有震颤，向左腋部、左肩胛下区及背部传导。杂音的强度与左心室收缩力的强弱有关，与关闭不全的程度不一定成正比。因风心病导致的二尖瓣反流多合并典型的二尖瓣狭窄杂音。二尖瓣脱垂时可有收缩中期喀喇音。腱索断裂时杂音可似海鸥鸣或乐音性。严重反流时，由于舒张期大量血液通过二尖瓣口，导致相对性二尖瓣狭窄，故心尖区可闻及短促的舒张中期隆隆样杂音。

知识点4：二尖瓣关闭不全的X线检查　　　　副高：熟练掌握　正高：熟练掌握

轻度二尖瓣关闭不全可无明显异常。严重者左心房、左心室明显增大，明显增大的左心房可推移和压迫食管，左心衰竭者可见肺淤血及肺间质水肿。晚期可见右心室增大，二尖瓣环钙化者可见钙化阴影。急性者心影正常或左心房轻度增大，伴肺淤血甚至肺水肿征。

知识点5：二尖瓣关闭不全的心电图检查　　　　副高：熟练掌握　正高：熟练掌握

轻度二尖瓣关闭不全者心电图可正常。严重者可有左心室肥厚和劳损。慢性二尖瓣关闭不全伴左心房增大者多伴房颤，如为窦性心律则可见P波增宽且呈双峰状（二尖瓣P波），提示左心房增大。急性者心电图常正常，有时可见窦性心动过速。

| 知识点6：二尖瓣关闭不全的超声心动图检查 | 副高：熟练掌握　正高：熟练掌握 |

M型超声心动图及二维超声心动图不能确定二尖瓣关闭不全。M型超声心动图主要用于测量左心室超容量负荷改变，如左心房、左心室增大。二维超声心动图可显示二尖瓣装置的形态特征，如瓣叶或瓣叶下结构的增厚、缩短、钙化，瓣叶冗长脱垂、连枷样瓣叶，瓣环扩大或钙化，赘生物、左心室扩大和室壁矛盾运动等，有助于明确病因。脉冲多普勒超声可于收缩期在左心房内探及高速射流，以确诊二尖瓣反流。彩色多普勒血流显像诊断二尖瓣关闭不全的敏感性达100%，并可对二尖瓣反流进行半定量及定量诊断。

| 知识点7：二尖瓣关闭不全的诊断 | 副高：熟练掌握　正高：熟练掌握 |

患者突然发生呼吸困难，心尖区出现典型收缩期杂音，X线提示心影不大而肺淤血明显，同时具有明确病因（如二尖瓣脱垂、感染性心内膜炎、急性心肌梗死、创伤和人工瓣膜置换术后）应考虑急性二尖瓣关闭不全。慢性者，主要诊断线索为心尖区典型的收缩期吹风样杂音伴左心房和左心室扩大。超声心动图可明确诊断急性或慢性二尖瓣关闭不全。

| 知识点8：二尖瓣关闭不全的鉴别诊断 | 副高：熟练掌握　正高：熟练掌握 |

（1）三尖瓣关闭不全：胸骨左缘第4～5肋间全收缩期杂音，几乎不传导，少有震颤，杂音在吸气时增强，伴颈静脉收缩期搏动和肝脏收缩期搏动。

（2）室间隔缺损：为胸骨左缘第3～4肋间全收缩期杂音，粗糙而响亮，不向腋下传导，可伴胸骨旁收缩期震颤。

（3）主动脉瓣狭窄：心底部射流性收缩期杂音，偶伴收缩期震颤，呈递增递减型，杂音向颈部传导。

（4）其他：梗阻性肥厚型心肌病的杂音位于胸骨左缘第3～4肋间；肺动脉瓣狭窄的杂音位于胸骨左缘第2肋间。

| 知识点9：二尖瓣关闭不全的治疗 | 副高：熟练掌握　正高：熟练掌握 |

（1）急性：治疗目的是降低肺静脉压，增加心排出量和纠正病因。内科治疗一般为术前过渡措施，尽可能在床旁Swan-Ganz导管血流动力学监测指导下进行。静滴硝普钠扩张小动静脉，降低心脏前后负荷、减轻肺淤血、减少反流、增加心排出量。外科治疗为根本措施，视病因、病变性质、反流程度和对药物治疗的反应采取紧急、择期或选择性手术（人工瓣膜置换术或修复术）。部分患者经药物治疗后症状完全控制，进入慢性代偿期。

（2）慢性

1）内科治疗：风心病需预防风湿热，伴风湿活动者需抗风湿治疗，预防感染性心内膜炎。代偿期慢性二尖瓣反流可应用血管扩张药，如血管紧张素转换酶抑制剂等减轻心脏后负荷，并定期随访。单纯二尖瓣关闭不全的左心室充盈大多在舒张早、中期，除因房颤导致心功能显著恶化的少数情况需恢复窦性心律外，多数只需控制心室率。慢性房颤、有体循环栓塞史、左心房有血栓者均应长期抗凝治疗。心衰者，应限制钠盐摄入，使用血管紧张素转换酶抑制剂、利尿剂和洋地黄。

2）外科治疗：是恢复瓣膜功能的根本措施。手术方法有人工瓣膜置换术和二尖瓣修复术。

知识点10：二尖瓣关闭不全的预后	副高：熟练掌握　正高：熟练掌握

急性严重反流伴血流动力学不稳定者，如不及时手术干预，死亡率极高。慢性二尖瓣关闭不全患者可在很长时间内无症状，然而一旦出现症状则预后差。单纯二尖瓣脱垂无明显反流及无收缩期杂音者多预后良好；年龄>50岁、有明显收缩期杂音和二尖瓣反流、瓣叶冗长增厚、左心房和左心室增大者预后较差。多数患者术后症状和生活质量改善，较内科治疗存活率明显提高。

第三节　主动脉瓣狭窄

知识点1：主动脉瓣狭窄的病因及病理	副高：熟练掌握　正高：熟练掌握

（1）风湿性心脏病：风湿性炎症导致的瓣膜交界处粘连融合、瓣叶纤维化、僵硬、钙化和挛缩畸形，致使瓣口狭窄。单纯的风湿性主动脉瓣狭窄（AS）极少见，多合并主动脉瓣关闭不全和二尖瓣病变。

（2）先天性畸形：最常见的先天性畸形为二叶型主动脉瓣。瓣叶结构异常致使瓣膜增厚、钙化、僵硬和瓣口狭窄。先天性单叶型主动脉瓣少见，出生时即有狭窄，多在成年期进行性钙化而加重狭窄。先天性三叶型瓣膜，瓣尖大小不一，并有某些粘连，可能在出生时就要狭窄，也可能在中年以后瓣叶逐渐纤维化和钙化导致瓣膜狭窄。

（3）老年钙化性瓣膜病：是瓣膜退行性变所致，是老年人单纯性主动脉瓣狭窄的常见原因。无交界处融合，瓣叶主动脉面有钙化结节限制瓣叶的活动，通常伴有二尖瓣环的钙化。

知识点2：主动脉瓣狭窄的病理生理	副高：熟练掌握　正高：熟练掌握

正常成人主动脉瓣口面积 $3 \sim 4cm^2$。主动脉瓣口面积减少至正常1/3前血流动力学改变不明显。当主动脉瓣口面积 $\leqslant 1.0cm^2$ 时，左心室和主动脉之间收缩期的压力阶差明显，致使左心室壁向心性肥厚，左心室游离壁和室间隔厚度增加，其顺应性下降，左心室壁松弛速度

减慢，使左心室舒张末压进行性升高；该压力通过二尖瓣传导至左心房，使左心房后负荷增加；长期左心房负荷增加导致肺静脉压、肺毛细血管楔压和肺动脉压等相继增加，临床出现左心衰竭的症状。

另外，主动脉瓣口狭窄导致的左心室收缩压增高，引起左心室肥厚、左心室射血时间延长，使心肌耗氧量增加；主动脉瓣狭窄时常因主动脉根部舒张压降低、左心室舒张末压增高压迫心内膜下血管使冠状动脉灌注减少及脑供血不足。上述机制导致心肌缺血、缺氧和心绞痛，进一步损害左心功能，引起头晕、黑矇及晕厥等脑缺血症状。

知识点3：主动脉瓣狭窄的症状　　　　副高：熟练掌握　正高：熟练掌握

劳力性呼吸困难、心绞痛和晕厥为典型主动脉狭窄的三联征。

（1）呼吸困难：劳力性呼吸困难为病变晚期肺淤血引起的常见首发症状，进一步发生阵发性夜间呼吸困难、端坐呼吸和急性肺水肿。

（2）心绞痛：常由运动诱发，休息后可缓解。

（3）晕厥或接近晕厥：多发生于直立、运动中或运动后即刻，也有少数患者在静息时发生。

知识点4：主动脉瓣狭窄的体征　　　　副高：熟练掌握　正高：熟练掌握

（1）心音：由于主动脉瓣活动性下降、左心室射血时间延长，第二心音主动脉瓣成分可以减弱或缺如；严重狭窄者第二心音呈逆分裂。先天性主动脉瓣狭窄或瓣叶活动度正常者，可在主动脉瓣听诊区和心尖部听到主动脉瓣喷射音，不随呼吸改变，如瓣叶钙化僵硬则喷射音消失。第一心音通常正常。

（2）收缩期喷射性杂音：第一心音稍后或紧随喷射音开始，终止于第二心音之前，为递增－递减型的粗糙的收缩期吹风样杂音，在主动脉瓣听诊区最响，向颈动脉、胸骨下缘和心尖部传导，常伴有震颤。老年钙化性瓣膜病主动脉瓣狭窄者，杂音在心底部粗糙，高调成分传导至心尖部，呈音乐性，在心尖部最响。狭窄越重，杂音越长，杂音的高峰在收缩期内越晚出现。杂音的强度随着搏出量的减少而降低，并随每搏量的不同而改变，在期前收缩后的长代偿期间之后或房颤的长心动周期每搏量增加，杂音增强。

（3）其他：严重主动脉瓣狭窄后扩张可产生相对性主动脉瓣关闭不全，于胸骨左缘3～4肋间闻及轻度舒张早期吹风样递减型杂音。如左室增大，心尖区有抬举样搏动。脉搏细小，收缩压及舒张压均减低，脉压缩小。

知识点5：主动脉瓣狭窄的实验室及辅助检查　　　　副高：熟练掌握　正高：熟练掌握

（1）X线检查：心影一般不大，形状可略有变化，即左心缘下1/3处稍向外膨出；左心房可轻度增大，75%～85%的患者可呈现升主动脉扩张。在侧位透视下有时可见主动脉瓣膜钙化。

（2）心电图：轻者心电图正常，中度狭窄者可出现QRS波群电压增高伴轻度ST-T改变，严重者可出现左心室肥厚伴劳损和左心房增大的表现。

（3）超声心动图：二维超声心动图可见主动脉瓣瓣叶增厚、回声增强，提示瓣膜钙化，瓣叶收缩期开放幅度减小（<15mm），开放速度减慢。左心室后壁及室间隔对称性肥厚，左心房可增大，主动脉根部狭窄后扩张等，可发现二叶、三叶主动脉瓣畸形。彩色多普勒超声心动图上可见血流于瓣口下方加速形成五彩镶嵌的射流，连续多普勒可测定心脏及血管内的血流速度。

知识点6：主动脉瓣狭窄的诊断及鉴别诊断　　　　副高：熟练掌握　　正高：熟练掌握

有典型主动脉狭窄杂音时较易诊断。如合并多瓣膜损害，多为风心病。单纯主动脉瓣狭窄，年龄<15岁，以单叶瓣畸形多见；16～65岁，以先天性二叶瓣钙化可能性大；>65岁，以退行性老年钙化病变多见。

主动脉瓣狭窄的杂音如传导至胸骨左下缘或心尖区，应与二尖瓣关闭不全、三尖瓣关闭不全或室间隔缺损的全收缩期杂音相鉴别。

其他左心室流出道梗阻疾病，如先天性主动脉瓣上狭窄的杂音最响在右锁骨下，杂音和震颤明显传导至胸骨右上缘和右颈动脉，喷射音少见；先天性主动脉瓣下狭窄者常合并轻度主动脉瓣关闭不全，无喷射音；梗阻性肥厚型心肌病有收缩期二尖瓣前叶前移，致左心室流出道梗阻，产生收缩中或晚期喷射性杂音，胸骨左缘最响，不向颈部传导，多无收缩期震颤，无收缩期喷射音。超声心动图检查对上述疾病均具诊断价值。

知识点7：主动脉瓣狭窄的内科治疗　　　　副高：熟练掌握　　正高：熟练掌握

内科对主动脉瓣狭窄的治疗主要是预防感染性心内膜炎。对无症状者不需治疗，但应定期随访。轻度狭窄每2年复查1次，体力活动不受限制；中度及重度狭窄应避免剧烈体力活动，每6～12个月复查1次。出现症状需立即手术治疗。在心力衰竭患者等待手术期间可慎用利尿剂以缓解肺充血。频发房性期前收缩者应予抗心律失常药物。出现房颤，应尽早电转复，避免导致急性左心衰竭。ACEI及β受体阻滞剂不适用于主动脉瓣狭窄患者。心绞痛可试用硝酸酯类和CCB药物。心衰者应限制钠盐摄入，可用洋地黄类药物或小心应用利尿剂。避免强利尿剂及血管扩张剂，以免左室舒张末压过度下降，导致心排出量减少，引起直立性低血压。

知识点8：主动脉狭窄的手术治疗　　　　副高：熟练掌握　　正高：熟练掌握

凡出现临床症状者，均应考虑手术治疗。

（1）人工瓣膜置换术：为治疗成人主动脉瓣狭窄的主要方法。

（2）直视下主动脉瓣分离术：适用于儿童和青少年的非钙化性先天性主动脉瓣严重狭窄者，甚至无症状者。

（3）经皮主动脉瓣球囊成形术：系单纯先天性非钙化性主动脉瓣狭窄的婴儿、青少年患者首选的治疗方法。

知识点9：主动脉瓣狭窄的预后　　　　　　　　　副高：熟练掌握　　正高：熟练掌握

无症状者存活率与正常群体相似，3%～5%的患者可发生猝死。三联征出现提示预后不良，若不行手术治疗，有心绞痛者约50%患者5年内死亡；出现晕厥的患者，约50%患者3年内死亡；出现充血性心力衰竭患者约半数2年内死亡。经皮主动脉瓣置换术能使一年死亡率从50%降到30%。

第四节　主动脉瓣关闭不全

知识点1：主动脉瓣关闭不全的病因　　　　　　　副高：熟练掌握　　正高：熟练掌握

（1）急性主动脉瓣关闭不全：病因主要包括：①感染性心内膜炎；②胸部创伤致升主动脉根部、瓣叶支持结构和瓣叶破损或瓣叶脱垂；③主动脉夹层血肿使主动脉瓣环扩大，瓣叶或瓣环被夹层血肿撕裂；④人工瓣膜撕裂等。

（2）慢性主动脉瓣关闭不全

1）主动脉瓣本身病变：包括：①风湿性心脏病；②先天性畸形；③感染性心内膜炎；④退行性主动脉瓣病变。

2）主动脉根部扩张：引起瓣环扩大，瓣叶舒张期不能对合，为相对关闭不全。包括：①Marfan综合征；②梅毒性主动脉炎；③高血压性主动脉环扩张；④特发性升主动脉扩张；⑤主动脉夹层形成；⑥强直性脊柱炎；⑦银屑病性关节炎等。

知识点2：主动脉瓣关闭不全的病理生理　　　　　副高：熟练掌握　　正高：熟练掌握

（1）慢性：舒张期时左室内压力低于主动脉，大量血液反流入左心室，左心室舒张末容量增加，使总的左心室心搏量增加；左心室扩张，不会因过度容量负荷而明显增加左心室舒张末压；心室重量大大增加使左心室壁厚度与心腔半径的比例不变，室壁应力维持正常，这些因素均能使左心室在较长时期维持正常心排出量和肺静脉压。随着病情进展，反流量增多，左心室进一步扩张，心肌肥厚，左心室舒张末期容量和压力显著增加而发生左心衰。晚期左心室舒张末期压力升高，可导致左心房、肺静脉和肺毛细血管压力升高，出现肺淤血、肺水肿。左心室心肌重量增加使心肌氧耗增多，主动脉舒张压低使冠状动脉血流减少，二者引起心肌缺血，促使左心室功能恶化。

（2）急性：急性主动脉瓣关闭不全时，左心室反流量突然大量增加，每搏量不能相应增加，左心室舒张末压迅速显著升高，可引起急性左心功能不全，导致左心房压增高和肺淤血，甚至肺水肿。如反流量大，左室舒张压急剧上升，舒张早期左心室压很快超过左房压，二尖瓣可能在舒张期提前关闭，有助于防止左心房压过度升高和肺水肿发生。

知识点3：主动脉瓣关闭不全的症状 　　　　副高：熟练掌握　正高：熟练掌握

慢性主动脉瓣关闭不全患者可在较长时间无症状，轻者一般可维持20年以上。随反流量增大，出现与每搏量增大有关的症状，如心悸、心前区不适、头颈部强烈动脉搏动感等。早期心力衰竭的症状为劳力性呼吸困难，随着病情进展，可出现夜间阵发性呼吸困难和端坐呼吸。出现胸痛，可能是左心室射血引起升主动脉过分牵张或心脏明显增大所致。心绞痛发作较主动脉瓣狭窄少见。晕厥罕见，改变体位时可出现头晕或眩晕。

急性主动脉瓣关闭不全轻者可无任何症状，重者可出现突发呼吸困难，不能平卧，全身大汗，频繁咳嗽，咳白色或粉红色泡沫痰，严重者出现烦躁不安、神志模糊、甚至昏迷。

知识点4：主动脉瓣关闭不全的体征 　　　　副高：熟练掌握　正高：熟练掌握

（1）慢性主动脉瓣关闭不全：面色苍白，头随心搏摆动。

1）周围血管征：严重主动脉瓣反流患者收缩压升高、舒张压降低、脉压增大。周围血管征常见，包括随心脏搏动的点头征（De Musser征）、颈动脉和桡动脉扪及水冲脉（快速冲击又快速回落）、股动脉枪击音（Traube征）、听诊器轻压股动脉闻及双期杂音（Duroziez征）和毛细血管搏动征等。主动脉根部扩大者，在胸骨旁右侧第2～3肋间可扪及收缩期搏动。

2）心尖搏动：因高血流动力学使心脏搏动显著并向左下移位，且弥散而有力。

3）心音：第一心音减弱。第二心音主动脉瓣区减弱或消失，可出现单一心音；但梅毒性主动脉炎时常亢进。由于左心排出量增加，心底部可闻及收缩期喷射音；由于舒张早期左心室快速充盈增加，心尖区常有第三心音，出现心衰症状时，可有第三心音奔马律。

4）心脏杂音：主动脉瓣反流的杂音为与第二心音同时开始的高调叹气样递减型舒张早期杂音，坐位前倾和深呼吸时最清楚。杂音为乐音性时，提示瓣叶脱垂、撕裂或穿孔。主动脉瓣损害所致者，杂音在胸骨左中下缘明显；升主动脉扩张引起者，杂音在胸骨右上缘更清楚，向胸骨左缘传导。老年人的杂音有时在心尖区最响。主动脉瓣关闭不全越严重，杂音持续时间越长、越响。心底部常有主动脉瓣收缩期喷射性杂音，较粗糙，强度2/6～4/6级，向颈部传导，可伴有震颤，与左心室心搏量增加和主动脉根部扩大有关。重度反流者，常在心尖区听到舒张中晚期隆隆样杂音。

（2）急性主动脉瓣关闭不全：重者可出现面色灰暗，唇甲发绀，脉搏细数，血压下降等休克表现。无明显周围血管征。心尖搏动正常，心动过速常见。二尖瓣舒张期提前部分关闭，致第一心音减低。肺动脉瓣第二心音增强、第二三心音出现提示肺动脉高压。急性主动脉瓣反流的舒张期杂音呈低调且持续时间短。

知识点5：主动脉瓣关闭不全的实验室及辅助检查 副高：熟练掌握　正高：熟练掌握

（1）X线检查：急性者心脏大小正常，常有肺淤血或肺水肿征。慢性者左心室明显增大，可有左房增大，升主动脉扩张较明显，并可累及整个主动脉弓。呈"主动脉型"心脏，即靴形心。严重的瘤样扩张提示为Marfan综合征或中层囊性坏死。左心衰时有肺淤血征。

（2）心电图：急性者常有窦性心动过速和非特异性ST-T改变。慢性者常有左心室肥厚及劳损伴电轴左偏。

（3）超声心动图：对于监测疾病进展、掌握手术时机极为有用。M型显示，舒张期二尖瓣前叶或室间隔高频扑动为主动脉瓣关闭不全的特征性表现。二维超声心动图可见主动脉瓣增厚、舒张期关闭对合不佳、左室增大、升主动脉增宽。彩色多普勒血流显像可见左室流出道舒张期反流信号。经食管超声有利于主动脉夹层和感染性心内膜炎的诊断。

（4）心导管检查：当无创技术不能确定反流程度、考虑外科手术治疗以及需要评价冠状动脉情况时，可行心导管检查。

知识点6：主动脉瓣关闭不全的诊断及鉴别诊断　　副高：熟练掌握　正高：熟练掌握

（1）诊断：有典型主动脉瓣关闭不全的舒张期杂音伴周围血管征，可诊断为主动脉瓣关闭不全，超声心动图可明确诊断。慢性者合并主动脉瓣狭窄或二尖瓣病变，支持风湿性心脏病诊断。

（2）鉴别诊断：主动脉瓣关闭不全杂音于胸骨左缘明显时，应与Graham-Steel杂音相鉴别。Austin-Flint杂音应与二尖瓣狭窄的心尖区舒张中晚期杂音相鉴别。Graham-stell杂音常紧随第三心音后，第一心音减弱；Austin-flint杂音紧随开瓣音后，第一心音常亢进。

知识点7：主动脉瓣关闭不全的治疗　　　　　　副高：熟练掌握　正高：熟练掌握

（1）慢性

1）内科治疗：无症状且左心室功能正常者不需内科治疗，但需随访；轻中度主动脉瓣关闭不全，每1~2年随访1次；重度者，每半年随访1次。随访内容包括临床症状，超声检查左心室大小和左心室射血分数。预防感染性心内膜炎，预防风湿活动。左心室功能有减低的患者应限制重体力活动，左心室扩大但收缩功能正常时，可应用血管扩张剂（如肼屈嗪、尼群地平、ACEI等），可延迟或减少主动脉瓣手术的需要。

2）手术治疗：慢性主动脉瓣关闭不全患者应在不可逆的左心室功能不全发生之前进行手术。严重主动脉瓣关闭不全手术适应证：①有症状和左心室功能不全者；②无症状伴左心室功能不全者，经系列无创检查显示持续或进行性左心室收缩末容量增加或静息射血分数降低者应手术；③若症状明显，即使左心室功能正常也应手术治疗。手术的禁忌证为LVEF≤15%~20%，LVEDD≥80mm或LVEDVI≥300ml/m^2。原发性主动脉瓣关闭不全主要采用主动脉瓣置换术，继发性主动脉瓣关闭不全可采用主动脉瓣成形术，部分病例（如创伤、感染性心内膜炎所致瓣叶穿孔）可行瓣膜修复术。

（2）急性：急性主动脉瓣关闭不全的危险性比慢性主动脉瓣关闭不全高很多，故应及早考虑外科治疗。内科治疗一般为术前准备过渡措施，包括吸氧、镇静、静脉应用多巴胺或多巴酚丁胺，或硝普钠、呋塞米等。治疗应在Swan-Ganz导管床旁血流动力学监测下进行，主要目的是降低肺静脉压、增加心排出量、稳定血流动力学。人工瓣膜置换术或主动脉瓣修复术是治疗急性主动脉瓣关闭不全的根本措施。

第五节 三尖瓣和肺动脉瓣疾病

一、三尖瓣狭窄

| 知识点1：三尖瓣狭窄的病因 | 副高：熟练掌握 正高：熟练掌握 |

三尖瓣狭窄（TS）最常见病因为风心病，通常合并二尖瓣疾病和/或主动脉瓣疾病。其他一些少见原因有类癌综合征、先天性瓣膜畸形、瓣叶肿瘤或赘生物等。

| 知识点2：三尖瓣狭窄的临床表现 | 副高：熟练掌握 正高：熟练掌握 |

患者通常表现为右心衰的症状及体征，如疲劳、体循环水肿，可并发房颤和肺栓塞。体征有颈静脉怒张；胸骨左下缘有三尖瓣开瓣音；胸骨左缘第4~5肋间或剑突附近有紧随开瓣音后舒张期隆隆样杂音，杂音时间短且在吸气时增强，伴舒张期震颤；肝大伴与心房收缩同时出现的收缩期前搏动、腹水和全身水肿。

| 知识点3：三尖瓣狭窄的诊断及治疗 | 副高：熟练掌握 正高：熟练掌握 |

X线检查示心影明显增大，右心房增大明显，无肺动脉扩张。超声心动图示三尖瓣叶增厚、开放受限、瓣口缩小；右房大，下腔静脉宽。彩色多普勒血流显像于三尖瓣口及右室内分别探及源于三尖瓣口的全舒张期五彩射流信号及湍流频谱。心导管检查可同步测定右心房和右心室压，以了解跨瓣压差。

典型听诊表现和体循环静脉淤血可诊断三尖瓣狭窄。超声心动图可确诊。患者应限制钠盐摄入，必要时应用利尿剂，控制房颤的心室率。若跨三尖瓣压差＞5mmHg或瓣口面积＜2.0cm^2，可行瓣膜分离术或人工瓣膜置换术。

二、三尖瓣关闭不全

| 知识点4：三尖瓣关闭不全的病因 | 副高：熟练掌握 正高：熟练掌握 |

三尖瓣关闭不全（TI）多见，通常继发于右心室收缩压增高或肺动脉高压所致的右心室和三尖瓣环的扩张，如风湿性二尖瓣疾病、先天性心血管病（肺动脉瓣狭窄、艾森门格综合征）和肺源性心脏病等。常伴有各种原因引起的右心衰。器质性三尖瓣关闭不全少见，包括三尖瓣下移畸形（Ebstein畸形）、风心病、三尖瓣脱垂、感染性心内膜炎、冠心病、类癌综合征、心内膜心肌纤维化等。

知识点5：三尖瓣关闭不全的临床表现　　　　副高：熟练掌握　正高：熟练掌握

查体可见颈静脉怒张伴明显的收缩期搏动，吸气时增强，反流严重者伴颈静脉收缩期震颤。右心室搏动呈高动力冲击感。重度反流时，胸骨左下缘有第三心音，吸气时增强。沿胸骨左缘可清楚闻及高调、吹风样全收缩期杂音，在胸骨左下缘或剑突区最响，右心室显著扩大占据心尖区时，在心尖区最明显。三尖瓣脱垂有收缩期喀喇音。肝淤血很常见，且经常伴随收缩期搏动。右心衰者有体循环淤血征。

知识点6：三尖瓣关闭不全的实验室及辅助检查　　　　副高：熟练掌握　正高：熟练掌握

X线检查可见右心房明显增大，右心室、上腔静脉和奇静脉扩大；可有胸腔积液。心电图常见右心房增大、不完全性右束支传导阻滞和房颤。超声心动图可明确诊断。彩色多普勒血流显像及多普勒超声可判断反流程度和肺动脉高压。右心室造影有助于确定三尖瓣反流及其程度。

知识点7：三尖瓣关闭不全的治疗　　　　副高：熟练掌握　正高：熟练掌握

与肺动脉高压及右心功能障碍相关的三尖瓣反流，可通过治疗潜在病因而得到显著改善。有严重二尖瓣狭窄和肺动脉高压的患者，如果出现右室扩张和三尖瓣反流，治疗二尖瓣狭窄可以缓解继发的肺动脉高压和改善三尖瓣反流程度。无肺动脉高压的三尖瓣关闭不全，不需手术治疗。右心衰者应限制钠盐摄入，用利尿剂、洋地黄类药物和血管扩张药，控制房颤的心室率。症状持续发作者，中度反流可行瓣环成形术；重者行瓣环成形术或人工瓣膜置换术。原发瓣叶疾病的患者需要行三尖瓣置换术。

三、肺动脉瓣狭窄和关闭不全

知识点8：肺动脉瓣狭窄　　　　副高：熟练掌握　正高：熟练掌握

肺动脉瓣狭窄（PS）多是先天性疾病所致，风湿性极少见，通常不伴有严重的血流动力学梗阻。长期严重梗阻会导致呼吸困难和疲劳，是活动时心排出量不能随之增加所致。可有运动性晕厥和轻度头晕，猝死少见。晚期出现三尖瓣反流和右心衰。

知识点9：肺动脉瓣关闭不全　　　　副高：熟练掌握　正高：熟练掌握

（1）病因：肺动脉瓣关闭不全（PI）常见于继发肺动脉高压的肺动脉干根部扩张引起的瓣环扩大，如风湿性二尖瓣狭窄、艾森门格综合征等。多数情况下因原发性疾病症状严重，而掩盖了肺动脉瓣关闭不全的临床表现。

（2）诊断：胸骨左缘第2肋间扪及肺动脉收缩期搏动，可伴收缩或舒张期震颤。胸骨左下缘扪及右心室高动力性收缩期搏动。肺动脉高压时，第二心音肺动脉瓣成分增强。右心室心搏量增多，射血时间延长，第二心音呈宽分裂。右心搏量增多使已扩大的肺动脉突然扩张产生收缩期喷射音，在胸骨左缘第2肋间最明显。胸骨左缘第4肋间常有第三和第四心音，吸气时增强。继发于肺动脉高压者，胸骨左缘第2~4肋间有第二心音后立即开始的舒张早期叹气样高调递减型杂音，吸气时增强，称为 Graham Steell 杂音。若无肺动脉高压，杂音呈舒张晚期低调杂音。X线检查示右心室和肺动脉干扩大，心电图可有右心室肥厚征。超声心动图可确诊。

（3）治疗：多针对引起肺动脉高压的潜在原因。仅在严重的肺动脉瓣反流导致难治性右心衰时，才考虑对该瓣膜进行手术治疗。

第六节 多 瓣 膜 病

知识点1：多瓣膜病的概念　　　　副高：熟练掌握　正高：熟练掌握

多瓣膜病又称联合瓣膜病，是指两个或两个以上瓣膜病变同时存在。

知识点2：多瓣膜病的病因　　　　副高：熟练掌握　正高：熟练掌握

（1）一种疾病同时损害几个瓣膜：最常见为风湿性心脏病，近一半患者有多瓣膜损害。其次为老年退行性改变、黏液样变性，可同时累及二尖瓣和三尖瓣，二者可同时发生脱垂。感染性心内膜炎也可累及多瓣膜。

（2）一个瓣膜病变致血流动力学异常引起邻近瓣膜相对性狭窄或关闭不全：如主动脉瓣膜关闭不全使左心室容量负荷过度而扩大，产生相对性二尖瓣关闭不全。

（3）不同疾病分别导致不同瓣膜损害：如先天性肺动脉瓣狭窄伴风湿性二尖瓣病变。

知识点3：多瓣膜病的病理生理及临床表现　　副高：熟练掌握　正高：熟练掌握

（1）二尖瓣狭窄伴主动脉瓣关闭不全：常见于风湿性心脏病，二尖瓣狭窄可使左心室扩张延缓，周围血管征不明显，听诊二尖瓣舒张期杂音可减弱，甚至消失。

（2）二尖瓣狭窄伴主动脉瓣狭窄：若二尖瓣狭窄重于主动脉瓣狭窄，后者的一些表现常被掩盖，左心室充盈受限和左心室收缩压降低，延缓左心室肥厚和减少心肌耗氧，故心绞痛不明显；由于心排血量明显减少，跨主动脉瓣压差降低，可能导致低估主动脉瓣狭窄的严重程度。

（3）主动脉瓣狭窄伴二尖瓣关闭不全：为危险的多瓣膜病，相对较少见。主动脉瓣狭窄加重二尖瓣反流，二尖瓣关闭不全减少了主动脉瓣狭窄维持左心室每搏容量必需的前负荷，致使肺淤血早期发生，短期内产生左心衰竭。

（4）二尖瓣关闭不全伴主动脉瓣关闭不全：左心室承受双重容量过度负荷，使左心室舒张期压力明显上升，可进一步加重二尖瓣反流，较早发生左心室衰竭。

（5）二尖瓣狭窄伴三尖瓣和/或肺动脉瓣关闭不全：常见于晚期风湿性心脏病二尖瓣狭

窄患者。

诊断多瓣膜病必须仔细，超声心动图对诊断及评价心功能具有重要价值。多瓣膜病内科治疗同单瓣膜损害者，手术治疗是主要措施。多瓣膜人工瓣膜置换术死亡危险性高，预后不良。双瓣膜置换手术风险较单瓣膜置换术风险高70%左右，应仔细分析各瓣膜病治疗的利弊，并行超声心动图检查以确定诊断及治疗方法。注意在手术中进行仔细探查，如进行二尖瓣手术者，应检查有无主动脉瓣狭窄，否则有可能增加围术期死亡率；而进行二尖瓣手术时也应同时探查三尖瓣。

第八章 感染性心内膜炎

第一节 自体瓣膜心内膜炎

知识点1：自体瓣膜心内膜炎的病因	副高：熟练掌握 正高：熟练掌握

链球菌和葡萄球菌是引起自体瓣膜心内膜炎（IE）的主要病原微生物。急性者主要由金黄色葡萄球菌引起，少数由肺炎链球菌、淋球菌、A族链球菌和流感嗜血杆菌等所致。亚急性者，最常见草绿色链球菌，其次为D族链球菌（牛链球菌和肠球菌）、表皮葡萄球菌，其他细菌较少见。真菌、立克次体和衣原体为自体瓣膜心内膜炎的少见致病微生物。

知识点2：自体瓣膜心内膜炎的发病机制	副高：熟练掌握 正高：熟练掌握

（1）亚急性：至少占2/3的病例，与发病有关的因素：①血流动力学因素；②非细菌性血栓性心内膜炎；③短暂性菌血症；④细菌感染无菌性赘生物。

（2）急性：发病机制尚不清楚，主要累及正常心瓣膜。病原菌来自皮肤、肌肉、骨骼或肺等部位的活动性感染灶，循环中细菌量大，细菌毒力强，具有高度侵袭性和黏附于内膜的能力。主动脉瓣常受累。

知识点3：自体瓣膜心内膜炎的病理	副高：熟练掌握 正高：熟练掌握

（1）心内感染和局部扩散

1）赘生物呈小疣状结节或菜花状、息肉样，小者<1mm，大者可阻塞瓣口。赘生物导致瓣叶破损、穿孔或腱索断裂，引起瓣膜关闭不全。

2）感染的局部扩散产生瓣环或心肌脓肿、传导组织破坏、乳头肌断裂或室间隔穿孔和化脓性心包炎。

（2）赘生物碎片脱落致栓塞

1）动脉栓塞导致组织器官梗死，偶可形成脓肿。

2）脓毒性栓子栓塞动脉血管壁的滋养血管引起动脉管壁坏死，或栓塞动脉管腔，细菌直接破坏动脉壁。

上述两种情况均可形成细菌性动脉瘤。

（3）血源性播散：菌血症持续存在，在心外的机体其他部位播种化脓性病灶，形成迁移性脓肿。

（4）免疫系统激活：持续性菌血症刺激细胞和体液介导的免疫系统，引起：①脾大；②肾小球肾炎（循环中免疫复合物沉积于肾小球基底膜）；③关节炎、心包炎和微血管炎（可引起皮肤、黏膜体征和心肌炎）。

知识点4：自体瓣膜心内膜炎的临床表现　　　副高：熟练掌握　　正高：熟练掌握

（1）发热：发热是感染性心内膜炎最常见的症状，除有些老年或心、肾衰竭重症患者外，几乎均有发热。亚急性者起病隐匿，可有全身不适、乏力、食欲不振和体重减轻等非特异性症状。可有弛张性低热，一般<39℃，午后和晚上高。头痛、背痛和肌肉关节痛常见。急性者呈暴发性败血症过程，有高热、寒战。突发心力衰竭者较为常见。

（2）心脏杂音：80%～85%的患者可闻心脏杂音。急性者较亚急性者更易出现杂音强度和性质的变化，或出现新的杂音。瓣膜损害所致新的或增强的杂音主要是关闭不全杂音，尤以主动脉瓣关闭不全多见。

（3）周围体征：多为非特异性，近年已不多见，包括：①淤点：可出现于任何部位，以锁骨以上皮肤、口腔黏膜和睑结膜常见，病程长者较多见；②指和趾甲下线状出血；③Roth斑，为视网膜的卵圆形出血斑，其中心呈白色，多见于亚急性感染；④Osler结节，为指和趾垫出现的豌豆大的红色或紫色痛性结节，较常见于亚急性者；⑤Janeway损害，为手掌和足底处直径1～4mm的无痛性出血红斑，主要见于急性患者。引起这些周围体征的原因可能是微血管炎或微栓塞。

（4）动脉栓塞：栓塞可发生在机体的任何部位，脑、心脏、脾、肾、肠系膜和四肢为临床所见的体循环动脉栓塞部位。脑栓塞的发生率为15%～20%，当有左向右分流的先天性心血管病或右心内膜炎常见肺循环栓塞。如三尖瓣赘生物脱落引起肺栓塞，可突然出现咳嗽、呼吸困难、咯血或胸痛。肺梗死可发展为肺坏死、空洞，甚至脓气胸。

（5）感染的非特异性症状

1）脾大：占15%～50%，多见于病程>6周的患者，急性者少见。

2）贫血：较为常见，尤其多见于亚急性者，有苍白无力和多汗。多为轻、中度贫血，晚期患者有重度贫血。

知识点5：自体瓣膜心内膜炎的实验室及辅助检查　　副高：熟练掌握　　正高：熟练掌握

（1）常规检验

1）尿液：常有显微镜下血尿和轻度蛋白尿。肉眼血尿提示肾梗死。红细胞管型和大量蛋白尿提示弥漫性肾小球性肾炎。

2）血液：亚急性者常见正常色素型正常细胞性贫血，白细胞计数正常或轻度升高，分类计数轻度核左移。急性者常有血白细胞计数增多和明显核左移。红细胞沉降率均升高。

（2）免疫学检查：25%的患者有高丙种球蛋白血症。80%的患者出现循环中免疫复合物。病程6周以上的亚急性患者类风湿因子有50%为阳性。血清补体降低见于弥漫性肾小球肾炎。均在感染治愈后消失。

（3）血培养：是诊断菌血症和感染性心内膜炎的最重要方法。常见菌可在18～24小时获得阳性结果。

（4）X线检查：肺部多处小片状浸润阴影提示脓毒性肺栓塞所致肺炎。左心衰竭时有肺淤血或肺水肿征。主动脉细菌性动脉瘤可致主动脉增宽。

（5）心电图：偶可见急性心肌梗死或房室、室内传导阻滞。房室、室内传导阻滞提示主动脉瓣环或室间隔脓肿。

（6）超声心动图：发现赘生物、瓣周并发症等支持心内膜炎的证据，可帮助明确IE诊断。

> **知识点6：自体瓣膜心内膜炎的诊断及鉴别诊断**　　副高：熟练掌握　正高：熟练掌握

IE的临床表现缺乏特异性，超声心动图和血培养是诊断IE的两大基石。在血培养阴性、感染累及人工瓣膜或起搏器导线、右心IE等情况下，Duke诊断标准敏感性下降，此时主要依靠临床判断。

亚急性感染性心内膜炎常发生在原有心瓣膜病变或其他心脏病的基础之上，如发现患者周围体征（淤点、线状出血、Roth斑、Osler结节和杵状指）提示本病存在，超声心动图检出赘生物对明确诊断有重要价值。

本病的临床表现涉及全身多脏器，既多样化，又缺乏特异性，需与其相鉴别的疾病较多。亚急性者应与急性风湿热、系统性红斑狼疮、左房黏液瘤、淋巴瘤腹腔内感染、结核病等相鉴别。急性者应与金黄色葡萄球菌、淋球菌、肺炎球菌和革兰阴性杆菌败血症相鉴别。

> **知识点7：自体瓣膜心内膜炎的抗微生物药物治疗**　　副高：熟练掌握　正高：熟练掌握

是最重要的治疗措施，用药原则：①早期应用，在连续进行3～5次血培养后即可开始治疗；②足量用药，成功的治疗有赖于杀菌而非抑菌，大剂量和长疗程，旨在完全消灭赘生物内的致病菌，联合应用抗生素能起到快速杀菌作用；③静脉用药为主，保持高而稳定的血药浓度；④病原微生物不明时，急性者选用针对金黄色葡萄球菌、链球菌和革兰阴性杆菌均有效的广谱抗生素，亚急性者选用针对多数链球菌（包括肠球菌）的抗生素；⑤若分离出病原微生物，应根据致病微生物对药物的敏感程度选择抗微生物药物。有条件者应测定最小抑菌浓度（MIC）以判定致病菌对某种抗微生物药物的敏感程度。

> **知识点8：自体瓣膜心内膜炎的外科手术治疗**　　副高：熟练掌握　正高：熟练掌握

有些危及生命的心脏并发症对抗生素无反应，而手术治疗可改善患者的预后。因此，对存在心力衰竭并发症、感染难以控制及预防栓塞事件的患者应及时考虑手术治疗。自体瓣膜心内膜炎手术适应证如下。

（1）紧急手术（＜24小时）适应证：主动脉瓣或二尖瓣伴有急性重度反流、阻塞或瓣周瘘导致难治性肺水肿、心源性休克。

（2）外科手术（＜7天）适应证：①主动脉瓣或二尖瓣伴有急性重度反流、阻塞引起伴有症状的心衰或超声心动提示血流动力学异常；②未能控制的局灶性感染灶（脓肿、假性动脉瘤、瘘、不断增大的赘生物）；③真菌或多重耐药菌造成的感染；④规范抗感染、控制脓毒血症转移灶治疗措施情况下仍存在血培养阳性；⑤二尖瓣或主动脉瓣的IE在正确抗感染治疗下出现过≥1次栓塞事件，且赘生物>10mm；⑥二尖瓣或主动脉瓣的赘生物>10mm，严重瓣膜狭窄或反流；⑦二尖瓣或主动脉瓣的IE伴有单个巨大赘生物（>30mm）；⑧二尖瓣或主动脉瓣的IE伴有单个巨大赘生物（>15mm），可考虑外科手术。

知识点9：自体瓣膜心内膜炎的预防　　副高：熟练掌握　正高：熟练掌握

目前认为，预防IE的最有效措施是保持良好的口腔卫生习惯，并定期进行齿检查，在任何静脉导管插入或其他有创性操作过程中都必须严格执行无菌操作。预防性使用抗生素预防IE仅限于最高危患者。例如，对于接受高危牙科操作时需要使用抗生素预防IE的最高危患者，其主要靶目标是口腔链球菌，推荐在操作开始前30～60分钟内使用，如阿莫西林或氨苄西林2g，口服或静脉给药。对青霉素或氨苄西林过敏的患者可用克林霉素600mg，口服或静脉滴注。

知识点10：自体瓣膜心内膜炎的预后　　副高：熟练掌握　正高：熟练掌握

未治疗的急性患者几乎均在4周内死亡。亚急性者的自然史一般≥6个月。预后不良因素中以心力衰竭最为严重，其他包括主动脉瓣损害、肾衰竭、革兰阴性杆菌或真菌致病、瓣环或心肌脓肿、老年等。死亡原因为心力衰竭、肾衰竭、栓塞、细菌性动脉瘤破裂和严重感染。除耐药的革兰阴性杆菌和真菌所致的心内膜炎外，多数患者可获细菌学治愈。但其近期和远期病死率仍较高，治愈后的5年存活率仅60%～70%。10%在治疗后数月或数年内再次发病。

第二节　人工瓣膜和静脉药物依赖者心内膜炎

一、人工瓣膜心内膜炎

知识点1：人工瓣膜心内膜炎的概念　　副高：熟练掌握　正高：熟练掌握

人工瓣膜心内膜炎（PVE）是一种累及人工心脏瓣膜（机械瓣或生物瓣，外科植入或经导管植入）及其周围组织的病原微生物感染性疾病。

知识点2：人工瓣膜心内膜炎的病因　　副高：熟练掌握　正高：熟练掌握

发生于人工瓣膜置换术后60天以内者为早期人工瓣膜心内膜炎，60天以后发生者为晚期人工瓣膜心内膜炎。早期的致病菌约1/2为葡萄球菌，表皮葡萄球菌明显多于金黄色葡萄球菌；其次为革兰阴性杆菌和真菌。晚期则以链球菌最常见，其中以草绿色链球菌为主；其次为葡萄球菌，以表皮葡萄球菌多见；其他有革兰阴性杆菌和真菌。除赘生物形成外，常致人工瓣膜部分破裂、瓣周漏，瓣环周围组织和心肌脓肿。最常累及主动脉瓣。

知识点3：人工瓣膜心内膜炎的诊断	副高：熟练掌握 正高：熟练掌握

PVE诊断较为困难，临床表现通常不典型，尤其是术后早期阶段，其中不伴发热的情况也较常见。但对持续发热的患者应该怀疑PVE的可能。同样也可以应用Duke诊断标准（2015修订版）来评估怀疑感染性心内膜炎的人工瓣膜患者。感染的临床征象和经胸超声心动图（TTE）所见人工瓣膜结构和功能异常是确诊PVE的重要依据。疑似PVE时，推荐进行经食管超声心动图（TEE）检查，能够明显提高检出PVE的敏感性。

知识点4：人工瓣膜心内膜炎的治疗	副高：熟练掌握 正高：熟练掌握

本病难以治愈。应在自体瓣膜心内膜炎用药基础上将疗程延长为6～8周。任一用药方案均应加用庆大霉素。对耐甲氧西林的表皮葡萄球菌致病者，应用万古霉素15mg/kg，每12小时1次，静脉滴注，加利福平300mg，每8小时1次，口服，用药6～8周，开始2周加庆大霉素。

人工瓣术后早期发生感染性心内膜炎，应积极考虑手术。存在瓣膜再置换术适应证时应早期手术。明确适应证：①因瓣膜关闭不全致中至重度心力衰竭；②真菌感染；③充分抗生素治疗后持续存在菌血症；④急性瓣膜阻塞；⑤X线透视发现人工瓣膜不稳定；⑥新发生的心脏传导阻滞。

二、静脉药物依赖者心内膜炎

知识点5：静脉药物依赖者心内膜炎的概念	副高：熟练掌握 正高：熟练掌握

静脉药物依赖者心内膜炎是指发生在静脉注射毒品患者，尤其是同时伴有人类免疫缺陷病毒（HIV）抗体阳性或免疫功能不全患者中的一种主要累及右心系统的感染性心内膜炎。

知识点6：静脉药物依赖者心内膜炎的病因	副高：熟练掌握 正高：熟练掌握

致病菌最常来源于皮肤，药物污染所致者较少见。主要致病菌为金黄色葡萄球菌，其次为链球菌、革兰阴性杆菌和真菌。大多累及正常心瓣膜，三尖瓣受累占50%以上，其次为主动脉瓣和二尖瓣。

知识点7：静脉药物依赖者心内膜炎的临床表现	副高：熟练掌握 正高：熟练掌握

急性发病者多见，常伴有迁移性感染灶。X线可见肺部多处小片状浸润阴影，是三尖瓣

或肺动脉瓣赘生物所致的脓毒性肺栓塞。一般三尖瓣受累时无心脏杂音。亚急性表现多见于曾有感染性心内膜炎病史者。

知识点8：静脉药物依赖者心内膜炎的治疗及预后　　　副高：熟练掌握　正高：熟练掌握

对甲氧西林敏感的金黄色葡萄球菌所致右心感染，用萘夫西林或苯唑西林2g，每4小时1次，静脉推注或滴注，用药4周；加妥布霉素1mg/kg，每8小时1次，静脉滴注，用药2周。年轻伴右心金黄色葡萄球菌感染者病死率<5%。左侧心瓣膜（尤其主动脉瓣）受累，革兰阴性杆菌或真菌感染者预后不良。

第九章 心肌疾病

心肌病

第一节 扩张型心肌病

知识点1：扩张型心肌病的概念	副高：熟练掌握 正高：熟练掌握

扩张型心肌病（DCM）又称充血性心肌病，是一类既有遗传因素又有非遗传原因造成的复合型心肌病，以左室、右室或双心腔扩大和收缩功能障碍等为特征。扩张型心肌病可以导致左室收缩功能降低、进行性心力衰竭、室性和室上性心律失常、传导系统异常、血栓栓塞和猝死。扩张型心肌病是心肌疾病的常见类型，是心力衰竭的第三位原因。

知识点2：扩张型心肌病的病因及发病机制	副高：熟练掌握 正高：熟练掌握

（1）病毒感染：以柯萨奇病毒感染致心肌炎后发展为扩张型心肌病最为多见。由病毒性心肌炎发展为扩张型心肌病是一个心肌重构的过程，涉及多种细胞膜蛋白、胞质钙超载和核蛋白的调节失控。

（2）炎症：肉芽肿性心肌炎，见于结节病和巨细胞性心肌炎，也可见于过敏性心肌炎。心肌活检有淋巴细胞、单核细胞和大量嗜酸性粒细胞浸润。此外，多肌炎和皮肌炎亦可以伴发心肌炎；多种结缔组织病及血管炎均可直接或间接累及心肌，引起获得性扩张型心肌病。

（3）中毒、内分泌和代谢异常：嗜酒是中国DCM的常见病因。化疗药物和某些心肌毒性药物和化学品，如阿霉素等蒽环类抗癌药物、锂制剂、依米丁。某些维生素和微量元素，如硒的缺乏（克山病，是中国特有的地方性疾病）也能导致DCM。嗜铬细胞瘤、甲状腺疾病等内分泌疾病也是DCM的常见病因。

（4）遗传：25%～50%的DCM病例有基因突变或家族遗传背景，遗传方式主要是常染色体显性遗传，X染色体连锁隐性遗传及线粒体遗传较为少见。目前已发现超过60个染色体位点与常染色体显性遗传的DCM有关，2/3的致病基因位于这些位点，负责编码多种蛋白，包括心肌细胞肌节蛋白、肌纤维膜蛋白、细胞骨架蛋白、闰盘蛋白、核蛋白、线粒体蛋白及多种离子通道。

（5）其他：围生期心肌病是较常见的临床心肌病。神经肌肉疾病，如Duchenne型肌营养不良、Backer型肌营养不良等也可以伴发DCM。有些DCM和限制型心肌病存在重叠，如轻微扩张型心肌病、血色病、心肌淀粉样变、肥厚型心肌病（终末期）。

（6）心脏磁共振（CMR）：CMR有助于鉴别浸润性心肌病、致心律失常型右心室心肌病、心肌致密化不全、心肌炎、结节病等疾病。CMR钆延迟增强显像与DCM的全因死亡率、心衰住院率和心脏性猝死增高相关。

（7）心肌核素显像：运动或药物负荷心肌显像可用于除外冠状动脉疾病引起的缺血性心肌病。核素血池扫描可见舒张末期和收缩末期左心室容积增大，左心室射血分数降低，但一般不用于心功能评价。

（8）冠状动脉CT检查（CTA）：CTA可以发现明显的冠状动脉狭窄等病变，有助于除外因冠状动脉狭窄造成心肌缺血、坏死的缺血性心肌病。

| 知识点3：扩张型心肌病的病理及病理生理 | 副高：熟练掌握　正高：熟练掌握 |

（1）病理：肉眼见心室扩张、室壁变薄，纤维瘢痕形成，并常伴附壁血栓；而瓣膜、冠脉多无病变；组织学显示非特异性心肌纤维增粗、变性、坏死，纤维化。

（2）病理生理：扩张型心肌病主要是心脏泵血功能障碍。患者因心肌病变导致心脏收缩功能障碍，心排血量减少，心脏残余血量增多，左室舒张末压升高，心腔被动扩张，肺循环与体循环淤血，发生顽固性心力衰竭的表现。

| 知识点4：扩张型心肌病的临床表现 | 副高：熟练掌握　正高：熟练掌握 |

起病缓慢，可在任何年龄发病，以20～50岁多见。FDCM发病年龄更早。可分为3个阶段：①早期：无症状期，仅有心脏结构改变，心电图可见非特异性变化，超声心动图示心脏扩大、收缩功能损害，临床主要表现为活动时呼吸困难和活动耐量下降，体格检查可正常；②中期：有症状期，出现疲劳、乏力、气促和心悸等症状，有肝大、腹水及周围水肿等心衰表现，可闻及奔马律；超声心动图示心脏进一步扩大和LVEF明显降低；③晚期：出现顽固性心衰，常合并各种心律失常，部分患者发生栓塞或猝死；超声心动图示心脏显著扩大、LVEF严重减低；体格检查示心脏明显增大、奔马律、肺循环和体循环淤血表现。

| 知识点5：扩张型心肌病的实验室及辅助检查 | 副高：熟练掌握　正高：熟练掌握 |

（1）心电图：表现传导阻滞和各种复杂心律失常，ST-T改变及病理性Q波，后者与广泛的心肌纤维化有关，出现Q波导联与冠脉解剖分布无相应关系。

（2）X线检查：各房室腔显著增大，心胸比率＞50%，心脏搏动减弱，肺血管纹理有肺静脉高压的表现，肺淤血较轻与心脏增大不一致的特征，偶有Kerley B线，可有心包积液。

（3）超声心动图：超声心动图对扩张型心肌病诊断有重要意义，基本特征为：①左右心室腔明显扩大，以左心室腔扩大为主；②室壁运动幅度明显降低，部分患者亦可出现节段性运动异常，射血分数通常降低；③二尖瓣运动幅度降低，呈大心腔，小开口表现，心腔内血栓较常见。

（4）心导管检查：心导管检查左室舒张末压，左房压及肺毛细血管楔压升高，心排出量和每搏量减少，射血分数降低。左室造影可见左室腔扩大，左室壁运动减弱，冠状动脉造影多为正常。

（5）心内膜心肌活检（EMB）：EMB对扩张型心肌病的诊断和治疗不能提供有价值的证据，但有助于排除心肌炎。EMB临床应用前景，取决于研究亚细胞结构和分子结构的新技术发展，对活检标本应作进一步分析。

（6）心脏磁共振（CMR）：CMR有助于鉴别浸润性心肌病、致心律失常型右心室心肌病、心肌致密化不全、心肌炎、结节病等疾病。CMR钆延迟增强显像与DCM的全因死亡率、心衰住院率和心脏性猝死增高相关。

（7）心肌核素显像：运动或药物负荷心肌显像可用于除外冠状动脉疾病引起的缺血性心肌病。核素血池扫描可见舒张末期和收缩末期左心室容积增大，左心室射血分数降低，但一般不用于心功能评价。

（8）冠状动脉CT检查（CTA）：CTA可以发现明显的冠状动脉狭窄等病变，有助于除外因冠状动脉狭窄造成心肌缺血、坏死的缺血性心肌病。

知识点6：扩张型心肌病的诊断及鉴别诊断　　　　副高：熟练掌握　正高：熟练掌握

对于有慢性心力衰竭临床表现，超声心动图检查有心腔扩大与心脏收缩功能减低，即应考虑DCM。

鉴别诊断主要应除外引起心脏扩大、收缩功能减低的其他继发原因，包括心脏瓣膜病、高血压性心脏病、冠心病、先天性心脏病等。可通过病史、查体及超声心动图、心肌核素显像、CMR、CTA、冠脉造影等检查，必要时做EMB。

诊断家族性DCM首先应除外各种继发性及获得性心肌病。家族性发病是依据在一个家系中包括先证者在内有2个或2个以上DCM患者，或在患者的一级亲属中有不明原因<35岁的猝死者。仔细询问家族史对于诊断极为重要。家庭成员基因筛查有助于确诊。

知识点7：扩张型心肌病的治疗　　　　　　　　　副高：熟练掌握　正高：熟练掌握

（1）心衰的治疗：早期阶段可采用β受体阻滞剂和ACEI，减少心肌损害并延缓病情发展。中期阶段有液体潴留者应限制钠盐摄入，并合理使用利尿剂。ACEI能够改善心衰时血流动力学状态和神经激素的异常激活，所有无禁忌证者应积极使用，不能耐受者可使用ARB。晚期阶段在应用利尿剂、ACEI/ARB和地高辛等药物基础上，可短期（3~5天）应用非洋地黄类正性肌力药物，如多巴酚丁胺或米力农等，以改善症状、度过危险期。对重症晚期患者，LVEF<35%，NYHA心功能Ⅲ~Ⅳ级，QRS宽度≥120毫秒，提示心室收缩不同步者，可行CRT治疗，通过双心室同步起搏改善心脏功能。

（2）栓塞、心律失常和猝死防治：有栓塞风险且无应用阿司匹林禁忌证者宜长期口服阿司匹林；已有附壁血栓形成和发生栓塞者需长期抗栓治疗。控制诱发室性心律失常的可逆因素，防止猝死。对药物治疗不能控制的严重室性心律失常，LVEF<30%，临床状态较好，预期可获较理想预后患者应考虑植入ICD。

（3）改善心肌代谢和心肌保护治疗：辅酶Q_{10}具有改善心肌能量代谢、稳定细胞膜和抗自由基作用。维生素C具有保护心肌不受自由基和脂质过氧化损伤作用。曲美他嗪通过抑制游离脂肪酸β氧化，促进葡萄糖氧化，利用有限的氧，产生更多ATP，增加心脏收缩功能。

（4）中医药治疗：鉴于持续病毒感染和免疫损伤对扩张型心肌病发生、发展的重要作用，可用黄芪等具抗病毒、调节免疫和保护心肌作用的中药治疗扩张型心肌病。

（5）外科治疗：长期严重心衰、内科治疗无效的终末期扩张型心肌病患者，可考虑同种原位心脏移植治疗，等待期可行左心机械辅助循环或左心室成形术。

（6）免疫学治疗：可以阻止抗体介导的心肌损害，防止或逆转心脏结构改变，改善心脏功能。①阻止抗体效应：针对抗ADP/ATP载体抗体选用地尔硫䓬、抗β₁受体抗体选用β受体阻滞剂；②免疫吸附抗体：可应用免疫吸附清除抗β₁受体抗体；③免疫调节：静脉注射免疫球蛋白，可调节炎症因子与抗炎因子之间的平衡，产生良好的抗炎效果；④抑制抗心肌抗体产生：研究发现，抗CD4单抗可抑制CD4$^+$Th2细胞介导产生抗心肌自身抗体。

（7）干细胞移植：骨髓干细胞具有多向分化能力，有报道骨髓干细胞移植至心脏可以分化为含连接蛋白的心肌细胞而与原心肌细胞形成缝隙连接，参与心脏同步收缩，抑制左心室重构；并能分化为内皮祖细胞在缺血区形成新生血管，促进心脏功能恢复。

（8）基因治疗：因基因缺陷是部分扩张型心肌病患者发病机制的重要环节，故基因治疗成为目前研究热点。

知识点8：扩张型心肌病的预后　　副高：熟练掌握　正高：熟练掌握

致病因素对扩张型心肌病的预后起决定性作用。发生心衰者，5年死亡率为35%，10年死亡率高达70%。

第二节　肥厚型心肌病

知识点1：肥厚型心肌病的概念　　副高：熟练掌握　正高：熟练掌握

肥厚型心肌病（HCM）是以左心室和/或右心室肥厚（常为非对称性）、心室腔变小、左心室充盈受阻和舒张期顺应性下降为特征的心肌病。HCM是一种遗传性心肌病，是青少年运动猝死的主要原因之一。

知识点2：肥厚型心肌病的病因及发病机制　　副高：熟练掌握　正高：熟练掌握

（1）遗传因素：迄今已确定18个编码肌节蛋白基因的500多种突变与家族性肥厚型心肌病相关，绝大多数突变发生在编码β肌球蛋白重链和肌球蛋白结合蛋白的基因上。肌节蛋白突变影响肌纤维正常形成，降低活化的肌动蛋白ATP酶活性，影响钙敏感性及肌动蛋白和肌球蛋白的相互作用，降低肌小节收缩功能，导致肌小节和肌纤维代偿性肥厚、排列紊乱及间质纤维化。

（2）心肌肥厚促进因素：已发现肥厚型心肌病患者儿茶酚胺分泌增多和环磷酸腺苷贮存减少。动物长期输注去甲肾上腺素会产生与肥厚型心肌病类似的表现，提示肥厚型心肌病可能与儿茶酚胺分泌增加有关。原癌基因可促进细胞生长，有研究证实肥厚型心肌病患者心肌原癌基因表达显著上调，可能是肥厚型心肌病的始动因素之一。肥厚型心肌病患者室间隔及心房肌胞质内钙调节机制异常，也可能参与肥厚型心肌病发病过程。

知识点3：肥厚型心肌病的病理生理　　　　副高：熟练掌握　正高：熟练掌握

在梗阻性HCM患者，左心室收缩时快速血流通过狭窄的流出道产生负压，引起二尖瓣前叶前向运动，加重梗阻，此作用在收缩中、后期较明显。有些患者静息时梗阻不明显，运动后变为明显。静息或运动负荷超声显示，左心室流出道压力阶差≥30mmHg属梗阻性HCM，约占70%。

HCM患者出现胸闷、气促等症状与左心室流出道梗阻、左心室舒张功能下降、小血管病变造成心肌缺血等因素有关。

知识点4：肥厚型心肌病的临床表现　　　　副高：熟练掌握　正高：熟练掌握

（1）症状：最常见的症状是劳力性呼吸困难和乏力，其中劳力性呼吸困难>90%，夜间阵发性呼吸困难较少见。1/3的患者可有劳力性胸痛。最常见的持续性心律失常是房颤。部分患者有晕厥，常于运动时出现，与室性快速心律失常有关。

（2）体征：典型体征为胸骨左缘第3～4肋间粗糙的收缩中晚期喷射样杂音伴震颤，是左室流出道梗阻所致。50%患者在心尖部可闻及收缩期杂音。部分患者可闻及第三心音及第四心音。压力阶差较大时由于Venturi效应，吸引二尖瓣前叶收缩期前移贴近室间隔，导致二尖瓣关闭不全，于心尖及腋窝部可闻及全收缩期吹风样杂音。增加心肌收缩力、减轻心脏后负荷的药物和动作，如应用正性肌力药、做Valsalva动作、取站立位、含服硝酸甘油等均可使杂音增强；相反凡减弱心肌收缩力或增加心脏后负荷的因素，如使用β受体拮抗剂、取蹲位等均可使杂音减弱。

知识点5：肥厚型心肌病的实验室及辅助检查　　　　副高：熟练掌握　正高：熟练掌握

（1）心电图：表现为左室肥厚和ST-T改变，常有长期存在的以V_3、V_4为中心的巨大T波倒置，30%～50%可出现病理性Q波，多见于Ⅱ、Ⅲ、aVF、aVL或V_4～V_6导联。

（2）胸部X线检查：心影正常或轻度增大，出现心衰者心影明显增大，可见肺淤血。

（3）超声心动图：是诊断肥厚型心肌病的主要方法，典型改变有：①室间隔显著肥厚≥1.5cm，室间隔厚度或左心室游离壁厚度>1.3cm；②二尖瓣前叶收缩期前移贴近室间隔；③左心室流出道狭窄；④主动脉瓣收缩中期部分性关闭。心尖肥厚型心肌病于左心室长轴切面见心尖室间隔和左心室后下壁明显肥厚，可达20～30mm。

（4）磁共振成像：能够直观显示心脏结构，测量室间隔厚度、心腔大小和心肌活动度，尤其对特殊部位心肌肥厚具有诊断价值。

（5）心导管检查：心室顺应性减低，左心室舒张末期压力增高，梗阻者左心室腔与流出道存在显著收缩期压力阶差。心室造影示左心室腔变形，心尖肥厚型可呈香蕉状、犬舌样和纺锤状。冠状动脉造影多无异常。

（6）心内膜心肌活检：心肌细胞畸形、肥大，排列紊乱。

（7）基因诊断：目前能对常见致病基因突变进行筛查，准确性达99.9%，敏感性为50%~70%。

知识点6：肥厚型心肌病的诊断及鉴别诊断　　　　　副高：熟练掌握　　正高：熟练掌握

（1）诊断标准：根据病史及体格检查，超声心动图示舒张期室间隔厚度达15mm或与后壁厚度之比≥1.3。近年来CMR越来越多用于诊断。阳性家族史（猝死、心肌肥厚等）有助于诊断。基因检查有助于明确遗传学异常。

（2）鉴别诊断：不仅需要除外左心室负荷增加引起的心室肥厚，包括高血压心脏病、主动脉瓣狭窄、先天性心脏病、运动员心脏肥厚等。还需要除外异常物质沉积引起的心肌肥厚，如淀粉样变、糖原贮积症；其他相对少见的全身疾病，如嗜铬细胞瘤、Fabry病、血色病、心面综合征、线粒体肌病、Danon病、遗传性共济失调及某些遗传代谢性疾病。

知识点7：肥厚型心肌病的治疗　　　　　　　　　　副高：熟练掌握　　正高：熟练掌握

治疗目标是改善左心室舒张功能，减轻左心室流出道梗阻，缓解症状，预防猝死，提高长期生存率。

对患者进行生活指导，避免剧烈运动、持重和屏气。流出道梗阻者避免使用增强心肌收缩力和减少心脏容量负荷的药物（如洋地黄、硝酸类制剂和利尿剂等），避免加重左心室流出道梗阻。药物治疗常用β受体阻滞剂和非二氢吡啶类钙离子通道阻滞剂。

14%~16%肥厚型心肌病患者随年龄增长逐渐出现扩张型心肌病症状和体征，称肥厚型心肌病的扩张型心肌病相，应按扩张型心肌病伴心衰治疗。

静息状态下流出道梗阻或负荷运动时左心室流出道压力阶差≥50mmHg，伴严重活动受限（NYHA心功能Ⅲ~Ⅳ级），劳力性呼吸困难、胸痛、晕厥且内科治疗无效者，可考虑行室间隔化学消融术或外科手术治疗。经皮室间隔心肌化学消融术通过导管向左冠状动脉前降支的间隔支内注入无水酒精，引起可控制的室间隔上部心肌梗死，扩大左心室流出道，降低压力阶差。外科手术方法包括室间隔部分心肌切除术和室间隔心肌剥离扩大术等。

知识点8：肥厚型心肌病的预后　　　　　　　　　　副高：熟练掌握　　正高：熟练掌握

肥厚型心肌病的自然病程可以很长，呈良性进展，最高年龄>90岁，23%>75岁。肥厚型心肌病的主要死亡原因是心源性猝死51%，心力衰竭36%，卒中13%~16%，猝死者在中等到极量体育活动时发生。年病死率为2%~4%，多为猝死，儿童和有晕厥史成年人预后较差。

第三节 限制型心肌病

知识点1：限制型心肌病的概念   副高：熟练掌握   正高：熟练掌握

限制型心肌病（RCM）是以心室壁僵硬增加、舒张功能降低、充盈受限而产生临床右心衰症状为特征的一类心肌病。患者心房明显扩张，但早期左心室不扩张，收缩功能和室壁厚度正常或接近正常，可见间质纤维增生。

知识点2：限制型心肌病的病因   副高：熟练掌握   正高：熟练掌握

可能与非化脓性感染、体液免疫异常、过敏反应和营养代谢不良等有关。家族性为常染色体显性遗传。与编码肌钙蛋白 I 的 $TNNI_3$ 基因和编码 β 肌球蛋白重链的 MYH_7 基因突变有关。淀粉样变性累及心肌（好发于多发性骨髓瘤）是继发性限制型心肌病最常见原因。某些浆细胞恶性增生导致免疫球蛋白轻链浸润心肌也可出现限制型心肌病表现。还可见于类肉瘤、辐射、蒽环类抗肿瘤药物的毒性作用、硬皮病、血色病、糖原贮积症、嗜酸性粒细胞增多综合征、Fabry病和Gaucher病等。

知识点3：限制型心肌病的病理及病理生理   副高：熟练掌握   正高：熟练掌握

主要病理改变为心肌纤维化、炎性细胞浸润和心内膜面瘢痕形成，使心室壁僵硬、充盈受限，心室舒张功能减低，心房后负荷增加导致心房逐渐增大，静脉回流受阻，静脉压升高。

知识点4：限制型心肌病的临床表现   副高：熟练掌握   正高：熟练掌握

（1）症状：主要表现为活动耐量下降、乏力、呼吸困难，随病程进展，逐渐出现肝大、腹水、全身水肿。其临床特点是右心衰较重。

（2）体征：体格检查可见颈静脉怒张，心脏听诊常可闻及第三心音奔马律，累及二尖瓣和三尖瓣时，相应听诊区可闻及反流性杂音。血压低常预示预后不良。可有肝大、移动性浊音阳性、下肢可凹性水肿。

知识点5：限制型心肌病的实验室及辅助检查   副高：熟练掌握   正高：熟练掌握

（1）心电图：非特异性ST-T改变，部分患者可见低电压和病理性Q波，可出现各种类型心律失常，房颤多见。

（2）胸部X线：心影正常或轻度增大，可见肺淤血表现，偶见心内膜钙化影。

（3）超声心动图：心室腔缩小或正常、心房扩大、心室壁可增厚，可见附壁血栓形成，房室瓣可有增厚、变形，约30%患者伴心包积液。多普勒超声心动图的典型表现是舒张期快速充盈，随之突然终止。

（4）心导管检查：舒张期刚开始时心室压力快速下降，其后压力迅速回升至平台状态，这种骤降后又呈现高原波的压力变化称"平方根"征。左心室充盈压常高于右心室充盈压5mmHg以上，肺动脉压常＞50mmHg，右心室舒张末压＜1/3右心室收缩压。左心室造影可见心室腔偏小和心尖部钝角化。

（5）磁共振成像：心内膜增厚、内膜面凹凸不平，可见钙化灶，有助于与缩窄性心包炎相鉴别。

（6）心内膜心肌活检：可见心内膜增厚和心内膜下心肌纤维化，对限制性心肌病诊断及与心内膜弹性纤维增生症等相鉴别有重要意义。

知识点6：限制型心肌病的诊断及鉴别诊断	副高：熟练掌握　正高：熟练掌握

根据运动耐力下降、水肿病史及右心衰检查结果，如果患者心电图肢导联低电压、超声心动图见双房大、室壁不厚或增厚、左心室不扩大且充盈受限，应考虑RCM。

心肌淀粉样变的心脏超声显示心室壁呈磨玻璃样改变。其他引起RCM的全身疾病包括血色病、结节病、高嗜酸性粒细胞综合征、系统性硬化症等。需要询问放射、放疗及药物使用史等。

鉴别诊断应除外缩窄性心包炎，二者的临床表现及血流动力学改变酷似。缩窄性心包炎患者以往可有活动性心包炎或心包积液病史。查体可有奇脉、心包叩击音。胸部X线有时可见心包钙化。超声心动图有时可见心包增厚、室间隔抖动征。而RCM常有双心房明显增大、室壁可增厚。CMR可见部分室壁延迟强化。

心导管压力测定有助于与缩窄性心包炎的鉴别。心内膜心肌活检有助于发现缩窄的继发病因。

知识点7：限制型心肌病的治疗及预后	副高：熟练掌握　正高：熟练掌握

缺乏特异性治疗方法，以对症治疗为主。心衰对常规治疗反应欠佳，常表现为难治性心衰；糖皮质激素治疗常无效；利尿剂可降低心脏前负荷、减轻肺循环和体循环淤血、降低心室充盈压，改善症状。伴快速房颤或心衰者可小剂量应用洋地黄，伴附壁血栓或曾发生栓塞者应尽早使用华法林等抗栓药物。严重心内膜心肌纤维化者可行心内膜剥脱术，也可考虑心脏移植。预后不良，呈进行性加重，心衰为主要死因。

第四节　致心律失常性右室心肌病

知识点1：致心律失常性右室心肌病的概念	副高：熟练掌握　正高：熟练掌握

致心律失常性右室心肌病（ARVC）又称致心律失常性右室发育不良或右室心肌病，是

指右心室心肌被纤维脂肪组织进行性替代的心肌病。早期呈区域性，晚期累及整个右心室，甚至部分左心室和心房，常伴右心室起源的折返性室速，可致猝死。

知识点2：致心律失常性右室心肌病的病因及发病机制

副高：熟练掌握　正高：熟练掌握

致心律失常性右室心肌病常表现为家族性，占30%～50%，因疾病常无临床症状，故需要亲属接受心血管系统的检查以排除家族史，避免做出散发的错误结论。家系研究已经证实与9种不同的染色体显性遗传相关，已确定5种基因突变与发病相关。心肌雷诺丁受体基因是首先被发现的致病突变基因，该基因突变使细胞内钙调控蛋白功能失衡导致心律失常。仅根据目前已知的ARVC基因突变尚不能完全解释本病的发病机制。不同的致病基因可以导致不同类型的ARVC，但有相似的组织和电生理变化。有多种理论解释发病机制，包括基因发育不良假说、转分化假说以及凋亡假说。ARVC中发生的室性心律失常可能涉及多种机制，通常认为常见的持续单形性室性心动过速是纤维脂肪组织替代心肌细胞产生折返所致。

知识点3：致心律失常性右室心肌病的病理

副高：熟练掌握　正高：熟练掌握

右心室心肌被纤维和/或脂肪组织替代，主要累及流出道、心尖和前下壁，可有散在或弥漫性炎性细胞浸润，病变部位心肌变薄、膨隆或瘤样扩张。

知识点4：致心律失常性右室心肌病的临床表现

副高：熟练掌握　正高：熟练掌握

（1）症状：主要表现为右心室扩大、室性心律失常和难治性右心衰。可分为3种类型：①心律失常型：右心室折返性室速多见；可反复发生黑矇或晕厥症状；可以猝死为首发，多见于年轻患者；由于发生室性心律失常，患者可诉心悸、胸闷、头晕。少数患者出现窦房结功能障碍、房室传导阻滞和室内传导阻滞等心律失常；②右心衰型：常见于右心室广泛受累者，表现为颈静脉怒张、肝颈静脉回流征阳性、淤血性肝大、下垂性水肿和浆膜腔积液等体循环淤血征象；③无症状型：患者无自觉症状，仅X线示右心室扩大。

（2）体征：右心室增大，可闻及第二心音固定性分裂、第三心音和相对性三尖瓣关闭不全引起的反流性杂音。

知识点5：致心律失常性右室心肌病的实验室及辅助检查

副高：熟练掌握　正高：熟练掌握

（1）心电图：①完全或不完全右束支传导阻滞；②无右束支传导阻滞患者右胸导联（$V_1 \sim V_3$）ORS＞110毫秒；③右胸导联QRS波群终末部分出现epsilon（ε）波；④平均信号心电图示晚电位异常；⑤右胸导联出现与右束支传导阻滞无关的倒置T波（＞12岁者）；

⑥频发室性期前收缩伴室速，室速多呈左束支传导阻滞图形；⑦较常见多形性室速、病态窦房结综合征、房室传导阻滞及室上性心动过速。

（2）心脏影像学检查：X线胸片可见右心室扩大和肺血减少。超声心动图示右心室扩大、收缩功能降低和局限性反常运动；室壁变薄、局部膨隆或囊状突出，可见附壁血栓。磁共振成像提示右心室心肌变薄、脂肪浸润。右心室造影可见弥漫或局限性膨隆、室壁运动障碍和肌小梁肥大。三尖瓣下与漏斗部膨出合并肌小梁肥大对诊断右室心肌病的特异性达96%，敏感性87.5%，但极度扩大的右心室显影欠佳。

（3）电生理检查：右心室激动传导速度减慢，病灶部位尤甚，传导速度不均促进折返性室性心律失常反复发生。电生理检测可用于标志室速部位，指导药物选择或射频消融治疗。

（4）心内膜心肌活检：右心室局部或全部心肌减少、缺如，被纤维和/或脂肪组织替代，可见炎性细胞浸润。因取材部位受限，活检阴性不能排除本病，鉴于右心室心肌菲薄，不宜常规使用。

知识点6：致心律失常性右室心肌病的诊断　　副高：熟练掌握　正高：熟练掌握

对反复心悸和晕厥患者，根据右心室扩大、反复发作室性心律失常和室速心电图表现为左束支传导阻滞，结合心脏影像学检查和电生理检查表现可确诊。不典型者可行心内膜心肌活检，但假阳性率较高。

为评估右室心肌病患者心源性猝死的危险度，将右室心肌病的危险度进行分层。高危患者包括：①既往有心源性猝死事件发生；②存在晕厥或记录到伴血流动力学障碍的室速；③QRS波离散度增加；④经超声心动图或心脏磁共振成像证实严重右心室扩张；⑤累及左心室，如局限性左心室壁运动异常或扩张伴收缩功能异常；⑥疾病早期即有明显症状，特别是有晕厥前症状者。

知识点7：致心律失常性右室心肌病的鉴别诊断　　副高：熟练掌握　正高：熟练掌握

（1）特发性右室流出道室速：起源于右心室流出道的特发性室速，多数预后良好。12导联心电图、信号平均心电图和超声心动图均正常。

（2）Uhl畸形：为真性先天畸形，右心室心肌完全缺如，心室壁极薄，仅存心内膜和心外膜，婴幼儿多见，常早年死于充血性心衰。

知识点8：致心律失常性右室心肌病的治疗　　副高：熟练掌握　正高：熟练掌握

由于病因不明，尚无有效治疗方法。目前主要是针对右心衰进行治疗。抗心律失常可选用β受体阻滞剂和胺碘酮。射频消融治疗右室心肌病室速成功率低，复发率高，且因室壁菲薄，故不作首选。室速反复发作或伴晕厥的高危患者，首选ICD置入；重症患者可考虑心脏移植。出现房颤、明显心室扩张或室壁瘤时应抗栓治疗。

知识点9：致心律失常性右室心肌病的预后　　副高：熟练掌握　正高：熟练掌握

AVRC是一种慢性进展性疾病，有些患者病情长期保持稳定，甚至可健康生活至高龄。虽然室性心动过速常反复发作，但药物治疗后预后比其他器质性心脏病引起的左室起源的室性心动过速好。有晕厥发作史，特别是反复发作者预后较差。

第五节　特异性心肌病

知识点1：特异性心肌病的概念　　副高：熟练掌握　正高：熟练掌握

特异性心肌病即继发性心肌病，是指与特异性心脏病或特异性系统性疾病有关的心肌疾病。多数特异性心肌病伴心室扩大和各种类型心律失常，临床表现类似扩张型心肌病。糖原贮积病表现与肥厚型心肌病相似。淀粉样变性心肌病类似于限制型心肌病。

一、酒精性心肌病

知识点2：酒精性心肌病的发病机制　　副高：熟练掌握　正高：熟练掌握

酒精性心肌病多见于30～55岁男性，且有10年以上大量饮酒史。目前发病机制尚未完全清楚，与酒精及其代谢产物的直接毒害作用（干扰钙离子循环、线粒体氧化作用、心肌蛋白和脂类合成及信号传导等）和营养不良（维生素B_1缺乏）等有关。

知识点3：酒精性心肌病的病理改变　　副高：熟练掌握　正高：熟练掌握

酒精性心肌病的病理改变与扩张型心肌病相似，心室扩张以左心为著，可见心肌细胞退行性变、线粒体变性、间质水肿和纤维化等。

知识点4：酒精性心肌病的临床表现　　副高：熟练掌握　正高：熟练掌握

酒精性心肌病早期表现为酒后心悸、气促，后期出现心衰和心律失常。体格检查可见心脏扩大、窦性心动过速、舒张压升高和脉压减小，可闻及二尖瓣收缩期杂音和奔马律。

知识点5：酒精性心肌病的诊断及治疗　　副高：熟练掌握　正高：熟练掌握

诊断标准：①长期大量饮酒史（WHO标准：女性＞40g/d，男性＞80g/d，饮酒5年以上）；②临床显示心脏扩大和心衰临床表现；③既往无其他心脏病病史；④早期发现并戒酒6个月后心肌病临床表现改善。与扩张型心肌病鉴别主要根据长期大量饮酒史。治疗关键在于早期诊断和立即戒酒，补充维生素B_1、镁、辅酶Q_{10}和曲美他嗪，可改善心肌细胞能量代谢。

二、围生期心肌病

知识点6：围生期心肌病的概念　　　　　　副高：熟练掌握　　正高：熟练掌握

围生期心肌病指在妊娠末期或产后5个月内首次发生的、累及心肌为主的心肌疾病。多发生在30岁左右的经产妇，每1300～1400次分娩中就有1例围生期心肌病。

知识点7：围生期心肌病的病因　　　　　　副高：熟练掌握　　正高：熟练掌握

围生期心肌病的病因未明，近年认为可能与病毒感染和自身免疫等有关。

知识点8：围生期心肌病的临床表现　　　　副高：熟练掌握　　正高：熟练掌握

围生期心肌病的临床表现为呼吸困难、血痰、水肿等，与扩张型心肌病相似。

知识点9：围生期心肌病的治疗　　　　　　副高：熟练掌握　　正高：熟练掌握

围生期心肌病的治疗与其他心脏病引起的心衰相似，但需注意药物对胎儿的影响及妊娠对药代动力学的影响。本病患者血液呈高凝状态，可持续至分娩后4～6周，栓塞发生率高，需抗栓治疗。多数患者经治疗后心脏大小可逐步恢复正常，少数遗留心脏扩大，需采取避孕或绝育措施避免复发。

三、糖尿病性心肌病

知识点10：糖尿病性心肌病的概念　　　　副高：熟练掌握　　正高：熟练掌握

糖尿病性心肌病是糖尿病患者伴有不能用高血压病、冠心病、心脏瓣膜病及其他心脏病解释的心肌疾病。胰岛素在心肌能量代谢调节中发挥重要作用，慢性胰岛素缺乏和/或抵抗使心肌葡萄糖利用显著降低，机体以脂肪酸代谢供能为主，使心肌耗氧量增加，导致细胞代谢紊乱。

知识点11：糖尿病性心肌病的病理　　　　副高：熟练掌握　　正高：熟练掌握

糖尿病性心肌病的病理组织学主要表现为心肌微血管病变和血管周边间质纤维化。临床表现早期类似限制型心肌病，后期与扩张型心肌病相近。主要临床表现为心衰，也可发生心绞痛和心律失常。

知识点12：糖尿病性心肌病的诊断及治疗　副高：熟练掌握　　正高：熟练掌握

糖尿病性心肌病的诊断标准：①已确诊糖尿病患者出现心衰；②无心脏扩大但存在舒

张功能障碍或心脏扩大伴收缩功能障碍；③心内膜心肌活检示心肌微血管病变及糖原染色（PAS染色）阳性；④有其他微血管病变表现；⑤不能用高血压病、冠心病、瓣膜病或其他心脏疾病解释的心肌疾病。治疗以控制糖尿病和改善微血管病变为主，首选胰岛素控制血糖，选用曲美他嗪改善心肌能量代谢，选用阿司匹林、氯吡格雷改善凝血功能异常。

四、淀粉样变心肌病

| 知识点13：淀粉样变心肌病的概念 | 副高：熟练掌握　正高：熟练掌握 |

淀粉样变心肌病是淀粉样物质在心脏中沉积、浸润所引起的心肌疾病。

| 知识点14：淀粉样变心肌病的发病机制 | 副高：熟练掌握　正高：熟练掌握 |

淀粉样变心肌病的发病机制不详，目前认为是一种蛋白构象疾病，与免疫、遗传、炎症等因素有关。心肌淀粉样变可能与甲状腺素运载蛋白的天冬氨酸-18谷氨酸的突变有关。其淀粉样物质的分型为：①原发性或免疫球蛋白淀粉样变性，即免疫球蛋白轻链变性，12%~15%的患者有多发性骨髓瘤；②继发性与慢性感染、肿瘤、结核、痛风等有关；淀粉样物质是一种非免疫球蛋白，即AA蛋白，主要来源于α球蛋白，少数来源于C蛋白；肾、肝、脾等器官易受累，心脏较少受累；③其他，如家族性淀粉样变是一种常染色体显性遗传病，血浆前白蛋白与病变有关。

| 知识点15：淀粉样变心肌病的诊断 | 副高：熟练掌握　正高：熟练掌握 |

淀粉样变心肌病的诊断特点：①心室腔不大伴进行性难治性心衰；②左心室肥厚伴心电图低电压；③既往有高血压伴进行性低血压及类似陈旧性心肌梗死心电图；④左心室壁均匀肥厚伴室壁活动弥漫性减低；⑤舌体宽大、肥厚。确诊需心内膜活检和组织化学染色。

| 知识点16：淀粉样变心肌病的治疗 | 副高：熟练掌握　正高：熟练掌握 |

原发性淀粉样变多主张用烷化剂和泼尼松治疗。苯丙氨酸氮芥抑制B细胞活性，减少类淀粉样物前体血清浓度；秋水仙碱可干扰溶酶体对纤维前体的摄取和降解，影响淀粉样物前体进展为原纤维的过程，也可能作用于浆细胞的微管系统阻断淀粉样物质的合成和排出；甲氨蝶呤可抑制二氢叶酸还原酶，阻止尿嘧啶转变为胸腺嘧啶，影响免疫活性细胞的DNA合成，起到免疫抑制作用。临床观察甲氨蝶呤每周5~10mg、秋水仙碱每天1mg、泼尼松每天20mg治疗淀粉样变心肌病，可延长患者寿命。对于淀粉样变心肌病的慢性心衰可应用利尿剂、ACEI、β受体阻滞剂治疗。不宜应用洋地黄，因其易引起中毒。淀粉样变心肌病临床少见，预后不良，出现心衰后70%在1年内死亡。

五、克山病

| 知识点17：克山病的概念 | 副高：熟练掌握　正高：熟练掌握 |

1935年在中国黑龙江省克山县首次发现，故命名为克山病，有学者认为是扩张型心肌病的一种类型。

| 知识点18：克山病的病因 | 副高：熟练掌握　正高：熟练掌握 |

克山病的病因尚未完全阐明，可能与病区生物地球化学因素（如硒缺乏、膳食营养等）和生物致病因子（如肠道病毒、真菌毒素等）有关。

| 知识点19：克山病的病理改变及临床表现 | 副高：熟练掌握　正高：熟练掌握 |

克山病的病理改变及临床表现与扩张型心肌病相似，急性发病者类似于急性重症心肌炎。根据流行病学特点（流行地区、流行季节和人群发病情况），结合临床表现，能排除其他疾病者应考虑克山病。

| 知识点20：克山病的治疗 | 副高：熟练掌握　正高：熟练掌握 |

急性克山病早期可应用大量维生素C治疗，5～10g维生素C加入50%葡萄糖溶液20～40ml静脉注射，24小时总量15～30g。心衰者可选用正性肌力药、ACEI或ARB、利尿剂和血管扩张剂等。休克者可使用血管活性药物，对烦躁不安者可试用亚冬眠疗法。部分心律失常在改善心脏功能后可恢复，频发室性期前收缩首选利多卡因静脉注射，严重心动过缓者可安置人工起搏器。慢性克山病治疗主要是控制心衰和心律失常。

第六节　心　肌　炎

| 知识点1：心肌炎的概念 | 副高：熟练掌握　正高：熟练掌握 |

心肌炎是指心肌局灶性或弥漫性炎症性病变，分为感染性和非感染性。本病起病急缓不定，少数呈暴发性导致急性泵衰竭或猝死。病程多有自限性，但也可进展为扩张型心肌病。

| 知识点2：心肌炎的病因及发病机制 | 副高：熟练掌握　正高：熟练掌握 |

（1）感染性心肌炎：多种病毒都可能引起心肌炎。柯萨奇B组病毒、ECHO（人肠道细胞致病性孤儿）病毒、脊髓灰质炎病毒等为常见病毒，尤其是柯萨奇B组病毒是最为常见致病原因（coxsackie virus B），占30%～50%。此外，人类腺病毒、流感病毒、风疹病毒、单

纯疱疹病毒、脑炎病毒、肝炎（A、B、C型）病毒、EB病毒、巨细胞病毒和人类免疫缺陷病毒（HIV）等都能引起心肌炎。

（2）非感染性心肌炎：病因包括药物、毒物、放射、结缔组织病、血管炎、巨细胞心肌炎、结节病等。

病毒性心肌炎的发病机制：①急性或持续性病毒感染所致直接心肌损害；②病毒与机体的免疫反应共同作用。直接作用造成心肌直接损害。而病毒介导的免疫损伤，主要是由T淋巴细胞介导。此外，还有多种致炎细胞因子和NO等介导的心肌损害和微血管损伤。这些变化均可损害心肌组织结构和功能。

知识点3：心肌炎的病理检查　　　　　副高：熟练掌握　正高：熟练掌握

病理改变缺乏特异性，心肌苍白、无光泽，急性者可见局灶性出血点。心肌损伤为主者可见心肌细胞坏死、变性和肿胀，间质损害为主者可见心肌纤维间及血管周围结缔组织炎性细胞浸润，累及瓣膜时可见赘生物，偶见附壁血栓和心包积液。

知识点4：心肌炎的临床表现　　　　　副高：熟练掌握　正高：熟练掌握

（1）症状：病毒性心肌炎患者临床表现取决于病变的广泛程度与部位，轻者可完全没有症状，重者可出现心源性休克及猝死。多数患者发病前1～3周有病毒感染前驱症状，如发热、全身倦怠感和肌肉酸痛，或恶心、呕吐等消化道症状。随后可有心悸、胸痛、呼吸困难、水肿，甚至晕厥、猝死。

（2）体征：查体常有心律失常，以房性与室性期前收缩及房室传导阻滞最为多见。心率可增快且与体温不相称。听诊可闻及第三、第四心音或奔马律，部分患者可于心尖部闻及收缩期吹风样杂音。心衰患者可有颈静脉怒张、肺部湿啰音、肝大等体征。重症可出现血压降低、四肢湿冷等心源性休克体征。

知识点5：心肌炎的临床分型　　　　　副高：熟练掌握　正高：熟练掌握

心肌炎可分为5型。

（1）亚临床型：病毒感染后无自觉症状，心电图示ST-T改变、房性期前收缩和室性期前收缩，数周后心电图改变消失或遗留心律失常。

（2）轻症自限型：病毒感染1～3周后出现轻度心前区不适、心悸，无心脏扩大及心衰表现。心电图示ST-T改变、各种期前收缩，CK-MB和心脏cTnT或cTnI升高，经治疗可逐渐恢复。

（3）隐匿进展型：病毒感染后有一过性心肌炎表现，数年后心脏逐渐扩大，表现为扩张型心肌病。

（4）急性重症型：病毒感染后1～2周内出现胸痛、心悸和气促等症状，伴心动过速、奔马律、心衰甚至心源性休克。病情凶险，可于数日内因泵衰竭或严重心律失常死亡。

（5）猝死型：多于活动中猝死，死前无心脏病表现；尸检证实急性病毒性心肌炎。

| 知识点6：心肌炎的实验室及辅助检查 | 副高：熟练掌握　正高：熟练掌握 |

（1）实验室检查：血清CK-MB、cTnT、cTnI、LDH和AST升高，血沉增快，CRP增高，外周血白细胞增多。

（2）病毒学检查：提示病毒感染的情况：①急性期从心内膜、心肌、心包或心包穿刺液中检测出病毒、病毒基因片段或病毒蛋白抗原；②病毒抗体：第二份血清同型病毒抗体效价较第一份血清升高4倍（2份血清间隔>2周）或一次高达1:640；③病毒特异性IgM≥1:320。血中肠道病毒核酸阳性更支持近期病毒感染。

（3）心电图：对心肌炎诊断敏感性高，但特异性低，可见ST-T改变及多种心律失常，严重心肌损害时可出现病理性Q波。

（4）胸部X线：1/4患者心脏有不同程度扩大，可见肺淤血或肺水肿征象。有心包积液时可呈烧瓶样改变。

（5）超声心动图：正常或不同程度的心脏扩大及室壁运动减弱，可见附壁血栓。合并心包炎者可有心包积液。

（6）放射性核素心肌显像：^{111}铟单克隆抗肌球蛋白抗体心肌显像，对心肌坏死的检测敏感性较高（100%），但特异性较差（58%）。

（7）磁共振成像：可清晰显示心脏解剖结构和急性炎症的心肌水肿情况。磁共振心肌显像可见病变区心肌对比增强。

（8）心内膜活检：心肌间质炎性细胞浸润伴心肌细胞坏死和/或心肌细胞变性，可用心肌组织进行基因探针原位杂交及原位反转录聚合酶链反应（RT-PCR），以明确病因。

| 知识点7：心肌炎的诊断及鉴别诊断 | 副高：熟练掌握　正高：熟练掌握 |

（1）诊断标准：病毒性心肌炎的诊断主要为临床诊断。诊断根据典型的前驱感染史、相应的临床表现及体征、心电图、心肌酶学检查或超声心动图、CMR显示的心肌损伤证据。确诊有赖于心肌内膜活检（EMB）。

（2）鉴别诊断：应注意排除甲状腺功能亢进、二尖瓣脱垂综合征以及影响心功能的其他疾患，如结缔组织病、血管炎、药物及毒物等引起的心肌炎。可采用EMB明确诊断。

| 知识点8：心肌炎的治疗 | 副高：熟练掌握　正高：熟练掌握 |

（1）一般治疗：病毒性心肌炎尚无特异性治疗，应以针对左心功能不全的支持治疗为主。患者应避免劳累，一般卧床休息2周，3个月内不参加重体力活动。出现心力衰竭时酌情使用利尿剂、血管扩张剂、ACEI等。出现快速心律失常时可采用抗心律失常药物。高度房室传导阻滞或窦房结功能损害导致晕厥或明显低血压时可考虑使用临时心脏起搏器。

（2）抗病毒治疗：α-干扰素能抑制病毒复制并调节免疫功能。可用α-干扰素

100万～300万U，每天1次肌内注射，2周为1个疗程。黄芪等中药也具保护心肌、抗病毒和调节免疫作用，可用黄芪注射液20g加入5%葡萄糖注射液250ml中静脉滴注，每天1次，2周后改为口服黄芪治疗。细菌感染是病毒性心肌炎的条件因子，病毒感染后易合并细菌感染，早期应酌情使用抗生素。

（3）心肌保护治疗：维生素C能够清除体内过多的氧自由基，防止脂质过氧化引起的心肌损伤。重症心肌炎患者可用维生素C 5g加入5%葡萄糖注射液250ml中静脉滴注，每天1次，疗程1～2周。辅酶Q_{10}是心肌细胞呼吸链中的必需酶，具有稳定细胞膜、改善心肌能量代谢作用。可用辅酶Q_{10}片10mg口服，每天3次，疗程1个月。曲美他嗪也能够改善心肌能量代谢，增强收缩功能。用法：曲美他嗪片20mg口服，每天3次，疗程1个月。

（4）免疫抑制治疗：急性期出现严重并发症，如完全性房室传导阻滞、严重心律失常、心源性休克、心衰者或证实由免疫反应致心肌损伤者，可短期应用糖皮质激素。

知识点9：心肌炎的预防及预后	副高：熟练掌握　正高：熟练掌握

本病预后与患者免疫状态、心肌损伤程度和范围、有无内环境紊乱、继发感染以及治疗是否及时恰当有关。多数患者经适当治疗后康复，少数可遗留心律失常，极少数因急性心衰、严重心律失常或心源性休克死亡。一般成人临床表现较新生儿和儿童轻，孕妇和婴幼儿病情较凶险。柯萨奇B族病毒持续感染合并心肌损伤者，可发展为扩张型心肌病。

第十章　心包疾病

第一节　急性心包炎

知识点1：急性心包炎的概念　　　副高：熟练掌握　正高：熟练掌握

急性心包炎通常是心包脏层和壁层急性炎症性纤维化反应。以典型的胸痛、心包摩擦音和特异性心电图表现为特征。可以单独存在，也可以是某种全身疾病累及心包的表现。

知识点2：急性心包炎的病因　　　副高：熟练掌握　正高：熟练掌握

最常见病因为病毒感染。其他包括细菌、自身免疫病、肿瘤侵犯心包、尿毒症、急性心肌梗死后心包炎、主动脉夹层、胸壁外伤及心脏手术后。有些患者经检查仍无法明确病因，称为特发性急性心包炎或急性非特异性心包炎。约1/4患者可复发，少数甚至反复发作。

知识点3：急性心包炎的病理　　　副高：熟练掌握　正高：熟练掌握

急性心包炎可分为纤维蛋白性和渗出性两种。急性期心包脏层、壁层上有纤维蛋白、白细胞及少许内皮细胞渗出，此时尚无明显液体积聚，为纤维蛋白性心包炎；随后液体增加，转变为渗出性心包炎，可为浆液纤维蛋白性等。液体量可由100ml至2~3L，多为黄而清的液体；积液一般在数周至数月内吸收，同时可伴发壁层与脏层的粘连、增厚及缩窄，发展为缩窄性心包炎。液体也可在较短时间内大量积聚，引起心脏压塞。急性心包炎时，心外膜下心肌有不同程度的炎症变化，严重者可及心肌深部，发展为心肌心包炎。此外，炎症也可累及纵隔、膈肌和胸膜。

知识点4：急性心包炎的病理生理　　　副高：熟练掌握　正高：熟练掌握

正常心包腔平均压力接近于零或低于大气压。急性纤维蛋白性心包炎或少量积液不引起心包内压力升高，不影响血流动力学；造成心包积液血流动力学后果的决定因素是心包囊的压力和心脏对升高压力的代偿能力。正常心包储备能力很弱，如果液体迅速增多，心包无法伸展以适应其容量变化，心包内压力急剧上升，即可引起心脏受压，导致心室舒张期充盈受阻、周围静脉压升高、心排出量降低、血压下降，造成急性心脏压塞。而缓慢积聚大量液体，心包过度伸展，压力升高缓慢，不易出现心脏压塞，常可很好耐受不出现临床症状。

知识点5：急性心包炎的临床表现　　　　　　　副高：熟练掌握　正高：熟练掌握

（1）症状：胸骨后、心前区疼痛为急性心包炎的特征，常见于炎症变化的纤维蛋白渗出期。疼痛可放射到颈部、左肩、左臂，也可达上腹部，疼痛性质尖锐，与呼吸运动相关，常因咳嗽、深呼吸、变换体位或吞咽而加重。部分患者可因心脏压塞出现呼吸困难、水肿等症状。感染性心包炎可伴发热。

（2）体征：急性心包炎最具诊断价值的体征为心包摩擦音，呈抓刮样粗糙的高频音。多位于心前区，以胸骨左缘第3～4肋间最为明显。典型的摩擦音可听到与心房收缩、心室收缩和心室舒张相一致的3个成分，称为三相摩擦音。身体前倾坐位、深吸气或将听诊器胸件加压后可能听到摩擦音增强。心包摩擦音可持续数小时、数天甚至数周。当积液增多将二层心包分开时，摩擦音即消失。

知识点6：急性心包炎的实验室及辅助检查　　　　副高：熟练掌握　正高：熟练掌握

（1）血清学检查：取决于原发病，如感染性心包炎常有白细胞计数及中性粒细胞增加、红细胞沉降率增快等炎症反应，自身免疫病可有免疫指标阳性，尿毒症患者可有肌酐明显升高等。

（2）胸部X线检查：可无异常发现，如心包积液较多，则可见心影增大，当成人液体量<250ml、儿童<150ml时，X线难以检出其积液。

（3）心电图：主要表现：①除aVR和V_1导联以外的所有常规导联可能出现ST段呈弓背向下型抬高，aVR及V_1导联ST段压低，这些改变可于数小时至数日后恢复；②1至数日后，随着ST段回到基线，逐渐出现T波低平及倒置，此改变可于数周至数月后恢复正常，也可长期存在；③常有窦性心动过速。积液量较大时可以出现QRS电交替。

（4）超声心动图：超声心动图可确诊有无心包积液，判断积液量，协助判断临床血流动力学改变是否由心脏压塞所致。超声引导下行心包穿刺引流可以增加操作的成功率和安全性。

（5）心脏磁共振显像（CMR）：CMR能清晰显示心包积液容量和分布情况，帮助分辨积液的性质，可测量心包厚度。延迟增强扫描可见心包强化，对诊断心包炎较敏感。有助于判断急性心肌炎、心包炎心肌受累情况。

（6）心包穿刺：心包穿刺的主要指征是心脏压塞，对积液性质和病因诊断也有帮助，可以对心包积液进行常规、生化、病原学（细菌、真菌等）、细胞学相关检查。

（7）纤维心包镜检查：需手术引流者，需要进行纤维心包镜检查。光导直视下应用心包镜观察心包病变特征，并对病变部位进行活检，可提高病因诊断的准确性。

知识点7：急性心包炎的诊断　　　　　　　　　　副高：熟练掌握　正高：熟练掌握

临床上出现胸痛、呼吸困难、心动过速、体静脉淤血征或心界扩大、心包摩擦音，应高度怀疑急性心包炎。结合X线、心电图及心脏超声，即可明确诊断。心包心肌炎多伴心功能异常改变、心肌标志物、肌红蛋白和肿瘤坏死因子等水平升高，闻及第三心音，ST段弓背向下抬高，超声、CT和MRI可示心脏内部结构，心包膜或心内膜心肌活检是主要诊断依据。

知识点8：急性心包炎的鉴别诊断　　　　　副高：熟练掌握　正高：熟练掌握

诊断急性心包炎应注意与其他可引起急性胸痛疾病相鉴别。胸痛伴心电图ST段抬高需与急性心肌梗死相鉴别，心肌梗死抬高的ST段弓背向上，ST-T改变的演进在数小时内发生，改变导联与梗死血管相对应，范围通常不如心包炎时广泛。有高血压史的胸痛患者需要除外夹层动脉瘤破裂，夹层动脉瘤疼痛为撕裂样，程度较剧烈，多位于胸骨后或背部，可向下肢放射，破口入心包腔可出现急性心包炎的心电图改变，超声心动图有助于诊断，增强CT有助于揭示破口位置。肺栓塞可以出现胸痛、胸闷，甚至晕厥等表现，心电图典型表现为$S_IQ_{II}T_{III}$，也可见ST-T改变，D-二聚体通常升高，确诊需增强肺动脉CTA。

知识点9：急性心包炎的治疗　　　　　　　副高：熟练掌握　正高：熟练掌握

包括病因治疗、解除心脏压塞及对症支持治疗。

患者宜卧床休息，直至胸痛消失和发热消退。疼痛时给予非甾体类抗炎药，如阿司匹林（2~4g/d），效果不佳可给布洛芬（400~600mg，tid）或吲哚美辛（25~50mg，tid）或秋水仙碱（0.6mg，tid）。必要时可使用吗啡类药物。

对其他药物治疗积液吸收效果不佳患者，可给予糖皮质激素治疗（泼尼松40~80mg/d）。心包渗液多引起急性心脏压塞时需立即行心包穿刺放液。顽固性复发性心包炎病程超过2年、激素无法控制的患者，或伴严重胸痛的患者可考虑外科心包切除术治疗。

知识点10：急性心包炎的预后　　　　　　　副高：熟练掌握　正高：熟练掌握

病因是急性心包炎病程及预后的决定因素：病毒性心包炎、特发性心包炎、心肌梗死后或心包切开术后综合征一般有自限性，通常2~6周痊愈；急性心肌梗死、恶性肿瘤、系统性红斑狼疮、尿毒症预后较差；化脓性心包炎和结核性心包炎患者大部分痊愈，少部分遗留心肌受损或演变为缩窄性心包炎。

知识点11：急性心包炎的预防　　　　　　　副高：熟练掌握　正高：熟练掌握

积极治疗原发病，如控制结核病和HIV的流行，对急性心肌梗死患者早期行冠状动脉再灌注治疗、积极治疗各种肾脏疾病防止发展成终末型肾病。各种疾病发生急性心包炎，尚无有效措施预防其发展成心包积液或心脏压塞。

第二节 心包积液与心脏压塞

知识点1：心包积液与心脏压塞的概念	副高：熟练掌握 正高：熟练掌握

心包疾患或其他病因累及心包可以造成心包渗出和心包积液，当积液迅速或积液量达到一定程度，可造成心排出量和回心血量明显下降而产生临床症状，即心脏压塞。

知识点2：心包积液与心脏压塞的病因	副高：熟练掌握 正高：熟练掌握

各种病因的心包炎均可能伴有心包积液。最常见原因是肿瘤、特发性心包炎和肾衰竭。严重的体循环淤血也可产生漏出性心包积液；穿刺伤、心室破裂等可造成血性心包积液。迅速或大量心包积液可引起心脏压塞。

知识点3：心包积液与心脏压塞的病理生理	副高：熟练掌握 正高：熟练掌握

正常时心包腔平均压力接近零或低于大气压，吸气时呈轻度负压，呼气时近于正压。心包内少量积液一般不影响血流动力学。但如果液体迅速增多，因为心包无法迅速伸展使心包内压力急剧上升，即可引起心脏受压，导致心室舒张期充盈受阻，周围静脉压升高，最终使心排出量显著降低，血压下降，产生急性心脏压塞的临床表现。而慢性心包积液因心包逐渐伸展适应，故积液量可达2000ml。部分老年人可出现右心室压塞综合征，即少量或中量心包积液就可出现严重心包压塞表现，常与体位变化有关。

知识点4：心包积液与心脏压塞的临床表现	副高：熟练掌握 正高：熟练掌握

心脏压塞的临床特征为Beck三联征：低血压、心音低弱、颈静脉怒张。

（1）症状：呼吸困难是心包积液时最突出的症状。呼吸困难严重时，患者可呈端坐呼吸、身体前倾、呼吸浅速、面色苍白，可有发绀。也可因压迫气管、食管产生干咳、声嘶及吞咽困难。还可出现上腹部疼痛、肝大、全身水肿、胸腔积液或腹水，重症患者可出现休克。

（2）体征：心尖搏动减弱，位于心浊音界左缘的内侧或不能扪及；心脏叩诊浊音界向两侧增大，皆为绝对浊音区；心音低而遥远。积液量大时可于左肩胛骨下叩诊浊音，听诊闻及支气管呼吸音，称心包积液征，是肺组织受压所致。少数病例可于胸骨左缘第3～4肋间闻及心包叩击音（见缩窄性心包炎）。大量心包积液可降低收缩压，而舒张压变化不大，故脉压变小。依心脏压塞程度，脉搏可减弱或出现奇脉。大量心包积液影响静脉回流，出现体循环淤血表现，如颈静脉怒张、肝大、肝颈静脉回流征、腹水及下肢水肿等。

（3）心脏压塞：短期内出现大量心包积液可引起急性心脏压塞，表现为窦性心动过速、血压下降、脉压变小和静脉压明显升高。如果心排出量显著下降，可造成急性循环衰竭和休克。如果液体积聚较慢，则出现亚急性或慢性心脏压塞，产生体循环静脉淤血征象，表现为颈静脉怒张，Kussmaul征，即吸气时颈静脉充盈更明显。还可出现奇脉，表现为桡动脉搏动呈吸气性显著减弱或消失、呼气时恢复。奇脉也可通过血压测量来诊断，即吸气时动脉收缩压较吸气前下降10mmHg或更多。

知识点5：心包积液与心脏压塞的实验室及辅助检查　　副高：熟练掌握　正高：熟练掌握

（1）X线检查：可见心影向两侧增大呈烧瓶状，心脏搏动减弱或消失。特别是肺野清晰、心影显著增大常是心包积液的有力证据，有助于鉴别心力衰竭。

（2）心电图：心包积液时可见肢体导联QRS低电压，大量渗液时可见P波、QRS波、T波电交替，常伴窦性心动过速。

（3）超声心动图：对诊断心包积液简单易行，迅速可靠。心脏压塞的特征是舒张末期右心房塌陷及舒张早期右心室游离壁塌陷，吸气时右心室内径增大，左心室内径减少，室间隔左移等。超声心动图可用于引导心包穿刺引流。

（4）心包穿刺：主要目的是迅速缓解心脏压塞，并可对心包积液进行相关检查，以明确病因。

知识点6：心包积液与心脏压塞的诊断及鉴别诊断　　副高：熟练掌握　正高：熟练掌握

（1）诊断标准：对于呼吸困难的患者，如查体发现颈静脉怒张、奇脉、心浊音界扩大、心音遥远等典型体征，应考虑此诊断，超声心动图见心包积液可确诊。心包积液病因诊断可根据临床表现、实验室检查、心包穿刺液检查以及是否存在其他疾病确定。

（2）鉴别诊断：主要鉴别引起呼吸困难的临床情况，尤其是与心力衰竭相鉴别。根据心脏原有的基础疾病，如冠心病、高血压、瓣膜病、先天性心脏病或心肌病等病史，查体闻及肺部湿啰音，并根据心音、心脏杂音和有无心包摩擦音进行判断，心脏超声有助于明确诊断。

知识点7：心包积液与心脏压塞的治疗　　副高：熟练掌握　正高：熟练掌握

心包穿刺引流是解除心脏压塞最简单有效的手段，对所有血流动力学不稳定的急性心脏压塞均应紧急行心包穿刺或外科心包开窗引流，解除心脏压塞。对伴休克患者，需扩容治疗，以增加右心房及左心室舒张末期压力。对于血流动力学稳定的心包积液患者，应设法明确病因，针对原发病进行治疗，同时应注意血流动力学情况，必要时心包减压，并将引流液送实验室检查。

第三节　缩窄性心包炎

知识点1：缩窄性心包炎的概念　　副高：熟练掌握　正高：熟练掌握

缩窄性心包炎是指心脏被致密增厚的纤维化或钙化心包所包围，使心室舒张期充盈受限而产生一系列循环障碍的疾病，多为慢性。

知识点2：缩窄性心包炎的病因　　　　副高：熟练掌握　　正高：熟练掌握

缩窄性心包炎可以继发于急性心包炎，病因以结核性占首位，其次为非特异性心包炎、化脓性、创伤性心包炎演变而来，也与外科手术、自身免疫（结缔组织）疾病、结节病、心包肿瘤、放射性心包炎等有关。

知识点3：缩窄性心包炎的病理生理　　　　副高：熟练掌握　　正高：熟练掌握

心包被坚硬的纤维化物质代替，形成一个固定的心脏外鞘，限制心腔的舒张期充盈每搏量减少，为维持心排出量，心率代偿性增快。回流受阻可出现静脉压升高、颈静脉怒张、肝大、腹水、下肢水肿。吸气时周围静脉回流增多，缩窄的心包使心室无法适应性扩张，致颈静脉压进一步升高，静脉扩张更明显，称Kussmaul征。

知识点4：缩窄性心包炎的临床表现　　　　副高：熟练掌握　　正高：熟练掌握

（1）症状：早期表现为心悸、劳力性呼吸困难，常出现腹胀、乏力、头晕、食欲减退、咳嗽、体重减轻和肝区疼痛等；后期出现静息时呼吸困难，甚至端坐呼吸，主要是胸腔积液、腹水使膈肌上抬及肺部充血所致。

（2）体征：肝大、腹水及下肢水肿、脉压变小；慢性肝淤血患者还可出现黄疸、蜘蛛痣和肝掌等表现。心浊音界正常或稍增大。颈静脉怒张是缩窄性心包炎较重要的体征，吸气时更明显，只有舒张早期可见塌陷。可闻及心包叩击音，主要是舒张期充盈血流因心包缩窄而突然受阻并引起心室壁振动所致。常有第二心音分裂、心率较快，可有期前收缩、房扑和房颤等心律失常；少部分患者可出现奇脉。晚期可出现肌肉萎缩、恶病质和严重水肿等。

知识点5：缩窄性心包炎的实验室及辅助检查　　　　副高：熟练掌握　　正高：熟练掌握

（1）X线检查：可见心影偏小、正常或轻度增大呈三角形或球形，左右心缘变直，主动脉弓小或难以辨认，上腔静脉常扩张，多数患者可见心包钙化。

（2）心电图：可见QRS低电压、T波低平或倒置。有时可见房颤等心律失常，尤其在病程长和高龄患者中。

（3）超声心动图：超声心动图诊断缩窄性心包炎的敏感性较低。典型的超声表现为心包增厚，室壁活动减弱，室间隔的异常运动，即室间隔抖动征，下腔静脉增宽且不随呼吸变化。

（4）CT和CMR：对慢性缩窄性心包炎的诊断价值优于超声心动图，CT可用于定位积液，定量心包增厚程度和部位，了解是否存在心包肿瘤。

（5）右心导管检查：特征性表现为肺毛细血管压力、肺动脉舒张压力、右心室舒张末期压力、右心房压力和腔静脉压均显著升高且趋于同一水平；右心房压力曲线呈M或W波形，右心室收缩压轻度升高，呈舒张早期下陷及高原形曲线。呼吸时左、右心室压力曲线变化呈矛盾性

知识点6：缩窄性心包炎的诊断及鉴别诊断　　　　副高：熟练掌握　　正高：熟练掌握

　　患者有腹水、肝大、颈静脉怒张及Kussmaul征、静脉压显著增高等体循环淤血体征而无显著心脏扩大或瓣膜杂音应考虑缩窄性心包炎。结合相关的辅助检查更易确诊。缩窄性心包炎应与限制性心肌病相鉴别。

知识点7：缩窄性心包炎的治疗　　　　　　　　　　副高：熟练掌握　　正高：熟练掌握

　　缩窄性心包炎为进展性疾病，多数患者可发展为慢性缩窄性心包炎，心包切除术是唯一有效的治疗方法。早期施行心包切除术可避免出现心源性恶病质、严重肝功能不全、心肌萎缩等并发症。通常在心包感染控制后即应手术，对于结核病患者在术后应继续抗结核治疗1年。

第十一章　成人先天性心脏病

第一节　概　述

知识点1：先天性心脏病的概念　　　　　　　副高：掌握　正高：掌握

先天性心脏病是指出生时就存在的心血管结构或功能的异常，是胎儿时期心血管系统发育异常或发育障碍以及出生后应当退化的组织未能退化所造成的心血管畸形。

知识点2：先天性心脏病的病因　　　　　　　副高：掌握　正高：掌握

先天性心脏病有明显遗传倾向，不少单基因或多基因遗传性疾病伴有心血管畸形。母亲妊娠早期患病毒感染性疾病、宫内缺氧、服用有致畸作用的药物，或母体患有糖尿病、红斑狼疮、饮酒、接受放射线辐射等，均可导致胎儿发生心脏血管畸形。

知识点3：先天性心脏病的分类　　　　　　　副高：掌握　正高：掌握

（1）无分流的先天性心脏病：常见有单纯肺动脉口狭窄、主动脉缩窄、主动脉口狭窄、右位心等。

（2）左向右分流的先天性心脏病：常见类型有心房间隔缺损、部分性肺静脉畸形引流、心室间隔缺损、动脉导管未闭、心内膜垫缺损等。少见类型有主动脉窦瘤破入右心、左心室-右心房沟通、主动脉-肺动脉间隔缺损、冠状动静脉瘘等。

（3）右向左分流的先天性心脏病：常见类型有法洛四联症及三联症、三尖瓣下移畸形伴异常房间交通、完全性大血管转位、完全性肺静脉畸形引流、艾森门格综合征等。少见类型有永存动脉干、单心室、右室双出口、左心发育不良综合征、肺动静脉瘘等。

知识点4：先天性心脏病的自然病程和转归　　　副高：掌握　正高：掌握

在儿童期接受了成功的姑息性或根治性外科手术治疗者，大多可进入成人期。未接受手术治疗者，部分在进入成人期之前死亡，部分可进入成人期，见下表。未接受手术治疗者可分为3种情况：①畸形轻，不需要手术治疗；②畸形复杂、病情严重，除采用心脏移植或心肺联合移植手术外，其他常规手术难以纠治；③因非医学的其他原因而未接受手术治疗。

未经手术或介入治疗可存活至成人期的先天性心脏病

常见类型	少见类型
房间隔缺损	右位心
室间隔缺损	先天性完全性房室传导阻滞
动脉导管未闭	纠正性大血管转位
肺动脉瓣狭窄	三尖瓣下移畸形
二叶式主动脉瓣畸形	主动脉缩窄
Marfan综合征	肺动、静脉瘘
法洛四联症	原发性肺动脉扩张
Eisenmenger综合征	轻度主动脉瓣上或瓣下狭窄

知识点5：先天性心脏病的临床表现　　　　　　　　副高：掌握　正高：掌握

（1）心力衰竭：未经手术或介入治疗的患者长期容量或压力负荷过重，可使心脏扩大、心室壁肥厚和纤维化、心肌收缩力降低。对手术治疗的患者，如果手术时间较晚、术前已形成的心肌损伤和肺血管病变，术后并不能完全逆转，随年龄增长也可能发生心功能不全。

（2）发绀：在未经手术治疗的左向右分流先天性心脏病，肺动脉压力随年龄增长而升高。到成人期后，可由左向右分流变为右向左分流而出现发绀，称艾森门格综合征。长期发绀导致红细胞增多、血黏滞度增大。血红蛋白＞200g/L可出现头痛、眩晕、疲乏等症状，并有血栓栓塞的危险性。发绀患者因合并血小板和纤溶系统功能异常而具有出血倾向。进行性脊柱侧弯在发绀患者较常见，严重时可影响肺功能。其他并发症有高尿酸血症、肾功能损害、反常性栓塞、脑脓肿等。

（3）感染性心内膜炎：先天性心脏病患者有发生感染性心内膜炎的危险。法洛四联症、未修补或未封堵的室间隔缺损、动脉导管未闭、二叶式主动脉瓣畸形合并狭窄或关闭不全，较易患感染性心内膜炎。在拔牙、皮肤感染或介入治疗、心导管术及外科手术前，均应预防性使用抗生素。

（4）心律失常：未经手术或介入治疗的患者，心脏房室扩大，心肌肥大和纤维化是发生心律失常的基础，可导致缓慢性或快速性心律失常。在已接受手术治疗者，手术对窦房结和房室结的损伤以及在心房或心室遗留的手术瘢痕是发生心律失常的基础。房性心律失常（如心房扑动和颤动）常见于房间隔缺损修补术后、大血管转位的Mustard或Senning术后、法洛四联症根治术后及采用Fontan手术治疗的患者。室性心律失常见于法洛四联症根治术后。

（5）妊娠：患有左向右分流或瓣膜反流性先天性心脏病的孕妇，对妊娠引起的血流动力学改变耐受相对较好；而患有右向左分流或瓣膜狭窄的先天性心脏病孕妇，则较难耐受。在轻度左向右分流、肺动脉压正常的青年女性，妊娠和分娩过程大多正常。分流量较大时，妊娠过程中容易发生心衰。发绀型先天性心脏病的孕妇容易发生流产、胎儿畸形或死胎。Marfan综合征、主动脉瓣狭窄和主动脉缩窄的患者，妊娠过程中危险性也明显增加。

（6）合并其他心血管疾病：先天性心脏病患者进入成人期后，可能患其他心血管疾病，以原发性高血压、冠心病和心瓣膜病较为常见。合并存在的疾病可使原有先天性心脏病的病理生理和临床表现发生改变。在继发孔型房间隔缺损，高血压或冠心病所引起的左心室舒张功能障碍及左心房压力升高，将使左向右分流量增加。在法洛四联症，血压升高将同时增加左、右心室的后负荷。

第二节　房间隔缺损

知识点1：房间隔缺损的流行病学　　　　　　副高：熟练掌握　　正高：熟练掌握

房间隔缺损（ASD）是最常见的成人先天性心脏病，占成人先天性心脏病的20%～30%，男女发病率之比为1∶（1.5～3），且有家族遗传倾向。

知识点2：房间隔缺损的病理解剖　　　　　　副高：熟练掌握　　正高：熟练掌握

房间隔缺损一般分为原发孔缺损和继发孔缺损，原发孔缺损属于部分心内膜垫缺损，常合并二尖瓣和三尖瓣发育不良；继发孔缺损为单纯房间隔缺损，分为中央型缺损、下腔型缺损、上腔型缺损和混合型缺损，以中央型缺损最多见，也可有多个缺损同时存在。

知识点3：房间隔缺损的病理生理　　　　　　副高：熟练掌握　　正高：熟练掌握

房间隔缺损对血流动力学的影响主要取决于分流量。因为左房压力高于右房，所以形成左向右分流。分流量不仅取决于缺损口大小，还与左、右心室的顺应性和体、肺循环的相对阻力有关，影响左心室顺应性的疾病（如高血压、冠心病）可增加左向右分流的幅度。持续的肺血流量增加导致肺淤血，使右心容量负荷增加，肺血管顺应性下降，从功能性肺动脉高压发展为器质性肺动脉高压，右心系统压力随之持续增高直至超过左心系统的压力，使原来的左向右分流逆转为右向左分流而出现发绀。

知识点4：房间隔缺损的临床表现　　　　　　副高：熟练掌握　　正高：熟练掌握

一般无症状，随病情发展可出现劳力性呼吸困难、心律失常、右心衰竭等，晚期约15%患者因重度肺动脉高压出现右向左分流而有青紫，形成艾森门格综合征。

（1）未经手术治疗者，一般可存活至成人期。20岁以前很少死亡，40岁以后死亡率增至约每年6%。

（2）长期右心室容量负荷过重可导致右心衰。30岁以后，肺动脉压和肺血管阻力随年龄进行性增高。

（3）合并冠心病或高血压时，左心室舒张功能障碍、左房压力升高可使左向右分流量增加。

（4）并发症：有肺动脉高压、右心衰、房性心律失常、感染性心内膜炎、肺动脉栓塞及反常性栓塞等。

知识点5：房间隔缺损的实验室及辅助检查　　副高：熟练掌握　正高：熟练掌握

（1）心电图：可有电轴右偏、右室肥大、右束支传导阻滞等表现。

（2）X线检查：可见右房、右室增大，肺动脉段突出及肺血管影增加。

（3）超声心动图：二维超声心动图可显示房间隔回声失落，右心负荷过重；彩色多普勒超声心动图可显示心房水平分流；经食管超声可更准确的测量房间隔缺损的大小和部位。

（4）心导管检查：可以计算左向右分流量、肺循环阻力，结合血管扩张实验评价肺动脉高压是动力型还是阻力型，鉴别是否合并其他畸形。

知识点6：房间隔缺损的诊断及鉴别诊断　　副高：熟练掌握　正高：熟练掌握

（1）心音：胸骨左缘第2肋间第二心音增强，并有固定分裂，可伴有Ⅱ～Ⅲ级收缩期杂音。当发生肺动脉高压后，第二心音亢进、分裂变窄。合并二尖瓣脱垂的患者可有收缩期喀喇音。

（2）影像：X线检查示肺血增多。心电图可有右室肥大、右束支传导阻滞表现。二维超声心动图显示房间隔回声失落、右心室容量负荷过重。多普勒超声心动图可显示分流。心导管检查可发现右心房血氧饱和度显著高于上腔静脉。

（3）发绀：发生肺动脉高压后，心房水平可出现双向或右向左分流。患者静息或运动时可出现发绀。

（4）鉴别：需与肺动脉瓣狭窄、部分性肺静脉畸形引流、原发性肺动脉扩张、原发性肺动脉高压相鉴别。

知识点7：房间隔缺损的治疗　　副高：熟练掌握　正高：熟练掌握

只要未发生严重肺动脉高压，均应考虑外科手术或经导管封堵术治疗。手术或介入治疗的时间应选择在20岁之前。外科手术后远期可发生房性心律失常，以心房扑动和颤动较为常见。

知识点8：房间隔缺损的预后　　副高：熟练掌握　正高：熟练掌握

一般随年龄增长而病情逐渐恶化，死亡原因常为心力衰竭，其次为肺部感染、肺动脉血栓形成或栓塞。

第三节　室间隔缺损

知识点1：室间隔缺损的流行病学　　副高：熟练掌握　正高：熟练掌握

室间隔缺损（VSD）也是一种常见的先天性心脏畸形，约占成人先天性心血管疾病的

10%，可单独存在，也可与其他畸形合并发生。

知识点2：室间隔缺损的病理解剖及病理生理 　　副高：熟练掌握　正高：熟练掌握

室间隔由膜部、漏斗部和肌部三部分组成。根据缺损的部位，室间隔缺损分为：①膜部缺损，最常见；②漏斗部缺损，又可分为干下型和嵴内型；③肌部缺损。

室间隔缺损必然导致心室水平的左向右分流，其血流动力学效应为：①肺循环血量增多；②左室容量负荷增大；③体循环血量下降。由于肺循环血量增加，肺动脉压力增高，早期肺血管阻力呈功能性增高，随着时间推移，肺血管发生组织学改变，形成肺血管梗阻性病变，可使右心压力逐步升高超过左心压力，而转变为右向左分流，形成艾森门格综合征。

知识点3：室间隔缺损的临床表现 　　　　　副高：熟练掌握　正高：熟练掌握

（1）缺损小者，预后较好。缺损较大者，若未经手术治疗，多在30岁之前死亡。一般死于心衰、严重心律失常、反常性栓塞或感染性心内膜炎。

（2）肺血管阻力和肺动脉压呈进行性增高，一般在20岁之前可发生艾森门格综合征。

（3）合并主动脉瓣脱垂和关闭不全的患者，其主动脉瓣关闭不全的程度随年龄增长进行性加重。

知识点4：室间隔缺损的临床分型 　　　　　副高：熟练掌握　正高：熟练掌握

一般根据血流动力学受影响的程度、症状轻重等，临床上分为大、中、小型室间隔缺损。

（1）小型室间隔缺损：此类患者通常无症状，沿胸骨左缘第3~4肋间可闻及Ⅳ~Ⅵ级全收缩期杂音伴震颤，P_2心音可有轻度分裂，无明显亢进。

（2）中型室间隔缺损：部分患者有劳力性呼吸困难。听诊除在胸骨左缘可闻及全收缩期杂音伴震颤外，并可在心尖区闻及舒张中期反流性杂音，P_2心音可轻度亢进。

（3）大型室间隔缺损：因血流动力学影响严重，存活至成人期者较少见，且常因出现右向左分流而呈现青紫；并有呼吸困难及负荷能力下降。胸骨左缘收缩期杂音常减弱至Ⅲ级左右，P_2心音亢进；有时可闻及因继发性肺动脉瓣关闭不全而致的舒张期杂音。

知识点5：室间隔缺损的实验室及辅助检查 　　副高：熟练掌握　正高：熟练掌握

（1）心电图：室间隔小缺损时心电图可正常或电轴左偏，较大室间隔缺损时可有左室或双室肥大。

（2）X线检查：成人室间隔小缺损X线片上可无异常征象；中等大室间隔缺损可见肺血增加，心影略向左增大；大室间隔缺损主要表现为肺动脉及其主要分支明显扩张，但在肺野外1/3血管影突然减少，心影大小不一，表现为左房、左室大，或左房、左室、右室增大或以右室增大为主，心尖向上抬举提示右心室肥厚。

（3）超声心动图：用以确定诊断，还可测定缺损大小及部位，判断心室肥厚及心腔大小。运用Doppler技术可明确心室内分流以及间接测量肺动脉压力。超声心动图是确诊本病的主要的无创方法。

（4）心导管检查：心导管检查可以测量心室水平的分流量以及肺循环阻力。

知识点6：室间隔缺损的诊断及鉴别诊断 　　　　副高：熟练掌握　正高：熟练掌握

典型室间隔缺损根据临床表现及超声心动图即可确诊。具体诊断要点如下。

（1）胸骨左缘第3、4肋间有响亮而粗糙的全收缩期反流性杂音，可伴有收缩期震颤。肺动脉瓣区第二心音增强并分裂。

（2）X线示肺血流增多，肺动脉段凸起。心电图示左室或双室肥大。超声心动图可显示缺损部位和心室水平的分流。心导管术可显示右心室和肺动脉压力增高，右心室血氧饱和度显著高于右心房。左心室造影可显示左向右分流。

（3）发生肺动脉高压，形成艾森门格综合征后可出现发绀、收缩期杂音减弱或消失、肺动脉瓣区第二心音亢进。

本病需与房间隔缺损、肺动脉口狭窄、肥厚型梗阻性心肌病相鉴别。

知识点7：室间隔缺损的治疗 　　　　副高：熟练掌握　正高：熟练掌握

可采用外科手术修补缺损或经导管封堵。对肺动脉压正常的小缺损，可不治疗。若合并主动脉瓣脱垂和关闭不全，即使分流量很小也应手术。修补缺损可防止主动脉瓣反流进行性加重。发生肺动脉高压者治疗效果欠佳。10岁以前手术者，30年存活率明显高于10岁以后手术的患者。少数患者术后远期可发生室性心律失常，猝死极少见。

知识点8：室间隔缺损的预后 　　　　副高：熟练掌握　正高：熟练掌握

成人室间隔缺损自然闭合者极少，存活至成人的室间隔缺损一般为两种情况，一种是缺损面积较小，对血流动力学影响不大，属于较小室间隔缺损，预后较好；另一种为较大的缺损，儿童期未做手术至成人已发展为严重肺动脉高压导致右向左分流，预后极差。

第四节　动脉导管未闭

知识点1：动脉导管未闭的概念 　　　　副高：熟练掌握　正高：熟练掌握

动脉导管未闭（PDA），是胎儿期连接肺动脉主干与降主动脉的动脉导管在出生后未闭塞所致。在成人中，较房间隔缺损和室间隔缺损少见。未闭的动脉导管有管型、窗型和漏斗型。主动脉血液经未闭的动脉导管流入肺动脉，肺血流量增加。

| 知识点2：动脉导管未闭的流行病学 | 副高：熟练掌握 正高：熟练掌握 |

动脉导管未闭（PDA）是常见的先天性心脏病之一，发病率占先天性心脏病的10%～21%，多见于女性，男女之比为1：3。

| 知识点3：动脉导管未闭的病理解剖及病理生理 | 副高：熟练掌握 正高：熟练掌握 |

动脉导管连接肺动脉总干与降主动脉，是胎儿期血液循环的主要渠道。出生后一般在数月内因失用而闭塞，如1岁后仍未闭塞，即为动脉导管未闭。

因为在整个心动周期主动脉压总是明显高于肺动脉压，所以通过未闭动脉导管持续有血流从主动脉进入肺动脉，即左向右分流，使肺循环血流量增多，肺动脉及其分支扩张，回流至左心系统的血流量也相应增加，加重左心负荷，左心随之增大。因舒张期主动脉血分流至肺动脉，故使周围动脉舒张压下降、脉压增大。

| 知识点4：动脉导管未闭的临床表现 | 副高：熟练掌握 正高：熟练掌握 |

（1）分流量较小者无症状。中等分流量者常有乏力、劳累后心悸、气喘胸闷等症状，突出的体征为胸骨左缘第2肋间及左锁骨下方可闻及连续性机械样杂音，常伴有震颤，传导范围广泛。分流量较大时，在婴儿期可发生心衰。1岁以后，由于肺动脉压升高、分流量减少，心衰症状减轻或消失。存活至成人期的患者多伴有肺动脉高压和发绀。

（2）30岁以后，多数患者发生心衰。

（3）患感染性心内膜炎的危险性较大。

| 知识点5：动脉导管未闭的实验室及辅助检查 | 副高：熟练掌握 正高：熟练掌握 |

（1）心电图：常见左心室大、左心房大的改变，若肺动脉高压，可出现右心房大，右心室肥大。

（2）X线检查：X线透视下所见肺门舞蹈征是本病的特征性变化。X线胸片可见肺动脉段凸出，肺血增多，左心房及左心室增大。严重病例晚期出现右向左分流时，左向右分流量减少，心影反而较前减小，并出现右心室肥大的表现，肺野外带肺血减少。

（3）超声心动图：二维超声心动图可显示未闭动脉导管，并可见左心室内径增大。彩色多普勒超声可测得存在于主动脉与肺动脉之间的收缩期与舒张期左向右分流。

（4）心导管检查：为了解肺血管阻力、分流情况及除外其他复杂畸形，有时需要做右心导管检查及逆行升主动脉造影。

知识点6：动脉导管未闭的诊断及鉴别诊断　　　副高：熟练掌握　正高：熟练掌握

根据典型杂音、X线及超声心动图表现，大部分可以作出正确诊断。具体诊断要点如下。

（1）胸骨左缘第2肋间连续性机器样杂音，多伴有震颤。舒张压低、脉压增大、可有水冲脉、毛细血管搏动征和周围动脉枪击音。

（2）X线示肺血流增多。心电图可有左室肥大或双室肥大的表现。超声心动图可显示未闭的动脉导管和血液分流。心导管检查时，导管可从肺动脉主干经未闭的动脉导管直接进入降主动脉。升主动脉造影可显示未闭的动脉导管。

（3）发生肺动脉高压和艾森门格综合征后，有发绀和杵状指（趾）。典型的连续性杂音可变为单纯收缩期杂音或杂音消失。肺动脉瓣区第二心音亢进。

本病应与主动脉窦瘤破入右心，主、肺动脉间隔缺损，室间隔缺损伴主动脉瓣关闭不全，冠状动静脉瘘等相鉴别。

知识点7：动脉导管未闭的治疗　　　副高：熟练掌握　正高：熟练掌握

在出现右向左分流为主之前，可采用经导管封堵或手术结扎未闭的动脉导管。

知识点8：动脉导管未闭的预后　　　副高：熟练掌握　正高：熟练掌握

除少数病例已发展至晚期失去手术介入治疗机会外，总体预后良好。本病容易合并感染性心内膜炎。

第五节　主动脉缩窄

知识点1：主动脉缩窄的概念　　　副高：熟练掌握　正高：熟练掌握

先天性主动脉缩窄是指局限性主动脉管腔狭窄，绝大多数狭窄部位在左锁骨下动脉开口远端，为先天性心脏大血管畸形。

知识点2：主动脉缩窄的病理解剖及病理生理　　　副高：熟练掌握　正高：熟练掌握

根据缩窄部位与动脉导管部位的关系，可分为导管前型及导管后型。导管前型缩窄常位于左锁骨下动脉与动脉导管之间，多合并其他先天性复杂畸形而难以长期存活。导管后型缩窄位于左锁骨下动脉开口的远端，不常合并复杂的严重畸形，但有50%以上合并无明显血流动力学障碍的二叶主动脉瓣畸形，活至成人者较多，故成人主动脉缩窄常为导管后型。

本病主要病理生理为体循环近端缩窄以上供血范围高血压，包括上肢血压升高而以下肢为代表的缩窄以下的血压降低，腹腔器官及下肢供血减少，肾脏供血减少而刺激肾素活性增高也是血压升高的原因之一。缩窄上下血管分支之间形成大量侧支循环可部分缓解缩窄以下器官的血液供应。

| 知识点3：主动脉缩窄的临床表现 | 副高：熟练掌握 正高：熟练掌握 |

（1）严重缩窄或合并其他畸形者，在新生儿期即可发生心衰，难以存活至成人期。缩窄较轻者在青春期前，一般无症状。部分患者可出现劳力性呼吸困难、头痛、头晕、鼻出血、下肢无力、麻木、发凉甚至有间歇性跛行。

（2）25%～30%的患者合并二叶式主动脉瓣畸形。随着年龄增长，二叶式主动脉瓣纤维化、钙化导致主动脉瓣狭窄和关闭不全。

（3）由于侧支循环的广泛建立，少数成人患者静息时上肢血压不高，活动时血压显著升高。

（4）未手术者半数以上在30岁之前死亡，75%在50岁之前死亡。死因包括脑卒中、主动脉夹层、主动脉瘤破裂及感染性心内膜炎、心衰等。

| 知识点4：主动脉缩窄的实验室及辅助检查 | 副高：熟练掌握 正高：熟练掌握 |

（1）心电图：常有左心室肥大和/或心肌劳损表现。

（2）X线检查：可见左心室增大、升主动脉增宽，缩窄上下血管扩张而使主动脉弓呈3字征。后肋下缘近心端可见肋间动脉侵袭所形成的"切迹"改变，是侧支循环形成的间接征象。

（3）超声心动图：示左心室内径增大；左心室壁肥厚；胸骨上窝主动脉长轴可见缩窄环所在部位及其上下扩张。超声多普勒可测定缩窄上下压力阶差。

（4）磁共振检查：能满意地显示整个主动脉的解剖构形及侧支循环情况。

（5）心导管检查和主动脉造影术：心导管检查测定血氧饱和度以及进行压力测定。主动脉造影显示缩窄的部位、长度以及侧支循环的情况、是否存在动脉导管未闭等。

| 知识点5：主动脉缩窄的诊断及鉴别诊断 | 副高：熟练掌握 正高：熟练掌握 |

典型的上下肢血压的显著差别及胸部杂音可提示本病的诊断，超声心动图检查可确诊。具体诊断要点如下。

（1）缩窄所致收缩期杂音于肩胛间区易于听到，常传导至心前区、心尖区、左腋下及胸骨上窝。

（2）上肢血压高于下肢。在肩胛间区、腋部、胸骨旁和中上腹可见侧支循环动脉曲张、搏动明显，可伴有震颤。

（3）X线检查可见升主动脉扩大、搏动明显。心电图多为左室肥大伴劳损。超声心动图胸骨上窝探查可发现缩窄部位，连续波多普勒超声可测量缩窄段前后的压力阶差。左心导管检查可发现缩窄段近端主动脉腔内压力增高、脉压增大，远端主动脉腔内压力降低、脉压减小。造影可显示缩窄段。磁共振成像可了解缩窄的部位和形态。

本病应与多发性大动脉炎和其他类型高血压相鉴别。

<table>
<tr><td>知识点6：主动脉缩窄的治疗</td><td>副高：熟练掌握　正高：熟练掌握</td></tr>
</table>

较早手术者预后较好，手术治疗后平均存活年龄约为40岁。10岁以前手术者，30年存活率＞90%，明显高于30岁以后接受手术治疗的患者。术后远期死亡的原因包括心衰、脑卒中、主动脉瘤破裂等。外科手术后再缩窄可采用球囊扩张术或支架术治疗。术后长期随访中，应注意监测血压及采用磁共振成像观察主动脉的形态。

<table>
<tr><td>知识点7：主动脉缩窄的预后</td><td>副高：熟练掌握　正高：熟练掌握</td></tr>
</table>

成年后手术死亡率高于儿童期手术，不手术者多死于50岁以内，其中半数以上死于30岁以内。

第六节　肺动脉瓣狭窄

<table>
<tr><td>知识点1：肺动脉瓣狭窄的概念</td><td>副高：熟练掌握　正高：熟练掌握</td></tr>
</table>

先天性肺动脉瓣狭窄指肺动脉瓣、瓣上或瓣下有狭窄。此种先天性畸形常单独出现，发病率较高，在成人先天性心脏病中可达25%。

<table>
<tr><td>知识点2：肺动脉瓣狭窄的病理解剖及病理生理</td><td>副高：熟练掌握　正高：熟练掌握</td></tr>
</table>

本病主要病理变化在肺动脉瓣及其上下，可分为3型：①瓣膜型：表现为瓣膜肥厚，瓣口狭窄，重者瓣叶可融合成圆锥状；②瓣下型：为右心室流出道漏斗部肌肉肥厚造成梗阻；③瓣上型：指肺动脉主干或主要分支有单发或多发性狭窄，此型较少见。

主要的病理生理为右心室排血受阻，压力增高，代偿性肥厚，最终右心室扩大以致衰竭。一般根据右心室压力高低来判断病情轻重，如右心室收缩压＜50mmHg为轻型；＞50mmHg但未超过左心室收缩压者为中型；超过左心室收缩压者为重型。右心室压力越高表明肺动脉瓣狭窄越重，而狭窄上下压力阶差也必然越大。

<table>
<tr><td>知识点3：肺动脉瓣狭窄的临床表现</td><td>副高：熟练掌握　正高：熟练掌握</td></tr>
</table>

轻症肺动脉瓣狭窄可无症状，中度狭窄者在活动时可有呼吸困难及疲倦，严重狭窄者可因剧烈活动而导致晕厥甚至猝死。

典型的体征为胸骨左缘第2肋间有一响亮的收缩期喷射性杂音，传导广泛可传及颈部、整个心前区甚至背部，常伴有震颤；肺动脉瓣区第二心音减弱。

知识点4：肺动脉瓣狭窄的实验室及辅助检查　　副高：熟练掌握　正高：熟练掌握

（1）心电图：轻度狭窄时可正常；中度以上狭窄可出现电轴右偏、右室肥大、右房增大，也可见不完全右束支传导阻滞。

（2）X线检查：可见肺动脉段突出，是狭窄后扩张所致，肺血管影细小，肺野异常清晰；心尖左移上翘为右心室肥大表现。如已有右心衰竭则心影可明显增大。

（3）超声心动图：可见肺动脉瓣增厚，可定量测定瓣口面积；瓣下型漏斗状狭窄也可清楚判定其范围；应用多普勒技术可计算出跨瓣或狭窄上下压力阶差。

（4）右心导管检查和右心室造影：确定狭窄的部位及类型，测定右心室和肺动脉的压力。

知识点5：肺动脉瓣狭窄的诊断及鉴别诊断　　副高：熟练掌握　正高：熟练掌握

典型的杂音、X线表现及超声心动图检查可以确诊。鉴别诊断应考虑原发性肺动脉扩张，房、室间隔缺损，法洛四联症及Ebstein畸形等。

知识点6：肺动脉瓣狭窄的治疗　　副高：熟练掌握　正高：熟练掌握

（1）介入治疗：为首选方法。

（2）手术治疗：球囊扩张不成功或不宜行球囊扩张者，如狭窄上下压力阶差＞40mmHg应采取手术治疗。

知识点7：肺动脉瓣狭窄的预后　　副高：熟练掌握　正高：熟练掌握

轻度狭窄一般可不予治疗，随访观察即可。如患者有症状，且跨瓣压力阶差＞30mmHg，介入或手术治疗效果均良好。重症狭窄不治疗，可致右心衰而死亡。

第七节　二叶主动脉瓣

知识点1：二叶主动脉瓣的病理解剖　　副高：熟练掌握　正高：熟练掌握

主动脉瓣及其上、下邻近结构的先天性发育异常有较多类型，但在成年人中以二叶主动脉瓣最为常见。因为二叶主动脉瓣在出生时瓣膜功能一般均与正常三叶瓣无差别，所以可无任何症状、体征的健康存活至成年。随着年龄增长二叶瓣常有渐进性钙化增厚导致主动脉瓣狭窄，二叶瓣的瓣叶和瓣环发育不匹配也可导致主动脉瓣关闭不全。二叶主动脉瓣畸形与主动脉根部病变中层囊性坏死有着内在的联系，可合并存在。主动脉根部病变中层囊性坏死可表现为主动脉根部动脉瘤，或突发主动脉夹层，多见于年轻患者。二叶主动脉瓣畸形多见于老年人。

知识点2：二叶主动脉瓣的病理生理	副高：熟练掌握 正高：熟练掌握

当二叶瓣功能正常时无血流动力学异常，一旦出现瓣膜狭窄或关闭不全则可出现相应的血流动力学变化。瓣膜狭窄以左心室压力负荷增加及心排血量减少为特征；瓣膜关闭不全以主动脉瓣反流及左心室容量负荷增加为主要病理生理改变。

知识点3：二叶主动脉瓣的临床表现	副高：熟练掌握 正高：熟练掌握

瓣膜功能正常时可无任何症状、体征。瓣膜功能障碍出现狭窄或关闭不全时表现相应的症状、体征。

知识点4：二叶主动脉瓣的实验室及辅助检查	副高：熟练掌握 正高：熟练掌握

超声心动图是诊断二叶主动脉瓣最直接、最可靠的检查方法，对伴有瓣膜狭窄或关闭不全的状况也可作出明确判断。

伴发主动脉瓣狭窄后继发左心室肥厚，或伴发主动脉瓣关闭不全继发左心室扩大，心电图及X线可有相应的表现。心导管检查仅用于拟行介入或手术治疗的患者。

知识点5：二叶主动脉瓣的诊断及鉴别诊断	副高：熟练掌握 正高：熟练掌握

对临床表现为孤立的主动脉瓣狭窄或关闭不全的成年患者应考虑本病的可能，根据超声心动图所见诊断并不困难。对于已确定为二叶主动脉瓣畸形的患者无论有无瓣膜功能不全，突发剧烈胸痛症状时，应考虑主动脉夹层的可能。主要应与风湿性瓣膜病及梗阻性肥厚型心肌病相鉴别。

知识点6：二叶主动脉瓣的治疗	副高：熟练掌握 正高：熟练掌握

（1）介入治疗。

（2）手术治疗：对于有瓣膜狭窄且有相应症状，跨瓣压力阶差≥50mmHg，宜行瓣膜成形或换瓣手术；对于瓣膜关闭不全，心脏进行性增大者，应考虑换瓣手术治疗。

知识点7：二叶主动脉瓣的预后	副高：熟练掌握 正高：熟练掌握

单纯二叶主动脉瓣畸形的预后取决于并发功能障碍的程度。此外，本病易患感染性心内膜炎，病情可急剧恶化。

第八节　法洛四联症

知识点1：法洛四联症的概念　　　　　　　副高：熟练掌握　　正高：熟练掌握

法洛四联症是成人最常见的发绀型先天性心脏病。包括肺动脉口狭窄、室间隔缺损、主动脉骑跨、右心室肥大4种畸形或病变。其中肺动脉口狭窄和室间隔缺损为基本病变，无主动脉骑跨则属于广义或不典型的四联症；如果四联症合并房间隔缺损，称为五联症；肺动脉瓣狭窄合并房间隔缺损或卵圆孔未闭称三联症。

知识点2：法洛四联症的病理解剖及病理生理　　　副高：熟练掌握　　正高：熟练掌握

本症主要畸形为室间隔缺损，均为大缺损，多位于膜周部，左、右心室压力相等；肺动脉狭窄可为瓣膜型，或瓣上、瓣下型，以右心室流出道漏斗部狭窄为最多；主动脉骑跨右心室所占比例为15%～95%；右心室肥厚是血流动力学影响的继发改变，常可伴发其他畸形。

由于室间隔大缺损，左、右心室压力相等，相当于一个心室向体循环及肺循环排血，右心室压力增高，但由于肺动脉狭窄，肺动脉压力不高甚至降低，右心室血流大量经骑跨的主动脉进入体循环，使动脉血氧饱和度明显降低，出现青紫并继发红细胞增多症。

知识点3：法洛四联症的临床表现　　　　　副高：熟练掌握　　正高：熟练掌握

（1）未经手术治疗的患者，其自然病程主要取决于肺动脉口狭窄的严重程度。严重狭窄者很难存活至成人期，大约25%的患者可活到10岁，11%可活到20岁，6%可活到30岁，仅3%的患者能活到40岁以后。

（2）成人患者的临床表现与儿童相似，但缺氧发作较为少见。进行性青紫和呼吸困难，易疲乏，劳累后常取蹲踞位休息。严重缺氧时可引起晕厥，长期右心压力增高及缺氧可发生心功能不全。患者除明显青紫外，常伴有杵状指（趾），心脏听诊肺动脉瓣第二心音减弱以至消失，胸骨左缘常可闻及收缩期喷射性杂音。

（3）成年后若合并原发性高血压，将同时增加左、右心室的后负荷。由于体循环阻力增加，肺血流灌注将获得改善，但可导致右心衰。若合并慢性阻塞性肺病，症状将明显加重。

（4）常见并发症有脑卒中、脑脓肿、缺氧发作、鼻出血、咯血、感染性心内膜炎及心衰。成人患者死亡的主要原因是心衰和心律失常。

知识点4：法洛四联症的实验室及辅助检查　　　副高：熟练掌握　　正高：熟练掌握

（1）血常规检查：可显示红细胞、血红蛋白增多，血细胞比容均显著增高。

（2）心电图：可见电轴右偏、右心室肥厚。

（3）X线检查：主要为右心室肥厚表现，肺动脉段凹陷，形成木靴状外形，肺血管纹理减少。

（4）超声心动图：可显示右心室肥厚、室间隔缺损及主动脉骑跨，也可以显示右心室流出道狭窄及肺动脉瓣的情况。

（5）磁共振检查：可进一步清晰显示各种解剖结构异常。

（6）心导管检查：对拟行手术治疗的患者应行心导管检查，根据血流动力学改变、血氧饱和度变化及分流情况进一步确定畸形的性质、程度以及有无其他合并畸形，为制订手术方案提供依据。

知识点5：法洛四联症的诊断及鉴别诊断	副高：熟练掌握　正高：熟练掌握

根据临床表现、X线及心电图检查可提示本症，超声心动图检查基本上可确定诊断。诊断要点如下。

（1）发绀是本病突出表现，大部分病例出生后数月即出现青紫。活动时喜蹲踞，也是本病的特征之一。剧烈运动时可有缺氧发作，表现为突发呼吸困难、青紫加重、神志障碍，严重时可出现晕厥、抽搐。

（2）胸骨左缘第2～3肋间收缩期喷射性杂音，以第3肋间最响。可见杵状指（趾）。

（3）X线检查示肺血减少、肺动脉段凹陷；主动脉影增宽、心尖上翘，构成典型"靴形心"。心电图改变有右室肥厚伴劳损、电轴右偏。超声心动图和右心室造影可显示其解剖畸形；右心导管检查可发现右心室压力增高，与肺动脉之间存在明显压力阶差。

本病应与法洛三联症、艾森门格综合征、三尖瓣下移畸形、永存动脉干、右室双出口等先天性心脏病相鉴别。

知识点6：法洛四联症的治疗	副高：熟练掌握　正高：熟练掌握

未经手术而存活至成年的患者，其唯一可选择的治疗方法为手术纠正畸形，危险性较儿童期手术大，但仍应争取手术治疗。近年来，随着先天性心血管病介入治疗技术的迅速发展，目前介入治疗已成为先天性心血管病治疗的重要手段，导管介入与外科手术相结合治疗法洛四联症，极大提高了患者救治的机会。

知识点7：法洛四联症的预后	副高：熟练掌握　正高：熟练掌握

儿童期未经手术治疗者预后不佳，多于20岁以前死于心功能不全或脑血管意外、感染性心内膜炎等并发症。

第九节　三尖瓣下移畸形

知识点1：三尖瓣下移畸形的概念	副高：熟练掌握　正高：熟练掌握

三尖瓣下移畸形亦称埃勃斯坦畸形（Ebstein anomaly），少见，男女患病率相近。三尖

瓣后叶和隔叶下移至右心室，部分右室房化、右心房扩大。合并房间隔缺损或卵圆孔未闭时，右心房血液分流至左心房，可出现发绀。

知识点2：三尖瓣下移畸形的病理解剖及病理生理　　副高：熟练掌握　　正高：熟练掌握

本病的主要病变为三尖瓣瓣叶及其附着部位的异常，前瓣口多附着于瓣环的正常部位，但增大延长，而隔瓣叶和后瓣叶发育不良且附着部位不在瓣环位置而下移至右心室心尖部，伴有三尖瓣关闭不全，且右心室被下移的三尖瓣分隔为较小的功能性右心室（肌部及流出道）及房化的右心室，与原有的右心房共同构成一大心腔。这类畸形几乎均合并卵圆孔未闭或房间隔缺损，部分患者存在右侧房室旁路。

主要为三尖瓣关闭不全的病理生理变化，右心房压增高。如同时有房间隔缺损，可能导致右向左分流而有发绀。

知识点3：三尖瓣下移畸形的临床表现　　副高：熟练掌握　　正高：熟练掌握

（1）若未合并其他畸形，大多数患者可活到成人期。在青春期前一般无症状。

（2）临床表现主要包括心悸、气喘、乏力、头晕、发绀、呼吸困难和心衰。发绀和心衰是决定预后的重要因素，在50岁以上成人患者中，大约一半有发绀。

（3）25%~30%患者合并预激综合征，房室旁路通常位于右侧。可反复发作室上性心动过速，严重者可能引起猝死。

知识点4：三尖瓣下移畸形的实验室及辅助检查　　副高：熟练掌握　　正高：熟练掌握

（1）心电图：常有一度房室传导阻滞、P波高尖、右束支传导阻滞，约25%有预激综合征（右侧房室旁路）图形。

（2）X线检查：球形巨大心影为其特征，以右心房增大为主，发绀患者肺血管影减少。

（3）超声心动图：具有重大诊断价值，可见到下移的瓣膜、巨大右心房、房化右心室及相对甚小的功能性右心室，缺损的房间隔亦可显现。

（4）心导管检查：拟行手术治疗者宜行右心导管检查。

知识点5：三尖瓣下移畸形的诊断及鉴别诊断　　副高：熟练掌握　　正高：熟练掌握

临床表现及超声检查可确诊。诊断要点如下。

（1）三尖瓣区收缩期杂音，第一、第二心音分裂。

（2）X线检查示巨大右心房。心电图可有右房肥大表现。超声心动图可显示三尖瓣附着位置下移、右房扩大、三尖瓣反流。右心导管检查可发现右房压力升高。

鉴别诊断：有发绀者应与三尖瓣闭锁和其他发绀型先天性心脏病相鉴别。无发绀者应与扩张型心肌病和心包积液相鉴别。

知识点6：三尖瓣下移畸形的治疗 副高：熟练掌握 正高：熟练掌握

症状轻微者可暂不手术，随访观察；心脏明显增大、症状较重者应行手术治疗，包括三尖瓣成形或置换、房化的心室折叠、关闭房间隔缺损及切断房室旁路。

第十节 主动脉窦动脉瘤

知识点1：主动脉窦动脉瘤的流行病学 副高：熟练掌握 正高：熟练掌握

先天性主动脉窦动脉瘤是一种少见的先天性心脏病变。瘤体未破裂时可无任何症状，瘤体多在20岁以后破裂，破裂后出现严重症状，多在成年时被发现，男性多于女性。

知识点2：主动脉窦动脉瘤的病理解剖及病理生理 副高：熟练掌握 正高：熟练掌握

本病主要在主动脉窦部包括左、右冠状动脉开口的窦及无冠状动脉开口的窦形成动脉瘤，其大小、部位因人而异。随着年龄增长瘤体常逐渐增大并突入心腔，当瘤体增大至一定程度，瘤壁变薄而导致破裂，窦瘤可破入右心房、右心室、肺动脉、左心室或心包腔。部分患者合并室间隔缺损。

根据窦瘤的部位及破入不同的腔室而有不同的病理生理变化，如破入心包则因急骤发生的心脏压塞而迅速死亡。临床上以右冠状动脉窦瘤破入右心室更为常见，并具有典型的类似心室水平急性左向右分流的病理生理特征。

知识点3：主动脉窦动脉瘤的临床表现 副高：熟练掌握 正高：熟练掌握

在瘤体未破裂前一般无临床症状或体征。

破裂多发生在20岁以后，多在运动或劳力负荷时发生。当窦瘤破入右室时，患者突感心悸、胸痛、呼吸困难、咳嗽等急性心功能不全症状，随后逐渐出现右心衰竭的表现。

体征以胸骨左缘第3～4肋间闻及连续性响亮的机器样杂音，伴有震颤。肺动脉瓣第二心音亢进，心界增大。周围动脉收缩压增高、舒张压降低，脉压增大，有水冲脉及毛细血管搏动等周围血管征。继之可出现肝大、下肢水肿等右心衰竭表现。

知识点4：主动脉窦动脉瘤的实验室及辅助检查 副高：熟练掌握 正高：熟练掌握

（1）心电图：可正常，窦瘤破裂后可出现左室增大或左、右室增大表现。

（2）X线检查：窦瘤破裂后，可见肺淤血，左、右心室增大。

（3）超声心动图：窦瘤未破裂前即可见到相应的窦体增大有囊状物膨出。瘤体破裂后可见裂口；超声多普勒可显示经裂口的血液分流。

（4）磁共振显像：可更清晰显示窦瘤部位大小及与周围心血管腔室的关系。

（5）心导管检查：未破裂的窦瘤经升主动脉造影可清楚显示与窦瘤相关的解剖学变化，破裂后，根据造影剂的流向，结合心导管检查，可准确判断破入的部位及分流量。

知识点5：主动脉窦动脉瘤的诊断及鉴别诊断	副高：熟练掌握 正高：熟练掌握

由于影像检查技术的发展及普及，临床上发现未破裂主动脉窦瘤的概率增加。既往未发现主动脉窦瘤者，出现急性症状、体征时应与急性心肌梗死、动脉导管未闭、室间隔缺损伴有主动脉瓣关闭不全等相鉴别。

知识点6：主动脉窦动脉瘤的治疗	副高：熟练掌握 正高：熟练掌握

窦瘤未破裂者不予处理，随访观察，一旦破裂应尽早治疗。以往采用开胸外科修补，虽然技术已经成熟，但创伤大，术后并发症多。随着心脏介入医学的发展，介入治疗已成为主动脉窦瘤破裂治疗的另一种选择。但目前还没有公认的介入治疗适应证及禁忌证。文献报道，较为理想的适应证是主动脉右窦瘤破入右室水平的左向右分流，瘤体未累及瓣环或主动脉瓣。

知识点7：主动脉窦动脉瘤的预后	副高：熟练掌握 正高：熟练掌握

窦瘤一旦破裂则预后不佳，如果不能手术治疗，多在数周或数月内死于心力衰竭。

第十二章 血管疾病

第一节 主动脉夹层

知识点1：主动脉夹层的概念 副高：熟练掌握 正高：熟练掌握

主动脉夹层是指主动脉内膜撕裂后，主动脉腔内的血液通过内膜破口进入主动脉壁中层形成夹层血肿并沿主动脉壁延伸分离形成动脉真、假腔病理改变的严重主动脉疾病。过去曾称为主动脉夹层动脉瘤，因其不是主动脉壁的扩张，且病理机制、临床表现及治疗等都与主动脉瘤有很大区别，故现在称为主动脉夹层血肿或主动脉夹层分离，简称主动脉夹层。

知识点2：主动脉夹层的流行病学 副高：熟练掌握 正高：熟练掌握

急性主动脉夹层多见于中老年男性，男女性比例（2~5）:1，3/4以上患者发病时>40岁，近端夹层发病的高峰年龄在50~55岁，远端夹层在60~70岁。在主动脉夹层的患者中，有62%~78%的患者有高血压。发病时年龄<40岁的患者中，男女性比例接近1:1，而且50%女性患者在妊娠期发病。青年人中此病罕见，多见于易感性家族或患有马方综合征、结缔组织病或先天性缺损（如二叶式主动脉瓣畸形、主动脉缩窄等）。

知识点3：主动脉夹层的病因 副高：熟练掌握 正高：熟练掌握

（1）高血压：是发生主动脉夹层最重要的危险因素，65%~75%的患者由高血压引起。在急进型和恶性高血压以及药物控制不佳的顽固性高血压患者中，本病的发生率明显增加。

（2）动脉粥样硬化：动脉粥样硬化斑块内膜的破溃可以形成夹层。常见于合并高血压、血脂异常及糖尿病者。

（3）结缔组织病：遗传性血管病变如Marfan综合征、Ehler-Danlos综合征、主动脉瓣二瓣畸形、先天性主动脉缩窄和家族性主动脉夹层等。此外，血管炎如巨细胞动脉炎、Takayasu动脉炎、贝赫切特综合征及梅毒等。

（4）医源性因素：如主动脉内球囊反搏泵置入、主动脉内造影剂注射误伤内膜、心脏瓣膜及大动脉手术等也可导致本病的发生。

（5）其他：外伤如车祸或坠落伤等。

| 知识点4：主动脉夹层的发病机制 | 副高：熟练掌握　正高：熟练掌握 |

正常人的主动脉可以承受很大的压力。长期高血压作用于主动脉可引起内膜增厚、纤维化，并导致平滑肌细胞肥大缺血、血管中层变性坏死，最终导致内膜的撕裂，血液进入到血管中层形成夹层血肿。

遗传性结缔组织疾病或血管炎患者，由于主动脉中层胶原和纤维组织变性、血管平滑肌细胞分化障碍等缺陷，易发生主动脉内膜层的撕裂并形成主动脉夹层。

| 知识点5：主动脉夹层的病理生理 | 副高：熟练掌握　正高：熟练掌握 |

当血液进入中层后将内膜与中层分隔开，如果血压继续增高或夹层内的压力不断增大，血肿不断向近心端或远心端蔓延扩展。升主动脉夹层向近心端蔓延，可引起低灌注综合征、心脏压塞、主动脉瓣关闭不全及急性心肌缺血等严重并发症；向远心端蔓延，可波及头背动脉、左颈总及左锁骨动脉等血管，并引起相应血管供血不足的症状。降主动脉夹层扩展可引起肾脏、消化系统及下肢缺血。

| 知识点6：主动脉夹层的临床分型 | 副高：熟练掌握　正高：熟练掌握 |

临床常用两种分型法，一种为传统的De Bakey分型法，将主动脉夹层分成3型：Ⅰ型：夹层起始于升主动脉并延伸至主动脉弓及降主动脉，甚至腹主动脉，此型最多见；Ⅱ型：夹层局限于升主动脉；Ⅲ型：夹层起始于降主动脉，并向远端延伸可达到腹主动脉及其分支。另一种为Stanford分型法，将主动脉夹层分成两型：A型：所有累及升主动脉的夹层（包括De Bakey Ⅰ型和Ⅱ型）；B型：局限于降主动脉的夹层（即De Bakey Ⅲ型）。

| 知识点7：主动脉夹层的临床表现 | 副高：熟练掌握　正高：熟练掌握 |

本病分为急性期、亚急性期及慢性期。急性期指起病2周内，症状重、死亡率高；亚急性期指发病2周至2个月；慢性期则为发病超过2个月的患者。本病临床表现多变，病情复杂。

（1）突发剧烈疼痛：高达80%的患者以突发前胸或胸背部疼痛为主诉。疼痛的特点：①性质：多为刀割样、撕裂样或针刺样；②程度：剧烈、难以忍受，可出现烦躁、大汗、恶心、呕吐等症状，伴濒死感；③部位：多位于胸骨区，可向肩胛部及后背部扩展，疼痛的部位往往与夹层病变的起源部位密切相关，以前胸痛为主要表现提示夹层病变累及近端升主动脉；而肩胛间区疼痛则提示降主动脉夹层；颈、咽及下颌部疼痛往往提示夹层侵及升主动脉或主动脉弓；而后背、腹部及下肢痛则强烈提示腹主动脉夹层形成；④持续时间长。

（2）晕厥：大约16%的主动脉夹层患者发生晕厥，部分患者可以是以晕厥为首发表现。晕厥通常由一些严重并发症如心脏压塞、急性左心衰、脑动脉梗阻等引起。当然，剧痛本身也可诱发晕厥。

（3）休克：部分患者表现为面色苍白、出汗、四肢皮肤湿冷等类似休克的临床表现，但真正发生休克者不多，可见于合并急性左心衰恶化、急性心脏压塞、夹层破裂大出血等。

（4）夹层血肿延展、压迫引起的相关系统表现

1）心血管系统：约半数Ⅰ型及Ⅱ型主动脉夹层患者出现主动脉瓣关闭不全。心前区可闻及典型叹气样舒张期杂音且可发生充血性心衰，但在心衰严重或心动过速时杂音可不明显；波及冠状动脉可以引起急性心肌梗死；夹层血肿破入心包引起急性心脏压塞。

2）神经系统：患者可有头晕、一过性晕厥、精神失常，严重者发生缺血性脑卒中。夹层压迫颈交感神经节常出现Homer综合征，压迫左侧喉返神经出现声音嘶哑。向下延伸至第2腰椎水平，可累及脊髓前动脉，出现截瘫、大小便失禁等。

3）消化系统：反复发作的腹痛、恶心、呕吐及黑便等症状，通常提示夹层病变延展至腹主动脉主干或肠系膜动脉。

4）泌尿系统：病变累及肾动脉时，则常引起腰痛、血尿、少尿、无尿甚至急性肾衰竭。

知识点8：主动脉夹层的实验室及辅助检查　　　　副高：熟练掌握　　正高：熟练掌握

（1）实验室检查：急性期患者多可出现血白细胞增多伴中性粒细胞比例升高，血沉增快；病变累及冠状动脉可以引起血清心肌标志物（CK、CK-MB、LDH、AST、cTnT和cTnI等）水平升高；病变累及肾动脉，常引起镜下血尿、蛋白尿及管型伴血Cr和BUN水平升高。

（2）心电图：患者心电图检查多表现为非特异性ST-T改变，近1/3患者的心电图完全正常。但当病变累及冠状动脉时，可出现心肌缺血甚至心肌梗死图形。

（3）X线胸片：可出现主动脉增宽，主动脉外轮廓不规则、增宽甚至扭曲，主动脉内膜钙化影移位等。但有少数患者其X线胸片检查完全正常。

（4）超声心动图检查：可见主动脉根部扩张，夹层处主动脉壁由正常的单条回声带变为两条分离的回声带，其间形成假腔。并能发现相关并发症，如主动脉瓣关闭不全、心脏压塞等。经食管超声心动图检查的敏感性和特异性更高（＞95%），可以有效地发现位于升主动脉末端、主动脉弓及降主动脉的夹层病变，并显示内膜破口位置和真假腔血流。

（5）主动脉CTA及MRA：均有很高的诊断价值，其敏感性与特异性可达98%左右。主动脉CTA可观察到夹层隔膜将主动脉分割为真、假两腔，重建图像可提供主动脉全程的二维和三维图像，其主要缺点是造影剂产生的不良反应和主动脉搏动产生的伪影干扰。主动脉MRA可准确评估主动脉夹层真、假腔和累及范围，其缺点是扫描时间较长，不适用于血流动力学不稳定的患者。

（6）主动脉DSA：尽管仍然是诊断主动脉夹层的"金标准"，但基本上已为主动脉CTA和MRA所取代，目前多只在腔内修复术中应用，而不作为术前常规诊断手段。

知识点9：主动脉夹层的诊断　　　　　　　　　　副高：熟练掌握　　正高：熟练掌握

急性主动脉夹层病情进展迅速，早期死亡率高，因此快速诊断意义重大。对于合并剧烈胸痛、后背痛、腹痛、晕厥等患者，均应考虑发生主动脉夹层的可能，确诊主动脉夹层的主要辅助检查手段是计算机断层扫描血管造影（CTA）、磁共振血管造影（MRA），以及数字

减影血管造影（DSA）。

（1）疼痛的特点：表现为初发即为撕裂样剧痛。

（2）血压可不下降，在发病早期反而升高。

（3）突然出现主动脉瓣关闭不全、急腹症或神经系统障碍，同时伴有血管阻塞征象。

（4）两侧脉搏搏动强弱不一，甚至一侧搏动消失。

（5）影像学检查（超声心动图、CT、MRI、主动脉造影）有助于早期诊断。

知识点10：主动脉夹层与急性心肌梗死的鉴别诊断　　副高：熟练掌握　正高：熟练掌握

急性心肌梗死的疼痛一般逐渐递增，疼痛常局限于胸骨后或向颈部及左臂放射；主动脉夹层疼痛发作开始即为撕裂样疼痛，部位较广泛，用吗啡等镇痛药不能缓解；二者都可能发生休克，但急性主动脉夹层发生休克时血压可不降低。结合心电图和影像学技术有助于夹层分离的诊断。

知识点11：主动脉夹层与急性肺栓塞的鉴别诊断　　副高：熟练掌握　正高：熟练掌握

急性肺栓塞临床表现为急性胸痛、胸闷，伴呼吸困难、咯血和休克等症状，与主动脉夹层症状相似，但肺栓塞常见于长期卧床、手术或分娩后等患者，选择性肺动脉造影可鉴别。

知识点12：主动脉夹层与急腹症的鉴别诊断　　副高：熟练掌握　正高：熟练掌握

腹主动脉夹层影响腹腔器官的供血，可出现各种急腹症的临床表现，需密切观察身体相关部位有无血管阻塞体征，必要时做腹部超声和主动脉造影检查进行鉴别。

知识点13：主动脉夹层的治疗　　副高：熟练掌握　正高：熟练掌握

本病系危重急诊，应及时处理。

（1）即刻处理：明确诊断或高度怀疑主动脉夹层者，应迅速将患者送入心脏监护病房。严密监测血流动力学指标，包括血压、心率、心律及出入液量平衡；凡有心衰或低血压者还应监测中心静脉压、肺毛细血管楔压和心排血量。绝对卧床休息，强效镇静与镇痛，必要时静脉注射较大剂量吗啡或冬眠治疗。

（2）随后的治疗决策应按以下原则：①急性期患者无论是否采取介入或手术治疗，均应首先给予强化的内科药物治疗；②升主动脉夹层特别是波及主动脉瓣或心包内有渗液者宜急诊外科手术；③降主动脉夹层急性期病情进展迅速，病变局部血管直径≥5cm或有血管并发症者应争取介入治疗植入支架（动脉腔内隔绝术）。

（3）药物治疗

1）镇痛药物：应给予足量的镇痛剂（如吗啡、哌替啶等）缓解疼痛，并解除患者的焦虑情绪。

2）降压：首选静脉应用硝普钠，迅速将收缩压降至100~120mmHg或更低，预防夹层血肿的延伸。必要时使用其他降压药，如α受体阻断剂、血管紧张素转换酶抑制剂、利尿剂等药物。血压应降至能保持重要脏器灌注的最低水平，避免出现少尿、心肌缺血及精神症状等重要脏器灌注不良的症状。

3）降低心肌收缩力：在降压的同时进一步降低左心室张力和心肌收缩力，减慢心率至60~80次/分，以防止夹层进一步扩展。对于β受体拮抗剂不能耐受的患者，可使用非二氢吡啶类钙通道拮抗剂（地尔硫革、维拉帕米等）代替。

（4）介入治疗：血管内支架植入术可以有效治疗慢性B型（Ⅲ型）主动脉夹层病变。目前支架植入术也可用于A型和B型主动脉夹层并发的低灌注综合征的治疗。

（5）外科手术治疗：A型（Ⅰ型和Ⅱ型）主动脉夹层的患者往往需要手术治疗，手术的目的是预防主动脉破裂、心脏压塞并矫治主动脉瓣关闭不全，以减少患者死亡。B型（Ⅲ型）主动脉夹层的患者通常以内科治疗为主。手术适应证包括剧烈疼痛不能缓解、急性胸（腹）主动脉扩张以及胸（腹）主动脉旁或纵隔内血肿形成等。

知识点14：主动脉夹层的预后　　　　　　副高：熟练掌握　　正高：熟练掌握

多数病例在起病前后数小时至数天内死亡，在开始24小时内病死率为35%，48小时病死率为50%，出院后5年生存率为75%~82%，病变部位、治疗方法对生存率的影响无显著差异。主动脉夹层的晚期并发症包括主动脉瓣反流、夹层复发、动脉瘤形成或破裂等，故应对患者定期随访，进行认真体检以及影像学检查。

第二节　多发性大动脉炎

知识点1：多发性大动脉炎的概念　　　　　副高：熟练掌握　　正高：熟练掌握

多发性大动脉炎是一种主要累及主动脉及其主要分支血管的特发性大血管炎，在1908年由日本眼科医师Mikito Fakayasu首次提出，故也称Fakayasu血管炎或Takayasu病。它常引起动脉狭窄或闭塞导致脉搏消失，故又称无脉症。

知识点2：多发性大动脉炎的病因及发病机制　　副高：熟练掌握　　正高：熟练掌握

病因至今未明，早期认为其是一种与结核杆菌、链球菌或立克次体等病原体感染相关的自身免疫性疾病。后来发现本病与HLA DR$_{12}$和HLA BW$_{52}$抗原以及HLA A$_{24}$-B$_{52}$-DR$_2$单倍型密切相关，因此，遗传因素也可能在本病的发生、发展过程中起作用。

知识点3：多发性大动脉炎的病理改变　　　　副高：熟练掌握　　正高：熟练掌握

病理显示血管病变为肉芽肿性炎性改变，好发部位是主动脉弓及头臂动脉、锁骨下动脉、颈总动脉及肾动脉等，也可累及肺动脉和冠状动脉。

知识点4：多发性大动脉炎的临床表现 　　副高：熟练掌握 　正高：熟练掌握

（1）急性期：早期或急性期患者可无明显不适，或仅为乏力、消瘦、低热、食欲减退、关节肌肉酸痛、结节性红斑等皮肤损害和多汗等非特异性症状。

（2）慢性期：后期大动脉狭窄或闭塞，出现特征性临床表现。根据病变部位分为4型，即头臂动脉型、腹主动脉和/或肾动脉型、胸腹主动脉型、肺动脉型。

知识点5：多发性大动脉炎的临床分型 　　副高：熟练掌握 　正高：熟练掌握

（1）头臂动脉型：病变累及左锁骨下动脉、左颈总动脉和/或无名动脉起始部，以左锁骨下动脉最为常见。当锁骨下动脉近端受累时，可出现患侧上肢肢体发凉、麻木、无力、无脉、血压测不到，锁骨上区可闻及收缩期杂音；颈动脉狭窄可引起头晕、记忆力减退、嗜睡、失眠、眩晕，甚至意识障碍、偏瘫、昏迷伴失语、失写等症状，查体颈动脉搏动减弱或消失，局部可闻及收缩期血管杂音。此外，眼部可出现眼球震颤、角膜白斑、虹膜萎缩、白内障和视网膜萎缩。

（2）腹主动脉和/或肾动脉型：病变累及肠系膜动脉时表现为胃肠功能紊乱、剧烈腹痛和便血等；累及髂动脉时患侧下肢可出现酸麻、乏力、发凉以及间歇性跛行等症状，查体股、腘、足背动脉搏动减弱甚至消失，髂总动脉局部可闻及收缩期杂音；累及肾动脉时可致顽固性高血压，肾区或脐周可闻及血管杂音。

（3）胸腹主动脉型：同时出现上述两型的临床表现。

（4）肺动脉型：病变累及单侧或双侧肺叶动脉或肺段动脉，可合并呼吸困难、心悸以及肺动脉高压表现；肺动脉瓣区可闻及收缩期杂音。

知识点6：多发性大动脉炎的实验室及辅助检查 　　副高：熟练掌握 　正高：熟练掌握

（1）白细胞计数减少：CRP和α_1-球蛋白、α_2-球蛋白及丙种球蛋白升高，IgM、IgG可有不同程度升高，急性期血沉增快和血白细胞计数增高；后期（慢性非活动期）患者血清类风湿因子、抗主动脉抗体和抗核抗体等可呈阳性。

（2）影像学检查：多排螺旋CT、MRA已经取代X线血管造影，成为多发性大动脉炎诊断和分型的首选检查。

（3）其他检查：如多普勒血管超声、脑血流图、[113]铟肺扫描、放射性核素肾图等，可用以评价血管病变形态和靶器官损害情况。

知识点7：多发性大动脉炎的诊断及鉴别诊断 　　副高：熟练掌握 　正高：熟练掌握

（1）诊断：①多见于年轻女性，病初可有发热、关节痛及结节性红斑等皮肤损害。后期出现单侧或双侧肢体缺血症状伴血压高；②体检脉搏减弱或消失，血压降低或测不出，双上肢血压差异明显，全身多部位血管杂音；③多排螺旋CT、MRA、血管超声以及血管X线造影等辅助检查证实大动脉狭窄/闭塞。

（2）鉴别诊断：①结缔组织性疾病，二者均有乏力、发热、肌肉关节酸痛等症状以及免疫检查异常，但结缔组织性疾病不会发生多发大动脉病变；②先天性主动脉狭窄，以男性多见，狭窄部位常位于动脉导管韧带附近且呈环状，一般无其他动脉受累表现；③动脉硬化性闭塞性；④血栓闭塞性脉管炎。

知识点8：多发性大动脉炎的治疗　　　　副高：熟练掌握　正高：熟练掌握

（1）抗感染治疗：对于早期（活动期）的患者，首选糖皮质激素，足量、长程的泼尼松龙治疗可有效缓解症状并抑制血管病变进展。初始剂量为30mg/d，病情稳定后可逐步减量至维持剂量或停药。如效果不满意、不良反应明显或存在禁忌证，可合用或改用环磷酰胺、硫唑嘌呤和甲氨蝶呤等免疫抑制剂，治疗中需密切观察药物的不良反应，同时以血沉和CRP作为评价全身炎症反应水平的指标，酌情调整药物剂量。

（2）抗血栓和降压治疗：合并血管内皮损伤、管腔发生狭窄/闭塞的患者，应接受长期的抗血小板药物（如阿司匹林、氯吡格雷等）治疗以预防血栓形成。70%以上的多发性大动脉炎患者合并高血压，需降压治疗。

（3）血运重建及其他外科治疗：对于颈动脉、锁骨下动脉和肾动脉局限性狭窄/闭塞病变，目前多采用经皮血管腔内成形术（PTA）及支架植入治疗。对于主动脉及其重要分支的严重复杂狭窄病变则需要动脉旁路移植术矫治。合并严重的主动脉扩张/主动脉瘤或主动脉瓣关闭不全的患者，需行人工主动脉置换术或主动脉瓣置换术。

知识点9：多发性大动脉炎的预后　　　　副高：熟练掌握　正高：熟练掌握

本病病程长，进展缓慢，病情往往呈复发与缓解交替出现，儿童期起病病死率高。随着抗感染治疗的规范化以及血管内介入治疗或外科治疗技术的发展，目前成人患者10年生存期>90%。患者主要的死亡原因是脑卒中、充血性心衰、主动脉夹层、心肌梗死和肾衰竭等。

第十三章 心脏病的介入治疗

第一节 心 脏 起 搏

知识点1：心脏起搏术的概念　　　　　　　副高：熟练掌握　正高：熟练掌握

心脏起搏术是用低能量脉冲暂时或长期地刺激心脏达到心脏收缩的治疗方法。心脏起搏分为临时和永久两种。临时心脏起搏是一种暂时性人工心脏起搏术，起搏电极放置时间一般不超过2周，脉冲发生器均置于体外，待达到诊断和治疗目的后随即撤出电极。如仍需继续起搏治疗，则应植入永久性心脏起搏器。

知识点2：人工心脏起搏的原理　　　　　　　副高：熟练掌握　正高：熟练掌握

脉冲发生器定时发放一定频率的脉冲电流，通过导线和电极传输到心房或心室心肌细胞，使局部心肌细胞受到刺激而兴奋；通过心肌细胞的传导性将兴奋向周围心肌扩散传布，导致整个心房或心室兴奋并收缩。因此，心肌必须在具备兴奋、传导和收缩功能时，人工心脏起搏才能发挥作用。

知识点3：人工心脏起搏器的分类　　　　　　　副高：熟练掌握　正高：熟练掌握

（1）根据起搏心腔分为：①单腔起搏器：如AAIR、VVIR等，起搏电极导线单独植入心房或心室；②双腔起搏器：如DDDR，起搏电极导线分别植入心房和心室；③多腔起搏：如三腔（双心房单心室或单心房双心室）或四腔起搏（双心房+双心室）（主要用于肥厚型梗阻性心肌病及顽固性心衰），此时，起搏电极导线除常规植入右心房和右心室外，通常尚需通过心脏静脉植入电极导线分别起搏左心房和/或左心室。

（2）根据起搏生理效应分为：①非生理性起搏，如VVI起搏器，只是保证心室按需起搏，而房室电机械活动不同步；②生理性起搏，即尽可能模拟窦房结及房室传导系统的生理功能，提供与静息及活动相适应的心率并保持房室同步，如AAIR和/或DDDR。但实际上，起搏治疗都不可能是完全生理的。如DDDR及AAIR起搏器，虽然房室同步，但无论心房起搏或心室起搏都存在左、右心房间或左、右心室间的不同步问题。

（3）根据是否具有频率适应功能分为：①频率适应性起搏器：如常用的AAIR、VVIR和DDDR；②非频率适应性起搏器：如常用的AAI、VVI和DDD。

知识点4：人工心脏起搏器的适应证   副高：熟练掌握   正高：熟练掌握

（1）临时心脏起搏器：适合于任何症状性或引起血流动力学变化的心动过缓患者。

（2）永久心脏起搏器：目前起搏的适应证从以往治疗心电衰竭（病态窦房结综合征、房室传导阻滞）发展到纠正心电紊乱（如预防阵发性房性快速心律失常），从治疗心电性疾病发展到治疗非心电性疾病（如治疗部分充血性心衰患者）。这些适应证主要包括：①充血性心衰；②肥厚型梗阻性心肌病（HOCM）；③血管迷走神经性晕厥（VVS）；④长QT综合征（LQTS）；⑤预防阵发性房性快速心律失常。

知识点5：人工心脏起搏器的植入方法   副高：熟练掌握   正高：熟练掌握

（1）临时心脏起搏：起搏电极送入的途径包括经皮、经食管、经胸壁穿刺、开胸心外膜和经静脉5种，后者是最主要的方法。通常选用股静脉、锁骨下静脉或颈内静脉穿刺送入临时起搏电极导线至右室的心尖部。

（2）永久人工心脏起搏：目前绝大多数使用心内膜电极导线。技术要点包括静脉选择、导线电极固定和起搏器的埋置3方面。

1）静脉选择：多选择切开习惯用手对侧的头静脉或锁骨下静脉穿刺。

2）导线电极固定：右室电极用弯钢丝或回撤直钢丝的方法将导线通过三尖瓣口固定于右室心尖部肌小梁中，也可使用主动电极固定于右室流出道间隔部，要避免误入冠状静脉窦。心房电极常用"J"形电极。固定于右心耳，电极头随心房收缩左右移动，随呼吸上下移动。左室电极导线通过冠状静脉窦口，用特制的左室电极递送系统将电极导线送至心脏侧静脉或侧后静脉。

3）起搏器的埋置：在植入导线电极同侧胸大肌筋膜层做一囊袋并将已连接起搏导线的起搏器植入。

知识点6：人工心脏起搏器植入的术前准备和术后处理及随访
     副高：熟练掌握   正高：熟练掌握

（1）术前准备包括：①收集临床资料（X线胸片、心电图、血液检查等）；②患者家属签署安置心脏起搏器知情同意书（风险、益处和起搏模式选择）；③口服华法林者，术前至少停用3天；④术前6～8小时禁食；⑤手术区域备皮；⑥建立静脉通道。

（2）术后处理包括：①观察心律、血压、局部及全身反应，记录12导联心电图；②平卧24～48小时，心房起搏者适当延长卧床时间；③可预防应用抗生素至伤口及囊袋愈合；④可起床活动后拍摄后前位和侧位胸片；⑤伤口护理。

（3）随访包括：①随访时间：一般在植入后1个、3个、6个月各随访1次，以后每半年随访1次；②随访内容：包括病史、体检、心电图、动态心电图和X线胸片等，并利用相应程控器对起搏器进行遥测和程控。

知识点7：与植入手术有关的并发症及处理　　　副高：熟练掌握　正高：熟练掌握

（1）感染：可仅累及起搏器囊袋或整个系统，后者可引起危及生命的脓毒血症。更换脉冲发生器的感染发生率高。处理：局部有脓肿形成者保守治疗愈合的机会极少，应尽早切开排脓、清创，拔除伤口内电极导线，取出起搏器用环氧乙烷消毒，并应用足量抗生素。择期在新的植入途径，用新的起搏电极重新植入起搏器系统。

（2）局部出血：通常是囊袋内小静脉渗血引起，也可能来自动脉或来自沿起搏导线逆行溢出的静脉血液。处理：小量出血可以采用加压包扎、沙袋压迫措施，停用抗血小板或抗凝药物。有血肿形成时，可在严格无菌条件下加压挤出积血（困难时也可拆除1针缝线）。出血量较大且经上述处理无效时，需要重新拆开切口手术探查。

（3）锁骨下静脉穿刺并发症及处理：①气胸、血胸：少量气胸不需干预治疗，气胸>30%需抽气；血胸可视量的多少酌情处理；②误入锁骨下动脉时应拔除针头或导引钢丝后局部加压，切勿插入扩张管；如已插入扩张管，应由胸外科医师至手术室处理，切忌自行拔出。

知识点8：检测人工心脏起搏器功能异常的一般步骤

　　　　　　　　　　　　　　　　　　　　　副高：熟练掌握　正高：熟练掌握

（1）记录12导联心电图并进行以下检查：①是否存在起搏刺激信号，是否夺获相应的心腔；②若无起搏刺激信号，则确定自主心脏除极的时间是否足以解释无起搏刺激；③观察自主心搏与起搏的关系，并确定自主心搏是否被适当感知；④自心房起搏事件往回推算评价双腔起搏器的时间周期。

（2）程控仪查询起搏器：检查起搏器参数。

第二节　心导管消融治疗

知识点1：心导管消融的概念　　　　　　　　副高：熟练掌握　正高：熟练掌握

心导管消融是通过心脏电生理技术在心内标测定位后，将导管电极置于引起心律失常的病灶处或异常传导径路区域，应用高能电流、激光、射频电流、细胞毒性物质、冷冻等方法，使该区域心肌坏死或损坏，达到治疗顽固性心律失常的目的。

知识点2：心导管消融的能源　　　　　　　　副高：熟练掌握　正高：熟练掌握

（1）直流电消融：直流电消融产生的损害范围大，组织边界不清楚伴有不均匀的纤维化，对左室功能抑制较大。患者需要在全身麻醉下进行。目前多被安全性较高、并发症较少的射频消融所替代，但对射频消融失败者，直流电消融仍可一试，尤其是应用低能直流电消融技术。

（2）射频电消融：因具有高频特性，不刺激神经、肌肉纤维，致心律失常作用轻，无左室功能受抑，故不需要在全身麻醉下进行。一般情况下，心脏组织在40℃以下无明显损伤，40～49℃为可逆行损伤，＞70℃可能发生坏死。温控导管电极（导管顶端带有热敏电阻）的问世，可减少阻抗和形成电极周围血凝块，有助于控制损伤范围。

（3）冠状动脉内化学消融：用选择性冠状动脉微导管（直径约1mm）通过冠状动脉内"标测"心律失常起源病灶或异常传导径路区心肌血供的关联血管，注入化学物质，产生永久性心肌损害达到消融目的。近年来，有人使用经皮冠状动脉室间隔支注射无水酒精消融心肌的方法治疗肥厚型梗阻性心肌病，取得初步的疗效。

知识点3：房性心律失常的消融　　　　　　副高：熟练掌握　　正高：熟练掌握

适合导管消融的房性心律失常包括：异位节律兴奋性增高或折返性房速、窦房结折返、不适当性窦性心动过速、结性心动过速、典型或不典型房扑等。当药物治疗无效或不能耐受或患者不希望长期药物治疗时，可考虑该手术。

典型房扑为右心房内沿三尖瓣环的大折返性房速。下腔静脉、冠状静脉窦口与三尖瓣环之间的峡部是典型房扑折返环的缓慢传导区，阻断三尖瓣环至下腔静脉的传导峡部可以成功消除房扑。目前，经导管射频消融已成为典型房扑治疗的首选方法。

由于房内传导阻滞引起的阵发性心房扑动和颤动，双心房起搏可有效减少发作，若辅以胺碘酮药物的治疗，收效更显著。

房颤导管消融的主要方法包括：①针对肺静脉及其前庭的术式：包括肺静脉节段性电隔离术和肺静脉前庭隔离术。一般首先放置冠状静脉窦和右心室电极，然后穿刺房间隔，行肺静脉造影，根据肺静脉的直径选用合适规格的环状标测电极（LASSO电极），然后顺序标测和消融各肺静脉。②辅助径线消融：针对慢性或肺静脉外起源的房颤多需在肺静脉电隔离的基础上进行辅助径线的消融，主要包括左房顶部、二尖瓣环峡部和三尖瓣环峡部三条消融径线。③碎裂电位消融，通过三维重建，在心房内选择呈现复杂碎裂心房电图（CFAE）的部位进行消融。

知识点4：房室折返性心动过速（AVRT）的消融　　　副高：熟练掌握　　正高：熟练掌握

形成AVRT的旁道可位于心室的左右侧游离壁及室间隔，而室间隔的旁道又可位于室间隔的前方、中部和后方。因此，消融术前需行电生理检查，确定旁道位于房室环上的部位，并找出消融的理想位置。理想的消融位置是旁道与心室或心房连接的部位；心腔内记录到与预激起搏点（即δ波）最接近电活动的部位（房室传导最快）是旁道与心室的连接处，记录到室房间期最短的部位为旁道和心房的连接处。左侧预激者，消融点可在心室电位与预激波起点同步处实行；而右侧预激时，心室激动可在预激波前发生。

左侧旁道消融在右前斜位30°X线透视下进行。经左锁骨下静脉穿刺，将多极冠状静脉导管电极置入心大静脉，在右室起搏或诱发心动过速时标测最早室房逆传部位（靶点），用可控消融大头导管电极从股动脉经主动脉瓣送至左心室，置于二尖瓣环下与标测的靶点相对应处。或经股静脉途径穿过房间隔（房间隔穿刺）至左房，置于二尖瓣环上与标测的靶点相对应处进行消融。消融导管电极记录左房A波的幅度为心室V波振幅至少25%时，则可判定消融导管紧贴在二尖瓣环上。右侧旁道消融在左前斜位45°X线透视下进行。消融导管从股静脉进入右心房沿三尖瓣环在右室起搏或诱发心动过速时标测最早的逆传心房活动和最早的前传心室电位的部位（靶点）处消融。消融导管电极记录到大的局部心房A波，且心室V波幅度至少为心房电位A波幅度的25%，则可判定消融导管紧贴在三尖瓣环上。

| 知识点5：心导管消融的并发症 | 副高：熟练掌握 正高：熟练掌握 |

射频消融并发症较少。有些与操作技术水平有关，包括完全性房室传导阻滞、血栓形成与栓塞、主动脉瓣穿孔、出血、血气胸、心肌损害和血清酶升高，严重的有心房、心室壁穿破导致心脏压塞等，房颤消融者可发生肺静脉狭窄（见于房颤局灶性消融）、膈神经损伤、食管溃疡，严重者可发生左房食管瘘，虽罕见但死亡率极高。

术后口服阿司匹林300mg/d，防止血栓形成。超声心动图观察有无心内血栓形成以及瓣膜损伤，复发者可再次消融。

第三节 经皮冠状动脉介入治疗

| 知识点1：经皮冠状动脉介入术的概念 | 副高：熟练掌握 正高：熟练掌握 |

经皮冠状动脉介入术（PCI）是指经导管通过各种方法开通狭窄或闭塞的冠状动脉，从而达到解除狭窄、改善心肌血供的治疗方法。

| 知识点2：经皮冠状动脉介入术的适应证 | 副高：熟练掌握 正高：熟练掌握 |

（1）慢性稳定型心绞痛：对慢性稳定型心绞痛患者，PCI的主要适应证为有效药物治疗的基础上仍有症状的患者以及有明确较大范围心肌缺血客观证据的患者。

（2）非ST段抬高型ACS：包括不稳定型心绞痛和非ST段抬高型心肌梗死。患者就诊后120分钟内需行紧急冠状动脉造影和介入治疗的情况：①经积极药物治疗后仍有顽固性或反复发作心绞痛并伴心电图ST段压低（>0.2mV）；②心衰或进展性的血流动力学不稳定；③危及生命的心律失常。

（3）急性STEMI：宜首选直接PCI术的情况：①溶栓禁忌证患者；②发病>3小时；③心源性休克，年龄<75岁，心肌梗死发病<36小时，休克<18小时。对溶栓后45～60分钟后仍有持续心肌缺血症状或表现，或心源性休克、心衰等血流动力学不稳定或心电不稳定者，可行补救性PCI。溶栓成功后有再发心肌梗死或有可诱发的心肌缺血等患者，也需PCI。

| 知识点3：经皮冠状动脉球囊扩张术（PTCA） | 副高：熟练掌握 正高：熟练掌握 |

采用股动脉途径或桡动脉途径，将指引导管送至待扩张的冠状动脉口，再将相应大小的

球囊沿导引钢丝送至靶病变处，根据病变的性质和部位选择不同的时间和压力进行扩张，可重复多次直到造影结果满意或辅以其他治疗措施。由于单纯球囊扩张术后有发生夹层撕裂和冠状动脉急性闭塞的风险，以及再狭窄率高等局限性，目前单纯球囊扩张术很少单独用于治疗冠状动脉病变，但该技术是其他介入治疗手段（如支架植入术等）的基础。单纯球囊扩张术可用于直径较小的分支血管病变、支架内再狭窄病变等的处理。

知识点4：冠状动脉支架术	副高：熟练掌握　正高：熟练掌握

　　早期支架的出现是为了解决冠状动脉夹层所致的血管急性闭塞，进一步研究显示，与单纯球囊扩张术相比，支架能使术后6个月内再狭窄率明显降低到20%～30%，极大改善了冠心病介入治疗的效果。目前，绝大部分患者（90%左右）在球囊扩张后或其他介入技术（高频旋磨、定向旋切、激光等）治疗后均需要植入支架，支架被用于治疗各种病变包括慢性完全闭塞病变、分叉病变、左主干病变、静脉桥血管病变以及急性心肌梗死相关冠状动脉病变等。

知识点5：高频旋磨术（HFRA）	副高：熟练掌握　正高：熟练掌握

　　HFRA是采用超高速旋转的磨头将动脉粥样硬化斑块研磨成极细小的微粒，以消除斑块、增大管腔。研磨下的微粒通常不会堵塞远端血管，是进入微循环后经肝脏细胞清除。旋磨导管的磨头呈橄榄形，有不同直径供选择，前半部分的表面镶有细小的钻石，导管经驱动器高速推动（17万～19万r/min）研磨硬的病变，而不影响有弹性的正常管壁。

知识点6：冠状动脉内定向旋切术（DCA）	副高：熟练掌握　正高：熟练掌握

　　旋切术是指通过导管技术将堵塞管腔的物质切除并取出体外。由于DCA导管较硬，一般仅适用于直径较大的冠状动脉近段病变。

知识点7：激光冠状动脉成形术	副高：熟练掌握　正高：熟练掌握

　　利用激光可消融斑块等组织的特点，通过光导纤维将激光引入病变处，并向该处发放激光，以达到消除血管狭窄目的。目前可供临床使用的激光设备主要有氩激光、准分子激光、脉冲染料激光及激光加热球囊。由于并发症多及再狭窄率高，目前很少使用。

知识点8：超声血管成形术	副高：熟练掌握　正高：熟练掌握

　　超声血管成形术是一种顶端装有可发射超声装置的导管，所发射的低频（20kHz）高能的超声波，在组织和细胞中产生空化作用引起1～3个大气压大的内爆炸，使斑块瓦解而达到血管再通的目的。该技术曾被认为很有前途，后发现碎裂的斑块体积过大易发生无Q波

MI，未能在临床上推广使用。

知识点9：冠状动脉内血栓去除术　　　　　　副高：熟练掌握　　正高：熟练掌握

血栓去除术主要用于富含血栓的病变。目前供临床使用的这类技术有超声血栓消融术、负压抽吸术、腔内斑块切吸（TEC）导管等，主要用于富含血栓的冠状动脉病变和退行性变的大隐静脉桥血管病变，旨在球囊扩张或支架植入前消除血栓或易碎的病变。有夹层分离者属绝对禁忌。这些技术的临床益处尚待证明。

第四节　心导管介入治疗

一、动脉导管未闭封堵术

知识点1：动脉导管未闭封堵术的适应证　　　　副高：熟练掌握　　正高：熟练掌握

各种形态、大小的未闭动脉导管的患者，体重>5kg。

知识点2：动脉导管未闭封堵术的禁忌证　　　　副高：熟练掌握　　正高：熟练掌握

感染性心内膜炎、心脏瓣膜和导管内赘生物；严重肺动脉高压出现右向左分流，肺总阻力>14wood；合并需要外科手术矫治的心内畸形；依赖PDA存活的患者；合并其他不宜手术和介入治疗疾病的患者。

知识点3：动脉导管未闭封堵术的术后用药　　　副高：熟练掌握　　正高：熟练掌握

阿司匹林75～100mg/d，6个月。6个月内行有创性检查时应预防感染性心内膜炎。

知识点4：动脉导管未闭封堵术的并发症　　　　副高：熟练掌握　　正高：熟练掌握

应用以往的动脉导管未闭封闭装置，曾有器械脱落、异位栓塞、机械性溶血等并发症，患者还会因为导管刺激发生一过性心律失常和血管的并发症。采用Amplatzer封堵器以来，上述并发症明显减少。

知识点5：动脉导管未闭封堵术的疗效及预后　　副高：熟练掌握　　正高：熟练掌握

临床资料表明，动脉导管未闭封堵术的成功率高达98%，仅有极少数病例失败。

二、房间隔缺损封堵术

> 知识点6：房间隔缺损封堵术的适应证　　　副高：熟练掌握　　正高：熟练掌握

（1）超声心动图示房间隔继发孔型缺损的证据。

（2）直径≤36mm。

（3）明显的左向右分流（＞1.5）或右室容量负荷过重的证据。

（4）缺损边缘距冠状静脉窦、主动脉根部及右上肺静脉入口处至少5mm。

（5）患者有矛盾性栓塞的病史或由于分流造成的房性心律失常。

> 知识点7：房间隔缺损封堵术的禁忌证　　　副高：熟练掌握　　正高：熟练掌握

（1）原发孔型房间隔缺损（ASD）及静脉窦型ASD。

（2）已有右向左分流者。

（3）近期有感染性疾病、出血性疾病以及左心房和左心耳有血栓。

> 知识点8：房间隔缺损封堵术的术后用药　　　副高：熟练掌握　　正高：熟练掌握

氯吡格雷75mg/d，4周；阿司匹林75～100mg/d，6个月。感染性心内膜炎的预防同PDA封堵术。

> 知识点9：房间隔缺损封堵术的并发症　　　副高：熟练掌握　　正高：熟练掌握

（1）残余分流：即补片未能完全覆盖缺损口，即刻残余分流发生率为6%～40%，术后72小时为4%～12%，而3个月之后残余分流发生率仅为0.1%～5%。

（2）血栓或气体栓塞。

（3）血管并发症及感染。

（4）心律失常等。

> 知识点10：房间隔缺损封堵术的疗效及预后　　　副高：熟练掌握　　正高：熟练掌握

在我国ASD封堵术已经全面推广，经验趋于成熟，对于条件和大小合适的ASD成功率可达100%。

三、室间隔缺损封堵术

> 知识点11：室间隔缺损封堵术的适应证　　　副高：熟练掌握　　正高：熟练掌握

（1）有血流动力学异常的单纯性室间隔缺损（VSD），直径＞3mm且＜14mm；VSD上缘距主动脉右冠瓣≥2mm，无主动脉右冠瓣脱入VSD及主动脉瓣反流；在超声心动图大血管短轴五腔心切面9～12点位置。

（2）肌部VSD＞3mm。

（3）外科手术后残余分流。

知识点12：室间隔缺损封堵术的禁忌证　　　副高：熟练掌握　　正高：熟练掌握

（1）巨大VSD、缺损解剖位置不良，封堵器放置后可能影响主动脉瓣或房室瓣功能。

（2）重度肺动脉高压伴双向分流。

（3）合并出血性疾病、感染性疾病或存在心、肝、肾功能异常以及栓塞风险等。

知识点13：室间隔缺损封堵术的疗效及预后　　　副高：熟练掌握　　正高：熟练掌握

符合适应证条件的膜周部VSD基本上可全部获得成功，相对适应证的患者成功率稍低，总体成功率＞95%。严重并发症发生率为2.61%，死亡率为0.05%，迟发严重并发症包括三度房室传导阻滞、左室进行性增大及三尖瓣反流等，少数迟发并发症的发生机制尚不十分明确，有待今后进一步探讨。

第五节　经皮球囊导管瓣膜成形术

知识点1：经皮球囊导管瓣膜成形术的适应证　　　副高：熟练掌握　　正高：熟练掌握

经皮球囊导管瓣膜成形（PBPV）的适应证：①右心室与肺动脉间收缩压差＞40mmHg的单纯肺动脉瓣狭窄；②严重肺动脉瓣狭窄合并继发性流出道狭窄；③法洛四联症外科手术后肺动脉瓣口再狭窄等也可考虑应用；④轻型瓣膜发育不良型肺动脉瓣狭窄（应用超大球囊扩张法）。

知识点2：经皮球囊导管瓣膜成形术的禁忌证　　　副高：熟练掌握　　正高：熟练掌握

（1）肺动脉瓣下漏斗部狭窄、肺动脉瓣狭窄伴先天性瓣下狭窄、肺动脉瓣狭窄伴瓣上狭窄。

（2）重度发育不良型肺动脉瓣狭窄。

（3）肺动脉瓣狭窄伴需外科处理的三尖瓣重度反流。

知识点3：经皮球囊导管瓣膜成形术的并发症　　　副高：熟练掌握　　正高：熟练掌握

①心律失常；②漏斗部反应性狭窄；③肺动脉瓣关闭不全。

知识点4：经皮球囊导管瓣膜成形术的疗效及预后　副高：熟练掌握　正高：熟练掌握

治疗PBPV如适应证选择适当，近期及远期疗效与手术治疗相同，术后压力阶差明显下降者达75%，但并发症及死亡率明显低于手术治疗，并发症<6%，总死亡率<0.5%。

第三篇
消化系统疾病

第一章 总 论

第一节 消化系统结构与功能特点

知识点1：胃肠道的生理功能 　　　　　　　　　　　　副高：掌握　正高：掌握

　　　　胃肠道的主要生理功能是摄取、转运和消化食物，吸收营养和排泄废物。食物在胃肠道内经过一系列复杂的消化分解过程，成为小分子物质，被肠道吸收，再经肝脏加工，变为体内物质，供全身组织利用；其余未被吸收和无营养价值的残渣构成粪便，被排出体外。食物成分在胃肠道内的消化分解需要胰腺和胃肠腺分泌的水解酶、肝脏分泌的胆汁以及肠菌酶等的酶促反应参与。而已消化的营养成分的吸收则必须有结构和功能完整的肠黏膜上皮细胞的帮助，肠黏膜上皮吸收功能不全和平滑肌收缩功能异常是引起胃肠道疾病的主要病理生理过程。

知识点2：肝脏的生理功能 　　　　　　　　　　　　　　副高：掌握　正高：掌握

　　（1）肝脏是体内碳水化合物、蛋白质、脂质、维生素合成代谢的重要器官，通过各种复杂的酶促反应而运转完成其功能。肝细胞一旦受损，停止工作或由于酶的缺乏均可引起疾病。

　　（2）肝脏是体内主要解毒器官，肝脏摄取、结合、转运、分泌、排泄胆红素，任何一环的障碍均可引起黄疸。

　　（3）肝脏是一个免疫器官，在人体先天性和后天获得性免疫反应中均起主要作用。

（4）肝脏本身又是免疫介导疾病的靶器官，病毒、药物、细菌破坏了肝内免疫均衡性，就可引起免疫介导的肝病。

知识点3：胆管的协调运动　　　　　　　　　副高：掌握　正高：掌握

肝细胞分泌的胆汁进入微胆管后，依次流经Hering管、小叶间胆管、左右肝管、肝总管，肝总管与胆囊管汇合后形成胆总管，进入十二指肠。上述管道与胆囊共同构成了胆汁的收集、贮存和输送系统。肝胰壶腹括约肌位于胆、胰管末端和十二指肠乳头之间，具有调节胆囊充盈，控制胆汁和胰液流入十二指肠、阻止十二指肠液反流及维持胆胰系统正常压力等功能。

肝脏连续不断地分泌胆汁，但是只有在消化食物时，胆汁才直接排入十二指肠。在消化间期（空腹状态），肝胰壶腹括约肌收缩，胆总管末端闭合，管腔内压力升高，胆囊壁舒张，胆汁被动流入并充盈胆囊，胆汁中的大部分水分和电解质被胆囊吸收，胆汁浓缩，容积减少，一般胆囊可容纳20～50ml胆汁。进食后，小肠分泌的缩胆囊素在促进胆囊收缩的同时，又使肝胰壶腹括约肌松弛，胆汁便被排入十二指肠。

第二节　消化系统疾病的诊断

知识点1：消化系统疾病的病史与症状诊断　　　　副高：掌握　正高：掌握

（1）病史：病史是诊断疾病的基本资料，在诊断消化系统疾病中往往是诊断的主要依据。完整病史采集包括家族史、用药史、饮酒史、毒品接触史、月经史、性接触史、职业环境因素、旅游史、过去手术史（包括麻醉记录）、输血史等。

（2）症状

1）厌食或食欲减退：多见于消化系统疾病（如胃癌、胰腺癌、慢性胃炎、病毒性肝炎等），但也常见于全身性感染和其他系统疾病（如肺结核、尿毒症、精神神经障碍等）。

2）恶心与呕吐：胃内器质性病变（如胃癌、胃炎、幽门痉挛与梗阻）最易引起恶心、呕吐；其他消化器官，包括肝、胆囊、胆管、胰腺、腹膜的急性炎症均可引起恶心、呕吐；炎症合并梗阻的管腔疾病，如胆总管炎、肠梗阻均发生呕吐。

3）嗳气：频繁嗳气多是精神因素、饮食习惯不良（如进食、饮水过急）、吞咽动作过多（如口涎过多或过少时）等引起，也可由消化道，特别是胃、十二指肠、胆管疾病所致。

4）咽下困难：多见于咽、食管或食管周围的器质性疾病（如咽部脓肿、食管炎、食管癌、食管裂孔疝、纵隔肿瘤、主动脉瘤等），也可由于食管运动功能障碍所致（如贲门失弛缓症）。

5）灼热感：常见于胃食管反流病。

6）腹胀：腹胀的原因有胃肠积气、积食或积粪、腹水、腹内肿物、胃肠运动功能失调等。

7）腹痛：腹痛是胃肠道功能性疾病较常见的症状，可表现为不同性质的疼痛和不适感，由各种疾病所致。

8）腹块：要了解患者最初察觉腹块的日期，当时的感觉，腹块出现后发展情况，是经常还是偶尔存在，出现、消失的时间、条件以及有无伴随症状。

9）腹泻：腹泻是肠蠕动加速、肠分泌增多和吸收障碍所致，见于肠道疾病，亦可因精神因素和其他器官疾病所引起。腹泻伴水样或糊状粪便提示小肠病变。结肠有炎症、溃疡或肿瘤病变时，粪便可含脓、血和黏液。

10）里急后重：里急后重是直肠激惹症状，多因炎症或直肠癌引起。

11）便秘：多数反映结肠平滑肌、腹肌、膈肌及肛提肌张力减低、肠梗阻和直肠反射减弱或消失，也可由于结肠缺乏驱动性蠕动或出口梗阻所致。常见于全身性疾病、身体虚弱、不良排便习惯、功能性便秘以及结肠、直肠、肛门疾病。

12）呕血、黑便和便血：呕血和黑便提示上消化道，包括食管、胃、十二指肠和胆管系统出血。每日出血量>50ml才会产生黑便。上消化道出血量过大且胃肠排空加速时，也可排出鲜血。便血来源于下消化道，包括小肠、结肠等，往往呈暗红色，出血部位越近肛门，便出血液越新鲜。

13）黄疸：肝细胞性黄疸和胆汁淤积性黄疸主要见于消化系统疾病，如肝炎、肝硬化、胆管阻塞，亦可由先天性胆红素代谢异常引起。溶血性黄疸见于各种原因引起的溶血，属于血液系统疾病。

14）体重减轻和消瘦：常见于消化系统肿瘤、克罗恩病和吸收不良综合征。

知识点2：消化系统疾病的体征诊断　　　　　　　　　副高：掌握　　正高：掌握

全面系统的体格检查对于消化系统疾病的诊断和鉴别诊断非常重要。

（1）观察面部表情常能推测疼痛是否存在及其严重性，检查口腔时要注意观察舌象。慢性萎缩性胃炎、肠吸收不良等疾病常伴有舌炎。口腔小溃疡和大关节炎提示炎症性肠病可能。

（2）皮肤表现是诊断肝病的重要线索，蜘蛛痣、肝掌、肝病面容、黄疸、腹壁静脉曲张都是存在慢性肝病的标志。

（3）腹部检查对消化系统疾病的诊断尤为重要。检查时应注意腹部的轮廓、蠕动波、腹壁静脉曲张及其分布与血流方向、压痛点（固定压痛点更有意义）、反跳痛、腹肌强直、移动性浊音、振水音、鼓音、肠鸣音、肝脾大等。急性腹痛时应判断有无外科情况；疝出口的检查可排除嵌顿疝，对于急腹症患者是必要的。当触到腹块时，应了解其部位、深浅、大小、形状和表面情况、硬度、有无移动性、压痛和搏动等，以判断病变的性质和所累及的器官。

（4）直肠指检是便秘、慢性腹泻、便血、下腹痛的常规检查，能及时诊断或排除直肠癌等重要病变。

（5）神经系统检查对发现及诊断肝性脑病至关重要，患者可出现手扑翼样震颤和踝阵挛，甚至出现昏迷。

（6）发现体征还应注意其动态变化，当症状与体征不相符时，须做进一步判断。

知识点3：消化系统疾病的实验室诊断 副高：掌握 正高：掌握

（1）乙型肝炎病毒（HBV）感染的诊断：包括HBV的5项血清免疫标志（HBsAg、HBsAb、HBeAg、HBeAb、HBcAb）检测、血清病毒检测（HBV-DNA定量检测、HBV基因分型、HBV耐药突变株检测）和组织病毒学检测（肝组织HBsAg、HBcAg、HBV-DNA）。

（2）幽门螺杆菌检测：对于胃癌前疾病及病变、消化性溃疡、胃肠黏膜相关淋巴瘤等疾病的诊疗具有重要作用。

1）非侵入性方法：常用^{13}C-或^{14}C-尿素呼气试验（Hp-UBT），该检查不依赖内镜，患者依从性好，准确性较高，是Hp检测的"金标准"方法之一，目前已被广泛用于临床。

2）侵入性方法：主要包括快速尿素酶试验、胃黏膜组织切片染色镜检（如银染、改良Giemsa染色、甲苯胺蓝染色、免疫组化染色）及细菌培养等。其中胃黏膜组织切片染色镜检也是Hp检测的"金标准"方法之一。细菌培养则多用于科研。

（3）肝功能评估

1）肝脏合成功能

①血清清蛋白：清蛋白仅由肝细胞合成，正常成人合成清蛋白10～16g/d，血清清蛋白35～55g/L，肝脏合成功能降低时，血清清蛋白明显减少。病情稳定时，部分患者血清清蛋白测值尚在正常范围内，经历出血、感染、手术等事件后，血清清蛋白将显著降低，甚至难以恢复正常。

②血浆凝血因子：绝大部分凝血因子都在肝脏合成，其半衰期比白蛋白短很多，尤其是维生素K依赖因子（Ⅱ、Ⅶ、Ⅸ、Ⅹ）。因此，在肝功能受损的早期，清蛋白尚在正常水平，维生素K依赖的凝血因子即有显著减少。凝血酶原时间测定（PT）、部分活化凝血酶原时间测定及凝血酶时间测定是最常用的指标。

③胆固醇：70%的内源性胆固醇在肝脏合成，肝合成功能受损时，血胆固醇水平将降低。

2）肝细胞破裂：丙氨酸氨基转移酶（ALT）和天冬氨酸氨基转移酶（AST）是反映肝细胞损伤的重要指标。AST也存在于骨骼肌、肾脏、心肌等组织中，因此，血中以AST升高为主不一定是肝细胞受损。AST在肝细胞内主要位于线粒体上，在ALT升高的同时，伴有明显的AST升高，提示肝细胞严重受损。严重肝炎时，转氨酶下降而胆红素升高，此"酶胆分离"现象是肝细胞严重坏死的表现。慢性肝病时，ALT和AST常呈轻、中度升高；肝硬化时，肝脏病理以肝纤维化、肝细胞萎缩为主，很多患者ALT及AST值正常。

3）胆红素代谢：血清胆红素测定有助于检出肉眼尚不能观察到的黄疸，常反映肝细胞损伤或胆汁淤积。尿胆红素阳性提示血中结合胆红素增高。肝脏不能处理来自肠道重吸收的尿胆原时，经尿液排出的尿胆原增加。

知识点4：消化系统疾病的内镜诊断 副高：掌握 正高：掌握

（1）胃肠镜：胃镜是食管、胃、十二指肠疾病的最常用和最准确的检查方法，结肠镜主要用于观察从肛门到回盲瓣的所有结直肠的病变。内镜检查不仅能直视黏膜病变，还能取活检。

（2）胶囊内镜：胶囊内镜能动态、清晰地显示小肠腔内病变，突破了原有的小肠检查盲区，且具有无痛苦、安全等优点，成为疑诊小肠疾病的一线检查方法。

（3）推进式小肠镜：多在胶囊内镜初筛发现小肠病变后，需要活检或内镜治疗时采用。

（4）经内镜逆行胰胆管造影（ERCP）：是在十二指肠镜直视下，经十二指肠乳头向胆总管或胰管内插入造影导管，逆行注入造影剂后，在X线下显示胆系和胰管形态的诊断方法。

（5）超声内镜（EUS）：将微型高频超声探头安置在内镜顶端或通过内镜孔道插入微型探头，在内镜下直接观察腔内病变同时进行实时超声扫描，了解病变来自管道壁的某个层次及周围邻近脏器的情况。

知识点 5：消化系统疾病的影像学诊断　　　　　　　副高：掌握　　正高：掌握

（1）超声（US）：US可探查消化系统实质性脏器、胆管及腹腔内的病变，其无创、无射线、经济、方便、快速、可检测血流动力参数等优点使其在临床上广泛使用。但US对被气体或骨骼遮盖的组织或器官探查受限，图像较局限且不直观，非专业人员难以辨认，受操作者的技能或经验影响较大。

（2）计算机体层扫描（CT）：CT增强扫描对于消化系统脏器小病灶、等密度病灶、需定位定性的病变以及血管性病变的诊断是非常重要的检查方法。不断提高的CT扫描速度、分辨率及更强大的后处理软件、高效的阅片方式以及费用的逐步降低，使其在腹部疾病的诊断中具有重要作用。肝、肾功能不全时应慎用或禁用。

（3）磁共振（MRI）：磁共振胆胰管成像（MRCP）是一种利用水成像原理的无创性检查技术，在不需注射对比剂的情况下可清楚显示含有液体的胆管和胰管管腔全貌，是胆胰疾病的重要检查方法。能显示消化系统脏器病变的血供状态，适用于微小病变的观察以及病变定性诊断，特别是对鉴别肝内肝门部病变组织学来源和诊断胆管、胰腺病变具有很大价值。

第三节　消化系统疾病的防治

知识点 1：消化系统疾病的一般治疗　　　　　　　　副高：掌握　　正高：掌握

（1）饮食营养：饮食和营养在治疗中占相当重要地位。应视疾病部位、性质及严重程度决定限制饮食甚至禁食，有梗阻病变者还要给予胃肠减压。由疾病引起的食欲下降、呕吐、腹泻、消化吸收不良，再加上饮食限制可导致营养障碍以及水、电解质、酸碱平衡紊乱，故支持疗法相当重要，注意给予高营养、易消化吸收的食物，必要时静脉补液及补充营养物质，甚至全胃肠外营养或全胃肠内营养（要素饮食）。营养支持对肝硬化、重症胰腺炎和克罗恩病患者更显重要。

（2）精神心理治疗：一方面因为功能性胃肠病相当常见；另一方面不少器质性消化系统疾病在疾病过程中亦会引起功能性症状，而精神紧张或生活紊乱又会诱发或加重器质性疾病。因此，精神心理治疗相当重要，包括向患者耐心解释病情、消除紧张心理，适当使用镇静药等。还要教育患者劳逸结合、合理安排作息生活。

（3）加强健康教育，改变不良生活方式：肝病患者须戒酒，溃疡病患者须戒烟。非酒精性脂肪肝往往是代谢综合征的一部分，应加强锻炼、节制饮食。高纤维饮食可减少发生大肠癌的危险性。

知识点2：消化系统疾病的药物治疗　　　　　　　副高：掌握　正高：掌握

（1）针对病因或发病环节的治疗：乙肝患者抗病毒治疗可以阻止病情向肝硬化和肝癌进展。有明确病因的消化系统疾病多为感染性疾病，如细菌引起的胃肠道炎症、胆系炎症、幽门螺杆菌相关性消化性溃疡等，给予抗菌治疗多能彻底治愈。大多数消化系统疾病病因未明，治疗主要针对发病的不同环节，打断病情发展的恶性循环，促进病情缓解、改善症状和预防并发症，如抑酸药物或促胃肠动力药治疗胃食管反流病，抑制炎症反应药物治疗炎症性肠病，血管活性药物治疗门脉高压引起的食管-胃底静脉曲张出血等。

（2）对症治疗：在基础治疗未发挥作用时需要考虑予以对症治疗。对症治疗药物包括镇痛药、镇吐药、止泻药及抗胆碱能药物，应注意权衡利弊、酌情使用，避免影响基础治疗。还要注意对症治疗有时因掩盖疾病的主要临床表现而影响临床判断，甚至延误治疗，如急腹症病因诊断未明者用强力镇痛药、结肠癌用止泻药等可能导致漏诊。

知识点3：消化系统疾病的手术或介入治疗　　　　　副高：掌握　正高：掌握

手术治疗是消化系统疾病治疗的重要手段。对经内科治疗无效、疗效不佳或出现严重并发症的疾病，手术切除病变部位是疾病治疗的根本办法或最终途径。

血管介入技术，如经颈静脉肝内门体静脉分流术（TIPS）治疗门脉高压及血管支架置入术治疗Budd-chiari综合征、肝动脉栓塞化疗（TAE）治疗肝癌等。超声引导下穿刺进行引流术或注射术治疗囊肿、脓肿及肿瘤亦得到广泛应用。以往需外科手术的许多消化系统疾病可用创伤较少的介入治疗替代，或与外科手术互相配合，开拓了消化系统疾病的治疗领域。

第二章 食管疾病

第一节 胃食管反流病

胃食管反流病（GERD）是指胃十二指肠内容物反流入食管引起胃灼热等症状，可引起反流性食管炎，以及咽喉、气管等食管邻近的组织损害。根据是否导致食管黏膜糜烂、溃疡，分为反流性食管炎（RE）及非糜烂性反流病（NERD）。

胃食管反流病是消化道动力障碍导致食管抗反流防御功能下降，胃酸、胆酸、胰酶等反流物对食管黏膜造成损伤的结果，其发病机制涉及几个环节：①食管下括约肌（LES）压力下降和一过性LES松弛；②食管清除功能下降；③食管黏膜屏障防御功能削弱；④胃、十二指肠功能失调。

RE患者，胃镜下可见糜烂及溃疡；其组织病理学改变：①复层鳞状上皮细胞层增生；②固有层乳头延长，血管增殖；③固有层内中性粒细胞浸润；④食管下段鳞状上皮被化生的柱状上皮替代，称为Barrett食管。部分NERD患者食管鳞状上皮细胞间隙增宽，此病理变化可部分解释其临床症状。

70%的GERD患者典型症状为胃灼热、反流，不典型症状有咽喉炎、哮喘、咳嗽、胸痛等。

（1）反流症状：反流为胃或食管内容物不费力地反流到口咽部，无恶心、干呕和腹肌收缩先兆。如反流物为不消化食物即称为反食，如为酸味液体则为反酸，少数情况下可有苦味的胆汁或肠液。

（2）反流物刺激食管引起的症状：主要有胃灼热、吞咽困难、胸痛。

（3）食管以外的刺激症状：包括无季节性发作性夜间哮喘、咳嗽、睡醒后声嘶、中耳炎等。应注意与反流有关的哮喘患者近50%无胃灼热症状。

（4）并发症：①食管狭窄：反复发生的RE产生纤维组织增生，导致食管狭窄，发生率为8%～20%，可引起吞咽困难、哽噎、呕吐、胸痛等；②癌变：Barrett食管有恶变倾向；③出血：因食管黏膜糜烂或溃疡发生出血，少见。

知识点5：胃食管反流病的实验室及辅助检查　　　副高：熟练掌握　正高：熟练掌握

（1）胃镜：是诊断RE最准确的方法，并能判断RE的严重程度及有无并发症，结合活检可与其他原因引起的食管炎和其他食管病变（如食管癌等）相鉴别。正常食管黏膜在胃镜下呈均匀粉红色，当其被化生的柱状上皮替代后呈橘红色，此为Barrett食管，多发生于胃食管连接处的齿状线近端，可为环形、舌形或岛状。

胃镜下RE分级（洛杉矶分级法）：正常：食管黏膜没有破损；A级：一个或一个以上食管黏膜破损，长径＜5mm；B级：一个或一个以上黏膜破损，长径＞5mm，但没有融合性病变；C级：黏膜破损有融合，但＜75%的食管周径；D级：黏膜破损融合，至少达到75%的食管周径。

（2）24小时食管pH监测：应用便携式pH记录仪监测患者24小时食管pH，提供食管是否存在过度酸反流的客观证据，是诊断GERD的重要方法。

（3）食管X线钡剂检查：对诊断RE敏感性不高，对不愿接受或不能耐受胃镜检查者，X线钡剂有助于排除食管癌等其他食管疾病。

（4）食管测压：可测定LES的压力、显示频繁的一过性LES松弛和评价食管体部功能。当GERD内科治疗效果不好时，可作为辅助性诊断方法。

知识点6：胃食管反流病的诊断　　　副高：熟练掌握　正高：熟练掌握

（1）内镜检查发现食管下段黏膜破损，排除其他原因的食管炎后可确立RE的诊断。有典型的胃灼热、反流症状，内镜下无食管炎，但食管pH监测阳性可确立NERD诊断。质子泵抑制剂试验性治疗（PPI test）对于内镜下无食管炎或未行内镜检查患者GERD的诊断也有相当的临床价值。具体方法为标准剂量PPI口服，每天2次，1～2周，如服药后症状缓解，即PPI试验阳性。该试验诊断GERD的敏感性和特异性约为78%、54%。

（2）不典型症状咽喉炎、哮喘、咳嗽、胸痛的患者应结合内镜检查、食管pH监测和PPI试验性治疗结果综合判断。

（3）诊断为GERD后还可了解患者的病理生理异常，如食管动力、LES压力、酸或碱反流，有无食管裂孔疝等。

知识点7：胃食管反流病的鉴别诊断　　　副高：熟练掌握　正高：熟练掌握

（1）胃灼热的患者在PPI试验性治疗无效时多考虑功能性胃灼热或非酸反流。

（2）以胸痛为主要症状者应与冠心病相鉴别。

（3）吞咽困难应考虑是否有食管运动紊乱、食管癌、贲门失弛缓症、嗜酸性粒细胞性食管炎等。

（4）内镜下食管下段炎症和溃疡须与真菌感染、药物、克罗恩病、结核或贝赫切特病等所致者相鉴别。

（5）症状不典型的患者应排除原发性咽喉或肺部疾病。

知识点8：胃食管反流病的一般治疗　　　　副高：熟练掌握　正高：熟练掌握

（1）抬高床头 15～20cm 可减少卧位及夜间反流，睡前 3 小时不宜再进食，白天进餐后不宜立即卧床。

（2）戒烟、禁酒，降低腹压，避免系紧身腰带，肥胖者减轻体重，避免进食高脂肪、巧克力、咖啡、刺激性食品等。

（3）避免使用降低 LES 压力及延迟胃排空的药物。

知识点9：胃食管反流病的药物治疗　　　　副高：熟练掌握　正高：熟练掌握

（1）抑酸治疗：强力抑酸剂 PPI 可产生显著、持久的抑酸效果，缓解症状快，RE 愈合率高，是治疗 RE 的首选药物，也是治疗 NERD 的主要用药。应强调的是，药物剂量一定要足，多为消化性溃疡常规量，疗程至少 4～8 周。常规剂量 H_2 受体阻滞剂（H_2RA）对空腹和夜间胃酸分泌抑制明显，可缓解轻至中度 GERD 患者的症状，但对 C 级以上的 RE 愈合率低，且对餐后酸分泌抑制作用弱，长期服用会产生药物耐受。

（2）促胃肠动力药：单独使用疗效差，抑酸治疗效果不佳时应考虑联合应用促胃肠动力剂，特别是对于伴有胃排空延迟的患者。

（3）抗酸药：仅用于症状轻、间歇发作的患者的临时用药，以缓解症状。

知识点10：胃食管反流病的维持治疗　　　　副高：熟练掌握　正高：熟练掌握

GERD 具有慢性复发倾向，为减少症状复发，防止食管炎复发引起的并发症，可给予维持治疗。停药后很快复发且症状持续者，则需要长程维持治疗；有食管炎并发症（如食管溃疡、食管狭窄、Barrett 食管）需要长程维持治疗。PPI 和 H_2RA 均可用于维持治疗，PPI 为首先药物。维持治疗的剂量因人而异，以调整至患者无症状的最低剂量为适宜剂量；对无食管炎的患者也可考虑采用按需维持治疗，即有症状时用药，症状消失时停药。

知识点11：胃食管反流病的内镜下治疗　　　　副高：熟练掌握　正高：熟练掌握

虽然内镜下抗反流手术创伤小、安全性较好，但疗效不理想，并发症也需进一步评估。方法包括射频、注射和折叠等，PPI 治疗有效的患者不主张使用。禁忌证有 C 级或 D 级食管炎、Barrett食管、>2cm的食管裂孔疝、食管体部蠕动障碍等。

知识点12：胃食管反流病抗反流手术的治疗　　　副高：熟练掌握　　正高：熟练掌握

抗反流手术是不同术式的胃底折叠术，目的是阻止胃内容物反流入食管。抗反流手术的疗效与PPI相当，但术后有一定并发症。因此，对于需要长期使用大剂量PPI维持治疗的患者，可以根据患者的意愿决定抗反流手术。对确诊由反流引起的严重呼吸道疾病的患者及PPI疗效欠佳者，可考虑抗反流手术。

知识点13：胃食管反流病并发症的治疗　　　副高：熟练掌握　　正高：熟练掌握

（1）食管狭窄：除极少数严重瘢痕性狭窄需行手术切除外，绝大部分狭窄可行胃镜下食管扩张术。扩张术后予以长程PPI维持治疗可防止狭窄复发，对年轻患者亦可考虑抗反流手术。

（2）Barrett食管：应使用PPI及长程维持治疗，定期随访是目前预防Barrett食管癌变的唯一方法。早期识别不典型增生，发现重度不典型增生或早期食管癌应及时手术切除。

知识点14：胃食管反流病的预后　　　副高：熟练掌握　　正高：熟练掌握

大多数GERD病例呈慢性复发性，终止治疗后复发，NERD对治疗的反应较差，长期病程对患者生活质量影响较大。与食管炎有关的死亡率极低，但Barrett食管有发生腺癌的倾向。随着治疗方法的不断改进和深入研究，RE治愈率逐渐提高，严重并发症的发生率趋向减少。

第二节　食　管　癌

知识点1：食管癌的概念　　　副高：熟练掌握　　正高：熟练掌握

食管癌是发生于食管胃交接线（GEJ）近端的上皮类恶性肿瘤，包括鳞癌和腺癌。临床上以进行性吞咽困难为进展期典型症状。

知识点2：食管癌的病因及发病机制　　　副高：熟练掌握　　正高：熟练掌握

食管癌的病因尚无明确的结论。①亚硝胺类化合物：亚硝胺类化合物能引起多种动物食管癌；②真菌：某些真菌产生的毒素可诱发动物食管鳞癌；③微量元素：中国食管癌高发区环境中钼、硒、锌、镁等较低，它们的缺乏影响组织修复，也使粮食、蔬菜中硝酸盐集聚；④饮食及不良习惯：食物中维生素缺乏、进食过快过烫、粗硬食物，长期饮酒和吸烟、咀嚼槟榔等与食管癌有关；⑤慢性刺激：贲门失弛缓症、食管良性狭窄等长期刺激可诱发食管癌；⑥遗传：食管癌有家族倾向，有家族史者迁移到低发区后，仍有相对较高的发生率；⑦人类乳头状病毒：该病毒可能与鳞状细胞癌发生有关；⑧Barrett食管：是食管腺癌的主要病因。

知识点3：食管癌的病理 　　　　　　　　副高：熟练掌握　正高：熟练掌握

（1）大体病理

1）早期食管癌：在胃镜下可见充血型、糜烂型、斑块型和乳头型。

2）中晚期食管癌：可分为髓质型、蕈伞型、溃疡型、缩窄型和未定型。

（2）组织病理：我国90%的食管癌为鳞状细胞癌，少数为腺癌，腺癌与Barrett食管恶变有关。

（3）食管癌的扩散和转移方式：①直接扩散：早中期食管癌主要为壁内扩散，因食管无浆膜层，容易直接侵犯其邻近器官；②淋巴转移是食管癌转移的主要方式；③晚期血行转移至肝、肺、骨、肾、肾上腺、脑等处。

知识点4：食管癌的临床表现 　　　　　　　副高：熟练掌握　正高：熟练掌握

（1）吞咽哽噎或吞咽困难：是食管癌的最主要和突出的表现，即使早期患者也会有吞咽不适，可被误诊为食管损伤。随后出现进行性吞咽困难，先对固体食物而后进半流质、流质饮食亦有困难。

（2）咽下疼痛：肿瘤早期进食时发生胸骨后灼痛、刺痛，摄入刺激性食物（过热、酸性、辛辣）时更明显。晚期可有放射痛，持续性、穿透性胸背部疼痛，应疑为癌组织外侵或椎体转移。

（3）反流与呕吐：随着肿瘤的发展，食管腔阻塞、食物残渣潴留，出现反流与呕吐，呕吐物多为食物、唾液、黏液的混合物，有时有血迹、溃烂组织。

（4）其他：随病情发展患者逐渐出现恶病质，癌组织侵犯喉返神经出现声嘶、呛咳，晚期还会出现咯血、反复不愈的肺炎、肺脓肿（食管-气管瘘）。

（5）体征：早期体征缺如，晚期有消瘦、贫血、营养不良、脱水或恶病质等。

知识点5：食管癌的实验室及辅助检查 　　　　副高：熟练掌握　正高：熟练掌握

（1）胃镜检查：是发现与诊断食管癌的首选方法。可直接观察病灶的形态，并可在直视下做活检，以确定诊断。对胃镜下可疑病灶，可通过黏膜染色，提高早期食管癌的检出率，如甲苯胺蓝染色，食管黏膜不着色，但癌组织可染成蓝色；碘液染色，正常鳞状细胞因含糖原而着棕褐色，病变黏膜则不着色。

（2）食管钡剂造影：当患者不适宜行胃镜检查时，可选用此方法。早期征象：①黏膜皱襞增粗，迂曲及中断；②食管边缘毛刺状；③小充盈缺损与小龛影；④局限性管壁僵硬或有钡剂滞留。中晚期病例可见病变处管腔不规则狭窄、充盈缺损、管壁蠕动消失、黏膜紊乱、软组织影以及腔内型的巨大充盈缺损。

（3）胸部CT检查：可清晰显示食管与邻近纵隔器官的关系。如果食管壁厚度＞5mm，与周围器官分界模糊，提示存在食管病变。CT有助于制订外科手术方式、放疗的靶区及计划，但不容易发现早期食管癌。

（4）EUS：有助于判断食管癌的壁内浸润深度、异常增大的淋巴结以及肿瘤对周围器官的浸润情况。对肿瘤分期、选择治疗方案以及判断预后有重要意义。

知识点6：食管癌的诊断及鉴别诊断　　　副高：熟练掌握　正高：熟练掌握

（1）诊断：出现与进食有关的吞咽哽噎或吞咽困难、胸骨后疼痛均应考虑食管癌，内镜检查加活检病理检查可确诊。诊断时应给予TNM分期。

（2）鉴别诊断：应与食管其他类型的恶性肿瘤、食管炎、良性肿瘤、贲门失弛缓症、食管良性狭窄、食管结核、食管外压相鉴别。临床结合内镜、超声内镜、病理等检查较容易进行鉴别诊断。

知识点7：食管癌的治疗　　　副高：熟练掌握　正高：熟练掌握

（1）手术：食管手术切除率可达80%～90%，早期切除常可达到根治效果。但大部分患者在诊断时已进入中晚期，即使提高手术切除率，远期效果仍不满意。

（2）放疗：主要适用于手术难度大的上段食管癌和不能切除的中、下段食管癌。

（3）化疗：一般在食管癌切除术后2～4周内进行，常用联合化疗方案。

（4）内镜

1）早期食管癌：内镜治疗是有效的治疗手段，包括：①内镜下黏膜切除术：适用于病灶＜2cm，无淋巴转移的黏膜内癌；②内镜下消融术：Nd：YAG激光、微波等亦有一定疗效，缺点是治疗后不能得到标本进行病理检查；③多环套扎黏膜切除术：使用改良食管曲张静脉套扎器进行多块黏膜切除；④内镜黏膜下剥离术：在进行黏膜下注射后分离黏膜下层与固有肌层，将病变黏膜及黏膜下层完整剥离。

2）进展期食管癌：①单纯扩张：方法简单，但作用时间短且需反复扩张；对病变范围广泛者常无法应用。②食管内支架置放术：是在内镜直视下放置合金或塑胶的支架，是治疗食管癌性狭窄的一种姑息疗法，可达到较长时间缓解梗阻、提高生活质量的目的；但上端食管癌与食管胃连接部肿瘤不宜放置。③内镜下癌肿消融术等。

知识点8：食管癌的预防　　　副高：熟练掌握　正高：熟练掌握

食管癌的预防主要是针对其癌前疾病：积极治疗GERD，对于Barrett食管应密切随访，尽管尚无肯定的预防措施，但目前认为PPI治疗可以减少不典型增生的发生，NSAID可能也有预防作用，对中度不典型增生应行内镜下治疗。

知识点9：食管癌的预后　　　　　　　　　　　　　　副高：熟练掌握　正高：熟练掌握

早期食管癌及时根治预后良好，手术切除5年生存率>90%。症状出现后未经治疗的食管癌患者一般在1年内死亡。食管癌位于食管上段、病变长度超过5cm、已侵犯食管肌层、癌细胞分化程度差及已有转移者，预后不良。

第三章　胃　炎

第一节　急性胃炎

急性胃炎一般指各种病因引起的胃黏膜急性炎症，组织学上通常可见胃黏膜有大量中性粒细胞浸润。包括急性糜烂出血性胃炎、急性幽门螺杆菌胃炎和除H. pylori以外的其他急性感染性胃炎。

（1）急性应激：可由严重创伤、大手术、大面积烧伤、脑血管意外和严重脏器功能衰竭、休克、败血症等引起。严重应激情况下机体的代偿功能不足以维持胃黏膜微循环的正常运行，造成黏膜缺血、缺氧，上皮细胞黏液和碳酸氢盐分泌减少，局部前列腺素合成不足，导致黏膜屏障破坏和氢离子反弥散，氢离子反弥散降低黏膜内pH，进一步损伤了黏膜血管和黏膜，引起糜烂和出血。除多灶性糜烂外，少数可发生急性溃疡，其中烧伤所致者称Curling溃疡，中枢神经系统病变所致者称Cushing溃疡。

（2）化学性损伤

1）药物：最常见的是非甾体类抗炎药（NSAID），包括阿司匹林，其机制主要是抑制环氧合酶（COX）的作用进而抑制产生前列腺素。这类药物可引起黏膜糜烂和出血，病变除胃黏膜外，也可累及十二指肠；其他药物，如氯化钾、某些抗生素或抗肿瘤药等也能刺激或损伤胃黏膜。

2）乙醇：乙醇具有亲脂性和溶脂能力，高浓度乙醇可直接引起上皮细胞损伤，破坏胃黏膜屏障，导致黏膜水肿、糜烂和出血。

（3）创伤和物理因素：大剂量放射线照射等均可导致胃黏膜糜烂甚至溃疡。

常有上腹痛、胀满、恶心、呕吐和食欲不振等；重症可有呕血、黑粪、脱水、酸中毒或休克；轻症患者可无症状，仅在胃镜检查时发现。门静脉高压性胃病应有门静脉高压或慢性肝病的症状、体征。

知识点 4：急性胃炎的诊断　　　　　　　　副高：熟练掌握　正高：熟练掌握

有上消化道出血者根据病史一般能做出诊断，确诊依赖急诊胃镜检查，一般应在出血后 24～48 小时内进行，可见到以多发性糜烂、浅表溃疡和出血灶为特征的急性胃黏膜病损。一般急性应激所致的胃黏膜病损以胃体、胃底部为主，NSAID 或酒精所致病损以胃窦部为主。

知识点 5：急性胃炎的治疗　　　　　　　　副高：熟练掌握　正高：熟练掌握

去除病因，积极治疗原发疾病和创伤，纠正其引起的病理生理紊乱。常用抑制胃酸分泌药物，如 H_2RA、PPI 及胃黏膜保护剂促进胃黏膜修复和止血。

知识点 6：急性胃炎的预防　　　　　　　　副高：熟练掌握　正高：熟练掌握

针对原发疾病和病因采取防治措施。对于严重疾病处于应激状态的患者，除积极治疗原发疾病外，应常规预防性给予抑制胃酸分泌的 H_2 受体阻滞剂或质子泵抑制剂，或胃黏膜保护剂硫糖铝。对服用 NSAID 的患者应视情况应用 H_2 受体阻滞剂、质子泵抑制剂或米索前列醇预防。

知识点 7：急性胃炎的预后　　　　　　　　副高：熟练掌握　正高：熟练掌握

多数胃黏膜糜烂和出血可自行愈合及止血；少数患者黏膜糜烂可发展为溃疡，并发症增加，但通常对药物治疗反应良好。

第二节　慢性胃炎

知识点 1：慢性胃炎的概念　　　　　　　　副高：熟练掌握　正高：熟练掌握

慢性胃炎是由多种病因引起的胃黏膜慢性炎症，主要由幽门螺杆菌（Hp）感染引起。多数是胃窦为主的全胃炎，胃黏膜层以淋巴细胞和浆细胞浸润为主，部分患者在后期可出现胃黏膜固有腺体萎缩和化生。慢性胃炎的发病率随年龄增加而升高。

知识点 2：慢性胃炎的病因及发病机制　　　　副高：熟练掌握　正高：熟练掌握

（1）Hp 感染：Hp 经口进入胃内，部分可被胃酸杀灭，部分则附着于胃窦部黏液层，依靠其鞭毛穿过黏液层，定居于黏液层与胃窦黏膜上皮细胞表面。Hp 产生的尿素酶可分解尿素，产生的氨可中和反渗入黏液内的胃酸，形成有利于 Hp 定居和繁殖的局部微环境，使感染慢性化。

（2）十二指肠-胃反流：是胃肠慢性炎症、消化吸收不良及动力异常等所致。长期反流，可导致胃黏膜慢性炎症。

（3）药物和毒物：服用NSAID/阿司匹林或COX-2选择性抑制剂，是反应性胃病的常见病因。许多毒素也可能损伤胃，其中酒精最为常见。迅速摄入酒精后，内镜下常表现为黏膜下出血，活检不伴明显黏膜炎症。酒精和NSAID两者联合作用将对胃黏膜产生更强的损伤。

（4）自身免疫：胃体腺壁细胞不仅分泌盐酸，还分泌一种黏蛋白，称内因子。其与食物中的维生素B_{12}（外因子）结合形成复合物，使之不被酶消化，到达回肠后，维生素B_{12}得以吸收。

当体内出现针对壁细胞或内因子的自身抗体时，作为靶细胞的壁细胞总数减少，胃酸分泌降低、内因子不能发挥正常功能，导致维生素B_{12}吸收不良，出现巨幼红细胞性贫血，称恶性贫血。

（5）年龄因素和胃黏膜营养因子缺乏：老年人的胃黏膜常见黏膜小血管扭曲，小动脉壁玻璃样变性，管腔狭窄。这种胃局部血管因素可使黏膜营养不良、分泌功能下降和屏障功能降低，可视为老年人胃黏膜退行性改变。

长期消化吸收不良、食物单一、营养缺乏均可降低胃黏膜修复再生功能，炎症慢性化，上皮增殖异常及胃腺萎缩。

知识点3：慢性胃炎的病理　　　　　副高：熟练掌握　正高：熟练掌握

（1）Hp：主要见于黏液层和胃黏膜上皮表面或小凹间，也可见于十二指肠的胃化生黏膜，而肠化黏膜上皮上很少存在。Hp在胃内分布不均匀，一般胃窦密度比胃体高，其数量与炎性细胞浸润程度成正比。

（2）炎症：以淋巴细胞、浆细胞为主的慢性炎症细胞浸润，初在黏膜浅层，即黏膜层的上1/3，称浅表性胃炎。病变继续发展，可波及黏膜全层。由于Hp感染常呈簇状分布，胃窦黏膜炎症也有多病灶分布的特点，也常出现淋巴滤泡。

（3）活动性：指出现中性粒细胞，存于固有膜、小凹上皮和腺管上皮之间，可形成小凹脓肿。中性粒细胞浸润是提示Hp感染存在的敏感指标。

（4）化生：长期慢性炎症使胃黏膜表层上皮和腺上皮被杯状细胞和幽门腺细胞取代。其分布范围越广，发生胃癌的危险性越高。胃腺化生分为2种：①肠上皮化生；②假幽门腺化生。

（5）萎缩：病变扩展至腺体深部，腺体破坏、数量减少，固有层纤维化，黏膜变薄。根据是否伴有化生分为非化生性萎缩和化生性萎缩等，以胃角为中心，波及胃窦及胃体的多灶萎缩发展为胃癌的风险增加。

（6）异型增生：又称不典型增生，是细胞在再生过程中过度增生和分化缺失，增生的上皮细胞拥挤、有分层现象，核增大失去极性，有丝分裂象增多，腺体结构紊乱。

知识点4：慢性胃炎的临床表现　　　　　副高：熟练掌握　正高：熟练掌握

大多数患者无明显症状。可表现为中上腹不适、饱胀、钝痛、烧灼痛等，也可呈食欲不振、嗳气、反酸、恶心等消化不良症状。体征多不明显，有时上腹轻压痛。恶性贫血者常有全身衰弱、疲软、厌食、体重减轻、贫血，一般消化道症状较少。

知识点 5：慢性胃炎的诊断　　　　　　　副高：熟练掌握　正高：熟练掌握

（1）内镜检查：国内 2006 年慢性胃炎研讨会将慢性胃炎的内镜诊断分为非萎缩性胃炎和萎缩性胃炎，如同时存在平坦糜烂、隆起糜烂或胆汁反流，则诊断为非萎缩性或萎缩性胃炎伴糜烂，或伴胆汁反流。内镜下非萎缩性胃炎的诊断依据是红斑（点、片状、条状），黏膜粗糙不平，出血点/斑；萎缩性胃炎的依据是黏膜呈颗粒状，黏膜血管显露，色泽灰暗，皱襞细小。内镜观察要描述病变分布范围（胃窦、胃体或全胃）。

（2）组织病理学检查

1）活检取材：用于临床诊断建议取 3 块（胃窦大、小弯各 1 块和胃体小弯 1 块）；用于科研时按悉尼系统要求取 5 块（胃窦、胃体大小弯各 1 块和胃角小弯 1 块）。内镜医师应向病理医师提供活检部位、内镜所见和简要病史等资料，以提高诊断正确性。

2）病理诊断报告：诊断要包括部位特征和形态学变化程度，有病因可见的要报告病因。病理要报告每块活检材料的组织学变化，以便临床医师结合内镜所见做出正确诊断。

知识点 6：慢性胃炎的治疗　　　　　　　副高：熟练掌握　正高：熟练掌握

（1）消除或削弱攻击因子

1）根除 Hp：其对象有胃黏膜糜烂或萎缩，或有消化不良症状。

2）抑酸或抗酸治疗：适用于有胃黏膜糜烂或以胃灼热、反酸、上腹饥饿痛等症状为主者。根据病情或症状严重程度，选用抗酸剂、H_2 受体阻滞剂或质子泵抑制剂（PPI）。

3）针对胆汁反流、服用 NSAID 等作相应治疗和处理：动力促进剂多潘立酮、莫沙必利、伊托必利等可消除或减少胆汁反流，米索前列醇、质子泵抑制剂可减轻 NSAID 对胃黏膜的损害。

（2）增强胃黏膜防御：适用于有胃黏膜糜烂或症状明显者。药物包括胶体铋、铝碳酸镁制剂、硫糖铝、瑞巴派特、替普瑞酮、吉法酯、依卡倍特等。

（3）动力促进剂：适用于以上腹饱胀、早饱等症状为主者。

（4）中药：辨证施治，可与西药联合应用。

（5）其他：①抗抑郁药、镇静药：适用于睡眠差、有明显精神因素者；②维生素 B_{12}：适用于 A 型萎缩性胃炎有恶性贫血者；③抗氧化剂：维生素 C、维生素 E、β 胡萝卜素和微量元素硒等抗氧化剂可清除 Hp 感染炎症所产生的氧自由基和抑制胃内形成亚硝胺化合物，对预防胃癌有一定作用。

知识点 7：慢性胃炎的预后　　　　　　　副高：熟练掌握　正高：熟练掌握

慢性非萎缩性胃炎预后良好；肠上皮化生通常难以逆转；部分患者萎缩可以改善或逆

转；不典型增生虽也可逆转，但重度者易转变为癌。对有胃癌家族史、食物营养单一、常食熏制或腌制食品的患者，需警惕肠上皮化生、萎缩及不典型增生向胃癌的进展。

第三节 特殊类型的胃炎

| 知识点1：化学性或反应性胃炎（病） | 副高：熟练掌握 正高：熟练掌握 |

十二指肠胃反流、服用NSAID或其他对胃黏膜损害物质等因素的长期刺激，可引起以胃小凹增生为主、炎性细胞浸润很少为组织学特征的反应性胃黏膜病变。胃大部分切除术后失去了幽门的功能，含胆汁、胰酶的十二指肠液可长期大量反流入胃，由此而引起的残胃炎和残胃吻合口炎是典型的化学性胃炎（病）。十二指肠胃反流所致的化学性胃病可予促胃肠动力药和吸附胆汁药物（如硫糖铝、铝碳酸镁或考来烯胺）治疗，严重者需做Rous-en-Y转流术。

| 知识点2：克罗恩病 | 副高：熟练掌握 正高：熟练掌握 |

克罗恩病可累及整个消化道，但主要见于小肠–回盲部–结肠，也可发生于胃。胃克罗恩病多见于胃窦，常与近端十二指肠克罗恩病共存。

| 知识点3：感染性胃炎 | 副高：熟练掌握 正高：熟练掌握 |

由于胃酸的强力抑菌作用，除Hp之外的细菌很难在胃内存活。进食被微生物和/或其毒素污染的不洁食物以及普通肠道病毒感染引起的急性胃肠炎，以肠道炎症为主。当机体免疫力显著下降时，如患艾滋病、长期大量应用免疫抑制剂、严重疾病晚期等，可发生其他细菌（非特异性细菌和特异性细菌，后者包括结核、梅毒）、真菌或病毒（如巨细胞病毒）所引起的感染性胃炎。其中急性化脓性胃炎病情凶险，也可发生于内镜下胃黏膜切除术后，常见致病菌为甲型溶血性链球菌或金黄色葡萄球菌，化脓性炎症常源于黏膜下层，并扩展至全层胃壁，可发生穿孔，内科治疗多无效而需紧急外科手术。

| 知识点4：嗜酸性粒细胞性胃炎 | 副高：熟练掌握 正高：熟练掌握 |

胃壁炎症以嗜酸性粒细胞浸润为特征，不伴有肉芽肿或血管炎性病变，虽然胃壁各层均可受累，多数病变以其中一层为主。当病变仅累及肌层或浆膜下时，靠胃黏膜活检难以作出诊断。病变范围可累及胃和小肠或仅局限于胃。本病可能因变应原与胃肠组织接触后在胃肠壁内发生抗原抗体反应，释放出组胺类血管活性物质。

临床表现有上腹疼痛、恶心、呕吐，抑酸剂难以缓解腹痛，常伴有腹泻，外周血嗜酸性粒细胞增高。本病常为自限性，但有些病例可持续存在或复发。治疗可用糖皮质激素。

| 知识点5：Ménétrier病 | 副高：熟练掌握 正高：熟练掌握 |

Ménétrier病属增生性胃病，即慢性肥厚性胃炎，其特点有：①内镜下胃体、胃底皱襞粗大、肥厚，扭曲呈脑回状；②胃黏膜组织病理学见胃小凹延长、扭曲、囊样扩张，伴壁细胞和主细胞减少；③胃酸分泌减少；④低蛋白血症（蛋白质从异常胃黏膜丢失所致）。多见于50岁以上的男性。诊断时须注意排除促胃液素瘤引起的胃黏膜增生、胃黏膜癌性浸润、胃淋巴瘤及胃淀粉样变性等。因病因未明，故目前无特效治疗。有溃疡形成时予以抑酸治疗，伴有Hp感染者宜予以根除，蛋白质丢失持续而严重者可考虑胃切除术。

| 知识点6：淋巴细胞性胃炎 | 副高：熟练掌握 正高：熟练掌握 |

淋巴细胞性胃炎的特征为胃黏膜表面及小凹内淋巴细胞密集浸润。内镜下淋巴细胞性胃炎表现为胃黏膜皱襞粗大、结节样和口疮样糜烂（疣状胃炎）。活检显示固有层扩大，伴浆细胞、淋巴细胞浸润，偶见中性粒细胞浸润。其与内镜下疣状胃炎相关，后者以结节、皱襞增厚和糜烂为特征。

根除Hp可显著改善胃上皮内淋巴细胞浸润、胃体炎症和消化不良症状。故淋巴细胞性胃炎可能为伴发Hp感染的胃MALT淋巴瘤的癌前疾病。

第四章　胃　癌

知识点1：胃癌的概念　　　　　　　　　副高：熟练掌握　　正高：熟练掌握

　　胃癌系指源于胃黏膜上皮细胞的恶性肿瘤，主要是胃腺癌。胃癌占胃部恶性肿瘤的95%以上。

知识点2：胃癌的病因及发病机制　　　　　　副高：熟练掌握　　正高：熟练掌握

　　（1）环境和饮食因素：环境因素在胃癌发生中起重要作用。火山岩地带、高泥炭土壤、水土中含硝酸盐过多、微量元素比例失调或化学污染等可直接或间接经饮食途径参与胃癌的发生。

　　流行病学研究提示，多吃新鲜水果和蔬菜可降低胃癌的发生。经常食用霉变食品、咸菜、腌制烟熏食品以及过多摄入食盐，可增加危险性。长期食用含硝酸盐较高的食物后，硝酸盐在胃内被细菌还原成亚硝酸盐，再与胺结合生成致癌物亚硝胺。此外，慢性胃炎及胃部分切除者胃酸分泌减少有利于胃内细菌繁殖。老年人因泌酸腺体萎缩常有胃酸分泌不足，有利于细菌生长。胃内增加的细菌可促进亚硝酸盐类致癌物质产生，长期作用于胃黏膜将导致癌变。

　　（2）感染因素：Hp感染与胃癌有共同的流行病学特点，胃癌高发区人群Hp感染率高；Hp抗体阳性人群发生胃癌的危险性高于阴性人群。

　　（3）遗传因素：胃癌有明显的家族聚集倾向，家族发病率高于人群2～3倍。

　　（4）癌前状态：分为癌前疾病和癌前病变。癌前疾病是指与胃癌相关的胃良性疾病，有发生胃癌的危险性；癌前病变是指较易转变为癌组织的病理学变化，主要指异型增生。

　　1）肠上皮化生、萎缩性胃炎及异型增生。

　　2）胃息肉：炎性息肉约占80%，直径多<2cm，癌变率低；腺瘤性息肉癌变的概率较高，特别是直径>2cm的广基息肉。

　　3）胃溃疡：多是溃疡边缘的炎症、糜烂、再生及异型增生所致。

　　4）残胃炎：Billroth-Ⅱ式胃切除术后，癌变常在术后10～15年发生。

知识点3：胃癌的病理　　　　　　　　　副高：熟练掌握　　正高：熟练掌握

　　（1）分期：胃癌的好发部位依次为胃窦（58%）、贲门（20%）、胃体（15%）、全胃或大部分胃（7%）。根据胃癌的进程可分为早期胃癌、进展期胃癌和晚期胃癌。早期胃癌是指病灶局限且深度不超过黏膜下层的胃癌，不论有无局部淋巴结转移；病理呈高级别上皮内瘤变或腺癌。进展期胃癌深度超过黏膜下层，已侵入肌层者称中期；侵及浆膜或浆膜外者称晚期胃癌。

（2）病理组织学分类：组织学上，胃癌以腺癌为主，少见的有腺鳞癌、鳞状细胞癌、未分化癌等。腺癌可分为乳头状腺癌、管状腺癌、低分化腺癌、黏液腺癌和印戒细胞癌。

按胃癌起源，Lauren将之分成肠型和弥漫型。肠型起源于肠化黏膜，大多分化良好；弥漫型源于胃固有上皮，分化较差。按胃癌生长方式，Ming将之分成膨胀型和浸润型。膨胀型癌细胞以团块形式生长，预后较好；浸润型癌细胞以分散形式向纵深扩散，预后较差。

（3）转移：胃癌有四种扩散形式：①直接蔓延扩散至相邻器官，如胰腺、脾、横结肠、网膜；②淋巴结转移：最常见的转移形式，分局部和远处，如转移至左锁骨上的Virchow淋巴结；③血液播散：常见于肝、肺、骨、中枢神经系统；④腹腔内种植转移：癌细胞从浆膜层脱落入腹腔，种植于腹膜、肠壁和盆腔。直肠前窝种植出现肿块时，称Blumer shelf，肛指检查可扪及；种植于卵巢，称Krukenberg肿瘤。

知识点4：胃癌的临床表现　　　　　　　　　　副高：熟练掌握　　正高：熟练掌握

（1）症状：早期胃癌多无症状，部分患者可有消化不良症状。进展期胃癌可有上腹痛、可伴有早饱、纳差、厌食、乏力及体重减轻。上腹痛可急可缓，开始时仅上腹部饱胀不适，餐后更甚，继之有隐痛不适，偶尔呈胃溃疡样节律性疼痛。早饱指患者虽有饥饿感，但稍一进食即感饱胀不适，是胃壁受累的表现，但该症状本身不具特异性。

胃癌发生并发症或转移时可出现一些特殊症状，贲门癌累及食管下段时可出现吞咽困难。并发幽门梗阻时可有恶心、呕吐，溃疡型胃癌出血时可引起呕血或黑粪，继之出现贫血。胃癌转移至肝脏可引起右上腹痛，黄疸和/或发热；转移至肺可引起咳嗽、呃逆、咯血，累及胸膜可产生胸腔积液而发生呼吸困难；肿瘤侵及胰腺时，可出现背部放射性疼痛。

（2）体征：早期胃癌无明显体征，进展期在上腹部可扪及肿块，有压痛。肿块多位于上腹偏右相当于胃窦处。如肿瘤转移至肝脏可致肝大及黄疸，甚至出现腹水。腹膜有转移时也可发生腹水，移动性浊音阳性。侵犯门静脉或脾静脉时有脾大。有远处淋巴结转移时或可扪及Virchow淋巴结，质硬不活动。肛门指检在直肠膀胱凹陷可扪及肿块。

知识点5：胃癌的实验室及辅助检查　　　　　　副高：熟练掌握　　正高：熟练掌握

（1）实验室检查：缺铁性贫血较常见，若伴有粪便潜血阳性，提示肿瘤有长期小量出血。

（2）内镜检查：大多数胃癌通过内镜检查加活检能得到正确诊断。但仍有少部分胃癌，特别是小胃癌或微小胃癌可能被漏诊。为了提高胃癌诊断的正确性，需注意：①检查前口服消泡祛黏液剂，充分暴露胃黏膜；②仔细观察，做到无盲区；③可疑病灶应多点活检；④对小病灶，胃镜下黏膜染色（色素内镜）、放大内镜、或共聚焦内镜观察有助于指导活检；⑤对可疑病灶要加强随访。内镜下早期胃癌和进展期胃癌的形态分类见病理形态分类。

（3）X线钡剂检查：当患者有胃镜检查禁忌证时，X线钡剂可能发现胃内的溃疡及隆起型病灶，分别呈龛影或充盈缺损，但难以鉴别其良恶性；如有黏膜皱襞破坏、消失或中断，邻近胃黏膜僵直，蠕动消失，则胃癌可能性大。

知识点6：胃癌的诊断	副高：熟练掌握　正高：熟练掌握

主要依据胃镜检查及病理活检。早期诊断是根治胃癌的前提，中国的胃镜检查已普及至镇、县级医院，对有中上腹痛、消化不良、呕血或黑粪者应及时行胃镜检查。对胃癌的高危患者应定期胃镜随访：①慢性萎缩性胃炎伴肠化或异型增生者；②良性溃疡经正规治疗2个月无效；③胃切除术后10年以上者。

知识点7：胃癌的治疗	副高：熟练掌握　正高：熟练掌握

（1）手术治疗：是目前唯一有可能根除胃癌的手段。手术效果取决于胃癌的浸润深度和扩散范围。对早期胃癌，可行胃部分切除术。对进展期胃癌如未发现远处转移，应尽可能手术切除，有些需做扩大根除手术。对远处已有转移者，仅做姑息性手术，如胃造瘘术、胃-空肠吻合术，以保证消化道通畅和改善营养。

（2）内镜下治疗：早期胃癌可作内镜下黏膜切除（EMR）或内镜黏膜下剥离（ESD），ESD一次可完整切除较大范围的病灶。EMR或ESD切除病灶的完整性须得到组织学证实。EMR或ESD一般适用于肿瘤局限于黏膜层时，因累及黏膜下层时有部分淋巴结转移，效果不够可靠。EUS有助于EMR或ESD前肿瘤浸润深度的判断。

（3）化学治疗：胃癌细胞对化疗不甚敏感，因此，总体上胃癌的化疗效果不够理想。抗癌药物可在术前、术中及术后应用，以期望抑制癌细胞扩散和杀灭残存癌细胞，以提高手术效果。一般早期胃癌无淋巴结转移者术后不需化疗；中晚期胃癌术后应给予化疗；不能施行手术的晚期胃癌，如一般情况许可，可试用化疗。

1）术前化疗：即新辅助化疗。对局部肿瘤较大，难以切除的患者新辅助化疗可使肿瘤缩小，增加手术根治及治愈机会，但新辅助化疗似乎未能改善生存率。

2）术后化疗：是一种辅助化疗，采用一种或一种以上药物联合进行化疗，方式包括静脉化疗和腹腔内化疗等。常用药物有氟尿嘧啶（5-FU）、丝裂霉素（MMC）、阿霉素（ADM）、亚硝脲类（CCNU、MeCCNU）、顺铂（DDP）和依托泊苷（VP-16）等。这些药物单用效果差，联合应用稍佳。联合应用方案繁多，目前尚无理想的配伍。亚叶酸钙（CF）可增强5-FU的活化和细胞毒作用。

（4）其他治疗：放疗、化疗、中药治疗及生物治疗均可作为辅助治疗，但疗效非常有限。

知识点8：胃癌的预防	副高：熟练掌握　正高：熟练掌握

（1）建立良好生活习惯。

（2）Hp感染是胃癌发生的重要病因之一，对于有癌前疾病者，根除Hp可能部分预防其胃癌发生。

（3）积极治疗癌前疾病。

（4）应用内镜、PGI/Ⅱ等随访高危人群。

（5）阿司匹林、COX-2抑制剂、他汀类药物、抗氧化剂（包括多种维生素和微量元素硒）和绿茶可能具有一定预防作用。

知识点9：胃癌的预后　　　　　　　　　　　　　　　副高：熟练掌握　　正高：熟练掌握

胃癌根除术后5年生存率取决于胃壁受侵深度、淋巴结受累范围和肿瘤生长方式。早期胃癌预后佳，术后5年生存率可达90%～95%；侵及肌层者，术后5年生存率为50%～60%；深达浆膜或浆膜外者预后不良，术后5年生存率<20%；已有远处转移的病例，5年生存率几乎为0。

第五章 消化性溃疡

 消化性
溃疡

| 知识点1：消化性溃疡的概念 | 副高：熟练掌握 正高：熟练掌握 |

消化性溃疡或消化性溃疡病泛指胃肠道黏膜在某种情况下被胃酸/胃蛋白酶消化而造成的溃疡，可发生于食管、胃或十二指肠，也可发生于胃-空肠吻合口附近或含有胃黏膜的Meckel憩室内。

| 知识点2：消化性溃疡的病因及发病机制 | 副高：熟练掌握 正高：熟练掌握 |

（1）Hp感染：是消化性溃疡的主要病因。十二指肠球部溃疡患者的Hp感染率高达90%以上，胃溃疡为80%～90%。同样，在Hp感染高的人群，消化性溃疡的患病率也较高。清除Hp可加速溃疡的愈合，显著降低消化性溃疡的复发。

（2）药物：长期服用NSAID、糖皮质激素、氯吡格雷、化疗药物、双膦酸盐、西罗莫司等药物的患者可以发生消化性溃疡。NSAID是导致胃黏膜损伤最常用的药物，有5%～30%的患者可发生内镜下溃疡。

（3）遗传易感性：部分消化性溃疡患者有该病的家族史，提示可能的遗传易感性。

（4）胃酸与胃蛋白酶：正常人的胃黏膜内大约有10亿壁细胞，平均每小时分泌盐酸22mmol，而十二指肠球部溃疡患者的壁细胞总数平均为19亿，每小时分泌盐酸约42mmol，比正常人高出1倍左右。但是，个体之间的壁细胞数量也有很大的差异，在十二指肠球部溃疡和正常人之间存在显著的重叠现象。

胃蛋白酶是消化性溃疡发病的另一个重要因素，其活性依赖于胃液的pH，pH为2～3时，胃蛋白酶原易被激活；pH>4时，胃蛋白酶失活。因此，抑制胃酸可同时抑制胃蛋白酶的活性。

消化性溃疡发生的机制是致病因素引起胃酸、胃蛋白酶对胃黏膜的侵袭作用与黏膜屏障的防御能力间失去平衡。侵袭作用增强或/和防御能力减弱均可导致消化性溃疡的产生。

（5）胃排空障碍：十二指肠-胃反流可导致胃黏膜损伤；胃排空延迟及食糜停留过久可持续刺激胃窦G细胞，使之不断分泌促胃液素。

（6）其他：应激、吸烟、长期精神紧张、进食无规律等是消化性溃疡发生的常见诱因。尽管胃溃疡和十二指肠球部溃疡同属于消化性溃疡，但胃溃疡在发病机制上以黏膜屏障功能降低为主要机制，十二指肠球部溃疡则以高胃酸分泌起主导作用。

知识点3：消化性溃疡的胃镜及组织病理	副高：熟练掌握 正高：熟练掌握

　　胃镜下所见典型的胃溃疡多见于胃角附近和胃窦小弯侧，活动期消化性溃疡一般为单个，也可多个，呈圆形或卵圆形。大多数活动性溃疡直径<10mm，边缘光整，底部由肉芽组织构成，覆以灰黄色渗出物，周围黏膜常有炎症水肿。溃疡深者可累及胃壁肌层甚至浆膜层，累及血管时可导致出血，侵及浆膜层时引起穿孔。愈合期溃疡，可见瘢痕。十二指肠球部溃疡的形态与胃溃疡相似，多发生在球部，以紧邻幽门环的前壁或后壁多见，十二指肠球部可因反复发生溃疡，瘢痕收缩而形成假性憩室。显微镜下，溃疡所致的黏膜缺损超过黏膜肌层。

知识点4：消化性溃疡的临床表现	副高：熟练掌握 正高：熟练掌握

　　（1）症状：上腹痛或不适为主要症状，性质可有钝痛、灼痛、胀痛、剧痛、饥饿样不适，可能与胃酸刺激溃疡壁的神经末梢有关，其具有的特点：①慢性过程，病史可达数年或十余年；②周期性发作，发作期可为数周或数月，缓解期亦长短不一，发作有季节性，多在秋冬和冬春之交发病；③部分患者有与进餐相关的节律性上腹痛，如饥饿痛或餐后痛；④腹痛可被抑酸或抗酸剂缓解。部分病例无典型的疼痛，仅表现腹胀、厌食、嗳气、反酸等消化不良症状。

　　（2）体征：发作时剑突下可有局限性压痛，缓解后无明显体征。

　　（3）其他症状：消化性溃疡除上腹疼痛外，尚可有反酸、嗳气、胃灼热、上腹饱胀、恶心、呕吐、食欲减退等消化不良症状，但这些症状均缺乏特异性。部分症状可能与伴随的慢性胃炎有关。病程较长者可因疼痛或其他消化不良症状影响摄食而出现体重减轻；但亦有少数十二指肠球部溃疡患者因进食可使疼痛暂时减轻，频繁进食而致体重增加。

知识点5：消化性溃疡的特殊类型	副高：熟练掌握 正高：熟练掌握

　　（1）无症状性溃疡：15%～35%消化性溃疡患者可无任何症状。这部分患者多在因其他疾病做内镜或X线钡剂检查时被发现，或当发生出血、穿孔等并发症时，甚至于尸体解剖时始被发现。这类消化性溃疡可见于任何年龄，以老年人多见。维持治疗中复发的溃疡半数以上无症状，溃疡较少发生并发症。无症状性溃疡在NSAID诱发的溃疡中占30%～40%。

　　（2）老年人消化性溃疡：临床表现多不典型，常无症状或症状不明显，疼痛多无规律，较易出现体重减轻和贫血。胃溃疡多位于胃体上部，溃疡常较大，易被误认为胃癌。由于NSAID在老年人使用广泛，老年人溃疡有增加的趋势。

　　（3）儿童期溃疡：主要发生于学龄儿童，发生率低于成人。患儿腹痛可在脐周，时常出现恶心或呕吐，可能与幽门、十二指肠水肿和痉挛有关。随着年龄的增长，溃疡的表现与成年人相近。

　　（4）胃、十二指肠复合溃疡：指胃和十二指肠均有活动性溃疡，多见于男性，幽门狭窄、梗阻发生率较高。

（5）幽门管溃疡：餐后很快发生疼痛，易出现幽门梗阻、出血和穿孔等并发症。胃镜检查时应注意活检排除癌变。

（6）十二指肠球后溃疡：指发生在十二指肠降段、水平段的溃疡。多位于十二指肠降段的初始部及乳头附近，溃疡多在后内侧壁。疼痛可向右上腹及背部放射。严重的炎症反应可导致胆总管引流障碍，出现梗阻性黄疸等。

（7）巨大溃疡：指直径＞2cm的溃疡，常见于有NSAID服用史及老年患者。巨大十二指肠球部溃疡常在后壁，易发展为穿透性，周围有大的炎性团块，疼痛可剧烈而顽固、放射至背部，老年人也可没有症状。巨大胃溃疡并不一定都是恶性。

（8）难治性溃疡：经正规抗溃疡治疗而溃疡仍未愈合。可能的因素有：①病因尚未去除，如仍有Hp感染，继续服用NSAID等致溃疡药物等；②穿透性溃疡；③特殊病因，如克罗恩病、促胃液素瘤、放疗术后等；④某些疾病或药物影响抗溃疡药物吸收或效价降低；⑤误诊，如胃或十二指肠恶性肿瘤；⑥不良诱因存在，包括吸烟、酗酒及精神应激等。

知识点6：消化性溃疡的实验室及辅助检查　　　　副高：熟练掌握　正高：熟练掌握

（1）胃镜及黏膜活检：胃镜是消化性溃疡诊断的首选方法，其目的在于：①确定有无病变、部位及分期；②鉴别良恶性；③治疗效果的评价；④对合并出血者给予止血治疗；⑤对合并狭窄梗阻患者给予扩张或支架治疗；⑥超声内镜检查，评估胃或十二指肠壁、溃疡深度、病变与周围器官的关系、淋巴结数目和大小等。

（2）X线钡剂检查：多采用钡剂和空气双重对比造影技术检查胃和十二指肠。其意义有：①了解胃的运动情况；②胃镜禁忌者；③不愿接受胃镜检查者和没有胃镜时。尽管气钡双重造影能较好地显示胃肠黏膜形态，但其效果仍逊于胃镜。溃疡的直接X线征象为龛影，间接征象为局部压痛、胃大弯侧痉挛性切迹、十二指肠球部激惹及球部畸形等。

（3）Hp检测：有消化性溃疡病史者，无论溃疡处于活动期还是瘢痕期，均应检测Hp。

（4）粪便潜血：了解溃疡有无合并出血。

（5）CT检查：对于穿透性溃疡或穿孔，CT很有价值，可以发现穿孔周围组织炎症、包块、积液，对于游离气体的显示甚至优于立位腹平片。另外，对幽门梗阻也有鉴别诊断的意义。口服造影剂，CT可能显示出胃壁中断、穿孔周围组织渗出、增厚等。

知识点7：消化性溃疡的诊断　　　　副高：熟练掌握　正高：熟练掌握

慢性病程、周期性发作的、节律性上腹疼痛是疑诊消化性溃疡的重要病史，胃镜可以确诊。不能接受胃镜检查者，X线钡剂发现龛影，可以诊断溃疡。

知识点8：消化性溃疡的鉴别诊断　　　　副高：熟练掌握　正高：熟练掌握

（1）功能性消化不良：有消化不良症状而无消化性溃疡、上消化道肿瘤及其他器质性疾病（如肝胆胰疾病），内镜检查可正常或仅存在慢性胃炎。此症颇常见，表现为上腹疼痛或不适，上腹饱胀、嗳气、反酸、恶心和食欲减退等，其鉴别有赖于内镜或X线等检查。

（2）慢性胆囊炎和胆石症：疼痛与进食油腻有关，位于右上腹并放射至背部，伴发热、黄疸的典型病例容易与消化性溃疡相鉴别。对不典型的患者，鉴别需借助B型超声检查或磁共振胰胆管造影检查（MRCP）。

（3）胃癌：胃镜发现胃溃疡时，应注意与癌性溃疡相鉴别，典型胃癌溃疡形态多不规则，常>2cm，边缘呈结节状，底部凹凸不平、覆污秽状苔。部分癌性胃溃疡与良性胃溃疡在胃镜下难以区别。因此，对于胃溃疡，应常规在溃疡边缘取活检。对有胃溃疡的中老年患者，当溃疡迁延不愈时，应多点活检，并在正规治疗6~8周后复查胃镜，直到溃疡完全愈合。

| 知识点11：消化性溃疡的治疗 | 副高：熟练掌握 | 正高：熟练掌握 |

（1）药物治疗

1）根除Hp：消化性溃疡不论活动与否，都是根除Hp的主要指征之一，对有并发症和经常复发的消化性溃疡患者，应追踪抗Hp的疗效，一般应在停药后至少4周复检Hp。根除Hp可显著降低溃疡的复发率。由于耐药菌株的出现、抗菌药物不良反应、患者依从性差等因素，部分患者胃内的Hp难以根除，此时应因人而异制订多种根除Hp方案。

2）抗酸分泌：溃疡的愈合特别是十二指肠溃疡的愈合与抑酸强度和时间成正比，药物治疗中24小时胃内pH>4总时间可预测溃疡愈合率。碱性抗酸药物（如氢氧化铝、氢氧化镁及其复方制剂）中和胃酸，对缓解溃疡疼痛有一定效果，但愈合溃疡疗效低，目前已不用或仅作为活动性溃疡的辅助治疗。

3）保护胃黏膜：有铋剂、弱碱性抗酸剂。

（2）治疗消化性溃疡的方案及疗程：为使溃疡愈合率>90%，抑酸药物的疗程通常为4~6周，部分患者需要8周。根除Hp所需的1~2周疗程可重叠在4~8周的抑酸药物疗程内，也可在抑酸疗程结束后进行。

（3）患者教育：适当休息，减轻精神压力；停服NSAID，必吸服用NSAID时可遵医嘱同时加用抑酸和保护胃黏膜的药物；改善进食规律、戒烟、戒酒及少饮浓咖啡等。

（4）维持治疗：消化性溃疡愈合后，大多数患者可以停药。但对反复溃疡复发、Hp阴性及已去除其他危险因素的患者，可给予维持治疗，即较长时间服用维持剂量的H_2受体阻滞剂或PPI，疗程因人而异，短者3~6个月，长者1~2年，甚至更长时间。

（5）内镜治疗：消化性溃疡出血的内镜下治疗，包括溃疡表面喷洒蛋白胶、出血部位注射1:10000肾上腺素、出血点钳夹和热凝固术等，有时采取两种以上内镜治疗方法联合应用。

（6）外科手术：大多数消化性溃疡已不需要外科手术治疗。但在下列情况时，可考虑手术治疗：①大量出血经药物、胃镜及血管介入治疗无效时；②急性穿孔、慢性穿透溃疡；③瘢痕性幽门梗阻；④胃溃疡疑有癌变。

知识点10：消化性溃疡的预后 副高：熟练掌握 正高：熟练掌握

内科有效治疗的进展，已使预后远较过去为优，消化性溃疡的死亡已降至1%以下。死亡的主要原因是大出血和急性穿孔等并发症，尤其是发生于老年和/或有其他严重伴发疾病的患者。

第六章 肠结核和结核性腹膜炎

第一节 肠 结 核

肠结核是指结核分枝杆菌引起的肠道慢性特异性感染，常继发于肺结核。

90%以上的肠结核主要由人型结核分枝杆菌引起，多因患者有开放性肺结核或喉结核，因经常吞下含菌痰液、或常与开放性肺结核患者共餐而忽视餐具消毒等被感染。该菌为抗酸菌，很少受胃酸影响，可顺利进入肠道，多在回盲部引起病变。原因：①含结核杆菌的肠内容物在回盲部停留较久，增加了局部黏膜的感染机会；②该菌易侵犯淋巴组织，而回盲部富有淋巴组织。但消化道其他部位包括食管和胃也可受累

少数因饮用未经消毒的带菌牛奶或乳制品而发生牛型结核分枝杆菌肠结核。此外，本病也可由血行播散引起，见于粟粒型肺结核；或由腹（盆）腔内结核病灶直接蔓延引起。

肠结核主要位于回盲部，也可累及升结肠、空肠、横结肠、降结肠、阑尾、十二指肠和乙状结肠等，少数见于直肠。偶见于胃、食管。人体对不同数量和毒力结核菌的免疫力和过敏反应程度可导致不同的病理特点。按大体病理，肠结核可分为以下3型。

（1）溃疡型肠结核：肠壁的淋巴组织呈充血、水肿及炎症渗出性病变，进一步发展为干酪样坏死，随后形成溃疡。溃疡边缘不规则，深浅不一，可深达肌层或浆膜层，并累及周围腹膜或邻近肠系膜淋巴结。因溃疡基底多有闭塞性动脉内膜炎，故较少发生肠出血。在慢性发展过程中，病变肠段常与周围组织紧密粘连，所以溃疡一般不发生急性穿孔，偶可因慢性穿孔而形成腹腔脓肿或肠瘘，但远较克罗恩病少见。在病变修复过程中，大量纤维组织增生和瘢痕形成可导致肠管变形和狭窄。

（2）增生型肠结核：病变多局限在回盲部，可有大量结核肉芽肿和纤维组织增生，使局部肠壁增厚、僵硬，亦可见瘤样肿块突入肠腔，上述病变均可使肠腔变窄，引起梗阻。

（3）混合型肠结核：兼有以上两种病变，称为混合型或溃疡–增生型肠结核。

知识点4：肠结核的临床表现　　　　　　　副高：熟练掌握　　正高：熟练掌握

（1）腹痛：多位于右下腹或脐周，间歇发作，餐后加重，常伴腹鸣，排便或肛门排气后缓解。其发生可能与进餐引起胃肠反射或肠内容物通过炎症、狭窄肠段，引起局部肠痉挛或加重肠梗阻有关。腹部可有压痛，多位于右下腹。

（2）排便习惯改变：溃疡型肠结核常伴腹泻，粪便呈糊样，多无脓血，不伴里急后重。有时腹泻与便秘交替。增生型肠结核以便秘为主。

（3）腹部肿块：多位于右下腹，质中、较固定，轻至中度压痛。多见于增生型肠结核；溃疡型亦可因病变肠段和周围肠段、肠系膜淋巴结粘连形成腹块。

（4）全身症状和肠外结核表现：结核毒血症状多见于溃疡型肠结核，为长期不规则低热、盗汗、消瘦、贫血和乏力，如同时有活动性肠外结核也可呈弛张热或稽留热。增生型全身情况一般较好，无明显结核毒血症状。

并发症见于晚期患者，以肠梗阻及合并结核性腹膜炎多见，瘘管、腹腔脓肿、肠出血少见。

知识点5：肠结核的实验室和辅助检查　　　　副高：熟练掌握　　正高：熟练掌握

（1）实验室检查：溃疡型肠结核可有轻至中度贫血，无并发症时白细胞计数一般正常。血沉多明显增快，可作为估计结核病活动程度的指标之一。溃疡型肠结核的粪便多为糊样，一般无肉眼黏液和脓血，但显微镜下可见少量白细胞和红细胞，潜血试验可阳性。结核菌素（PPD）试验呈强阳性有助于诊断。

（2）X线检查：X线小肠钡剂造影对肠结核的诊断具有重要价值。在溃疡型肠结核，钡剂于病变肠段呈现激惹征象，排空很快，充盈不佳，而在病变的上、下肠段则钡剂充盈良好，称为X线钡影跳跃征象。病变肠段如能充盈，则显示黏膜皱襞粗乱、肠壁边缘不规则，有时呈锯齿状，可见溃疡。也可见肠腔狭窄、肠段缩短变形、回肠盲肠正常角度消失。

（3）结肠镜检查：结肠镜检查可以对全结肠和回肠末段进行直接观察，因病变主要在回盲部，故常可发现病变，对诊断有重要价值。内镜下病变肠黏膜有充血、水肿、溃疡（常为横行，边缘呈鼠咬状）、炎症性息肉、肠腔狭窄等改变。镜下活检组织送病理检查具有确诊价值。

（4）小肠镜检查和胶囊内镜检查：当结肠镜检查和X线小肠钡剂造影未能明确诊断而需排除小肠结核时可做此类检查。双气囊小肠镜等新一代小肠镜的应用，不仅能窥视全部小肠，还能进行小肠黏膜活检。胶囊内镜检查为小肠检查提供了非侵入性方法，检查可以窥视全部小肠，怀疑有肠梗阻者属禁忌证。

（5）CT肠道显像（CTE）：肠结核病变部位通常在回盲部附近，很少累及空肠，节段性改变不如克罗恩病明显，可见腹腔淋巴结中央坏死或钙化等改变。

知识点6：肠结核的诊断　　　　　　　　　副高：熟练掌握　　正高：熟练掌握

如有以下情况应考虑本病：①中青年患者有肠外结核，主要是肺结核；②有腹痛、腹泻、便秘等消化道症状；右下腹压痛、腹块，或原因不明的肠梗阻，伴有发热、盗汗等结核毒血症状；③X线钡剂检查发现跳跃征、溃疡、肠管变形和肠腔狭窄等征象；④结肠镜检查发现主要位于回盲部的炎症、溃疡、炎症息肉或肠腔狭窄；⑤结核菌素试验强阳性或T-SPOT阳性。病理活检发现干酪性肉芽肿，具确诊意义；活检组织中找到抗酸杆菌有助诊断。对高度怀疑肠结核的病例，如抗结核治疗数周内（2～6周）症状明显改善，2～3个月后肠镜检查病变明显改善或好转，可作出肠结核的临床诊断。

知识点7：肠结核的鉴别诊断　　　　副高：熟练掌握　　正高：熟练掌握

（1）克罗恩病：本病的临床表现、X线及内镜所见常和肠结核相似，但是两病治疗方案及预后截然不同，因此，必须仔细鉴别。对鉴别有困难不能除外肠结核者，应先行诊断性抗结核治疗。克罗恩病经抗结核治疗2～6周后症状多无明显改善，治疗2～3个月后内镜所见无改善。有手术指征者可行手术探查，并对病变肠段及肠系膜淋巴结进行病理组织学检查。

（2）右侧结肠癌：较肠结核发病年龄大，常>40岁。一般无发热、盗汗等结核毒血症表现。结肠镜检查及活检可行鉴别。

（3）阿米巴病或血吸虫病性肉芽肿：既往有相应感染史。脓血便常见。粪便常规或孵化检查可发现有关病原体。结肠镜检查有助鉴别。相应特效治疗有效。

（4）其他：肠结核有时还应与肠恶性淋巴瘤、耶尔森杆菌肠炎及一些少见的感染性肠病，如非典型分枝杆菌（多见于艾滋病患者）、性病性淋巴肉芽肿、梅毒侵犯肠道、肠放线菌病等相鉴别。以发热为主要表现者需与伤寒等长期发热性疾病相鉴别。

知识点8：肠结核的治疗　　　　副高：熟练掌握　　正高：熟练掌握

（1）抗结核化学药物治疗：是本病治疗的关键。

（2）对症治疗：腹痛可用抗胆碱能药物；摄入不足或腹泻严重者应注意纠正水、电解质和酸碱平衡紊乱；对不完全性肠梗阻患者需进行胃肠减压。

（3）手术治疗：适应证：①完全性肠梗阻或部分性肠梗阻内科治疗无效者；②急性肠穿孔，或慢性肠穿孔瘘管形成经内科治疗未能闭合者；③肠道大量出血经积极抢救不能有效止血者；④诊断困难需开腹探查者。

（4）患者教育：应多休息，避免合并其他感染。加强营养，给予易消化、营养丰富的食物；肠道不全梗阻时，应进食流质或半流质食物；肠梗阻明显时，应暂禁食，及时就医。按时服药，坚持全疗程治疗；定期随访，评价疗效，监测药物不良反应。

知识点9：肠结核的预防及预后　　　　副高：熟练掌握　　正高：熟练掌握

预防应着重肠外结核，特别是肺结核的早期诊断与积极治疗，使痰菌尽快转阴。肺结核患者不可吞咽痰液，应保持排便通畅，并提倡用公筷进餐，牛奶应经过灭菌。

预后取决于早期诊断与及时治疗。当病变尚在渗出性阶段，经治疗后可以痊愈，预后良好。合理选用抗结核药物，保证充分剂量与足够疗程，也是决定预后的关键。

第二节　结核性腹膜炎

结核性
腹膜炎

知识点1：结核性腹膜炎的概念　　　　副高：熟练掌握　　正高：熟练掌握

结核性腹膜炎是指由结核分枝杆菌引起的慢性弥漫性腹膜感染。本病可见于任何年龄，以中青年多见，男女之比约为1∶2。

知识点2：结核性腹膜炎的病因及发病机制　　　　副高：熟练掌握　　正高：熟练掌握

本病多继发于肺结核或体内其他部位结核病；主要感染途径以腹腔内的结核病灶直接蔓延为主，少数可由淋巴血行播散引起粟粒型结核性腹膜炎。

知识点3：结核性腹膜炎的病理　　　　副高：熟练掌握　　正高：熟练掌握

（1）渗出型：腹膜充血、水肿，表面覆有纤维蛋白渗出物，有许多黄白色或灰白色细小结节，可融合成较大的结节或斑块。腹腔内有浆液纤维蛋白渗出物积聚，腹水少量至中等量。

（2）粘连型：有大量纤维组织增生，腹膜、肠系膜明显增厚。肠袢相互粘连，并和其他脏器紧密缠结在一起，肠管常因受到压迫或束缚而发生肠梗阻。大网膜也增厚变硬，卷缩成团块。本型常由渗出型在腹水吸收后逐渐形成，但也可因起病隐匿，病变发展缓慢，病理变化始终以粘连为主。

（3）干酪型：以干酪样坏死病变为主，肠管、大网膜、肠系膜或腹腔内其他脏器之间相互粘连，分隔成许多小房，小房腔内有混浊积液，干酪样坏死的肠系膜淋巴结参与其中，形成结核性脓肿。小房可向肠管、腹腔或阴道穿破形成窦道或瘘管。本型多由渗出型或粘连型演变而来，属于重型，并发症常见。

知识点4：结核性腹膜炎的临床表现　　　　副高：熟练掌握　　正高：熟练掌握

结核性腹膜炎多起病缓慢，早期症状轻，少数起病急骤，以急性腹痛或骤起高热为主。

（1）全身症状：常见结核毒血症，主要是低热与中等热，呈弛张热或稽留热，可有盗汗。高热伴有明显毒血症主要见于渗出型、干酪型，或见于伴有粟粒型肺结核、干酪样肺炎等严重结核病的患者。后期有营养不良，出现消瘦、水肿、贫血、舌炎、口角炎、维生素A缺乏症等。

（2）腹痛：位于脐周、下腹或全腹，持续或阵发性隐痛。偶可表现为急腹症，系因肠系膜淋巴结核或腹腔内其他结核的干酪性坏死病灶溃破引起，也可由肠结核急性穿孔引起。

（3）腹部触诊：常有揉面感，系腹膜遭受轻度刺激或因慢性炎症而增厚、腹壁肌张力增高、腹壁与腹内脏器粘连引起的触诊感觉，并非特征性体征。腹部压痛多较轻，如果压痛明显，且有反跳痛，则提示干酪型结核性腹膜炎。

（4）腹胀、腹水：常有腹胀，伴有腹部膨隆，系结核毒血症或腹膜炎伴有肠功能紊乱所致，不一定有腹水。如有腹水，多见少量至中量。

（5）腹部肿块：多见于粘连型或干酪型，以脐周为主。肿块多由增厚的大网膜、肿大的肠系膜淋巴结、粘连成团的肠曲或干酪样坏死脓性物积聚而成，其大小不一，边缘不整，表面不平，可呈结节感，活动度小，可伴压痛。

（6）其他：腹泻常见，一般3～4次/日，粪便多呈糊样。多由腹膜炎所致的肠功能紊乱引起，偶可由溃疡型肠结核或干酪样坏死病变引起的肠管内瘘等引起。有时腹泻与便秘交替出现。可并发肠梗阻、肠瘘及腹腔脓肿等。

知识点5：结核性腹膜炎的实验室及辅助检查　　副高：熟练掌握　正高：熟练掌握

（1）血象、红细胞沉降率和PPD试验：病程较长而有活动性病变的患者有轻度至中度贫血。白细胞计数多正常，有腹腔结核病灶急性扩散或在干酪型患者，白细胞计数可增多。病变活动时血沉增快，病变趋于静止时逐渐正常。PPD试验呈强阳性有助于结核感染的诊断。

（2）腹水检查：对鉴别腹水性质有重要价值。本病腹水多为草黄色，少数为淡血色，偶呈乳糜样，静置后可有自然凝固块。腹水总蛋白含量＞25g/L，血清–腹水白蛋白梯度（SAAG）＜11g/L；白细胞计数＞500×10^6/L，以淋巴细胞为主；腹水腺苷脱氨酶（ADA）活性常增高，ADA由活化的T淋巴细胞产生，腹水ADA活性升高诊断结核性腹膜炎的特异性和敏感性为80%～90%。本病的腹水普通细菌培养结果为阴性，结核分枝杆菌培养的阳性率很低。腹水细胞学检查目的是排除癌性腹水，宜作为常规检查。

（3）腹部B型超声检查：少量腹水需靠B型超声检查发现，并可提示穿刺抽腹水的准确位置。对腹部包块性质鉴别也有一定帮助。

（4）X线检查：腹部X线平片检查有时可见到钙化影，提示钙化的肠系膜淋巴结结核。胃肠X线钡剂检查可发现肠粘连、肠结核、肠瘘、肠腔外肿块等征象，对诊断有辅助价值。

（5）腹腔镜检查：对诊断有困难者具确诊价值。一般适用于有游离腹水的患者，可窥见腹膜、网膜、内脏表面有散在或集聚的灰白色结节，浆膜失去正常光泽，呈混浊粗糙。活检组织病理检查有确诊价值。腹腔镜检查对腹膜有广泛粘连者属禁忌。

知识点6：结核性腹膜炎的诊断　　　　　　　副高：熟练掌握　正高：熟练掌握

有以下情况应考虑本病：①中青年患者，有结核病史，伴有其他器官结核病证据；②长期发热原因不明，伴有腹痛、腹胀、腹水、腹壁柔韧感或腹部包块；③腹水为渗出液，以淋巴细胞为主，普通细菌培养阴性，ADA（尤其是ADA2）明显增高；④X线胃肠钡剂检查发现肠粘连等征象及腹部平片有肠梗阻或散在钙化点；⑤结核菌素试验或T-SPOT试验呈强阳性。

典型病例可作出临床诊断，予抗结核治疗（2～4周）有效可确诊。不典型病例在排除禁忌证时，可行腹腔镜检查并做活检。

知识点7：结核性腹膜炎的鉴别诊断　　　　副高：熟练掌握　正高：熟练掌握

（1）以腹水为主要表现者

1）腹腔恶性肿瘤：包括腹膜转移癌、恶性淋巴瘤、腹膜间皮瘤等。如腹水找到癌细胞，腹膜转移癌可确诊。原发性肝癌或肝转移癌、恶性淋巴瘤在未有腹膜转移时，腹水细胞学检查为阴性，此时主要靠腹部超声、CT等检查寻找原发灶。

2）肝硬化腹水：多为漏出液，且伴失代偿期肝硬化典型表现。合并感染（原发性细菌性腹膜炎）时腹水可为渗出液性质，但腹水细胞以多形核为主，腹水普通细菌培养阳性。如腹水白细胞计数增多但以淋巴细胞为主，普通细菌培养阴性，而有结核病史、接触史或伴有其他器官结核病灶，应注意肝硬化合并结核性腹膜炎的可能。

3）其他疾病引起的腹水：如慢性胰源性腹水、结缔组织病、Meigs综合征、Budd-Chiari综合征、缩窄性心包炎等。

（2）以腹部包块为主要表现者：腹部出现包块应与腹部肿瘤及克罗恩病等相鉴别。

（3）以发热为主要表现者：结核性腹膜炎有时以发热为主要症状，腹部症状体征不明显，需与引起长期发热的其他疾病相鉴别。

（4）以急性腹痛为主要表现者：结核性腹膜炎可因干酪样坏死灶溃破而引起急性腹膜炎，或因肠梗阻而发生急性腹痛，此时应与常见外科急腹症相鉴别。注意询问结核病史、寻找腹膜外结核病灶、分析有否结核毒血症等，尽可能避免误诊。

知识点8：结核性腹膜炎的治疗　　　　副高：熟练掌握　正高：熟练掌握

（1）抗结核化学药物治疗：在结核性腹膜炎的应用中应注意：对一般渗出型病例，由于腹水及症状消失常不需太长时间，患者可能会自行停药而导致复发，故必须强调全程规则治疗。对粘连或干酪型病例，由于大量纤维增生，药物不易进入病灶，应联合用药，适当延长疗程。

（2）如有大量腹水，可适当放腹水以减轻症状。

（3）手术治疗适应证：①并发完全性或不全性肠梗阻，内科治疗无好转者；②急性肠穿孔，或腹腔脓肿经抗生素治疗未见好转者；③肠瘘经抗结核化疗与加强营养而未能闭合者；④诊断困难，与急腹症不能鉴别时可开腹探查。

知识点9：结核性腹膜炎的预防　　　　副高：熟练掌握　正高：熟练掌握

对肺、肠、肠系膜淋巴结、输卵管等结核病的早期诊断与积极治疗有助于预防本病。

第七章 炎症性肠病

第一节 溃疡性结肠炎

| 知识点1：溃疡性结肠炎的概念 | 副高：熟练掌握 正高：熟练掌握 |

溃疡性结肠炎（UC）是一种病因尚不十分清楚的直肠和结肠慢性非特异性炎症性疾病。

| 知识点2：溃疡性结肠炎的病理 | 副高：熟练掌握 正高：熟练掌握 |

病变位于大肠黏膜与黏膜下层，呈连续性、弥漫性分布。多数在直肠乙状结肠，可扩展至降结肠、横结肠，亦可累及全结肠。约5%可累及回肠末端，称"倒灌性结肠炎"。

活动期黏膜呈弥漫性炎症反应。固有膜内弥漫性淋巴细胞、浆细胞、单核细胞等细胞浸润是UC的基本病变。活动期并有大量中性粒细胞和嗜酸性粒细胞浸润，大量中性粒细胞浸润发生在固有膜、隐窝上皮（隐窝炎）、隐窝内（隐窝脓肿）及表面上皮。当隐窝脓肿融合溃破，黏膜出现广泛的小溃疡，并可逐渐融合成大片溃疡。肉眼观见黏膜弥漫性充血、水肿，表面呈细颗粒状，脆性增加，糜烂及溃疡。因为结肠病变一般限于黏膜与黏膜下层，很少深入肌层，所以并发结肠穿孔、瘘管或腹腔脓肿少见。少数暴发型或重症患者病变涉及结肠全层，可发生中毒性巨结肠，肠壁重度充血、肠腔膨大、肠壁变薄，溃疡累及肌层至浆膜层，常并发急性穿孔。

结肠炎症在反复发作的慢性过程中，黏膜不断破坏和修复，致正常结构破坏。显微镜下见隐窝结构紊乱，表现为腺体变形、排列紊乱、数目减少等萎缩改变，伴杯状细胞减少和帕内特细胞化生。可形成炎性息肉。由于溃疡愈合瘢痕形成及黏膜肌层及肌层肥厚，使结肠变形缩短、结肠袋消失，甚至肠腔缩窄。少数患者发生结肠癌变。

| 知识点3：溃疡性结肠炎的临床表现 | 副高：熟练掌握 正高：熟练掌握 |

（1）消化系统表现

1）腹泻和黏液脓血便：见于绝大多数患者。大便次数及便血的程度与病情轻重有关，轻者排便2～3次/日，便血轻或无；重者>10次/日，脓血显见，甚至大量便血。

2）腹痛：多有轻至中度腹痛，为左下腹或下腹阵痛，亦可累及全腹。常有里急后重，便后腹痛缓解。轻者可无腹痛或仅有腹部不适。重者如并发中毒性巨结肠或炎症波及腹膜，可有持续剧烈腹痛。

3）其他症状：可有腹胀、食欲不振、恶心、呕吐等。

4）体征：轻、中型患者仅有左下腹轻压痛，有时可触及痉挛的降结肠或乙状结肠。重型和暴发型患者常有明显压痛甚至肠型。若出现腹肌紧张、反跳痛、肠鸣音减弱等体征，应注意中毒性巨结肠、肠穿孔等并发症。

（2）全身反应

1）发热：一般出现在中、重型患者的活动期，呈低至中度，高热多提示有严重感染、并发症或病情急性进展。

2）营养不良：衰弱、消瘦、贫血、低蛋白血症、水与电解质平衡紊乱等多出现在重症或病情持续活动者。

（3）肠外表现：包括外周关节炎、结节性红斑、坏疽性脓皮病、巩膜外层炎、前葡萄膜炎、口腔复发性溃疡等，这些肠外表现在结肠炎控制或结肠切除后可以缓解或恢复；骶髂关节炎、强直性脊柱炎、原发性硬化性胆管炎及少见的淀粉样变性、急性发热性嗜中性皮肤病等，可与UC共存，但与UC本身的病情变化无关。

（4）临床分型：按其病程、程度、范围及病期进行综合分型。

1）临床类型：①初发型：指无既往史的首次发作；②慢性复发型：临床上最多见，发作期与缓解期交替。

2）临床严重程度：轻度：腹泻<4次/日，便血轻或无，无发热，贫血无或轻，血沉正常。重度：腹泻≥6次/日，有明显黏液脓血便，体温>37.8℃、脉搏>90次/分，血红蛋白<100g/L，血沉>30mm/h。中度：介于轻度与重度之间。

3）病变范围：可分为直肠炎、左半结肠炎（结肠脾曲以远）、全结肠炎（病变扩展至结肠脾曲以近或全结肠）。

4）病情分期：分为活动期和缓解期，很多患者在缓解期可因饮食失调、劳累、精神刺激、感染等加重症状，使疾病转为活动期。

知识点4：溃疡性结肠炎的实验室及辅助检查　　　　副高：熟练掌握　　正高：熟练掌握

（1）血液检查：血红蛋白降低反映贫血；白细胞计数增加、血沉加快及C-反应蛋白增高均提示UC进入活动期。

（2）粪便检查：粪便常规检查肉眼观常有黏液脓血，显微镜检见红细胞和脓细胞，急性发作期可见巨噬细胞。粪便病原学检查的目的是要排除感染性结肠炎，是本病诊断的一个重要步骤，需反复多次进行，检查内容包括：①常规致病菌培养：排除痢疾杆菌和沙门菌等感染，根据情况选择特殊细菌培养以排除空肠弯曲菌、艰难梭菌、耶尔森菌、真菌等感染；②取新鲜粪便，注意保温，找溶组织阿米巴滋养体及包囊；③有血吸虫疫水接触史者做粪便集卵和孵化以排除血吸虫病。

（3）自身抗体检查：外周血抗中性粒细胞胞质抗体（p-ANCA）和抗酿酒酵母抗体（ASCA）可能分别为UC、CD的相对特异性抗体，如能检出，有助于UC、CD的诊断和鉴别诊断。

（4）结肠镜检查：结肠镜检查是本病诊断与鉴别诊断的最重要手段之一。应作全结肠及回肠末段检查，直接观察肠黏膜变化，取活组织检查，并确定病变范围。本病病变呈连续性、弥漫性分布，从肛端直肠开始逆行向上扩展，内镜所见重要改变有：①黏膜粗糙呈细颗粒状，弥漫性充血、水肿，血管纹理模糊，质脆、出血，可附有脓性分泌物；②病变明显处见弥漫性糜烂或多发性浅溃疡；③慢性病变见假息肉及桥状黏膜，结肠袋往往变钝或消失。结肠镜下黏膜活检组织学见弥漫性炎性细胞浸润，活动期表现为表面糜烂、溃疡、隐窝炎、隐窝脓肿；慢性期表现为隐窝结构紊乱、杯状细胞减少。

（5）X线钡剂灌肠：主要X线征有：①黏膜粗乱和/或颗粒样改变；②多发性浅溃疡，表现为管壁边缘毛糙呈毛刺状或锯齿状以及小龛影，亦可有炎症性息肉表现为多个小的圆或卵圆形充盈缺损；③肠管缩短，结肠袋消失，肠壁变硬，可呈铅管状。结肠镜检查比X线钡剂灌肠检查准确，有条件宜做结肠镜全结肠检查，检查有困难时辅以钡剂灌肠检查。重型或暴发型病例不宜做钡剂灌肠检查，以免加重病情或诱发中毒性巨结肠。

| 知识点5：溃疡性结肠炎的诊断 | 副高：熟练掌握 正高：熟练掌握 |

具有持续或反复发作腹泻和黏液脓血便、腹痛、里急后重，伴有（或不伴）不同程度全身症状者，在排除急性自限性结肠炎、阿米巴痢疾、慢性血吸虫病、肠结核等感染性结肠炎及结肠克罗恩病、缺血性肠炎、放射性肠炎等基础上，具有结肠镜检查重要改变中至少一项及黏膜活检组织学所见可以诊断本病。一个完整的诊断应包括其临床类型、临床严重程度、病变范围、病情分期及并发症。

初发病例、临床表现、结肠镜改变不典型者，暂不作出诊断，需随访3～6个月，观察发作情况。因本病组织病理改变无特异性，各种病因均可引起类似的肠道炎症改变，故只有在认真排除各种可能有关的病因后才能作出诊断。

| 知识点6：溃疡性结肠炎的鉴别诊断 | 副高：熟练掌握 正高：熟练掌握 |

（1）急性自限性结肠炎：如痢疾杆菌、沙门菌、耶尔森菌、空肠弯曲菌等。粪便检查可分离出致病菌，抗菌药物治疗有效，通常在4周内痊愈。

（2）阿米巴肠炎：病变主要侵犯右侧结肠，也可累及左侧结肠，结肠溃疡较深，边缘潜行，溃疡间的黏膜多属正常。粪便或结肠镜取溃疡渗出物检查可找到溶组织阿米巴滋养体或包囊。血清抗阿米巴滋养体抗体阳性。抗阿米巴治疗有效。

（3）血吸虫病：有疫水接触史，常有肝脾大，粪便检查可发现血吸虫卵，孵化毛蚴阳性，直肠镜检查在急性期可见黏膜黄褐色颗粒，活检黏膜压片或组织病理检查发现血吸虫卵。免疫学检查亦有助鉴别。

（4）克罗恩病：溃疡性结肠炎病变从肛端直肠开始逆行向上扩展，病变呈连续性和弥漫性，极少数病例可见回肠末段数厘米内黏膜炎症改变但无溃疡形成。如见直肠不受累的结肠病变、病变肠段间有正常黏膜的肠段（非连续性）、纵行溃疡间有正常周围黏膜（非弥漫性）则为克罗恩病特征；广泛的肛周病变、瘘和腹腔脓肿仅见于克罗恩病；肠腔明显狭窄多见于克罗恩病；活检如见非干酪样肉芽肿支持克罗恩病诊断。但当克罗恩病的病变单纯累及结时鉴别诊断十分重要，因为二者在治疗反应和预后上有所差异，特别是手术治疗术式选择有很大差异。

（5）大肠癌：多见于中年以后，直肠指检常可触到肿块，结肠镜与X线钡剂灌肠检查对鉴别诊断有价值，活检可确诊。须注意溃疡性结肠炎也可引起结肠癌变。

（6）肠易激综合征：粪便有黏液但无脓血，显微镜检查正常，结肠镜检查无器质性病变证据。

知识点7：溃疡性结肠炎的治疗　　　　　　　　　副高：熟练掌握　正高：熟练掌握

（1）对症治疗：强调休息、饮食和营养。及时纠正水、电解质平衡紊乱；严重贫血者可输血；低蛋白血症者应补充白蛋白。病情严重应禁食，并给予完全胃肠外营养治疗。

对腹痛、腹泻的对症治疗，要权衡利弊，使用抗胆碱能药物或止泻药（如地芬诺酯或洛哌丁胺）宜慎重，重症患者禁用，因有诱发中毒性巨结肠的危险。

抗生素治疗对一般病例无指征。但对重症有继发感染者，应积极抗菌治疗，给予广谱抗生素，静脉给药，合用甲硝唑对厌氧菌感染有效。

（2）药物治疗：①氨基水杨酸制剂：柳氮磺吡啶（SASP）和5-氨基水杨酸（5-ASA）是治疗本病的常用药物；②糖皮质激素：对急性发作期有较好疗效；③免疫抑制剂：硫唑嘌呤或疏嘌呤可用于对激素治疗效果不佳或对激素依赖的慢性持续型病例，使用后可逐渐减少激素用量甚至停用。

（3）手术治疗：紧急手术指征为并发大出血、肠穿孔及合并中毒性巨结肠，经积极内科治疗无效且伴严重毒血症状者。择期手术指征：①并发结肠癌变；②内科治疗效果不好严重影响生活质量，或虽然用糖皮质激素可控制病情但患者不能耐受其不良反应。一般采用全结肠切除加回肠肛门小袋吻合术。

（4）患者教育

1）活动期患者应充分休息，调节好情绪，避免心理压力过大。

2）急性活动期可给予流质或半流饮食，病情好转后改为富营养、易消化的少渣饮食，调味不宜过于辛辣。注重饮食卫生，避免肠道感染性疾病。不宜长期饮酒。

3）按医嘱服药及定期医疗随访，不能擅自停药。反复病情活动者，应有终生服药的心理准备。

知识点8：溃疡性结肠炎的预后　　　　　　　　　副高：熟练掌握　正高：熟练掌握

本病一般呈慢性病程，大部分患者反复发作，轻型及长期缓解者预后较好。急性暴发型、有并发症及年龄>60岁者预后不良。近年由于治疗水平提高，病死率已明显下降。慢性持续活动或反复发作频繁者，预后较差。若能合理选择手术治疗，也可能得到恢复。病程漫长者癌变危险性增加，应注意随访。

第二节　克罗恩病

| 知识点1：克罗恩病的概念 | 副高：熟练掌握　正高：熟练掌握 |

　　克罗恩病（CD）是一种病因尚不十分清楚的胃肠道慢性炎性肉芽肿性疾病。病变多见于末段回肠和邻近结肠，但从口腔至肛门各段消化道均可受累，呈节段性或跳跃式分布。

| 知识点2：克罗恩病的病理 | 副高：熟练掌握　正高：熟练掌握 |

　　病变同时累及回肠末段与邻近右侧结肠者为最多见，约占半数；只涉及小肠者占其次，主要在回肠，少数见于空肠；局限在结肠者约占20%，以右半结肠为多见。病变可同时涉及阑尾、直肠、肛门。病变在口腔、食管、胃、十二指肠者较少见。

　　克罗恩病形态学特点：①病变呈节段性或跳跃性，不呈连续性；②黏膜溃疡的特点：病变黏膜呈纵行溃疡及鹅卵石样外观，早期呈鹅口疮样溃疡；随后溃疡增大，形成纵行溃疡和裂隙溃疡；③病变累及肠壁全层，肠壁增厚变硬，肠腔狭窄。

　　克罗恩病的组织学特点：①非干酪坏死性肉芽肿，由类上皮细胞和多核巨细胞构成，可发生在肠壁各层和局部淋巴结；②裂隙溃疡，呈缝隙状，可深达黏膜下层甚至肌层；③肠壁各层炎症，伴充血、水肿、淋巴管扩张、淋巴组织增生和纤维组织增生。

　　肠壁全层病变致肠腔狭窄可发生肠梗阻。溃疡慢性穿孔引起局部脓肿，或穿透至其他肠段、器官、腹壁，形成内瘘或外瘘。肠壁浆膜纤维素渗出、慢性穿孔均可引起肠粘连。

| 知识点3：克罗恩病的临床表现 | 副高：熟练掌握　正高：熟练掌握 |

　　（1）消化系统表现

　　1）腹痛：为最常见症状。多位于右下腹或脐周，间歇性发作，常为痉挛性阵痛伴肠鸣增加。常于进餐后加重，排便或肛门排气后缓解。体检常有腹部压痛，部位多在右下腹。腹痛亦可由部分或完全性肠梗阻引起，此时伴有肠梗阻症状。出现持续性腹痛和明显压痛，提示炎症波及腹膜或腹腔内脓肿形成。全腹剧痛和腹肌紧张，提示病变肠段急性穿孔。

　　2）腹泻：是常见症状。腹泻先是间歇发作，病程后期可转为持续性。粪便多为糊状，一般无脓血和黏液。病变累及下段结肠或肛门直肠者，可有黏液血便及里急后重。

　　3）腹部包块：见于10%~20%患者，是肠粘连、肠壁增厚、肠系膜淋巴结增大、内瘘或局部脓肿形成所致。多位于右下腹与脐周。固定的腹块提示有粘连，多已有内瘘形成。

　　4）瘘管形成：是CD的特征性临床表现，分内瘘和外瘘。内瘘可通向其他肠段、肠系膜、膀胱、输尿管、阴道、腹膜后等处，外瘘通向腹壁或肛周皮肤。

　　5）肛门周围病变：包括肛门周围瘘管、脓肿及肛裂等病变，有时可为本病的首发或突出的临床表现。

（2）全身表现：全身表现较多、较明显。

1）发热：为常见的全身表现之一，与肠道炎症活动及继发感染有关。间歇性低热或中度热常见，少数呈弛张高热伴毒血症。少数患者以发热为主要症状，甚至较长时间不明原因发热之后才出现消化道症状。

2）营养障碍：由慢性腹泻、食欲减退及慢性消耗等因素所致。主要表现为体重下降，可有贫血、低蛋白血症和维生素缺乏等表现。青春期前患者常有生长发育迟滞。

（3）肠外表现：肠外表现与UC的肠外表现相似，但发生率较高，以口腔黏膜溃疡、皮肤结节性红斑、关节炎及眼病为常见。

（4）临床分型：有助于全面估计病情和预后，制订治疗方案。

1）临床类型：依疾病行为（B）可分为非狭窄非穿通型（B_1）、狭窄型（B_2）和穿通型（B_3）以及伴有肛周病变（P）。各型可有交叉或互相转化。

2）病变部位（L）：可分为回肠末段（L_1）、结肠（L_2）、回结肠（L_3）和上消化道（L_4）。

3）严重程度：根据主要临床表现的程度及并发症计算CD活动指数（CDAI），用于区分疾病活动期与缓解期、估计病情严重程度（轻、中、重）和评定疗效。

知识点4：克罗恩病的实验室及辅助检查　　　　副高：熟练掌握　正高：熟练掌握

（1）实验室检查：贫血常见；活动期周围血白细胞计数增多，血沉加快，C-反应蛋白增高；血清蛋白常有降低；粪便潜血试验常呈阳性；有吸收不良综合征者粪脂排出量增加并可有相应吸收功能改变。

（2）影像学检查：较传统胃肠钡剂造影，CT或磁共振肠道显像（CTE/MRE）能更清晰显示小肠病变，主要可见内外窦道形成，肠腔狭窄、肠壁增厚、强化，形成"木梳征"和肠周脂肪液化等征象。胃肠钡剂造影及钡剂灌肠可见肠黏膜皱襞粗乱、纵行性溃疡或裂沟、鹅卵石征、假息肉、多发性狭窄或肠壁僵硬、瘘管形成等征象，由于肠壁增厚，可见填充钡剂的肠袢分离，提示病变呈节段性分布特性。腹部超声、CT、MRI可显示肠壁增厚、腹腔或盆腔脓肿、包块等。

（3）肠镜检查：胶囊内镜、结肠镜及推进式小肠镜可见阿弗他溃疡或纵行溃疡，黏膜鹅卵石样改变，肠腔狭窄或肠壁僵硬，炎性息肉等，病变之间黏膜外观正常，病变呈节段性、非对称性分布。胶囊内镜适用于CD早期、无肠腔狭窄时，否则可增加胶囊滞留的风险。

知识点5：克罗恩病的诊断　　　　　　　　　　副高：熟练掌握　正高：熟练掌握

对慢性起病，反复发作性右下腹或脐周痛、腹泻、体重下降，特别是伴有肠梗阻、腹部压痛、腹块、肠瘘、肛周病变、发热等表现者，临床上应考虑本病。世界卫生组织提出的CD诊断要点见下表，对初诊的不典型病例，应通过随访观察，逐渐明确诊断。

CD诊断要点

	临床	影像	内镜	活检	切除标本
1. 非连续性或节段性病变		+	+		+
2. 卵石样黏膜或纵行溃疡		+	+		+
3. 全壁性炎性反应改变	+（腹块）	+（狭窄）	+（狭窄）		+
4. 非干酪性肉芽肿				+	+
5. 裂沟、瘘管	+	+			+
6. 肛门部病变	+			+	+

注：具有上述1、2、3者为疑诊；再加上4、5、6之一可确诊；具备第4项者，只要再加上1、2、3三者之二亦可确诊

知识点6：克罗恩病的鉴别诊断　　　　　　副高：熟练掌握　正高：熟练掌握

（1）肠结核：回盲部肠结核与克罗恩病鉴别相当困难。肠镜下所见二者无特征性区别，一般来说，纵行溃疡多见于克罗恩病，横向溃疡多见于结核。肠结核可有肠外结核病史，瘘管及肛门周围病变少见，结核菌素试验阳性等有助于与克罗恩病相鉴别。对鉴别有困难者，建议先行诊断性抗结核治疗。有手术适应证者可行手术探查，病变肠段与肠系膜淋巴结病理组织学检查发现干酪坏死性肉芽肿可获确诊。

（2）小肠恶性淋巴瘤：原发性小肠恶性淋巴瘤可较长时间内局限在小肠，部分患者肿瘤可呈多灶性分布，与克罗恩病鉴别有一定困难。如X线检查见小肠同时受累、节段性分布、裂隙状溃疡、鹅卵石征、瘘管形成等有利于克罗恩病诊断；如X线检查见一肠段内广泛侵袭、呈较大的指压痕或充盈缺损，B型超声或CT检查肠壁明显增厚、腹腔淋巴结增大，多支持小肠恶性淋巴瘤诊断。小肠恶性淋巴瘤一般进展较快。活检免疫组化可确诊。必要时手术探查可获病理确诊。

（3）急性阑尾炎：腹泻少见，常有转移性右下腹痛，压痛限于麦氏点，血象白细胞计数显著增多，可资鉴别。但有时需剖腹探查才能明确诊断。

（4）其他：如血吸虫病、慢性细菌性痢疾、阿米巴肠炎、其他感染性肠炎（耶尔森杆菌、空肠弯曲菌、艰难梭菌等感染）、出血坏死性肠炎、缺血性肠炎、放射性肠炎、胶原性肠炎、贝赫切特综合征、大肠癌以及各种原因引起的肠梗阻，在鉴别诊断中亦需考虑。

知识点7：克罗恩病的治疗　　　　　　　　副高：熟练掌握　正高：熟练掌握

（1）对症治疗：必须戒烟，强调饮食调理和补充营养。纠正水、电解质平衡紊乱；贫血者可输血，低蛋白血症者输注入血清蛋白。

腹痛、腹泻必要时可酌情使用抗胆碱能药物或止泻药，合并感染者静脉途径给予广谱抗生素。

（2）药物治疗

1）活动期

①5-ASA：5-ASP仅适用于病变局限在结肠的轻度患者；美沙拉嗪能在回肠末段、结肠定位释放，适用于轻度回结肠型及轻度结肠型患者。

②糖皮质激素：对控制病情活动有较好疗效，适用于各型中、重度患者以及对5-ASA无效的中度患者。部分患者表现为激素无效或依赖（减量或停药短期复发），应考虑加用免疫抑制剂。布地奈德全身不良反应较少，疗效略逊于系统作用糖皮质激素，有条件可用于轻、中度回结肠型患者，口服剂量每次3mg，3次/日。

③免疫抑制剂：硫唑嘌呤或巯嘌呤适用于对激素治疗无效或对激素依赖的患者，加用后可逐渐减少激素用量乃至停用。剂量为硫唑嘌呤$1.5\sim2.5mg/(kg\cdot d)$或巯嘌呤$0.75\sim1.5mg/(kg\cdot d)$，显效时间需$3\sim6$个月，维持用药可至3年或以上。其严重不良反应主要是白细胞减少等骨髓抑制表现，应用时应严密监测。对硫唑嘌呤或巯嘌呤不耐受者可试用甲氨蝶呤。

④抗菌药物：应用某些抗菌药物（如硝基咪唑类、喹诺酮类药物）有一定疗效。甲硝唑对肛周病变、环丙沙星对瘘有效。此类药物长期应用不良反应多，临床一般与其他药物联合短期应用，以增强疗效。

⑤生物制剂：英夫利昔单抗是一种抗TNF-α的人鼠嵌合体单克隆抗体，为促炎细胞因子阻滞剂，临床试验证明对传统治疗无效的活动性CD有效，重复治疗可取得长期缓解，近年已在临床使用。

2）缓解期：用5-ASA或糖皮质激素取得缓解者，可用5-ASA维持缓解，剂量与诱导缓解的剂量相同。因糖皮质激素无效或依赖而加用硫唑嘌呤或巯嘌呤取得缓解者，继续以相同剂量硫唑嘌呤或巯嘌呤维持缓解。使用英夫利昔单抗取得缓解者，推荐继续定期使用以维持缓解。维持缓解治疗用药时间可至3年以上。

（3）手术治疗：手术适应证为内科治疗无效及并发症，并发症包括完全性肠梗阻、瘘、脓肿形成、急性穿孔或不能控制的大量出血。手术方式主要是病变肠段切除。本病手术后复发率高，术后复发的预防至今仍是难题，美沙拉嗪、甲硝唑或免疫抑制剂可减少复发，宜术后即予应用并长程维持治疗。

知识点8：克罗恩病的预后 副高：熟练掌握　正高：熟练掌握

本病可经治疗好转，也可自行缓解。但多数患者反复发作，迁延不愈，其中部分患者在其病程中因出现并发症而手术治疗，预后不佳。

第八章 大 肠 癌

知识点1：大肠癌的概念 　　　　　　　副高：熟练掌握　　正高：熟练掌握

结直肠癌（CRC）即大肠癌，包括结肠癌与直肠癌，是常见的恶性肿瘤。

知识点2：大肠癌的病因及发病机制 　　　　副高：熟练掌握　　正高：熟练掌握

（1）环境因素：高脂肪食谱与食物膳食纤维不足是主要因素，肠道菌群紊乱亦参与结直肠癌的发生。

（2）遗传因素：从遗传学观点，可将结直肠癌分为遗传性（家族性）和非遗传性（散发性）。

（3）息肉和癌基因：85%的CRC源于腺瘤性息肉，故被认为是癌前疾病。腺瘤发展成浸润性癌约需10年，正常肠上皮→过度增生上皮→早期腺瘤→中期腺瘤→后期腺瘤→癌，癌转移的演变过程与基因变化的关系已经比较清晰，不同阶段中所伴随有原癌基因k-ras突变，抑癌基因（APC、Tp53、p16、DDC）突变失活，在腺瘤致癌过程中，APC基因、k-ras基因、DCC基因、p53基因分阶段参与了整个癌变过程。腺瘤息肉的癌变危险度高的因素有左半结肠息肉、女性、多发、广基、直径>2cm、绒毛状腺瘤、锯齿状腺瘤。

（4）其他因素：病变范围广、病程长的溃疡性结肠炎易发生癌变；血吸虫肠炎发生癌变增加；胆囊切除术后CRC发病率稍增加。

知识点3：大肠癌的病理学 　　　　　　　副高：熟练掌握　　正高：熟练掌握

（1）病理形态：早期结直肠癌是指癌瘤局限于结直肠黏膜及黏膜下层，进展期结直肠癌则为肿瘤已侵入固有肌层。进展期结直肠癌病理大体分为肿块型、浸润型和溃疡型。

（2）组织学分类：常见的组织学类型有腺癌、腺鳞癌、梭形细胞癌、鳞状细胞癌和未分化癌等；腺癌最多见，其又包括筛状粉刺型腺癌、髓样癌、微乳头癌、黏液腺癌、锯齿状腺癌和印戒细胞癌6个类型。

（3）临床病理分期：采用美国癌症联合委员会（AJCC）/国际抗癌联盟（UICC）提出的结直肠癌TNM分期系统，对结直肠癌进行病理学分期。改良的Dukes分期法将结直肠癌分为A、B、C、D 4期。

（4）转移途径：①直接蔓延；②淋巴转移；③血行播散。

知识点4：大肠癌的临床表现　　　　　　副高：熟练掌握　　正高：熟练掌握

CRC起病隐匿，无明显特异症状。随后可出现下列临床表现。

（1）排便习惯与粪便性状改变：排便习惯和性状改变是CRC最早出现的表现，血便或脓血便常见。

（2）腹痛：右半结肠癌常出现腹痛，为右腹或右上腹钝痛，是肿瘤浸润或并发肠梗阻所致。

（3）全身症状：以不明原因的贫血、体重减轻为多见；晚期患者出现恶病质、腹水。

（4）体征：如发生在直肠，指检时可发现肿块，质地坚硬，表面呈结节状，局部肠腔狭窄，指套上多有血性黏液；晚期患者可触及腹部肿块；也有少数患者以远处转移为首发，如肝转移。

知识点5：大肠癌的实验室及辅助检查　　　　副高：熟练掌握　　正高：熟练掌握

（1）粪便潜血：粪便潜血试验对诊断虽无特异性，亦非确诊手段，但方法简便易行，可作为普查筛检或早期诊断的线索。

（2）结肠镜检查：能确定肿瘤的部位、大小及浸润范围，活检可获得病理诊断；超声结肠镜可观察肿瘤浸润深度；染色加放大内镜可提高癌前病灶及早期癌症的检出率。

（3）X线钡剂灌肠：临床上可采用钡灌肠气钡双重对比造影分析用于结直肠肿瘤的辅助检查，但其诊断价值不如内镜。可发现充盈缺损、肠腔狭窄、黏膜皱襞破坏等征象，显示癌肿部位和范围。对结肠镜检查因肠腔狭窄等原因未能继续进镜者，钡剂灌肠有助于对肠镜未及肠段的检查。

（4）血清癌胚抗原（CEA）：无特异性，但定量动态观察，对大肠癌手术效果的判断与术后复发的监视，均有价值。

（5）CT结肠成像：主要用于了解结直肠癌肠外浸润及转移情况，有助于进行临床病理分期，以制订治疗方案，对术后随访亦有价值。但对早期诊断价值有限，且不能对病变活检，对细小或扁平病变存在假阴性，因粪便可出现假阳性等。

知识点6：大肠癌的诊断及鉴别诊断　　　　　副高：熟练掌握　　正高：熟练掌握

诊断主要通过肠镜及黏膜活检而确定。对高危患者出现排便习惯与粪便性状改变、腹痛、贫血等，应及早进行结肠镜检查。

右侧结直肠癌应注意与肠阿米巴病、肠结核、血吸虫病、阑尾病变、克罗恩病等相鉴别。左侧结直肠癌须与痔、功能性便秘、慢性细菌性痢疾、血吸虫病、溃疡性结肠炎、克罗恩病、直肠结肠息肉、憩室炎等相鉴别。对年龄较大者近期出现症状或症状发生改变，注意未经肠镜检查不能轻易作出功能性疾病的诊断，避免漏诊结直肠癌。

知识点7：大肠癌的治疗 　　　　　　　　　　　副高：熟练掌握　正高：熟练掌握

（1）外科治疗：根治性切除术是主要的措施，同时至少清除12枚淋巴结；对病变肠段不能切除则可行捷径或造瘘等姑息手术。术后3～6个月即应行首次结肠镜随访检查。对于直肠癌尽量保肛。

（2）结肠镜下治疗：腺瘤癌变和黏膜内癌可行黏膜剥离或切除术，病理检查确认癌肿未累及基底部即治疗完成，累及根部者需追加外科手术。急性肠梗阻时可行支架植入术，通畅后再行手术，对不能手术者，可用激光打通肿瘤组织。

（3）化学治疗：Ⅱ期、Ⅲ期术后应进行化疗，可以提高生存率。对K-ras基因野生型的不可切除结直肠癌肝转移患者，用西妥昔单抗联合标准化疗有较好的疗效，能取得较高的肝转移灶切除率。

（4）放射治疗：对于局部晚期直肠癌或术后局部复发者可行放疗，但放射性直肠炎也是临床治疗的难题。

（5）免疫靶向治疗：抑制人类血管内皮生长因子（VEGF）的单克隆抗体（如贝伐单抗）、抑制表皮生长因子受体（EGFR）的单克隆抗体（如西妥昔单抗）可调控肿瘤生长的关键环节。

知识点8：大肠癌的预防 　　　　　　　　　　　副高：熟练掌握　正高：熟练掌握

首先，针对高危人群开展筛查工作，及早发现癌前疾病。通过问卷调查和粪便潜血试验等区别出高危患者后再做进一步诊断。肛门指诊、乙状结肠镜和全结肠镜检查等非常重要。

其次，无论是针对腺瘤的一级预防和腺瘤内镜下摘除后的二级预防，均应注意：①体育锻炼和改善饮食结构，增加膳食纤维的摄入；②适当补充维生素和戒烟；③结直肠肿瘤的高危人群（＞50岁，特别是男性、有结直肠肿瘤或其他癌家族史、吸烟者、超重、或有胆囊手术史、血吸虫病史等），可考虑用非甾体抗炎药和选择性环氧合酶-2抑制剂进行预防，但应注意避免其不良反应；④结肠镜下摘除结直肠腺瘤可预防发生结直肠癌，内镜术后仍需视患者情况定期复查肠镜，以及时发现再发腺瘤。

知识点9：大肠癌的预后 　　　　　　　　　　　副高：熟练掌握　正高：熟练掌握

预后取决于早期诊断与手术根治。病灶位于局部的患者5年生存率可高达90%，远处转移者根治术后5年生存率仅有10%，而早期诊断率仅为39%。

第九章　肝　硬　化

肝硬化

肝硬化是由一种或多种原因引起、以肝组织弥漫性纤维化、假小叶、再生结节和肝内外血管增殖为组织学特征的进行性慢性肝病。早期无明显症状，后期因肝脏变形硬化、肝小叶结构和血液循环途径显著改变，临床以门静脉高压和肝功能减退为特征，常并发上消化道出血、肝性脑病、继发感染等而死亡。

（1）病毒性肝炎：乙型、丙型和丁型肝炎病毒引起的肝炎均可进展为肝硬化，大多数患者经过慢性肝炎阶段。急性或亚急性肝炎如有大量肝细胞坏死和纤维化可以直接演变为肝硬化。

（2）慢性酒精性肝病：长期大量饮酒可导致肝硬化。

（3）非酒精性脂肪性肝病：是仅次于上述两种病因的最为常见的肝硬化前期病变。危险因素有肥胖、糖尿病、高三酰甘油血症、空回肠分流术、药物、全胃肠外营养、体重极度下降等。

（4）胆汁淤积：包括原发性胆汁性肝硬化（PBC）和继发性胆汁性肝硬化。后者由各种原因引起的肝外胆道长期梗阻所致。高浓度胆酸和胆红素对肝细胞的毒性作用可导致肝细胞变性、坏死、纤维化，进而发展为肝硬化。

（5）药物或毒物：长期服用对肝脏有损害的药物如双醋酚汀、甲基多巴等或长期反复接触化学毒物如砷、四氯化碳等，均可引起药物性或中毒性肝炎，最后演变为肝硬化。

（6）肝脏血液循环障碍：慢性右心心力衰竭、慢性缩窄性心包炎和各种病因引起的肝静脉阻塞综合征（柏-卡综合征）、肝窦阻塞综合征（HSOS）（又称肝小静脉闭塞病，HVOD）引起肝内长期淤血、缺氧，导致肝小叶中心区肝细胞坏死、纤维化，演变为肝硬化。

（7）遗传和代谢性疾病：由遗传和代谢疾病的肝脏病变发展成肝硬化，又称代谢性肝硬化。在我国，以由铜代谢障碍所致的肝豆状核变性（Wilson病）最为多见。其他少见的由铁代谢障碍引起的血色病、肝细胞和红细胞内缺乏半乳糖代谢所需要的半乳糖-1-磷酸-尿苷酰转换酶，造成半乳糖血症、α_1-抗胰蛋白酶（α_1-AT）基因异常引起α_1-AT缺乏症、酪氨酸代谢紊乱造成酪氨酸血症以及肝糖原累积症等都可引起肝硬化。

（8）免疫紊乱：自身免疫性肝炎最终可发展为肝硬化。

（9）血吸虫病：血吸虫卵在门静脉分支中堆积，造成嗜酸性粒细胞浸润、纤维组织增生，导致窦前区门静脉高压，在此基础上发展为血吸虫性肝硬化。

（10）隐源性肝硬化：由于病史不详，组织病理辨认困难、缺乏特异性的诊断标准等原因未能查出病因的肝硬化。其他可能的病因包括营养不良、肉芽肿性肝损害、感染等。

| 知识点3：肝硬化的发病机制及病理 | 副高：熟练掌握　正高：熟练掌握 |

肝硬化发展的基本特征是肝细胞坏死、再生、肝纤维化和肝内血管增殖、循环紊乱。

肝脏的再生能力很大。正常肝脏切除70%～80%，仍可维持正常生理功能；人体正常肝叶切除约1年后，残肝可恢复至原来肝脏的重量。各种病因导致肝细胞变性或坏死，若病因持续存在，再生的肝细胞难以恢复正常的肝结构，形成无规则的结节。

炎症等致病因素激活肝星形细胞，胶原合成增加、降解减少，总胶原量可增至正常的3～10倍，沉积于Disse间隙，导致间隙增宽，肝窦内皮细胞下基底膜形成，内皮细胞上窗孔变小，数量减少，甚至消失，形成弥漫性屏障，称为肝窦毛细血管化。肝细胞表面绒毛变平以及屏障形成，肝窦内物质穿过肝窦壁到肝细胞的转运受阻，直接干扰肝细胞功能，导致肝细胞合成功能障碍。肝窦变狭窄、血流受阻、肝内阻力增加，影响门静脉血流动力学，造成肝细胞缺氧和养料供给障碍，加重肝细胞坏死，导致始动因子持续起作用。

汇管区和肝包膜的纤维束向肝小叶中央静脉延伸扩展，这些纤维间隔包绕再生结节或将残留肝小叶重新分割，改建成为假小叶，形成典型的肝硬化组织病理形态。肝纤维化发展的同时，伴有显著的、非正常的血管增殖，使肝内门静脉、肝静脉和肝动脉三个血管系之间失去正常关系，出现交通吻合支等，其不仅是形成门静脉高压的病理基础，而且是加重肝细胞的营养障碍、促进肝硬化发展的重要机制。

| 知识点4：肝硬化的临床表现 | 副高：熟练掌握　正高：熟练掌握 |

肝硬化通常起病隐匿，病程发展缓慢，早期可无特异性症状、体征，根据是否出现腹水临床上将肝硬化分为肝功能代偿期和失代偿期。

1. 代偿期：大部分患者可无症状或症状较轻，可有食欲减退、乏力、腹部不适、消化不良和腹泻等症状，多呈间歇性。

2. 失代偿期：出现腹水是肝硬化患者进入失代偿期的标志。

（1）症状

1）食欲减退：为最常见症状，在进展性肝病患者中十分明显，有时伴恶心、呕吐。

2）乏力：为早期症状之一，其程度自轻度疲倦感到严重乏力，常与肝病活动程度一致。

3）腹胀：为常见症状，可能由于低钾血症、胃肠胀气、腹水和肝脾肿大所致。

4）腹痛：常为肝区隐痛，与肝肿大累及包膜有关。有脾周围炎时，可有左上腹疼痛。也可由于伴发溃疡病及胆道、肠道或腹水感染引起。

5）腹泻：较普遍，常与肠壁水肿、吸收不良和肠腔菌群失调有关。

6）体重减轻：为多见症状，晚期患者伴腹水及水肿时会使体重减轻不明显。

7）出血和贫血：常有鼻腔、牙龈出血及皮肤黏膜淤点、淤斑和消化道出血等，与肝合成凝血因子减少、脾功能亢进和毛细血管脆性增加有关。

8）内分泌系统失调：男性有性功能减退、睾丸萎缩、毛发脱落及乳房发育等，女性常有月经失调、闭经及不孕。肝硬化患者的糖尿病发病率增加，表现为高血糖、糖耐量试验异常、高胰岛素血症和外周性胰岛素抵抗。进展性肝硬化伴严重肝细胞功能衰竭患者常发生低血糖。

（2）体征：患者常呈慢性病容，面色黝黑，面部有毛细血管扩张、口角炎等。皮肤表现常见蜘蛛痣、肝掌，可出现男性乳房发育，胸、腹壁皮下静脉可显露或曲张，甚至在脐周静脉突起形成水母头状，曲张静脉上可听到静脉杂音。黄疸常提示病程已达到中期，随着病变进展而加重。1/3患者常有不规则发热，与病情活动及感染有关。腹部移动性浊音阳性。肝性胸腔积液常见于右侧，但也有双侧甚至仅为左侧。

肝脏在早期肿大，晚期坚硬缩小、肋下常不易触及。胆汁淤积和静脉回流障碍引起的肝硬化晚期仍有肝大。35%～50%患者有脾肿大，常为中度，少数为重度。

（3）并发症

1）食管-胃底静脉曲张出血：门静脉高压是导致食管-胃底静脉曲张出血的主要原因，临床表现为突发大量呕血或柏油样便，严重者致出血性休克。

2）自发性细菌性腹膜炎：由于腹水是细菌的良好培养基，肝硬化患者出现腹水后容易导致该病，常表现为短期内腹水迅速增加，对利尿剂无反应，伴腹泻、腹痛、腹胀、发热，腹壁压痛和反跳痛。少数患者伴血压下降、肝功能恶化或门体分流性脑病加重。

3）肝肾综合征：顽固性腹水基础上出现少尿、无尿以及恶心等氮质血症时的临床表现。常伴黄疸、低蛋白血症、肝性脑病；无蛋白尿。临床有两种类型：Ⅰ型，进展性肾功能损害，2周内肌酐成倍上升；Ⅱ型，肾功能缓慢进展性损害。

4）肝肺综合征：是在肝硬化基础上排除原发心肺疾病后，出现呼吸困难及缺氧体征如发绀和杵状指（趾），这与肺内血管扩张和动脉血氧合功能障碍有关，预后较差。

5）肝性脑病：在肝硬化基础上因肝功能不全和/或门-体分流引起的、以代谢紊乱为基础、中枢神经系统功能失调的综合征。表现为扑翼样震颤、谵妄，进而昏迷。

6）门静脉血栓形成：如血栓缓慢形成，可无明显临床症状。如突然发生急性完全性阻塞，可出现剧烈腹痛、腹胀、便血及休克。脾迅速增大伴腹水迅速增加。

7）门静脉海绵样变：是指肝门部或肝内门静脉分支部分或完全慢性阻塞后，门静脉主干狭窄、萎缩甚至消失，在门静脉周围形成细小迂曲的网状血管，其形成与脾切除、EVL、门静脉炎、门静脉血栓形成、红细胞增多、肿瘤侵犯等有关。

8）门静脉高压性胃肠病：多为反复或持续少量呕血及黑便；门静脉高压性肠病，常呈反复黑便或便血。

9）原发性肝癌：进行性肝肿大，质地坚硬如石，表面结节状。

知识点5：肝硬化的实验室检查　　　　　　　　副高：熟练掌握　　正高：熟练掌握

（1）血常规：代偿期多在正常范围。失代偿期由于出血、营养不良、脾功能亢进可发生轻重不等的贫血。有感染时白细胞可升高，脾功能亢进者白细胞和血小板均减少。

（2）尿液检查：尿常规一般在正常范围，乙型肝炎肝硬化合并乙肝相关性肾炎时尿蛋白阳性。胆汁淤积引起的黄疸尿胆红素阳性，尿胆原阴性。肝细胞损伤引起的黄疸，尿胆原亦增加。腹水患者应常规测定24小时尿钠、尿钾。

（3）粪常规：消化道出血时出现肉眼可见的黑便和血便，门脉高压性胃病引起的慢性出血，粪隐血试验阳性。

（4）肝功能试验

1）血清胆红素：失代偿期可出现结合胆红素和总胆红素升高，胆红素的持续升高是预后不良的重要指标。

2）蛋白质代谢：肝脏是合成白蛋白的唯一场所，在没有蛋白丢失的情况（如蛋白尿）时，血清白蛋白量常能反映肝脏储备功能。在肝功能明显减退时白蛋白合成减少。正常值为35～55g/L，白蛋白<28g/L为严重下降。肝硬化时由于损伤的肝细胞不能清除从肠道来的抗原，或后者经过门体分流直接进入体循环，刺激脾中B淋巴细胞产生抗体，形成高球蛋白血症。白蛋白与球蛋白比例降低或倒置。蛋白电泳可显示白蛋白降低，γ-球蛋白显著增高，β-球蛋白轻度升高。血清前白蛋白也由肝合成，当肝细胞受损伤尚未引起血清白蛋白下降时，血清前白蛋白则已明显下降。肝硬化患者可下降50%左右。

3）凝血酶原时间：是反映肝脏储备功能的重要预后指标，晚期肝硬化及肝细胞损害时明显延长，如用维生素K后不能纠正，更说明有功能的肝细胞减少。

4）血清酶学检查：①转氨酶：肝细胞受损时ALT升高，肝细胞坏死时AST升高。肝硬化患者这两种转氨酶不一定升高，但肝硬化活动时可升高。酒精性肝硬化患者AST/ALT≥2。②γ-GT：90%肝硬化患者可升高，尤其以PBC和酒精性肝硬化升高更明显。合并肝癌时明显升高。③ALP：70%的肝硬化患者可升高，合并肝癌时常明显升高。

5）反映肝纤维化的血清学指标：①Ⅲ型前胶原氨基末端肽（PⅢP）：测定血清中PⅢP可以间接了解肝脏胶原的合成代谢。纤维化增加时，肝脏Ⅲ型前胶原合成增加，血清中PⅢP明显升高，故PⅢP主要反映活动性纤维化。②Ⅳ型胶原：Ⅳ型胶原的检测指标有血中Ⅳ型前胶原羧基端肽（NC1）和氨基端肽（7S片段）以及TH段。肝纤维化时可升高。③透明质酸：是细胞外间质的重要成分，肝硬化患者血清透明质酸升高。④层粘连蛋白：是基膜重要成分，与肝纤维化有一定的相关性。以上各项指标受多种因素影响，尚不能作为确诊肝纤维化的指标，联合检测有一定的参考价值。

6）脂肪代谢：代偿期患者血中胆固醇正常或偏低，失代偿期总胆固醇特别是胆固醇酯明显降低。

7）定量肝功能试验：吲哚菁试验（ICG）通过检测肝细胞对染料清除情况以反映肝细胞储备功能，是临床初筛肝病患者较有价值和实用的试验。患者空腹静脉抽血后注射ICG 0.5mg/kg，注射后15分钟对侧手臂静脉血测滞留率。正常值10%以下，肝硬化患者ICG滞留率明显升高，甚至达50%以上。其他的定量肝功能试验包括利多卡因代谢产物生成试验、氨基比林呼气试验、半乳糖耐量试验、色氨酸耐量试验、咖啡因清除试验等。

（5）甲胎蛋白（AFP）：肝硬化活动时，AFP可升高。合并原发性肝癌时明显升高，如转氨酶正常AFP持续升高，需怀疑原发性肝癌。

（6）病毒性肝炎标记的测定：疑肝硬化者需测定乙、丙、丁肝炎标记以明确病因。肝硬化有活动时应做甲、乙、丙、丁、戊型标记及CMV、EB病毒抗体测定，以明确有无重叠感染。

（7）血清免疫学检查：血清抗线粒体抗体（PBC患者阳性率95%），抗平滑肌抗体、抗核抗体阳性提示自身免疫性肝病。

（8）血清铜蓝蛋白：肝豆状核变性时明显降低（<200mg/L），伴尿铜增加（>100μg/24h），年龄<40岁的肝损伤患者应检查血清铜蓝蛋白排除此病。

知识点6：肝硬化的影像学检查　　　　副高：熟练掌握　　正高：熟练掌握

（1）超声检查：肝硬化的声像图根据病因、病变阶段和病理改变轻重不同而有差异。超声检查可发现肝表面不光滑或凹凸不平；肝叶比例失调，多呈右叶萎缩和左叶、尾叶增大；肝实质回声不均匀增强，肝静脉管腔狭窄、粗细不等。此外，还有门脉高压症的声像图改变，表现为脾肿大、门静脉扩张和门脉侧支开放，部分患者还可探及腹水。多普勒检查可发现门脉侧支开放、门静脉血流速率降低和门静脉血逆流等改变。对门静脉血栓形成和肝癌等肝硬化的并发症也有较高的诊断价值。超声造影检查对鉴别肝硬化结节和肝癌有较高的诊断价值。近年来，通过检测超声和低频弹性波的瞬时弹性记录仪可以测定肝弹性变化，从而反映肝硬度的变化，有助肝硬化的诊断。

（2）CT：肝硬化的影像学与超声检查所见相似，表现为肝叶比例失调、肝裂增宽和肝门区扩大，肝脏密度高低不均。此外，还可见脾肿大、门静脉扩张和腹水等门脉高压症表现。对于肝硬化和原发性肝癌的鉴别十分有用。

（3）磁共振成像（MRI）：磁共振成像除与CT相似外，对鉴别肝硬化结节、肝瘤结节更优于CT检查。磁共振血管成像（MRA）可代替血管造影显示门脉血管变化和门脉血栓。用于门静脉高压病因的鉴别以及肝移植前对门脉血管的评估。

（4）放射性核素显像：经放射性核素 ^{99m}Tc-扫描测定的心/肝比值能间接反映门静脉高压和门体分流程度，对诊断有一定意义，正常值为0.26，肝硬化患者一般在0.6以上，伴门脉高压者常>1。

（5）上消化道钡剂摄片：可发现食管及胃底静脉曲张征象，食管静脉曲张呈现虫蚀状或蚯蚓状充盈缺损，胃底静脉曲张呈菊花样缺损。但诊断的敏感性不如胃镜检查。

知识点7：肝硬化的特殊检查　　　　副高：熟练掌握　　正高：熟练掌握

（1）胃镜：可直接观察并确定食管及胃底有无静脉曲张，了解其曲张程度和范围，并可确定有无门脉高压性胃病。食管及胃底静脉曲张是反映门静脉高压最可靠的指标，一旦出现曲张静脉即可诊断门静脉高压。结肠镜可在结肠发现异位静脉曲张；胶囊内镜可发现小肠异位静脉曲张，从而找出下消化道出血原因。

（2）肝穿刺：一秒钟快速穿刺、超声指引下或腹腔镜直视下肝穿刺，取肝组织做病理检查，对肝硬化，特别是早期肝硬化确定诊断和明确病因有重要价值。凝血酶原时间延长及有腹水者可经颈静脉、肝静脉做活检，安全、并发症少。

（3）腹腔镜：可见肝脏表面高低不平，有大小不等的结节和纤维间隔，边缘锐利不规则，包膜增厚，脾肿大，圆韧带血管充血和腹膜血管曲张，腹水原因诊断不明确时，腹腔镜检查有重要价值。

（4）门静脉测压：经颈静脉测定肝静脉楔压和肝静脉游离压，两者差为HVPG，可代表门静脉压力。正常值5～6mmHg，肝硬化门脉高压患者一般20mmHg，食管静脉曲张及出血者均>12mmHg。门静脉压力的测定是评价降门脉压力药物疗效的金标准。

（5）腹水检查：所有首次出现腹水、进展性肝硬化或上消化道出血伴腹水者以及腹水稳定的患者病情突然恶化，都应做诊断性穿刺。目的在于明确腹水是否由肝硬化引起，如果是肝硬化腹水则应寻找是否存在导致腹水增加的原因，如SBP等。检查内容包括：腹水的性质，如颜色、比重、蛋白含量、细胞分类以及腺苷脱氨酶（ADA）、血与腹水LDH比值、细菌培养和内毒素测定。还应测定血清-腹水白蛋白梯度（SAAG），如>11g/L提示腹水由肝硬化门静脉高压所致。腹水培养应在床旁进行，使用血培养瓶，包括需氧、厌氧两种培养。每个培养瓶接种的腹水至少10ml。

知识点8：肝硬化的诊断　　　　　副高：熟练掌握　正高：熟练掌握

（1）病因诊断：明确肝硬化的病因对于估计患者预后及进行治疗密切相关。根据上述各种病因进行相关检查以排除及确定病因诊断。例如，做病毒性肝炎标志物以排除肝炎引起的肝硬化，怀疑Wilson病应由眼科检查K-F环，测定血清铜蓝蛋白、尿铜、血铜等。

（2）病理诊断：肝活组织检查可明确诊断及病理分类，特别患者存在引起肝硬化的病因暴露史，又有肝脾大但无其他临床表现、肝功能试验正常的代偿期，肝活检常可明确诊断。

（3）肝脏储备功能诊断：可用Child-Pugh分级来评定。

知识点9：肝硬化的鉴别诊断　　　　副高：熟练掌握　正高：熟练掌握

（1）引起腹水和腹部膨隆的疾病：需与结核性腹膜炎、腹腔内肿瘤、肾病综合征、缩窄性心包炎和巨大卵巢囊肿等相鉴别。

（2）肝大：应除外原发性肝癌、慢性肝炎、血吸虫病和血液病等。

（3）肝硬化并发症：①上消化道出血应与消化性溃疡、糜烂出血性胃炎、胃癌等相鉴别；②肝性脑病应与低血糖、糖尿病酮症酸中毒、尿毒症等相鉴别；③肝肾综合征应与慢性肾小球肾炎、急性肾小管坏死等相鉴别；④肝肺综合征应与肺部感染、哮喘等相鉴别。

知识点10：肝硬化的一般治疗　　　　副高：熟练掌握　正高：熟练掌握

（1）休息：代偿期患者可参加轻工作，失代偿期尤其出现并发症患者应卧床休息。因直立体位激活RAAS及交感神经系统引起肾小球滤过减少和钠潴留，故肝硬化腹水的患者应尽量卧床休息。

（2）饮食：肝硬化是一种慢性消耗性疾病，目前已证实，营养疗法对于肝硬化患者特别是营养不良者降低病残率及死亡率有作用。没有并发症的肝硬化患者的饮食热量为

126～168kJ/（kg·d），蛋白质1～1.5g/（kg·d），营养不良者摄入热量为168～210kJ/（kg·d），蛋白质1～1.8g/（kg·d）。应给予高维生素、易消化的食物，严禁饮酒。可食瘦肉、河鱼、豆制品、牛奶、豆浆、蔬菜和水果。盐和水的摄入应根据患者水、电解质情况进行调整，食管静脉曲张者应禁食坚硬粗糙食物。

知识点11：肝硬化的药物治疗　　　　　　　　副高：熟练掌握　正高：熟练掌握

（1）抗病毒治疗：代偿期乙肝肝硬化患者HBV DNA ≥ 10^4copies/ml（ALT可正常）或HBV DNA < 10^4copies/ml（但可以检测到）伴ALT升高，均应抗病毒治疗。治疗目标是延缓和降低肝功能失代偿和HCC的发生。失代偿期乙肝肝硬化患者抗病毒指征为HBV DNA阳性、ALT正常或升高。治疗目标是通过抑制病毒复制，改善肝功能，以延缓或减少肝移植的需求。抗病毒治疗只能延缓疾病进展，但不能改变终末期肝硬化的最终结局，因此，须同时进行肝移植的评估。抗病毒治疗首选核苷类似物，目前可供使用的有拉米夫定、阿德福韦、替比夫定和恩替卡韦，须长期甚至终生服药。服药期间须随访。代偿期患者的肝功能好，在严密监测下可选择干扰素治疗，疗程1年。

丙型肝炎肝硬化患者抗病毒治疗用长效干扰素联合利巴韦林，应减少剂量并在有经验医师指导下使用。

（2）抗纤维化药物：迄今尚无有力的循证证据推荐能有效地逆转肝纤维化的方法，有报道活血化瘀软坚的中药，如丹参、桃仁提取物、虫草菌丝以及丹参、黄芪的复方制剂或干扰素γ和α用于早期肝硬化治疗，有一定的抗纤维化作用。

知识点12：门静脉高压症状及其并发症治疗　　　　副高：熟练掌握　正高：熟练掌握

（1）腹水

1）限制钠、水摄入：摄入钠盐500～800mg/d（氯化钠1.2～2.0g/d），入水量<1000ml/d，如有低钠血症，应限制在500ml以内。

2）利尿：常联合使用保钾及排钾利尿剂，即螺内酯联合呋塞米，剂量比例约为100mg：40mg。利尿效果不满意时，应酌情配合静脉输注白蛋白。

3）经颈静脉肝内门腔分流术（TIPS）：是在肝内门静脉属支与肝静脉间置入特殊覆膜的金属支架，建立肝内门–体分流，降低门静脉压力，减少或消除由于门静脉高压所致的腹水和食管–胃底静脉曲张出血。

4）自发性腹膜炎：选用肝毒性小、主要针对革兰阴性杆菌并兼顾革兰阳性球菌的抗生素，如头孢哌酮或喹诺酮类药物等，疗效不满意时，根据治疗反应和药敏结果进行调整。由于自发性腹膜炎容易复发，用药时间应≥2周。因自发性腹膜炎多系肠源性感染，除抗生素治疗外，还应注意保持排便通畅，维护肠道菌群。

（2）食管–胃底静脉曲张破裂出血的治疗及预防

1）一级预防：主要针对已有食管–胃底静脉曲张但尚未出血者，包括对因治疗，口服PPI或H_2受体阻滞剂，减少胃酸对曲张静脉壁的损伤。非选择性β受体阻滞剂，如普萘洛尔或卡地洛尔，通过收缩内脏血管，减少内脏高动力循环，治疗剂量应使心率＞55次/分，当患者有乏力、气促等不良反应时应停药。普萘洛尔合用5-单硝酸异山梨酯有可能更好地降低门静脉压力。内镜结扎治疗（EVL）可用于中度的食管静脉曲张，是一种局部断流术，即经内镜用橡皮圈结扎曲张的食管静脉，局部缺血坏死、肉芽组织增生后形成瘢痕，封闭曲张静脉。适用于单纯食管静脉曲张不伴有胃底静脉曲张者。

2）二级预防：指对已发生过食管－胃底静脉曲张出血的患者，预防其再出血。首次出血后的再出血率可达60%，死亡率33%。故重视食管－胃底静脉曲张出血的二级预防应从出血后的第6天开始。

知识点13：肝硬化并发症的治疗 副高：熟练掌握 正高：熟练掌握

（1）胆石症：应以内科保守治疗为主。

（2）感染：怀疑是肝硬化并发的感染，应立即进行经验性抗感染治疗。

（3）门静脉血栓形成

1）抗凝治疗：对新近发生的血栓应做早期静脉肝素抗凝治疗，可使80%以上患者出现完全或广泛性再通，口服抗凝药物治疗至少维持半年。

2）溶栓治疗：对早期的门静脉血栓也可采用经皮、经股动脉插管至肠系膜上动脉后置管，用微量泵持续泵入尿激酶进行早期溶栓，可使门静脉再通。

3）TIPS：适用于血栓形成时间较长、出现机化的患者；肠切除的适应证是肠系膜血栓致肠坏死。两种术后均应持续抗凝，预防血栓再形成。

（4）肝硬化低钠血症：轻症者，通过限水可以改善；中、重度者，可选用血管加压素 V_2 受体阻滞剂（托伐普坦），增强肾脏处理水的能力，使水重吸收减少，提高血钠浓度。因静脉补充3%的氯化钠可能加重腹水，故肝硬化患者不推荐使用。

（5）肝肾综合征：TIPS有助于减少缓进型转为急进型。肝移植可以同时缓解这两型肝肾综合征，是该并发症有效的治疗方法。在等待肝移植的过程中，可以采取静脉补充白蛋白、使用血管加压素、TIPS、血液透析以及人工肝支持等保护肾功能的措施。

（6）肝肺综合征：吸氧及高压氧舱适用于轻型、早期患者，可以增加肺泡内氧浓度和压力，有助于氧弥散。肝移植可逆转肺血管扩张，使氧分压、氧饱和度及肺血管阻力均明显改善。

知识点14：肝硬化的预防 副高：熟练掌握 正高：熟练掌握

肝硬化的病因复杂，其中最常见者为病毒性肝炎。在我国乙型病毒性肝炎的发病率仍比较高，因此防治乙肝是预防本病的关键。新生儿和高危人群应注射乙肝疫苗，乙肝患者给予积极的抗病毒治疗；严格执行器械的消毒常规，严格选择献血员；节制饮酒；注意合理的营养；避免应用对肝有损害的药物；加强劳动保健；避免工农业生产中的各种慢性化学品中毒；定期体格检查，无疑也是预防本病的积极措施。

第十章　原发性肝癌

| 知识点1：原发性肝癌的概念 | 副高：熟练掌握　正高：熟练掌握 |

原发性肝癌简称肝癌，是指起源于肝细胞或肝内胆管上皮细胞的恶性肿瘤，是中国常见恶性肿瘤之一，其死亡率在消化系统恶性肿瘤中居第三位。包括肝细胞癌（HCC）、肝内胆管癌（ICC）和HCC-ICC混合型3种不同的病理类型，其中HCC占90%。

| 知识点2：原发性肝癌的病因及发病机制 | 副高：熟练掌握　正高：熟练掌握 |

（1）病毒性肝炎：在中国，肝癌患者中约90%有乙型肝炎病毒（HBV）感染史。HBV感染→慢性肝炎→肝硬化→肝癌是最主要的发病机制，西方国家以HCV感染常见，也多循上述机制进展至肝癌，部分患者在慢性肝炎阶段就可发展为肝癌。

（2）食物及饮水：长期大量饮酒导致酒精性肝病，在此基础上的肝纤维化及肝硬化过程都可能引发肝癌。此外，HBV及HCV感染者经常饮酒，将加速肝硬化的形成和发展，促进肝癌的发生。长期进食霉变食物（粮食受黄曲菌毒素污染）或含亚硝胺食物、食物缺乏微量元素及饮用藻类毒素污染的水等都与肝癌发生有密切关系。

（3）毒物与寄生虫：氯乙烯、亚硝胺类、偶氮芥类、苯酚、有机氯农药等化学物质是可疑的致肝癌物质。血吸虫及华支睾吸虫感染均易导致肝癌。

（4）遗传因素：肝癌的家族聚集现象，既与遗传易感性有关，也与家族饮食习惯及生活环境有关。不同种族人群肝癌发病率不同。

| 知识点3：原发性肝癌的病理 | 副高：熟练掌握　正高：熟练掌握 |

（1）大体病理分型

1）块状型：占肝癌的70%以上，呈单个、多个或融合成块，直径5~10cm，>10cm者称巨块型。质硬，膨胀性生长，可见包膜。此型肿瘤中心易坏死、液化及出血；位于肝包膜附近者，肿瘤易破裂，导致腹腔内出血及直接播散。

2）结节型：呈大小和数目不等的癌结节，<5cm，与周围肝组织的分界不如块状型清楚，常伴有肝硬化。单个癌结节<3cm或相邻两个癌结节直径之和<3cm者称为小肝癌。

3）弥漫型：少见，呈米粒至黄豆大的癌结节弥漫地分布于整个肝脏，不易与肝硬化区分，患者常因肝衰竭而死亡。

（2）组织病理分型：分为肝细胞肝癌（HCC）、肝内胆管细胞癌（ICC）和混合型肝癌。

1）HCC：最为多见，癌细胞来自肝细胞，异型性明显，胞质丰富，呈多边形，排列成巢状或索状，血窦丰富。

2）ICC：较少见，癌细胞来自胆管上皮细胞，呈立方或柱状，排列成腺样较少。

3）混合型：最少见，具有肝细胞癌和胆管细胞癌两种结构，或呈过渡形态，既不完全像肝细胞癌，又不完全像胆管细胞癌。

（3）转移途径

1）肝内转移：易侵犯门静脉及分支并形成癌栓，脱落后在肝内引起多发性转移灶。

2）肝外转移：①血行转移：常转移至肺，其他部位有脑、肾上腺、肾及骨骼等，甚至可见肝静脉中癌栓延至下腔静脉及右心房。②淋巴转移：常见肝门淋巴结转移，也可转移至胰、脾、主动脉旁及锁骨上淋巴。③种植转移：少见，从肝表面脱落的癌细胞可种植在腹膜、横膈、盆腔等处，引起血性腹水、胸腔积液。女性可有卵巢转移。

| 知识点4：原发性肝癌的临床表现 | 副高：熟练掌握　正高：熟练掌握 |

原发性肝癌起病隐匿，早期症状常不明显，故也称亚临床期。出现典型的临床症状和体征时一般已进入中晚期。中晚期表现如下。

（1）肝区疼痛：多为肝癌的首发症状，表现为持续钝痛或胀痛。如肿瘤生长缓慢或位于肝实质深部也可完全无疼痛表现。疼痛部位常与肿瘤位置有关，若肿瘤位于肝右叶疼痛多在右季肋部；肿瘤位于左叶时常表现为上腹痛，有时易误诊为胃部疾患；当肿瘤位于肝右叶膈顶部时，疼痛可牵涉右肩。癌结节破裂出血可致剧烈腹痛和腹膜刺激征，出血量大时可导致休克。

（2）肝大：为中晚期肝癌的主要体征，最为常见。多在肋缘下触及，呈局限性隆起，质地坚硬。左叶肝癌则表现为剑突下包块。如肿瘤位于肝实质内，肝表面可光滑，伴或不伴明显压痛。肝右叶膈面肿瘤可使右侧膈肌明显抬高。

（3）黄疸：多为晚期征象，以弥漫型肝癌或胆管细胞癌为常见。癌肿广泛浸润可引起肝细胞性黄疸。当侵犯肝内胆管或肝门淋巴结增大压迫胆管时，可出现梗阻性胆汁淤积。

（4）肝硬化征象：在失代偿期肝硬化基础上发病者有基础疾病的临床表现。原有腹水者可表现为腹水迅速增加且具难治性，一般为漏出液。血性腹水多因肝癌侵犯肝包膜或向腹腔内破溃引起，少数是腹膜转移癌所致。

（5）全身性表现：呈进行性消瘦、发热、食欲不振、乏力、营养不良和恶病质等。如果转移至肺、骨、脑、淋巴结、胸腔等可产生相应的症状。

（6）伴癌综合征：指原发性肝癌患者由于癌肿本身代谢异常或癌组织对机体影响而引起内分泌或代谢异常的一组症候群，可与临床表现同时存在，也可先于肝癌症状。以自发性低血糖、红细胞增多症为常见，有时还可伴有高钙血症、高脂血症、类癌综合征、血小板增多、高纤维蛋白原血症等。

（7）并发症：肝性脑病、上消化道出血、肝癌结节破裂出血、继发感染等。

知识点4：原发性肝癌的实验室和辅助检查　　　　副高：熟练掌握　　正高：熟练掌握

（1）肝癌标志物检测

1）甲胎蛋白（AFP）：是诊断肝细胞癌特异性的标志物，阳性率约为70%。现已广泛用于肝癌的普查、诊断、判断治疗效果及预测复发。在排除妊娠和生殖腺胚胎瘤的基础上，AFP＞400ng/ml为诊断肝癌的条件之一。对AFP逐渐升高不降或＞200μg/L，持续8周，应结合影像学及肝功能变化作综合分析或动态观察。

2）其他肝癌标志物：血清岩藻糖苷酶（AFU）、γ-谷氨酰转移酶同工酶Ⅱ（GGT_2）、异常凝血酶原（APT）、$α_1$抗胰蛋白酶（AAT）、碱性磷酸酶同工酶（ALP-I）等有助于AFP阴性肝癌的诊断和鉴别诊断。

（2）影像学检查

1）超声（US）：是目前肝癌筛查的首选方法，具有方便易行、价格低廉及无创等优点，能检出肝内直径＞1cm的占位性病变，利用多普勒效应或超声造影剂，了解病灶的血供状态，判断占位性病变的良恶性，并有助于引导肝穿刺活检。

2）增强CT/MRI：可以更客观及更敏感地显示肝癌，1cm左右肝癌的检出率可＞80%，是诊断及确定治疗策略的重要手段。MRI为非放射性检查，可以在短期重复进行。CT平扫多为低密度占位，部分有晕圈征，大肝癌常有中央坏死；增强时动脉期病灶的密度高于周围肝组织，但随即快速下降，低于周围正常肝组织，并持续数分钟，呈"快进快出"表现。

3）选择性肝动脉造影：当增强CT/MRI对疑为肝癌的小病灶难以确诊时，选择性肝动脉造影是肝癌诊断的重要补充手段。对直径1~2cm的小肝癌，肝动脉造影可以更精确地作出诊断，正确率＞90%。但由于该检查有一定创伤性，一般不列为首先，适用于经其他检查仍未确诊的患者。

（3）肝穿刺活体组织检查：US或CT引导下细针穿刺行组织学检查是确诊肝癌的最可靠方法，但属创伤性检查，且偶有出血或针道转移的风险，对非侵入性检查不能确诊者可视情况考虑应用。

知识点5：原发性肝癌的诊断及鉴别诊断　　　　副高：熟练掌握　　正高：熟练掌握

存在原发性肝癌的易患因素和临床特征，影像学检查显示有＞2cm的肝癌特征性占位性病变时，诊断并不困难。若同时伴有AFP＞200ng/ml，对诊断更具有重要意义。小肝癌的诊断有时尚需借助肝活体组织学检查。鉴别诊断应注意下述疾病：

（1）肝硬化及活动性肝炎：原发性肝癌多发生在肝硬化基础上，故二者有时在影像学上不易与肝硬化结节相鉴别。肝硬化的结节在影像学检查上无肝癌特征性增强剂"快进快出"表现。少数活动性肝炎也可有AFP升高，但通常为一过性，且往往伴有转氨酶显著升高。肝癌患者则血清AFP持续上升，与转氨酶曲线呈分离现象，甲胎蛋白异质体AFP-L3升高。

（2）继发性肝癌：继发性肝癌常有原发癌肿病史，以消化道恶性肿瘤最常见，其次为呼吸道、泌尿生殖系、乳腺等处的癌肿。与原发性肝癌比较，继发性肝癌多表现为多发结节，多不伴有肝硬化，AFP一般为阴性，且多伴有CEA明显升高。确诊的关键在于发现肝外原发癌的证据。

（3）肝脏良性肿瘤：AFP阴性肝癌尚需与肝血管瘤、多囊肝、包虫病、脂肪瘤、肝腺瘤等肝脏良性肿瘤相鉴别，主要依赖于影像学检查。肝血管瘤是肝脏最常见的良性肿瘤，CT对其有重要诊断价值，平扫时显示密度均匀一致的软组织肿块，增强扫描时病灶呈"快进慢出"强化现象。

（4）肝脓肿：急性细菌性肝脓肿较易与肝癌相鉴别，慢性肝脓肿吸收机化后有时不易与肝癌相鉴别，但患者多有感染病史，必要时在超声引导下行诊断性穿刺。慢性肝脓肿经抗感染治疗多可逐渐吸收变小。

知识点6：原发性肝癌的治疗	副高：熟练掌握　正高：熟练掌握

（1）手术治疗：中国肝癌患者大多合并肝硬化，其肝脏储备功能下降。吲哚菁绿15分钟滞留率（ICGR-15）是反映肝脏储备功能的灵敏和准确指标，对界定合适的肝切除量具有重要意义。慢性肝炎时ICGR-15多在15%~20%，慢性活动性肝炎则更高，肝硬化失代偿期平均为35%左右。肝癌患者术前ICGR-15>20%，手术风险增大。因手术切除仍有很高的肝癌复发率，故术后宜加强综合治疗与随访。

（2）局部治疗

1）经皮穿刺瘤内注射无水酒精（PEI）：在US或CT引导下，将无水酒精直接注入肝癌组织内，使癌细胞脱水、变性、凝固性坏死。适用于肿瘤<3cm者，可达到治疗性切除的目的。

2）射频消融术（RF）：在US或开腹条件下，将电极插入肝癌组织内，应用电流热效应等多种物理方法毁损病变组织，也可达到治疗性切除的目的。

3）肝动脉栓塞（TAE）：由于肝癌起病隐匿，80%~90%的肝癌患者确诊时已失去治疗性切除的机会。TAE是将栓塞材料注入滋养肿瘤的肝动脉内，阻断肿瘤的供血，使其发生缺血、坏死。其具有靶向性好、创伤小、可重复、患者容易接受的特点，是目前非手术治疗中、晚期肝癌的常用方法。

（3）肝移植：对于肝癌合并肝硬化患者，肝移植可将整个病肝切除，是治疗肝癌和肝硬化的有效手段。当肝癌有血管侵犯及远处转移（常见肺、骨）时不宜行肝移植术。

（4）药物治疗：HBV感染患者在手术、局部治疗或肝移植后，均需坚持口服抗病毒药物。肝移植患者需要终生使用免疫抑制剂。分子靶向药物多激酶抑制剂索拉非尼是目前唯一获得批准治疗晚期肝癌的分子靶向药物。

（5）中医治疗：中医药作为肝癌的辅助治疗方法，有助于提高生活质量，延长生存期。

知识点7：原发性肝癌的预防及预后	副高：熟练掌握　正高：熟练掌握

由HBV和HCV感染引起的病毒性肝炎和肝硬化是原发性肝癌诸多致病因素中的最主要因素，故通过注射疫苗预防乙型肝炎，采取积极的抗病毒治疗方案延缓慢性乙型和丙型肝炎的进展对预防原发性肝癌的发生至关重要。积极治疗酒精性肝硬化和其他慢性肝病、避免黄

曲菌毒素以及化学物质、药物的影响也对预防肝癌有积极作用。

预后较好的情况：①肝癌＜5cm，能早期手术；②癌肿包膜完整，分化程度高，无癌栓形成；③机体免疫状态良好。

临床合并肝硬化或有肝外转移、发生肝癌破裂、消化道出血、ALT显著升高的患者预后差。

第十一章 肝性脑病

知识点1：肝性脑病的概念　　　　　副高：熟练掌握　正高：熟练掌握

肝性脑病（HE），是指肝功能衰竭或门体分流引起的中枢神经系统功能失调的神经精神综合征，主要临床表现可以从性格改变、行为异常、扑翼样震颤到出现意识障碍、昏迷。最常见于终末期肝硬化。

知识点2：肝性脑病的分型　　　　　副高：熟练掌握　正高：熟练掌握

（1）A型（肝性脑病伴急性肝衰竭）：是与急性肝功能衰竭相关的HE，常于起病2周内出现脑病，亚急性肝功能衰竭时HE出现于2~12周。

（2）B型（肝性脑病伴门体旁路）：为单纯门体旁路所引起，无明确的肝细胞疾病。例如先天性血管畸形和在肝内或肝外水平门静脉血管的部分阻塞，包括外伤、类癌、骨髓增殖性疾病等引起的高凝状态所致的门静脉及其分支栓塞或血栓形成，以及淋巴瘤、转移性肿瘤、胆管细胞癌造成的压迫产生的门静脉高压，而造成门体旁路。此时肝活检显示为正常的肝组织学特征，但临床表现与肝硬化伴HE的患者相同。

（3）C型（肝性脑病伴肝硬化和门脉高压和/或门体分流）：是HE中最为常见的类型。这些患者通常已进展至肝硬化期，并已建立了较为完备的门体侧支循环。C型HE又可分为发作性HE（又分为有诱因、自发性和复发性3个亚类）、持续性HE（又分为轻度、重度和治疗依赖3类）和轻微HE 3个亚型。

知识点3：肝性脑病的病因　　　　　副高：熟练掌握　正高：熟练掌握

大部分肝性脑病由肝硬化引起，其他病因包括重症肝炎、暴发性肝衰竭、原发性肝癌、严重胆管感染及妊娠期急性脂肪肝等。临床需要在肝病基础上寻找诱发肝性脑病的因素，常见诱因有消化道出血、大量排钾利尿、放腹水、高蛋白饮食、催眠镇静药、麻醉药、便秘、尿毒症、外科手术及感染等。

知识点4：肝性脑病的发病机制　　　　副高：熟练掌握　正高：熟练掌握

（1）氨中毒：围绕氨代谢紊乱提出的氨中毒学说在HE的发病机制中占最主要的地位。

（2）神经递质的变化：①γ-氨基丁酸/苯二氮䓬（GABA/BZ）神经递质；②假性神经递质；③色氨酸：正常情况下色氨酸与白蛋白结合不易通过血脑屏障，肝病时白蛋白合成降低，加之血浆中其他物质对白蛋白的竞争性结合造成游离的色氨酸增多，游离的色氨酸可通过血脑屏障，在大脑中代谢生成5-羟色胺（5-HT）及5-羟吲哚乙酸，二者都是抑制性神经递质，参与肝性脑病的发生，与早期睡眠方式及日夜节律改变有关。

（3）锰离子：在肝硬化患者血浆和脑组织中，发现锰的含量升高，因而提出了锰学说。肝是锰排泄的重要器官，当其功能受到影响或存在门体分流时均可使血锰浓度升高，并在大脑苍白球沉积。

知识点5：肝性脑病的病理　　　　　　　　副高：熟练掌握　正高：熟练掌握

急性肝功能衰竭所致HE患者的脑组织通常无明显病理改变，但多有脑水肿，可能是继发性改变。慢性HE患者可以出现大脑和小脑灰质以及皮层下组织的星形细胞肥大和增多，在肝性脑病患者尸体脑组织中发现星形胶质细胞的特殊病理形态学改变，称阿尔茨海默Ⅱ型星形细胞。典型的形态变化是细胞的肿胀、染色体边聚、核变小且淡染、核仁突出。病程较长者则大脑皮层变薄，神经元及神经纤维消失，皮层深部有片状坏死，甚至可累及小脑和基底部。

知识点6：肝性脑病的临床表现　　　　　　副高：熟练掌握　正高：熟练掌握

主要表现为高级神经中枢的功能紊乱（如性格改变、智力下降、行为失常、意识障碍等）以及运动和反射异常（如扑翼样震颤、肌阵挛、反射亢进和病理反射等），其临床过程现分为5期：

（1）0期（潜伏期）：又称轻微肝性脑病，无行为、性格的异常，无神经系统病理征，脑电图正常，只在心理测试或智力测试时有轻微异常。

（2）1期（前驱期）：轻度性格改变和精神异常，如焦虑、欣快激动、淡漠、睡眠倒错、健忘等，可有扑翼样震颤，脑电图多数正常。临床表现不明显，易被忽略。

（3）2期（昏迷前期）：嗜睡、行为异常（如衣冠不整或随地尿便）、言语不清、书写障碍及定向力障碍。有腱反射亢进、肌张力增高、踝阵挛及Babinski征阳性等神经体征，有扑翼样震颤，脑电图有特征性异常。

（4）3期（昏睡期）：昏睡，但可唤醒，醒时尚能应答，常有神志不清或幻觉，各种神经体征持续或加重，有扑翼样震颤，肌张力高，腱反射亢进，锥体束征常阳性，脑电图有异常波形。

（5）4期（昏迷期）：昏迷，不能唤醒。患者不能合作而无法引出扑翼样震颤。浅昏迷时，腱反射和肌张力仍亢进；深昏迷时，各种反射消失，肌张力降低。脑电图明显异常。

肝性脑病与其他代谢性脑病相比无特征性。

知识点7：肝性脑病的实验室及辅助检查　　　副高：熟练掌握　正高：熟练掌握

（1）血氨：肝硬化及门-体分流后的肝性脑病患者多有血氨升高，急性肝性脑病患者血氨可以正常。

（2）脑电图：所有代谢性脑病均可出现类似变化，对0期和1期肝性脑病的诊断价值较小。脑电图提示较明显的脑功能改变，故对肝性脑病预后判断有一定价值。

（3）诱发电位：是大脑皮质或皮质下层接收到由各种感觉器官受刺激的信息后所产生的电位，有别于脑电图所记录的大脑自发性电活动。可用于轻微肝性脑病的诊断和研究。

（4）临界视觉闪烁频率：视网膜胶质细胞病变可作为肝性脑病时大脑星形胶质细胞病变的标志，通过测定临界视觉闪烁频率可辅助诊断肝性脑病，用于检测轻微肝性脑病。

（5）心理智能检测：心理智能检测对于诊断早期HE最有价值。不适用于Ⅱ级以上的HE。常规使用的是数字连接试验和数字符号试验，其结果容易计量，便于随访。

（6）神经影像学检查：急性HE患者进行头部CT或MRI检查可发现脑水肿。慢性HE患者则可发现不同程度的脑萎缩。大多数肝硬化患者可出现双侧苍白球及壳核对称的T1加权信号增强，提示可能与顺磁性物质锰在基底神经节的沉积有关。使用质子（H_1）磁共振波谱分析（MRS）检测慢性肝病患者发现脑部的代谢改变，包括谷氨酸或谷氨酰胺增加、肌醇与胆碱减少。谷氨酰胺可作为光谱分析的标志信号，这种改变比神经心理学检查更敏感。此外，影像学检查有利于排除其他脑病的可能。

（7）其他：血清氨基酸测定和脑脊液检查等不作为常规，部分患者可选用。

知识点8：肝性脑病的诊断及鉴别诊断　　　　副高：熟练掌握　　正高：熟练掌握

肝性脑病的主要诊断依据：①有严重肝病和/或广泛门-体侧支循环形成的基础及肝性脑病的诱因；②出现精神紊乱、昏睡或昏迷，可引出扑翼样震颤；③肝功能生化指标明显异常及（或）血氨增高；④脑电图异常；⑤心理智能测验、诱发电位及临界视觉闪烁频率异常；⑥头部CT或MRI排除脑血管意外及颅内肿瘤等疾病。

少部分肝性脑病患者肝病病史不明确，以精神症状为突出表现，易被误诊。故对有精神症状患者，了解其肝病史及检测肝功能等应作为排除肝性脑病的常规。肝性脑病还应与可引起昏迷的其他疾病，如糖尿病、低血糖、尿毒症、脑血管意外、脑部感染和镇静药过量等相鉴别。

知识点9：肝性脑病的治疗　　　　　　　副高：熟练掌握　　正高：熟练掌握

（1）及早识别并纠正或去除诱因：及时控制消化道出血和清除肠道积血；预防或纠正水、电解质和酸碱平衡失调；积极控制感染；慎用或禁用镇静药，如患者出现躁狂，应以异丙嗪、氯苯那敏等抗组胺药代替镇静药。有睡眠节奏紊乱者可在睡前口服褪黑素以纠正其生物钟的紊乱；注意防治顽固性便秘等。

（2）营养支持治疗：营养支持的目的在于促进机体的合成代谢，抑制分解代谢，保持正氮平衡。急性起病数日内禁食蛋白质（1～2期肝性脑病可限制在20g/d以内），神志清楚后从蛋白质20g/d开始逐渐增加至1g/（kg·d）。慢性肝性脑病患者无禁食必要。植物蛋白含支链氨基酸较多，且所含非吸收性纤维被肠菌酵解产酸有利氨的排出。同时应尽量保证热能供应和补充各种维生素，酌情输注血浆或白蛋白。

（3）减少肠道氨源性毒物的生成和吸收

1）清洁肠道：口服或鼻饲缓泻剂，如乳果糖、乳梨醇、25%硫酸镁；用生理盐水或弱酸液灌肠。

2）口服不吸收双糖：剂量为30～45g/d，分3次口服。

3）抗生素：使用利福昔明，其有耐受性好、起效快等优点。可作为Ⅰ～Ⅲ度肝性脑病的治疗，并可预防复发，推荐剂量是1200mg/d。

4）微生态制剂：服用不产生尿素酶的某些有益菌，如乳酸杆菌、肠球菌、双歧杆菌、酪酸杆菌等，可抑制产生尿素酶细菌的生长，并酸化肠道，对防止氨和有毒物质的吸收有一定作用。

（4）促进体内氨的清除

1）鸟氨酸门冬氨酸：20～40g/d加入葡萄糖液内静脉滴注。

2）锌制剂：每日补充600mg锌可减低HE患者血氨水平。

（5）拮抗神经毒素对神经递质的抑制作用

1）GABA/BZ复合受体阻滞剂：氟马西尼为BZ受体阻滞剂，可以短期改善内源性BZ衍生物导致的神经传导抑制。氟马西尼可能对部分急性肝性脑病患者有益。每次1mg，静脉用药。

2）支链氨基酸：口服或静脉输注以支链氨基酸为主的氨基酸混合液，从理论上可纠正氨基酸代谢不平衡，提供能量，抑制大脑中假神经递质的形成，但对门体分流性脑病的疗效尚有争议。对于不能耐受蛋白食物者，补充支链氨基酸有助于改善患者的氮平衡。

3）其他药物：如L-肉碱，驱锰药物依地酸二钠和对氨基水杨酸钠，阿片受体阻滞剂纳洛酮和纳曲酮，5-羟色胺受体阻滞剂等。其疗效还有待于进一步验证。

（6）暂时性肝脏支持：常用于急性肝功能衰竭引起的HE，作为等待肝移植时的暂时支持措施或为肝再生赢得时间。目前多用分子吸附再循环系统（MARS）清除与白蛋白结合的毒素、胆红素。生物性人工肝支持系统以培养的肝细胞等生物材料为基础，提供肝功能支持，尚处于试验阶段。

（7）肝移植：肝移植是挽救患者生命的有效措施，凡无脑水肿的Ⅲ级以上HE或FHF且符合下列5条中3条或3条以上者，有急症肝移植指征：①动脉血pH＜7.3；②年龄＜10岁或＞40岁；③出现脑病前黄疸时间＞7天；④凝血酶原时间＞50秒；⑤血清总胆红素＞300μmol/L。肝移植后1年生存率为65%。

（8）对症治疗：对暴发性肝功能衰竭患者，治疗直接针对多器官功能障碍和损伤肝脏的功能支持。患者应置于重症监护病房，头部抬高20°～30°，保持低温32～33℃。对重度HE必要时进行气管插管以降低呼吸骤停的危险。加强脑细胞功能的保护和给予甘露醇防治脑水肿，继发于脑水肿的颅高压，是Ⅲ、Ⅳ期HE患者常见并发症，可导致患者死亡或不可逆脑损伤，注意早期识别和处理。

知识点10：肝性脑病的预防及预后 副高：熟练掌握 正高：熟练掌握

对肝病患者应进行教育。医生在拟订治疗方案时应避免医源性的诱因。肝病进行性发展时，医生应有发现轻微肝性脑病的诊治意识。

诱因明确且容易消除者预后较好；肝功能较好，做过分流手术，由进食高蛋白引起的门体分流性脑病预后较好；有腹水、黄疸、出血倾向的患者提示肝功能较差，其预后也差；暴发性肝衰竭所致的肝性脑病预后最差。

第十二章　消化道出血

第一节　上消化道出血

| 知识点1：上消化道出血的概念 | 副高：熟练掌握　正高：熟练掌握 |

上消化道出血（UGIB）是指屈氏韧带以上的消化道（食管、胃、十二指肠、空肠上段和胆管）急性出血，胃空肠吻合术后的吻合口病变引起的出血亦属此范围，为内、外科常见的急症。

| 知识点2：上消化道出血的患病因素 | 副高：熟练掌握　正高：熟练掌握 |

上消化道出血与患者的年龄有一定关系，最多见于35~65岁的中年人，可能与出血病因的好发年龄有关；十二指肠球部溃疡多见于青壮年；胃溃疡多见于中老年，而肝硬化以20~50岁患者多见；胃癌好发于中老年。35~65岁的中年人几乎囊括了所有上消化道出血常见病因的好发年龄。

上消化道出血与患者的性别有一定的关系，男性患者显著多于女性患者，男女之比为2.69:1，可能与男性有许多不良嗜好，如吸烟、饮酒、不良饮食习惯等有关。

| 知识点3：上消化道出血的病因 | 副高：熟练掌握　正高：熟练掌握 |

（1）上消化道疾病：①食管疾病，如食管贲门黏膜撕裂伤（Mallory-Weiss tear）、食管损伤（器械检查、异物或放射性损伤；强酸、强碱等化学剂所致）、食管憩室炎、主动脉瘤破入食管等；②胃十二指肠疾病，如息肉、恒径动脉破裂（Dieulafoy病变）、胃间质瘤、血管瘤、异物或放射性损伤、吻合口溃疡、十二指肠憩室、促胃液素瘤等。

（2）门静脉高压致食管－胃底静脉曲张破裂出血或门脉高压性胃病，可由肝硬化、门静脉阻塞、肝静脉阻塞引起。

（3）上消化道邻近器官或组织病变：①胆管出血；②胰腺疾病累及十二指肠；③主动脉瘤、肝或脾动脉瘤破入上消化道；④纵隔肿瘤或脓肿破入食管。

（4）全身性疾病：①血液病；②急性感染；③结缔组织病；④血管性疾病；⑤应激相关胃黏膜损伤；⑥尿毒症。

（5）药物非甾体抗炎药。

知识点4：上消化道出血对全身各脏器和组织的影响

副高：熟练掌握 正高：熟练掌握

（1）对心脏的影响：出血引起休克、致冠状动脉血流量减少、PaO_2下降、心肌缺血缺氧、代谢性酸中毒等，可导致心功能不全。

（2）对肺的影响：出血后肺小血管收缩，毛细血管通透性增加，肺表面活性物质和弥散性血管内凝血等因素，引起微循环障碍，导致休克肺（即ARDS）。

（3）对肾的影响：当收缩压降至80mmHg以下时，肾血流量可减少60%～80%；当收缩压降至50mmHg以下时可出现无尿，长期缺血可引起肾小管坏死（急性肾衰竭）。

（4）对肝的影响：出血后血压下降至40mmHg以下时，肝门静脉血流量显著减少，肝细胞缺氧引起肝中心型坏死。

（5）对周围循环的影响：出血后有效循环血量不足，静脉回心血量相应减少，使心排血量明显降低，导致各脏器及周围血管收缩和组织灌注不足，组织缺氧，功能障碍。

知识点5：上消化道出血的症状

副高：熟练掌握 正高：熟练掌握

（1）呕血与黑便：是上消化道出血的特征性表现。上消化道大量出血之后均有黑便。出血部位在幽门以上者常伴有呕血。若出血量较少、速度慢亦可无呕血。反之，幽门以下出血如出血量大、速度快，可因血反流入胃腔引起恶心、呕吐而表现为呕血。如出血后血液在胃内经胃酸作用变成酸化血红蛋白而呈咖啡色；如出血速度快而出血量大，未经胃酸充分混合即呕出，则为鲜红或有血块。黑便或柏油样便是血红蛋白的铁经肠内硫化物作用形成硫化铁所致，当出血量大血液在肠道内停留时间短，粪便可呈暗红色。

（2）失血性周围循环衰竭：急性大量失血由于循环血容量迅速减少而导致周围循环衰竭，多见于短时间内出血量＞1000ml患者，一般表现为头昏、心悸、乏力，平卧突然起立时发生晕厥、肢体冷感、心率加快、血压偏低等，严重者呈休克状态。

（3）贫血：急性大量出血后均有失血性贫血，血红蛋白浓度、红细胞计数与血细胞比容下降，但在出血的早期因有周围血管收缩和红细胞重新分布等生理调节，可无明显变化。在出血后，组织液渗入血管内以补充失去的血容量，使血液稀释，一般需经3～4小时才出现贫血，出血后24～72小时血液稀释到最大限度。

急性出血患者为正细胞正色素性贫血，在出血后骨髓有明显代偿性增生，可暂时出现大细胞性贫血，慢性失血则呈小细胞低色素性贫血。出血24小时内网织红细胞即见增高，至出血后4～7天可高达5%～15%，以后逐渐降至正常。如出血未止，网织红细胞可持续升高。

上消化道大量出血2～5小时，白细胞计数可升达（10～20）×10^9/L，血止后2～3天恢复正常。但在肝硬化患者，如同时有脾功能亢进，则白细胞计数可不增高。

（4）发热：上消化道大量出血后可出现低热，持续3～5天降至正常。

（5）氮质血症：在上消化道大量出血后，由于大量血液蛋白质的消化产物在肠道被吸收，血中尿素氮浓度可暂时增高，称为肠源性氮质血症。一般于出血后数小时血尿素氮开始上升，24～48小时达高峰，大多不超出14.3mmol/L（40mg/dl），出血停止后3～4日后降至正常。

知识点6：上消化道出血的体征　　　　　　　　副高：熟练掌握　正高：熟练掌握

其体征视出血量大小、出血速度等而异，如出血量<400ml，可无明显体征，出血量大则周围循环衰竭体征明显，如精神萎靡、烦躁不安、意识模糊、皮肤四肢湿冷、呈灰紫色斑（花斑）、皮肤加压后颜色恢复慢、静脉充盈差或塌陷、脉细速、血压下降、心动过速、心音低钝、有时心律失常，可有尿少、无尿，亦可有贫血貌、低热、呼吸急促或发绀等。同时根据不同病因有相应的体征，如肝硬化有肝病面容、蜘蛛痣、肝掌、腹壁静脉曲张、黄疸、腹水等。

知识点7：上消化道出血的诊断步骤　　　　　　副高：熟练掌握　正高：熟练掌握

（1）上消化道出血诊断的确立：根据呕血、黑便和失血性周围循环衰竭的临床表现，呕吐物或粪便隐血试验呈强阳性，血红蛋白浓度、红细胞计数及血细胞比容下降的实验室证据，可作出上消化道出血的诊断，但必须注意以下情况：①排除消化道以外的出血因素；②判断上消化道还是下消化道出血。

（2）出血严重程度的估计和周围循环状态的判断：急性大出血严重程度的估计最有价值的标准是血容量减少所导致周围循环衰竭的临床表现，而周围循环衰竭又是急性大出血导致死亡的直接原因。因此，对急性消化道大出血患者，应将对周围循环状态的有关检查放在首位，并据此做出相应的紧急处理。血压和心率是关键指标，需进行动态观察，综合其他相关指标加以判断。如果患者由平卧位改为坐位时出现血压下降（下降幅度>15mmHg）、心率加快（上升幅度>10次/分），则提示血容量已明显不足，是紧急输血的指征。如收缩压<90mmHg、心率>120次/分，伴有面色苍白、四肢湿冷、烦躁不安或神志不清，则提示已进入休克状态，需积极抢救。

（3）出血是否停止的判断：上消化道大出血经过恰当治疗，可于短时间内停止出血。由于肠道内积血需经数日（一般约3日）才能排尽，故不能以黑便作为继续出血的指标。临床上出现下列情况应考虑继续出血或再出血：①反复呕血，或黑便次数增多、粪质稀薄，伴有肠鸣音亢进；②周围循环衰竭的表现经充分补液、输血而未见明显改善，或虽暂时好转而又恶化；③血红蛋白浓度、红细胞计数与血细胞比容继续下降，网织红细胞计数持续增高。

（4）出血的病因诊断：既往史、症状与体征可为出血的病因提供重要线索，但确诊出血的原因与部位需靠实验室及辅助检查。胃镜检查是目前诊断上消化道出血病因的首选检查方法。一般主张胃镜检查在出血后12～48小时内进行，也称急诊内镜检查。这可提高出血病因诊断的准确性。急诊胃镜检查还可根据病变的特征判断是否继续出血或估计再出血的危险性，并同时进行内镜止血治疗。在急诊胃镜检查前需先补充血容量、纠正休克、改善贫血，并尽量在出血的间歇期进行。

（5）危险性预测：如何早期识别再出血及死亡危险性高的患者，并予加强监护和积极治疗，便成为急性上消化道大量出血处理的重点。提示预后不良危险性增高的主要因素有：

①高龄患者；②有严重的伴随疾病（心、肺、肝、肾功能不全，脑血管意外等）；③本次出血量大或短期内反复出血；④特殊病因和部位的出血（如食管–胃底静脉曲张破裂出血）；⑤胃镜检查见到消化性溃疡活动性出血，或近期出血征象如溃疡面上暴露血管或有血痂。

知识点8：呕血与咯血的鉴别　　　　　副高：熟练掌握　　正高：熟练掌握

（1）呕血：血液颜色为咖啡色、暗红色，出血量大时也可呈鲜红色；血内混有食物残渣或胃液；呕出血液；伴上腹部不适、恶心、呕吐；常有黑粪；酸性；有消化系统病史。

（2）咯血：血液颜色为鲜红色；血内混有泡沫及痰；咯出血液；伴喉痒、胸闷、咳嗽；一般无黑粪，但吞下血液后可有；碱性；有呼吸系统病史。

知识点9：假性呕血、黑粪的区别　　　　副高：熟练掌握　　正高：熟练掌握

（1）鼻、咽、口腔等部位出血后吞下，如鼻出血、拔牙出血以及进食动物血制品引起黑粪。

（2）口服某些药物，如铁剂、铋剂、炭剂或某些中药等可使粪便呈黑色，但无光泽，潜血试验阴性。

知识点10：上消化道出血的一般治疗　　　副高：熟练掌握　　正高：熟练掌握

（1）平卧位休息。

（2）保暖。

（3）保持呼吸道通畅，以防呕吐物导致窒息。

（4）吸氧。

（5）活动性出血期间禁食。

（6）必要时留置胃管。

（7）镇静，肝病所致出血应禁用吗啡、巴比妥类。

（8）严密观察体温、脉搏、呼吸、血压、神志、皮肤、指甲、四肢等周围循环衰竭征象，颈静脉充盈情况、尿量、呕吐物、排便情况，并动态观察血红蛋白、红细胞、血细胞比容、中心静脉压、尿素氮等。

知识点11：紧急输血的指征　　　　　　副高：熟练掌握　　正高：熟练掌握

尽快建立有效的静脉输液通道，补充血容量。在配血过程中，可先输平衡液或葡萄糖盐水。如遇血源缺乏，可用右旋糖酐或其他血浆代用品暂时代替输血。改善急性失血性周围循环衰竭的关键是要输血。下列情况为紧急输血指征：

（1）改变体位出现头晕、血压下降和心率增快。

（2）失血性休克。

（3）血红蛋白＜70g/L或血细胞比容＜25%。

知识点12：补充血容量过程中的注意事项　　副高：熟练掌握　正高：熟练掌握

（1）输血量以不超过正常血细胞比容为宜。

（2）防止输液和输血过多、过快而引起再次出血，或急性肺水肿，尤其是对原有心脏病或老年患者输液速度和量要慎重，必要时可根据中心静脉压调节输入量。

（3）对食管－胃底静脉曲张破裂出血患者应及早输血，因缺血、缺氧易诱发肝性脑病，且应输鲜血，因库血含氮量多易诱发肝性脑病，输血量应为失血量的2/3或3/4，以避免血压过高、肝门静脉压力增高导致再出血。

（4）低分子右旋糖酐的24小时使用量应<1000ml。

知识点13：胃出血时采取的措施　　副高：熟练掌握　正高：熟练掌握

（1）胃内降温止血。

（2）药物止血：①去甲肾上腺素；②抑酸药；③抗酸药；④凝血酶；⑤其他药物止血；⑥中药。

（3）纤维内镜（胃镜）下止血：①向出血处喷洒药物；②出血处注入药物止血；③电凝止血；④激光止血；⑤微波止血。

（4）介入治疗：①动脉灌注药物法；②动脉栓塞疗法。

（5）手术治疗。

知识点14：食管－胃底静脉曲张破裂出血时采取的措施
　　　　　　　　　　　　　　　　　　　　副高：熟练掌握　正高：熟练掌握

（1）药物止血：①垂体后叶素；②生长抑素及其衍生物；③H_2受体阻滞药或质子泵阻滞药；④普萘洛尔（心得安）。

（2）三腔二囊管压迫止血。

（3）胃镜治疗。

（4）外科手术或经颈静脉肝内门体静脉分流术。

知识点15：留置胃管的优点　　副高：熟练掌握　正高：熟练掌握

①了解出血是否已止；②灌注药物；③将血吸出以促进止血。

第二节　中、下消化道出血

知识点1：中、下消化道出血的概念　　副高：熟练掌握　正高：熟练掌握

中消化道出血（MGIB）指Treitz韧带至回盲部之间的小肠出血。下消化道出血

（LGIB）是指回盲部以远的结直肠出血，其患病率虽较上消化道出血低，但临床亦常发生。其中90%以上的中、下消化道出血来自大肠，小肠出血比较少见，但诊断较为困难。

知识点2：中、下消化道出血的病因　　　　副高：熟练掌握　正高：熟练掌握

（1）肠道原发疾病：①肿瘤和息肉；②炎症性病变；③血管病变；④肠壁结构性病变；⑤肛门病变。

（2）全身疾病累及肠道：白血病和出血性疾病、风湿性疾病（如系统性红斑狼疮、结节性多动脉炎、Behcet病等）、恶性组织细胞病、尿毒症性肠炎。腹腔邻近脏器恶性肿瘤浸润或脓肿破裂侵入肠腔可引起出血。

知识点3：中、下消化道出血的诊断　　　　副高：熟练掌握　正高：熟练掌握

（1）除外上消化道出血：中、下消化道出血一般为血便或暗红色便，不伴呕血。但出血量大的上消化道出血亦可表现为暗红色粪便；高位小肠出血乃至右半结肠出血，如血在肠腔停留较久亦可呈柏油样，遇此类情况，应常规行胃镜检查以除外上消化道出血。

（2）体格检查

1）检查皮肤黏膜有无皮疹、紫癜、毛细血管扩张；浅表淋巴结有无增大。

2）腹部检查：要全面细致，特别注意腹部压痛及腹部包块。

3）一定要常规检查肛门直肠，注意痔、肛裂、瘘管；直肠指检有无肿块。

知识点4：中、下消化道出血的实验室及辅助检查　　　副高：熟练掌握　正高：熟练掌握

（1）实验室检查：血、尿、便及生化检查。疑伤寒者做血培养及肥达试验。疑结核者做结核菌素试验。疑全身性疾病者做相应检查。

（2）影像学检查：除某些急性感染性肠炎，如痢疾、伤寒、坏死性肠炎外，绝大多数中、下消化道出血的定位及病因需依靠影像学检查确诊。

1）结肠镜检查：是诊断大肠及回肠末端病变的首选检查方法。其优点是诊断敏感性高，可发现活动性出血，结合病理学检查可判断病变性质。

2）X线钡剂造影：X线钡剂灌肠用于诊断大肠、回盲部及阑尾病变，一般主张进行双重气钡造影。该检查对较平坦病变容易漏诊，有时无法确定病变性质，因此，对X线钡剂灌肠检查阴性的下消化道出血患者仍需进行结肠镜检查。

3）核素扫描或选择性血管造影：必须在活动性出血时进行，适用于内镜检查（特别是急诊内镜检查）和X线钡剂造影不能确定出血来源的消化道出血，因严重急性大量出血或其他原因不能进行内镜检查者。

4）小肠镜和胶囊内镜检查：小肠镜尤其双气囊小肠镜可直接观察十二指肠、空肠和回肠的出血病变。

5）小肠CT：对小肠占位性病变及黏膜病变有重要诊断价值。

知识点5：中、下消化道出血的治疗　　　　　　　副高：熟练掌握　正高：熟练掌握

（1）一般急救措施及补充血容量。

（2）止血治疗

1）凝血酶保留灌肠：有时对左半结肠以下出血有效。

2）内镜下止血：急诊结肠镜检查如能发现出血病灶，可试行内镜下止血。

3）血管活性药物应用：血管加压素、生长抑素静脉滴注可能有一定作用。如作动脉造影，可在造影完成后动脉滴注血管加压素0.1~0.4U/min，对右半结肠及小肠出血的止血效果优于静脉给药。

4）动脉栓塞治疗：对动脉造影后动脉输注血管加压素无效的病例，可作超选择性插管，在出血灶注入栓塞剂。本法主要缺点是可能引起肠梗死，拟进行肠段手术切除的病例，可作为暂时止血。

5）紧急手术治疗：经内科保守治疗仍出血不止，危及生命，无论出血病变是否确诊，均是紧急手术的指征。

（3）病因治疗：针对不同病因选择药物治疗、内镜治疗、择期外科手术治疗。

第十三章 慢 性 腹 泻

知识点1：慢性腹泻的概念　　　　　　　　　　副高：熟练掌握　　正高：熟练掌握

腹泻是指排便次数增多（＞3次/日），粪便量增加（＞200g/d），或粪质稀薄（含水量＞85%）。腹泻可分为急性和慢性两类，病程＜4周者为急性腹泻，＞4周或长期反复发作者为慢性腹泻，是临床上多种疾病的常见症状。

知识点2：腹泻的类型　　　　　　　　　　　　副高：熟练掌握　　正高：熟练掌握

（1）渗透性腹泻：渗透性腹泻是肠腔内存在大量高渗食物或药物，体液水分大量进入高渗状态的肠腔导致。重要的临床特点是禁食48小时后腹泻停止或显著减轻。常见于摄入难以吸收的食物、食物不耐受及黏膜转运机制障碍导致的高渗性腹泻。

（2）分泌性腹泻：是肠黏膜受到刺激导致水、电解质分泌过多或吸收受抑所引起的腹泻。肠吸收细胞的刷状缘含有许多微绒毛，使吸收面积大大增加。小肠黏膜的隐窝细胞顶膜有 Cl^- 传导通道，调节 Cl^- 的外流和分泌，其关键作用是分泌水和电解质至肠腔。当肠细胞分泌功能增强、吸收减弱或二者并存时，均可引起水和电解质的净分泌增加导致分泌性腹泻。分泌性腹泻具有如下特点：①每日大便量＞1L（可多达10L）；②大便为水样，无脓血；③粪便的pH多为中性或碱性；④禁食48小时后腹泻仍持续存在，大便量仍＞500ml/d。

（3）渗出性腹泻：又称炎症性腹泻。是肠黏膜的完整性受到炎症、溃疡等病变的破坏而大量渗出导致。此时炎症渗出虽占重要地位，但因肠壁组织炎症及其他改变而导致肠分泌增加。此外，肠吸收不良和动力增强等病理生理过程在腹泻发病中亦起很大作用。渗出性腹泻可分为感染性和非感染性两类，感染性的病原体可是细菌、病毒、寄生虫、真菌等。非感染导致黏膜坏死，渗出的疾病可为自身免疫、炎症性肠病、肿瘤、放射线、营养不良等。渗出性腹泻的特点是粪便含有渗出液或血液成分，甚至血液。肉眼脓血便常见于左半结肠或全结肠病变。小肠病变引起的渗出及出血，常与粪质均匀地混在一起，除非有大量渗出或蠕动过快，一般无肉眼脓血，需显微镜检查发现。

（4）动力异常性腹泻：由于肠道蠕动过快，使肠内容物过快地通过肠腔，与肠黏膜接触时间过短，从而影响消化与吸收，水、电解质吸收减弱，发生腹泻。引起肠道蠕动过快的原因有：①物理刺激：如腹部或肠道受到寒冷刺激；②药物：如莫沙必利、新斯的明等；③神经内分泌因子：如甲状腺素、5-羟色胺、P物质、血管活性肠肽异常增多等；④肠神经病变：如糖尿病；⑤胃肠道手术：食物过多进入远端肠道。

知识点 3：慢性腹泻的病因及分类　　　　　副高：熟练掌握　正高：熟练掌握

（1）胃部疾病：胃癌、萎缩性胃炎等因胃酸缺乏可引起腹泻；胃大部分切除、胃空肠吻合术、胃-肠瘘管形成后因为内容物进入空肠过快均可引起腹泻。

（2）肠道疾病

1）感染性腹泻：虽然肠道感染呈急性腹泻，但仍有部分感染出现慢性腹泻，如慢性菌痢、肠结核、慢性阿米巴肠炎、慢性血吸虫病。

2）非感染性腹泻：肠易激综合征、肠道菌群失调、溃疡性结肠炎、克罗恩病、缺血性结肠炎、憩室炎、嗜酸性粒细胞性胃肠炎、回盲部切除术后、放射性肠炎、盲袢综合征、原发性小肠吸收不良、Whipple 病。

3）肠道肿瘤：结肠癌、肠淋巴瘤、肠神经内分泌肿瘤、结肠息肉。

（3）肝胆胰疾病：慢性肝炎、肝硬化、肝癌、慢性胆囊炎、肝内外胆管结石、胆管癌、慢性胰腺炎、胰腺癌、APUD 瘤。

（4）全身疾病：甲状腺功能亢进、糖尿病、慢性肾上腺皮质功能减退、甲状旁腺功能减退、腺垂体功能减退、尿毒症、动脉粥样硬化、系统性红斑狼疮、结节性多动脉炎、混合型风湿免疫病、烟酸缺乏病、食物及药物过敏。

知识点 4：慢性腹泻的诊断　　　　　副高：熟练掌握　正高：熟练掌握

慢性腹泻的原发疾病或病因诊断须从病史、症状、体征、实验室检查中获得依据。可从起病及病程、腹泻次数及粪便性质、腹泻与腹痛的关系、伴随症状和体征、缓解与加重的因素等方面收集临床资料。这些临床资料有助于初步区别腹泻源于小肠抑或结肠。慢性腹泻应与大便失禁相区别，大便失禁为不自主排便，一般由支配肛门直肠的神经肌肉性疾病或盆底疾病所致。

知识点 5：慢性腹泻的实验室及辅助检查　　　　　副高：熟练掌握　正高：熟练掌握

（1）实验室检查

1）粪便检查：对腹泻的诊断非常重要，粪便检查能对部分腹泻作出初步诊断。常用检查有便潜血试验，涂片查白细胞、红细胞、脂肪滴、寄生虫及虫卵，便细菌培养等。

2）血液检查：血常规检查，血电解质，血气分析，血浆叶酸、维生素 B_{12} 浓度，肝、肾功能等检测有助于慢性腹泻的诊断与鉴别诊断。

3）小肠吸收功能试验：粪脂测定、右旋木糖吸收试验、维生素 B_{12} 吸收试验和胆盐吸收试验等有助于了解小肠的吸收功能。

4）血浆胃肠多肽和介质测定：对于各种胃肠胰神经内分泌肿瘤引起的分泌性腹泻有重要诊断价值，多采用放射免疫法检测。

（2）器械检查

1）超声检查：可了解有无肝、胆、胰疾病。

2）X线检查：包括腹部平片、钡剂、钡灌肠、CT以及选择性血管造影，有助于观察胃肠道黏膜的形态、胃肠道肿瘤、胃肠动力等。螺旋CT仿真内镜可提高肠道病变的检出率和准确性。

3）内镜检查：消化道内镜检查对于消化道的肿瘤、炎症等病变具有重要诊断价值。ERCP有助于胆、胰疾病的诊断。胶囊内镜可提高小肠病变的检出率。小肠镜可观察十二指肠和小肠病变，并可取小肠黏膜活检及吸取空肠液做培养。有助于麦胶性肠病（乳糜泻）、热带口炎性腹泻、小肠吸收不良综合征、某些寄生虫感染、克罗恩病、小肠淋巴瘤等的诊断。

| 知识点6：慢性腹泻的治疗 | 副高：熟练掌握　正高：熟练掌握 |

（1）纠正腹泻引起的水、电解质紊乱和酸碱平衡失调。

（2）对严重营养不良者，应给予营养支持。谷氨酰胺是体内氨基酸池中含量最多的氨基酸，为非必需氨基酸，是生长迅速的肠黏膜细胞所特需的氨基酸，与肠黏膜免疫功能、蛋白质合成有关。因此，对弥漫性肠黏膜受损者，谷胺酰胺是黏膜修复的重要营养物质，在补充氨基酸时应注意补充谷胺酰胺。

（3）严重的非感染性腹泻可用止泻药。

（4）病因治疗：对乳糖不耐受症患者饮食中避免乳制品，对乳糜泻患者给予无麦胶饮食，小肠细菌过度生长或肠道感染者给予抗生素治疗，炎症性肠病者应用糖皮质激素或氨基水杨酸制剂，促胃液素瘤患者给予抑酸剂或手术切除肿瘤，对怀疑胆酸诱导的腹泻可试用考来烯胺等。

（5）替代疗法：主要是针对胰源性消化不良，治疗需要补充胰酶。各种胰酶制剂的脂肪酶、蛋白酶、淀粉酶的含量不同，可根据病情选择，注意与进餐同服，并根据症状调整剂量。

第十四章　功能性胃肠病

第一节　功能性消化不良

知识点1：功能性消化不良的概念　　　　副高：熟练掌握　正高：熟练掌握

功能性消化不良（FD）曾被称为非溃疡性消化性不良（NUD），是指起源于胃、十二指肠区域的消化不良症状，生化学及内镜等检查无明显异常（可有慢性胃炎）发现，其临床表现难以用器质性疾病解释，主要症状包括餐后饱胀感、早饱、中上腹痛和上腹烧灼感等。

知识点2：功能性消化不良的病因及发病机制　　副高：熟练掌握　正高：熟练掌握

病因和发病机制至今尚未清楚，可能与下列多种因素有关：①胃肠动力障碍：包括胃排空延迟、胃十二指肠运动协调失常；②内脏感觉过敏：FD患者胃的感觉容量明显低于正常人。内脏感觉过敏可能与外周感受器、传入神经、中枢整合等水平的异常有关；③胃底对食物的容受性舒张功能下降：常见于有早饱症状的患者；④精神和社会因素：调查表明，FD患者存在个性异常，焦虑、抑郁积分显著高于正常人和十二指肠溃疡组。在FD患者生活中，特别是童年期应激事件的发生频率高于正常人和十二指肠溃疡患者，但精神因素的确切致病机制尚未阐明；⑤胃酸分泌增加和胃、十二指肠对扩张、酸、其他腔内刺激的高敏感性：部分FD患者的临床症状酷似消化道溃疡，而且抑酸药物可取得较好的疗效；⑥幽门螺杆菌感染：对幽门螺杆菌感染是否为FD的发病因素尚存在争议，目前认为它是慢性活动性胃炎的主要病因，内镜下非糜烂性慢性胃炎的存在不排除FD的诊断。

知识点3：功能性消化不良的病理生理　　　　副高：熟练掌握　正高：熟练掌握

（1）运动功能障碍：40%～66%FD患者有消化道运动功能异常：①近端胃容纳性舒张功能受损，顺应性下降，致使餐后胃内食物分布异常，引起餐后饱胀、早饱等；②当有固体、液体或固液混合餐的排空延迟，可引起餐后腹胀、恶心、呕吐等症状，可能与胃电节律紊乱有关；③胃窦和小肠MMC Ⅲ期出现次数减少、Ⅱ期动力减弱及胃十二指肠反流等。

（2）内脏高敏感性：FD患者可能存在内脏传入功能异常，包括不被察觉的反射传入信号（肠胃抑制反射）和感知信号（机械性扩张），患者对胃扩张刺激产生不适感的阈值明显低于对照者，内脏高敏感可以解释患者餐后出现的上腹饱胀或疼痛、早饱、体重下降等症状。可能也与自主神经功能状态和中枢感觉整合功能出现异常有关。

（3）胃酸分泌异常或酸敏感性增加：虽然FD患者基础胃酸分泌多在正常范围内，但部分患者出现刺激后酸分泌增加，约36%FD患者的十二指肠对胃酸的敏感性增加，酸灌注十二指肠可引起症状。抑酸治疗后，酸相关症状如空腹时上腹部不适或疼痛多减轻。

知识点4：功能性消化不良的临床表现	副高：熟练掌握 正高：熟练掌握

罗马Ⅳ标准对FD的主要症状给予明确的定义：①餐后饱胀：食物长时间存留于胃内引起的不适感；②早饱感：指进少许食物即感胃部饱满，不能继续进餐；③中上腹痛：位于胸骨剑突下与脐水平以上、两侧锁骨中线之间区域的疼痛；④上腹烧灼感：上腹部局部的灼热感，与胃灼热不同；胃灼热是指胸骨后的烧灼样疼痛或不适，是胃食管反流病（GERD）的特征性症状。

患者还可有其他上消化道症状，如嗳气、厌食、恶心、呕吐等。部分患者可重叠有下消化道症状，如腹泻、便秘等。

知识点5：功能性消化不良的诊断标准	副高：熟练掌握 正高：熟练掌握

①有中上腹痛、中上腹灼热感、餐后饱胀和早饱症状之一种或多种，呈持续或反复发作的慢性过程（罗马Ⅳ标准规定病程超过6个月，近3个月症状持续）；②排除可解释症状的器质性疾病（包括胃镜检查）。

知识点6：功能性消化不良的临床分型	副高：熟练掌握 正高：熟练掌握

根据临床特点，罗马Ⅳ标准将本病分为两个临床亚型：①上腹痛综合征：上腹痛和/或上腹灼热感；②餐后不适综合征：餐后饱胀和/或早饱。两型可有重叠。

知识点7：功能性消化不良的诊断程序	副高：熟练掌握 正高：熟练掌握

在全面病史采集和体格检查的基础上，应先判断患者有无下列提示器质性疾病的"报警症状和体征"：45岁以上，近期出现消化不良症状；有消瘦、贫血、呕血、黑粪、吞咽困难、腹部肿块、黄疸等；消化不良症状进行性加重。对有"报警症状和体征"者，必须进行全面检查直至找到病因。对年龄在45岁以下且无"报警症状和体征"者，可选择基本的实验室检查和胃镜检查。亦可先予经验性治疗2~4周观察疗效，对诊断可疑或治疗无效者有针对性地选择进一步检查。

知识点8：功能性消化不良的鉴别诊断	副高：熟练掌握 正高：熟练掌握

需要与之鉴别的疾病包括食管、胃和十二指肠的各种器质性疾病，如消化性溃疡、胃

癌等；各种肝胆胰疾病；由全身性或其他系统疾病引起的上消化道症状，如糖尿病、肾脏病、风湿免疫性疾病和精神神经性疾病等；药物引起的上消化道症状，如服用非甾体类抗炎药；其他功能性胃肠病和动力障碍性疾病，如胃食管反流病、肠易激综合征等。应注意，不少FD患者常同时有胃食管反流病、肠易激综合征及其他功能性胃肠病并存，临床称为症状重叠。

知识点9：功能性消化不良的实验室及辅助检查　　副高：熟练掌握　正高：熟练掌握

（1）内镜检查：对初诊的消化不良患者应在详细采集病史和进行体格检查的基础上，有针对性地选择辅助检查排除消化系统器质性疾病。在中国，由于胃癌发病率高，发病年龄轻，建议将胃镜检查作为确定FD诊断的主要手段。有下列"报警症状"者应立即做胃镜检查：①消瘦，体重下降>3kg；②贫血、呕血或黑便；③吞咽困难；④腹块。对有精神心理障碍者，也建议及时进行检查，明确排除器质性疾病对解释病情更为有利。

（2）其他辅助检查：包括肝肾功能、血糖等生化检查，腹部超声及消化系统肿瘤标志物，必要时行腹部CT扫描以排除器质性病变。对经验性治疗或常规治疗无效的FD患者可进行Hp检查。对怀疑胃肠外疾病引起的消化不良患者，还要选择相应的检查帮助病因诊断。

（3）胃肠功能检查：明确FD诊断后多可进行治疗，如要进一步确定患者的病理生理改变可行胃排空（核素扫描、超声）、胃电图、胃感觉或分泌功能等检查。

知识点10：功能性消化不良的治疗　　副高：熟练掌握　正高：熟练掌握

（1）一般治疗：帮助患者认识和理解病情，建立良好的生活和饮食习惯，避免烟、酒及服用非甾体抗炎药。避免食用可能诱发症状的食物。注意根据患者不同特点进行心理治疗。失眠、焦虑者可适当服用镇静或抗焦虑药物。

（2）药物治疗：目前尚无特效药物，主要是经验性治疗

1）抑制胃酸药：一般适用于上腹痛、上腹灼热感为主要症状的患者，可选择H_2受体阻滞剂或质子泵抑制剂。

2）促胃肠动力药：一般适用于餐后饱胀、早饱为主要症状的患者，可分别选用多潘立酮（10毫克/次、tid）、莫沙必利（5毫克/次、tid）或依托必利（50毫克/次、tid）。对疗效不佳者，抑制胃酸药和促胃肠动力药可换用或合用。

3）助消化药：消化酶制剂可作为治疗消化不良的辅助用药，改善与进餐相关的上腹胀、食欲差等症状。

4）抗抑郁药：当治疗疗效欠佳且伴随精神症状明显者可试用。常用的有三环类抗抑郁药（如阿米替林）、选择性抑制5-羟色胺再摄取的抗抑郁药（如帕罗西汀）等，宜从小剂量开始，注意药物的不良反应。

| 知识点11：功能性消化不良的预后 | 副高：熟练掌握 正高：熟练掌握 |

FD为慢性病程，发展良好，与器质性疾病无明显关系，长期随访发现，尽管某个时期内症状可能缓解，但相当多的FD患者的症状会长期存在，仅1/3患者的症状可自行消失，但患其他疾病的比例与一般人群相近。精神不稳定的患者可能出现行为异常或躯体化反应，影响心身健康和生活质量。值得提出的是，有30%患者数年后具有典型的肠易激综合征表现。

第二节　肠易激综合征

| 知识点1：肠易激综合征的概念 | 副高：熟练掌握 正高：熟练掌握 |

肠易激综合征（IBS）系一组以腹部不适或腹痛伴有排便习惯改变为特征的功能性肠病，缺乏可解释症状的形态和生化异常。临床根据排便特点和粪便的性状可分为腹泻型、便秘型和混合型。西方国家便秘型多见，中国则以腹泻型为主。

| 知识点2：肠易激综合征的病因及发病机制 | 副高：熟练掌握 正高：熟练掌握 |

（1）胃肠动力学异常：结肠电生理研究显示IBS以便秘、腹痛为主者3次/分的慢波频率明显增加。腹泻型IBS高幅收缩波明显增加。对各种生理性和非生理性刺激（如进食、肠腔扩张、肠内容物以及某些胃肠激素）的动力学反应过强，并呈反复发作过程。

（2）内脏感觉功能异常：IBS患者存在内脏高敏感性，可影响整个消化道，但以直肠敏感性增加为突出，除外周致敏外，IBS患者还有中枢反应增强。

（3）自主神经功能异常：腹泻型IBS患者迷走神经活性显著升高，便秘型迷走神经张力降低，IBS患者自主神经对伤害性刺激反应异常。

（4）肠道感染：肠道急性细菌感染后10%～30%的患者发展为IBS，病原体包括弯曲杆菌、志贺菌和沙门菌等，肠道感染引起的黏膜炎症反应、通透性增加、局部免疫激活与发病有关。

（5）心理因素：IBS患者精神异常发生率高，可有焦虑、敌意、悲伤、抑郁和睡眠习惯紊乱，相当多的患者有负性事件的发生，如失业、家人死亡、性虐待、体罚、手术和婚姻破裂等，是造成心理异常的重要原因，心理因素可造成胃肠道动力或感觉功能异常。

（6）食物因素：33%～66%的IBS患者出现食物不耐受，以碳水化合物不耐受为主。少数IBS患者伴有食物过敏。

（7）家庭和遗传因素：部分IBS患者有家族性发病倾向，同卵双生患者双方发病率显著高于异卵双生患者。

| 知识点3：肠易激综合征的临床表现 | 副高：熟练掌握 正高：熟练掌握 |

起病隐匿，症状反复发作或慢性迁延，病程可长达数年至数十年，但全身健康状况不受

影响。精神、饮食等因素常诱使症状复发或加重。最主要的临床表现是腹痛或腹部不适、排便习惯和粪便性状的改变。

几乎所有IBS患者都有不同程度的腹痛或腹部不适，部位不定，以下腹和左下腹多见，排便或排气后缓解。极少有睡眠中痛醒者。

腹泻型IBS常排便较急，粪便呈糊状或稀水样，一般每日3~5次，少数严重发作期可达十余次，可带有黏液，但无脓血。部分患者腹泻与便秘交替发生。便秘型IBS常有排便困难，粪便干结、量少，呈羊粪状或细杆状，表面可附黏液。常伴腹胀、排便不净感，部分患者同时有消化不良症状和失眠、焦虑、抑郁、头晕、头痛等精神症状。

一般无明显体征，可在相应部位有轻压痛，部分患者可触及腊肠样肠管，直肠指检可感到肛门痉挛、张力较高，可有触痛。

知识点4：肠易激综合征的实验室及辅助检查　　副高：熟练掌握　正高：熟练掌握

排除器质性疾病：注意报警症状和体征，如新近出现持续的排便习惯（频率、性状）改变或发作形式改变或症状逐步加重者、有大肠癌家族史者、年龄≥40岁者应行结肠镜检查或钡剂灌肠检查，可以选择性的进行血、尿、便（红细胞、白细胞、潜血试验、寄生虫）常规，粪便细菌培养，血生化（糖、肌酐、甲状腺功能）、血沉，腹部B超等检查。

结直肠压力测定：由于结直肠动力缺乏规律性，目前尚未将其作为诊断手段。

知识点5：肠易激综合征的诊断　　　　　　　副高：熟练掌握　正高：熟练掌握

通常采用罗马Ⅳ诊断标准：

（1）病程＞6个月且近3个月内发作每周1次腹痛，并伴有下列特点中至少2项：①与排便相关；②症状发生伴随排便次数改变；③症状发生伴随粪便性状改变。

（2）常见症状：症状越多越支持IBS的诊断：①排便频率异常（每天排便＞3次或每周＜3次）；②粪便性状异常（块状/硬便或稀水样便）；③粪便排出过程异常（费力、急迫感、排便不尽感）；④黏液便；⑤胃肠胀气或腹部膨胀感。

（3）缺乏可解释症状的形态学改变和生化异常。

知识点6：肠易激综合征的鉴别诊断　　　　　副高：熟练掌握　正高：熟练掌握

腹痛为主者应与引起腹痛的疾病相鉴别。腹泻为主者应与引起腹泻的疾病相鉴别，其中要注意与常见的乳糖不耐受症相鉴别。以便秘为主者应与引起便秘的疾病相鉴别，其中功能性便秘及药物不良反应引起的便秘常见，应注意详细询问病史。

知识点7：肠易激综合征的治疗　　　　　　　副高：熟练掌握　正高：熟练掌握

（1）一般治疗：①医师应加强与患者的沟通，告知患者IBS的性质，解除患者顾虑。对伴有失眠、焦虑者可适当给予镇静药。②指导患者建立良好的生活习惯及饮食结构，避免诱发症状的食物。便秘患者需要增加纤维素、多聚糖、果糖、山梨醇或乳糖的摄入量，而腹泻的患者则要减少这些食物的摄入。排除性饮食疗法对部分患者有效，其方法是在两周内停止食用患者认为会引起症状的食品，然后依次摄入其中一种，详细记录饮食和症状的关系，以确定引起症状的食物，在此基础上制订个体化的食谱。

（2）腹痛的治疗：①解痉药：匹维溴铵为选择性作用于胃肠道平滑肌的钙拮抗药，能够缓解平滑肌痉挛，还可以降低内脏高敏感性，对腹痛亦有一定疗效，且不良反应少，用法为每次50mg，3次/日。阿托品、莨菪碱类、颠茄合剂等抗胆碱药物可作为缓解腹痛的短期对症治疗，不适于长期用药。②调节内脏感觉的药物：5-HT$_3$选择性拮抗剂阿洛司琼、雷莫司琼可以改善患者腹痛症状，减少大便次数。5-HT$_4$受体激动剂普卡必利可减轻患者腹痛、腹胀症状，使排便通畅。

（3）腹泻的治疗：腹泻患者可根据病情适当选用止泻药。①洛哌丁胺属阿片类药物，可减慢小肠和大肠的传递速度，增加肠道内水和离子的吸收，每天服用1~4次，每次2~4mg，过量服用易引起便秘，应注意剂量个体化。②复方地芬诺酯（复方苯乙哌啶），每次1~2片，2~4次/天。③轻症者宜使用吸附止泻药如蒙脱石散、药用炭等。

（4）便秘的治疗：①便秘一般主张使用作用温和的轻泻药以减少不良反应和药物依赖性。常用的渗透性轻泻剂如聚乙二醇、乳果糖或山梨醇，容积性泻药如甲基纤维素等也可选用。②促动力药：此类药物如莫沙必利、依托比利等，能够促进小肠和结肠蠕动。马来酸曲美布汀是消化道双向调节剂，对各种类型的IBS症状都有较好的效果。

（5）抗精神病治疗：抗抑郁剂是治疗IBS最有效的药物之一，目前认为即使无精神症状的患者应用后也可提高内脏疼痛阈值。

（6）益生菌：肠道微生态制剂如双歧杆菌、乳酸杆菌、酪酸菌等制剂，可纠正肠道菌群失调，对腹泻、腹胀有一定疗效。

（7）心理和行为疗法：症状严重而顽固，经一般治疗和药物治疗无效者应考虑予以心理行为治疗，包括心理治疗、认知疗法、催眠疗法和生物反馈疗法等。

知识点8：肠易激综合征的预后	副高：熟练掌握 正高：熟练掌握

IBS病程长，反复发作，但预后一般较好，大部分患者在12个月内症状消失，并很少引起新的疾病。但是存在持续性腹部症状者预后较差，5%~30%的患者在5年后仍有症状。提示预后不好的危险因素包括严重心理障碍、病程长和既往有手术史等。

第三节 功能性便秘

知识点1：功能性便秘的概念	副高：熟练掌握 正高：熟练掌握

便秘是指排便次数减少、粪便干硬和排便困难。排便次数减少指每周排便少于3次。排便困难包括排便困难、排便不尽感、排便费时，需手法辅助排便。功能性便秘（FC）是指

便秘患者未被发现任何形态和生化异常，但又不符合IBS的诊断标准。

知识点2：功能性便秘的病因及发病机制　　　副高：熟练掌握　正高：熟练掌握

（1）结肠肛门疾病：①先天性疾病，如先天性巨结肠；②肠腔狭窄，如炎症性肠病、外伤后期及肠吻合术后的狭窄、肿瘤及其转移所致肠狭窄；③出口性梗阻，如盆底失弛缓症、直肠内折叠、会阴下降、直肠前突等；④肛管及肛周疾病，如肛裂、痔等；⑤其他，如肠易激综合征。

（2）肠外疾病：①神经与精神疾病，如脑梗死、脑萎缩、截瘫、抑郁症、厌食症等；②内分泌与代谢病，如甲状腺功能低下、糖尿病、铅中毒、维生素B_1缺乏；③盆腔病，如子宫内膜异位症等；④药源性疾病，如刺激性泻药（酚酞、大黄、番泻叶）长期大量服用可引起继发性便秘，麻醉药（吗啡类）、抗胆碱药、钙离子通道阻滞剂、抗抑郁药等可引起肠应激下降；⑤肌病，如皮肌炎、硬皮病等。

（3）不良生活习惯：①食量过少、食物精细、食物热量过高、蔬菜水果少、饮水少，对肠道刺激不足；②运动少、久坐、卧床，使肠动力减弱；③不良的排便习惯。

（4）社会与心理因素：①人际关系紧张、家庭不和睦、心情长期处于压抑状态，都可使自主神经紊乱，引起肠蠕动抑制或亢进；②生活规律改变，如外出旅游、住院、突发事件影响，都可导致排便规律改变。

知识点3：功能性便秘的临床表现　　　副高：熟练掌握　正高：熟练掌握

可因便秘的类型和病程长短而临床表现各异。主要表现为每周排便<3次，排便困难，每次排便时间长，排出粪便干结如羊粪且数量少，排便后仍有粪便未排尽的感觉，可有下腹胀痛，食欲减退，疲乏无力，头晕、烦躁、焦虑、失眠等症状。部分患者可因用力排便导致肛门疼痛、肛裂、痔疮和肛乳头炎。常可在左下腹乙状结肠部位触及条索状块物。

知识点4：功能性便秘的实验室和辅助检查　　　副高：熟练掌握　正高：熟练掌握

（1）结肠镜检查：结肠镜可直接观察结、直肠黏膜是否存在病变，对于体重下降、直肠出血或贫血的便秘患者应做结肠镜检查。

（2）胃肠钡剂造影检查：对了解胃肠运动功能有参考价值。正常情况下，钡剂在12～18小时内可达结肠脾区，24～72小时内应全部从结肠排出，便秘时可有排空延迟。钡剂灌肠造影检查能发现结肠扩张、乙状结肠冗长和肠腔狭窄等病变，有助于便秘的病因诊断。

（3）胃肠传输试验：常用不透X线标志物，早餐时随标准餐吞服含有20个标志物的胶囊，相隔一定时间后拍摄腹部平片一张，计算标志物排出率。正常情况下72小时，绝大部分标志物已经排出，如大部分停留在结肠内提示结肠传输减慢，如在乙状结肠和直肠内提示出口梗阻。

（4）排粪造影：从直肠注入150～200ml稀钡，在X线下动态观察排便过程中肛门和直肠的变化。可以排除直肠套叠、直肠黏膜脱垂、阴道直肠突出，了解肛门直肠角，诊断盆底功能障碍。

（5）肛管直肠压力测定：利用压力测定装置置入直肠内，令肛门收缩和放松，检查肛门内外括约肌、盆底、直肠功能及协调情况，对分辨出口梗阻型便秘的类型提供帮助。

（6）肛门肌电图检查：利用电生理技术检查盆底肌中耻骨直肠肌、外括约肌的功能，能帮助明确便秘是否为肌源性。可用于盆底痉挛综合征、耻骨直肠肌综合征、直肠脱垂和会阴下降综合征等的诊断和治疗，是盆底异常的一种常规检查技术。

知识点5：功能性便秘的诊断及鉴别诊断　　　　副高：熟练掌握　正高：熟练掌握

（1）诊断标准：罗马Ⅳ标准：6个月前开始出现症状，而近3个月满足以下症状≥2个：①至少25%的排便感到困难；②至少25%的排便为干球状便或硬便；③至少25%的排便有不尽感；④至少25%的排便有肛门直肠梗阻感或阻塞感；⑤至少25%的排便需要手法帮助；⑥排便<3次/周。患者在不使用泻药的情况下很少出现稀便，也不符合IBS的诊断标准。

（2）分型：根据病理生理改变分为慢传输型、出口梗阻型、混合型。慢传输型临床特点为排便次数减少，缺乏便意或粪质坚硬；出口梗阻型特点为排便不尽感、排便费力或排便量少，肛门、直肠下坠感。

（3）鉴别诊断：首先与器质性疾病造成的便秘相鉴别，主要有滥用药物、机械性梗阻、代谢性疾病、神经肌肉性疾病、抑郁症。FC与IBS便秘型的鉴别诊断不困难，IBS有腹痛或腹部不适，且腹痛与排便、粪便性状或次数相关。但出口梗阻型便秘与盆底功能障碍有重叠。

知识点6：功能性便秘的治疗　　　　　　　　　　副高：熟练掌握　正高：熟练掌握

（1）一般治疗：保持合理饮食和良好的生活习惯，多进含纤维素多的食物，保证每天纤维素摄入量（30g/d），油脂类、坚果类食物有助于预防便秘。适当的活动和锻炼有利于胃肠功能的改善。建立正常的排便习惯，每日应定时排便。建立良好的排便习惯是大多数患者最终真正长期解决便秘的重要措施。

（2）药物治疗：治疗便秘的药物有刺激性泻剂、高渗性泻剂、容积性泻剂、粪便软化剂、电解质液、润滑剂等。

1）刺激性泻剂：如酚酞、比沙可啶、大黄、番泻叶、麻仁丸等，导泻作用较强，可短期、间歇使用。长期滥用，会导致药物依赖，并造成结肠黑变病，后者有恶变的可能。

2）高渗性泻剂和容积性泻剂：为不良反应少、可较长时间使用的缓泻剂。高渗性泻剂常用的为聚乙二醇、乳果糖。容积性泻剂主要有欧车前子、甲基纤维素。这些药物不被肠道吸收，可吸附水分或通过增加渗透性增加肠道内水分，使大便容量增加，促进肠运动。

3）粪便软化剂开塞露、甘油栓也是临床常用的通便手段。胃肠动力药也具有治疗便秘的作用，但这类药可供选择的很少。

（3）清洁灌肠或洗肠：对有粪便嵌塞或严重出口梗阻的便秘患者需采用清洁灌肠或洗肠，目前有专门的洗肠机。

（4）生物反馈治疗：生物反馈是通过检测肛门直肠功能使患者了解自己的生理异常，学习纠正这种异常的方法。临床研究表明，它可使直肠对扩张刺激更敏感、重建直肠肛管反射，改善排便时肌群的协调运动，增加排便次数，疗效在60%～70%。

（5）手术治疗：经长期药物治疗无效的顽固性便秘，胃肠通过时间延长、盆底功能正常、小肠运动正常可采用全部（或部分）结肠切除术和回肠直肠吻合术，选择手术应综合慎重考虑。

知识点7：功能性便秘的预后   副高：熟练掌握　正高：熟练掌握

FC的预后与患者的配合、病理生理改变有关，心理障碍、长期服用刺激性泻剂影响预后。出口梗阻型对治疗的反应好，而慢传输型，尤其是右半结肠通过时间延长者疗效差。

第十五章 胰　腺　炎

 急性胰腺炎

第一节　急性胰腺炎

知识点1：急性胰腺炎的概念　　　　　　　副高：熟练掌握　正高：熟练掌握

急性胰腺炎（AP）是指多种病因引起的胰酶激活，继以胰腺局部炎症反应为主要特征，伴或不伴有其他器官功能改变的疾病。临床以急性上腹痛及血淀粉酶或脂肪酶升高为特点。

知识点2：急性胰腺炎病因的相关因素　　　　副高：熟练掌握　正高：熟练掌握

（1）早期始动病因：胆石症和胆管疾病、醉酒和暴饮暴食、胰管阻塞、手术与损伤、十二指肠乳头邻近部位病变及其他。

（2）后期病情加重因素：血液循环因素、白细胞过度激活和全身炎症反应、感染。

知识点3：急性胰腺炎的发病机制　　　　　　副高：熟练掌握　正高：熟练掌握

各种致病因素导致胰管内高压，腺泡细胞内 Ca^{2+} 水平显著上升，溶酶体在腺泡细胞内提前激活酶原，大量活化的胰酶消化胰腺自身。①损伤腺泡细胞，激活炎症反应的枢纽分子核因子-κB，它的下游系列炎症介质如肿瘤坏死因子-α、白介素-1、花生四烯酸代谢产物（前列腺素、血小板活化因子）、活性氧等均可增加血管通透性、导致大量炎性渗出。②胰腺微循环障碍使胰腺出血、坏死。炎症过程中参与的众多因素可以正反馈方式相互作用，使炎症逐级放大，当超过机体的抗炎能力时炎症向全身扩展，出现多器官炎症性损伤及功能障碍。

知识点4：急性胰腺炎的病理　　　　　　　　副高：熟练掌握　正高：熟练掌握

急性胰腺炎的基本病理改变是胰腺程度不同的水肿、出血和坏死。根据胰腺的不同病理特点，将急性胰腺炎分为：

（1）急性水肿型胰腺炎：病变大多局限于胰体、尾部。病变的胰腺肿大、变硬，被膜紧张，少数患者可见被膜下脂肪散在坏死或有皂化斑。镜下见间质充血、水肿并有炎性细胞浸润，或伴有轻度出血和局灶性坏死。

（2）急性出血坏死型胰腺炎：病变以广泛的胰腺坏死、出血为特征。病变胰腺肿大、质软，出血呈暗红色，严重者胰腺变黑，分叶结构模糊。胰周组织可见散在的黄白色皂化斑或小块状脂肪坏死灶。镜下见胰腺组织呈大片凝固坏死，间质小血管壁也有坏死。坏死胰腺以局部纤维化而痊愈或转变为慢性胰腺炎。晚期坏死性胰腺组织合并感染，形成胰腺脓肿，其主要致病菌为革兰阴性杆菌，与肠道菌群移位有关。

知识点5：急性胰腺炎的临床表现	副高：熟练掌握　正高：熟练掌握

（1）患者常有胆囊炎、胆石症、胆管蛔虫病、十二指肠炎等病史，或饱餐、过量饮酒和精神刺激等因素。

（2）一般会出现恶心、呕吐等消化道症状，且呕吐后腹痛不缓解，呕吐物为十二指肠内容物。

（3）突发性上腹部持续疼痛，伴有阵发性加剧，疼痛常放射至背部。体检：上腹部有明显压痛、肌紧张等腹膜刺激征，肠鸣音减弱或消失。腹胀明显，其原因主要是胰腺炎的大量渗出及产生炎症反应使肠麻痹所致。少数患者左腰部可有青紫色斑，脐周也可呈青紫色改变。

（4）严重的患者出现休克、肾功能衰竭、心律失常，甚至突然死亡。

（5）其他：少数患者可出现消化道出血、呼吸急促、手足抽搐、黄疸、发热等症状。

知识点6：急性胰腺炎的实验室和辅助检查	副高：熟练掌握　正高：熟练掌握

（1）淀粉酶：是诊断急性胰腺炎最常用的指标。急性胰腺炎时，血清淀粉酶于起病后2～12小时开始升高，48小时开始下降，持续3～5天。由于唾液腺也可产生淀粉酶，当患者无急腹症而有血淀粉酶升高时应考虑其来源于唾液腺。循环中淀粉酶可通过肾脏排泄，急性胰腺炎时尿淀粉酶因此升高；但轻度的肾功能改变将影响尿淀粉酶检测的准确性和特异性，故对临床诊断价值不大。当患者尿淀粉酶升高而血淀粉酶不高时，应考虑其来源于唾液腺。因此检测血淀粉酶准确性高，影响因素少，建议以血淀粉酶为主，尿淀粉酶仅作参考。

应注意淀粉酶升高提示胰腺炎，要与非胰腺性的淀粉酶升高的疾病相鉴别。急腹症是淀粉酶升高的常见原因，如消化性溃疡穿孔、肠系膜梗死、肠梗阻、阑尾炎、胆道感染、胆石症，绝大多数非胰腺炎疾病所致的淀粉酶升高不>3倍。当血淀粉酶升高，而尿淀粉酶正常，应考虑巨淀粉酶血症，因为淀粉酶与免疫球蛋白或异常血清蛋白结合形成复合物无法通过肾脏滤过。如果尿淀粉酶升高而血清淀粉酶正常，应考虑Munchausen综合征。

并非所有的急性胰腺炎淀粉酶均升高，不升高的情况有：①极重症急性胰腺炎；②极轻胰腺炎；③慢性胰腺炎基础上急性发作；④急性胰腺炎恢复期；⑤高脂血症相关性胰腺炎，三酰甘油升高可能使淀粉酶抑制物升高。

（2）血清脂肪酶：于起病后24～72小时开始升高，持续7～10天，其敏感性和特异性均略优于血淀粉酶。

血清淀粉酶、脂肪酶的高低与病情程度无确切关联，部分患者两个胰酶可不升高。胰源性胸、腹水、胰腺假性囊肿囊液的上述两个胰酶水平常明显升高。

（3）其他标志物：血清胰腺非酶分泌物可以在急性胰腺炎时增高，如胰腺相关蛋白

（PAP）、胰腺特异蛋白（PSP）和尿胰蛋白酶原活性肽（TAP）；有些血清非特异性标志物对胰腺炎的病情判断有帮助，如C反应蛋白（CRP）、白介素6（IL-6）。

（4）血生化检查：白细胞增加，中性粒细胞核左移；体液丢失可致血细胞比容增高；血糖升高；5%～10%急性胰腺炎患者有三酰甘油增高，可能是胰腺炎的病因，也可能继发于胰腺炎。10%急性胰腺炎患者有高胆红素血症；血清转氨酶、乳酸脱氢酶和碱性磷酸酶增高。严重患者血清蛋白降低、尿素氮升高。血清钙下降，与临床严重程度平行。

（5）腹部超声：腹部超声是急性胰腺炎的常规初筛影像检查，可在入院24小时内进行。作用有：①发现胰腺肿大，弥漫性胰腺低回声，但难以发现灶状回声异常；②发现胰腺钙化、胰管扩张；③发现胆囊结石、胆管扩张；④发现腹水；⑤发现与追踪假性囊肿。由于B超检查受肠胀气影响大，诊断价值有限。超声内镜在诊断结石的敏感性和准确率高于常规B超及CT，对不明原因的胰腺炎超声内镜常可发现胆管微小结石。

（6）腹部CT：CT扫描是急性胰腺炎诊断和鉴别诊断、病情严重程度评估的最重要检查，而3天后动态增强CT扫描对诊断胰腺坏死非常重要。CT下可见胰腺增大、边缘不规则、胰腺内低密度区、胰周脂肪炎症改变、胰内及胰周液体积聚、甚至有气体出现，坏死灶在造影剂增强动脉期无增强显影，与周围无坏死胰腺形成鲜明对比，可发现胰腺脓肿、假性囊肿。造影剂加重胰腺坏死的证据不足，但造影剂过敏或肾功能不全（血肌酐≥177μmol/L）为离子造影剂的禁忌证。疑有坏死合并感染，可在CT引导下进行穿刺检查。

知识点7：急性胰腺炎的CT评分　　　　　　　　副高：熟练掌握　正高：熟练掌握

急性胰腺炎的CT评分见下表。

急性胰腺炎CT评分

积分	胰腺炎症反应	胰腺坏死	胰腺外并发症
0	胰腺形态正常	无坏死	
2	胰腺+胰周炎性改变	坏死<30%	胸、腹水，脾、门静脉血栓，胃流出道梗阻等
4	单发或多个积液区或胰周脂肪坏死	坏死>30%	

知识点8：急性胰腺炎的诊断　　　　　　　　　副高：熟练掌握　正高：熟练掌握

诊断急性胰腺炎一般需以下3条中的2条：①具有急性胰腺炎特征性腹痛：急性、持续性腹痛（偶无腹痛）；②血清淀粉酶和/或脂肪酶≥正常值上限3倍；③急性胰腺炎特征性的CT表现。如果患者具备急性胰腺炎特征性的腹痛，血清酶水平低于正常值上限3倍，必须行CT检以确诊急性胰腺炎。急性胰腺炎患者可有或无其他器官功能障碍。少数病例血清淀粉酶活性正常或轻度增高。注意排除其他疾病。

知识点9：急性胰腺炎的程度评估　　　　　副高：熟练掌握　正高：熟练掌握

根据器官衰竭、胰腺坏死及胰腺感染情况，将急性胰腺炎程度分为下列4种程度：①轻症急性胰腺炎（MAP）；②中度重症急性胰腺炎（MSAP）；③重症急性胰腺炎（SAP）；④危重急性胰腺炎（CAP）。

急性胰腺炎程度评估

	轻症急性胰腺炎 （MAP）	中度重症急性胰腺炎 （MSAP）	重症急性胰腺炎 （SAP）	危重急性胰腺炎 （CAP）
器官衰竭	无	＜48小时内恢复	＞48小时	＞48小时
	和	和/或	或	和
胰腺坏死	无	无菌性	感染性	感染性

知识点10：急性胰腺炎的鉴别诊断　　　　　副高：熟练掌握　正高：熟练掌握

（1）胃十二指肠溃疡穿孔：80%左右的患者有溃疡病史，突发上腹部剧烈疼痛，很快蔓延至全腹，有明显的腹膜刺激征，肠鸣音减弱或消失，肝浊音界缩小或消失，X线检查80%可见膈下游离气体。

（2）急性胆囊炎、胆石症：上腹部绞痛、阵发性加剧，Murphy征阳性。B超提示胆囊肿大，囊壁水肿、增厚，多数有胆囊结石。

（3）急性肠梗阻：阵发性腹部绞痛，呕吐频繁，可见肠型及蠕动波，肠鸣音音调高亢。X线检查见肠内气液平面。

（4）心绞痛：胸闷，胸痛向颈部和左上臂放射，腹部无体征，心电图异常。

知识点11：急性胰腺炎的病程分期　　　　　副高：熟练掌握　正高：熟练掌握

大体分为3期，部分患者可无明显病程分期。

（1）急性反应期：起病2周内，可有休克、呼吸衰竭、肾功能不全、胰性脑病等。

（2）全身感染期：起病后2周至2个月，可有全身细菌感染、深部真菌感染或双重感染。

（3）残余感染期：起病2~3个月或以后，手术后患者可出现特殊表现，如全身营养不良；后腹膜或腹腔内存在残腔，残腔常引流不畅，窦道经久不愈，消化道瘘等。

知识点12：轻症急性胰腺炎的治疗　　　　　副高：熟练掌握　正高：熟练掌握

（1）监护：目前尚无法预测哪些患者会发展为SAP，从炎症反应到器官功能障碍至器官衰竭，可经历时间不等的发展过程，病情变化较多，故所有患者至少应在入院3天内进行监护，以及早发现SAP。

（2）支持治疗：最重要的是补液，应以晶体液作为首选，同时补充适量的胶体、维生素及微量元素；低分子右旋糖酐提高血容量、降低血黏滞度，可预防胰腺坏死，每日500~1000ml。

（3）胰腺休息：食物是胰液分泌的天然刺激物，起病后短期禁食，降低胰液分泌，减少胰酶对胰腺的自身消化。让胰腺休息一直是治疗急性胰腺炎的理论基础，但急性胰腺炎时，腺泡细胞处于广泛凋亡甚至是坏死状态，胰腺外分泌功能严重受损，通过禁食抑制胰液分泌对胰腺炎的治疗效果有限。病初48小时内禁食，有助于缓解腹胀和腹痛。恢复饮食的条件：症状消失、体征缓解、肠鸣音恢复正常、出现饥饿感，不需要等待淀粉酶完全恢复正常。

（4）腹痛：多数患者在静脉滴注生长抑素或奥曲肽后，腹痛可得到明显缓解。对严重腹痛者，可肌内注射哌替啶镇痛，每次50~100mg。由于吗啡可增加Oddi括约肌压力、胆碱能受体拮抗剂如阿托品可诱发或加重肠麻痹，故均不推荐应用。

（5）不推荐常规使用抗生素：但对于胆源性胰腺炎应给予抗生素。

知识点13：重症急性胰腺炎的治疗   副高：熟练掌握   正高：熟练掌握

（1）监护：如有条件SAP患者应转入ICU监护，针对器官功能衰竭及代谢紊乱情况采取相应防治措施，低氧血症应面罩给氧，出现ARDS应给予正压辅助呼吸。有严重麻痹性肠梗阻者可予鼻胃管持续吸引胃肠减压。

（2）液体复苏：发病初期每天需要补液5~10L。血细胞比容>50%提示有效循环血量不足，需紧急补液，维持在30%左右时。输入低分子右旋糖酐可改善微循环，<25%应补充红细胞，清蛋白<20g/L应予补充。注意控制血糖、维持电解质和酸碱平衡。

（3）预防和抗感染：预防胰腺感染可采取：①导泻及口服抗生素；②尽早恢复肠内营养，有助于受损的肠黏膜修复，减少细菌移位；③当胰腺坏死>30%时，胰腺感染风险增加，可预防性静脉给予亚胺培南或美罗培南7~10天，有助于减少坏死胰腺继发感染。

疑诊或确定胰腺感染时，应选择针对革兰阴性菌和厌氧菌的、能透过血胰屏障的抗生素，如碳青霉烯类、第三代头孢菌素+抗厌氧菌类、喹诺酮+抗厌氧菌类，疗程7~14天，抗生素选择推荐采用降阶梯策略。随着AP进展，胰腺感染细菌谱也相应变化，菌群多从单一菌和革兰阴性菌（大肠杆菌为主）为主向多重菌和革兰阳性菌转变。此外，如疑有真菌感染，可经验性应用抗真菌药。

（4）营养支持：先施行肠外营养，病情趋向缓解后考虑尽早实施肠内营养。将鼻饲管放置Treitz韧带以下，能量密度为4.187J/ml，如能耐受则逐步加量，肽类要素饮食耐受性高。热量为8000~10000kJ/d，其中50%~60%来自碳水化合物，15%~20%蛋白，20%~30%脂类，注意补充谷氨酰胺制剂，对于高脂血症患者减少脂肪类的补充。肠内营养可预防肠道衰竭、维持肠道黏膜功能、防治肠内细菌易位。

（5）抑制胰腺外分泌和胰酶活性：生长抑素及其类似物（奥曲肽）可直接抑制胰腺外分泌，但国外报道疗效尚未最后确认，目前国内绝大多数学者主张在SAP治疗中使用。停药指征为：症状改善、腹痛消失和/或血清淀粉酶活性降至正常。

加贝酯或抑肽酶均有抑制蛋白酶作用，但临床疗效尚有待证实，如应用则注意早期、足量。以往强调常规使用抑酸剂、阿托品、胰高糖素、降钙素以及鼻胃管胃肠减压等，其疗效未得到循证医学证据的有力支持。但H_2受体拮抗剂和质子泵抑制剂可预防应激性溃疡的发生，多主张在SAP时使用。

（6）预防和治疗肠道衰竭：选择性口服肠道不吸收的抗生素；口服大黄、硫酸镁、乳果糖保持大便通畅；微生态制剂如双歧杆菌、乳酸杆菌等调节肠道菌群；静脉使用谷氨酰胺；尽量早期肠内营养或恢复饮食。

（7）内镜治疗：胆道紧急减压引流及去除嵌顿胆石对胆源性SAP有效，最好在发病后24小时内进行，对MAP在保守治疗中病情恶化时行鼻胆管引流或EST。

（8）中医中药：单味中药（生大黄）、清胰汤、大承气汤加减在实践中证明其有效。

（9）手术治疗：①胰腺坏死感染：积极治疗后坏死灶无好转且伴高热和白细胞增加，CT引导下坏死区穿刺物涂片细菌阳性或培养阳性者立即进行坏死清除手术。②胰腺脓肿：选择外科手术引流或经皮穿刺引流。③早发性重症急性胰腺炎（ESAP）：患者在SAP发病后72小时内出现下列之一者：肾衰竭（血清$Cr \geqslant 177\mu mol/L$）、呼吸衰竭（$PaO_2 \leqslant 60mmHg$）、收缩压$\leqslant 80mmHg$（持续15分钟）、凝血功能障碍（$PT < 70\%$和/或$APTT > 45$秒）、败血症（$T > 38.5℃$、$WBC > 16.0 \times 10^9/L$、$BE \leqslant 4mmol/L$，持续48小时，血/抽取物细菌培养阳性）、SIRS（$T > 38.5℃$、$WBC > 12.0 \times 10^9/L$、$BE \leqslant 2.5mmol/L$，持续48小时，血/抽取物细菌培养阴性）。④腹腔间隔室综合征（ACS）：指腹腔内高压伴发器官功能障碍，如腹腔内压持续$> 35cmH_2O$必须尽快手术减压。⑤胰腺假性囊肿：视情况选择外科手术治疗、经皮穿刺引流或内镜治疗。⑥诊断未明确，疑有腹腔脏器穿孔或肠坏死者行剖腹探查术。

（10）其他：血管活性物质前列腺素E_1制剂、丹参等对微循环障碍有一定作用。腹腔灌洗可清除腹腔内细菌、内毒素、胰酶、炎症因子等，减少这些物质进入循环后对全身脏器的损害。

第二节　慢性胰腺炎

知识点1：慢性胰腺炎的概念	副高：熟练掌握　正高：熟练掌握

慢性胰腺炎（CP）是指各种原因导致的胰腺局部、节段性或弥漫性的慢性进展性炎症，导致胰腺组织和/或胰腺功能的不可逆损害。临床表现为反复发作性或持续性腹痛、腹泻或脂肪泻、消瘦、黄疸、腹部包块和糖尿病。

知识点2：慢性胰腺炎的病因及发病机制	副高：熟练掌握　正高：熟练掌握

（1）饮酒：在其他致病因素存在的条件下，酒精及其代谢产物的细胞毒性作用可导致胰腺慢性进行性损伤和纤维化，胰液黏稠及蛋白沉淀可使胰管引流不畅和结石形成。在饮酒人群中，仅10%的饮酒者发生慢性胰腺炎，研究表明，单纯长期饮酒，主要导致胰腺腺泡细胞的脂肪样变性及胰腺外分泌功能降低。

（2）胆管系统疾病：胆管系统疾病仍然是我国慢性胰腺炎的常见原因之一，各种胆系疾病及胰液流出受阻，引起复发性胰腺炎，在此基础上逐渐发展为慢性胰腺炎。

（3）自身免疫性胰腺炎：所有自身免疫疾病的病理机制均可成为自身免疫性胰腺炎的病因，如干燥综合征、硬化性胆管炎等自身免疫性疾病合并胰腺炎。

（4）急性复发性胰腺炎：小部分频繁发生的酒精性急性胰腺炎可以逐渐转变为慢性胰腺炎，多数遗传性胰腺炎患者由急性胰腺炎的复发而致。很多慢性胰腺炎的初期阶段呈急性复发胰腺炎，实际上是多年进展性无痛性的胰腺功能缺失和钙化。

（5）B组柯萨奇病毒：此病毒可引起急性胰腺炎，且病毒效价越高，引起急性胰腺炎的可能性越大，若此时缺乏组织修复，则可能进展为CP。在B组柯萨奇病毒感染期间，饮用酒精可加重病毒诱导的胰腺炎，阻碍胰腺受损后的再生，饮酒剂量越大，持续时间越长，胰腺的再生就越困难。因此，酒精可能通过增强组织内病毒感染或复制，影响组织愈合和使胰腺炎症慢性化。

（6）高钙血症：血液、胰腺实质中钙浓度升高易激活胰酶，持续高钙血症者，急性复发性胰腺炎风险增加。高钙血症可降低胰管和组织间隙间的屏障作用，钙离子更多地进入胰液中，高浓度钙离子在碱性胰液中易形成沉积，促进胰管结石形成。

（7）营养因素：食物中饱和脂肪酸及低蛋白饮食可促进CP或胰腺退行性病变的发生。部分热带胰腺炎与此有关。

知识点3：慢性胰腺炎的病理	副高：熟练掌握　　正高：熟练掌握

　　大体病理发现胰腺表面不规则、结节状、体积缩小、质硬，并可见大小不等的囊肿，最后整个胰腺萎缩。显微镜下最突出的病理改变为纤维化，早期可限于局部胰腺小叶，以后累及整个胰腺，腺泡组织完全被纤维化组织替代，纤维化区域见慢性炎性细胞浸润，包括淋巴细胞、浆细胞、巨噬细胞。随着纤维化的发展，腺泡细胞逐渐萎缩或消失，胰实质被破坏，最后影响到胰岛细胞。胰腺导管病变多样，可见变形、狭窄、囊状扩张、胰管钙化、胰管内结石、嗜酸性细胞蛋白栓。后期胰腺假性囊肿形成，以胰头、胰颈部多见。不同病因病理有微小不同，酒精性慢性胰腺炎病变以胰管阻塞开始，非酒精性慢性胰腺炎以弥漫性病变为主，自身免疫性慢性胰腺炎见单核细胞浸润。

知识点4：慢性胰腺炎的临床表现	副高：熟练掌握　　正高：熟练掌握

（1）症状

1）腹痛：常呈反复发作的上腹痛，初为间歇性，以后可转为持续性上腹痛，平卧位时加重，前倾坐位、弯腰、侧卧蜷曲时疼痛可减轻。有时腹痛部位不固定，累及全腹，亦可放射至背部或前胸。腹痛程度轻重不一，严重者需用麻醉剂才能缓解疼痛。腹痛常因饮酒、饱食或高脂食物诱发，急性发作时常伴有血淀粉酶及脂肪酶升高。腹痛的发病机制可能主要与胰管梗阻与狭窄等原因所致的胰管高压有关，其次是胰管本身的炎症、胰腺缺血、假性囊肿以及合并的神经炎等。

2）胰腺外分泌功能不全的表现：慢性胰腺炎后期，由于胰腺外分泌功能障碍可引起食欲减退、食后上腹饱胀，消瘦，营养不良，水肿，维生素A、维生素D、维生素E、维生素K缺乏等症状。部分患者由于胰腺外分泌功能明显不足而出现腹泻，排便每日3～4次，色淡、量多、有气泡、恶臭，粪便内脂肪量增多，并有不消化的肌肉纤维。

3）胰腺内分泌功能不全的表现：由于慢性胰腺炎引起胰腺B细胞破坏，半数患者可发生糖尿病。

（2）体征：腹部压痛与腹痛不相称，多数患者仅有腹部轻压痛。当并发胰腺假性囊肿时，腹部可扪及表面光滑的包块。当胰头肿大、胰管结石及胰腺囊肿压迫胆总管时，可出现黄疸。

知识点5：慢性胰腺炎的辅助检查　　　　　　　副高：熟练掌握　正高：熟练掌握

（1）X线腹部平片：部分患者可见胰腺区域的钙化灶、结石影，是诊断慢性胰腺炎的重要依据。

（2）腹部超声和超声内镜（EUS）：超声内镜较腹部超声检查准确性高。胰腺实质内见点状、线状回声增强、囊肿、胰腺轮廓不规则；主胰管扩张及不规则、管壁回声增强、结石或钙化灶、分支胰管扩张。EUS由于探头更接近胰腺组织，对CP和胰腺癌均可提供更为准确的信息。

（3）腹部CT及MRI：胰腺增大或缩小、轮廓不规则、胰腺钙化、胰管不规则扩张或胰腺假性囊肿等改变。IgG4-AIP胰腺呈"腊肠样"肿胀或胰头局部结节样占位，主胰管局部狭窄。

（4）经内镜逆行胰胆管造影术（ERCP）及磁共振胆胰管成像（MRCP）：ERCP是慢性胰腺炎形态学诊断和分期的重要依据。胰管侧支扩张是该疾病最早期的特征。其他表现有主胰管和侧支胰管的多灶性扩张、狭窄和形态不规则、结石造成的充盈缺损及黏液栓等。MRCP可显示胰管扩张的程度和结石位置，并能明确部分CP的病因。近年来已逐渐取代诊断性ERCP在CP中的作用。

（5）胰腺内分泌功能测定：①血糖及胰岛素测定：患者可有血糖升高或糖耐量试验异常，血浆胰岛素水平降低。②胰多肽（PP）测定：胰多肽是胰腺PP细胞所分泌的一种胃肠激素，餐后血浆PP迅速升高。慢性胰腺炎患者空腹及餐后血浆PP均明显降低。③血清CCK测定：慢性胰腺炎患者因胰酶分泌减少，对CCK反馈抑制作用减弱，血清CCK可明显升高。

（6）胰腺外分泌功能测定

1）直接试验：指用外源性胃肠激素（刺激胰泌素、胰泌素-胆囊收缩素）刺激胰腺分泌，通过插管至十二指肠收集胰液，分析胰液分泌的量与成分（碳酸氢盐浓度和淀粉酶含量），以估计胰腺外分泌功能。该方法敏感性和特异性较高，但患者难以接受插管，且试剂昂贵、试验耗时，临床极少开展，但对轻度慢性胰腺炎的诊断有价值。

2）间接试验：分插管（Lundh试餐试验）和无插管两种，目前后者临床较常用，但对轻度慢性胰腺炎的诊断困难。

①BT-PABA试验：N-苯甲酰-L酪氨酸-对氨基苯甲酸（BT-PABA）试验。口服

BT-PABA后，在小肠被胰腺分泌的糜蛋白酶特异裂解为苯甲酰酪氨酸和对氨基苯甲酸（PABA），PABA经小肠吸收后在肝内乙酰化，再由尿中排出。PABA可在血和尿中检测到，其浓度间接反映胰腺分泌糜蛋白酶的功能，但易受尿量以及腹泻的影响。

②胰月桂基试验：月桂酸荧光素口服后，被胰腺分泌的羧酸酯酶分解，游离的荧光素在小肠吸收，肝内代谢，尿中排出。检测血或尿中的荧光素可以反映胰腺外分泌功能。

③大便或血清酶含量检测：血胰蛋白酶原浓度降低对中重度慢性胰腺炎的诊断有价值，准确性高。检测大便中糜蛋白酶和弹性蛋白酶含量可以了解胰腺外分泌功能，与BT-PABA比影响因素小。

④粪脂检测：摄入100g/d的脂肪餐，收集3天大便，24小时大便脂肪量＞7g为脂肪泻，提示胰腺外分泌功能不全。苏丹Ⅲ染色可以定性了解粪脂含量。

（7）免疫学检测：IgG4-AIP患者血清IgG4水平＞1350mg/L，其他AIP抗核抗体及类风湿因子可呈阳性。

知识点6：慢性胰腺炎的诊断及鉴别诊断　　　　　　副高：熟练掌握　　正高：熟练掌握

慢性胰腺炎的早期诊断困难，在出现胰腺钙化、胰腺假性囊肿、脂肪泻和糖尿病等改变后，结合胰腺外分泌功能测定和影像学检查异常可确诊。不同诊断方法有各自的优缺点，应用时需综合考虑其敏感性、特异性、侵入性和价格等。胰腺组织学检查具特征性改变对诊断有重要价值。

鉴别诊断时需与胰腺癌相鉴别，二者在腹痛、消瘦、黄疸等临床表现上相似，甚至B超、CT等影像学检查也难以区别，血清肿瘤标志物检测、ERCP和超声内镜下胰腺组织细针穿刺（EUS-FNA）对诊断胰腺癌有帮助。消化性溃疡、胆系疾病等引起腹痛的其他原因鉴别诊断较易。慢性胰腺炎仅是脂肪泻的一种原因，应注意与其他吸收不良的病因相鉴别。

知识点7：慢性胰腺炎的治疗　　　　　　　　　　副高：熟练掌握　　正高：熟练掌握

（1）腹痛的治疗：腹痛是慢性胰腺炎最常见的症状，也是患者就诊的主要原因。治疗方法包括药物治疗、内镜治疗和手术治疗。

1）药物治疗：口服胰酶制剂、皮下注射奥曲肽及非阿片类镇痛药可缓解部分腹痛。顽固性、非梗阻性疼痛可行CT、EUS引导下腹腔神经阻滞术。

2）内镜治疗：严重的梗阻性疼痛以往主要依赖外科手术，自20世纪80年代以来，内镜治疗取得了长足的进展。ERCP下行胰管括约肌切开、胰管取石术及胰管支架置入术，使许多患者避免或延缓了手术干预，已成为一线治疗方法。

3）手术治疗：当内镜治疗失败或疼痛复发时可考虑手术治疗。

（2）胰腺外分泌功能不全的治疗：采用高活性、肠溶性胰酶替代治疗，并辅助饮食疗法，胰酶应餐中服用，同时应用PPI或H_2受体阻滞剂抑制胃酸分泌，可减少胃酸对胰酶的破坏，提高药物疗效。胰酶剂量可根据患者腹泻、腹胀的程度进行调节。

（3）胰腺内分泌功能不全的治疗：如患者合并糖尿病，可给予胰岛素治疗。

（4）自身免疫性胰腺炎的治疗：糖皮质激素是治疗自身免疫性胰腺炎的有效方法，大多数患者接受治疗后病情可以控制。常用药物为泼尼松口服，初始剂量为30～40mg/d，症状缓解后可逐渐减量至5mg/d。需要注意的是，尽管激素治疗有效，但不能完全逆转胰腺的形态学改变。

（5）外科治疗：慢性胰腺炎的手术指征：①内科或内镜处理不能缓解的疼痛；②胰管结石、胰管狭窄伴胰管梗阻；③发生胆管梗阻、十二指肠梗阻、门静脉高压和胰性腹水或囊肿等并发症；④不能排除癌变者。

（6）患者教育：慢性胰腺炎患者须禁酒，戒烟，避免过量食入高脂、高蛋白饮食。长期脂肪泻患者应注意补充脂溶性维生素及维生素B_{12}、叶酸，适当补充各种微量元素。

知识点8：慢性胰腺炎的预后　　　　　　　　副高：熟练掌握　　正高：熟练掌握

预后主要取决于病因是否祛除、发病时胰腺的受损程度。因并发症多、无法根治，生活质量较差。多中心研究报告标化死亡率为3.6/10万人，老年患者和酒精性慢性胰腺炎10年生存率为70%，而20年仅为45%，约25%患者因慢性胰腺炎死亡，但多数死于其他疾病（肺气肿、冠心病、卒中、肝硬化、胰腺外癌肿）、持续酗酒、胰腺癌、手术后并发症。

第十六章 急性中毒

第一节 急性有机磷杀虫药中毒

知识点1：急性有机磷杀虫药中毒的概念　　副高：熟练掌握　正高：熟练掌握

急性有机磷杀虫药中毒（AOPIP）是指有机磷杀虫药（OPI）进入体内抑制乙酰胆碱酯酶（AChE）活性，引起体内生理效应部位ACh大量蓄积，出现毒蕈碱样、烟碱样和中枢神经系统等中毒症状和体征，严重者常死于呼吸衰竭。

知识点2：急性有机磷杀虫药中毒的病因　　副高：熟练掌握　正高：熟练掌握

（1）生产中毒：在生产过程中引起中毒的主要原因是在杀虫药精制、出料和包装过程中，手套破损或衣服、口罩被污染；也可因生产设备密闭不严，OPI "跑、冒、滴、漏" 或污染手、皮肤及吸入中毒。

（2）使用中毒：是施药人员喷洒药液时污染皮肤或湿透衣服由皮肤吸收及吸入空气中OPI所致；配药时手沾染原液也可引起中毒。

（3）生活中毒：故意吞服、误服、摄入OPI污染的水或食品；滥用OPI治疗皮肤病或驱虫也会发生中毒。

知识点3：急性有机磷杀虫药中毒的发病机制　　副高：熟练掌握　正高：熟练掌握

（1）毒物代谢：OPI吸收后迅速分布于全身器官，肝组织内含量最高，肾、肺和脾脏组织内次之，肌肉和脑组织含量最少，也可通过母体胎盘屏障进入胎体。OPI经肝细胞微粒体氧化酶系统进行氧化和水解，也可经脱胺、脱烷基、还原和侧链结构等变化代谢。

（2）中毒机制：体内ChE分真性ChE（又称乙酰ChE）和假性ChE（又称血清或丁酰ChE）。前者主要存在于脑灰质、红细胞、交感神经节和运动终板中，对乙酰胆碱（ACh）水解作用强，特异性高；后者存在于神经胶质细胞、血浆、肝、肾、肠黏膜下层和一些腺体中，能水解丁酰胆碱等，对ACh特异性低。OPI入血后与ChE酯解部位丝氨酸羟基结合，形成难以水解的磷酰化ChE，丧失分解ACh的功能，体内ACh大量蓄积产生中毒症状。磷酰化ChE转归有三种：自活化、老化和重活化。OPI和ChE结合24～48小时后呈不可逆状态，称 "ChE老化"，ChE复能药无效。OPI抑制ChE后，神经末梢ChE功能48小时后部分恢复。红细胞ChE抑制后不能恢复，新生红细胞ChE才有活力。假性ChE抑制后恢复较快。OPI可直接作用ACh受体出现症状。

（1）急性中毒：中毒后，出现急性胆碱能危象，表现为：

1）毒蕈碱样症状：又称M样症状。主要是副交感神经末梢过度兴奋，类似毒蕈碱样作用。平滑肌痉挛表现为瞳孔缩小、腹痛、腹泻；括约肌松弛表现为尿便失禁；腺体分泌增加表现为大汗、流泪和流涎；气道分泌物增多表现为咳嗽、气促、呼吸困难、双肺干性或湿性啰音，严重者发生肺水肿。

2）烟碱样症状：又称N样症状。在横纹肌神经肌肉接头处ACh蓄积过多，出现肌纤维颤动、全身肌强直性痉挛，也可出现肌力减退或瘫痪，呼吸肌麻痹引起呼吸衰竭或停止。交感神经节节后纤维末梢释放儿茶酚胺，表现为血压增高和心律失常。

3）中枢神经系统症状：血AChE浓度明显降低而脑AChE浓度>60%时，通常不出现中毒症状和体征，脑AChE浓度<60%时，出现头晕、头痛、烦躁不安、谵妄、抽搐和昏迷，有的发生呼吸、循环衰竭死亡。

4）局部损害：有些OPI接触皮肤后发生过敏性皮炎、皮肤水疱或剥脱性皮炎；污染眼部时，出现结膜充血和瞳孔缩小。

（2）迟发性多发神经病：急性重度和中度OPI（甲胺磷、敌敌畏、乐果和敌百虫等）中毒患者症状消失后2~3周出现迟发性多发神经病，表现为感觉、运动型多发性神经病变，主要累及肢体末端，发生下肢瘫痪、四肢肌肉萎缩等，目前认为不是ChE受抑制引起，可能是OPI抑制神经靶酯酶（NTE），使其老化所致。全血或红细胞ChE活性正常；神经-肌电图检查提示神经源性损害。

（3）中间型综合征：中间型综合征多发生在重度OPI（甲胺磷、敌敌畏、乐果、久效磷）中毒后24~96小时及复能药用量不足的患者，经治疗胆碱能危象消失、意识清醒或未恢复和迟发性多发神经病发生前，突然出现屈颈肌和四肢近端肌无力和第Ⅲ、Ⅶ、Ⅸ、Ⅹ对脑神经支配的肌肉无力，出现上睑下垂、眼外展障碍、面瘫和呼吸肌麻痹，引起通气障碍性呼吸困难或衰竭，可导致死亡。其发病机制与ChE长期受抑制，影响神经肌肉接头处突触后功能有关。全血或红细胞ChE活性<30%；高频重复刺激周围神经的肌电图检查，肌诱发电位波幅进行性递减。

（1）血胆碱酯酶活性测定：是诊断OPI中毒的特异性指标，能帮助判断中毒程度、疗效及预后。

（2）尿中有机磷杀虫药代谢物测定：对硫磷和甲基对硫磷在体内氧化分解为对硝基酚，敌百虫代谢为三氯乙醇。尿液检出对硝基酚或三氯乙醇有助于诊断。

（3）其他检查：胸部X线可显示肺水肿影像。心电图可见室性心律失常、尖端扭转型室性心动过速、心脏阻滞和QT间期延长。

知识点6：急性有机磷杀虫药中毒的诊断　　　　副高：熟练掌握　正高：熟练掌握

诊断需根据：①OPI暴露史；②OPI相关中毒症状及体征，特别是出现呼出气大蒜味、瞳孔缩小、多汗、肺水肿、肌纤维颤动和昏迷的患者；③全血ChE活力不同程度降低；④血、胃内容物OPI及其代谢物检测。

此外，诊断时还需注意：乐果和马拉硫磷中毒患者，病情好转后，在数日至1周后病情可突然恶化，再次出现OPI急性中毒症状或突然死亡，可能与残留在体内的OPI重吸收或解毒药停用过早有关。

知识点7：急性有机磷杀虫药中毒的鉴别诊断　　　副高：熟练掌握　正高：熟练掌握

应与中暑、脑炎或毒蕈碱、河豚毒素、拟除虫菊酯类及甲脒类中毒等相鉴别。

知识点8：急性有机磷杀虫药中毒的诊断分级　　　副高：熟练掌握　正高：熟练掌握

（1）轻度中毒：仅有M样症状，ChE活力70%～50%。
（2）中度中毒：M样症状加重，出现N样症状，ChE活力50%～30%。
（3）重度中毒：具有M、N样症状，并伴有肺水肿、抽搐、昏迷、呼吸肌麻痹和脑水肿，ChE活力<30%。

知识点9：急性有机磷杀虫药中毒的治疗　　　　　副高：熟练掌握　正高：熟练掌握

（1）紧急复苏：呼吸抑制者气管内插管、清除气道内分泌物、保持气道通畅和机械辅助通气；肺水肿者，静注阿托品，不能使用氨茶碱和吗啡；心搏、呼吸停止时，行CPR。

（2）清除毒物：脱离现场，脱去污染衣服。用肥皂水（敌百虫中毒禁用）清洗污染皮肤和头发，终止毒物吸收。口服中毒1小时内者用清水、2%碳酸氢钠（敌百虫中毒禁用）或1∶5000高锰酸钾溶液（对硫磷中毒禁用）反复洗胃，直至胃液清亮为止。

（3）药物治疗

1）用药原则：根据病情，要早期、足量、联合和重复应用解毒药，并且选用合理给药途径及择期停药。中毒早期即联合应用抗胆碱能药与ChE复能药才能取得更好疗效。

2）ChE复能药：肟类化合物能使被抑制的ChE恢复活性。其原理是肟类化合物吡啶环中季胺氮带正电荷，能被磷酰化胆碱酯酶的阴离子部位吸引，其肟基与磷酰化胆碱酯酶中磷形成结合物，使其与ChE酯解部位分离，恢复真性ChE活性。

3）胆碱受体阻断药：OPI中毒时，积聚ACh首先兴奋中枢N受体，使N受体迅速发生脱敏反应，脱敏的N受体还能改变M受体构型，使M受体对ACh更加敏感，对M受体阻断药（如阿托品）疗效降低。外周性与中枢性抗胆碱能药合用有协同作用。

4）地西泮：是治疗OPI中毒的有效抗惊厥药，能预防惊厥引起的中枢神经迟发损害。出现惊厥时，静注地西泮，如与阿托品合用能明显降低病死率。

（4）对症治疗：重度OPI中毒患者常伴有多种并发症，如酸中毒、低钾血症、严重心律失常、脑水肿等。对合并严重呼吸和循环衰竭的患者处理不及时，应用的解毒药尚未发挥作用患者即已死亡。

（5）中间型综合征治疗：立即给予人工机械通气。同时应用氯磷定，每次1.0g，肌注，酌情选择给药间隔时间，连用2~3天。积极对症治疗。

第二节　急性百草枯中毒

知识点1：百草枯的概念	副高：熟练掌握　正高：熟练掌握

百草枯又名对草快、克芜踪，属联吡啶杂环化合物，化学名称1,1′-二甲基-4,4′-联吡啶二氯化物或双硫酸甲酯盐，是一种广谱、高效、环境污染较小的接触灭生性除草剂。

知识点2：百草枯的特性	副高：熟练掌握　正高：熟练掌握

百草枯具有腐蚀性，不挥发，易溶于水，微溶于乙醇，几乎不溶于有机溶剂，其水剂不易燃、不易爆，对金属有腐蚀性，不能与强氧化物质共存，在酸性和中性溶液中稳定，可被碱性溶液水解，与阴离子表面活性剂接触易失去活性。

知识点3：急性百草枯中毒的病因	副高：熟练掌握　正高：熟练掌握

因自杀、误服、投毒等中毒，主要经消化道吸收，也可因喷洒农药时皮肤接触后中毒，偶有经静脉注射百草枯溶液引起中毒。

知识点4：急性百草枯中毒的发病机制	副高：熟练掌握　正高：熟练掌握

百草枯中毒的发病机制主要是其介导产生大量氧自由基发生急性氧化应激反应、脂质过氧化损伤及急性炎症反应等，导致多脏器损伤、多器官功能衰竭。脂质过氧化反应、肺泡细胞损伤，各种细胞因子、生长因子等促使纤维细胞活化增殖及胶原纤维增生等促进肺纤维化的发生发展。

知识点5：急性百草枯中毒的病理	副高：熟练掌握　正高：熟练掌握

百草枯肺的基本病理改变为增殖性细支气管炎和肺泡炎。1周内死亡者，肺泡细胞充血、肿胀、变性和坏死，肺泡间隔断裂及融合，出现肺水肿、透明膜形成，肺重量增加；1周以上死亡者，肺间质细胞增生、肺间质增厚和肺纤维化。肺纤维化多发生在中毒后5~9天，

2～3周达高峰。也可见肾小管、肝中央小叶细胞坏死、心肌炎性变及肾上腺皮质坏死等。

| 知识点6： 急性百草枯中毒的症状 | 副高：熟练掌握 正高：熟练掌握 |

百草枯中毒早期可无症状或症状较轻，随着时间推移，可表现为多脏器的损害。口服中毒者，早期主要表现为消化道症状，如口、舌及咽部烧灼感，恶心、呕吐和腹痛等症状。进一步发展出现肝、肾、肺等多脏器功能不全或衰竭的表现，如发绀、呼吸困难、咳嗽、胸痛、头晕、头痛、肌肉痉挛、抽搐、昏迷等。口服量大者，1～3天内即可出现呼吸困难、呼吸窘迫并死亡；口服量小者，早期可无明显临床表现，数日后逐渐出现胸闷、呼吸困难，并逐渐加重，发生肺纤维化。

| 知识点7： 急性百草枯中毒的体征 | 副高：熟练掌握 正高：熟练掌握 |

口服中毒者，可出现口腔、咽喉部、食管和胃黏膜糜烂，溃疡形成，重者出现胃出血、胃穿孔。肺部听诊呼吸音减低、干湿啰音。皮肤黏膜染毒者，主要表现为皮肤红斑、水疱、溃疡，指甲接触可出现指甲横断、脱落，结膜接触可引起溃疡、虹膜炎。

| 知识点8： 急性百草枯中毒的实验室检查 | 副高：熟练掌握 正高：熟练掌握 |

（1）毒物测定：疑为百草枯中毒时，取患者胃液或血标本检测百草枯。血百草枯浓度≥30mg/L，预后不良。服毒6小时后，尿液可测出百草枯。

（2）影像学检查：肺X线或CT检查可协助诊断。早期呈下肺野散在细斑点状阴影，可迅速发展为肺水肿样改变。

| 知识点9：急性百草枯中毒的诊断依据 | 副高：熟练掌握 正高：熟练掌握 |

根据接触或口服百草枯的病史及临床表现特点，结合实验室检查可以诊断。呕吐物、洗胃液、血尿检测到百草枯可以确诊。需要注意的是，某些患者病史不清，如遇口腔溃疡伴进行性呼吸困难者，应怀疑本病可能，详细询问发病前的情况，注意搜寻百草枯服用的证据（自杀的遗书、空的百草枯容器包装、残留物、气味和颜色）有助于诊断，如果能检测百草枯，即可确诊。

| 知识点10： 急性百草枯中毒与特发性肺纤维化的鉴别诊断 |
| 副高：熟练掌握 正高：熟练掌握 |

特发性肺纤维化主要表现为弥漫性肺纤维化引起的呼吸困难和肺功能损害，但无中毒史及用药史，通常为隐匿性起病，病程一般较长，主要症状是干咳和劳力性气促，胸部X线片显示双肺弥漫的网格状或网格小结节状浸润影，随着病情进展可出现直径3～15mm的多发

性囊状透光影（蜂窝肺），肺活检有助于诊断。

知识点11：急性百草枯中毒的治疗　　副高：熟练掌握　正高：熟练掌握

（1）复苏

1）保持气道通畅：监测血氧饱和度或动脉血气。轻至中度低氧血症不宜常规供氧，吸氧会加速氧自由基形成，增强百草枯毒性，增加病死率。$PaO_2 < 40mmHg$ 或出现 ARDS 时，可吸入21%以上浓度氧气，维持 $PaO_2 \geq 70mmHg$。严重呼吸衰竭患者，机械通气治疗效果也不理想。

2）低血压：常为血容量不足，快速静脉补液恢复有效血容量。

3）器官功能支持：上消化道出血者应用质子泵抑制药，如奥美拉唑、兰索拉唑或泮托拉唑；出现症状性急性肾衰竭者，可考虑血液透析。

（2）减少毒物吸收

1）清除毒物污染：立刻脱去百草枯污染的衣物，用肥皂水冲洗污染皮肤；服毒者，用复方硼砂漱口液或氯己定（洗必泰）漱口；眼污染者，用2%~4%碳酸氢钠溶液冲洗15分钟，继而生理盐水冲洗。

2）催吐和洗胃：服毒者立即刺激咽喉部催吐；用清水或碱性液体（如肥皂水）充分洗胃；服毒1小时内，用15%的白陶土溶液（成人1000ml，儿童15ml/kg）或活性炭（100g，儿童2g/kg）吸附性洗胃。洗胃后可给予胃动力药（多潘立酮、莫沙必利）促进排泄。

3）导泻：洗胃后予20%甘露醇、硫酸镁、硫酸钠、番泻叶（10~15g加200ml开水浸泡后凉服）或大黄导泻。

（3）增加毒物排出：积极静脉补液，维持循环容量，应用呋塞米维持尿量200ml/h促使毒物排泄。血液灌流对百草枯清除率为血液透析的5~7倍，尽早进行血液灌流能有效降低病死率。

（4）其他治疗

1）免疫抑制药：早期静脉应用大剂量甲泼尼龙、地塞米松和/或环磷酰胺。

2）抗氧化剂：如应用大剂量维生素C或维生素E、过氧化物歧化酶、乙酰半胱氨酸、还原型谷胱甘肽、乌司他丁或依达拉奉等。大剂量氨溴索也能直接清除体内自由基，减轻百草枯急性肺损伤作用，促进肺泡表面活性物质生成。

3）抗纤维化药：吡非尼酮抑制成纤维细胞的生物活性和胶原合成，防止、逆转纤维化及瘢痕形成。

4）百草枯竞争剂：普萘洛尔（10~20mg，口服，3次/日）可促使与肺组织结合的百草枯释放。小剂量左旋多巴能竞争性抑制百草枯通过血脑屏障。

（5）中药治疗：①当归、川芎提取物能增加NO合成，降低肺动脉压，减轻肺组织损伤。②贯叶连翘提取物有抗脂质过氧化作用。③血必净有抑制部分炎症因子活性、减轻中毒器官损伤作用。

第三节 急性乙醇中毒

| 知识点1：急性乙醇中毒的概念 | 副高：熟练掌握　正高：熟练掌握 |

机体一次摄入过量乙醇或酒类饮料可引起先兴奋后抑制的神经精神症状，严重者甚至出现呼吸抑制及休克，临床称为急性乙醇中毒或急性酒精中毒。

| 知识点2：急性乙醇中毒的病因 | 副高：熟练掌握　正高：熟练掌握 |

大量饮用含乙醇高的烈性酒易引起急性中毒，醉酒为其常见表现。因人体对乙醇的耐受量差异很大，故可以引起酒醉的乙醇摄入量相差也很大。偶有因吸入大量乙醇蒸气致中毒者。

| 知识点3：乙醇的代谢 | 副高：熟练掌握　正高：熟练掌握 |

乙醇进入体内0.5~3小时在胃和小肠内完全吸收，分布于体内所有含水组织及体液中，包括脑和肺泡中。血中乙醇浓度可直接反映全身的乙醇浓度。90%在肝脏内代谢、分解，其余10%乙醇经肾和肺排出。当乙醇进入肝脏时，被乙醇脱氢酶氧化为乙醛，乙醛经醛脱氢酶氧化为乙酸，乙酸转化为乙酰辅酶A进入三羧酸循环，最后代谢为CO_2和H_2O。此过程是限速反应，其清除率约为2.2mmol/（kg·h），成人每小时可清除乙醇约7g（纯乙醇9ml）。血中乙醇浓度下降速度约0.43mmol/h。大多数成人乙醇致死量为一次饮酒相当于含纯乙醇250~500ml的酒精制品。

| 知识点4：乙醇的急性毒害作用 | 副高：熟练掌握　正高：熟练掌握 |

（1）中枢神经系统抑制作用：乙醇具有脂溶性，经血液循环进入大脑可迅速透过大脑神经细胞膜，并作用于膜上的酶而影响细胞的功能。

（2）代谢异常：乙醇在肝细胞内代谢生成大量还原型烟酰胺腺嘌呤二核苷酸（NADH），使之与氧化型的比值（NADH/NAD）增高，甚至可高达正常的2~3倍。相继发生乳酸增高、酮体蓄积，导致代谢性酸中毒糖异生受阻和血糖降低。

| 知识点5：长期酗酒的危害 | 副高：熟练掌握　正高：熟练掌握 |

（1）营养缺乏：长期大量饮酒后进食减少，可造成明显的营养缺乏。缺乏维生素B_1可引起Wernicke-Korsakoff综合征、周围神经麻痹等症状。个体对维生素B_1需要量增多的遗传性，也可能作为发病的原因。叶酸缺乏可引起巨幼细胞贫血。长期饮酒饥饿时，应补充糖和多种维生素。

（2）毒性作用：乙醇对黏膜和腺体分泌有刺激作用，可引起食管炎、胃炎、胰腺炎。乙醇在体内代谢过程中产生的自由基可引起细胞膜脂质过氧化，造成肝细胞坏死，肝功能异常。

| 知识点6：急性乙醇中毒的临床表现 | 副高：熟练掌握　正高：熟练掌握 |

（1）兴奋期：血乙醇浓度达到11mmol/L（50mg/dl）时即感头痛、欣快、兴奋；血乙醇浓度达到16mmol/L（75mg/dl）时，健谈、饶舌、情绪不稳定、自负、易激怒，可有粗鲁行为或攻击行动，也可能沉默、孤僻；浓度达到22mmol/L（100mg/dl）时，驾车易发生车祸。

（2）共济失调期：血乙醇浓度达到33mmol/L（150mg/dl）时，肌肉运动不协调，行动笨拙，言语含糊不清，眼球震颤，视物模糊，复视，步态不稳，出现明显共济失调。浓度达到43mmol/L（200mg/dl）时，出现恶心、呕吐、厌倦。

（3）昏迷期：血乙醇浓度升至54mmol/L时，患者进入昏迷期，表现为昏睡、瞳孔散大、体温降低。血乙醇超过87mmol/L时，患者陷入深昏迷，心率增快、血压下降，呼吸慢而有鼾音，可由于呼吸、循环衰竭危及生命。

| 知识点7：戒断综合征的临床表现 | 副高：熟练掌握　正高：熟练掌握 |

（1）单纯性戒断反应：在减少饮酒后6～24小时发病。出现震颤、焦虑不安、兴奋、失眠、心动过速、血压升高、大量出汗、恶心、呕吐。多在2～5天内缓解自愈。

（2）酒精性幻觉反应：患者意识清晰，定向力完整。幻觉以幻听为主，也可出现幻视、错觉及视物变形。多为被害妄想，一般可持续3～4周后缓解。

（3）戒断性惊厥反应：往往与单纯性戒断反应同时发生，也可在其后发生癫痫大发作。多数只发作1～2次，每次数分钟。也可数日内多次发作。

（4）震颤谵妄反应：常在停止饮酒后24～72小时后，也可在7～10小时后，患者出现精神错乱，全身肌肉出现粗大震颤或谵妄。谵妄是在意识模糊的情况下出现生动、恐惧的幻视，可有大量出汗、心动过速、血压升高等交感神经兴奋表现。

| 知识点8：急性乙醇中毒的体格检查 | 副高：熟练掌握　正高：熟练掌握 |

（1）呼出气有明显酒精味。

（2）有兴奋、言语不清、共济失调，或昏睡、昏迷。

（3）严重者可有抽搐、瞳孔散大、体温降低、心率增快、血压下降、呼吸减慢、或呼吸循环麻痹。

| 知识点9：急性乙醇中毒的实验室检查 | 副高：熟练掌握　正高：熟练掌握 |

（1）血清乙醇浓度：急性酒精中毒时呼出气中乙醇浓度与血清乙醇浓度相当。

（2）动脉血气分析：急性酒精中毒时可见轻度代谢性酸中毒。

（3）血清电解质浓度：急慢性酒精中毒时均可见低血钾、低血镁和低血钙。

（4）血糖浓度：急性酒精中毒时可见低血糖症。

（5）肝功能检查：慢性酒精中毒性肝病时可有明显肝功能异常。

（6）心电图检查：酒精中毒性心肌病可见心律失常和心肌损害。

知识点10：急性乙醇中毒的诊断原则	副高：熟练掌握　正高：熟练掌握

饮酒史结合临床表现，如急性酒精中毒的中枢神经兴奋或抑制症状，呼气有酒味；戒断综合征的精神症状和癫痫发作；血清或呼出气中乙醇浓度测定可作出诊断。

知识点11：急性乙醇中毒的分级标准	副高：熟练掌握　正高：熟练掌握

（1）轻度中毒和中毒早期表现兴奋、欣快、言语增多、颜面潮红或苍白、步态不稳、轻度动作不协调、判断力障碍、语无伦次、眼球震颤甚至昏睡。

（2）重度中毒可出现深昏迷、呼吸表浅或潮式呼吸，可因呼吸肌麻痹或循环衰竭而死亡。重症患者瞳孔常缩小，体温和血压下降，脉搏减慢。

知识点12：急性乙醇中毒的一般治疗	副高：熟练掌握　正高：熟练掌握

轻症患者无须特殊治疗，兴奋躁动的患者必要时加以约束以防止误伤。多饮糖水及酸性饮料，不主张饮咖啡和茶水，茶碱的利尿作用虽可加速乙醇排泄，但乙醇转化的乙醛未能分解即排出，影响肾脏功能。乙醇与咖啡因同样有兴奋大脑皮质的作用，酒与咖啡同饮可加重对大脑的刺激，出现神经及血管系统的病变。对中毒症状轻者注意保暖，防止误吸或吸入性肺炎，定时翻身，防止压迫性横纹肌溶解、坏死，导致肌红蛋白尿性急性肾衰竭。

知识点13：急性乙醇中毒的药物治疗	副高：熟练掌握　正高：熟练掌握

10%葡萄糖500～1000ml加入大剂量维生素C，同时给予利尿药以加速乙醇排泄，可给予能量合剂加维生素B_6及烟酸静脉滴注，肌内注射维生素B_1以加速乙醇在体内氧化。可静脉注射50%葡萄糖溶液100ml，预防低血糖。昏迷者可用纳洛酮0.4～0.8mg加入葡萄糖液静脉注射，或用贝美格50mg加入葡萄糖液10～20ml静脉注射，或使用纳美芬治疗。狂躁兴奋者可肌内注射小剂量地西泮注射液（5mg），避免用吗啡、氯丙嗪、苯巴比妥类镇静药。有上消化道出血者，给予5%葡萄糖注射液100ml＋奥美拉唑40mg，静脉滴注。

知识点14：急性乙醇中毒的透析治疗	副高：熟练掌握　正高：熟练掌握

当患者血乙醇浓度达到500mg/dl左右、出现重度昏迷、或呼吸中枢抑制时，应紧急行透析治疗，以加快体内乙醇的排出。透析指征有：血乙醇含量＞108mmol/L（500mg/dl）且

伴酸中毒，或同时服用甲醇或其他可疑药物。

知识点15：急性乙醇中毒时维持重要脏器的功能
副高：熟练掌握　正高：熟练掌握

（1）维持气道通畅，保证氧供，必要时行气管插管，机械通气。

（2）维持循环功能，注意血压、脉搏，可静脉输入5%葡萄糖盐水溶液。

（3）监测心律失常和心肌损害。

（4）保暖，维持正常体温。

（5）维持水、电解质、酸碱平衡，血镁低时补镁。治疗Wernicke脑病，可肌注维生素B_1 100mg。

（6）保护大脑功能，应用纳洛酮0.4～0.8mg缓慢静脉注射，有助于缩短昏迷时间，必要时可重复给药。同时应注意昏迷患者此前是否同时服用其他药物。慎用镇静剂，使用镇静剂必须排除颅内疾病。疑有误吸，应予抗生素预防感染。

第四节　急性毒品中毒

知识点1：急性毒品中毒的概念
副高：熟练掌握　正高：熟练掌握

毒品是指国家规定管制能使人成瘾的麻醉（镇痛）药和精神药，其具有药物依赖，危害和非法性。短时间内滥用、误用或故意使用大量毒品超过耐受量产生相应临床表现称急性毒品中毒。急性毒品中毒者常死于呼吸或循环衰竭、意外损伤等。

知识点2：毒品分类
副高：熟练掌握　正高：熟练掌握

我国将毒品分为麻醉（镇痛）药和精神药两类。

（1）麻醉（镇痛）药：①阿片类：包括天然阿片制剂、半合成阿片制剂和人工合成阿片制剂。②可卡因类：包括可卡因（甲苯酰甲基芽子碱）、古柯叶和古柯膏等。③大麻类：包括大麻叶、大麻树脂和大麻油等。滥用最多的是印度大麻，主要含有的精神活性物质依次为△⁹-四氢大麻酚、大麻二酚、大麻酚及其相应的酸。

（2）精神药：①中枢抑制药：包括镇静催眠药和抗焦虑药。②中枢兴奋药：常滥用的有苯丙胺及其衍生物，如甲基苯丙胺（俗称冰毒）、3,4-亚甲二氧基苯丙胺和3,4-亚甲二氧基甲基苯丙胺（俗称摇头丸）等。③致幻药：包括麦角二乙胺、苯环己哌啶、西洛西宾和麦司卡林等，氯胺酮（俗称K粉）是苯环己哌啶衍生物。

知识点3：急性毒品中毒的原因
副高：熟练掌握　正高：熟练掌握

用药过量或频繁用药；依赖者静注；误食、误用或自杀。绝大多数中毒为滥用，多为青少年。滥用方式有口服、吸入（鼻吸、烟吸或烫吸）、注射（皮下、肌内、静脉或动脉）或黏膜摩擦（如口腔、鼻腔或直肠）。易发生中毒的情况：①严重肝、肾疾病及贫血；②严重肺气肿、支气管哮喘；③胃排空延迟；④严重甲状腺或肾上腺皮质功能减低；⑤阿片与酒精或镇静催眠药同服；⑥年老体弱。

知识点4：急性毒品中毒的机制　　　　　副高：熟练掌握　正高：熟练掌握

（1）麻醉镇痛药

1）阿片类药：中枢神经内阿片受体有 μ（μ_1、μ_2）、κ 和 δ，介导阿片类药药理效应。阿片类药分阿片受体激动药（如吗啡、哌替啶、美沙酮、芬太尼、可待因、左啡诺、氢吗啡酮和羟考酮等）和部分激动药（如喷他佐辛、丁丙诺啡、布托啡诺、布比卡因和纳布啡等）。阿片受体激动药主要激动 μ 受体，产生麻醉、镇痛、镇静、催眠、镇咳、止泻、致幻或欣快等作用；部分激动药主要激动 κ 受体，对 μ 受体有阻滞作用。长期应用阿片类药易出现药物依赖。药物依赖和戒断综合征可能是阿片类药与阿片受体结合抑制内源性阿片样物质（内啡肽）生成的结果。停药后，内啡肽不能很快生成补充出现药物依赖或戒断综合征。

2）可卡因：易通过血脑屏障，有明显中枢兴奋作用。药物依赖较吗啡和海洛因小，断药后出现戒断症状。急性中毒量和致死量个体差异较大，分别为20mg和1200mg。致死原因为呼吸抑制和心搏停止。

3）大麻：中毒机制不清。长期应用产生精神依赖，而非身体依赖。急性中毒时出现神经、精神、呼吸和循环系统损害。

（2）精神药

1）苯丙胺类：苯丙胺类药包括苯丙胺、麻黄碱、苯丙醇胺、甲基苯丙胺（去氧麻黄碱，甲基安非他明）、亚甲二氧甲基苯丙胺、芬氟拉明和安非拉酮。苯丙胺类分子量小，易通过血脑屏障，促进脑内儿茶酚胺递质（多巴胺和去甲肾上腺素）释放，减少抑制性递质5-羟色胺含量，出现兴奋和欣快感。成年人中毒量差异很大：苯丙胺口服中毒量 <30mg，致死量 $20\sim25$mg/kg；甲基苯丙胺毒性为苯丙胺的2倍。静注 $2\sim10$mg 出现急性中毒，1.5mg/kg致死。吸毒者静注 $30\sim50$mg 及耐药者 >1000mg 致中毒。

2）氯胺酮：为中枢兴奋性递质甲基-天门冬氨酸受体阻断药，对 μ、κ 受体有阻滞作用，对脑干及边缘系统有兴奋作用，能产生麻醉、镇痛和意识与感觉分离。大剂量抑制呼吸。在肝内代谢为去甲氯胺酮和脱氢去甲氯胺酮等，其代谢物和少量原形经肾脏排泄。

知识点5：急性毒品中毒的临床表现　　　　　副高：熟练掌握　正高：熟练掌握

（1）麻醉药

1）阿片类中毒：常出现"三联征"，即昏迷、呼吸抑制和瞳孔缩小。吗啡中毒时"三联征"典型，并伴发绀和血压降低；海洛因中毒尚可出现非心源性肺水肿；哌替啶中毒时可出现抽搐、惊厥或谵妄、心动过速及瞳孔扩大；芬太尼中毒常引起胸壁肌强直；美沙酮中毒出现失明及下肢瘫痪。急性阿片类中毒者多数于12小时内死于呼吸衰竭，存活48小时以上者预后较好。此外，阿片类中毒昏迷者可出现横纹肌溶解、肌球蛋白尿肾衰竭及腔隙综合征。

2）可卡因中毒：急性重症中毒表现奇痒难忍、肢体震颤、肌肉抽搐、癫痫大发作、体温和血压升高、瞳孔扩大、心率增快、呼吸急促和反射亢进等。

3）大麻中毒：一次大量吸食会引起急性中毒，表现精神和行为异常，如高热性谵妄、惊恐、躁动不安、意识障碍或昏迷。有的出现短暂抑郁状态，悲观绝望，有自杀念头。检查可发现球结膜充血、心率增快和血压升高等。

（2）精神药

1）苯丙胺类中毒：表现精神兴奋、动作多、焦虑、紧张、幻觉和神志混乱等；严重者出现大汗、瞳孔扩大、血压升高、心动过速或室性心律失常、呼吸急促、高热、震颤、肌肉抽搐、惊厥或昏迷，也可发生高血压伴脑出血。常见死亡原因为DIC，循环或肝、肾衰竭。

2）氯胺酮中毒：表现神经精神症状，如精神错乱、语言含糊不清、幻觉、高热及谵妄、肌颤和木僵等。

知识点6：急性毒品中毒的实验室检查　　副高：熟练掌握　正高：熟练掌握

（1）毒物检测：口服中毒时，留取胃内容物、呕吐物或尿液、血液进行毒物定性检查，有条件时测定血药浓度协助诊断。

1）尿液检查：怀疑海洛因中毒时，可在4小时后留尿检查毒物。应用高效液相色谱法可检测尿液AA及代谢产物。尿液检出氯胺酮及其代谢产物也可协助诊断。

2）血液检测：吗啡：治疗血药浓度为0.01～0.07mg/L，中毒血药浓度为0.1～1.0mg/L，致死的血药浓度＞4.0mg/L；美沙酮：治疗血药浓度为0.48～0.85mg/L，中毒血药浓度为2.0mg/L，致死血药浓度为74.0mg/L；苯丙胺：中毒血药浓度为0.5mg/L，致死血药浓度＞2.0mg/L。

（2）其他检查

1）动脉血气分析：严重麻醉药类中毒者表现低氧血症和呼吸性酸中毒。

2）血液生化检查：血糖、电解质和肝肾功能检查。

知识点7：急性毒品中毒的诊断及鉴别诊断　　副高：熟练掌握　正高：熟练掌握

（1）用药或吸食史：麻醉类药治疗中毒者病史较清楚。滥用中毒者不易询问出病史，经查体可发现应用毒品的痕迹，如经口鼻烫吸者可见鼻中隔溃疡或穿孔，静脉注射者皮肤可见注射痕迹。精神药品滥用常见于经常出入特殊社交和娱乐场所的青年人。

（2）鉴别诊断：阿片类镇痛药中毒患者出现谵妄时，可能是同时使用其他精神药物或合并脑疾病所致。瞳孔缩小患者应鉴别有无镇静催眠药、吩噻嗪、OPI、可乐定中毒或脑桥出血。海洛因常掺杂其他药（如奎宁、咖啡因或地西泮等），中毒表现不典型时，应考虑掺杂物影响。阿片类物质戒断综合征患者无认知改变，出现认知改变者，应寻找其他可能原因。

| 知识点8：急性毒品中毒的治疗 | 副高：熟练掌握　正高：熟练掌握 |

（1）中毒治疗

1）洗胃和催吐：阿片类摄入致命量时1小时内洗胃，但不应常规。用阿扑吗啡催吐加重呼吸抑制，吐根糖浆催吐易发生误吸。

2）活性炭吸附：口服50g，继而用泻药，如山梨醇0.5～1.0g。地芬诺酯和丙氧芬中毒时，由于肠肝循环，多次给予活性炭疗效好。

3）对症支持治疗：毒品中毒无特效解毒药时给予对症支持治疗。呼吸衰竭者行气管内插管和呼吸机支持；肺水肿者，给予吸氧、血管扩张药和袢利尿药治疗，禁用氨茶碱；低血压者取头低足高位，静脉补液，用升压药。

4）解毒药

①纳洛酮：为阿片受体完全阻滞药。可静脉、气管内、肌内或皮下给药，剂量应个体化。阿片类中毒伴呼吸衰竭者，立即静注2mg；药物依赖中毒者3～10分钟重复使用；非药物依赖中毒者2～3分钟重复使用，总剂量达20mg。无效时应考虑为非阿片类药中毒或其他药中毒、头部外伤、颅内病变、脑缺氧损害严重。长效阿片类药（如可待因、美沙酮或地芬诺酯等）中毒时宜增加静脉用量。纳洛酮对于海洛因、美沙酮中毒肺水肿和哌替啶中毒癫痫发作无效。

②纳美芬：对吗啡中毒的疗效优于纳洛酮，给药途经多，作用时间长，不良反应少。0.1～0.5mg，静注，2～3分钟渐增剂量，最大剂量1.6毫克/次。

（2）戒断综合征治疗：主要是心理治疗，症状严重者选用：①可乐定：0.2～0.4毫克/次，2～3次/天；②美沙酮：10～20mg，口服或肌注。用药时，第一天予足量替代品，以后每天递减首次剂量的10%～20%，至停用。

| 知识点9：急性毒品中毒的预防 | 副高：熟练掌握　正高：熟练掌握 |

（1）加强对麻醉镇痛药和精神药品管理，专人负责保管。

（2）严格掌握适应证、用药剂量和时间，避免滥用和误用。

（3）肝、肾或肺功能障碍患者应避免使用，危重症或年老体弱者应用时减量。

（4）用作治疗药时，勿与有呼吸抑制作用的药物合用。

（5）纳洛酮治疗有效的阿片类物质中毒患者应留院观察，防止其作用消退后再次出现阿片类毒性。

第四篇
泌尿系统疾病

第一章 总 论

第一节 肾脏的结构与功能特点

| 知识点1：肾脏的发育 | 副高：掌握 正高：掌握 |

肾脏起源于中胚层，人胚肾的发生相继经过前肾、中肾和后肾阶段，后肾起源于输尿管芽和后肾胚芽，最后由后肾发育为肾脏。

| 知识点2：肾脏的位置 | 副高：掌握 正高：掌握 |

肾位于腰部脊柱两侧，左右各一，紧贴腹后壁，位于腹膜后面；左肾上极平第11胸椎，其后方有第11、12肋斜行跨过，下端与第2腰椎齐平。右肾上方与肝相邻，位置比左肾低半个到1个椎体，右肾上极平第12肋胸椎，下极平第3腰椎，第12肋斜行跨过其后方。一般女性肾脏位置低于男性，儿童低于成年人，新生儿肾脏下端有时可达髂嵴附近。肾脏的位置可随呼吸及体位有轻度改变。

| 知识点3：肾脏的分层结构 | 副高：掌握 正高：掌握 |

肾脏为实质器官。外层为皮质，厚度约为1cm，该层富有血管及肾小球，颜色较髓质深，为红褐色。皮质的深层为髓质，占整个肾实质的2/3，该层血管较少，致密而有条纹。髓质是由8~18个肾锥体组成，伸向肾窦部分称为肾乳头，肾乳头上有10~25个小孔，开口

于肾小盏。肾锥体另一侧向皮质伸出许多放射状条纹，称髓放线。皮质嵌入椎体之间的部分为肾柱。每1～2个肾乳头被一个漏斗状的肾小盏包绕，2～3个肾小盏合成肾盂，肾盂向下逐渐缩小连续于输尿管。

知识点4：肾小球的构成	副高：掌握　正高：掌握

肾小球的结构和功能最复杂，通过毛细血管袢的过滤形成原尿，原尿流经肾小管时，通过吸收和浓缩，将原尿改造为终尿。肾小球由两部分构成，即位于中央的毛细血管丛和位于周围的肾小囊。

知识点5：肾小球的滤过功能	副高：掌握　正高：掌握

血液流经毛细血管丛时，约1/5的流量经过滤过膜过滤到包曼囊腔中。滤过功能是肾脏最重要的生理功能，也是临床最常用的评估肾功能的参数，常用肾小球滤过率（GFR）来表示。尿液的生成首先是血浆经肾小球毛细血管滤过生成原尿。原尿的渗透压、pH和小分子溶质包括各种电解质及葡萄糖、氨基酸、尿素、肌酐等的浓度与血浆几乎完全相同。即为肾小球滤过率，肾小球滤过率与肾血浆流量的比值即为滤过分数。成人基础静息状态下GFR男性约为120ml/（min·1.73m^2），女性约低10%。GFR与年龄有关，25～30岁时达到高峰，此后随年龄增长而逐渐降低。成人每天形成的原尿达180L，相当于全部体液每天在肾小球滤过4次、细胞外液滤过15次或血浆滤过60次，肾脏在泌尿过程中将血液成分如此反复处理对维持机体内环境稳定十分重要。GFR主要取决于肾小球血流量、有效滤过压、滤过膜的面积和毛细血管通透性等因素。

知识点6：肾小球旁器	副高：掌握　正高：掌握

肾小球旁器位于入球小动脉、出球小动脉和远端肾小管之间的区域，是一个具有内分泌功能的特殊结构。包括球旁细胞、致密斑、球外系膜细胞和极周细胞。

球旁细胞和球外系膜细胞均有分泌肾素的功能，少部分肾素经小动脉内皮直接入血，大部分进入肾间质再经毛细血管入血。致密斑可以感受尿液中的钠离子浓度，调节肾素的分泌。肾小球旁器的血管和致密斑的接触面积是控制肾素分泌的结构基础，当远端肾小管内原尿尿量和钠离子减少时，远端肾小管直径变小，致密斑与血管的接触面积减少，导致肾素分泌增多；反之，接触面积增大，则肾素分泌减少。

知识点7：肾小管的组成	副高：掌握　正高：掌握

肾小管占正常肾皮质体积的80%～90%，是肾单位的另一个重要组成部分，其与肾小球之间相互影响。肾小管的上皮细胞有强大的重吸收功能，可重吸收约99%的肾小球滤出原尿，对保证体液的恒定有重要意义。此外，肾小管的不同节段，尚有一定的分泌功能。虽然

每个肾单位的小管系统可从形态及功能上分为至少15个节段，但通常分为三大节段，即近端小管、髓袢和远端小管。

知识点8：集合管的分段　　　　　　　　　　副高：掌握　正高：掌握

集合管不是肾单位的组成部分。根据其所在位置，集合管可分为3段，即皮质集合管、髓质集合管和髓质内带集合管。髓质内带集合管行至锥体乳头，称乳头管，并开口于肾乳头形成筛状区。

知识点9：集合管的作用　　　　　　　　　　　副高：掌握　正高：掌握

集合管是肾脏调节水和电解质平衡的最后部位，对钠离子、钾离子、氯离子和酸碱调节起重要作用。集合管通过抗利尿激素参与尿浓缩功能的调节。

知识点10：肾脏的内分泌功能　　　　　　　　副高：掌握　正高：掌握

肾脏具有重要的内分泌功能，可以分泌肾素、促红细胞生成素、1,25-二羟维生素D_3、前列腺素和激肽类物质，参与血流动力学调节、人体红细胞生成、钙磷代谢和骨骼生长的调节等。

第二节　肾脏疾病的相关检查

知识点1：肾脏疾病的尿液检查　　　　　　副高：熟练掌握　正高：熟练掌握

（1）蛋白尿：每日尿蛋白定量＞150mg或尿蛋白/肌酐＞200mg/g，或尿蛋白定性试验阳性，称蛋白尿。24小时尿白蛋白排泄在30～300mg，称微量白蛋白尿。产生蛋白尿的原因很多，一般可分为生理性蛋白尿、肾小球性蛋白尿、肾小管性蛋白尿、溢出性蛋白尿。

（2）血尿：分为肉眼血尿和显微镜下血尿两种。新鲜尿离心后沉渣检查每高倍视野红细胞＞3个，称镜下血尿。尿外观呈洗肉水样、血样、酱油样或有血凝块时，称肉眼血尿。

（3）管型尿：尿中出现管型表示蛋白质或细胞成分在肾小管内凝固、聚集，其形成与尿蛋白的性质和浓度、尿液酸碱度以及尿量有密切关系，宜采集清晨尿标本做检查。肾小球或肾小管性疾病可引起管型尿，但在发热、运动后偶可见透明管型，此时不一定代表肾脏有病变。但若有细胞管型或较多的颗粒管型与蛋白尿同时出现，则临床意义较大。

（4）白细胞尿、脓尿和细菌尿：新鲜尿离心后沉渣检查每个高倍镜视野白细胞＞5个，称白细胞尿。因蜕变的白细胞称脓细胞，故白细胞尿亦称脓尿。清洁外阴后无菌技术下采集的中段尿标本，如涂片每个高倍镜视野均可见细菌，或培养菌落计数＞10^5个/ml时，称细菌尿，是诊断尿路感染的重要证据。

| 知识点 2：肾脏疾病的肾小球滤过率的测定 | 副高：熟练掌握　正高：熟练掌握 |

单位时间内两肾生成原尿的量称为肾小球滤过率。GFR尚不能直接测定，临床只能用合适的内源性或外源性物质的清除率来间接反映GFR。既往多采取留血、尿标本测定肌酐，计算内生肌酐清除率的方法来评估GFR。正常值平均在（100±10）ml/（min·1.73m²），女性较男性略低。此方法烦琐，不适用于门诊长期随访患者。因此，目前多采用血清肌酐值代入公式，估计GFR（eGFR），其优点是不用留24小时尿。

| 知识点 3：肾脏疾病的影像学检查 | 副高：熟练掌握　正高：熟练掌握 |

超声波检查、X线平片和静脉肾盂造影、CT和磁共振等对肾脏疾病的诊断和鉴别诊断有重要意义，可以根据患者情况选择某一种或多种影像学检查方法。其中超声波检测方便、无创，可以提供关于泌尿系梗阻、肾脏大小、肾实质回声、占位等可靠信息，是最常应用的影像学检查方法。在超声波检查中，皮质因为富含血流而呈低回声，髓质及集合系统呈高回声，因此，正常肾脏图像的皮髓交界清晰。但是，当各种急、慢性病变造成肾皮质血流减少，其回声也将增高，出现皮髓交界不清。静脉肾盂造影和磁共振泌尿系造影对泌尿系梗阻的诊断学价值高于超声波检查。磁共振和CT血管造影有助于诊断肾血管疾病，包括肾动脉狭窄、肾静脉血栓和栓塞形成、左肾静脉受压等。

| 知识点 4：肾脏疾病的肾活检 | 副高：熟练掌握　正高：熟练掌握 |

为了明确诊断、指导治疗或判断预后，无禁忌证时可行肾穿刺活检。肾活检对明确各种原发性肾小球疾病的组织病理学诊断很有帮助；对部分继发性肾小球疾病，包括系统性红斑狼疮有无肾损害、肾脏病理学分型、活动性和慢性化病变的评估，以及对遗传性肾脏疾病、急性肾损伤和移植肾排斥的诊断及鉴别诊断均具有重要价值。

| 知识点 5：与肾脏疾病相关的其他检查 | 副高：熟练掌握　正高：熟练掌握 |

（1）各种继发性肾脏病相关指标的检测：如肝炎标志物、肿瘤标志物、免疫固定电泳、自身抗体、免疫球蛋白、补体、类风湿因子、冷球蛋白等。

（2）各种肾脏疾病并发症相关指标的检测：如与继发性甲旁亢相关的全段甲状旁腺素（iPTH）的测定、与肾性贫血相关的血促红细胞生成素的测定、血电解质、血气分析等。

（3）各种肾脏疾病并发症相关指标的检测：如糖尿病、高血压其他靶器官损害的情况，有助于推断肾脏疾病病因。例如，检测血脂、血尿酸，治疗其代谢异常，有助于改善肾脏疾病以及肾脏疾病患者心血管疾病的预后。

（4）其他：如抗"O"，对急性链球菌感染后肾小球肾炎的诊断常有提示作用。清洁中段尿培养加药敏，有助于泌尿系感染的病原体诊断。

第三节　肾脏疾病的诊断

| 知识点1：肾脏疾病的病因诊断 | 副高：掌握　正高：掌握 |

首先区别是原发性还是继发性肾脏疾病。原发性肾脏疾病包括免疫反应介导的肾炎、泌尿系统感染性疾病、肾血管疾病、肾结石、肾肿瘤及先天性肾病等；继发性肾脏病可继发于肿瘤、代谢、自身免疫等疾病，也可见于各种药物、毒物等对肾脏造成的损害。

| 知识点2：肾脏疾病的病理诊断 | 副高：掌握　正高：掌握 |

对肾炎、肾病综合征、急性肾损伤及原因不明的蛋白尿和/或血尿，可通过肾穿刺活检明确病理类型、探讨发病机制、明确病因、指导治疗和评估预后。

| 知识点3：肾脏疾病的功能诊断 | 副高：掌握　正高：掌握 |

临床对于诊断急性肾损伤和慢性肾脏疾病的患者，还要进行肾功能的分期诊断。根据血肌酐和尿量的变化，AKI分为1～3期。根据肾小球滤过率下降程度，CKD分为1～5期。

| 知识点4：肾脏疾病并发症的诊断 | 副高：掌握　正高：掌握 |

肾脏疾病特别是急、慢性肾衰竭可引起全身各个系统并发症，包括中枢神经、呼吸及循环系统等。

第四节　肾脏疾病的防治

肾脏替代治疗

| 知识点1：肾脏疾病的一般防治措施 | 副高：掌握　正高：掌握 |

包括避免劳累、去除感染等诱因、避免接触肾毒性药物或毒物、采取健康的生活方式（如戒烟、限制饮酒、适量运动和控制情绪等）以及合理的饮食。肾脏疾病饮食治疗方案涉及水、钠、钾、磷、蛋白质、脂类、糖类和嘌呤等多种物质摄入的调整和控制。

| 知识点2：肾脏疾病针对病因及发病机制的治疗 | 副高：掌握　正高：掌握 |

（1）针对免疫发病机制的治疗：肾脏疾病尤其是原发性肾小球疾病和一些继发性肾小球疾病，如狼疮性肾炎和系统性血管炎等的发病机制主要是异常的免疫反应，所以治疗常包括糖皮质激素及免疫抑制剂治疗。某些血液净化治疗（如免疫吸附、血浆置换等）能有效清除体内自身抗体和抗原、抗体复合物，可用于治疗危重的免疫相关性肾病，尤其是重症狼疮性

肾炎和血管炎相关性肾炎等。

（2）针对非免疫发病机制的治疗：高血压、高血脂、高血糖、高尿酸血症、肥胖、蛋白尿以及肾内高凝状态、肾素－血管紧张素系统激活、氧化应激等都是肾脏疾病发生和发展的促进因素，所以针对这些非免疫因素的治疗也是肾脏疾病治疗的重要组成部分。使用血管紧张素转换酶抑制剂或血管紧张素Ⅱ受体阻滞剂抑制肾内过度活跃的肾素－血管紧张素系统，既能降低系统血压，又能降低肾小球内血压，减少尿蛋白排泄，因此，抑制肾素－血管紧张素系统是免疫抑制治疗以外延缓肾脏疾病进展最重要的治疗措施之一。

知识点3：肾脏疾病的合并症及并发症的治疗　　副高：掌握　正高：掌握

肾脏疾病患者常存在多种合并症，如各种代谢异常、高血压，或者其他脏器疾病，如冠心病、心力衰竭和肝硬化等都可能加重肾脏疾病的进展，应该积极治疗。

肾脏疾病的并发症可涉及全身各个系统，如感染、凝血功能异常、肾性高血压、肾性贫血、肾性骨病、水和电解质及酸碱平衡紊乱、急性左心衰竭、肺水肿和尿毒症脑病等，不仅影响肾病患者的生活质量和生命，还可能进一步加重肾病，形成恶性循环，严重影响患者预后，应积极治疗。

知识点4：肾脏疾病的肾脏替代治疗　　副高：掌握　正高：掌握

当患者发生严重的急性肾损伤或进入终末期肾病阶段，必须依靠肾脏替代治疗来维持内环境的稳定。肾脏替代治疗包括血液透析、腹膜透析和肾移植。血液透析是以人工半透膜为透析膜，血液和透析液在膜两侧反向流动，通过扩散、对流、吸附原理排出血液中的代谢废物，补充钙、碳酸氢根等物质，清除多余的水分，部分替代肾脏功能。腹膜透析的原理与血液透析相似，只是以患者的腹膜替代人工半透膜作为透析膜。成功的肾移植不仅可以恢复肾脏的排泄功能，还可以恢复其内分泌和代谢功能。但是肾移植术后，患者需长期使用糖皮质激素及免疫抑制剂以预防排斥反应。

知识点5：肾脏疾病的中西医结合治疗　　副高：掌握　正高：掌握

中国中医学的辨证施治为肾脏疾病提供了又一治疗手段，大黄、雷公藤总苷、黄芪等制剂的作用已得到很多的实验研究证实。但某些中草药（如含马兜铃酸的植物等）也具有肾毒性，应引起重视。

第二章　肾小球疾病

第一节　急性肾小球肾炎

知识点1：急性肾小球肾炎的概念　　　　副高：熟练掌握　　正高：熟练掌握

急性肾小球肾炎（AGN）简称急性肾炎，是一组以急性肾炎综合征（血尿、蛋白尿、水肿和高血压）为主要临床表现的肾脏疾病，临床特点为急性起病可伴一过性肾功能损害。多种病原微生物（如细菌、病毒及寄生虫等）均可致病，但多数为链球菌感染后肾小球肾炎（PSGN）。

知识点2：急性肾小球肾炎的病因及发病机制　　　　副高：熟练掌握　　正高：熟练掌握

常因β-溶血性链球菌"致肾炎菌株"（常见为A组12型和49型等）感染所致，多见于上呼吸道感染（多为扁桃体炎）、猩红热、皮肤感染（多为脓疱疮）等链球菌感染后。感染的严重程度与急性肾炎的发生和病变轻重并不完全一致。本病主要是感染诱发的免疫反应引起，目前认为，链球菌的致病抗原系胞质成分（内链素）或分泌蛋白（外毒素B及其酶原前体），诱发免疫反应后可通过循环免疫复合物沉积于肾小球致病，或种植于肾小球的抗原与循环中的特异抗体相结合形成原位免疫复合物而致病。自身免疫反应也可能参与了发病机制。此外，补体异常活化也参与了致病机制，导致肾小球内皮及系膜细胞增生，并可吸引中性粒细胞及单核细胞浸润，导致肾脏病变。

知识点3：急性肾小球肾炎的病理　　　　副高：熟练掌握　　正高：熟练掌握

急性期肾脏体积常较正常增大，病理改变为弥漫性毛细血管内增生性肾小球肾炎。肾小球内增生的细胞主要为系膜细胞和内皮细胞。急性期有较多的中性粒细胞及单核细胞浸润。Masson染色可见上皮下免疫复合物沉积。间质中可有水肿和炎性细胞浸润。免疫荧光检查可见沿毛细血管壁和系膜区有弥漫性粗颗粒免疫复合物沉积，其主要成分是IgG和C3，IgA和IgM少见。电镜检查可见上皮细胞下"驼峰状"电子致密物沉积。PSGN病理改变呈自限性，可完全恢复。若发病1个月后仍有较强IgG沉积，则可致病程迁延不愈。

知识点4：急性肾小球肾炎的临床表现及实验室检查
　　　　副高：熟练掌握　　正高：熟练掌握

（1）尿异常：几乎全部患者均有肾小球源性血尿，约30%患者可有肉眼血尿，常为起病首发症状和患者就诊原因。可伴有轻、中度蛋白尿，少数患者（<20%患者）可呈肾病综合征范围的大量蛋白尿。尿沉渣除红细胞外，早期尚可见白细胞和上皮细胞稍增多，并可有红细胞管型。

（2）水肿：80%以上患者均有水肿，常为起病的初发表现，典型表现为晨起眼睑水肿及伴有下肢轻度可凹性水肿，少数严重者可波及全身。

（3）高血压：约80%患者出现一过性轻、中度高血压，常与水、钠潴留有关，利尿后血压可逐渐恢复正常。少数患者可出现严重高血压，甚至高血压脑病。

（4）肾功能异常：患者起病早期可因肾小球滤过率下降，水、钠潴留致尿量减少，少数患者甚至少尿（<400ml/d）。肾功能可一过性受损，表现为血肌酐轻度升高。多于1~2周后尿量渐增，肾功能于利尿后数日可逐渐恢复正常。仅少数患者可表现为急性肾衰竭，易与急进性肾小球肾炎相混淆。

（5）充血性心力衰竭：常发生在急性肾炎综合征期，严重水、钠潴留和高血压为重要的诱发因素。患者可有颈静脉怒张，奔马律和肺水肿症状，常需紧急处理。老年患者发生率较高（可达40%），儿童患者少见（<5%）。

（6）免疫学检查异常：起病初期血清C3及总补体下降，8周内渐恢复正常，对诊断本病意义很大。患者血清抗链球菌溶血素"O"效价升高，提示近期内曾有过链球菌感染。另外，部分患者起病早期循环免疫复合物及血清冷球蛋白可呈阳性。

知识点5：急性肾小球肾炎的诊断　　　　　副高：熟练掌握　正高：熟练掌握

链球菌感染后1~3周出现血尿、蛋白尿、水肿和高血压等典型临床表现，伴血清C3的一过性下降，8周内病情逐渐减轻至完全缓解者，即可作出临床诊断。若起病后2个月病情无明显好转，仍有高血压或持续性低补体血症，或肾小球滤过率进行性下降，应行肾活检以明确诊断。

知识点6：急性肾小球肾炎的鉴别诊断　　　　　副高：熟练掌握　正高：熟练掌握

（1）系膜增生性肾小球肾炎（IgA肾病和非IgA系膜增生性肾小球肾炎）：起病可呈急性肾炎综合征表现，潜伏期较短，多于前驱感染后数小时到数日内出现血尿等急性肾炎综合征症状，但患者血清C3无降低，病情反复。IgA肾病患者的血尿发作常与上呼吸道感染有关。

（2）其他病原微生物感染后所致的急性肾炎：其他细菌、病毒及寄生虫等感染所引起的肾小球肾炎常于感染的极期或感染后3~5天出现急性肾炎综合征表现。病毒感染所引起的肾炎临床症状较轻，血清补体多正常，水肿和高血压少见，肾功能正常，呈自限性发展过程。

（3）膜增生性肾小球肾炎：又称系膜毛细血管性肾小球肾炎。临床表现类似急性肾炎综合征，但蛋白尿明显，血清补体水平持续低下，8周内不恢复，病变持续发展，无自愈倾向。鉴别诊断困难者需做肾活检。

（4）快速进展性肾小球肾炎：临床表现及发病过程与急性肾炎相似，但临床症状常较重，早期出现少尿或无尿，肾功能持续进行性下降。确诊有困难时，应尽快做肾活检明确诊断。

（5）全身性疾病肾脏损害：系统性红斑狼疮、系统性血管炎、原发性冷球蛋白血症等均可引起肾损害，亦可合并低补体血症，临床表现类似急性肾炎综合征，可根据其他系统受累的典型临床表现和实验室检查来鉴别。

知识点7：急性肾小球肾炎的治疗　　　　　　副高：熟练掌握　正高：熟练掌握

（1）一般治疗：急性期应卧床休息，待肉眼血尿消失、水肿消退及血压恢复正常后逐步增加活动量。急性期应予低盐（每日<3g）饮食。肾功能正常者不需限制蛋白质入量，但肾功能不全时可考虑限制蛋白质摄入，并以优质动物蛋白为主。明显少尿者应注意控制液体入量。

（2）治疗感染灶：本病主要是链球菌感染后造成的免疫反应所致，急性肾炎发作时感染灶多数已经得到控制。如无现症感染依据，不需要用抗生素。因此，以往主张病初注射青霉素10~14天（过敏者可用大环内酯类抗生素），但其必要性现有争议。对于反复发作的慢性扁桃体炎，待病情稳定后（尿蛋白少于一个+，尿沉渣红细胞<10个/HP）可考虑做扁桃体摘除，术前、术后2周需注射青霉素。

（3）对症治疗：包括利尿消肿、降血压、预防心脑并发症。休息、低盐和利尿后高血压控制仍不满意时，可加用降压药物。

（4）透析治疗：少数发生急性肾衰竭而有透析指征时，应及时给予透析治疗以帮助患者度过急性期。由于本病具有自愈倾向，肾功能多可逐渐恢复，一般不需要长期维持透析。

知识点8：急性肾小球肾炎的预后　　　　　　副高：熟练掌握　正高：熟练掌握

本病急性期预后良好，尤其是儿童。绝大多数患者于2~4周内水肿消退、肉眼血尿消失、血压恢复正常。少数患者的少量镜下血尿和微量白蛋白尿可迁延6~12个月才消失。血清补体水平4~8周内恢复正常。

PSGN的长期预后，尤其是成年患者的预后报道不一。但多数患者的预后良好，6%~18%患者遗留尿异常和/或高血压。也有的患者在PSGN发生后10~40年才逐渐出现蛋白尿、高血压和肾功能损害。

影响预后的因素主要：①年龄：成人较儿童差，尤其是老年人；②散发者较流行者差；③持续大量蛋白尿、高血压和/或肾功能损害者预后较差；④肾组织增生病变重，有广泛新月体形成者预后差。

第二节　急进性肾小球肾炎

知识点1：急进性肾小球肾炎的概念　　　　　副高：熟练掌握　正高：熟练掌握

急进性肾小球肾炎（RPGN）是以急性肾炎综合征、肾功能急剧恶化、多在早期出现少尿性急性肾衰竭为临床特征，病理类型为新月体性肾小球肾炎的一组疾病。

知识点2：急进性肾小球肾炎的病因　　　　副高：熟练掌握　正高：熟练掌握

由多种原因所致的一组疾病，包括：①原发性急进性肾小球肾炎；②继发于全身性疾病（如系统性红斑狼疮肾炎）的急进性肾小球肾炎；③在原发性肾小球病（如系膜毛细血管性肾小球肾炎）的基础上形成广泛的新月体，即病理类型转化而来的新月体性肾小球肾炎。

知识点3：急进性肾小球肾炎的病理分型　　　副高：熟练掌握　正高：熟练掌握

RPGN根据免疫病理可分为三型，其病因及发病机制各不相同：①Ⅰ型：又称抗肾小球基底膜（GBM）型肾小球肾炎。是抗GBM抗体与GBM抗原相结合激活补体而致病；②Ⅱ型：又称免疫复合物型。因肾小球内循环免疫复合物的沉积或原位免疫复合物形成，激活补体而致病；③Ⅲ型：又称少免疫复合物型。肾小球内无或仅微量免疫球蛋白沉积。现已证实，50%～80%的Ⅲ型患者为原发性小血管炎肾损害，肾脏可为首发，甚至唯一受累器官或与其他系统损害并存。原发性小血管炎患者血清抗中性粒细胞胞质抗体（ANCA）常呈阳性。

知识点4：急进性肾小球肾炎的病理　　　　　副高：熟练掌握　正高：熟练掌握

肾脏体积常较正常增大。病理类型为新月体性肾小球肾炎。光镜下通常以广泛（50%以上）的肾小球囊腔内有大新月体形成（占肾小球囊腔50%以上）为主要特征，病变早期为细胞新月体，后期为纤维新月体。另外，Ⅱ型常伴有肾小球内皮细胞和系膜细胞增生，Ⅰ型和Ⅲ型可见肾小球节段性纤维素样坏死。免疫病理学检查是分型的主要依据，Ⅰ型IgG及C3呈光滑线条状沿肾小球毛细血管壁分布；Ⅱ型IgG及C3呈颗粒状或团块状沉积于系膜区及毛细血管壁；Ⅲ型肾小球内无或仅有微量免疫沉积物。电镜下Ⅱ型可见电子致密物在系膜区和内皮下沉积，Ⅰ型和Ⅲ型无电子致密物。

知识点5：急进性肾小球肾炎的临床表现及实验室检查
　　　　　　　　　　　　　　　　　　　　　副高：熟练掌握　正高：熟练掌握

中国以Ⅱ型略为多见，Ⅰ型好发于中青年，Ⅱ型及Ⅲ型常见于中老年患者，男性略多。

患者可有前驱呼吸道感染，起病多较急，病情可急骤进展。以急性肾炎综合征（急性起病、血尿、蛋白尿、水肿和高血压），多在早期出现少尿或无尿，进行性肾功能恶化并发展成尿毒症为临床特征。患者常伴有中度贫血。Ⅱ型患者约半数可伴肾病综合征，Ⅲ型患者常有不明原因的发热、乏力、关节痛或咯血等系统性血管炎的表现。

免疫学检查异常主要有抗GBM抗体阳性（Ⅰ型）和ANCA阳性（Ⅲ型）。Ⅱ型患者的血液循环免疫复合物及冷球蛋白可呈阳性，可伴血清C3降低。

B型超声等影像学检查常显示双肾增大。

知识点6：急进性肾小球肾炎的诊断及鉴别诊断　　副高：熟练掌握　正高：熟练掌握

凡急性肾炎综合征伴肾功能急剧恶化，无论是否已达到少尿性急性肾衰竭，应怀疑本病，并及时进行肾活检。若病理证实为新月体性肾小球肾炎，根据临床和实验室检查能除外系统性疾病，诊断可成立。原发性急进性肾炎应与下列疾病进行鉴别诊断：

（1）引起急性肾损伤的非肾小球疾病

1）急性肾小管坏死：常有明确的肾缺血（如休克、脱水）或肾毒性药物（如肾毒性抗生素）或肾小管堵塞（如血管内溶血）等诱因，临床以肾小管损害为主（尿钠增加、低比重尿及低渗透压尿），一般无急性肾炎综合征表现。

2）急性过敏性间质性肾炎：常有明确的用药史及部分患者有药物过敏反应（低热、皮疹等）、血和尿嗜酸性粒细胞增多等，可资鉴别，必要时依靠肾活检确诊。

3）梗阻性肾病：患者常突发或急骤出现无尿，但无急性肾炎综合征表现，B超、膀胱镜检查或逆行尿路造影可证实尿路梗阻。

（2）引起急进性肾炎综合征的其他肾小球疾病

1）继发性急进性肾炎：肺出血肾炎综合征（Goodpasture病）、系统性红斑狼疮肾炎、过敏性紫癜肾炎均可引起新月体性肾小球肾炎，依据系统受累的临床表现和实验室特异检查，鉴别诊断一般不难。

2）原发性肾小球疾病：有的病理改变并无新月体形成，但病变较重和/或持续，临床上可呈现急进性肾炎综合征，如重症毛细血管内增生性肾小球肾炎或重症系膜毛细血管性肾小球肾炎等。临床上鉴别较困难，常需做肾活检协助诊断。

知识点7：急进性肾小球肾炎的治疗　　　　　　　副高：熟练掌握　正高：熟练掌握

（1）强化疗法

1）强化血浆置换疗法：应用血浆置换机分离患者的血浆和血细胞，弃去血浆，以等量正常人的血浆（或血浆白蛋白）和患者血细胞重新输入体内。通常每日或隔日1次，每次置换血浆2~4L，直到血清自身抗体（如抗GBM抗体、ANCA）转阴或病情好转，一般需7次以上。该疗法需配合糖皮质激素［口服泼尼松1mg/（kg·d），6~8周后渐减］及细胞毒药物［环磷酰胺2~3mg/（kg·d）口服，或静脉滴注每个月0.6~0.8g，累积量一般不超过8g］，以防止在机体大量丢失免疫球蛋白后有害抗体大量合成而造成"反跳"。该疗法适用于各型急进性肾炎，但主要适用于Ⅰ型和就诊时急性肾衰竭已经需要透析的Ⅲ型。此外，对于伴有威胁生命的肺出血患者，血浆置换疗效较为肯定、迅速，应首选。

2）甲基泼尼松龙冲击联合环磷酰胺治疗：甲基泼尼松龙0.5~1.0g溶于5%葡萄糖液中静脉点滴，每日或隔日1次，3次为1疗程。必要时间隔3~5天可进行下一疗程，一般为1~3个疗程。同时需辅以泼尼松及环磷酰胺常规口服治疗，方法同前。近年有人用环磷酰胺冲击疗法（0.6~1g溶于5%葡萄糖液中静脉点滴，每月1次），替代常规口服，可减少环磷酰胺的不良反应，其确切优缺点和疗效尚待进一步总结。该疗法主要适用Ⅱ、Ⅲ型，Ⅰ型疗效较差。同时应注意继发感染和水、钠潴留等不良反应。

（2）替代治疗：凡急性肾衰竭已达透析指征者，应及时透析。对强化治疗无效的晚期病例或肾功能已无法逆转者，则有赖于长期维持透析。肾移植应在病情静止半年，特别是Ⅰ型患者血中抗GBM抗体需转阴后半年进行。

对水、钠潴留，高血压及感染等需积极采取相应的治疗措施。

知识点8：急进性肾小球肾炎的预后	副高：熟练掌握　正高：熟练掌握

患者若能得到及时明确的诊断和早期强化治疗，预后可得到显著改善。早期强化治疗可使部分患者缓解，避免或脱离透析，甚至少数患者肾功能完全恢复。若诊断不及时，早期未接受强化治疗，患者多于数周至半年内进展至不可逆的慢性肾衰竭。影响患者预后的主要因素：①免疫病理类型：Ⅲ型较好，Ⅰ型差，Ⅱ型居中；②强化治疗是否及时：临床无少尿、血肌酐<600μmol/L，病理尚未显示广泛不可逆病变（纤维性新月体、肾小球硬化或间质纤维化）时即开始治疗者预后较好；③老年患者预后相对较差。

本病缓解后的长期转归，以逐渐转为慢性病变并发展为慢性肾衰竭较为常见，故应特别注意采取措施保护残存肾功能，延缓疾病进展和慢性肾衰竭的发生。部分患者可长期维持缓解。但是ANCA相关小血管炎引起的Ⅲ型可复发，因此，还需要1~2年以上的维持治疗以减少复发。

第三节　慢性肾小球肾炎

知识点1：慢性肾小球肾炎的概念	副高：熟练掌握　正高：熟练掌握

慢性肾小球肾炎简称慢性肾炎，以蛋白尿、血尿、高血压、水肿为基本临床表现，起病方式各有不同，病情迁延，病变缓慢进展，可有不同程度的肾功能减退，最终将发展为慢性肾衰竭的一组肾小球病变。因病理类型及病期不同，主要临床表现各异，疾病表现呈多样化。

知识点2：慢性肾小球肾炎的病因及发病机制	副高：熟练掌握　正高：熟练掌握

绝大多数慢性肾炎由不同病因、不同病理类型的原发性肾小球疾病发展而来，仅少数由急性链球菌感染后肾小球肾炎发展所致。其发病机制主要与原发病的免疫炎症损伤有关。此外，高血压、大量蛋白尿、高血脂等非免疫因素亦参与其慢性化进程。

知识点3：慢性肾小球肾炎的病理	副高：熟练掌握　正高：熟练掌握

慢性肾炎可见于多种肾脏病理类型，主要为系膜增生性肾小球肾炎（包括IgA和非IgA系膜增生性肾小球肾炎）、系膜毛细血管性肾小球肾炎、膜性肾病及局灶节段性肾小球硬化

等，其中少数非IgA系膜增生性肾小球肾炎可由毛细血管内增生性肾小球肾炎（急性肾炎）转化而来。

病变进展至后期，所有不同类型病理变化均可进展为程度不等的肾小球硬化，相应肾单位的肾小管萎缩、肾间质纤维化。疾病晚期肾脏体积缩小、肾皮质变薄，病理类型均可发展为硬化性肾小球肾炎。

知识点4：慢性肾小球肾炎的临床表现　　　　　副高：熟练掌握　正高：熟练掌握

临床表现差异较大，症状轻重不一。以血尿、蛋白尿、高血压和水肿为基本症状。早期可有体倦乏力、腰膝酸痛、食欲减退等，水肿时有时无，病情时轻时重，肾功能渐进性减退，最终发展至终末期肾衰竭。

多数患者有轻重不等的高血压，部分患者以高血压为突出表现，甚至出现高血压脑病、高血压性心脏病、眼底出血及视神经盘水肿等。

部分慢性肾炎患者因感染、劳累、使用肾毒性药物等导致病情急剧恶化，及时去除诱因可使肾功能有所恢复。晚期则主要表现为终末期肾衰竭的相应症状。

有的患者除上述慢性肾炎的一般表现外，血压（特别是舒张压）持续性中等以上程度升高，严重者可有眼底出血、渗出，甚至视盘水肿。如血压控制不好，肾功能恶化较快，预后较差。

知识点5：慢性肾小球肾炎的实验室检查　　　　　副高：熟练掌握　正高：熟练掌握

实验室检查多为轻度尿异常，尿蛋白常在1～3g/d之间，尿沉渣镜检红细胞可增多，可见管型。血压可正常或轻度升高。肾功能正常或轻度受损（肌酐清除率下降），可持续数年，甚至数十年，肾功能逐渐恶化并出现相应的临床表现（如贫血、血压增高等），最后进入终末期肾衰竭。

知识点6：慢性肾小球肾炎的诊断和鉴别诊断　　　　副高：熟练掌握　正高：熟练掌握

凡存在慢性肾炎的临床表现，如血尿、蛋白尿、水肿和高血压者均应注意本病的可能，确诊前须排除继发性肾小球疾病，如系统性红斑狼疮、糖尿病肾病、高血压肾损害及遗传性肾小球肾炎。本病需与以下疾病进行鉴别诊断。

（1）慢性肾盂肾炎：多有反复发作的尿路感染病史，尿细菌学检查常阳性，B型超声检查或静脉肾盂造影示双侧肾脏不对称缩小更有诊断价值。

（2）狼疮性肾炎：好发于年轻女性，存在多系统器官损害、免疫学异常等特征，肾活检可见免疫复合物广泛沉积于肾小球的各部位，免疫病理呈"满堂亮"。

（3）糖尿病肾病：较长时间的糖尿病史伴肾损害的表现有助于诊断。

（4）高血压肾损害：既往有较长时间的高血压病史，肾小管功能（如尿浓缩功能减退、比重降低和夜尿增多）异常早于肾小球功能损害，尿检异常较轻（尿蛋白<2.0g/24h，以中、小分子蛋白为主）。同时多伴有高血压其他靶器官损害（如心、脑）和眼底改变等。

（5）Alport综合征：多于青少年起病，有阳性家族史（多为性连锁X连锁显性遗传），其主要特征是肾损害、耳部病变（神经性耳聋）及眼疾患（球形晶状体等）同时存在。

（6）无症状血尿或/和蛋白尿：临床无明显不适表现，一般无水肿、高血压和肾功能损害。

知识点7：慢性肾小球肾炎的治疗	副高：熟练掌握　正高：熟练掌握

（1）积极控制高血压和减少尿蛋白：高血压和蛋白尿是加速肾小球硬化、促进肾功能恶化的重要因素，积极控制高血压和减少蛋白尿是两个重要的环节。高血压的治疗目标：力争把血压控制在理想水平（＜130/80mmHg）。尿蛋白的治疗目标：争取减少至＜1g/d。

（2）限制食物中蛋白及磷的入量：肾功能不全患者应限制蛋白及磷的入量，应进食优质低蛋白饮食0.6～1.0g/（kg·d），同时控制饮食中磷的摄入。在进食低蛋白饮食时，应适当增加碳水化合物的摄入以满足机体生理代谢所需要的热量，防止负氮平衡。在低蛋白饮食2周后可使用必需氨基酸或α-酮酸［0.1～0.2g/（kg·d）］。

（3）糖皮质激素和细胞毒药物：慢性肾炎是一临床综合征，其病因、病理类型及其程度、临床表现和肾功能等变异较大，一般不主张积极应用。如果患者肾功能正常或仅轻度受损，病理类型较轻（如轻度系膜增生性肾炎、早期膜性肾病等），尿蛋白较多，无禁忌证可试用，若无效应及时逐步撤去。

（4）避免加重肾脏损害的因素：感染、劳累、妊娠及肾毒性药物（如氨基糖苷类抗生素、含马兜铃酸的中药等）均可能损伤肾脏，导致肾功能恶化，应予以避免。

知识点8：慢性肾小球肾炎的预后	副高：熟练掌握　正高：熟练掌握

慢性肾炎呈持续进行性进展，最终发展至终末期肾衰竭。其进展速度主要取决于肾脏病理类型、延缓肾功能进展的措施以及避免各种危险因素。

第四节　隐匿性肾小球肾炎

知识点1：隐匿性肾小球肾炎的概念	副高：熟练掌握　正高：熟练掌握

隐匿性肾小球肾炎又称无症状性血尿和/或蛋白尿，一般指在体检或偶然情况下尿常规检查发现异常，不伴水肿、高血压和肾功能损害的一组肾小球疾病。临床表现为无症状性血尿或无症状性蛋白尿，或二者均有，但以一种表现更为突出。是一组病因、发病机制及病理类型不尽相同、临床表现类似、预后各异的原发性肾小球疾病。

知识点2：隐匿性肾小球肾炎的病因	副高：熟练掌握　正高：熟练掌握

绝大部分起病隐匿，病因不明，可能与免疫有关。

知识点3：隐匿性肾小球肾炎的病理　　　　副高：熟练掌握　正高：熟练掌握

本组疾病由多种病理类型的原发性肾小球病所致，但病理改变多较轻。例如，可见于轻微病变性肾小球肾炎（肾小球中仅有节段性系膜细胞及基质增生）、轻度系膜增生性肾小球肾炎及局灶性节段性肾小球肾炎（局灶性肾小球病，病变肾小球内节段性内皮及系膜细胞增生）等病理类型。根据免疫病理表现，又可将系膜增生性肾小球肾炎分为IgA肾病和非IgA系膜增生性肾小球肾炎。

知识点4：隐匿性肾小球肾炎的临床表现　　　　副高：熟练掌握　正高：熟练掌握

（1）起病情况：多见于青少年，男女均较为常见。起病隐匿，无明显前驱症状及表现，也无水肿及高血压等肾小球肾炎常见临床症状，多数患者仅从常规体格检查或偶然尿液常规检查中（如升学、婚检、入伍及招工体检）发现。

（2）主要临床表现：无明显临床表现。尿常规化验或存在轻度蛋白尿（尿蛋白定量<1.0g/24h，以白蛋白为主），或见镜下血尿（肾小球源性血尿），或二者兼有。尿异常或持续或间断，在感冒、劳累后尿中红细胞常增多，甚至出现肉眼血尿。病情迁延，时轻时重，但大多数患者随访期间无明显临床症状和体征，无水肿、高血压及肾功能减退等表现。

知识点5：隐匿性肾小球肾炎的临床类型　　　　副高：熟练掌握　正高：熟练掌握

（1）无症状性血尿：大部分患者为青年人，无临床症状和体征，多于体检时发现肾小球源性血尿，呈持续性或反复发作性，部分患者于剧烈运动、感染、发热等情况时出现一过性肉眼血尿。此型以持续性镜下血尿和/或反复发作性肉眼血尿为共同临床表现，患者无水肿、高血压、蛋白尿及肾功能损害。血液生化检查多无异常发现。

（2）无症状性蛋白尿：多发生于青年人，蛋白尿呈持续性，偶有波动。尿蛋白定量通常<1.0g/24h，以白蛋白为主。尿沉渣检查正常，无水肿、高血压及肾功能损害。无症状性蛋白尿患者预后不一，部分预后良好。病理组织学检查可为不同类型的肾小球疾病，如膜性肾病、系膜增生性肾炎、微小病变肾病、局灶性节段性肾小球硬化或某些早期IgA肾病。血液生化检查多无异常发现。

（3）无症状性血尿和蛋白尿：多见于青年男性。临床上同时存在血尿和蛋白尿，尿蛋白定量通常在1.0～2.0g/24h，无高血压、水肿和肾功能损害表现。由于无明显临床症状及体征，容易被患者和医生忽略致漏诊。因部分患者其实为进展性肾小球疾病，预后通常较单纯血尿者差。血液生化检查多无异常发现。

知识点6：隐匿性肾小球肾炎的辅助检查　　　　副高：熟练掌握　正高：熟练掌握

（1）尿液检查：尿常规化验或存在轻度蛋白尿，或镜下血尿，或二者兼有。相差显微镜尿红细胞形态学检查及尿红细胞容积分布曲线检查提示为肾小球源性血尿。

（2）血常规检查：一般无异常发现。

（3）血生化检查：肝功、肾功能检查正常；血抗链"O"、类风湿因子、抗核抗体、冷球蛋白阴性、补体正常。

（4）肾功能检查：包括肾小球滤过功能和肾小管功能评估在正常范围。肾小球滤过率、内生肌酐清除率正常，酚红排泄试验、尿浓缩稀释功能及酸化功能均在正常范围。

（5）影像学检查：超声影像学检查早期可见双肾正常，肾皮质或肾内结构正常。放射性核素显像、膀胱镜检查及静脉肾盂造影均可无异常发现。

（6）肾活检病理：对于隐匿性肾小球肾炎患者，肾活检可帮助进一步明确诊断。对于肾穿刺活检的指征，目前意见不一致。部分学者认为蛋白尿明显，特别是尿蛋白定量 > 1.0g/24h 应考虑进行肾穿刺活检，明确病理类型；随访过程中如发现尿蛋白增加，和/或出现血尿、蛋白尿，和/或出现水肿、高血压、肾功能损害等肾脏病表现，也应及时行肾活检以帮助明确病理类型及病变程度，并制定相应治疗措施。

知识点 7：隐匿性肾小球肾炎的诊断   副高：熟练掌握   正高：熟练掌握

隐匿性肾小球肾炎的诊断标准：①患者呈轻度蛋白尿（一般 < 1.0g/24h，白蛋白为主）和/或肾小球源性血尿；②无高血压、水肿及肾功能损害等临床表现；③已排除生理性蛋白尿、功能性血尿、继发性及遗传性肾小球疾病。

知识点 8：无症状性血尿型隐匿性肾小球肾炎的鉴别诊断

                               副高：熟练掌握   正高：熟练掌握

（1）IgA 肾病：IgA 肾病患者几乎皆有血尿，表现为单纯性血尿者约占 50%，肉眼血尿约占 60%。镜下血尿患者中约 60% 由 IgA 肾病所引起。鉴别诊断主要依赖肾活检病理检查，病理改变主要为肾小球系膜细胞和系膜基质增生；免疫病理检查提示 IgA 为主的免疫球蛋白和补体 C3 在系膜区沉积，系膜区可有免疫复合物。部分患者可有血清 IgA 水平升高。

（2）非 IgA 系膜增生性肾小球肾炎：非 IgA 系膜增生性肾小球肾炎在我国发病率较高。表现为单纯性血尿者约占 40%，镜下血尿患者约 30% 由此病引起。鉴别诊断主要依赖肾活检病理检查，其病理改变主要为肾小球系膜细胞和系膜基质增生；系膜区可有免疫复合物沉积，免疫病理检查有 IgG 和/或 IgM 为主的免疫球蛋白和补体 C3 沉积。

（3）局灶性肾小球肾炎：局灶性肾小球肾炎为病理学诊断，是一组不同致病因素和不同发病机制引起的组织病理改变近似的局灶、节段性肾小球炎。临床特征为反复发作性血尿（常为肉眼血尿），可以是原发性肾小球疾病的一种病理类型，也常继发于狼疮性肾炎、过敏性紫癜性肾炎、感染性心内膜炎等多种系统性疾病，鉴别诊断主要依赖肾活检病理检查并结合临床表现和实验室检查。

（4）薄基底膜肾病：薄基底膜肾病的主要表现为持续镜下血尿，偶发肉眼血尿，部分患者伴轻度蛋白尿，无水肿及高血压，肾功能持续正常，预后良好，既往又称良性家族性血尿。薄基底膜肾病的诊断需行肾穿刺活检病理电镜检查，电镜下肾小球基底膜弥漫性变薄，但光镜下肾小球正常或基本正常。

对无症状蛋白尿患者，需作尿蛋白定量和尿蛋白电泳以区分蛋白尿性质，并详细做离心后尿沉渣镜检，必要时应做尿本周蛋白检查或尿蛋白免疫电泳。只有确诊为肾小球性蛋白尿，且患者无水肿、高血压及肾功能减退时，才能考虑本病诊断。做出诊断前还必须排除功能性蛋白尿仅发生于剧烈运动、发热或寒冷时及体位性蛋白尿（见于青少年，直立时脊柱前凸所致，卧床后蛋白尿消失）等生理性蛋白尿，也需要排除其他原发性或继发性肾小球病的早期或恢复期。必要时行肾活检确诊。

（1）大量血尿造成的假性蛋白尿：泌尿系统局部出血使血浆成分进入尿液可导致尿蛋白假阳性，如泌尿系统肿瘤、结石、血管畸形等，应注意进行鉴别。必要时需进行相关影像学检查。

（2）泌尿系感染所致的血尿伴蛋白尿：泌尿系一般感染或结核时，可出现血尿伴蛋白尿，但一般伴有白细胞尿或脓尿，临床表现为尿频、尿急、尿痛，尿细菌学检查有助确诊。

（3）继发性及遗传性肾小球疾病：必须除外其他肾小球疾病的可能，如系统性疾病（红斑狼疮性肾炎、过敏性紫癜肾炎）、Alport综合征早期、薄基底膜肾病及非典型的急性肾炎恢复期等。应依据临床表现、家族史和实验室检查予以鉴别，必要时需依赖肾活检方能确诊。

隐匿性肾小球肾炎无特殊治疗方法。临床以长期随访观察、预防和治疗诱发疾病加重因素、减少尿蛋白和勿用肾毒性药物为治疗原则。

（1）定期（至少每3~6个月1次）门诊随访，监测血压、尿常规、尿蛋白定量及肾功能变化；女性患者在妊娠及分娩过程中需加强监测及进行产后随访。

（2）保护肾功能，避免各种肾损伤的因素，特别避免使用肾毒性药物。

（3）注意保养，防止感冒和过度劳累，如有反复发作的慢性扁桃体炎，待急性期过后可行扁桃体摘除术。伴血尿的蛋白尿或单纯尿蛋白明显增多（尤其>1g）者。

（4）尿蛋白阳性者可尝试使用ACEI和/或ARB治疗。

（5）可适当用中医药辨证施治，但需避免肾毒性中药。

隐匿性肾小球肾炎病情可长期迁延，也可呈间歇性或时轻时重。大多数患者的肾功能可长期维持正常，仅少数患者疾病转归可表现为自动痊愈或尿蛋白渐多、出现高血压和肾功能减退而呈慢性肾炎表现。其预后与随访及治疗措施是否合理密切相关。

第五节　药物引起的肾小球疾病

知识点1：药物引起的肾小球疾病的常见病理改变及引起的药物
　　　　　　　　　　　　　　　　　　　　副高：熟练掌握　正高：熟练掌握

药物引起的肾小球疾病临床上并不少见，很多药物能损伤肾小球滤过膜功能，引起蛋白尿甚至肾病综合征，但很少引起增生性肾小球肾炎。常见的病理改变和引起的药物包括：

（1）微小病变，常伴有急性间质性肾炎。多为非甾体类抗炎药引起，尤其是丙酸衍生物（如氟比洛芬、布洛芬和萘普生），也可以为α干扰素、利福平和氨苄西林等半合成青霉素引起。

（2）膜性肾病：是青霉胺、金制剂、汞制剂、三甲双酮、卡托普利、氯美噻唑引起。

（3）寡免疫坏死性肾小球肾炎，很少或没有免疫球蛋白沉积。多见于环丙沙星和肼屈嗪所致者。

（4）增生性肾小球肾炎伴血管炎：别嘌醇、青霉素、磺胺类药物、噻嗪类利尿剂、苯丙胺等所致者多见。

（5）快速进展性肾小球肾炎：利福平、华法林、卡比马唑、阿莫西林、青霉胺等偶可引起。

（6）局灶节段性肾小球硬化：静脉注射海洛因可引起局灶节段性肾小球硬化，又称海洛因相关性肾病。病理表现与特发性局灶节段性肾小球硬化相似，但系膜区IgM和C3沉积更为明显。临床表现为肾病综合征、高血压，多于3～5年内进展至终末期肾病。

知识点2：非甾体类抗炎药的肾脏不良反应　　　副高：熟练掌握　正高：熟练掌握

非甾体类抗炎药的肾脏不良反应表现多样，包括血流动力学异常导致的急性肾衰竭、水钠潴留、低钠血症、高钾血症、肾乳头坏死、急性间质性肾炎、肾病综合征和终末期肾病。

第六节　肾病综合征

知识点1：肾病综合征的概念　　　　　　　　　副高：熟练掌握　正高：熟练掌握

肾病综合征（NS）是各种肾脏疾病主要是肾小球疾病导致的临床综合征，基本特征包括：①大量蛋白尿，即成年人＞3.5g/d，儿童≥50mg/（kg·d），或将随机尿的尿白蛋白/肌酐（ACR）作为标准，ACR≥2200mg/g；②低白蛋白血症（血清蛋白＜30g/L）；③程度不等的水肿；④常伴高脂血症。其中前二者为诊断的必备条件。因肾病综合征的病因、病理表现不同，故"肾病综合征"诊断后，应进一步获得病因和/或病理诊断。

知识点2：肾病综合征的病因　　　　　副高：熟练掌握　正高：熟练掌握

肾病综合征按病因可分为原发性肾病综合征和继发性肾病综合征两类，大部分儿童的肾病综合征以及成人肾病综合征的2/3为原发性，诊断原发性肾病综合征必须先除外继发性肾病综合征。原发性肾病综合征病因为多种病理类型的原发性肾小球疾病，包括：①微小病变型肾病（MCD）；②膜性肾病（MN）；③局灶节段性肾小球硬化（FSGS）；④系膜增生性肾小球肾炎（MsPGN）；⑤系膜毛细血管性肾小球肾炎（MPGN）。不同病理类型对治疗的敏感性、复发率以及预后均有区别，因此，明确病理诊断对于指导治疗与随诊意义重大。

知识点3：肾病综合征的发病机制　　　　副高：熟练掌握　正高：熟练掌握

由于肾病综合征的病因与病理类型各不相同，发病机制也有所差异，很多引起肾病综合征的疾病本身的发病机制也未完全阐明。但不论原发病如何，肾病综合征的基本病理改变均为肾小球滤过屏障受损，对蛋白通透性增加导致大量蛋白尿的发生。

大量蛋白尿是肾病综合征最主要的临床特征。任何引起肾小球滤过膜通透性增高的疾病均可引起蛋白尿，即电荷屏障（如足细胞足突病变导致负电荷减少）和孔径屏障（滤过膜病变致其本身孔径变大）的异常，致部分带负电荷的白蛋白或血浆蛋白自肾小球滤过膜滤出，进而导致肾病综合征。

知识点4：肾病综合征的病理生理　　　　副高：熟练掌握　正高：熟练掌握

各种原因所致的肾病综合征有相似的病理生理机制。

（1）大量蛋白尿：由于肾小球滤过膜电荷或分子屏障功能发生障碍，血浆蛋白质丢失，当原尿中蛋白质含量超过肾小管重吸收能力时，产生蛋白尿，每日尿蛋白超过3.5g时称肾病范围蛋白尿。

（2）低白蛋白血症：低蛋白血症的主要原因为蛋白丢失速度超过体内蛋白合成（主要是肝脏）代偿能力、胃肠道黏膜水肿导致蛋白的丢失以及肾小管的分解加强。激素结合蛋白的丢失导致一系列内分泌和代谢紊乱，如甲状腺素指数的改变、维生素D缺乏；免疫球蛋白与补体成分的丢失造成患者感染发生率提高；抗凝物质的丢失造成易血栓倾向。

（3）水肿：低蛋白血症造成血浆胶体渗透压下降，水分进入组织间液，同时有效循环不足激活肾素-血管紧张素-醛固酮系统导致水、钠潴留与组织水肿。

（4）高脂血症：由于低蛋白血症增加肝脏脂蛋白的合成，降低脂蛋白酶活力，减少胆固醇分解利用，导致高脂血症。

知识点5：微小病变型肾病的病理表现　　　副高：熟练掌握　正高：熟练掌握

（1）光镜检查：肾小球基本正常，偶见上皮细胞肿胀，空泡样变性及轻度的节段性系膜细胞和基质增生。老年患者偶见肾小球硬化，但不超过肾小球总数的5%~10%。肾小管上皮细胞尤其是近曲小管上皮细胞可呈现脂肪变性或空泡变性，细胞内可见含有双折光的脂滴。肾小管可伴有小灶状萎缩，间质无明显病变，在成年特别是老年患者中可见到小血管壁内膜增厚。

（2）免疫荧光检查：一般为阴性，有时可见到少量IgM在系膜区沉积。

（3）电镜检查：显示脏层上皮细胞足突广泛融合与假绒毛样变性，也可有空泡变性及脂肪变性。肾小球基底膜正常，沿基膜两侧无电子致密物沉积。

知识点6：局灶性节段性肾小球硬化的病理表现　　副高：熟练掌握　正高：熟练掌握

（1）光镜检查：肾小球病变呈局灶性、节段性分布，表现为部分肾小球或肾小球的部分节段硬化，未受累的肾小球基本正常或仅轻度系膜增生。一般肾皮质深部或皮髓交界处的肾小球首先受累，仅侵及肾小球的1~3个血管襻。脏层上皮细胞增生、肿胀，严重时形成假新月体，见于疾病的早期。随病变进展，硬化的肾小球逐渐增多，出现球性硬化，其余相对完好的肾小球代偿性肥大。肾小管间质病变较常见，可表现为灶状肾小管萎缩、扩张伴间质纤维化和炎细胞浸润，小动脉管壁可增厚。根据光镜下肾小球病变不同，局灶性节段性肾小球硬化可分为经典型、门部型、细胞型、顶端型、塌陷型。

（2）免疫荧光检查：IgM和C3呈粗颗粒状或团块状沉积于受累肾小球的病变部位，无病变的肾小球一般呈阴性或IgM和C3在系膜区沉积，IgG和IgA沉积少见。

（3）电镜检查：肾小球脏层上皮细胞出现广泛的足突融合，并与肾小球基底膜脱离为其早期病变。受累肾小球内皮细胞下和系膜区有电子致密物沉积，硬化部位有毛细血管的萎陷及电子致密物沉积。

知识点7：系膜增生性肾小球肾炎的病理表现　　副高：熟练掌握　正高：熟练掌握

（1）光镜检查：肾小球系膜细胞和系膜基质弥漫增生，按照增生程度可分为轻、中、重度。轻度增生指增生的系膜宽度不超过毛细血管襻直径，管腔开放良好，中度增生指增生的系膜宽度超过毛细血管襻直径，管腔不同程度受压；重度增生指系膜在弥漫性指状分布的基础上呈团块状聚集，伴肾小球节段性硬化。中、重度系膜增生性肾小球肾炎可见节段性系膜插入现象。肾小管间质改变与肾小球病变平行，中、重度系膜增生性肾小球肾炎常伴有灶状肾小管萎缩和间质纤维化。

（2）免疫荧光检查：根据肾小球系膜区沉积的免疫复合物不同分为IgA肾病和非IgA系膜增生性肾小球肾炎。IgA肾病以IgA沉积为主，非IgA系膜增生性肾小球肾炎常有IgM、IgG的沉积，均常伴有补体C3的沉积。呈弥漫性分布于整个肾小球。少数患者仅有C3沉积，极少数免疫荧光检查阴性。

（3）电镜检查：可见肾小球系膜细胞及基质增生，电子致密物在系膜区和/或内皮下细颗粒样沉积，肾小球基底膜一般正常，有时可见不规则增厚伴节段性足突融合。

知识点8：膜性肾病的病理表现　　　　副高：熟练掌握　正高：熟练掌握

（1）光镜检查：上皮下免疫复合物沉积，肾小球基底膜弥漫增厚。

（2）免疫荧光检查：IgG和C3呈弥漫性颗粒状沿肾小球毛细血管壁沉积，很少有IgM和IgA沉着，特发性膜性肾病几乎无系膜区沉积。早期可仅有IgG沉积，晚期可呈阴性，C1q或C4阳性提示补体经典途径激活。随着疾病进展，免疫荧光染色强度减低，逐渐变浅甚至阴性。一般无内皮细胞、系膜细胞及基质或上皮细胞增生，亦无炎细胞浸润。根据病变进展程度分为Ⅰ期、Ⅱ期、Ⅲ期、Ⅳ期。

知识点9：系膜毛细血管性肾小球肾炎的病理表现

　　　　　　　　　　　　　　　　　　　　　　　　副高：熟练掌握　正高：熟练掌握

（1）光镜检查：肾小球系膜细胞及基质弥漫增生并沿内皮细胞下插入、基底膜弥漫性增厚呈"双轨征"。

（2）免疫荧光检查：IgG（或IgM）和C3呈颗粒样在系膜区及毛细血管壁沉积。

（3）电镜检查：电子致密物在系膜区、内皮下或上皮下沉积，根据电子致密物的沉着部位及基底膜病变的特点可分为Ⅰ型、Ⅱ型、Ⅲ型。

知识点10：微小病变型肾病的临床表现　　副高：熟练掌握　正高：熟练掌握

占儿童原发性肾病综合征的80%～90%，占成年人原发性肾病综合征的5%～10%。男女比例约为2∶1，好发于儿童，成年人患病率降低，但老年人患病率又呈上升趋势。大部分患者突然起病，无明显诱因，水肿为首发症状，呈颜面及体位性水肿，严重者出现浆膜腔积液，大量蛋白尿；肉眼血尿极罕见，1/3患者有镜下血尿；高血压在成年患者相对较多。

知识点11：局灶性节段性肾小球硬化的临床表现

　　　　　　　　　　　　　　　　　　　　　　　　副高：熟练掌握　正高：熟练掌握

可发生于任何年龄，但儿童及青少年多见，平均发病年龄为21岁，男性略多于女性。临床主要表现为肾病综合征，占原发性肾病综合征的20%～25%，10%～30%的病例可为非肾病性蛋白尿。镜下血尿和高血压多见，随病情进展逐渐出现肾功能受损，少数病例在起病时即有肾功能减退，可见肾性糖尿、氨基酸尿、肾小管性酸中毒等肾小管功能异常的表现。上呼吸道感染或预防接种可使临床症状加重。实验室检查为非选择性蛋白尿，免疫学检查血清补体正常，血IgG可减少，与大量蛋白尿从尿中丢失有关。

知识点12：系膜增生性肾小球肾炎的临床表现　　副高：熟练掌握　正高：熟练掌握

我国患病率高，约占原发性肾病综合征的30%。多见于青少年，男性多于女性。临床表现多样，常隐匿起病，可表现为无症状性血尿和/或蛋白尿、慢性肾炎综合征、肾病综合征等，有前驱感染史者可呈急性起病，甚至表现为急性肾炎综合征。据报道，IgA肾病患者约15%表现为肾病综合征，几乎所有患者均有血尿，而非IgA系膜增生性肾小球肾炎约30%表现为肾病综合征，约70%伴有血尿，常为镜下血尿。

知识点13：膜性肾病的临床表现	副高：熟练掌握　正高：熟练掌握

在成年人原发性肾病综合征中膜性肾病占20%～25%，可发生于任何年龄，30～50岁为高发，男性多于女性。常隐袭起病，85%表现为肾病综合征，20%～25%呈无症状性蛋白尿，30%～50%有镜下血尿，20%～40%有不同程度的高血压及肾功能受损，约有25%的患者可完全自发缓解，缓解大多出现在发病的后3年。蛋白尿程度及持续时间是影响自然病情发展的重要因素。易发生血栓栓塞并发症，尤其是肾静脉血栓形成，发生率在40%～50%，可为单侧或双侧、急性或慢性起病。

知识点14：系膜毛细血管性肾小球肾炎的临床表现	
	副高：熟练掌握　正高：熟练掌握

占原发性肾小球疾病的10%～20%，主要见于儿童及青少年，5岁以下及60岁以上的患者少见。50%～60%患者表现为肾病综合征，常伴镜下血尿；1/4～1/3患者有上呼吸道前驱感染，表现为急性肾炎综合征，Ⅱ型更多见；其余病例可为无症状性血尿和/或蛋白尿。起病时30%的患者有轻度高血压，20%出现肾功能损害。病情多持续进展，在导致终末期肾衰竭的肾小球肾炎中占25%以上。

知识点15：肾病综合征的并发症	副高：熟练掌握　正高：熟练掌握

（1）感染：感染是肾病综合征患者常见并发症，常见感染部位为呼吸道、泌尿道及皮肤等。原因包括严重水肿、免疫球蛋白丢失、营养不良、激素与使用细胞毒药物等，也是病情复发、激素抵抗的重要原因。

（2）血栓和栓塞：病因包括抗凝物质丢失、高脂血症、有效循环血量不足、利尿剂与使用肾上腺皮质激素等；临床以肾静脉、下肢深静脉血栓为常见，易发生于存在严重低蛋白血症的患者。

（3）急性肾功能衰竭：有效循环血容量不足所致的肾前性肾衰、肾间质水肿压迫肾小管所致的特发性肾衰、肾小管管腔蛋白管型堵塞、肾静脉血栓形成、药物等是导致急性肾功能衰竭的常见病因。急性肾功能衰竭常见于存在严重低蛋白血症的患者，其中特发性肾衰多见于微小病变肾病，肾静脉血栓形成多见于膜性肾病，病理活检肾小球改变不明显，可见间质水肿、肾小管正常或有少数细胞变性坏死。

（4）肾小管功能损伤：大量尿蛋白可引起肾小管功能受损，尤其是近端小管，出现肾小管酸中毒，甚至Fanconi综合征表现。一般伴有肾小管功能异常时对糖皮质激素治疗反应差，长期预后差。

（5）蛋白质和脂肪代谢紊乱：长期低蛋白血症可造成患者营养不良、机体抵抗力下降、生长发育迟缓、内分泌紊乱等。低蛋白血症还可导致药物与蛋白结合减少，游离药物增多，影响药物的疗效。同时，还可能增加部分药物的毒性作用。

高脂血症是肾病综合征患者肾功能损害进展的危险因素之一，高脂血症可加重肾小球的硬化。越来越多的报道显示，肾病综合征患者并发冠状动脉粥样硬化、心肌梗死的风险增高。肾病综合征患者合并高三酰甘油血症是发生冠心病的独立危险因素。

知识点16：肾病综合征的辅助检查　　　　副高：熟练掌握　　正高：熟练掌握

（1）尿液检查：24小时尿蛋白定量≥3.5g，尿沉渣可见各种管型，也可见血尿（镜下血尿或肉眼血尿），部分病例可见脂尿。

（2）血生化检查：①血脂：总胆固醇、三酰甘油及磷脂均可升高；②血清白蛋白：常≤30g/L；③血清蛋白电泳：可见α_2和β球蛋白升高；④血沉：显著加快，一般为40~80mm/h（魏氏法）；⑤其他：纤维蛋白原、FDP、V、Ⅶ、Ⅷ、X因子均可升高。

（3）血管造影（DSA）：对怀疑有血栓栓塞并发症患者，应做选择性血管造影。

（4）经皮肾穿刺活检术：可进一步明确病理类型，指导临床用药及判断预后。

知识点17：肾病综合征的诊断　　　　副高：熟练掌握　　正高：熟练掌握

（1）确定是否为肾病综合征：诊断标准：①尿蛋白定量＞3.5g/24h；②血浆白蛋白＜30g/L；③水肿；④高脂血症。①②为必备条件。

（2）确认病因：肾病综合征可为原发性和继发性。如考虑为继发性应积极寻找病因，在排除继发性肾病综合征之后才能诊断为原发性肾病综合征。对儿童应着重除外遗传性疾病、过敏性紫癜肾炎、乙型肝炎相关性肾小球肾炎等；中青年患者应注意除外结缔组织病、感染、药物引起的继发性肾病综合征，如狼疮肾炎等；老年人则应着重除外代谢性疾病、肿瘤等继发性肾病综合征，如糖尿病肾病、骨髓瘤肾病等。原发性肾病综合征不是独立疾病，在肾活检基础上完善病理类型的诊断对于指导治疗、评估预后尤为重要。

（3）确定病理类型：肾小球疾病临床和病理之间有一定的联系，医生可根据患者的临床表现初步推断其病理类型，但准确性有限，正确的病理诊断必须依靠肾活检，最后根据肾活检结果做出病理诊断。

（4）判断有无并发症及肾功能情况。

知识点18：肾病综合征的鉴别诊断　　　　副高：熟练掌握　　正高：熟练掌握

临床常见的继发性肾病综合征有以下几种，应积极加以鉴别。

（1）过敏性紫癜：好发于青少年，有典型的皮肤紫癜，可伴关节痛、腹痛及黑便，常在皮疹出现后1~4周出现血尿和/或蛋白尿，典型皮疹有助于鉴别诊断。

（2）狼疮性肾炎：部分病例可表现为肾病综合征。好发于青、中年女性。常有发热、蝶形红斑、光过敏、口腔黏膜溃疡、关节痛、多发性浆膜腔积液及多器官系统受累表现。血中可出现多种自身抗体，血清IgG增高，补体C3减少。血清免疫学检查有助于鉴别诊断。

（3）糖尿病肾病：好发于中老年，表现为肾病综合征，患者糖尿病病史常>10年，有高血压及糖尿病眼底病变，病史及眼底病变有助于鉴别诊断。

（4）肾脏淀粉样变性：肾脏受累常出现肾病综合征。好发于中老年，分为原发性和继发性。原发性病因不清，主要侵犯心、肾、消化道（包括舌）、皮肤和神经；继发性继发于慢性化脓性感染及恶性肿瘤，主要侵犯肾、肝、脾。确诊需组织活检。

（5）骨髓瘤肾病：肾脏受累时部分患者也可出现肾病综合征。多见于中老年人，男多于女。患者主诉骨痛，颅骨X线检查见穿凿样改变，血浆蛋白电泳出现M带，尿凝溶蛋白阳性，骨髓穿刺见大量骨髓瘤细胞。

知识点19：肾病综合征的一般治疗　　　副高：熟练掌握　　正高：熟练掌握

（1）休息：严重水肿和体腔积液时需卧床休息。

（2）饮食治疗：①目前主张蛋白的摄入量为0.8～1.0g/（kg·d），且为富含必需氨基酸的动物蛋白；②应少进富含饱和脂肪酸的动物油脂，多食富含多聚不饱和脂肪酸的植物油、鱼油以及可溶性纤维的食物。热量要充分［126～147kJ/（kg·d）］；③水肿时应低盐（<3g/d）；④肾病综合征患者易出现低钙血症，应注意多食含钙多的食物（如奶及奶制品、各种豆类制品等）；⑤铜、锌等元素参与体内许多酶的合成，当从尿中丢失或肠道吸收障碍时可导致蛋白质代谢障碍，生长发育停滞，伤口愈合缓慢及免疫功能降低等，应注意补充。食物中黄豆、萝卜、大白菜、扁豆、茄子、小麦、小米锌含量较高，猪肉、芝麻、菠菜、黄豆、芋头、茄子铜含量较高，可选择食用。

知识点20：肾病综合征的对症治疗　　　副高：熟练掌握　　正高：熟练掌握

（1）利尿消肿：轻症肾病综合征患者使用免疫抑制药物后尿量多迅速增多，当重症患者或激素等药物效果不明显时可酌情应用利尿药治疗，注意给予利尿药之前应判断患者的血容量状态。血容量正常或增高的患者可使用利尿药改善水肿症状，表现为血容量减少的患者必须在有效扩容的前提下使用利尿药。

1）利尿治疗的原则：①利尿治疗不宜过快过猛，以免造成血容量不足，加重血液高黏倾向，诱发血管栓塞；②渗透性利尿药可导致肾小管上皮细胞变性、坏死，诱发渗透性肾病，导致急性肾衰竭，少尿时慎用；③因血浆制品可增加尿蛋白排泄，加重肾损害，故不主张频繁应用。当患者出现少尿，合并较重感染对，可酌情合理应用。

2）利尿药的选择：对于轻度水肿，多应用噻嗪类利尿药和/或保钾利尿药，对于中、重度水肿患者多选择袢利尿药。利尿效果不好时可联合应用噻嗪类利尿药，以阻断肾单位不同部位钠的重吸收，两类药物具有协同效应。

3）提高血浆胶体渗透压：静脉输注血浆或血浆白蛋白，可提高血浆胶体渗透压，从而利尿消肿。但不可输注过多过频，多为隔天应用，以防止蛋白超负荷性肾病。

（2）减少尿蛋白：应用血管紧张素转换酶抑制剂可降低肾小球内高压，减少尿蛋白。

（3）降脂治疗：近年来认识到高脂血症对肾脏疾病进展的影响，部分治疗肾病综合征的药物，如肾上腺皮质激素及利尿药均可加重高脂血症，故目前多主张对肾病综合征的高脂血症使用降脂药物。可选用纤维酸类药物（如非诺贝特）或他汀类药物（HMG-CoA还原酶抑制剂）。

（4）抗凝血治疗：目前对于肾病综合征是否预防性给予抗凝血药物治疗尚缺乏循证医学证据，也未达成共识。一般认为，对于具有明显的血液浓缩，血脂增高，血浆白蛋白<20g/L，纤维蛋白原（FIB）>400g/L，应用大剂量糖皮质激素及利尿药的肾病综合征患者有必要给予抗凝血治疗。常用的药物有肝素、双香豆素类及抗血小板聚集类药物。

知识点21：肾病综合征的特异性治疗 　　　　副高：熟练掌握　正高：熟练掌握

（1）糖皮质激素：是治疗肾脏疾病的主要药物，治疗应掌握"始量要足、减量要缓、维持要长"的原则。常用药物为泼尼松，有肝损害或水肿严重时可更换为对应剂量泼尼松龙口服或静脉输注。长期应用激素应注意其不良反应，如高血压、高血糖、感染、骨病、消化性溃疡等，给予及时处理。使用足量糖皮质激素治疗16周不缓解者称激素抵抗；在最初缓解后减量过程中复发或停药2周内复发者称激素依赖；最初缓解后6个月内复发2次，或1年内复发3次者称经常复发。肾上腺皮质激素依赖、抵抗和经常复发者称难治性肾病综合征。

（2）细胞毒类药物：细胞毒类药物主要用于难治性肾病综合征或因激素不良反应不能坚持长期使用的患者。此类药物多有性腺抑制、肝脏毒性、骨髓抑制及诱发肿瘤等潜在风险。因此，应慎重掌握用药指征及疗程。常用细胞毒类药物包括环磷酰胺（CTX）、环孢素A（CsA）、霉酚酸酯（MMF）、普乐可复（FK506）、雷公藤总苷等。

1）CTX：常用剂量为2mg/（kg·d），可口服或静脉使用，累积总量6~8g，一般不超过200mg/kg，当累积总量超过300mg/kg时易发生性腺毒性。

2）CsA：是治疗原发性肾病综合征的二线药物，主要用于难治性肾病综合征或对肾上腺皮质激素有效而不良反应较大者。对儿童原发性肾病综合征或对肾上腺皮质激素有顾虑者也可作为一线药物。CsA治疗原发性肾病综合征有一定疗效，但对于治疗前已有Scr升高和/或肾活检有明显间质小管病变者应慎用。对CsA过敏者及<1岁儿童禁用。对于难治性MCD，应用CsA常有效，不良反应较少。肾上腺皮质激素依赖患者使用CsA后多数病例可取得完全或部分缓解，肾上腺皮质激素抵抗患者也有部分取得部分或完全缓解。

CsA治疗肾病综合征的成人起始剂量一般为3~5mg/（kg·d）。儿童起始剂量为150mg/（m²·d），最大剂量不超过200mg/（m²·d）。治疗前Scr已不正常患者，需要使用时的起始治疗剂量应≤2.5mg/（kg·d）。当Scr较基础值升高30%，应考虑减量，每次调整0.5~1.0mg/（kg·d）。应使用药物剂量与血药浓度指导剂量调整，成人5mg/（kg·d），儿童200mg/（m²·d）时，即使血药浓度低，增加CsA剂量也会增加毒性。CsA血药浓度在正常范围内并不能排除发生肾毒性的可能。注意调整血胆固醇<6.5mmol/L，胆固醇水平正常时，CsA用量为4~5mg/（kg·d）；血胆固醇在7.8mmol/L时，CsA用量为7~8mg/（kg·d）

才能达到有效组织浓度。CsA治疗肾病综合征时疗程为3~6个月，少数患者可用小剂量，即≤3mg/（kg·d）长期维持，注意其有治疗后效应（停药或减量后出现的疗效）。由于单用CsA治疗后复发率高，临床常需联合用药。与肾上腺皮质激素或其他免疫抑制剂联合使用可提高CsA的临床疗效。某些长效二氢吡啶类钙离子通道阻滞剂不仅可使CsA浓度升高，且不增加CsA的肾毒性，并可减少CsA的用量。

CsA治疗中最重要的问题是其肾毒性，急性CsA肾毒性多呈剂量依赖性，CsA减量或停用后可以恢复。慢性CsA肾毒性是CsA治疗的主要不良反应。CsA致肝损害的发生率为5%~10%，多发生在用药3个月内。使用CsA过程中10%~14%患者可发生高血压，原无高血压者用药后血压升高超出正常范围，或是用CsA前，原降压药可控制的血压，使用CsA后变为不可控制。一般加用降压药或调整降压药剂量后可控制CsA导致的高血压。对肾功能不全、严重高血压或有明显肾间质小管损伤者，应慎重，有尚未控制的感染或恶性肿瘤的患者不宜使用。长期使用者应注意监测肝、肾功能和血药浓度。

3）MMF：是一种抗代谢免疫抑制剂，主要用于防治肾移植排异、难治性原发性肾病综合征、活动性狼疮性肾炎、IgA肾病、系统性小血管炎。观察性研究证实，对于难治性原发性肾病综合征中微小病变和系膜增生性肾炎表现为激素依赖或激素抵抗者，MMF联合糖皮质激素有一定疗效，对膜性肾病、局灶节段性肾小球硬化症亦有一定疗效，但临床证据较少，可用于环磷酰胺等药物无效或有严重不良反应时。但目前仍被作为二线用药，亦不推荐单独使用。起始应用剂量为1.5g/d（体重≥70kg者推荐2.0g/d，体重≤50kg者，推荐1.0g/d），分2次空腹服用。其短期不良反应较环磷酰胺及环孢素等其他免疫抑制剂轻，主要有感染、骨髓抑制、胃肠道反应等，其可发生致命性重症感染，应特别引起重视。

4）FK506：FK506与CsA作用机制类似，广泛用于防治器官移植后排异，近年初步用于肾病治疗（如膜性肾病、FSGS、狼疮性肾炎等）并取得较好疗效，常用剂量为成人起始治疗剂量0.05mg/（kg·d），0.15~0.2mg/（kg·d）（移植），0.1mg/（kg·d）（肾病），分2次空腹服用，维持浓度在5~8ng/L，病情缓解后减量，疗程6~12个月。肾毒性、血糖升高、感染为其常见不良反应。但由于价格过高，限制了其临床应用及治疗经验的积累。

5）雷公藤总苷：可减少激素的依赖，有助于激素的撤减，常作为维持期用药。常用剂量1mg/（kg·d），分3次服用，使用期间应注意其肝肾毒性、性腺抑制等不良反应，一般3个月内应逐渐减量。

| 知识点22：肾病综合征并发症的治疗 | 副高：熟练掌握　　正高：熟练掌握 |

（1）感染：一般不主张应用抗生素预防感染，因为通常效果不佳，且容易导致耐药性和继发真菌感染。发现感染时应给予对致病菌敏感、强效且无肾毒性的抗生素积极治疗，有明确感染灶者应尽快去除。因此，对于肾病综合征，尤其是高危易感者，应积极预防感染。

（2）血栓及栓塞并发症

1）栓塞时的预防性抗凝治疗：比较公认的做法是当患者血浆白蛋白<20g/L时开始抗凝治疗，当NS经治疗好转，血浆清蛋白>25g/L时停止。抗凝药物常采用肝素、低分子肝素皮下注射，以及口服华法林。口服华法林时应将凝血酶原时间的国际标准化比率（INR）控制在1.5～2.5。对于MN的NS患者是否应采取常规抗凝治疗目前存在争议，但一组以既往患者为对照的研究表明，使用低分子肝素可以减少此并发症的发生。因此，结合临床实际（MN患者此并发症发生率高，并存在较高的肺栓塞死亡率）建议对MN的NS患者适当放宽和延长抗凝治疗。

2）已并发血栓、栓塞时的抗凝治疗：①长程抗凝，NS缓解后应继续3～6个月；②口服华法林较为经济、安全和方便；③监测INR，调整华法林剂量，使INR控制在1.5～2.0。

3）溶栓治疗：对于影响血流动力学的肺动脉主干或主要分支的栓塞，目前倾向于溶栓治疗。对于肾静脉血栓，目前缺乏循证医学的有力证据，国内、外仅有少量没有对照组的临床观察，建议可试用尿激酶静脉注射（10万～25万U/d，7～14天），或者经肾动脉导管局部溶栓。

（3）急性肾衰竭：对已发生急性肾衰竭的患者，首先应尽快明确病因，及时纠正肾功能损害因素，病因不清时应行肾活检。积极对症治疗，可采取以下措施：①加强利尿，如应用袢利尿药后，通常可使肾功能显著好转或恢复；对于使用利尿药治疗导致血容量不足引起肾功能下降的患者，应停用利尿药，并及时扩容纠正血容量不足，尿量多可增加，肾功能恢复；②对于扩容利尿无效、已达透析指征的患者应给予血液净化治疗，肾病综合征合并急性肾衰竭者大多数可逆，预后良好，极少数转变为不可逆性肾损害；③碱化尿液：可口服碳酸氢钠碱化尿液，以减少管型形成。

知识点23：肾病综合征的预后　　　　　　　副高：熟练掌握　　正高：熟练掌握

（1）微小病变性肾病：长期预后较好，50%可在数月内自发缓解，90%的患者对激素治疗反应良好，但治疗缓解后复发率高。存在血尿和高血压的患者激素抵抗的发生率高，预后也较差。该病理类型的肾病综合征患者10年存活率>95%，死亡者大多为老年人，多是不正确使用激素和细胞毒药物，发生感染导致死亡。若反复发作或长期大量蛋白尿得不到控制，病理类型可转变为系膜增生性肾小球肾炎，进而为局灶性节段性肾小球硬化，最终发展为尿毒症者约为3%。

（2）局灶性节段性肾小球硬化：被认为和微小病变性肾病属同一疾病的不同阶段，但其预后截然不同。有25%～40%患者在10～15年或以后可进展至终末期肾病，且肾移植后20%～30%的患者可复发。一般小儿和对激素治疗有反应或血清C3水平升高者预后较好。而持续大量蛋白尿、伴难以控制的持续高血压、发病时肾功能已受损的患者预后不佳。肾脏组织病理改变伴有弥漫系膜增生、肾小球血管极硬化、肾间质炎症细胞浸润伴纤维化、小动脉壁透明样变性者预后差。

（3）特发性膜性肾病：对治疗的反应虽然不佳，但多数患者的预后相对较好，约1/4患者的病情可自然缓解。与特发性膜性肾病预后有关的因素包括：儿童优于成年人，很少走向肾衰竭；女性优于男性，治疗缓解率高；大量蛋白尿持续时间长伴高血压、起病时肾功能已受损的患者预后差。膜性肾病的病理分期不能反映疾病进展的严重程度，但出现肾小管-间质严重病变者预后差。

（4）系膜增生性肾小球肾炎：根据免疫病理可分为IgA肾病和非IgA系膜增生性肾小球

肾炎，其中IgA肾病是我国最常见的原发性肾小球疾病之一。部分患者可表现为肾病综合征。影响其预后的不良因素有：起病时即伴有高血压或肾功能受损；持续大量蛋白尿2年以上；对免疫抑制剂治疗效果不明显；肾脏病理改变为重度系膜增生伴肾小球硬化、肾小管萎缩及间质纤维化。

（5）原发性膜增生性肾小球肾炎：为慢性进展性疾病，有6%～20%的病例临床长期缓解，30%～40%为持续性尿检异常但肾功能保持正常，25%～50%的患者在10年内进入终末期肾衰竭。一般认为，尿蛋白量大者，预后差；Ⅱ型预后较Ⅰ型差；临床伴有高血压及肾功能损害者预后差；肾脏组织学改变伴有新月体形成或肾小管–间质损害者预后差。有报道，肾移植术后Ⅱ型膜增生性肾小球肾炎复发率（75%～100%）明显高于Ⅰ型（20%～30%），但病情进展缓慢，不易发展为肾衰竭。

第七节　IgA　肾　病

知识点1：IgA肾病的概念	副高：熟练掌握　正高：熟练掌握

IgA肾病是1968年由法国学者Berger和Hinglais首先描述和命名的，其特征是肾活检免疫病理显示在肾小球系膜区以IgA为主的免疫复合物沉积，以肾小球系膜增生为基本组织学改变，故也称为Berger病。目前IgA肾病已经被世界公认为是原发性肾小球肾炎中最常见的类型。IgA肾病也是我国最常见的原发性肾小球疾病，占我国终末期肾病病因的第一位。其临床表现多种多样，主要表现为血尿，可伴有不同程度的蛋白尿、高血压和肾脏功能受损，是导致终末期肾病的常见的原发性肾小球疾病之一。某些系统性疾病，如过敏性紫癜性肾炎、系统性红斑狼疮、干燥综合征、强直性脊柱炎、关节炎、疱疹样皮炎以及酒精性肝硬化、慢性肝炎等疾病也可导致肾小球系膜区IgA沉积，称继发性IgA肾病。

知识点2：IgA肾病的病因	副高：熟练掌握　正高：熟练掌握

IgA肾病的病因尚未完全阐明，可能与感染、饮食习惯及居住环境、黏膜免疫功能异常及遗传背景等有关。

（1）感染：IgA肾病无论是初始发病或复发均与感染有密切关系，尤其是合并上呼吸道感染。近年来许多研究证实扁桃体感染与IgA肾病发病相关。

（2）饮食习惯及居住环境：亚洲国家IgA肾病患病率显著高于欧美，存在明显的地域差异性，有学者认为与饮食习惯及居住环境有关。

（3）黏膜免疫功能异常：已有许多研究证实，IgA肾病与非扁桃体炎性肾炎患者比较，发现IgA肾病腭扁桃体组织和单个核细胞中，CD4$^+$细胞、CD25$^+$细胞、J链阳性IgA细胞、CD19$^+$细胞、CD27$^+$细胞、CD68细胞、CD21细胞及CD3细胞等明显增多；IgA1、低糖基化IgA1、IL-4、TLR9、STAT6和FcαRI表达明显增高；IgA类别转换的相关酶AID及Iα1Cα1基因表达也明显增多；β1,3半乳糖转移酶及分子伴侣COSMC表达下降。研究提示IgA肾病患者腭扁桃体黏膜免疫功能存在异常。

新近研究发现，患有乳糜泻的患者IgA肾病发病风险增高3倍，可能与肠黏膜细胞酶活性不足导致麦粉食物中的麦胶蛋白不能被分解，食物抗原反复刺激肠黏膜引起黏膜免疫异常有关。

（4）遗传背景：IgA肾病大多数为散发，家族性发病可能占IgA肾病的5%。IgA肾病具有家族聚集性。对IgA肾病家族成员进行调查，发现其家族成员镜下血尿检出率增高，或部分家族成员可能无症状，却有相似的免疫异常。且已有家族成员先后患IgA肾病的报道，提示遗传因素在IgA肾病发病中起重要作用。

| 知识点3：IgA肾病的发病机制 | 副高：熟练掌握　正高：熟练掌握 |

IgA肾病的发病机制迄今尚未阐明。多种因素参与IgA肾病的发生及进展。研究证实，系膜区IgA沉积物主要以多聚IgA1（pIgA1）为主，多聚IgA1在肾小球系膜区沉积，触发炎症反应，引起IgA肾病的发生和发展。目前认为，IgA1分子的糖基化异常可造成IgA1易于自身聚集或被IgG或IgA识别形成免疫复合物，这一过程可能是IgA肾病发病中的始动因素。而遗传因素可能参与或调节上述发病或进展的各个环节。IgA1分子的合成、释放及其在外周血中的持续存在，与系膜细胞的结合及沉积、触发的炎症反应是IgA肾病"特异"的致病过程，而其后的炎症反应所致的肾小球细胞增生、肾小球硬化、小管萎缩和间质纤维化是所有肾小球疾病进展的共同通路。

| 知识点4：IgA肾病肾脏的病理特点 | 副高：熟练掌握　正高：熟练掌握 |

（1）肾脏病理类型多样化：IgA肾病肾脏病理类型可表现为局灶节段性硬化、系膜增生性肾炎、微小病变、局灶增生性肾小球肾炎、毛细血管增生性肾小球肾炎、新月体肾炎和增生硬化等。

（2）肾脏病理表现多样化：IgA肾病肾脏病理损害包括肾小球固有细胞的改变，如内皮细胞、足细胞、基底膜及肾小管上皮细胞的病变；同时也可见各种炎性细胞的浸润，可出现小的细胞性和/或纤维性新月体，也可出现血管性炎症改变。可出现急性炎症样病变，也可出现慢性炎症及纤维化过程。类似于狼疮肾炎的肾脏病理表现。

（3）肾脏病理特点的解释：有学者认为，肾小球组织对IgA的沉积有着不同的反应，沉积的IgA是否引起IgA肾病取决于IgA与肾小球的相互作用。肾小球系膜组织对IgA沉积的易感性及局部炎症损害后反应的差异，可能是导致IgA肾病肾脏病理类型和病理损害多样化的原因。IgA肾病临床特点是反复血尿和蛋白尿发作，如不进行有效干预，可逐渐出现肾功能损害。环境中抗原（细菌或食物等）反复不定期地刺激机体黏膜免疫组织，由于刺激的时相和强度存在差异，黏膜免疫组织和/或骨髓组织产生聚合体低糖基化IgA1的量和持续时间不同，沉积于肾小球的聚合体低糖基化IgA1特异性CIC的量和持续时间及机体的反应性也存在差异。这可能是IgA肾病血尿和/或蛋白尿反复发作和多样化肾脏病理特点形成的重要原因。

（1）IgA或IgA为主的免疫球蛋白沉积：IgA肾病主要通过免疫荧光检查确诊。其特点为单纯IgA或者IgA为主的免疫球蛋白在肾小球系膜区和毛细血管袢弥漫沉积。肾小球沉积的IgA主要为IgA1，以λ链为主，少见于κ链。IgA1同IgA2主要区别在于IgA1存在铰链区，IgA肾病肾小球虽未见分泌片沉积，但已证实有J链沉积，提示多聚体IgA沉积。单纯IgA沉积占IgA肾病的26%；IgA＋IgG沉积占37%；IgA＋IgM沉积占13%，IgA＋IgG＋IgM沉积占25%。IgA＋IgG＋IgM型组织学改变较重，常伴有广泛的肾小球硬化及明显的肾小管间质损害，慢性肾功能不全的发生率也较高。IgA＋IgG型、IgA＋IgM型的病理及临床损害介于二者之间。

（2）补体成分沉积：补体成分的沉积很常见。C3沉积占95%，C3沉积物的分布常与IgA相同。沉积于肾小球的C3是C3的活性成分（C3b）。在所有肾小球肾炎中，仅见于IgA肾病和狼疮肾炎，说明补体替代途径激活在这两类疾病中具有重要意义。补体激活的经典途径的早期补体成分（C1和C4）仅占IgA肾病的12%。而在系统性红斑狼疮、人类免疫缺陷病毒（HIV）感染等导致的继发性IgA肾病中，C1q沉积较为显著。IgA肾病C4的沉积多发现于IgA＋IgG＋IgM型，单纯IgA型少见。肾小球C4的沉积往往意味着MBL途径的激活，而非补体经典途径激活。补体和免疫球蛋白很少沉积于IgA肾病肾小管和肾间质，伴随间质性肾炎时，IgA及IgG（有时合并C3、C1q或IgM）散在沉积于肾间质。

（3）纤维素沉积：多数IgA肾病系膜区存在纤维素的颗粒状沉积，在出现新月体或者毛细血管袢坏死等活动性病变的患者中，纤维素呈斑片状或球形分布。纤维蛋白在IgA肾病沉积并不多见，大量纤维蛋白沉积局限于坏死灶和新月体。毛细血管袢如有纤维蛋白沉积，则病理损害较为严重。因此，纤维蛋白在毛细血管袢的沉积可能有助于对预后的判断。

（1）肾小球病变：IgA肾病主要累及肾小球，肾小球系膜细胞及基质增多是IgA肾病的基本病变。早期肾小球以系膜细胞增多为主，随之系膜基质逐渐增多。IgA肾病病理改变变异性较大，几乎所有类型的肾小球免疫复合物损伤均可见于IgA肾病，如膜增生、局灶性节段性硬化、微小病变、新月体形成，增生硬化等。多数病例可见系膜细胞增生和系膜基质增宽。根据病变的轻重又可进一步分成轻、中、重度系膜增生性肾小球病变。部分病例在Masson三色染色下可见系膜区嗜复红物沉积，常呈块状分布。系膜增生严重时可插入内皮下形成毛细血管袢节段性双轨征，很少出现肾小球分叶或弥漫性双轨征。局灶节段性硬化多伴有严重蛋白尿及足细胞病变，提示预后不良。

（2）肾间质和肾小管病变：肾小管内红细胞和/或红细胞管型是IgA肾病常见的病理表现。伴有毛细血管袢坏死和新月体的IgA肾病患者，肾间质可出现炎性细胞浸润，多数为淋巴细胞、单核细胞及中性粒细胞。小管间质的炎症和纤维化是慢性化的病理表现，是判断预后的肾脏病理学指标。IgA肾病小管病变很少累及亨氏袢和集合管。在部分大量肉眼血尿的患者中，可发现较多红细胞管型阻塞肾小管。大量蛋白尿的患者可见肾小管内有蛋白管型。肾小管间质病变包括炎性细胞浸润及斑片状纤维化加重。肾小球球性硬化往往伴随邻近肾小管萎缩和间质纤维化，萎缩小管病灶以外可出现小管腔扩张。

（3）肾血管病变：动脉硬化和动脉透明变性等非炎症性血管病变可出现在成年IgA肾病患者中。肾小球病变时炎症介质通过肾小管和球后毛细血管网，导致小管间质炎性细胞浸润、间质细胞和小管上皮细胞转分化，继而促进肾小管萎缩、间质纤维化和血管病变。同时血管损伤又可影响肾小球和间质血供，造成进一步损伤。

知识点7：IgA肾病的电镜检查　　　　副高：熟练掌握　正高：熟练掌握

肾小球系膜细胞增生、系膜基质增多并伴有巨块型高密度电子致密物沉积，是IgA肾病的典型超微病理改变。典型的电子致密物可沿着毛细血管袢系膜区沉积。部分患者系膜区可见半透亮电子致密物沉积。部分患者系膜外也可见电子致密物呈节段分布沉积，毛细血管袢沉积的电子致密物以内皮下常见，其次为上皮下和基底膜。系膜细胞在电镜下表现为数量增多、体积增大、细胞器增多。患者肾脏固有细胞的亚细胞结构，如微丝、内质网和线粒体等明显增多。

知识点8：IgA肾病WHO组织学分类法　　　　副高：熟练掌握　正高：熟练掌握

（1）Ⅰ级（微小病变）：光镜下肾小球正常，极少部分区域有轻度系膜区增宽，伴或不伴系膜细胞增多。

（2）Ⅱ级（轻度病变）：50%以上肾小球正常，少部分肾小球可见系膜细胞增多、肾小球硬化、粘连等改变，新月体罕见。

（3）Ⅲ级（局灶节段性硬化性肾小球肾炎）：系膜细胞弥漫增生，系膜区增宽，病变呈局灶节段性改变，偶尔可见粘连及新月体。间质病变较轻，仅表现为间质水肿，灶性炎症细胞浸润。

（4）Ⅳ级（弥漫系膜增生性肾炎）：几乎所有的肾小球都可以见到系膜细胞呈弥漫性增生性改变，系膜区明显增宽，肾小球硬化，常见到废弃的肾小球。50%以上的肾小球合并细胞粘连及新月体。间质肾小管病变较重，肾小管萎缩明显，间质可见大量炎性细胞浸润。

（5）Ⅴ级（弥漫硬化性肾小球肾炎）：病变与Ⅳ级相类似，但更重。可见肾小球呈节段性和/或全球性硬化，透明样变及球囊粘连等改变较为突出。新月体较Ⅳ级更多，肾小管间质病变也较Ⅳ级更重。

知识点9：IgA肾病的临床表现　　　　副高：熟练掌握　正高：熟练掌握

（1）发作性肉眼血尿：见于40%~50%的患者，表现为一过性或反复发作性，常发生在上呼吸道感染（少数伴有肠道或泌尿道感染等）后几小时或1~2日后出现，故曾有人称为感染同步性血尿。

（2）无症状镜下血尿伴或不伴蛋白尿：有30%~40%的患者表现为无症状性尿检异常，多为体检时发现，其检出与所在地区尿检筛查和肾活检的指征密切相关。由于疾病呈隐匿过程，多数患者的发病时间难以确定，其临床预后并非一定良性过程，有条件的地区应及早做肾活检，以早期诊断。

（3）蛋白尿：IgA 肾病患者不伴血尿的单纯蛋白尿者非常少见。多数患者表现为轻度蛋白尿，10%～24% 的患者出现大量蛋白尿，甚至肾病综合征，尤其在东方人中多见。

（4）高血压：成年 IgA 肾病患者中 20%～50% 病人有高血压，起病时即有高血压者不常见，随着病程的进展高血压的发生率增高。IgA 肾病患者可发生恶性高血压，多见于青壮年男性，表现为头晕、头痛、视物模糊、恶心、呕吐，舒张压≥130mmHg，眼底血管病变>Ⅲ级，可伴有急性肾功能衰竭和/或心功能衰竭，急性肺水肿，处理不及时可危及生命。

（5）急性肾功能衰竭：IgA 肾病患者发生急性肾功能衰竭常见于：①急进性肾炎综合征：患者多有持续性血尿/肉眼血尿，大量蛋白尿，肾功能进行性恶化，可有水肿、高血压及少尿或无尿，肾活检病理示广泛新月体形成（属于Ⅱ型新月体型肾炎）；②急性肾炎综合征：表现为血尿，蛋白尿，可有水肿和高血压，出现一过性的肾功能衰竭，但血肌酐很少≥400μmol/L，肾脏病理光镜下表现与急性链球菌感染后肾小球肾炎相似，以毛细血管内皮细胞增生为主要病变；③大量肉眼血尿，可因血红蛋白对肾小管的毒性和红细胞管型堵塞肾小管引起急性小管坏死，多为一过性，有时临床不易察觉。

（6）慢性肾功能衰竭：大多数 IgA 肾病患者在确诊 10～20 年后逐渐进入慢性肾功能衰竭期。部分患者第一次就诊即表现为肾功能衰竭，同时伴有高血压，既往病史不详或从未进行过尿常规检查，有些患者因双肾缩小而无法进行肾活检确诊。慢性肾功能衰竭起病的患者成年人较儿童多见。

（7）家族性 IgA 肾病：1978 年 Tolkoff-Rubin 等首次报道了家族性 IgA 肾病。家族性 IgA 肾病的定义，一般认为先证者三代以上经尿液和肾功能检查阳性的家庭成员行肾活检，同一家系中至少 2 名证实为 IgA 肾病。有研究统计，家族性 IgA 肾病患者约占 IgA 肾病总数的 10%。家族性 IgA 肾病患者的临床和肾脏病理表现无特殊性，但肾功能受损和终末期肾病的发生率较高。

知识点 10：IgA 肾病的实验室检查　　　　　副高：熟练掌握　　正高：熟练掌握

（1）尿液检查：蛋白尿一般不重，约 15% 的病例可呈现大量蛋白尿，尿沉渣检查常显示尿红细胞增多，相差显微镜显示变形红细胞为主，提示肾小球源性血尿，有时可见到混合性血尿。

（2）肾功能检查：血清肌酐测定、血清胱蛋白酶抑制药 C 测定、血清尿素氮（BUN）测定、血尿酸测定。

（3）B 超检查：超声在肾脏病学的检查及监测、治疗中优点突出。急性肾衰竭时超声显示肾脏大小可正常或增大，皮质回声通常正常，但也可因水肿或出血而呈低回声；间质性肾炎有时因间质细胞浸润而回声增强，肾脏皮质与髓质分界明显；慢性肾衰竭患者随着病程的延长，皮质回声逐渐增强，直至终末期肾衰竭。双肾缩小，皮髓质分界不清，且与肾窦回声差异逐渐消失。彩色多普勒肾脏血流减少，功能代偿期为高速低阻血流，肾衰竭时为低速高阻血流。

知识点11：IgA肾病的诊断　　　　副高：熟练掌握　正高：熟练掌握

（1）临床诊断：IgA肾病没有特异性临床表现。如果发现患者存在单纯性血尿，或血尿伴有蛋白尿，或单纯性蛋白尿，或伴有咽喉部不适，但无明显水肿，血压正常或轻度增高，尤其是年轻的患者，应考虑IgA肾病的可能。

（2）病理诊断：肾组织病理及免疫病理检查是IgA肾病确诊的必备手段。特征的免疫病理表现是以IgA为主的免疫球蛋白在肾小球系膜区呈颗粒状或团块状弥漫沉积，常伴补体C3沉积。光镜下病变类型多种多样，主要表现为弥漫性肾小球系膜细胞增生，系膜基质增加，还可见到多种病变同时存在，包括肾小球轻微病变、系膜增生性病变、局灶节段性病变、毛细血管内增生性病变、系膜毛细血管性病变、新月体性病变及硬化性病变等。电镜检查可见肾小球系膜细胞增生、系膜基质增加并伴有大团块状电子致密物沉积。

（3）临床表现与肾脏病理联系：IgA如果肾病患者出现肌酐清除率逐渐下降，血清肌酐水平逐渐增高超过正常水平，其肾脏病理类型大多表现为增生硬化。尿检异常的程度与肾脏病理形态学改变并不一致。尿检异常程度较重者，可能肾脏病理改变轻微；而尿检异常程度较轻者，可能存在明显的肾小球硬化及肾间质纤维化。

知识点12：IgA肾病的鉴别诊断　　　　副高：熟练掌握　正高：熟练掌握

（1）非肾炎单纯性血尿的鉴别诊断：单纯性血尿在临床上非常常见。尽管尿红细胞形态学对血尿的来源有非常重要的帮助，但仍要重视与非肾炎单纯性血尿的鉴别诊断。要排除单纯血尿尤其是长期镜下血尿的患者：①泌尿生殖系肿瘤，如早期的肾盂、输尿管、膀胱和盆腔肿瘤；②早期泌尿系的结核、结石；③慢性泌尿系感染；④"胡桃夹"现象；⑤长期服用抗凝血药的患者。

（2）易误诊为IgA肾病的鉴别诊断

1）链球菌感染后急性肾小球肾炎：典型表现为上呼吸道感染（或急性扁桃体炎）后出现血尿，感染潜伏期为7～21天，可有蛋白尿、水肿、高血压，甚至一过性氮质血症等急性肾炎综合征表现，初期血清C3下降并随病情好转而恢复，部分患者ASO水平增高，病程为良性过程，多数患者经休息和一般支持治疗数周或数月可痊愈。

2）非IgA系膜增生性肾炎：即通常所说的系膜增生性肾小球肾炎，在我国患病率较高。有30%～40%患者起病前有感染症状，多为上呼吸道感染。起病常隐匿，血尿发生率约80%，可呈反复发作表现，也可呈肉眼血尿或镜下血尿。蛋白尿多少不一，但通常为非选择性蛋白尿。肾脏病理光镜下可见弥漫性系膜细胞及基质增生，小管和间质基本正常。主要鉴别点为免疫荧光可见系膜区以IgG或IgM为主呈颗粒状弥漫性分布，可伴系膜区C3沉积。

3）薄基底膜肾病：以反复血尿、肾功能正常和阳性家族史为临床特点。绝大多数患者肾功能保持正常。肾脏病理光镜下观察肾小球病变不明显，免疫荧光偶见少量IgA、IgM、IgG等沉积。电镜下可见肾小球基底膜弥漫性变薄，基底膜厚度<250nm或<300nm为特征。诊断主要依赖电镜和阳性家族史，预后良好。

4）过敏性紫癜肾炎：该病与IgA肾病病理、免疫组织学特征完全相同。临床上除肾脏表现外，还可有典型的皮肤紫癜、黑便、腹痛、关节痛、全身血管炎改变等。紫癜肾炎与IgA肾病是一种疾病的两种不同表现或为两种截然不同的疾病，尚存在较大的争论。目前二者的鉴别主要依靠临床表现。

5）Alport综合征：Alport综合征是以肾脏病变为主要临床表现的遗传性疾病。临床上以血尿为常见，大多数表现为肾小球性血尿。在上呼吸道感染或劳累后也可出现肉眼血尿。部分患者可出现蛋白尿，甚至表现为肾病综合征范围内的大量蛋白尿。一般从发现肾功能异常开始至终末期肾病的时间为5～10年。Alport综合征除肾脏病变外，肾外的临床表现有听力障碍和眼部病变等。电镜检查可见特征性的肾小球基底膜增厚和分层。

6）肾小球系膜区继发性IgA沉积的疾病：慢性酒精性肝病、血清学阴性脊椎关节病、强直性脊柱炎、Reiter综合征（非淋病性尿道炎、结膜炎，关节炎）、银屑病关节炎等，肾脏免疫病理可显示肾小球系膜区有IgA沉积，但肾脏临床表现不常见，不难与IgA肾病相鉴别。此外，狼疮肾炎、乙肝病毒相关肾炎等虽然常见肾脏受累，但肾脏免疫病理除有IgA沉积外，伴有多种免疫复合物沉积，临床多系统受累和免疫血清学指标均易与IgA肾病相鉴别。

知识点13：IgA肾病的一般治疗　　　　　　　副高：熟练掌握　　正高：熟练掌握

由于IgA肾病病因不清，发病机制未明，其临床、病理表现的多样化及预后的异质性，目前尚缺乏统一的治疗方案。一般治疗原则：①饮食应以清淡为主，少食辛辣食物，如辣椒、芥末和胡椒等。应避免高蛋白饮食，当肌酐清除率下降时，应遵循优质低蛋白饮食的原则；②建议患者可以正常工作，但应避免劳累，如有疲劳感则应注意休息。过度劳累可能出现血压增高和机体免疫力下降，患者尿检异常的发生频率增高；③感染可以刺激和诱发IgA肾病急性发作，因此，IgA肾病治疗首先应当积极治疗和去除可能的皮肤黏膜感染，包括咽炎、扁桃体炎和龋齿等；④严格控制血压，蛋白尿＞1g/d患者的血压控制目标为＜125/75mmHg，蛋白尿＜1g/d患者的血压控制目标＜130/80mmHg；⑤积极控制蛋白尿水平，力争达到蛋白尿＜1g/d。

知识点14：IgA肾病依据循证医学证据的治疗方法

　　　　　　　　　　　　　　　　　　　　　　副高：熟练掌握　　正高：熟练掌握

近年来随着循证医学的进展，根据循证医学证据制定IgA肾病治疗方案的观念越来越受到广大医师的重视。基于目前循证医学研究的成果，对于IgA肾病治疗中常用的有关血管紧张素转换酶抑制剂（ACEI）/血管紧张素受体阻滞剂（ARB）、糖皮质激素、免疫抑制的治疗原则推荐如下：

（1）ACEI/ARB：对于蛋白尿＞0.5g/d患者或存在高血压（＞130/80mmHg）IgA肾病患者均应加用ACEI/ARB类药物治疗（A级建议）。合理应用RAS阻断剂的治疗包括：限制盐摄入量（＜6g/d），可配合利尿剂，如氢氯噻嗪12.5～25mg/d；足量使用ACEI/ARB制剂，在血压耐受范围内加用常规剂量2倍以上，例如，雷米普利10mg/d、贝那普利20mg/d、氯沙坦100mg/d和缬沙坦160mg/d以上剂量；联合ACEI/ARB类药物有助于降低患者蛋白尿水平。

（2）经ACEI/ARB治疗后蛋白尿持续超过1g/d的患者，建议加用激素治疗6～8个月（A级建议）。一项长达10年的前瞻性随机对照试验（RCT）证实，激素对IgA肾病患者降低蛋白尿和保护肾功能有效，此后来自中国和意大利的2项RCT研究进一步证实，蛋白尿持续＞1g/d的患者联合激素和ACEI在降低蛋白尿和保护肾功能方面均优于单纯ACEI治疗（A级研究）。

（3）对于进展性IgA肾病（血肌酐133～250μmol/L或血肌酐每年升高＞10%～15%）并且病理上肾小球硬化＜50%的患者，可以用激素联合环磷酰胺治疗；泼尼松（龙）40mg/d，并在2年内减至10mg/d，环磷酰胺1.5mg/（kg·d）治疗3个月后给予硫唑嘌呤1.5mg/（kg·d）治疗2年，能够很好延缓肾衰的进展（A级研究）。

（4）其他免疫抑制剂的应用：①霉酚酸酯（MMF）；目前来自中国和西方的关于MMF在IgA肾病中的RCT研究结果尚存在争议，而且对于已有肾功能受损，即eGFR＜60ml/（min·1.73m^2）的患者，激素联合MMF可能会引起迟发型重症肺炎，包括肺孢子菌肺炎，应密切监测；②激素联合硫唑嘌呤：来自欧洲一项涉及207名IgA肾病患者（蛋白尿＞1g/d，血肌酐＜177μmol/L）多中心研究表明，激素联合硫唑嘌呤在降低蛋白尿和保护肾功能方面不优于单纯使用激素治疗；③环孢素A：在IgA肾病中应用环孢素A虽然能够降低蛋白尿，但有可能加速肾功能进展，故临床并不推荐。

（5）特殊类型IgA肾病治疗：①对于呈肾病综合征且病理类型轻微的"IgA肾病"：通常大多数学者认为该类患者为微小病变肾病合并IgA沉积，其治疗方式及对激素反应和微小病变肾病相同；②新月体性IgA肾病：新月体出现提示IgA肾病病变活动，其治疗应当参照Ⅱ型新月体肾炎治疗，应当强化免疫抑制治疗，即激素冲击并联合环磷酰胺。

知识点15：IgA肾病的其他治疗措施　　　　副高：熟练掌握　正高：熟练掌握

（1）腭扁桃体摘除术：IgA肾病与黏膜免疫关系密切。IgA肾病患者扁桃体感染后常出现肉眼血尿或尿检异常加重。因此，对IgA肾病患者合并上呼吸道感染、胃肠道感染或其他部位感染时应给予抗生素治疗；如尿检异常加重反复发作且与慢性扁桃体炎症关系密切，可考虑使用抗生素控制感染后，择期行腭扁桃体摘除术。国内外许多研究已证实，IgA肾病患者摘除腭扁桃体后随访其尿检正常率、肾功能稳定率和肾脏生存率均高于对照组；循环中IgA1及IgA水平降低，重复肾活检示沉积于肾小球系膜区的IgA强度减弱，提示腭扁桃体摘除可能是IgA肾病治疗的有效手段。由于缺乏严格的随机对照临床试验结果，目前国际上对于腭扁桃体摘除治疗IgA肾病的意义仍存在争议。

（2）深海鱼油：来自美国的前瞻性随机对照研究表明，采用鱼油6～12g/d对于进展性IgA肾病具有肾功能保护作用，但是其未被其他研究证实，荟萃分析表明对于IgA肾病应用鱼油无益处。

知识点16：IgA肾病的预后　　　　副高：熟练掌握　正高：熟练掌握

IgA肾病作为一种全球发病率最高的原发性肾小球疾病，是导致终末期肾病的主要病因。大量临床研究显示，在确诊IgA肾病后，每年有1%～2%的患者进展至终末期肾病。我国维持性血液透析患者中60%以上为慢性肾小球肾炎，而IgA肾病几乎占到其中的一半，大多数均为青年和壮年患者。因此，控制IgA肾病的进展，改善其预后具有非常现实的临床意义。

（1）影响IgA肾病预后的主要临床因素：①尿检异常的程度和复发频率；②发病时的年龄；③是否合并高血压及血压控制情况；④发病时肾功能情况等。

（2）改善IgA肾病预后的主要措施：①积极寻找并控制导致疾病加重的各种诱因；②控制尿检异常并降低其发生的频率；③严格控制高血压，保护肾脏功能；④定期进行尿沉渣及肾功能检查，加强患者随访。

第三章　间质性肾炎

第一节　急性间质性肾炎

> **知识点1：急性间质性肾炎的概念**　　　　　　副高：熟练掌握　正高：熟练掌握

急性间质性肾炎（AIN）又称急性肾小管-间质性肾炎（ATIN），是一组以肾间质水肿，肾间质炎性细胞浸润及肾小管变性为主要病理表现的急性肾病。常见病因有药物过敏、感染、自身免疫性疾病、恶性肿瘤、代谢性疾病及病因不明等。

> **知识点2：急性间质性肾炎的病理**　　　　　　副高：熟练掌握　正高：熟练掌握

光镜下主要表现为肾间质水肿，灶性或弥漫性炎细胞浸润。炎细胞浸润在药物性相关性TIN和肾小管间质性肾炎-葡萄膜炎综合征主要以嗜酸性粒细胞为主；感染相关性急性TIN以淋巴细胞和浆细胞为主，细菌直接感染时以中性粒细胞浸润为主，病毒感染时以单核细胞浸润为主；特发性间质性肾炎主要是单核细胞、淋巴细胞，偶见嗜酸性粒细胞等浸润。可伴有不同程度的肾小管上皮细胞变性、坏死及再生。肾小球和肾血管正常或病变轻微。免疫荧光检查多为阴性，有时可见IgG、C3沿肾小管基底膜呈线样或颗粒状沉积。电镜下肾小管基膜不连续，部分增厚，基膜分层。

> **知识点3：急性间质性肾炎的病因及发病机制**　　　副高：熟练掌握　正高：熟练掌握

（1）药物：很多药物可引起AIN，以抗生素、磺胺、非甾体类抗炎药、抗惊厥药等最为常见。药物（半抗原）与机体组织蛋白（载体）结合，诱发机体超敏反应（包括细胞及体液免疫反应），导致肾小管-间质炎症。某些头孢菌素类抗生素可抑制肾小管上皮细胞内线粒体功能，造成细胞"呼吸窘迫"。由非甾体类抗炎药引起者，同时可导致肾小球微小病变。

（2）全身性感染：包括布鲁菌病、白喉、军团菌感染、链球菌感染、支原体肺炎、传染性单核细胞增多症、巨细胞病毒病、钩端螺旋体病、梅毒和弓形虫病等。

（3）原发肾脏感染：包括肾盂肾炎、肾结核和肾真菌感染等。

（4）免疫性：包括继发结缔组织病（如系统性红斑狼疮、原发性干燥综合征、坏死性血管炎和IgG4相关疾病）和移植肾急性排异病等。

（5）特发性：免疫机制在启动和维持小管间质病的损害起到重要作用，细胞免疫和体液免疫均参与其中。诱发免疫介导的损伤的抗原可以是内源性的（Tamm-Horsfall蛋白、Megalin和肾小管基底膜成分）或外源性的（如药物和化学品），其可为半抗原与肾小管抗原结合，或模拟正常的肾小管或间发内源或外源性的抗体，经抗原提呈淋巴细胞诱导T细胞活化、分化和增殖，导致延迟性超敏反应和细胞毒性T淋巴细胞损伤。在免疫荧光检查中可见部分病例间质和肾小管基膜上有免疫球蛋白和补体沉积，在电镜下则为电子致密物，提示系免疫复合物。提示抗肾小管基底膜抗体也参与了本病的发病机制。上述间质组织中的炎症浸润诱导多种致纤维化细胞因子和趋化因子，如转化生长因子-β（TGF-β）、血小板源生长因子-BB（PDGF-BB），上皮生长因子（EGF）和成纤维细胞生长因子-2（FGF-2）。浸润到间质的成纤维细胞是上皮细胞到间质细胞转变的产物。最终，这一炎症过程导致细胞外间质的增加、间质纤维化和肾小管减少。

知识点4：急性间质性肾炎的临床表现　　　　副高：熟练掌握　正高：熟练掌握

（1）全身过敏表现：药物过敏性AIN常有较为典型的病程，在使用致病药物数日或数周后出现尿检异常、肾功能损伤，尿量可减少或无变化，腰痛，一般无高血压和水肿，常伴有全身过敏症状，常见皮疹、发热及外周血嗜酸性粒细胞增多，有时还可见关节痛或淋巴结增大。但是由非甾体类抗炎药引起者全身过敏表现常不明显。

（2）尿化验异常：常出现无菌性白细胞尿（可伴白细胞管型，早期还可发现嗜酸性粒细胞尿）、血尿及蛋白尿。蛋白尿多为轻到中等量，一般<2g，但是非甾体类抗炎药引起肾小球微小病变时可出现大量蛋白尿（>3.5g/d），呈肾病综合征表现。肾小管功能异常则根据累及小管的部位及程度不同而表现各异，可有肾性糖尿、肾小管酸中毒、低渗尿、Fanconi综合征等。

（3）肾功能损害：常出现少尿或非少尿性急性肾衰竭，并常因肾小管功能损害出现肾性糖尿、低比重及低渗透压尿。

（4）影像学：双肾大小正常或轻度增大。

知识点5：急性间质性肾炎的诊断　　　　　　副高：熟练掌握　正高：熟练掌握

急性间质性肾炎确诊依赖肾脏病理诊断，应尽早实施肾活检，并与急性肾小管坏死相鉴别。急性间质性肾炎肾小管间质有明显的细胞浸润和肾间质水肿，肾小管上皮细胞损伤、变性；急性肾小管坏死主要为肾小管上皮细胞坏死、脱落，细胞浸润和肾间质水肿不明显。

知识点6：急性间质性肾炎的鉴别诊断　　　　副高：熟练掌握　正高：熟练掌握

造成急性肾损伤的急性间质性肾炎（AIN）主要需与其他可导致急性肾衰竭的病因鉴别，包括急性肾小管坏死（ATN）、急进性肾小球肾炎（RPGN）。此外，符合AIN的临床表现者，还需鉴别AIN是否原发于肾间质或继发于肾小球疾病，见下表。

原发性与继发性AIN

	原发性AIN	继发性AIN
尿液检查	尿蛋白<2g/d，RBC少见	尿蛋白>2g/d，RBC突出
临床表现	肾小管功能受损突出，伴贫血或电解质紊乱	肾炎或肾病综合征 肾脏外表现，特殊抗体
肾脏病理	无明显肾小球和肾血管病变	肾间质病变与肾小球和肾血管病变存在结构上的关联
常见病因	药物、感染、免疫、代谢、理化、遗传	原发性肾小球肾炎：FSCS，IgA肾病，MPGN 继发性肾小球肾炎：狼疮肾炎、糖尿病肾病、高血压肾损害、骨髓瘤肾病

知识点7：急性间质性肾炎的治疗　　　　副高：熟练掌握　　正高：熟练掌握

（1）停用致敏药物：去除变应原后多数轻症病例即可自行缓解。

（2）免疫抑制治疗：药物过敏性AIN重症病例可使用糖皮质激素（如泼尼松每日30~40mg，肾功能多在用药后1~2周内改善，建议使用4~6周后再缓慢减量。用药6周无效，提示病变已慢性化，继续治疗无进一步收益，可停用类固醇激素）。自身免疫性疾病、药物变态反应等免疫因素介导的间质性肾炎，可给予激素及免疫抑制剂治疗。

（3）透析治疗：血肌酐明显升高或合并高血钾、心衰、肺水肿等有血液净化指征者，应行血液净化治疗。

第二节　慢性间质性肾炎

知识点1：慢性间质性肾炎的概念　　　　副高：熟练掌握　　正高：熟练掌握

慢性间质性肾炎（CIN）又称慢性肾小管-间质性肾炎（CTIN），是一组以肾间质纤维化及肾小管萎缩为主要病理表现的慢性肾脏疾病。

知识点2：慢性间质性肾炎的病因及发病机制　　　　副高：熟练掌握　　正高：熟练掌握

CIN病因多种多样，常见：①中药：含马兜铃酸药物，如关木通、广防己、青木香等；②西药：如镇痛药、环孢素A等；③重金属：如铅、镉、砷等；④放射线；⑤其他：如巴尔干肾病。CIN的发病机制非单一性，毒性反应可能是最常见因素。镇痛剂代谢产物在肾髓质中高度浓缩，直接损害肾小管上皮细胞膜，引起肾小管间质慢性炎症。内源性毒素（如轻链等）对近端肾小管上皮细胞也有一定的毒性。毒物刺激肾小管上皮细胞和/或肾间质成纤维细胞释放炎症介质及促纤维化物质导致CIN。

知识点3：慢性间质性肾炎的病理　　　　　　　副高：熟练掌握　　正高：熟练掌握

肾脏外观缩小，表面成瘢痕状。光镜下肾间质呈多灶状或片状纤维化，可伴淋巴及单核细胞浸润；肾小管上皮细胞萎缩、变性，肾小管管腔扩大，肾小管基膜肥厚。早期肾小球和肾小血管正常；进展的慢性间质性肾炎肾小球出现缺血性皱缩或硬化，肾小血管可以出现动脉硬化样改变，肾小球周围纤维化和肾小球硬化。肾间质纤维化、片状分布的肾小管萎缩和扩张是慢性间质性肾炎的主要特征。免疫荧光检查阴性。电镜检查在肾间质中可见大量胶原纤维束。但马兜铃酸肾病时肾间质无明显的炎性细胞浸润，单细胞性肾间质纤维化是其特征性改变。

知识点4：慢性间质性肾炎的临床表现　　　　　副高：熟练掌握　　正高：熟练掌握

本病多缓慢隐袭进展，首先出现肾小管功能损害。远端肾小管浓缩功能障碍，出现夜尿多、低比重及低渗透压尿；近端肾小管重吸收功能障碍可出现肾性糖尿病，乃至Fanconi综合征；远端或近端肾小管酸化功能障碍，均可出现肾小管酸中毒。其后肾小球功能也受损，早期肌酐清除率下降，随之血清肌酐逐渐升高，直至进入终末期肾病，出现慢性肾衰竭的症状，如恶心、呕吐、厌食等，患者肾脏缩小（两肾缩小程度可不同），出现肾性贫血及高血压。患者尿常规变化轻微，仅有轻度蛋白尿，少量红、白细胞及管型。

知识点5：慢性间质性肾炎的诊断　　　　　　　副高：熟练掌握　　正高：熟练掌握

慢性间质性肾炎因具有明显的肾小管功能损伤，临床上具有特征性改变，临床医师能给予足够的重视，90%的患者可以诊断。

（1）下列情况下需要考虑有无慢性间质性肾炎：①原因不明的肾功能不全；②存在尿路梗阻或反流，有长期接触肾毒性物质或服用肾毒性药物病史；③伴有肾功能不全而无明显水肿和高血压；④轻度小分子蛋白尿，尿中β_2微球蛋白、α_1球蛋白及NAG等增加；⑤尚未确诊的低磷血症、高钾或低钾血症及代谢性酸中毒；⑥原因不明的骨软化患者。

（2）明确有无肾小管功能损伤：检测晨尿pH、尿比重和尿中β_2微球蛋白、α_1球蛋白、N乙酰-β葡萄糖苷酶（NAG）、溶菌酶以及尿中葡萄糖、氨基酸、碳酸氢盐和磷酸盐、尿钠、尿氨，明确肾小管损伤的存在和部位。

（3）肾活检明确诊断：对于可疑慢性间质性肾炎的患者均应实施肾活检以明确诊断。存在明显的肾间质炎细胞浸润、水肿、纤维化和肾小管上皮细胞的损伤、萎缩，可诊断慢性间质性肾炎。其中有明显肾小球和血管病变，并且肾间质病变与肾小球和血管病变存在结构上关联者，可诊断继发性慢性间质性肾炎；否则可诊断原发性慢性间质性肾炎；但应注意虽有明显肾小球和血管病变，而肾间质病变与肾小球和血管病变无结构上关联者，应考虑为原发性肾小球或肾血管疾病与原发性慢性间质性肾炎并存。

（4）详细追问病史，完善临床检查，尽可能明确引起慢性间质性肾炎的病因性疾病。

| 知识点6：慢性间质性肾炎的鉴别诊断 | 副高：熟练掌握 正高：熟练掌握 |

慢性间质性肾炎临床上经常表现为无菌性白细胞尿，需要与慢性肾盂肾炎、特别是非细菌性尿路感染相鉴别。对于长期反复尿细菌学检查阴性的白细胞尿患者，应注意是否存在本病；详细追问病史，完善肾小管功能检查，及时实施肾活检是提高本病诊断率的关键。

高血压及动脉粥样硬化所致肾损害，不完全梗阻性肾病也以肾小管间质损害为主要表现。

| 知识点7：慢性间质性肾炎的治疗 | 副高：熟练掌握 正高：熟练掌握 |

对早期CIN病例，应积极去除病因，控制感染，及时停用致敏药物，处理原发病。如出现慢性肾衰竭，应予非透析保守治疗，以延缓肾损害进展；若已进入终末期则应进行肾脏替代治疗。对并发的肾小管酸中毒、肾性贫血及高血压，应使用碳酸氢钠或枸橼酸合剂纠正酸中毒，促红细胞生成素纠正贫血及降压治疗。

第四章 尿路感染

知识点 1：尿路感染的概念　　　　　　副高：熟练掌握　　正高：熟练掌握

尿路感染（UTI）是指各种病原微生物在尿液中生长繁殖并侵犯尿路黏膜或组织引起的尿路炎症。尿路感染是临床常见病和多发病，是所有微生物感染中最常见的临床类型。

知识点 2：尿路感染的病原体与感染途径　　　副高：熟练掌握　　正高：熟练掌握

UTI最常见的病原体为革兰阴性肠杆菌属，其中大肠埃希杆菌约占80%，其次为肠球菌、葡萄球菌、肺炎克雷伯菌属、肠杆菌属和铜绿假单胞菌等。真菌性UTI（主要为念珠菌属）多见于糖尿病、留置导尿和长期使用广谱抗生素或免疫抑制剂的患者。病毒、支原体、衣原体和寄生虫（如阴道滴虫）等也可引起UTI。95%以上的致病菌为单一细菌，极少数为两种以上细菌的混合感染，厌氧菌UTI临床少见，多与尿路梗阻有关。大约95%的UTI是由粪源性病原菌上行感染所致，即经由尿道、膀胱、输尿管、肾盂到达肾脏髓质，可累及单侧或双侧。血源性感染少见，仅占所有UTI的3%左右，通常为金黄色葡萄球菌菌血症所致。有研究认为，下腹部和盆腔器官与肾脏毛细淋巴管有吻合支相通，细菌可通过淋巴道进入肾脏导致UTI，但多数学者持否定态度，认为即使有，也罕见。

知识点 3：尿路感染的易感因素　　　　　副高：熟练掌握　　正高：熟练掌握

（1）尿路梗阻：是最常见的易感因素，其UTI的发生率较正常人高12倍，称复杂性UTI。

（2）妊娠：妊娠是UTI的重要诱因。妊娠早期雌激素和孕酮水平升高引起输尿管平滑肌松弛，随着妊娠月份的增加，子宫增大压迫输尿管造成尿路梗阻。妊娠期肾小球滤过率增加，葡萄糖、氨基酸、水溶性维生素滤出也增加，而妊娠期肾小管对这些物质的重吸收减少，因此，尿中营养物质增加，是妊娠期容易引发UTI的另一重要原因。

（3）性别：女性尿道短而宽，位于阴道与直肠前方，极易受阴道分泌物和粪便的污染而发生UTI。前列腺增生导致的尿路梗阻是中老年男性尿路感染的重要原因之一。包皮包茎过长是男性尿路感染的诱发因素。

（4）尿路畸形和结构异常：如先天性肾发育不良、肾盂及输尿管畸形、多囊肾、肾下垂等，均可引起尿液排泄不畅和肾内反流，易引发UTI。

（5）尿道插管及器械检查：据统计，一次导尿后，UTI的发生率为1%~2%，留置导尿管3天以上，UTI的发生率>90%；膀胱镜检查或逆行肾盂造影等有创性检查容易造成尿道损伤，并有可能将细菌带入后尿道、膀胱和肾脏导致UTI。

（6）机体抵抗力下降：长期卧床的慢性疾病、糖尿病、长期使用糖皮质激素和免疫抑制剂的患者等均可因机体抵抗力下降而引发UTI。

（7）局部使用杀精化合物避孕：可以导致女性患者的阴道菌群失调，大肠埃希杆菌数量显著增加。

（8）遗传因素：有研究表明，UTI的发生可能与患者的ABO血型及内分泌功能状态有关，反复发作UTI的女性，其家族中UTI的发生率显著高于对照组。

（9）膀胱输尿管反流：输尿管壁内段及膀胱开口处的黏膜形成阻止尿液从膀胱输尿管口反流至输尿管的屏障，当其功能或结构异常时可使尿液从膀胱逆流至输尿管，甚至肾盂，导致细菌在局部定植，发生感染。

（10）神经源性膀胱：支配膀胱的神经功能障碍，如脊髓损伤等疾病，因长时间尿液潴留导致感染。

知识点4：尿路感染的临床类型　　　副高：熟练掌握　正高：熟练掌握

（1）根据临床症状的有无，尿感可分为无症状细菌尿和有症状尿感，无症状细菌尿是指患者有真性细菌尿而无尿感的临床症状，即无症状尿感；既有真性细菌尿又有临床症状者称有症状尿感。

（2）根据感染发生的部位，尿感可分为上尿路感染和下尿路感染，上尿路感染为肾盂肾炎，下尿路感染主要为膀胱炎。肾盂肾炎又可分为急性和慢性。

（3）根据有无尿路功能或解剖异常等，尿感还可分为复杂性尿感和非复杂性尿感。复杂性尿感指伴有尿路梗阻、尿流不畅、结石、尿路先天畸形及膀胱输尿管反流等解剖和功能的异常，或在慢性肾脏疾病基础上发生的尿感。非复杂性尿感则无上述情况。

（4）根据尿感是初发还是再发，可分为初发（首次发作的）尿感和再发性尿感（6个月内尿感发作≥2次或1年内≥3次）。再发性尿感又可分为复发和重新感染。

知识点5：尿路感染的病理　　　副高：熟练掌握　正高：熟练掌握

（1）急性膀胱炎：膀胱黏膜血管扩张、充血、上皮细胞肿胀、黏膜下组织充血、水肿及炎性细胞浸润。重者可有点状或片状出血，甚至黏膜溃疡。

（2）急性肾盂肾炎：可单侧或双侧肾脏受累。表现为局限或广泛肾盂肾盏黏膜充血、水肿，表面有脓性分泌物，黏膜下可有细小脓肿，可见大小不一、尖端指向肾乳头的楔形炎症病灶。病灶内不同程度的肾小管上皮细胞肿胀、坏死、脱落，肾小管腔中有脓性分泌物。肾间质水肿，内有白细胞浸润和小脓肿形成。炎症剧烈时可有广泛性出血，较大的炎症病灶愈合后局部形成瘢痕。肾小球一般无形态学改变。

（3）慢性肾盂肾炎：双侧肾脏病变常不一致。肾脏体积缩小，表面不光滑，肾盂肾盏粘连、变形，肾乳头瘢痕形成，肾小管萎缩及肾间质淋巴－单核细胞浸润等慢性炎症表现。晚期可出现肾小球硬化。

| 知识点6：尿路感染的临床表现 | 副高：熟练掌握 正高：熟练掌握 |

UTI依据感染部位不同分为上尿路感染和下尿路感染。下尿路感染可单独存在，上尿路感染则常伴发下尿路感染。

（1）下尿路感染：下尿路感染主要表现为膀胱刺激症状，即尿频、尿急、尿痛，白细胞尿，偶可有血尿，甚至肉眼血尿，膀胱区可有不适。一般无明显的全身感染症状，但少数患者可有腰痛、低热（一般不超过38.5℃）。

（2）上尿路感染：上尿路感染除有膀胱刺激症状外，还有全身感染表现，如寒战、发热、头痛、恶心、呕吐、食欲不振等。不典型尿感的临床表现可多样化，尿路局部症状多不明显，有些表现为急性腹痛和胃肠功能紊乱的症状，有些以全身急性感染症状为主，有些仅表现为腰背部疼痛，有些甚至表现为肾绞痛。

慢性尿感患者的临床症状相对较轻，主要是尿路局部症状，如膀胱刺激症状、膀胱区及腰背部不适感等，全身性感染症状多不明显，少数患者可有反复低热。

| 知识点7：尿路感染的一般检查 | 副高：熟练掌握 正高：熟练掌握 |

（1）尿常规：一般来说，尿常规可作为门诊尿感的初步检查，肉眼观察尿色可清或混浊，可有腐败气味，极少数患者（＜5%）可有肉眼血尿；尿蛋白多为阴性或微量（±～＋），如尿蛋白量较大，应注意有无肾小球疾病；镜下血尿见于40%～60%的急性尿感患者，尿红细胞数多为2～10个/HP。对尿感诊断有较大意义的为白细胞尿（脓尿），指离心后尿沉渣镜检白细胞＞5个/HP，是尿感诊断较为敏感的指标。

（2）尿细菌学检查：如果尿常规结果提示存在尿感，必须立即进行尿细菌学检查，尽量在使用抗生素治疗前进行。尿细菌学检查是诊断尿感的关键性手段。如果有真性细菌尿，虽无症状也可诊为尿感。真性细菌尿和有意义细菌尿的含义略有不同，凡是清洁中段尿定量细菌培养 $\geq 10^5$ CFU/ml 均可称有意义的细菌尿；真性细菌尿还要求确实排除了假阳性的可能，而且要求临床有尿感症状，无症状者，则要求连续培养2次，且菌落计数均 $\geq 10^5$ CFU/ml，且2次的菌种相同。在有典型膀胱炎症状的妇女，中段尿培养大肠埃希菌腐生葡萄球菌 $\geq 10^2$ CFU/ml 也支持尿路感染。

（3）尿白细胞排泄率：是较准确检测脓尿的方法，多采用1小时尿细胞计数法，方法为准确收集患者2（或患者3）小时的全部尿液，立即做白细胞计数，所得白细胞数按1小时折算。白细胞＞30万/小时为阳性，介于20万～30万/小时者为可疑，应结合临床判断。

（4）血常规：急性肾盂肾炎患者，血白细胞计数可轻或中度增多，中性粒细胞也常增多，有核左移。红细胞沉降率可加快。急性膀胱炎通常无上述改变。

（5）肾功能检查：急性肾盂肾炎偶有尿浓缩功能障碍，于治疗后多可恢复。

（6）血生化检查：普通尿感的血生化检查多无明显异常。进行生化检查主要是排除可能引起尿感的代谢性疾病，如糖尿病、高尿酸血症、高钙血症和低钾血症等。

知识点8：尿路感染的特殊检查　　　　副高：熟练掌握　　正高：熟练掌握

普通尿感经一般检查基本可以诊断。如果检查结果对诊断没有帮助或有可疑，或者已经诊断尿感且经过正规治疗后尿感仍然存在，则必须进行进一步检查，以寻找尿路复杂因素。

（1）膀胱穿刺尿细菌培养：如果连续2次清洁中段尿培养结果可疑，则可以考虑进行膀胱穿刺尿细菌培养。其他适应证还有：①疑为厌氧菌尿感；②中段尿结果是混合感染，但高度怀疑结果不可靠，可用其确定膀胱内是否存在多种细菌；③临床高度怀疑尿感，但尿含菌量低者；④高度怀疑尿感，无条件做细菌定量培养时，可用膀胱穿刺尿定性培养来诊断。

（2）X线检查：尿路X线检查的主要目的是了解尿路情况，及时发现引起尿感反复发作的不利因素，如结石、梗阻、反流、畸形等。有些因素经适当的内或外科处理可以纠正。在女性，其适应证为再发性尿感或急性尿感经7～10天抗菌治疗无效者。对于首次发作的急性女性尿感患者，一般不需要进行尿路X线检查。对于男性尿感患者，无论是初发还是复发，均应进行尿路X线检查，以排除尿路解剖和功能异常。X线检查项目包括腹部X线平片、静脉肾盂造影、排尿期膀胱输尿管反流造影等，必要时进行逆行肾盂造影。一般来说，尿感急性期不宜做静脉肾盂造影。

（3）B超和/或CT检查：尿路B超检查的目的与X线检查相同，尤其适用于急性期尿感患者。如X线和B超检查均不能明确病变的性质，可考虑进行CT检查，CT检查对细小病变的分辨率高于B超。

（4）其他病原体的培养和分离：虽然95%以上的尿感是革兰阴性杆菌引起，但真菌、病毒、衣原体、支原体等都可引起尿感。因此，对于临床高度怀疑尿感但多次细菌培养均呈阴性者，需考虑进行其他病原体的培养或病毒分离。

知识点9：尿路感染的定性诊断　　　　副高：熟练掌握　　正高：熟练掌握

主要根据尿液中的细菌数量确定诊断，公认的方法是清洁中段尿细菌定量培养。诊断标准：①菌落数≥10^5CFU/ml；②清洁离心中段尿沉渣WBC＞10/HP，且涂片找到细菌者；③对于意识障碍或其他原因不能取清洁中段尿标本的患者，可做耻骨上膀胱穿刺取尿培养，有菌生长；④若致病菌为球菌，菌落数10^3～10^4/ml。

此外，取一清尿液涂片做革兰染色，在油镜下每视野找到1个细菌，提示中段清洁尿细菌定量培养菌落计数＞10^5CFU/ml。也可以取清洁中段尿，对未经染色的尿沉渣在高倍镜下用暗视野进行观察，如平均每个视野≥1个细菌（包括动或不动的），即为有意义的细菌尿，其符合率可达90%以上。

知识点10：尿路感染的定位诊断　　　　副高：熟练掌握　　正高：熟练掌握

（1）临床表现定位：患者的临床症状有助于定位诊断，如有寒战、发热（＞38.5℃）、腰痛、肾区叩痛和/或压痛等症状常为急性肾盂肾炎的特征。临床治愈后，重新感染者，常为膀胱炎（重新感染是在治疗后细菌已消失，但停止治疗后与前次不同的致病菌重新引起感染，一般于停药6周后发生）；复发者，常为肾盂肾炎（复发是指在治疗后细菌尿消失，但停药6周内复发，致病菌与前次相同）。根据临床表现进行定位常不准确，因为上尿路感染和下尿路感染的临床症状多有重叠，所以临床症状和体征对尿感的定位诊断价值非常有限。

（2）实验室检查定位

1）输尿管导管法：是一种直接定位方法。通过膀胱镜插入输尿管导管，收集输尿管导尿进行培养（Stnmey法），不仅诊断准确性高，而且可以区分感染肾脏。但膀胱镜是创伤性检查，患者比较痛苦，操作复杂，临床上不能作为常规定位检查手段，目前仅偶用于需做患侧肾切除术，术前需定位确定发生感染的肾脏。

2）膀胱冲洗后尿培养法：是尿感的直接定位方法。与输尿管导尿法相比，更为简便和准确。检查步骤：先插入导尿管，排空膀胱，并留取尿标本做细菌定量培养（0号标本），然后从导尿管内注入生理盐水100ml，内含卡那霉素1.0g和α-糜蛋白酶10mg，停留45分钟，然后再排空膀胱，并用2000ml无菌生理盐水冲洗膀胱，排空后收集最后数滴尿做培养（1号标本）。以后每隔15分钟收集尿液做定量培养，共4次（分别为2、3、4、5号标本）。结果判断：如0号标本（灭菌之前）细菌数 $>10^5$ CFU/d，表明当时仍存在细菌尿；如膀胱灭菌后的全部标本均无菌，表示为下尿感；如2～5号尿标本含菌量 $>10^5$ CFU/ml，同时超过1号标本的细菌数10倍，表示为上尿路感染。此法痛苦少，损伤性小，也适用于孕妇。目前已替代输尿管导管法作为定位的标准方法。

3）静脉肾盂造影（IVP）：急性肾盂肾炎时IVP一般无异常发现或仅显示肾影稍大。对于慢性肾盂肾炎患者行IVP检查的概率虽高，但是阳性率不高。IVP对肾脏感染的诊断敏感性较低。

4）肾图：尿路感染肾图检查既可正常也可异常。肾图异常提示尿路感染或其基础病变在肾内，可了解病变的程度、部位及损伤较重的部位等。

5）肾显像：枸橼酸 ^{57} 镓静脉注入24小时后，正常肾区应基本无放射性物质存留，但是肾盂肾炎、间质性肾炎等可以有肾内局部或弥散的放射性物质异常存留。急性肾盂肾炎的显像阳性率可达85%，但特异性不高，恶性肿瘤、急性肾小管坏死、急性肾衰竭、血管炎、结节病、淀粉样变等也可以有异常存留。临床一般不采用此法进行诊断，只有当尿培养阳性需对肾内炎症病变进行定位时才使用。反复尿路感染，特别对小儿，肾图、肾显像和膀胱输尿管反流检查有助于了解是否存在泌尿系畸形、梗阻或尿液反流等病因。

6）其他：包括尿酶测定、尿 β_2 微球蛋白（ β_2-MG）含量测定、尿渗透压测定、Tamm-Horspall蛋白（THP）及其抗体测定、血清抗革兰阴性细菌O抗原的抗体等，但其定位价值还未得到充分肯定。

知识点11：尿路感染的鉴别诊断　　　　　副高：熟练掌握　　正高：熟练掌握

（1）发热性疾病（如流感、疟疾、败血症、伤寒等）：当急性尿感患者发热等全身感染症状突出，而尿路局部症状不明显时，易与发热性疾病混淆，约占误诊病例的40%。但如能详询病史，注意尿感的局部症状，并做尿沉渣和细菌学检查，鉴别诊断不难。

（2）腹部器官炎症（如急性阑尾炎、女性附件炎等）：有些尿感患者无明显的尿路刺激症状，而表现为腹痛、恶心、呕吐、发热和血白细胞计数增多等，易误诊为急性胃肠炎、阑尾炎及女性附件炎等。详细询问病史，及时做尿常规和尿细菌学检查，可资鉴别。

（3）急性尿道综合征：主要表现为下尿路的刺激症状，如尿频、尿急、尿痛或排尿不适、膀胱区疼痛等。对仅有尿路刺激症状，无脓尿及细菌尿的患者，应考虑为无菌性尿频排尿不适综合征（即通常所指的尿道综合征），需注意与尿感相鉴别。临床尿道综合征多见于女性患者，约占50%，常被误诊为尿感而长期服用抗生素。如果患者同时有尿白细胞增多，但尿液普通细菌培养阴性，则应重点排除尿路结核菌、厌氧菌及真菌感染，还应注意排除衣原体或支原体感染的可能。无菌性尿频排尿不适综合征多见于中年妇女，尿频常较排尿不适的表现更为突出，多有长期使用抗生素且疗效欠佳的病史。

（4）肾结核：本病尿频、尿急、尿痛症状更为突出，可有无痛性血尿（占50%～70%）和脓尿，严重病例可出现发热、盗汗、体重下降及全身不适，约50%患者有陈旧性肺结核病灶，一般抗菌药物治疗无效。尿液普通细菌培养和肾结石发生率较一般人群高，24小时尿沉渣找抗酸杆菌，阳性率可达70%（至少3次）；晨尿培养结核分枝杆菌阳性（抗结核前至少留3次晨尿），阳性率为80%～90%；结核菌素试验阳性，血清结核菌抗体测定阳性。X线腹部平片有时可见肾实质钙化灶，晚期整个肾脏钙化（肾自截）；静脉肾盂造影在病变早期可完全正常，后期可见输尿管狭窄及“腊肠样”和“串珠样”特征性改变，可资鉴别。注意肾结核常可与UTI并存，对经抗菌药物治疗后仍残留有UTI症状或尿沉渣异常者，应高度警惕肾结核的可能性。

（5）慢性肾盂肾炎：慢性肾盂肾炎的诊断必须有影像学检查的证据，特征为肾盂、肾盏变形，肾外形凸凹不平，两肾大小不等；临床上多伴有肾小管功能减退（尿浓缩功能减退）的表现，而病史长短不能作为诊断依据。

知识点12：尿路感染的治疗原则　　　　副高：熟练掌握　正高：熟练掌握

尿感主要是进行抗感染治疗，目标是以最低廉的费用、最小的不良反应、最少细菌耐药的抗菌药物来获得最佳的治疗效果。

（1）抗菌药物的选择原则

1）根据感染的位置是否存在复杂尿感的因素选择抗生素的种类、剂量及疗程。

2）选用对致病菌敏感的药物。

3）选用尿液中和肾内药物浓度高的药物。

4）选用肾毒性小的抗菌药物。

5）联合用药：主要限用于严重的感染，其指征：①单一药物治疗失败；②严重感染；③混合感染；④耐药菌株出现。要避免相互有拮抗作用的药物联用。

6）确定治疗疗程：不同临床类型的尿感应给予不同治疗方案。

（2）预防或治疗败血症。

（3）鼓励患者多饮水，勤排尿。

（4）碱化尿液。

（5）清除隐藏在生殖道和肠道内的病原体。

（6）预防远期后遗症。

（7）对合并症进行治疗。

知识点13：急性膀胱炎的治疗　　　　　副高：熟练掌握　正高：熟练掌握

（1）单剂抗菌疗法：大多数膀胱炎患者经大剂量单剂抗菌治疗后1～2天，尿菌就可转阴，故目前国内、外学者均推荐用单剂抗生素治疗无复杂因素存在的膀胱炎。复方磺胺甲噁唑2.0g，顿服，或头孢克肟0.2g，顿服。其他，如头孢呋辛酯、呋喃妥因等药的疗效均较好。单剂抗菌疗法的优点：①方法简便，患者易于接受；②对绝大部分尿感有效；③医疗费用低；④极少发生药物不良反应；⑤极少产生耐药菌株，且有助于尿感定位诊断。对无明显发热、腰痛，以膀胱刺激征为主要表现的尿感，单剂抗菌疗法是较佳的选择方案。但单剂量疗法不能有效清除肠道及阴道中寄生的致病菌，因此，单剂量疗法后的病情复发常是来源于肠道和阴道寄生致病菌的重新感染。

（2）3天抗菌疗法：优于单剂抗菌疗法，疗效比较肯定，对于急性膀胱炎的治愈率与传统的14日疗程相当，但不良反应及费用较少。可选用复方磺胺甲噁唑1.0g，bid，联合碳酸氢钠1.0g，bid，共计3天；或呋喃妥因0.1g，tid，共计3天；或头孢克肟0.1g，bid，共计3天。一般来说，给予首次发生急性膀胱炎患者单剂疗法，给予反复发作患者3日疗法。应注意，男性患者、孕妇UTI、复杂性UTI，或拟诊为肾盂肾炎的患者不宜使用3日疗法。

（3）女性急性非复杂性膀胱炎的处理：健康妇女以急性非复杂性膀胱炎常见，病原体明确，对药物较敏感。女性非复杂性膀胱炎SMZ-TMP（800mg/160mg，每日2次，疗程3天）、呋喃妥因（50mg每8小时1次，疗程5～7天）、磷霉素（3g单剂）被推荐为一线药物。短程疗法不良反应少，效果好，效价比高的治疗方法可减少实验室检查和就诊率。对有尿频、尿痛（无阴道炎证据）的患者首选短程疗法。完成疗程后，如果患者没有症状，无需进一步处理。如果患者仍有症状，需做尿常规和细菌培养，阴性且无明确的微生物病原体存在，则应注意尿路局部损伤、个人卫生、对某些物质（如衣服染料）过敏以及妇科疾患等因素。如果患者有脓尿而无菌尿，考虑沙眼衣原体感染，尤其是性活跃有多个性伴侣的女性。治疗沙眼衣原体感染理想的选择是四环素或磺胺嘧啶治疗7～14天（性伴侣也同时治疗）。如果经过短程疗法后患者有症状性菌尿（非耐药菌株），应考虑隐匿性肾感染，需行长程治疗，初始14天，必要时可延长。如果是非耐药菌株，氟喹诺酮类或复方新诺明对其有效。

知识点14：急性肾盂肾炎的治疗　　　　　副高：熟练掌握　正高：熟练掌握

（1）轻型急性肾盂肾炎：是指经3日疗法治疗失败的UTI，或有轻度发热和/或肋脊角叩痛的患者。可以选用以下任何一种方案：复方磺胺甲噁唑1.0g，bid联合碳酸氢钠1.0g bid；呋喃妥因0.1g tid、头孢拉定0.25g qd联合碳酸氢钠1.0g bid；头孢克肟0.1g bid、阿莫西林0.5g tid，共计3天。如有效继续用药至14天疗程，无效则根据药敏更换药物。

（2）重型急性肾盂肾炎：发热>38.5℃，血白细胞计数增多等全身感染中毒症状较明显者，宜静脉输注抗菌药物。经验用药（未有药敏结果前）通常选用头孢哌酮/舒巴坦，2.0～4.0g bid，或头孢噻肟钠2.0～4.0g bid，或选用氨基糖苷类抗生素（如阿米卡星0.2g bid或奈替米星0.1g q8～12h）；还可选用单环型β-内酰胺类抗生素，如噻肟单酰胺菌素（氨曲南），0.5～2.0g q8～12h，该药对革兰阴性杆菌和铜绿假单胞菌的作用与第三代头孢类抗生素相近。在获得药敏结果后，可酌情换用抗菌药物。静脉用药至患者退热72小时后，改用口服有效的抗菌药物，完成14天疗程。

急性肾盂肾炎的患者在病情允许时，应尽快做有关尿路影像学及尿路B超检查，以确定有无尿路梗阻。

| 知识点15：尿感再发的治疗 | 副高：熟练掌握　正高：熟练掌握 |

（1）复发是指治疗后症状消失，尿菌转阴，在4周内（多在1周内）再发病，病原体与原感染菌株相同，常见于急性肾盂肾炎。

（2）重新感染是指治疗后症状消失，尿菌转阴，一段时间后（多在4周后）（多在1周内）由不同菌株再次感染而发病，多见于急性膀胱炎。

对于再发的UTI患者，应给予抗菌药物3天疗法，在疗程完毕后7天复查。如症状消失，细菌尿转阴，没有白细胞尿，为治愈，提示重新感染。对于常再发者（平均每年发作＞3次）应考虑用长疗程低剂量抑菌疗法做预防性治疗：可选用左氧氟沙星0.1g、或复方磺胺甲噁唑0.5g、或呋喃妥因0.05g在每晚临睡前排尿后服用1次。通常服用6个月，如停药后仍频繁再发，则需继续用药1～2年或更长。

如用3日疗法后治疗失败，即复查时仍有细菌尿，甚或有白细胞尿和膀胱刺激症状，如能排除所用抗菌药物对致病菌不敏感，提示为复发性肾盂肾炎。按药敏结果选用有效的强有力的杀菌性抗菌药物，如复方磺胺甲噁唑1.0g bid，或阿莫西林0.5g tid，或头孢克肟0.1g bid，治疗6周，无效可考虑延长疗程或改用静脉给药。

复发者应作IVP或磁共振泌尿系统水成像（MRU）等，明确尿路的结构和功能是否存在异常。

| 知识点16：妊娠期尿路感染的治疗 | 副高：熟练掌握　正高：熟练掌握 |

（1）妊娠期急性膀胱炎的治疗：头孢拉定0.25g tid，或阿莫西林0.25g tid，或头孢唑林0.25g tid，或复方磺胺甲噁唑1.0g bid，共服7天。治疗后复查以确证治愈。以后每个月定期做尿细菌定量培养，直至分娩。注意产前3日不能服复方磺胺甲噁唑，避免引起胎儿发生胆红素脑病（核黄疸）。

（2）妊娠期急性肾盂肾炎的治疗：最好选用血药浓度与肾实质内浓度均较高的抗生素，以氨苄西林钠/氯唑西林钠和第二代菌素类抗生素为宜。发热时应静脉给药，退热48小时后可改口服治疗，疗程2周。在妊娠期反复发生UTI者，可给予抗生素6周疗程。

知识点 17：小儿尿路感染的治疗　　　　副高：熟练掌握　　正高：熟练掌握

小儿尿感的治疗原则及方法同成人，但特别要注意纠正尿路功能异常或器质性梗阻。为了安全考虑，对无症状细菌尿小儿也宜积极治疗。儿童肾盂肾炎的治疗和成人一样，广谱抗生素胃肠外给药，然后根据药敏试验结果给予低毒、敏感和窄谱的抗生素胃肠外给药治疗，直到患者热退后24~48小时，开始1~3个月的长程口服药物治疗。完成疗程后1周内随诊尿常规，并于1年内定期复查。

对于急性非复杂性小儿尿路感染，建议仍按传统的7~14天治疗。儿童尿感的治疗一般不选用氟喹诺酮类抗生素，因其可能影响儿童的软骨发育。儿童复发性尿感，尤其是有肾瘢痕形成或存在VUR的患儿，应给予长程的预防性治疗，可使用复方新诺明（TMP每剂2mg/kg，SMZ每剂10mg/kg，每日1次或2次），呋喃妥因2mg/（kg·d），顿服，孟德立胺50mg/（kg·d），tid，长期预防治疗至少1年。磺胺嘧啶效果相对较差，细菌的耐药性较多。SMZ和TMP联合使用较呋喃妥因的治疗效果好。治疗便秘对于某些儿童复发性尿感可能是一个有效的辅助措施，尤其是对合并尿失禁的患儿。内科治疗和外科手术纠正膀胱输尿管反流（VUR）相比，外科手术治疗没有显示明显的益处（根据对肾功能，肾瘢痕形成的进展，肾发育等情况的观察）。因此，多数学者推荐应用长程抗菌治疗和密切观察来积极预防肾瘢痕形成，外科手术治疗仅适用于2~4岁对内科治疗无效的患儿。

知识点 18：男性尿路感染的治疗　　　　副高：熟练掌握　　正高：熟练掌握

<50岁的男性尿感相当少见，一旦发生，多伴有前列腺炎或尿路异常，治疗非常困难。没有尿路异常的尿感多发生于男性同性恋者、性伴侣带有尿路的致病性病原体、获得性免疫缺陷综合征患者，应使用10~14天的复方新诺明或氟喹诺酮类进行治疗。不能耐受抗生素治疗或者其他非常见的病原体需要选择其他的药物治疗。>50岁的男性尿感患者应考虑存在前列腺和/或肾组织的感染，尽管其部位没有明显的感染迹象。药物治疗急性细菌性前列腺炎通常效果较好，但疗程结束后易复发。男性反复出现尿路感染提示前列腺中存在的病灶没有被彻底治疗清除，一般需要治疗4~6周，甚至12周的疗程。可选用复方新诺明、TMP（如果患者对SMZ过敏）或喹诺酮类长程治疗，60%的患者能得到控制。治疗失败的原因主要有：严重的解剖异常、铜绿假单胞菌和粪肠球菌感染。如果治疗效果欠佳，可选择的治疗方法有：①长程抑菌疗法；②复发时重新治疗；③有效的抗生素治疗以后，外科手术切除感染的前列腺。选择治疗措施应根据患者年龄、性功能、膀胱流出道梗阻的程度以及是否有前列腺癌的可能。应注意尿道的器械操作之后，如反复插尿管，导致金黄色葡萄球菌的感染，需使用抗葡萄球菌治疗和移除异物。不仅复方新诺明被认为是治疗细菌性前列腺炎的有效药物，其他，如红霉素、竹桃霉素、多西环素（强力霉素）等在前列腺液内浓度较高，也可选用。

知识点 19：老年女性尿路感染的治疗　　　　副高：熟练掌握　　正高：熟练掌握

绝经后女性UTI的发生率明显增高，主要原因有3个：①雌激素水平的下降使尿道内皮和阴道对致病菌的敏感性增高；②泌尿生殖系统逐渐萎缩，骨盆张力减退，排尿后膀胱内残存尿液较多易于细菌生长；③老年人常有肾集合管憩室，易使细菌存留。老年女性的UTI临床表现差异较大，有些患者症状可自行缓解；有些则表现为高热，出现严重的感染中毒症状，甚至短时间内发生休克，危及生命，故治疗上应给予足够重视，原则上与成年人UTI治疗方案相同。需要指出的是，雌激素替代治疗可增加阴道菌群中乳酸杆菌的数量，降低pH值，对防止老年妇女UTI的发作和复发至关重要，常用药物有替勃龙2.5mg qd；盖福润1～2片qd，共3周；己烯雌酚栓剂qn，疗程7天。

知识点20：留置导尿管尿路感染的治疗　　　　　副高：熟练掌握　正高：熟练掌握

使用导尿管引起的尿感是医源性尿感的最常见原因。留置导尿管可使尿道周围的革兰阴性杆菌或引流袋内繁殖的细菌进入泌尿道，且留置尿管后尿路上皮受损，故易发生尿感。尤其是女性、糖尿病患者、机体抵抗力下降的患者易发生尿感。防止导尿管相关感染的原则：①必要时才使用导尿管，且应尽早拔除；②留置尿管时严格执行无菌操作；③无菌封闭系统，避免开放；④尿标本应在消毒后取得；⑤保持尿袋在膀胱水平以下且引流通畅；⑥发生有症状的尿感应及时拔除或更换导尿管；⑦尽可能与感染患者分开；⑧单纯导尿患者可服用单剂抗生素；⑨拔导尿管或更换导尿管前可用单剂抗生素预防。

留置尿管时间是影响尿感发生的最重要因素。留置导尿管<3天，用药预防感染有效，>3天无效。对已发生有症状尿感的患者按首次发生尿感给予有效抗生素。对无明显尿感症状，仅有真性细菌尿患者应在拔除导尿管后进行治疗，或给予长程低剂量抑菌疗法，使尿含菌量<10^4CFU/ml。患者留置尿管期间不宜进行灭菌治疗，以防产生耐药菌，使治疗更加困难，也会加重免疫力低下患者的感染，导致败血症而死亡。肾移植后4周内，有40%发生尿感。

知识点21：尿路感染的预防　　　　　　　　　　副高：熟练掌握　正高：熟练掌握

（1）坚持多饮水、勤排尿（每2～3小时排尿一次），避免细菌在尿路繁殖，是最有效的预防方法。

（2）注意会阴部清洁，以减少尿道口的细菌群。

（3）尽量避免尿路器械的使用，必须应用时应严格无菌操作。

（4）如必须留置导尿管，前3天给予抗生素可延迟尿感的发生。

（5）与性生活有关的尿感，应于性交后立即排尿，并口服一次常用量抗生素。

（6）膀胱-输尿管反流者推荐"二次排尿"，即每次排尿后数分钟再排尿一次。

第五章 肾小管性酸中毒

知识点1：肾小管性酸中毒的概念　　　　副高：熟练掌握　正高：熟练掌握

肾小管性酸中毒（RTA）是肾小管功能不全引起的机体代谢性酸中毒的一种临床综合征，其病理生理学基础为近端肾小管对HCO_3^-的重吸收障碍和/或远端肾小管排泌H^+障碍，临床表现为多尿、多饮、肾性维生素D缺乏病或骨软化症、肾结石等，实验室检查提示高氯性酸中毒，可伴低钾血症或高血钾症、低钠血症、低钙血症。

知识点2：肾小管性酸中毒的分型　　　　副高：熟练掌握　正高：熟练掌握

根据发病部位和肾小管功能障碍的特点可分为：①远端肾小管酸中毒（Ⅰ型）；②近端肾小管酸中毒（Ⅱ型）；③混合型肾小管酸中毒（Ⅲ型）；④高钾型肾小管酸中毒（Ⅳ型）。

一、远端肾小管酸中毒（Ⅰ型）

知识点3：远端肾小管酸中毒（Ⅰ型）的病因　　副高：熟练掌握　正高：熟练掌握

Ⅰ型肾小管酸中毒分为原发性和继发性。

（1）原发性：见于先天性肾小管功能缺陷，多为常染色体显性遗传，也有隐性遗传和散发病例。

（2）继发性：可见于多种疾病，如肾盂肾炎、梗阻性肾病、高草酸尿。

1）自身免疫性疾病：如特发性高丙种球蛋白血症、冷球蛋白血症、干燥综合征、原发性胆汁性肝硬化、系统性红斑狼疮、肺纤维化、甲状腺炎及血管炎。

2）与肾钙化相关疾病：维生素D中毒、特发性高钙尿症、乳碱综合征、甲状腺功能亢进、肝豆状核变性、Fabry病等。

3）药物性或中毒性肾病。

4）遗传性系统性疾病：如肾髓质囊性病、珠蛋白生成障碍性贫血、碳酸酐酶缺乏症等。

知识点4：远端肾小管酸中毒（Ⅰ型）的发病机制及病理生理

　　　　　　　　　　　　　　　　　副高：熟练掌握　正高：熟练掌握

由于原发性或继发性原因导致远端肾小管排泌H^+和维持小管腔液－管腔周液间H^+梯度功能障碍，使尿液酸化功能障碍，尿pH > 5.5，可滴度酸排泄减少。正常情况下远曲小管HCO_3^-重吸收很少，排泌的H^+主要与管中Na_2HPO_3交换Na^+，形成NaH_2PO_4与NH_4^+不能弥散至细胞内，产生显著的小管腔液－管腔周液间 H^+ 梯度。Ⅰ型患者不能形成或维持这个梯度，故使 H^+ 贮积，而体内 HCO_3^- 储备下降，血液中 Cl^- 代偿性增高，发生高氯性酸中毒。其酸化功能障碍可能机制有肾小管细胞氢泵衰竭及非分泌缺陷型酸化功能障碍（包括肾小管细胞膜通透性异常及肾小管管腔负电荷无法维持、近端小管至肾髓质间质 NH_4^+ 传递障碍导致远端肾小管泌 NH_4^+ 减少）两种。泌 H^+ 障碍、Na^+-H^+ 交换减少导致 Na^+-K^+ 交换增加，大量 K^+、Na^+被排出体外，造成低钾、低钠血症，患者长期处于酸中毒状态，致使骨质脱钙，骨骼软化、变形，游离出的钙可导致肾钙化或尿路结石。

知识点5：远端肾小管酸中毒（Ⅰ型）的临床表现

副高：熟练掌握　正高：熟练掌握

先天性患者可在出生后即有临床表现。主要表现包括：①AG正常的高血氯性代谢性酸中毒：表现为厌食、恶心、呕吐、腹泻、便秘，患儿可有生长发育迟缓。反常性碱性尿、尿pH＞6.0；②电解质紊乱：主要为高氯血症和低钾血症，患者出现全身肌无力和周期性麻痹。低钾程度没有Ⅱ型RTA明显。酸中毒使骨质溶解及肾小管对钙离子重吸收减少导致低钙血症；③尿路症状：高尿钙及继发的甲旁亢出现高尿磷导致肾结石和肾钙化，可有血尿、尿痛等表现，易导致继发感染与梗阻性肾病；④肾脏浓缩功能受损时，患者还常有多饮、多尿、烦渴等症状。

知识点6：远端肾小管酸中毒（Ⅰ型）的辅助检查　　副高：熟练掌握　正高：熟练掌握

（1）血液生化检查：①血浆pH值、HCO_3^- 或二氧化碳结合力降低；②血氯升高，血钾、血钠降低，血钙和血磷偏低，阴离子间隙正常；③血ALP升高；④血肌酐和尿素氮正常。

（2）尿液检查：尿中无细胞成分，pH＞5.5，尿钾排泄增多。正常人尿铵排泄量约为40mmol/d，Ⅰ型RTA尿铵排泄量＜40mmol/d。

（3）NH_4Cl 负荷试验：NH_4Cl 0.1g/kg，3～5小时内服完，之后5小时内每小时收集血和尿液，测量血 HCO_3^- 和尿pH值，当血 HCO_3^- 降至20mmol/L以下时，尿pH＞6.0具有诊断价值。尿pH＜5.5，可排除本病。也可将上述剂量 NH_4Cl 分3次口服，连服3天后测尿pH值。该试验不宜用于明显酸中毒者。肝病患者可由氯化钙代替。

（4）尿 PCO_2/血 PCO_2：正常尿中测得的 PCO_2 较血中 PCO_2 高20～30mmHg，因电压依赖型RTA或氢泵障碍引起的RTA氢离子在管腔内不能充分增加，即使尿液已经碱化，尿 PCO_2/血 PCO_2 仍不能上升，提示有泌氢障碍。若RTA是由梯度障碍引起，则该值仍正常。

（5）X线检查：骨骼显示骨密度普遍降低和维生素D缺乏病表现，可见陈旧性骨折。腹部平片可见泌尿系结石影和肾钙化。骨质疏松、软化明显，且以下肢和骨盆为重，有的呈现骨折。放射性核素骨骼扫描可见核素吸收稀疏、不均匀。

知识点7：远端肾小管酸中毒（Ⅰ型）的诊断　　副高：熟练掌握　正高：熟练掌握

远端肾小管酸中毒（Ⅰ型）的诊断要点：

（1）凡有引起Ⅰ型RTA的病因者。

（2）典型临床表现。

（3）AG正常的高氯血症代谢性酸中毒。

（4）原因未明的尿崩症，失钾或周期性麻痹，肾结石，维生素D缺乏病，骨或关节痛，均应怀疑本病。

（5）阴离子间隙正常，尿铵<40mmol/d，氯化铵负荷试验尿pH>5.5，碳酸氢钠负荷试验，尿、血PCO_2差值（U-B）PCO_2<2.67kPa（20mmHg），可诊断。

知识点8：远端肾小管酸中毒（Ⅰ型）的鉴别诊断

　　　　　　　　　　　　　　　　　　副高：熟练掌握　　正高：熟练掌握

远端肾小管性酸中毒需与各种代谢性酸中毒相鉴别，尤其是其他类型的肾小管酸中毒。

（1）近端肾小管性酸中毒：①近端肾小管性酸中毒少有肾结石和肾钙化症，而远端RTA常见；②近端RTA常伴其他近端小管吸收缺陷，如磷尿症、糖尿症、氨基酸尿等，而远端RTA少见；③近端RTA血清HCO_3^-常>15mmol/L，而远端RTA常<15mmol/L；④远端肾小管性酸中毒氧化铵负荷试验阳性，而近端RTA者阴性；⑤碳酸氢盐重吸收试验：远端肾小管性酸中毒尿HCO_3^-排泄率小于滤过量的15%；⑥近端RTA对HCO_3^-治疗有抵抗性，需要更大剂量（每日碳酸氢根需要量>4mmol/kg），而远端RTA对HCO_3^-治疗敏感，需要剂量小，每日<4mmol/kg。

（2）尿毒症性代谢性酸中毒：①原发肾脏疾病病史；②原发肾脏疾病的临床表现；③除酸中毒外，常有其他代谢终产物潴留，如氮质血症、高磷血症、阴离子间隙升高等；④尿pH多数<6.0；⑤血钾正常或血钾升高更常见；⑥肾小球滤过率严重下降。

（3）其他代谢性酸中毒：循环功能衰竭、呼吸功能衰竭等也可引起代谢性酸中毒，但各有其原发疾病的临床表现，鉴别诊断不难。

（4）低钾性周期性麻痹：周期性发作性肢体弛缓性肌肉无力、瘫痪、腱反射减弱或消失、低钾血症，与远端肾小管性酸中毒伴低钾血症者相似，高氯性代谢性酸中毒、碱性尿液、氯化铵负荷试验阳性等有助于鉴别诊断。

（5）不明原因的尿崩症、维生素D缺乏病、骨软化病、反复尿路结石：部分远端肾小管性酸中毒血pH值和HCO_3^-浓度正常，尿pH值增高，即只有尿中表现，没有系统性酸中毒，呈不完全型。氯化铵负荷试验阳性有助于鉴别诊断。

知识点9：远端肾小管酸中毒（Ⅰ型）的治疗　　　副高：熟练掌握　　正高：熟练掌握

（1）病因治疗：寻找及治疗原发病，如慢性肾盂肾炎、系统性红斑狼疮、干燥综合征、多发性骨髓瘤、甲状旁腺功能亢进和肾淀粉样变等。

（2）纠正代谢性酸中毒：Ⅰ型RTA碱性药物的剂量应偏小，剂量偏大可引起抽搐。因肝脏能将枸橼酸钠转化为碳酸氢钠，故常给予复方枸橼酸合剂，即Shohl溶液（枸橼酸140g，枸橼酸钠98g，加水至1000ml），50~100ml/d，分3次口服。

（3）电解质紊乱的治疗：低钾血症可口服10%枸橼酸钾。不宜用氯化钾，以免加重高氯血症。

（4）骨病的治疗：①纠正低钙血症：可口服碳酸钙2～6g/d，同时需补充维生素D，常用维生素D_2或维生素D_3 30万U。当血钙为2.5mmol/L或血清碱性磷酸酶恢复正常时停用，以避免高钙血症。维生素D必须与碱性药物同用；②纠正低磷血症：低磷者给予无机磷1.0～3.6g/d，分次口服，或磷酸盐合剂（磷酸二氢钠18g加磷酸氢二钠145g，加水至1000ml），每次10～20ml，每日4次口服。

知识点10：远端肾小管酸中毒（Ⅰ型）的预后　　副高：熟练掌握　正高：熟练掌握

早期发现，长期治疗，未发生肾钙化及骨骼畸形，预后良好，甚至可达正常的生长发育水平。有些患者可自行缓解，但也有部分患者可发展为慢性肾功能衰竭而死亡。继发性RTA预后与病因直接有关。

二、近端肾小管酸中毒（Ⅱ型）

知识点11：近端肾小管酸中毒（Ⅱ型）的病因　　副高：熟练掌握　正高：熟练掌握

近端肾小管性酸中毒是近端肾小管重吸收HCO_3^-功能障碍，过多丢失HCO_3^-所致。分为原发性和继发性：①原发性：多为常染色体隐性遗传，与隐性遗传和X-连锁遗传有关，多见于男性，部分为散发性病例；②继发性：凡可累及肾小管功能的各种原发病均可导致Ⅱ型RTA。可继发于重金属盐中毒、过期四环素中毒、甲状旁腺功能亢进、高球蛋白血症、半乳糖血症、胱氨酸尿症、肝豆状核变性、干燥综合征、肾髓质囊性病变、多发性骨髓瘤等。

知识点12：近端肾小管酸中毒（Ⅱ型）的发病机制

**　　　　　　　　　　　　　　　副高：熟练掌握　正高：熟练掌握**

致病本质为近曲小管重吸收HCO_3^-功能缺陷，是上皮细胞受损、Na^+-K^+-ATP酶活性降低或碳酸酐酶缺乏引起的代谢性酸中毒和尿HCO_3^-增加。

知识点13：近端肾小管酸中毒（Ⅱ型）的临床表现

**　　　　　　　　　　　　　　　副高：熟练掌握　正高：熟练掌握**

（1）主要表现为高血氯性代谢性酸中毒。

（2）骨病：生长发育落后，其骨病的发生较Ⅰ型RTA多见。在儿童中，维生素D缺乏病、骨质疏松、维生素D代谢异常等较常见，成年人为骨软化症。

（3）继发性甲状旁腺功能亢进症：部分患者尿磷排泄增多，出现血磷下降和继发性甲状旁腺功能亢进症。

（4）继发性醛固酮增多症：促进K^+的排泄，可出现低钾血症，但程度较轻。

（5）肾结石及肾钙沉着症：较少发生。

知识点14：近端肾小管酸中毒（Ⅱ型）的辅助检查

副高：熟练掌握　正高：熟练掌握

（1）血液生化检查：①血pH值、HCO_3^-或CO_2CP降低；②血氯显著升高，血钾显著降低，阴离子间隙正常；③可有血尿酸、血磷明显降低。

（2）尿pH值和氯化铵负荷试验：氯化铵负荷试验时给予酸性药物，使机体产生急性代谢性酸中毒，检测肾小管的泌H^+、重吸收HCO_3^-功能。氯化铵负荷试验的操作：停用碱性药物2~3天，口服氯化铵$0.1g/(kg \cdot d)$，分3~4次服，连服3天，第3天采血检测CO_2CP、pH值，留尿检测尿pH值。血pH或CO_2CP降低（pH＜7.34，或CO_2CP＜20mmol/L），而尿pH不能降至5.5以下为阳性。近端肾小管性酸中毒由于远端肾小管酸化功能正常，尿pH可＜5.5，即氧化铵试验阴性。

（3）碳酸氢盐重吸收试验：给患者口服碳酸氢钠，剂量从2~10mmol/（kg·d）开始，每日逐渐增加剂量至酸中毒纠正（血浆HCO_3^-浓度正常），测定尿HCO_3^-排量，计算滤过的HCO_3^-排泄率，如尿HCO_3^-排泄率大于滤过量的15%，可确诊近端肾小管性酸中毒；远端肾小管性酸中毒者＜15%。也可使用碳酸氢钠静脉滴注。尿碳酸氢钠排泄率的计算公式为：

$$尿HCO_3^- = \frac{尿HCO_3^-（mmol/L）\times 血肌酐（\mu mol/L）}{血浆HCO_3^-（mmol/L）\times 尿肌酐（\mu mol/L）} \times 100\%$$

（4）影像学检查：腹部B超、肾脏CT/MRI、静脉肾盂造影、骨骼X线检查等影像学检查的意义：①帮助了解近端肾小管性酸中毒对骨骼、肾的损害：肾钙化、尿路结石、骨骼畸形、病理性骨折、骨软化症；②帮助诊断引起近端肾小管性酸中毒的肾脏疾病：海绵肾、肾淀粉样变等。

（5）免疫学检查：近端肾小管性酸中毒可见于干燥综合征、多发性骨髓瘤等疾病，进行自身抗体等免疫学检查有助于诊断原发病，如抗核抗体、抗SS-A抗体、抗SS-B抗体、β_2微球蛋白、血浆免疫球蛋白电泳等。

知识点15：近端肾小管酸中毒（Ⅱ型）的诊断　副高：熟练掌握　正高：熟练掌握

临床具有多饮、多尿、恶心、呕吐和生长迟缓的表现，血液检查具有持续性低钾高氯性代谢性酸中毒特征，确定诊断应具有：①血HCO_3^-＜16mmol/L时，尿pH＜5.5；②FE HCO_3^-＞15%；③尿钙不高，临床无明显肾结石和肾钙化；④氯化铵试验阴性。

知识点16：近端肾小管酸中毒（Ⅱ型）的鉴别诊断

副高：熟练掌握　正高：熟练掌握

近端肾小管性酸中毒需与各种代谢性酸中毒相鉴别，尤其是其他类型的肾小管酸中毒。

（1）远端肾小管性酸中毒：与近端肾小管性酸中毒相似，远端肾小管性酸中毒也表现为高氯性酸中毒、低血钾、低血钙、高尿pH值。远端肾小管性酸中毒的特点：①远端肾小管性酸中毒患者骨病和尿路结石发生率高，骨病更严重，常有维生素D缺乏病、软骨病、磷酸钙结石或肾钙化症；②少数患者有神经性耳聋；③氯化铵负荷试验阳性；④碳酸氢盐重吸收试验：尿HCO_3^-排泄率小于滤过量的15%。

（2）尿毒症性代谢性酸中毒：①原发肾脏病病史；②原发肾脏病的临床表现；③除酸中毒外，常有其他代谢终产物潴留，如氮质血症、高磷血症、阴离子间隙升高等；④尿pH值多数<6.0；⑤血钾正常或血钾升高更常见；⑥肾小球滤过率严重下降。

（3）其他代谢性酸中毒：循环功能衰竭、呼吸功能衰竭等也可引起代谢性酸中毒，但各有其原发疾病的临床表现，鉴别诊断不难。

（4）低钾性周期性麻痹：周期性发作性肢体弛缓性肌肉无力、瘫痪、腱反射减弱或消失、低钾血症，与近端肾小管性酸中毒伴低钾血症者相似，高氯性代谢性酸中毒、碱性尿液、肾小管功能障碍、碳酸氢盐重吸收试验等有助于鉴别诊断。

（5）不明原因的尿崩症、维生素D缺乏病、骨软化病、反复尿路结石：部分近端肾小管性酸中毒血pH值和HCO_3^-浓度正常，尿pH值增高，没有系统性酸中毒，呈不完全型。碳酸氢盐重吸收试验有助于鉴别诊断。

知识点17：近端肾小管酸中毒（Ⅱ型）的治疗　　　副高：熟练掌握　正高：熟练掌握

（1）病因治疗：寻找、治疗原发病，如药物中毒、重金属中毒、多发性骨髓瘤、继发性甲状旁腺亢进、肾淀粉样变、干燥综合征等。

（2）纠正酸中毒：因儿童肾HCO_3^-阈值比成人低，故患儿尿中HCO_3^-丢失更多，治疗所需碱较Ⅰ型RTA更大，其剂量为10~20mmol/（kg·d），目前推荐复方枸橼酸溶液口服。重症者可给予低钠饮食，并适当使用氢氯噻嗪，可减少细胞外液的容量，促进碳酸氢钠的重吸收。严重酸中毒可静脉给予碳酸氢钠。

（3）纠正水、电解质紊乱：伴低钾血症时可补充钾盐，一般选用10%枸橼酸钾10ml，每日3次，从小剂量开始，逐渐增加剂量，严重低钾的患者应静脉补充钾盐。

（4）预防和治疗骨病：可适当补充维生素D_3和磷酸盐，维持血钙、血磷于正常水平的低值，避免发生高钙血症。骨病严重患者可试用苯丙酸诺龙，促进骨质生长。

（5）预防和治疗尿路结石：多饮水，保证入量，增加尿量；少食含草酸盐高的食物，如菠菜。已发生尿路结石的患者，应及时至泌尿外科进行治疗。

（6）积极治疗尿路感染：感染可进一步损害肾小管，加重肾小管性酸中毒。近端肾小管性酸中毒、尿路结石、尿路感染互相影响、互为因果，故对尿路感染应及时诊断，积极治疗。

知识点18：近端肾小管酸中毒（Ⅱ型）的预后　　　副高：熟练掌握　正高：熟练掌握

视病因不同而各异。常染色体隐性遗传和合并眼病的常染色体隐性遗传近端小管酸中毒需终身补碱。散发性或孤立性原发性近端小管酸中毒多为暂时性的，随着发育可能自行缓解，一般3～5年或以后可以撤药。

三、混合型肾小管酸中毒（Ⅲ型）

> 知识点19：混合型肾小管酸中毒（Ⅲ型）的特点
>
> 副高：熟练掌握　正高：熟练掌握

指Ⅰ、Ⅱ两型混合存在。但在Schasfian及Morris的分类中，混合型只被作为RTA Ⅱ型中的一个亚型；而另有所谓的"Ⅲ型肾小管酸中毒"则是Ⅰ型的一个亚型，患者也兼有Ⅰ、Ⅱ两型的临床表现，其远曲小管酸化功能障碍较Ⅰ型为重，尿中漏出HCO_3^-亦多，达滤过量的5%～10%。故酸中毒程度比Ⅰ、Ⅱ型为重。治疗同Ⅰ型，但应补充重碳酸盐。

四、高钾型肾小管酸中毒（Ⅳ型）

> 知识点20：高钾型肾小管酸中毒（Ⅳ型）的特点
>
> 副高：熟练掌握　正高：熟练掌握

高钾型肾小管酸中毒（Ⅳ型）以高氯性代谢性酸中毒、持续性高血钾为特点，其病理生理学基础是远端肾小管对醛固酮拮抗，或者醛固酮分泌不足。Ⅳ型肾小管性酸中毒多数伴有慢性肾小管间质疾病，包括：①引起低肾素性低醛固酮血症的疾病：如各种肾小管间质肾病、糖尿病肾病、高血压肾硬化、移植肾排斥反应等；②肾对醛固酮反应性降低；如假性醛固酮缺乏症、失盐性肾病、梗阻性肾病、镇痛药性肾病等；③醛固酮分泌不足：Addison病、双侧肾上腺切除术后、先天性醛固酮合成缺陷等。

> 知识点21：高钾型肾小管酸中毒（Ⅳ型）的病因
>
> 副高：熟练掌握　正高：熟练掌握

各种导致醛固酮分泌减少或远端肾小管对醛固酮反应减弱均可导致。儿童多为遗传性，成人多为继发性。醛固酮分泌不足可见于原发性肾上腺功能异常，也可继发于轻中度肾功能不全导致的：①醛固醇绝对不足：GFR＞20ml/min；②低肾素血症，如DN、LN、HIVAN；③低醛固酮低肾素；④醛固酮相对不足，即肾小管对醛固酮反应减弱。

> 知识点22：高钾型肾小管酸中毒（Ⅳ型）的临床表现
>
> 副高：熟练掌握　正高：熟练掌握

（1）肾小管浓缩功能障碍：病程迁延的患者常有肾小管浓缩功能障碍，表现为多尿、烦渴、多饮。

（2）肾小球滤过功能障碍引起的症状：水肿、乏力、食欲下降、腹胀、面色苍白等。

（3）严重酸中毒症状：可出现食欲下降、恶心、呕吐、深大呼吸、神经精神异常等。

（4）泌尿系统结石或者肾钙化：血尿、肾绞痛。

（5）肾性骨病：骨质疏松、骨软化、病理性骨折等。

知识点23：高钾型肾小管酸中毒（Ⅳ型）的辅助检查

（1）血电解质、酸碱检查：表现为代谢性酸中毒，CO_2CP下降、HCO_3^-浓度下降，高钾血症。

（2）血尿素氮、血肌酐：血尿素氮、血肌酐升高，提示Ⅳ型肾小管性酸中毒患者肾小球滤过功能下降。

（3）尿常规：尿$pH>5.5$；尿蛋白可阴性或少量，尿红细胞阳性；尿比重低及尿渗透压低。

（4）肾小球滤过功能的检查：患者肾小球滤过功能多数受损，进行肌酐清除率等测定，了解肾功能，帮助排除尿毒症性代谢性酸中毒。

（5）肾小管功能的检查：尿NH_4^+排出明显减少，尿钾排出减少，尿HCO_3^-排出正常或者轻度增多，昼夜尿比重差>0.009。

（6）血肾素、醛固酮测定：血肾素、醛固酮含量降低。

（7）尿pH值和氯化铵负荷试验：多数尿pH值呈碱性，部分酸中毒明显的患者尿可呈酸性（尿pH值<5.5）。氯化铵负荷试验阴性。

（8）碳酸氢盐重吸收试验：尿HCO_3^-排出增多，但其排出量小于滤过量的10%。

（9）影像学检查：腹部B超、肾脏CT/MRI、静脉肾盂造影、骨骼X线检查等影像学检查帮助诊断引起远端肾小管性酸中毒的肾脏疾病，如海绵肾、肾淀粉样变、多囊肾、慢性肾盂肾炎、梗阻性肾病等。

（10）免疫学检查：可见于干燥综合征、多发性骨髓瘤、系统性红斑狼疮等疾病，进行自身抗体等免疫学检查有助于诊断原发病，如抗核抗体、抗SS-A抗体、抗SS-B抗体、β_2微球蛋白、血浆免疫球蛋白电泳等。

知识点24：高钾型肾小管酸中毒（Ⅳ型）的诊断　副高：熟练掌握　正高：熟练掌握

凡代谢性酸中毒伴持续性高钾血症，不能以肾小球功能衰竭或其他原因解释者，均应考虑本病的可能。临床诊断要点：①高血氯性代谢性酸中毒；②高钾血症；③尿液酸化功能障碍：尿HCO_3^-排出量增加，但尿HCO_3^-排出量$<10\%$滤过量，尿铵减少；④常伴有低肾素、低醛固酮血症；⑤常可找到原发疾病，如慢性肾小管-间质肾病、糖尿病肾病、高血压肾硬化等；⑥肾小球滤过功能下降：Ⅳ型肾小管性酸中毒常有程度不同的肾小球功能不全，血尿素氮、血肌酐升高，但酸中毒及高钾血症程度与GFR下降程度不成正比。

知识点25：高钾型肾小管酸中毒（Ⅳ型）的鉴别诊断

（1）肾功能不全所致的酸中毒：肾小球功能不全可致的代谢性酸中毒、高钾血症，需与Ⅳ型肾小管性酸中毒相鉴别：①前者的酸中毒程度与肾小球滤过率下降成正比；②后者肾小球滤过率常为轻度降低（≥30ml/min），酸中毒程度与肾小球滤过率下降不成正比，一般在慢性肾功能不全之前，已有高血钾和酸中毒；③尿液酸化功能障碍出现的更早，更明显；④肾小球功能衰竭患者的基础病多为肾小球疾病，而Ⅳ型肾小管性酸中毒常见于小管间质疾病；⑤Ⅳ型肾小管性酸中毒常见低肾素、低醛固酮血症。

（2）Ⅱ型肾小管性酸中毒：①Ⅱ型RTA肾小管重吸收功能障碍明显，常伴有糖尿、氨基酸尿、磷酸盐尿；②碳酸氢钠负荷试验：Ⅳ型肾小管性酸中毒患者尿HCO$_3^-$排量可增多，但常<10%的滤过量；Ⅱ型肾小管性酸中毒尿HCO$_3^-$排量>15%；③Ⅳ型RTA尿铵排出明显减少，尿钾减少；④Ⅳ型肾小管性酸中毒以伴高血钾为特点，Ⅱ型肾小管性酸中毒高血钾少见。

（3）远端肾小管性酸中毒：①远端肾小管性酸中毒患者骨病和尿路结石发生率高，骨病更严重，如维生素D缺乏病、软骨病、磷酸钙结石或肾钙化症；②Ⅳ型肾小管性酸中毒以伴高血钾为特点，远端肾小管性酸中毒常伴低钾血症；③氯化铵负荷试验阳性。

（4）其他代谢性酸中毒：循环功能衰竭、呼吸功能衰竭等也可引起代谢性酸中毒，但各有其原发疾病的临床表现，鉴别诊断不难。

（5）不明原因的尿崩症：高钾型肾小管性酸中毒常有夜尿增多、多尿、烦渴等症状，需与尿崩症相鉴别。高血氯性代谢性酸中毒、高钾血症、尿液酸化功能障碍、肾功能衰竭、尿铵排出增多等有助于鉴别诊断。

知识点26：高钾型肾小管酸中毒（Ⅳ型）的治疗　　副高：熟练掌握　正高：熟练掌握

（1）一般治疗：①限制饮食中钾的含量，避免应用易致高钾的药物；②限制饮食中钠的含量，但应避免长期限制钠的摄入。

（2）病因治疗：寻找、治疗原发病，如慢性肾盂肾炎、系统性红斑狼疮、干燥综合征、糖尿病肾病、高血压病等。

（3）纠正酸中毒：常用碳酸氢钠1.0～4.0g，每日3～4次。一般可口服给药，严重酸中毒可静脉给药。

（4）高钾血症的治疗：①纠正代谢性酸中毒：可口服或静脉补充碳酸氢钠；②静脉缓慢注射10%葡萄糖酸钙10～20ml，5%氯化钙10ml；③静脉注射50%葡萄糖溶液40～60ml加普通胰岛素6～10U；④袢利尿剂：呋塞米20～40mg，iv；⑤口服离子交换树脂15～20g，tid；⑥严重且纠正困难的高钾血症应考虑透析治疗。

（5）多巴胺阻滞剂：醛固酮缺乏的患者可给予多巴胺阻滞剂，常用甲氧氯普胺10毫克/次，每日3次，可促进醛固酮释放，改善酸中毒状态。

（6）盐皮质激素：适用于低肾素、低醛固酮血症以及肾小管对肾素、醛固酮反应性低者。盐皮质激素9-α-氟氢可的松，每日0.1mg。肾小管对肾素、醛固酮反应性低者每日0.3～0.5mg。盐皮质激素可以增加尿铵、尿钾排出，促进泌氢，增加净酸排出，纠正酸中毒与高血钾。

（7）利尿剂：可应用呋塞米或噻嗪类利尿剂，刺激肾小管排H$^+$、K$^+$、Na$^+$和水等；同时利尿治疗可降低血容量，刺激醛固酮分泌，适用于低醛固酮患者。

（8）糖皮质激素：对于低醛固酮血症的Ⅳ型肾小管性酸中毒患者，可试用糖皮质激素。

（9）延缓肾功能衰竭进展：Ⅳ型肾小管性酸中毒常伴有肾小球滤过功能受损，应注意给予延缓肾功能衰竭进展的措施。

知识点27：高钾型肾小管酸中毒（Ⅳ型）的预后　　副高：熟练掌握　正高：熟练掌握

高钾型肾小管酸中毒预后取决于原发病、肾衰竭的程度，不伴肾小球滤过功能障碍者多数预后良好。

第六章　肾动脉狭窄

肾动脉狭窄（RAS）的病因主要有动脉粥样硬化、纤维肌性发育不良和大动脉炎等。纤维肌性发育不良、大动脉炎多见于青年患者，动脉粥样硬化主要见于老年人。

肾动脉狭窄常引起肾血管性高血压，是肾缺血刺激肾素分泌，体内肾素–血管紧张素–醛固酮系统（RAAS）活化，外周血管收缩，水、钠潴留导致。动脉粥样硬化及大动脉炎所致肾动脉狭窄还能引起缺血性肾病，患侧肾脏缺血导致肾小球硬化、肾小管萎缩及肾间质纤维化。

（1）肾血管性高血压：肾动脉狭窄所致高血压的特点是病程短、舒张压升高明显（常＞110mmHg）。与原发性高血压相比，高血压家族史阳性率较低。对于家族史阴性、新近起病的年轻高血压患者，要高度怀疑纤维肌性发育不良的可能。中年起病，尤其是合并其他器官动脉粥样硬化者，应考虑动脉粥样硬化所致的肾血管性高血压。40%患者有腹部血管杂音。实验室检查尿常规可正常或有轻度蛋白尿，部分患者有低钾血症。

（2）缺血性肾病：老年高血压患者合并进行性肾功能损害、轻度尿检异常（蛋白尿＜1g/d、少量红细胞及管型），尤其伴周围血管病变时，应高度怀疑。有学者发现，有上述表现者，半数以上患者存在明显的肾动脉狭窄，使用ACEI/ARB类降压药会进一步加重肾功能损害。

诊断肾动脉狭窄主要依靠以下前5项检查，前2项检查仅为初筛检查，后3项检查为主要诊断手段，尤其肾动脉造影被认为诊断"金标准"。

（1）超声检查：B型超声能准确测定双肾大小，彩色多普勒超声可观察肾动脉主干及肾内血流变化，从而提供肾动脉狭窄间接信息，对纤维肌性发育不良所致肾动脉狭窄尤其敏感。但是超声检查受医师经验，患者体型、肠胀气等因素影响较大；为有效观察肾动脉分支，需要检查多个体位，耗费时间较长。新型微气泡超声造影剂可增加诊断的准确性，主要通过肝脏代谢，无诱发造影剂肾病的风险。

（2）放射性核素检查：仅做肾核素显像意义不大，阳性率极低。需做卡托普利肾显像试验（服卡托普利25～50mg，比较服药前后肾显像结果），肾动脉狭窄侧肾脏对核素摄入减少，排泄延缓，可提供诊断间接信息。

（3）螺旋CT血管成像：螺旋CT血管成像（CTA）耗时少，能清楚显示肾动脉及肾实质影像，有较高的空间分辨率，并可三维成像，对诊断肾动脉狭窄敏感性及特异性均高，缺点是CTA显示的肾动脉狭窄程度可能重于实际情况。因螺旋CT血管造影的碘造影剂对肾脏有一定损害，故血清肌酐＞221μmol/L的患者应慎用。

（4）磁共振血管成像：磁共振血管成像（MRA）从20世纪90年代开始应用于诊断肾动脉狭窄。造影剂增强MRA对肾动脉主干狭窄的特异性和敏感性均较高，但由于存在运动伪影和低空间分辨率，它对分支狭窄敏感性较低，不适合纤维肌性发育不良的诊断。

（5）肾动脉血管造影：当无创性检查手段无法明确诊断时，需经皮插管做主动脉–肾动脉造影（以免遗漏肾动脉开口处粥样硬化病变）及选择性肾动脉造影，能准确显示肾动脉狭窄部位、范围、程度及侧支循环形成情况，是诊断肾动脉狭窄的"金标准"。缺点是可能引起穿刺点血肿、感染、造影剂反应、造影剂肾病等并发症。通过在造影前后水化扩容、输注乙酰半胱氨酸或碳酸氢钠、使用低渗性造影剂等措施可有效降低造影剂肾病的风险。对肾功能不全的患者慎用碘造影剂，可考虑使用二氧化碳或钆造影。

（6）外周血浆肾素活性检查：表现为肾血管性高血压患者，还应检测外周血浆肾素活性（PRA），并做卡托普利试验（服卡托普利25～50mg，测定服药前及服药1小时后外周血PRA，服药后PRA明显增高为阳性），有条件时还应做两肾肾静脉血PRA检测（分别插管至两侧肾静脉取血化验，两侧PRA差别大反映单侧狭窄）。准确检测PRA不仅能帮助诊断，还能在一定程度上帮助预测疗效（PRA增高的单侧肾动脉狭窄患者，血管成形术后降血压疗效较好）。但是PRA受很多因素影响，检测前需停用可能影响肾素水平的降压药，一定程度上限制其应用。

知识点5：肾动脉狭窄的治疗 副高：熟练掌握 正高：熟练掌握

（1）血管成形术：包括经皮肾动脉球囊扩张和放置血管支架。此法安全可靠，已成为首选的治疗方法。适用于各种病因引起的肾动脉狭窄，尤其是纤维肌性发育不良患者。常见的并发症有穿刺部位血肿、造影剂引起的肾功能损害和胆固醇栓塞。

（2）外科手术治疗：适用于肾动脉狭窄介入治疗无效、多分支狭窄或狭窄远端有动脉瘤形成等。手术治疗包括血管重建、动脉内膜切除、自身肾移植等。如果治疗无效，可行患肾切除术。

（3）药物治疗：适用于单侧肾动脉狭窄伴血浆肾素水平增高的患者，常选用ACEI或ARB。使用时必须从小剂量开始，逐渐加量，并密切观察血压及肾功能的变化。双侧肾动脉狭窄者需慎重使用ACEI/AKB类药物，可采用β受体拮抗剂。

第七章 肾 衰 竭

急性肾损伤

第一节 急性肾损伤

知识点1：急性肾损伤的概念	副高：熟练掌握 正高：熟练掌握

急性肾损伤（AKI）是各种原因引起的肾功能在短时间（几小时至几天）内突然下降而出现的临床综合征，主要是肾小球滤过率（GFR）下降，伴体内代谢产物滞留，水、电解质及酸碱平衡紊乱，以及各系统并发症，约50%患者出现少尿（<400ml/d）的临床表现。

AKI既往称为急性肾衰竭，近年来临床研究证实轻度肾功能急性减退即可导致患者病死率明显增加，故目前肾脏病和急救/危重医学界趋向将急性肾衰竭改称为急性肾损伤（AKI），期望尽量在病程早期，在GFR开始下降阶段，甚至肾脏仅有轻度损伤（组织学、生物标志物改变）而GFR尚在正常阶段将之识别，并进行有效干预。

知识点2：AKI的病理生理分类	副高：熟练掌握 正高：熟练掌握

AKI根据病理生理可分为肾前性、肾性和肾后性三类。

（1）肾前性AKI：常见病因包括各种原因引起的液体丢失和出血、有效动脉血容量减少，引起肾实质有效灌注减少和肾内血流动力学改变等，此时肾组织尚未发生器质性损害，故也称为功能性AKI。

（2）肾后性AKI：特征是急性尿路梗阻，梗阻可发生于肾盂到尿道任何一个部位。由于梗阻上方压力增加，导致肾实质受压，GFR下降。肾后性AKI早期并无肾实质的器质性损伤，及时解除梗阻，可迅速恢复肾功能。常见原因包括尿道阻塞（尿道狭窄、前列腺肥大等）、神经源性膀胱、输尿管阻塞（结石、血块、肿瘤、结晶）等。

（3）肾性AKI：肾性AKI是肾实质损伤，即各种肾脏组织病变导致的AKI。按主要病变部位又可分为：①急性肾小管坏死（ATN）；②急性间质性肾炎；③肾小球疾病导致的ARF，如急进性肾炎或重症急性肾炎；④肾血管性ARF，包括肾脏小血管炎，血栓性微血管病，如恶性高血压所致的肾小动脉纤维素样坏死、溶血性尿毒症综合征等。最常见的为肾缺血或肾毒性原因引起的急性肾小管坏死。此外，还有急性肾皮质坏死及急性肾乳头坏死引起的ARF，但较少见。

知识点3：AKI的病理	副高：熟练掌握 正高：熟练掌握

由于病因及病变严重程度不同，病理改变可有显著差异。

（1）肉眼见肾脏增大、质软，剖面可见髓质呈暗红色，皮质肿胀，因缺血而苍白。

（2）典型缺血性急性肾小管坏死（ATN）光镜检查见肾小管上皮细胞片状和灶性坏死，从基膜上脱落，造成肾小管腔管型堵塞。近端小管S_3段坏死最为严重，其次为髓袢升支粗段髓质部分。如基膜完整性存在，则肾小管上皮细胞可迅速再生，否则肾小管上皮不能完全再生。

（3）肾毒性AKI形态学变化最明显的部位在近端肾小管曲部和直部，肾小管细胞坏死不如缺血性急性肾小管坏死（ATN）明显。

（4）急性间质性肾炎（AIN）病理特征是间质炎症细胞浸润，嗜酸性粒细胞浸润是药物所致AIN的重要病理学特征。

知识点4：AKI的临床表现	副高：熟练掌握　正高：熟练掌握

ATN是肾性AKI最常见的类型，通常病因为肾缺血和肾毒性。在ICU的患者中有30%～50%与脓毒血症有关，尤其是多脏器功能障碍患者。手术后ATN为20%～25%，多与肾前性肾脏低灌注有关。典型的ATN临床经过可分为四期。①起始期（数小时至数周）；②进展期（持续数天至数周）；③持续期（常持续1～2周）；④恢复期（持续数天至数个月）。

（1）起始期：此期患者常存在一些已知的导致ATN的病因，如低血压、缺血、脓毒症和肾毒素等，但尚未发生肾实质损伤。AKI可预防，但随着肾小管上皮发生明显损伤，GFR突然下降，临床上急性肾功能衰竭综合征的表现变得明显，之后进入进展期。

（2）进展期和维持期：常持续7～14天，但也可为几天或延长至4～6周。GFR保持低水平，许多患者可出现少尿。部分患者为非少尿性急性肾衰，发生肾功能衰竭时尿量仍在400～500ml/d以上。无论尿量是否减少，随着肾功能减退，临床上会出现一系列尿毒症表现。

1）AKI的全身并发症：消化系统症状，如食欲减退、恶心、呕吐、腹胀、腹泻等，严重者可发生消化道出血；呼吸系统除容量过多和感染的症状外，尚可出现呼吸困难、咳嗽、憋气、胸痛和尿毒症肺炎症状；循环系统多因尿少及体液过多引起高血压及心力衰竭、肺水肿表现，因毒素滞留、电解质紊乱、贫血和酸中毒等引起各种心律失常及心肌病变；神经系统受累出现意识障碍、躁动、谵妄、抽搐、昏迷等尿毒症脑病症状；血液系统受累可有出血倾向及贫血。感染是AKI常见且严重的并发症。在AKI同时或在疾病发展过程中还可合并多个脏器功能衰竭，发生多器官功能障碍或显著增加死亡率。

2）水、电解质和酸碱平衡紊乱：表现为体内水过多，代谢性酸中毒，高血钾，低钠血症，低钙和高磷等。

（3）恢复期：肾小管细胞再生、修复，逐渐恢复肾小管上皮的完整性。GFR逐渐升高，并恢复正常或接近正常范围。少尿型患者开始出现利尿，有多尿表现，继而再恢复正常。与GFR相比肾小管上皮细胞功能（溶质和水的重吸收）的恢复相对延迟，常需数月才能恢复。部分患者最终遗留不同程度的肾脏结构和功能损害。

知识点5：AKI的实验室和辅助检查	副高：熟练掌握　正高：熟练掌握

（1）血液检查：可有贫血，早期程度常较轻，如肾功能长时间不恢复，则贫血程度可以较

重。另外，某些引起AKI的基础疾病本身也可引起贫血，如大出血、严重感染、系统性红斑狼疮和多发性骨髓瘤等。血肌酐和尿素氮进行性上升，高分解代谢患者上升速度较快，横纹肌溶解引起肌酐上升更快。血清钾浓度升高，血pH和碳酸氢根离子浓度降低，血钙降低，血磷升高。

（2）尿液检查：不同病因所致AKI的尿检异常相差甚大。肾前性AKI时无蛋白尿和血尿，可见少量透明管型。ATN时可有少量蛋白尿，以小分子蛋白为主；尿沉渣检查可见肾小管上皮细胞、上皮细胞管型和颗粒管型及少许红、白细胞等；因肾小管重吸收功能减退，尿比重降低且较固定，多在1.015以下，尿渗透浓度$<350mOsm/kg\ H_2O$，尿与血渗透浓度之比<1.1，尿钠含量增高，滤过钠排泄分数（FE_{Na}）$>1\%$。FE_{Na}计算公式为：$FE_{Na}=$（尿钠/血钠）/（尿肌酐/血清肌酐）$\times100\%$。注意尿液检查需在输液、使用利尿剂前进行，否则会影响结果。肾小球疾病引起者可出现大量蛋白尿或血尿，且以畸形红细胞为主，$FE_{Na}<1\%$。AIN时可有少量蛋白尿，且以小分子蛋白为主；血尿较少，为非畸形红细胞；可有轻度白细胞尿，药物所致者可见少量嗜酸细胞，当尿液嗜酸细胞占总白细胞比例$>5\%$时，称为嗜酸细胞尿；可有明显肾小管功能障碍表现，$FE_{Na}>1\%$。肾后性AKI尿检异常多不明显，可有轻度蛋白尿、血尿，合并感染时可出现白细胞尿，$FE_{Na}<1\%$。

（3）影像学检查：尿路超声显像检查有助于鉴别尿路梗阻及慢性肾脏病（CKD）。如高度怀疑存在梗阻，且与急性肾功能减退有关，可做逆行性肾盂造影。CT血管造影、MRI或放射性核素检查对了解血管病变有帮助，明确诊断仍需行肾血管造影，但造影剂可加重肾损伤。

（4）肾活检：是AKI鉴别诊断的重要手段。在排除了肾前性及肾后性病因后，拟诊肾性AKI但不能明确病因时，均有肾活检指征。

| 知识点6：AKI的诊断内容 | 副高：熟练掌握　正高：熟练掌握 |

根据原发病因，肾小球滤过功能急性进行性减退，结合相应临床表现、实验室与影像学检查，一般不难作出诊断。

按照最新国际AKI临床实践指南，符合以下情况之一者即可临床诊断AKI：①48小时内Scr升高$\geq0.3mg/dl$（$\geq26.5\mu mol/L$）；②确认或推测7天内Scr较基础值升高$\geq50\%$；③尿量减少［$<0.5ml/$（$kg\cdot h$），持续≥6小时］。见下表。

急性肾损伤的分期标准

分期	血清肌酐标准	尿量标准
1期	绝对值升高$\geq0.3mg/dl$（$\geq26.5\mu mol/L$） 或较基础值相对升高$\geq50\%$，但<1倍	$<0.5ml/$（$kg\cdot h$）（$\geq6h$，但$<12h$）
2期	相对升高≥1倍，但<2倍	$<0.5ml/$（$kg\cdot h$）（$\geq12h$，但$<24h$）
3期	升高至$\geq4.0mg/dl$（$\geq353.6\mu mol/L$） 或相对升高≥2倍 或开始时肾脏替代治疗 或<18岁患者估算肾小球滤过率下降至$<35ml/$（$min\cdot1.73m^2$）	$<0.3ml/$（$kg\cdot h$）（$\geq24h$） 或无尿$\geq12h$

知识点7：AKI的鉴别诊断　　　　　　　　　　副高：熟练掌握　正高：熟练掌握

　　详细询问病史及体格检查有助于寻找AKI可能的病因。应仔细鉴别每一种可能的AKI病先筛查肾前性和肾后性因素，再评估可能的肾性AKI病因，确定为肾性AKI后，还应鉴别是肾小球、肾血管或肾间质病变引起。另外，还应仔细寻找有无基础慢性肾脏疾病。

　　（1）是否存在肾功能减退：对AKI高危患者应主动监测尿量及Scr，并估算GFR。既往无CKD史及基础Scr检测值缺如者，可利用MDRD公式获得基础Scr估算值。

　　（2）是否存在需要紧急处理的严重并发症：肾功能减退常继发内环境紊乱，严重者可猝死，需及时识别。部分患者临床表现隐匿，故对于近期未行生化检查的少尿或无尿患者，初诊需常规进行心脏听诊、心电图及血电解质生化检查，快速评估是否存在需要紧急处理的并发症，如严重高钾血症和代谢性酸中毒等。

　　（3）是否为AKI：肾功能减退应明确是急性或慢性肾功能减退，CKD各阶段均可因各种病因出现急性加重，通过详细病史询问、体格检查、相关实验室及影像学检查可资鉴别。提示AKI的临床线索包括引起AKI的病因，如导致有效血容量不足的各种疾病和血容量不足表现（体位性低血压、低血压等）、肾毒性药物或毒物接触史、泌尿系统梗阻等；肾功能快速减退表现，如短时间内出现进行性加重的尿量减少、胃肠道症状甚至Scr进行性升高等；由血容量不足所致者可见皮肤干燥、弹性差、脉搏加快、低血压或脉压缩小；由药物所致者可见皮疹；严重肾后性梗阻可见腹部肿块；因尿量减少出现水钠潴留时，可见水肿，甚至肺部湿啰音等；影像学检查提示肾脏大小正常或增大，实验室检查提示为无明显贫血、无明显肾性骨病等。

　　（4）与肾前性AKI鉴别：肾前性氮质血症是AKI最常见的原因，应详细询问病程中有无引起容量绝对不足或相对不足的原因，包括呕吐、腹泻、食欲减退、严重充血性心力衰竭、利尿剂使用不当等。此外，还要注意询问近期有无NSAID、ACEI及ARB等药物应用史。体检时应注意有无容量不足的常见体征，包括心动过速、全身性或直立性低血压、黏膜干燥、皮肤弹性差等。肾前性AKI时，实验室检查可见血肌酐和尿素氮升高、FE_{Na}常<1%。但是服用呋塞米等利尿剂的肾前性AKI患者，受利尿剂利钠作用的影响，FE_{Na}可以>1%。此时可改用尿尿素排泄分数（FE_{urea}），计算方法与尿钠排泄分数类似，FE_{urea}<35%提示肾前性AKI。此外，当尿液中出现过量碳酸氢钠、葡萄糖、甘露醇等无法重吸收的溶质时，FE_{Na}也常>1%。慢性肾脏病、ATN、梗阻性肾病晚期，FE_{Na}、FE_{urea}也均不可靠。

　　肾前性AKI时血浆尿素氮（mg/dl）/血肌酐（mg/dl）比值常>20:1，也有助于鉴别诊断。肾前性AKI时由于肾小管功能未受损，低尿流速率导致小管重吸收尿素增加，使肾前性少尿时血尿素氮和血肌酐不成比例增加，两者的比值可（10~15）:1，甚至更高。尽管此值在肾前性是典型的表现，但也可见于肾后性AKI。血尿素氮/血肌酐比值增加还需排除胃肠道出血、其他应激等导致的尿素产生增多。

　　临床上怀疑肾前性少尿时可进行补液试验，即输液（5%葡萄糖200~250ml）并注射利尿剂（呋塞米40~100mg），以观察输液后循环系统负荷情况。如果补足血容量后血压恢复正常、尿量增加，则支持肾前性少尿的诊断。低血压时间过长，特别是老年人伴心功能不全时，补液后无尿量增多应怀疑过长时间的肾前性氮质血症已发展为ATN。

（5）与肾性AKI的鉴别：肾性AKI包括多种疾病导致不同部位的肾损伤。肾前性因素所致ATN患者常有前述导致有效血容量不足疾病的病史和体征，或有导致肾内血流调节异常的药物应用史。肾性AKI患者近期常有肾毒性药物应用史。肾毒性药物既可导致ATN，也可引起AIN。AIN常伴有发热、皮疹、淋巴结肿大及关节酸痛、血嗜酸性粒细胞和IgE升高等，结合对停药的反应可作出鉴别。尿液中嗜酸性细胞计数增多也提示AIN，但敏感性和特异性不高。肾小球肾炎、肾脏微血管疾病等所致AKI常有中等度以上蛋白尿、肾小球源性血尿，一些继发性疾病还常有其他系统累及的表现，结合实验室与辅助检查异常可作出鉴别。肾活检常有助诊断和鉴别诊断。

ATN、AIN时常伴有FENa＞1%，但肾小球肾炎、肾微血管性疾病时，FENa＜1%。

（6）与肾后性AKI鉴别：肾后性AKI常有前列腺肥大、前列腺肿瘤、淋巴瘤、膀胱颈部肿瘤、腹膜后疾病等病史，突然发生尿量减少或与无尿交替、肾绞痛、胁腹或下腹部疼痛、肾区叩击痛阳性及膀胱区叩诊呈浊音，均提示存在尿路梗阻的可能。一般发生少尿或无尿的患者常需鉴别是否存在肾后梗阻，但许多存在肾后梗阻性AKI的患者并不一定表现为少尿或无尿，需仔细鉴别。膀胱导尿兼有诊断和治疗的意义。肾脏超声波检查可见肾盂分离和肾脏积水，但在肾后性AKI早期，超声波检查可出现假阴性。X线检查可帮助确诊，但需注意使用造影剂，后者常可加重肾损伤。

（7）与肾小球或肾脏微血管疾病鉴别：患者有肾炎综合征或肾病综合征表现，部分患者可有相应肾外表现（光过敏、咯血、免疫学指标异常等），蛋白尿常较严重，血尿及管型尿显著，肾功能减退相对缓慢，常需数周，很少完全无尿。应尽早肾活检病理检查，以明确诊断。

（8）与AIN鉴别：主要依据AIN病因及临床表现，如药物过敏或感染史、明显肾区疼痛等。药物引起者尚有发热、皮疹、关节疼痛、血嗜酸性粒细胞增多等。本病与ATN鉴别有时困难，应尽早肾活检病理检查，以明确诊断。

（9）与双侧急性肾静脉血栓形成和双侧肾动脉栓塞鉴别：急性肾动脉闭塞常见于动脉栓塞、血栓、主动脉夹层分离，偶由血管炎所致。多见于动脉粥样硬化患者接受血管介入治疗或抗凝治疗后，心脏附壁血栓脱落也是引起血栓栓塞常见原因，可导致急性肾梗死。急性肾静脉血栓罕见，常发生于成人肾病综合征、肾细胞癌、肾区外伤或严重脱水的肾病患儿，多伴有下腔静脉血栓形成，常出现下腔静脉阻塞综合征、严重腰痛和血尿。肾血管影像学检查有助于确诊。

| 知识点8：急性肾损伤的一般治疗原则 | 副高：熟练掌握　正高：熟练掌握 |

积极治疗原发病，消除导致或加重ATN的因素，是防治急性肾损伤的重要原则。在诸多防治措施中，快速准确地补充血容量，维持足够的有效循环血容量，防止和纠正低灌注状态，避免使用肾毒性药物显得十分重要。一旦确立ATN，则严格按照ATN处理原则。有透析指征者，应尽快予以透析治疗，对于尚未达到指征者，可暂行对症处理。

知识点9：急性肾损伤尽早纠正可逆病因　　　　　　副高：熟练掌握　　正高：熟练掌握

（1）AKI的治疗首先要纠正可逆的病因。对于各种严重外伤、心力衰竭、急性失血等都应进行治疗，包括扩容、处理血容量不足及休克性感染等。

（2）肾前性AKI早期需积极恢复有效血容量，包括静脉补充生理盐水、降低后负荷以改善心排出量、调节外周血管阻力至正常范围。如果肾前性AKI早期未能及时纠正，可继发出现急性肾小管损伤，患者死亡率显著升高。确保容量充分是任何治疗策略的基础。但AKI时如何确定最佳补液量较为困难。既往有充血性心力衰竭史者，容量复苏时更需注意补液速度。

（3）及时停用影响肾血流灌注或肾毒性的药物。前列腺肥大引起的肾后性AKI应及时通过膀胱留置导尿予以纠正。

知识点10：急性肾损伤早期病因干预治疗　　　　　　副高：熟练掌握　　正高：熟练掌握

（1）在AKI的起始期和进展期进行及时干预治疗可最大限度地减轻肾脏损伤、促进肾功能恢复。强调尽快纠正可逆性病因和肾前性因素，包括扩容、维持血流动力学稳定、改善低蛋白血症、降低后负荷以改善心排出量、停用影响肾灌注药物、调节外周血管阻力至正常范围等。

（2）肾前性AKI必须尽快纠正肾前性因素。存在尿路梗阻时，则需请泌尿外科医师会诊，以及时采取措施解除梗阻。

（3）肾性AKI常病情复杂，治疗困难。

（4）肾后性AKI应尽早解除尿路梗阻，如前列腺肥大应通过膀胱留置导尿，肿瘤压迫输尿管可放置输尿管支架或行经皮肾盂造瘘术。

（5）继发于肾小球肾炎、血管炎的AKI常需应用糖皮质激素和/或免疫抑制剂治疗。

（6）临床上怀疑AIN时需尽快明确并停用可疑药物。确诊为药物所致者及时给予糖皮质激素治疗，起始剂量为1mg/（kg·d），总疗程1~4个月。

知识点11：急性肾损伤营养支持治疗　　　　　　　　副高：熟练掌握　　正高：熟练掌握

维持机体的营养状况和正常代谢，有助于损伤细胞的修复和再生，提高存活率。AKI任何阶段总能量摄入为20~30kcal/（kg·d），能量供给包括糖类3~5g（最高7g）/（kg·d）、脂肪0.8~1.0g/（kg·d），蛋白质或氨基酸摄入量0.8~1.0g/（kg·d），高分解代谢、接受肾脏替代疗法（RRT）、连续性肾脏替代治疗（CRRT）者蛋白质或氨基酸摄入量酌情增加。静脉补充脂肪乳剂以中、长链混合液为宜，氨基酸补充则包括必需和非必需氨基酸。危重病患者血糖靶目标应<8.3mmol/L（150mg/dl）。

观察每日出入液量及体重变化，每日补液量应为显性失液量加上非显性失液量减去内生水量。由于非显性失液量和内生水量估计常有困难，每日大致的进液量可按前一日尿量加500ml计算。发热患者只要体重不增加，可适当增加进液量。肾脏替代治疗时补液量可适当放宽。

（1）密切随访血肌酐、尿素氮和血电解质变化。高钾血症是AKI的主要死因之一，当血钾＞6mmol/L或心电图有高钾表现或有神经、肌肉症状时，应给予紧急处理。措施包括：①停用一切含钾药物和/或食物；②对抗钾离子心肌毒性：10%葡萄糖酸钙稀释后缓慢静脉注射（5分钟）；③50%葡萄糖50～100ml或10%葡萄糖250～500ml，加胰岛素6～12U缓慢静脉注射，葡萄糖与胰岛素比值为（4～6）：1，葡萄糖与胰岛素合用促进糖原合成，使钾离子向细胞内转移；伴代谢性酸中毒者补充碱剂，既可纠正酸中毒又可促进钾离子向细胞内流（5%NaHCO$_3$ 250ml静滴）；④清除钾：离子交换树脂，口服1～2小时起效，灌肠4～6小时起效，每50g降钾树脂使血钾下降0.5～10mmol/L。利尿剂多使用袢利尿剂，以增加尿量促进钾离子排泄。对内科治疗不能纠正的严重高钾血症（血钾＞6.5mmol/L），应及时给予血液透析治疗。

（2）及时纠正代谢性酸中毒，可选用5%碳酸氢钠125～250ml静滴。对于严重酸中毒患者，如静脉血HCO$_3^-$＜12mmol/L或动脉血pH＜7.15～7.20时，纠酸的同时紧急透析治疗。

（3）AKI心力衰竭患者对利尿剂反应较差，对洋地黄制剂疗效也差，且易发生洋地黄中毒。药物治疗多以扩血管为主，减轻心脏前负荷。通过透析超滤脱水，纠正容量过负荷缓解心衰症状最为有效。

（4）感染是AKI常见并发症，也是死亡主要原因之一。应尽早使用抗生素。根据细菌培养和药物敏感试验选用对肾脏无毒或低毒药物，并按肌酐清除率调整用药剂量。

肾脏替代疗法是AKI治疗的一个重要组成部分，包括腹膜透析、间歇性血液透析和连续性肾脏替代疗法（CRRT）。目前腹膜透析较少用于危重AKI的治疗。

AKI的发病率及死亡率居高不下，治疗效果尚不甚满意，故预防极为重要。积极治疗原发病，及时发现导致ATN的危险因素并加以去除，是防止AKI发生的关键。AKI防治应遵循分期处理原则：高危患者即将或已受到AKI发病病因打击时，应酌情采取针对性预防措施，包括及时纠正肾前性因素、维持血流动力学稳定等。出血性休克扩容首选补充等张晶体溶液，血管源性休克在扩容同时适当使用缩血管药物，腹腔室隔综合征患者及时纠正腹腔内高压。全面评估高危患者暴露于肾毒性药物或诊断、治疗性操作的必要性，尽量避免使用肾毒性药物。必须使用时应注意调整剂型、剂量、用法等以降低药物肾毒性，并密切监测肾功能。

第二节 慢性肾衰竭

知识点1：慢性肾衰竭的概念　　　　　　　　副高：熟练掌握　正高：熟练掌握

慢性肾衰竭（CRF）是指各种慢性肾脏病（CKD）引起的GFR下降及与此相关的代谢产物潴留，水、电解质及酸碱代谢失衡和全身各系统症状为表现的一种临床综合征，为各种慢性肾脏病持续进展的共同结局。

知识点2：慢性肾衰竭的病因　　　　　　　　副高：熟练掌握　正高：熟练掌握

慢性肾衰竭病因主要有糖尿病肾病、高血压肾小动脉硬化、原发性与继发性肾小球肾炎、肾小管间质疾病（慢性间质性肾炎、慢性肾盂肾炎、尿酸性肾病、梗阻性肾病等）、肾血管疾病、遗传性肾病（多囊肾病、遗传性肾炎）等。

知识点3：慢性肾衰竭的发病机制　　　　　　副高：熟练掌握　正高：熟练掌握

慢性肾衰竭进展的机制尚未完全阐明，目前认为进展的机制可能与以下因素有关：

（1）肾单位高灌注、高滤过：研究认为，慢性肾衰竭时残余肾单位肾小球出现高灌注和高滤过状态是导致肾小球硬化和残余肾单位进一步丧失的重要原因。高灌注和高滤过刺激肾小球系膜细胞增殖和基质增加；损伤内皮细胞和增加血小板集聚；导致微动脉瘤形成；引起炎性细胞浸润、系膜细胞凋亡增加等，因而肾小球硬化不断发展，肾单位进行性丧失。

（2）肾单位高代谢：慢性肾衰竭时残余肾单位肾小管高代谢状况，是肾小管萎缩、间质纤维化和肾单位进行性损害的重要原因之一。高代谢引起肾小管氧消耗增加和氧自由基增多，小管内液Fe^{2+}的生成和代谢性酸中毒引起补体旁路途径激活和膜攻击复合物（C5b-9）的形成，均可造成肾小管–间质损伤。

（3）肾组织上皮细胞表型转化的作用：在某些生长因子（如TGF-β_1）或炎症因子的诱导下，肾小管上皮细胞、肾小球上皮细胞（如包曼囊上皮细胞或足细胞）、肾间质成纤维细胞等均可转分化为肌成纤维细胞（MyoF），在肾间质纤维化、局灶节段性或球性肾小球硬化过程中起重要作用。

（4）细胞因子和生长因子的作用：慢性肾衰竭肾组织内一些细胞因子和生长因子（如TGF-β_1、白介素-1、单个核细胞趋化蛋白-1、血管紧张素Ⅱ、内皮素-1等）参与了肾小球和肾小管间质的损伤过程，并对细胞外基质（ECM）的产生起重要的促进作用。某些降解细胞外基质的蛋白酶，如基质金属蛋白酶（MMP）表达下调，金属蛋白酶组织抑制物（TIMP）、纤溶酶原激活抑制物（PAI-I）等表达上调，在肾小球硬化和肾间质纤维化过程中也起重要作用。

（5）其他：在多种慢性肾病动物模型中，均发现肾脏固有细胞凋亡增多与肾小球硬化、小管萎缩、间质纤维化有密切关系，提示细胞凋亡可能在慢性肾衰竭进展中起某种作用。此外，醛固酮增多也参与肾小球硬化和间质纤维化的过程。

知识点4：慢性肾衰竭的临床表现	副高：熟练掌握 正高：熟练掌握

（1）水、电解质代谢紊乱：①代谢性酸中毒；②水、钠代谢紊乱；③钾代谢紊乱；④钙磷代谢紊乱；⑤镁代谢紊乱。

（2）蛋白质、糖类、脂类和维生素代谢紊乱：慢性肾衰竭患者蛋白质代谢紊乱一般表现为蛋白质代谢产物蓄积（氮质血症），也可有白蛋白、必需氨基酸水平下降等。

（3）心血管系统表现：①高血压和左心室肥厚；②心力衰竭；③尿毒症性心肌病；④心包病变；⑤血管钙化和动脉粥样硬化。

（4）呼吸系统症状：体液过多或酸中毒时均可出现气促，严重酸中毒可致呼吸深长。体液过多、心功能不全可引起肺水肿或胸腔积液。由尿毒症毒素诱发的肺泡毛细血管渗透性增加、肺充血，可引起尿毒症肺水肿，此时肺部X线检查可出现"蝴蝶翼"征。

（5）胃肠道症状：主要表现有食欲不振、恶心、呕吐、口腔有尿味。较常见消化道出血，其发生率比正常人明显增高，多是胃黏膜糜烂或消化性溃疡所致。

（6）血液系统表现：主要为肾性贫血和出血倾向。多数患者均有轻、中度贫血；同时伴有缺铁、营养不良、出血等因素，可加重贫血程度。晚期慢性肾衰竭患者有出血倾向。有轻度出血倾向者可出现皮下或黏膜出血点、淤斑，重者可发生胃肠道出血、脑出血等。

（7）神经肌肉系统症状：早期可有疲乏、失眠、注意力不集中，其后可出现性格改变、抑郁、记忆力减退、判断力降低。尿毒症时常有反应淡漠、谵妄、惊厥、幻觉、昏迷、精神异常等表现。周围神经病变也很常见，以感觉神经障碍为著，最常见的是肢端袜套样分布的感觉丧失，也可有肢体麻木、烧灼感或疼痛感、深反射迟钝或消失，并可有神经肌肉兴奋性增加（如肌肉震颤、痉挛、不宁腿综合征）、肌萎缩、肌无力等。初次透析患者可发生透析失衡综合征，出现恶心、呕吐、头痛，重者可出现惊厥。

（8）内分泌功能紊乱：主要表现有：①肾脏本身内分泌功能紊乱；②糖耐量异常和胰岛素抵抗；③下丘脑-垂体内分泌功能紊乱；④外周内分泌腺功能紊乱。

（9）骨骼病变：慢性肾病患者存在钙、磷等矿物质代谢及内分泌功能紊乱［如PTH升高、1,25-（OH）$_2$D$_3$不足等］，导致矿物质异常、骨病、血管钙化等临床综合征，称为慢性肾病-矿物质和骨代谢异常（CKD-MBD）。慢性肾衰竭出现的骨矿化和代谢异常称为肾性骨营养不良，包括高转化性骨病、低转化性骨病（包括骨软化症和骨再生不良）和混合性骨病，以高转化性骨病最多见。

知识点5：慢性肾衰竭的诊断	副高：熟练掌握 正高：熟练掌握

慢性肾衰竭诊断主要依据病史、肾功能检查及相关临床表现。因其临床表现复杂，各系统表现均可成为首发症状，故临床医师应熟悉慢性肾衰竭的病史特点，仔细询问病史和查体，重视肾功能的检查，以尽早明确诊断，防止误诊。对既往病史不明，或存在近期急性加重诱因的患者，需与急性肾损伤相鉴别，是否存在贫血、低钙血症、高磷血症、血PTH升

高、肾缩小等有助于与急性肾损伤相鉴别。如果条件允许，可行肾活检，以明确导致慢性肾衰竭的基础肾病。

知识点6：慢性肾衰竭的鉴别诊断　　　副高：熟练掌握　正高：熟练掌握

（1）肾前性氮质血症：在有效血容量补足48～72小时后肾前性氮质血症患者肾功能即可恢复，而慢性肾衰竭患者的肾功能难以恢复。

（2）急性肾损伤：多数情况下根据患者病史即可做出鉴别。当患者病史欠详时，可分析影像学检查（如B超、CT等）或肾图检查结果，如双肾明显缩小，或肾图提示慢性病变，可支持慢性肾衰竭的诊断。

知识点7：慢性肾衰竭的防治对策及措施　　　副高：熟练掌握　正高：熟练掌握

（1）基本对策：①坚持病因治疗：对高血压病、糖尿病肾病、肾小球肾炎等坚持长期合理治疗；②避免和消除肾功能急剧恶化的危险因素；③阻断或抑制肾单位损害渐进性发展的各种途径，保护健存肾单位。将患者血压、血糖、尿蛋白定量、血肌酐、GFR等指标控制在"理想范围"。

（2）防治措施：①及时、有效地控制高血压；②ACEI和ARB的独特作用；③严格控制血糖；④控制蛋白尿；⑤积极纠正贫血、应用他汀类药物、戒烟等，可能对肾功能有一定保护作用。

知识点8：慢性肾衰竭的营养治疗　　　副高：熟练掌握　正高：熟练掌握

限制蛋白饮食是治疗的重要环节，能够减少含氮代谢产物生成，减轻症状及相关并发症，甚至可能延缓病情进展。CKD 1～2期、无论是否有糖尿病、推荐蛋白摄入量0.8～1g/（kg·d）。CKD 3期开始低蛋白饮食治疗，推荐蛋白入量0.6～0.8g/（kg·d）。血液透析及腹膜透析病人蛋白质摄入量为1～1.2g/（kg·d）糖尿病肾病患者从出现显性蛋白尿起就应该限制蛋白摄入，推荐蛋白入量0.8g/（kg·d）。若出现GFR下降，蛋白入量需<0.6g/（kg·d）。保证约50%的蛋白质为高生物价蛋白，如蛋、瘦肉、鱼、牛奶等。且在低蛋白饮食［0.6g/（kg·d）］的基础上，补充适量［0.1～0.2g/（kg·d）］的必需氨基酸和/或α-酮酸［0.075～0.12g/（kg·d）］。

任何饮食治疗方案都必须摄入足量热量，一般为125.6～146.5kJ/（kg·d）［30～35kcal/（kg·d）］，同时注意补充维生素及叶酸等营养素，并控制钾、磷等的摄入。磷摄入量一般应<800mg/d，对严重高磷血症患者，应给予磷结合剂。

知识点9：慢性肾衰竭的药物治疗　　　副高：熟练掌握　正高：熟练掌握

（1）纠正水、电解质和酸碱平衡紊乱：①应根据患者血压、水肿、体重和尿量情况调节水分、钠盐的摄入；②纠正代谢性酸中毒；③治疗高钾血症和低钾血症；④治疗高镁血症和低镁血症。

（2）高血压的治疗：慢性肾衰竭合并高血压的药物选择和治疗效果与原发性高血压不同。首先将血压降至目标值，选择肾脏保护作用最强的降压药，即ACEI或ARB。单用ACEI或ARB降压很难将慢性肾衰竭高血压治疗达标，常需联用3～4种降压药物。

（3）贫血的治疗和重组人促红细胞生成素（rHu EPO）的应用：如排除失血、造血原料缺乏等因素，血红蛋白（Hb）<100g/L可考虑开始应用rHu EPO治疗。一般开始用量为每周80～120U/kg，分2～3次（或每次2000～3000U，每周2～3次），皮下或静脉注射，并根据患者Hb水平、Hb升高速率等调整剂量；以皮下注射更为理想，既可达到较好疗效，又可节约用量1/4～1/3。对透析前患者，目前趋向于小剂量rHu EPO疗法（2000～3000U，每周1～2次），疗效佳，不良反应小。Hb升至110～120g/L即达标，不建议维持Hb>130g/L。在维持达标的前提下，每个月调整用量1次，适当减少rHu EPO用量。个别透析患者rHu EPO剂量可能需要有所增加（每次3000～4000U，每周3次），但不应盲目加大剂量，应在分析影响rHu EPO疗效的基础上有针对性地调整治疗方案。

功能性缺铁是影响rHu EPO疗效的重要原因。应用rHu EPO的同时重视补充铁剂。口服铁剂有琥珀酸亚铁、硫酸亚铁等，但部分透析患者口服铁剂吸收较差，常需经静脉途径补充铁。

除非存在需要快速纠正贫血的并发症（如急性出血、急性冠脉综合征等），慢性肾衰竭贫血患者通常无需输注红细胞治疗。因其不仅存在输血相关风险，还可导致致敏状态影响肾移植疗效。

（4）高转化性骨病的治疗：①限制磷的摄入：K/DOQI主张CKD 3～4期血磷>1.5mmol/L、CKD 5期肾衰竭血磷>1.8mmol/L以及血PTH升高超出CKD各期靶目标时应限制磷摄入。低蛋白饮食是减少磷摄入的主要方法；②应用含钙的磷结合剂；③应用活性维生素D及其衍生物；④应用钙敏感受体激动药；⑤当药物治疗无效时，可采用甲状旁腺切除手术治疗。

（5）低转化性骨病：主要以预防为主，主要防治措施有：①治疗铝中毒；去铁胺治疗；②合理使用钙剂，避免高血钙；③合理应用活性维生素D制剂，避免过度抑制PTH合成与分泌；④应用低钙透析液；⑤应用重组人生长激素（thGH）或胰岛素样生长因子（IGF）；⑥骨形成蛋白-7（BMP-7）；⑦纠正铁缺乏、纠正代谢性酸中毒、改善营养状况等。

（6）防治感染：平时应注意预防各种病原体感染。抗生素的选择和应用原则，与一般感染相同，但量需要根据GFR水平调整剂量。在疗效相近的情况下，应选用肾毒性最小的药物。

（7）高脂血症的治疗：透析前患者与一般高血脂患者治疗原则相同。但宜放宽维持透析患者高脂血症的标准，血胆固醇水平保持在6.5～7.8mmol/L（250～300mg/dl），血三酰甘油水平保持在1.7～2.3mmol/L（150～200mg/dl）为宜。

（8）口服吸附疗法和导泻疗法：口服氧化淀粉、活性炭制剂或大黄制剂等均可通过胃肠道途径增加尿毒症毒素的排出。主要用于透析前患者，对减轻氮质血症起到一定辅助作用，但不能将其作为治疗的主要手段。需注意防止并发营养不良，加重电解质、酸碱平衡紊乱的可能。

（9）其他：①糖尿病肾衰竭患者随着GFR下降，因胰岛素灭活减少，需相应调整胰岛素用量，一般应逐渐减少；②高尿酸血症，如有痛风，参考相关章节。有研究显示别嘌醇治疗高尿酸血症有助于延缓肾功能恶化，并减少心血管疾病风险，但需大规模循证医学证据证实；③皮肤瘙痒：口服抗组胺药物，控制高磷血症及强化透析，对部分患者有效。

知识点10：慢性肾衰竭的肾脏替代治疗   副高：熟练掌握   正高：熟练掌握

当GFR < 10ml/min，并有明显尿毒症表现时应进行肾脏替代治疗。对糖尿病肾病患者，可适当提前至GFR 10～15ml/min时进行替代治疗。肾脏替代治疗包括血液透析、腹膜透析和肾脏移植。血液透析和腹膜透析疗效相近，各有优缺点，临床上可互为补充。但透析疗法仅可部分替代肾脏的排泄功能（对小分子溶质的清除，仅相当于正常肾脏10%～15%），也不能代替其内分泌和代谢功能。肾移植是目前最佳的肾脏替代疗法，成功的肾移植可恢复正常的肾功能（包括内分泌和代谢功能）。

第八章 血液净化疗法

第一节 血 液 透 析

知识点1：血液透析的概念　　　　　　　　　　　　　副高：熟练掌握　正高：熟练掌握

血液透析（HD）简称血透，是目前最常应用的血液净化疗法，是目前为止各种肾功能衰竭特别是终末期肾病治疗的主要措施之一。它可代替肾脏的部分功能，清除体内的代谢废物或毒素，纠正水、电解质及酸碱平衡紊乱。其方法是将血液引出体外，经带有透析器的体外循环装置，血液与透析液借半透膜（透析膜）进行水和溶质的交换，血液中水和尿毒症毒素包括肌酐、尿素、钾和磷等进入透析液而被清除，而透析液中碱基和钙等则进入血液，以达到清除水和尿毒症毒素，维持水、电解质和酸碱平衡的目的。

知识点2：血液透析的原理　　　　　　　　　　　　　副高：熟练掌握　正高：熟练掌握

透析是一种溶液与另一种溶液通过半透膜进行溶质交换的过程。所谓的半透膜是指膜能够允许两侧溶液中的水分子和小分子的溶质通过，但大分子溶质（如蛋白质分子）则不能通过。血液透析是利用半透膜原理，将患者血液和透析液同时引入人工肾装置（透析器），在透析膜的两侧行反方向流动，借助膜两侧的溶质浓度梯度、渗透压梯度、水压梯度和膜本身的特性，通过扩散、对流和吸附清除体内潴留的有毒物质；并可补充机体所需的物质，纠正电解质紊乱和代谢性酸中毒；通过超滤清除体内过多的水分；达到部分替代肾脏功能、延长生命的目的。

一、血液透析装置

知识点3：透析器　　　　　　　　　　　　　　　　　副高：熟练掌握　正高：熟练掌握

透析器又称人工肾，是溶质和水交换的场所，是透析治疗的核心部分，由透析膜及其支撑结构组成。其中血液流经部分称为血室，透析液流经部分称为透析液室。根据透析器构型可分为中空纤维型、板型和蟠管型，目前以中空纤维型透析器最为常用。透析膜由不同的材料构成，主要有再生纤维素膜、改良的纤维素膜和合成的聚合膜，生物相容性以合成的聚合膜>改良的纤维素膜>再生纤维素膜。透析器的选择主要依据下述指标。

（1）膜材料：即透析膜的生物相容性如何，目前主张应用生物相容性较好的合成的聚合膜或改良的纤维素膜。

（2）透析膜的尿素传质面积系数（KOA）：主要反映对以尿素为代表的小分子溶质的清除效率。KOA＜300说明对尿素的清除率低；KOA为300～600说明对尿素的清除率中等；KOA＞600说明对尿素的清除率高。

（3）超滤系数（Kuf）：表示透析器对水的清除能力，即跨膜压为1mmHg时每小时的脱水量。当脱水量大或行血液滤过时则应使用Kuf大的透析器或滤器。

（4）透析膜面积：应根据体表面积大小选用，成人通常使用1.3～1.6m^{2}的透析器。透析膜面积大，对溶质的清除则多。但初次透析特别是毒素水平过高的患者使用透析膜面积大的透析器易出现失衡综合征。

（5）预充血量：一般为60～120ml，与透析膜面积成正比。预充量少则体外循环血液就相对少，对心血管系统的影响就较小。

| 知识点4：透析机 | 副高：熟练掌握　　正高：熟练掌握 |

血液透析机按其功能分为3部分。

（1）透析液供给系统：从反渗水进入透析机开始，到透析液进入透析器之前为止，是将人工配置的浓缩的透析液与透析用水按比例稀释后供给透析机使用。其程序是加热→按比例配置→透析液检测。

1）加热：为避免患者出现过冷或者过热的不适，透析液通常加热至35～37℃。系统中设有温度报警系统，温度过高时可自动断电以保安全。在此过程中，水中溶解的部分气体也可随温度的升高而挥发，起到部分除气的作用。

2）透析液的除气系统：带有容量控制系统的透析设备都配备除气系统，负压使水气分离，排气泵将气体排出机器。透析液中存有气体，将使透析液电导度的测定产生误差，造成假漏血报警，气体通过透析膜进入患者的血液形成空气栓塞，并可影响超滤控制系统的准确性。

3）透析液的配比：将按一定处方配置的透析液经透析用水稀释配成所需浓度的透析液。通常用1份浓缩透析液与34份透析用水混合成35份标准透析液。

4）透析液检测：包括透析液电导度、温度、pH值及漏血的检测。

（2）血液循环控制系统：由动脉血路、血泵和静脉血路三部分组成。血泵为驱动血液在体外循环的动力，通过调节血泵的转速可控制血流量。血路管道的动脉、静脉端有压力监测器监测血流压力，了解管道内循环阻力。空气探测器采用超声探测的方法监测静脉回路血液中有无空气，防止含有空气泡的血液流入体内。肝素泵则可向体外循环的血液持续输注肝素，防止血液凝固。

（3）超滤控制系统

1）压力超滤控制：通过调节超滤负压来控制超滤液量。最主要的缺点是准确性低、无法连续显示超滤量。

2）容量超滤控制：通过容量平衡来控制超滤量。其准确性高，可随时显示超滤量。

知识点 5：水处理系统　　　　　　　　　　　　副高：熟练掌握　正高：熟练掌握

水处理是通过过滤、软化、吸附及反渗装量去除自来水中的化学污染物、细菌、内毒素等，从而获得高纯度的透析用水。目前常用的水处理系统的配置及水处理流程为自来水→加压泵→砂滤→碳滤→软化→纱滤→反渗→贮水箱→加压泵→紫外线消毒→透析机。

知识点 6：透析液　　　　　　　　　　　　　　副高：熟练掌握　正高：熟练掌握

透析液成分主要包括电解质、碱基和葡萄糖 3 类。

（1）电解质：透析液电解质浓度与正常血清相近，并可根据患者病情调整。

1）钠：钠浓度 135～140mmol/L，有严重水钠滞留、顽固性高血压或心力衰竭患者可酌情降低钠浓度；而透析过程中易出现低血压的患者，可在透析开始时适当升高钠浓度，然后逐渐降低钠浓度至正常范围。

2）钾：浓度至正常范围。钾浓度为 0～4mmol/L，因肾衰竭时尿钾排泄减少，故多选用钾浓度 2mmol/L。严重高钾血症时，可先采用钾浓度 2mmol/L 的透析液，待患者血清钾浓度逐渐下降后改为无钾透析液。对严重高钾血症患者若首先采用无钾透析液，由于血清钾浓度下降过快，细胞膜电位差变化过快，会引起严重心律失常。

3）钙：正常人血清中钙浓度为 2.25～2.75mmol/L，其中具有生理活性的游离钙浓度为 1.25～1.5mmol/L。慢性肾功能衰竭患者均有不同程度的低钙血症倾向。故透析液中钙离子浓度应高于正常人体钙离子浓度，用以纠正患者的低钙血症，避免骨钙的丢失。但钙离子过高又可导致高钙血症，引起硬水综合征，表现为恶心、呕吐、面色潮红、头痛及高血压等。因此，透析液钙离子浓度多为 1.5～1.75mmol/L，再配合口服含钙的磷结合剂，如 1,25-二羟维生素 D_3 治疗骨营养不良。

4）镁：镁浓度为 0.6～0.75mmol/L，明显低于正常血清镁浓度，因为肾衰竭时尿镁排泄减少。

5）氯：氯浓度为 102～106mmol/L，与正常血清氯浓度相近。

（2）碱基：透析液常用的碱基有碳酸氢盐和醋酸盐 2 种。因醋酸易引起恶心、呕吐、头痛、血管扩张和心肌抑制导致低血压等，且肝功能损害时易发生醋酸潴留，故目前多采用碳酸氢盐作为碱基，分为酸性浓缩透析液（A 液）和碱性浓缩透析液（B 液）。使用时，由透析机按倍比稀释成最终透析液。透析液 HCO_3^- 浓度为 30～35mmol/L。

（3）葡萄糖：透析液中葡萄糖浓度为 6～11mmol/L，也可采用无糖透析液，其优点是透析液易保存、不易滋生细菌等，缺点是透析过程中易发生低血糖反应。

二、血管通路的建立

知识点 7：长期血管通路　　　　　　　　　　　副高：熟练掌握　正高：熟练掌握

血管通路指体外循环血液引出和回流的通路。对血管通路方式的选择主要依据肾衰竭的类型（即估计透析时间的长短）、透析的紧急性、患者自身血管条件等因素。长期血管通路一般分为外瘘、自体动静脉内瘘、移植血管内瘘。最常采用的是自体动静脉内瘘和聚四氟乙烯人造血管内瘘，外瘘现已不主张使用。美国肾脏病基金会K/DOQI指南推荐优先选择自体动静脉内瘘。

（1）动静脉内瘘

1）动静脉内瘘的建立部位顺序：在腕部（桡动脉-头静脉）或肘部（肱动脉-头静脉）建立初始的AV内瘘；无法建立时可使用人工合成材料移植物AV内瘘成形术（如PTEF）或肱动脉-贵要静脉内瘘成形术。

2）自体动静脉内瘘并发症：早期的并发症有血栓形成、水肿、手指缺血，特别是糖尿病患者。晚期并发症有心脏衰竭、静脉瘤及血栓形成。内瘘发生感染的概率少。

3）动静脉内瘘的建立时机：当估测的肾小球滤过率（eGFR）<30ml/min时，开始对患者进行肾替代治疗方式的知识教育，如果患者准备行血液透析，血管通路应首选自体动静脉内瘘，此时避免在拟建立内瘘侧肢体的血管进行穿刺、置管，以利于内瘘的建立及成熟，注意应在透析前至少6个月建立自体动静脉内瘘，以便对内瘘进行评估及发现问题进行干预。一个新自体AV瘘的成熟时间最少1个月，最好3～4个月后再开始使用，过早使用内瘘容易发生阻塞和静脉瘤的形成。对于不准备做自体动静脉内瘘的患者，移植物动静脉内瘘应当在开始血液透析前3～6周置入，人造血管移植物内瘘的最佳使用时间是手术后3～6周。

（2）中心静脉留置插管：对于长期血管通路失败的患者，或已经进行了内瘘成形手术，但内瘘尚未成熟者，可考虑使用带袖套、建立隧道的中心静脉插管提供长期血管通路。带袖套、建立隧道的中心静脉插管的最佳留置部位是右侧颈内静脉，其他可选择的部位包括右侧颈外静脉、左侧颈内和颈外静脉、锁骨下静脉、股静脉或经腰穿刺达下腔静脉。只有当颈内和颈外静脉不能使用时才使用锁骨下静脉。最好不在有内瘘或准备做内瘘的一侧使用中心静脉插管。在颈内静脉或锁骨下静脉插管后，应当进行X线检查，确定导管的顶端在上腔静脉或在腔静脉和右心房连接处。如果有条件，应当用超声引导置管手术，以减少插管并发症。

知识点8：临时血管通路	副高：熟练掌握　　正高：熟练掌握

临时血管通路是指有/无袖套，双腔、经皮穿刺中心静脉的置管，主要适用于急诊血液净化的患者。置管选用顺序为颈内静脉、股静脉或锁骨下静脉，如果患者可能需要做动静脉内瘘作为长期血管通路，不应当在锁骨下静脉插管。在颈内静脉或锁骨下静脉插管后，应当进行X线检查，确定导管的顶端在上腔静脉或在腔静脉和右心房连接处。股静脉插管最少要达到19cm长以减少再循环，不带袖套的股静脉插管保留时间应<5天，其多用于卧床的患者。无袖套颈内静脉导管可以短期使用，一般<3周。如果使用时间>3周最好选用有袖套、建立隧道的导管。

临时性血管通路的优点是可以在床旁经皮插入，导管在置入后可以立即使用，其适合短期透析。常见的问题有血栓形成及流量不足，造成透析不充分；穿刺部位感染甚至败血症，应立即拔除导管，应用抗生素治疗。

三、血液透析的抗凝血疗法

| 知识点9：常规肝素抗凝血方法 | 副高：熟练掌握 正高：熟练掌握 |

常规肝素抗凝血方法是临床上最为常用的抗凝血方法，肝素与抗凝血酶Ⅲ结合，使其发生分子构型改变，与凝血酶、凝血因子Ⅹa等结合并灭活之。机体对肝素的敏感性和代谢速率存在较大差异，故肝素的应用必须个体化。肝素静脉注射后起效时间为5分钟。达峰时间为15分钟，半衰期约为50分钟。于血透开始前5～15分钟静脉端注射肝素50～1000U/kg，然后静脉持续输注1000U/h，血透结束前1小时停药。为达到较好的抗凝作用又不致引起出血，血液透析时常需观察凝血指标。

肝素可引起出血、过敏反应和血小板减少等不良反应。当发生出血时，可应用鱼精蛋白治疗。鱼精蛋白与肝素结合而抑制肝素的抗凝活性，二者的生物学效价比值为0.7～1.5。血透结束时相当部分肝素已被代谢，故鱼精蛋白用量为肝素总量的1/2。因鱼精蛋白半衰期较肝素短，故应用鱼精蛋白出血停止后可再次发生出血，称为反跳现象。此时可酌情再次给予鱼精蛋白治疗。

| 知识点10：小剂量肝素抗凝法 | 副高：熟练掌握 正高：熟练掌握 |

适用于有低、中度出血倾向者。首次肝素剂量为10～50U/kg，追加剂量为500U/h。透析过程及透析结束时全血活化凝血时间延长40%。

| 知识点11：体外局部肝素抗凝法 | 副高：熟练掌握 正高：熟练掌握 |

体外局部肝素抗凝法适用于伴重度出血倾向或活动性出血者。其只能使体外循环血液抗凝，对体内血液凝血功能无明显影响。透析开始时于血路动脉端给予肝素500U，然后500～750U/h持续滴注，同时静脉端用相应量鱼精蛋白中和。肝素与鱼精蛋白效价比值的个体差异较大，故透析过程中需随时监测有关凝血指标，及时调整二者的用量。因肝素半衰期较鱼精蛋白长，故透析结束时需再给予一定量鱼精蛋白。

| 知识点12：低分子量肝素抗凝法 | 副高：熟练掌握 正高：熟练掌握 |

是肝素分子的片段，分子量为4000～6000，其能够抑制凝血因子Ⅹa、Ⅻa和血管舒缓素，但对凝血酶、凝血因子Ⅸ和Ⅺ几乎无影响，具有更强的抗凝活性，但不易引起出血，透析过程中多不用监测凝血指标，对于有出血倾向的患者更为安全。虽然还不能明确其可以改善维持性血透患者的脂代谢异常，但至少可以证实其不会加重高三酰甘油血症，所以低分子肝素的应用具有更广阔的前景。其方法多采用透析前一次性静脉注射60～80U/kg，透析过程中通常不需追加用药，适用于中、高危出血倾向患者。

知识点 13：局部枸橼酸抗凝法　　　　　　副高：熟练掌握　正高：熟练掌握

钙是血液凝固必需的元素。局部枸橼酸盐抗凝是通过体外给予枸橼酸盐螯合钙达到抗凝目的，然后输注钙剂再逆转这一作用。枸橼酸盐部分可经对流和弥散的方式清除，部分进入机体，在肝脏和骨骼肌代谢产生碳酸氢盐。枸橼酸盐的配置是将40g的枸橼酸钠放入5%葡萄糖1000ml中，配成浓度为40mg/ml的溶液，开始以180ml/h的速率从动脉端注入。肝衰竭或肝硬化的患者以90ml/h的速度输注。目标值是维持透析器及透析管路中的离子钙在0.25～0.35mmol/L。同时通过静脉管路以40ml/h（2.2mmol/L）的速度注入氯化钙溶液（80ml的10%氯化钙放入1000ml生理盐水中配成0.056mmol/L的浓度），维持机体离子钙的浓度在1.00～1.35mmol/L。需要配置无钙透析液。缺点是可能发生高钠血症、代谢性碱中毒、低钙血症及高钙血症等并发症。局部枸橼酸盐方法有效性及安全性的研究显示，此法可以达到与肝素相同的抗凝作用，能安全用于有高度出血危险的患者。但是应用时需密切监测电解质、离子钙及酸碱平衡。

四、影响透析性能的因素

知识点 14：血液和透析液的流量　　　　　　副高：熟练掌握　正高：熟练掌握

在一定范围内血流量和透析液流量越高，清除率也越高。透析液流量与血流量之比以2：1最为理想。常规血液透析时血流量为200～300ml/min，透析液流量为500ml/min，此时溶质清除率已接近最大。如果采用高效透析器和高通量透析器，则血流量和透析液流量可分别增加到300～400ml/min和600～800ml/min。

知识点 15：透析时间　　　　　　副高：熟练掌握　正高：熟练掌握

在一定范围内透析时间越长，溶质清除量也越大，但随着透析的进行，溶质血浓度逐渐降低，且透析膜表面也不断有纤维蛋白等附着而影响透析膜清除效率，故一般常规血液透析的时间为每次4～6小时。由于常规血液透析对中、高分子溶质清除效率较小分子溶质低，故延长透析时间对中、高分子溶质清除量增加较为明显。

知识点 16：透析频率　　　　　　副高：熟练掌握　正高：熟练掌握

目前有小样本非对照研究证实增加透析频率可增加毒素清除，更有利于控制容量平衡、降低血磷，提高患者生存率。美国肾脏病基金会制定的K/DOQI指南推荐对高磷血症、液体负荷过重患者增加透析频率，可以提高多数患者生活质量。

知识点 17：跨膜压　　　　　　副高：熟练掌握　正高：熟练掌握

跨膜压越大，水清除越多，经对流作用清除的溶质也越多。一般最高跨膜压应<550mmHg，以防止透析膜破裂。因透析过程中小分子溶质主要靠扩散清除，而中、大分子溶质清除更多依赖于对流作用，故增加超滤量主要提高中、大分子溶质清除量。

知识点18：溶质分子量	副高：熟练掌握　正高：熟练掌握

在扩散过程中溶质清除量与溶质分子量有关，溶质分子量越小则清除率越高。因为扩散是溶质布朗运动的结果，分子量越小，运动速度越快，与半透膜撞击次数越多，清除量也越大。在对流过程中溶质清除量与分子量无关，分子量小于膜截留分子量的溶质的清除取决于溶液转运速率。一般分子量>35000的溶质不能被清除。

五、透析指征与禁忌证

知识点19：透析指征	副高：熟练掌握　正高：熟练掌握

（1）急性肾损伤：血液透析能迅速清除体内过多的水和K^+，纠正酸中毒，能为原发病治疗创造条件。但也可以引起并发症，故在决定透析时应作全面考虑。

1）一般透析指征：出现下列任何一种情况即可进行透析。①急性肺水肿，对利尿药无反应；②高钾血症，血钾≥6.5mmol/L；③高分解代谢状态；④无高分解代谢状态，但无尿2天或少尿>4天；⑤血碳酸氢根<12mmol/L或动脉血pH<7.2；⑥BUN 21.4~28.6mmol/L（60~80mg/dl）以上或血Cr≥442μmol/L（5mg/dl）；⑦少尿>2天，并伴有下列情况之一：体液过多，如球结膜水肿、胸腔积液、心包积液、心音呈奔马律或中心静脉压升高；持续呕吐；烦躁或嗜睡；血钾≥6mmol/L；心电图有高钾血症表现。在原发病重、估计肾功能恶化较快且短时间内不能恢复时，可在并发症出现前进行早期透析，优点是有利于维持内环境稳定，为原发病的治疗创造条件。例如，应用抗生素、营养支持等。

2）紧急透析指征：出现下列任何一种情况需立即透析。①严重高钾血症，血钾≥7.2mmol/L，或有严重心律失常；②急性肺水肿，对利尿药无良好反应；③严重代谢性酸中毒，动脉血pH<7.2。

（2）终末期肾病：对于终末期肾病患者，血液透析能替代部分肾脏排泄功能，从而减轻临床症状，阻止或延缓并发症，包括心脑血管并发症、神经系统并发症、肾性骨病和贫血等的进展。透析指征的决定应考虑残余肾功能状态和临床表现，包括并发症的情况。CKD4期的患者应开始接受关于肾衰竭和肾脏替代治疗的教育；非糖尿病肾病eGFR<10ml/（min·1.73m^2）；糖尿病肾病eGFR<15ml/（min·1.73m^2）应开始替代治疗。当有下列情况时，可酌情提前开始透析治疗：①严重并发症，经药物治疗等不能有效控制者：如容量过多，包括急性心力衰竭、顽固性高血压；②高钾血症；③代谢性酸中毒；④高磷血症；⑤贫血；⑥体重明显下降和营养状态恶化，尤其是伴有恶心、呕吐等。

（3）急性毒（药）物中毒：分子量小、与蛋白结合少且体内分布较均匀的药物应在8~12小时内进行透析治疗。

（4）严重水、电解质和酸碱平衡紊乱。

（5）其他：如严重高热、低体温等。

六、透析充分性

透析充分性是指通过透析使患者最大限度地提高生活质量，减少合并症，帮助患者保持工作及生活能力。透析充分性不仅是以溶质清除率为标志，而是应通过个体化的透析方案及规律检测使患者得到透析治疗的全部益处，减少并发症和降低死亡率。

评估透析充分性应包括患者身心健康状况、营养状态、溶质清除率、超滤的充分性、血压控制、蛋白质分解率以及贫血、酸中毒和骨病等并发症的控制情况。目前常运用两种方法计算透析充分性指标。

（1）尿素清除指数（Kt/V）测定：K代表透析器对尿素的清除率，t为单次透析时间，V为尿素在体内的分布容积。Kt乘积反映了单次透析对尿素的清除量，Kt/V则反映单次透析清除尿素量占患者体液中尿素总量的比例。目前临床最常应用单室Kt/V（single pool Kt/V，spKt/V），其推荐运用计算公式为：

$$\text{sp}Kt/V = -\ln(R-0008t) + (4-3.5R) \times UF/W$$

其中：ln为自然对数；R为透析后与透析前血清尿素氮的比值；t为单次透析时间；UF为超滤量，单位为L；W为透析后患者的体重，单位为kg。

（2）尿素下降率（URR）测定：指透析后与透析前血清尿素氮浓度之比，也反映单次透析清除尿素的量，与Kt/V有一定相关性，URR65%相当于spKt/V 1.0～1.2。

①患者自我感觉良好；②透析并发症较少，程度较轻；③患者血压和容量状态控制较好。透析间期体重增长不超过干体重5%，透析前血压<140/90mmHg，透析后血压<130/80mmHg；④血电解质和酸碱平衡指标基本维持在正常范围；⑤营养状况良好；⑥血液透析溶质清除较好。小分子溶质清除指标单次血透URR达到65%，spKt/V达到1.2；目标值URR 70%，spKt/V 1.4。上述指标均以尿素为代表，主要反映小分子尿毒症毒素的清除情况，故有其局限性。实际上，尿毒症众多病理生理紊乱的发生中，中、大分子尿毒症毒素起重要作用。

七、透析处方

透析处方是指为达到设定的溶质和水清除目标所制定的各项透析方案，包括透析器的选择、血流量和透析液流量、超滤量和速度、抗凝剂应用、透析频率和每次透析时间。

（1）时间：对大多数患者而言，首次透析通常为2小时，以后逐渐增加，至第3～4次即可延长至4小时。身材高大或高分解代谢患者需要的透析时间可能更长。

（2）频度：最初几天常需要每天透析使血尿素降至可接受的范围内，然后根据患者的情况进行调整。

（3）透析膜：生物相容性好的透析膜对患者的预后有益处。

（4）透析剂量：Kt/V值应达到0.9～1.0。

知识点24：慢性肾功能衰竭透析处方　　　　副高：熟练掌握　　正高：熟练掌握

（1）时间：可通过目标Kt/V值，患者的体液分布容积及透析器对尿素的清除率计算所需的透析时间。

（2）频度：多数患者需每周3次透析。

（3）透析器：透析器的KoA越大、膜表面积越大、在一定时间内清除的尿素就越多。另外，透析膜性质不同，其清除中大分子溶质的能力也不同，应根据患者的具体情况选择。

（4）超滤量：应根据患者的干体重及其所能耐受的超滤率决定。要求患者平时每天体重增加<1kg，周六、日每天体重增加<1.5kg。同时要定期评估患者的干体重。

（5）透析剂量：每周3次透析，Kt/V值至少应达到1.2；每周2次透析，Kt/V的目标值应达到1.8～2.0。

（6）血流速度：对溶质清除有较大影响，至少达到250ml/min，但要视患者的心功能决定。

（7）透析液流速：一般在500ml/min，应用高KoA透析器者可以增加到800ml/min。

（8）据患者的不同情况采用个体化的透析液处方。

八、血液透析即刻并发症及处理原则

知识点25：透析中低血压　　　　　　　　　副高：熟练掌握　　正高：熟练掌握

低血压是透析过程中最常见的并发症，指透析中收缩压下降>20mmHg或平均动脉压降低10mmHg以上，并有低血压症状。轻者表现为头晕、心悸、视物不清、出冷汗，也可无任何症状。重者表现为恶心、呕吐、面色苍白、大汗淋漓，甚至意识丧失、死亡。

（1）病因：①精神紧张、恐惧引起交感神经兴奋性增高，外周血管收缩；②失衡综合征引起脑组织水肿；③透析过程中输血或透析液钠浓度过高使血容量增加；④超滤太快或过多，有效血容量迅速下降，激活肾素-血管紧张素-醛固酮系统；⑤出现脑出血等并发症；⑥降压药物经透析器滤出。

（2）防治：①限制饮食，避免透析间期水分摄入过多。对有明显水钠潴留患者，要加强脱水达到理想的干体重；②通过增加透析次数、延长透析时间来增强脱水，避免迅速和过度超滤；③初始透析采用诱导透析，防止失衡综合征的发生；④合理制订透析液钠离子的浓度；⑤透析前力争控制血压在正常范围内；透析过程中突然出现高血压通常对降压药反应较差，伴大量脱水者易出现低血压，因此，可选择起效快、作用时间短的药物舌下含服，一般15分钟见效。口服药物效果不佳者，可用硝酸甘油5～100μg/min静脉点滴，适用于伴心绞痛、心衰患者。如血压仍不下降，可用硝普钠50mg加入5%葡萄糖500ml静脉点滴，滴速根据血压调整。对于顽固性高血压难以控制者，可选择血液滤过，多可取得较好的效果。

知识点26：肌肉痉挛　　　　　　　　　　　　副高：熟练掌握　　正高：熟练掌握

肌肉痉挛多出现在每次透析的中后期，应寻找诱因，根据诱因进行处理，并在以后的透析中采取措施，预防再次发作。

（1）常见原因：在透析过程中出现的肌肉痉挛，主要由超滤过多、过快引起，少数与低血钠、低血钙有关。可发生于手、足或腓肠肌，呈痛性痉挛。

（2）预防措施：避免超滤过多、过快；采用序贯透析，先单超后透析，血液滤过等方式；吸氧，补钙；对于反复出现痉挛的患者，重新设定干体重。

知识点27：恶心和呕吐　　　　　　　　　　　　副高：熟练掌握　　正高：熟练掌握

（1）常见原因：有透析低血压、透析失衡综合征、透析器反应、糖尿病导致的胃轻瘫、硬水综合征或醋酸盐不耐受等。

（2）预防措施：最初可采用诱导透析疗法，透析前毒素水平极高者适当减慢透析速度，避免失衡；定时调整干体重，以防过度脱水引起低血压；减少水、钠潴留，使用药物控压；对醋酸盐透析不能耐受者改用碳酸氢盐透析液；经常检查水质，预防硬水综合征。

知识点28：皮肤瘙痒　　　　　　　　　　　　副高：熟练掌握　　正高：熟练掌握

皮肤瘙痒是透析患者最常见的不适症状，常严重影响患者的生活质量。透析治疗会促发或加重症状。

（1）原因：尿毒症患者皮肤瘙痒可能与尿毒症本身、透析治疗及钙磷代谢紊乱等有关。透析过程中发生的皮肤瘙痒需要考虑与透析器等变态反应有关，一些药物或肝病也可诱发皮肤瘙痒。

（2）防治措施：控制患者血清钙、磷和iPTH于适当水平，避免应用可能引起瘙痒的药物，使用生物相容性好的透析器和管路，避免应用对皮肤刺激大的清洁剂，使用保湿护肤品以保持皮肤湿度，选用全棉制品衣服等。

知识点29：头痛　　　　　　　　　　　　　　副高：熟练掌握　　正高：熟练掌握

（1）常见原因：透析失衡综合征、严重高血压和脑血管意外等。对于长期饮用咖啡者，由于透析中咖啡血浓度降低，也可出现头痛表现。

（2）防治措施：应用低钠透析，避免透析中高血压发生，规律透析。如果患者无脑血管意外等颅内器质性病变，可应用对乙酰氨基酚等镇痛对症治疗。

知识点30：胸痛和背痛　　　　　　　副高：熟练掌握　　正高：熟练掌握

（1）常见原因：心绞痛（心肌缺血），其他原因还有透析中溶血、低血压、空气栓塞、透析失衡综合征、心包炎、胸膜炎等。

（2）防治措施：应针对胸背疼痛的病因进行治疗，并采取相应预防措施。

知识点31：失衡综合征　　　　　　　副高：熟练掌握　　正高：熟练掌握

失衡综合征是指发生于透析中或透析后早期，以脑电图异常及全身和神经系统症状为特征的一组病症。多见于首次透析患者，在过程中或透析后出现，轻者表现为恶心、呕吐、血压升高，重者表现为烦躁不安、惊厥，甚至昏迷。

（1）原因：①透析时，血中尿素氮迅速被清除，但脑组织及脑脊液中的尿素氮因受血脑屏障的限制，清除较慢，由此造成脑内渗透压增高而引起脑细胞水肿；②透析时可纠正酸中毒，增加了氧与血红蛋白的亲和力，脑组织缺氧造成脑细胞水肿；③低钠透析造成的低钠血症；④透析过程的低血糖也极易引起脑细胞水肿。

（2）防治措施：①开始透析时采用诱导疗法，即首次透析时间<3小时；②首次透析避免血流速度过快，特别是血尿素氮及肌酐水平较高者，以免溶质清除过快引起血浆渗透压迅速下降；③合理调整透析液的电导度；④重症患者透析过程可予吸氧；⑤若已出现失衡症状，可给予50%葡萄糖静脉注射以提高血浆渗透压，减轻脑水肿，重症患者可予25%甘露醇快速静点治疗。

知识点32：透析器反应　　　　　　　副高：熟练掌握　　正高：熟练掌握

既往又称首次使用综合征，也可见于透析器复用患者。临床分为A型反应（过敏反应型）和B型反应两类。其防治程序：

（1）A型透析器反应：主要发病机制为快速的变态反应，常于透析开始后5分钟内发生，少数迟至透析开始后30分钟发生。根据反应轻重可表现为皮肤瘙痒、荨麻疹、咳嗽、喷嚏、流清涕、腹痛、腹泻，甚至呼吸困难、休克、死亡等。当考虑为A型透析器反应，应立即采取紧急处理措施，并积极寻找原因，采取预防措施，避免以后再次发生。

1）紧急处理：①立即停止透析，夹闭血路管，丢弃管路和透析器中血液；②给予抗组胺药、激素或肾上腺素药物治疗，如出现呼吸循环障碍，立即给予心脏呼吸支持治疗。

2）明确病因：可能的致病因素有透析膜材料、管路和透析器的消毒剂（如环氧乙烷）、透析器复用的消毒液、透析液受污染、肝素过敏等。另外，有过敏病史及高嗜酸细胞血症、血管紧张素转换酶抑制药（ACEI）应用者，也易出现A型反应。

3）预防措施：①透析前充分冲洗透析器和管路；②选用蒸气或γ射线消毒透析器和管

路；③进行透析器复用；④对于高危人群可于透析前应用抗组胺药物，并停用ACEI。

（2）B型反应：常于透析开始后20～60分钟出现，发作程度常较轻，多表现为胸痛和背痛。

1）明确病因：透析中出现胸痛和背痛，首先应排除心脏等器质性疾病，如心绞痛、心包炎等。其次考虑为B型透析器反应，应积极寻找可能的诱因。B型反应多认为是补体激活所致，与应用新的透析器及生物相容性差的透析器有关。

2）紧急处理：B型透析器反应多较轻，常不需终止透析，给予鼻导管吸氧及对症处理即可。

3）预防：采用透析器复用及选择生物相容性好的透析器可预防B型透析器反应。

知识点33：心律失常　　　　　　　　　　副高：熟练掌握　　正高：熟练掌握

（1）常见病因：①电解质紊乱：通常多选择低钾透析液，透析前高钾或血钾正常的患者在透析开始后可出现血钾水平突然下降，伴有严重酸中毒的患者透析纠正后其血钾水平进一步下降，诱发各种快速性心律失常，在透析间期服用洋地黄类药物者危险更大；透析过程中高钾血症较少见，可由于发生溶血或突然出现大量的消化道出血等；②原有心脏疾患者，如心肌病、冠心病等，血液透析过程中的血流动力学改变有可能诱发心律失常。

（2）防治措施：①根据患者情况合理选择透析液钾离子浓度，避免钾浓度过高或过低；②老年伴有心脏疾患的初始透析患者，透析应平稳进行，注意控制血流速度，避免过大的血流动力学改变；③已发生心律失常者，及时给予抗心律失常药物，必要时应停止透析。

知识点34：空气栓塞　　　　　　　　　　副高：熟练掌握　　正高：熟练掌握

发生空气栓塞的死亡率极高，应紧急处理，立即抢救。

（1）紧急抢救：①立即夹闭静脉血路管，停止血泵；②采取左侧卧位，保持头和胸低位、足高位；③心肺支持，包括吸纯氧，采用面罩或气管插管；④空气量较多时，有条件者可予右心房或右心室穿刺抽气。

（2）明确病因：与任何可能导致空气进入管腔部位的连接松开、脱落有关，如动脉穿刺针脱落、管路接口松开或脱落等，也与管路或透析器破损开裂等有关。

（3）预防：①上机前严格检查管路和透析器有无破损；②做好内瘘针或深静脉插管的固定，透析管路之间、管路与透析器之间的连接；③透析过程中密切观察内瘘针或插管、透析管路连接等有无松动或脱落；④透析结束时不用空气回血；⑤注意透析机空气报警装置的维护。

九、血液透析远期并发症及处理原则

知识点35：高血压　　　　　　　　　　　副高：熟练掌握　　正高：熟练掌握

透析过程中不仅有血压下降，也可有少数患者出现血压升高。表现为透析前血压正常，透析开始后血压升高，或透析前已有血压升高，透析过程中血压继续上升至较高水平，引起高血压危象、脑病、脑血管意外等严重并发症。

（1）病因：尚不清楚，常见的有：①精神紧张、恐惧引起交感神经兴奋性增高，外周血管收缩；②失衡综合征引起脑组织水肿；③透析过程中输血或透析液钠浓度过高使血容量增加；④超滤太快或过多，有效血容量迅速下降，激活肾素－血管紧张素－醛固酮系统；⑤出现脑出血等并发症；⑥降压药物经透析器滤出。

（2）防治：①限制饮食，避免透析间期水分摄入过多。对明显水、钠潴留者加强脱水达到理想的干体重；②通过增加透析次数、延长透析时间来增强脱水，避免迅速和过度超滤；③初始透析采用诱导透析，防止失衡综合征的发生；④合理制定透析液钠离子浓度；⑤透析前力争控制血压在正常范围；透析过程中突然出现高血压，通常对降压药反应较差，伴大量脱水者同时易出现低血压，因此，可选择起效快、作用时间短的药物舌下含服，一般15分钟见效。口服药物效果不佳者，可用硝酸甘油5～100μg/min静脉点滴，适用于伴心绞痛、心衰患者。如血压仍不下降，可用硝普钠50mg加入5%葡萄糖500ml静脉点滴，滴速根据血压调整。对于顽固性高血压难以控制者，可选择血液滤过，多可取得良好的效果。

知识点36：低血压 副高：熟练掌握 正高：熟练掌握

特征是透析间期收缩压仍持续<100mmHg，机制不明确，可能是由于尿毒症自主神经功能障碍、血管对缩血管物质（如血管紧张素Ⅱ或去甲肾上腺素）反应性下降、扩血管物质（如一氧化氮或肾上腺素髓质素）过量产生及心功能衰竭等原因引起，尚无满意疗法，可对症治疗。

知识点37：心力衰竭 副高：熟练掌握 正高：熟练掌握

（1）原因：①透析不充分所致的容量负荷过重：是最主要的原因。晚期尿毒症透析患者，多存在不同程度的少尿，甚至完全无尿，故严格限制水钠摄入（体重增长<1kg/d）、充分透析（透析间期体重增加不超过干体重的4%～5%）是减少水钠潴留的关键；②高血压：顽固性高血压亦是引起心衰的重要原因；③过度扩张的动脉－静脉瘘：动脉－静脉吻合口过大增加了容量负荷，引起充血性心力衰竭；④与透析相关的贫血等。

（2）防治：①充分透析，减少水、钠潴留；②控制高血压；③纠正贫血；④控制动脉－静脉内瘘吻合口的大小；⑤应用洋地黄类药物。

知识点38：心律失常 副高：熟练掌握 正高：熟练掌握

（1）原因：除原有的心脏疾患外，与透析相关的因素主要是电解质、酸碱平衡紊乱。

（2）治疗：首先应保证电解质及酸碱的平衡；应用抗心律失常药物与普通心律失常一致，但应调整剂量。

知识点39：冠心病　　　　　　　　　副高：熟练掌握　　正高：熟练掌握

（1）原因：长期透析患者冠心病的发病率较高，其危险因素：①高血压；②血液透析患者的脂代谢异常，特别是极低密度脂蛋白血症多较透析前加重，因此，动脉粥样硬化的发病率亦明显提高；③容量负荷加重了心肌的耗氧量。

（2）治疗：①控制高血压，控制水、钠潴留；②治疗高脂血症：现已得到证实，除药物外，应用高通量透析可降低患者的三酰甘油水平，改善脂质代谢，对减少心血管并发症有着积极的作用。因为高通量透析能清除更多的脂蛋白酶抑制剂，加强了脂蛋白等大、中分子的清除，而且其生物相容性更好，减少了脂质水解酶抑制物的产生；③透析时应注意血流速度，宜控制在180ml/min左右，以减少心绞痛等的发作；④药物治疗：方法与非血透患者相同，反复发生者可考虑改用腹膜透析。

知识点40：心包炎　　　　　　　　　副高：熟练掌握　　正高：熟练掌握

（1）原因：与透析过程中出现的心包炎可能相关的因素：①透析不充分，特别是中分子物质清除不彻底；②应用肝素造成的出血性心包炎；③透析患者免疫功能低下造成感染等。

（2）治疗：①加强透析，可选择血液透析滤过方式以达到对中分子物质的清除；②透析过程选择低分子肝素抗凝，或选择无肝素透析；③小量积液伴疼痛、发热者，可选择吲哚美辛或激素治疗；大量积液甚至发生心脏压塞者应立即予以心包穿刺或置管引流。

知识点41：心内膜炎　　　　　　　　　副高：熟练掌握　　正高：熟练掌握

血管通路是重要感染灶，治疗首选抗生素，伴发于葡萄球菌感染时，抗感染治疗疗程宜长，联合用药4~6周。必要时手术治疗以免贻误病情。

知识点42：脂代谢异常　　　　　　　　副高：熟练掌握　　正高：熟练掌握

超过60%的血透患者存在需要治疗的脂代谢异常。对此类患者，透析首选碳酸氢盐透析液，以低分子肝素代替普通肝素，采用低蛋白饮食加必需氨基酸疗法，适当限制总糖类。若仍不能有效控制血脂，则需进行药物治疗。

知识点43：呼吸系统并发症　　　　　　副高：熟练掌握　　正高：熟练掌握

（1）肺水肿：多是水负荷过重引起，其他原因有充血性心力衰竭、低蛋白血症和肺毛细血管通透性增加等。症状有咳嗽、咳痰、呼吸困难、咯血、发绀等。治疗措施包括监测中心静脉压、心电图、血压、血氧饱和度、吸氧、严格控制水分摄入等。

（2）胸腔积液：各种原因导致的胸腔液体和蛋白回流受阻均可导致胸腔积液，此时透析或超滤效果均较差，需增加透析次数或提高透析效率。

（3）肺部感染：由于高龄、营养不良、严重贫血、透析不充分、容量负荷过多等原因，或者患者基础疾病（如糖尿病）的影响，透析患者的淋巴细胞和粒细胞功能存在多方面的损害，多发生细菌感染，且病情进展快、缓解慢。

知识点44：消化系统的并发症　　　　　　　　　副高：熟练掌握　　正高：熟练掌握

（1）消化道溃疡：由于毒素的刺激，尿毒症本身即可引发溃疡，而血液透析可增加其发生率。

1）原因：①血液透析可清除某些胃酸分泌抑制素，导致胃酸分泌增加；②血液透析所致的高钙血症可刺激胃酸分泌。

2）防治：可根据患者症状选择胃黏膜保护剂或受体阻滞剂。目前对是否预防性给药尚无统一观点。

（2）消化道出血

1）原因：消化道溃疡、抗凝剂的使用。

2）防治：积极治疗消化道溃疡，合理使用抗凝剂。

（3）胃排空延迟

1）原因：是尿毒症毒素潴留损害了胃的自主神经和胃壁肌肉运动功能导致胃张力下降和胃蠕动减弱。

2）防治：主要应用胃蠕动促进药。早期透析及充分透析可改善胃排空延迟。

知识点45：血液系统并发症　　　　　　　　　　副高：熟练掌握　　正高：熟练掌握

（1）贫血

1）原因：主要是促红细胞生成素分泌减少以及肾功能障碍所导致的红细胞寿命缩短、生成抑制及出血等。

2）治疗：血液透析对贫血的改善是肯定的，其所引起的贫血加重也是可以避免的。使用EPO外，应充分透析，减少透析过程中的失血，改善透析患者的营养不良；除紧急情况外避免输血。

（2）白细胞的改变：透析患者存在中性粒细胞和单核细胞的减少，淋巴细胞减少，考虑与透析过程激活补体有关；嗜酸性粒细胞增多症与透析器、水污染及肝素应用有关。长期透析患者的白细胞改变多为暂时性，无需特殊处理。

（3）出血

1）原因：肾功能衰竭晚期患者自身就存在不同程度的出血倾向。透析对其影响体现在两个方面：①出血改善：部分尿毒症患者经过透析治疗后，血小板的数目及功能得到部分或完全恢复，出血现象明显减少。已有研究表明，血液透析可有效提高血小板膜糖蛋白CD41、CD61和CD42水平，去除某些可能影响纤维蛋白原与CD41/CD61结合的尿毒症毒素，使血小板聚集功能恢复；②透析过程伴发出血：肝素引起的出血时间延长；肝素本身引起的血小板数目减少；透析过程激活补体所致的血小板数目减少。

2）治疗：合理制订肝素用量，或选择小分子肝素可避免出血。

知识点46：泌尿生殖系统并发症　　　　副高：熟练掌握　正高：熟练掌握

血液透析患者泌尿系结石、感染、恶性肿瘤及阳痿、性欲减退等发生率均明显增高，应对症治疗。此外，获得性肾囊肿多见，其是肾脏本身病变引起，与透析无关，可并发出血、感染及恶变。

知识点47：骨骼系统并发症　　　　　　副高：熟练掌握　正高：熟练掌握

与透析相关的骨骼系统疾患称为透析骨营养不良，又称为透析骨病。包括尿毒症和透析引起的骨病变。

（1）原因：①磷酸盐排泄障碍、活性维生素D_3产生减少所致的低钙高磷，继发性甲状旁腺功能亢进症，酸中毒，均是尿毒症引起骨代谢障碍的主要原因；②与透析相关的骨病主要由铝中毒所致。随着磷结合剂越来越少使用，铝中毒的主要来源即是透析用水。国际公认的透析用水标准规定，铝的含量应控制在0.01mg/L，超过即可发生体内铝的蓄积，导致骨的矿化障碍。

（2）治疗：严格控制透析用水的铝含量是减轻透析性骨病的关键，余药物治疗同慢性肾衰。

知识点48：神经系统并发症　　　　　　副高：熟练掌握　正高：熟练掌握

主要由铝中毒，尿毒症毒素、甲状旁腺激素潴留，维生素、微量元素缺乏，水、电解质紊乱等因素引起。

（1）中枢病变：表现为注意力障碍、睡眠障碍、淡漠、妄想、智力衰退，重者有语言和运动障碍，甚或痉挛、痴呆，注意鉴别出血性和缺血性疾病，针对原发病进行治疗及对症支持治疗。

（2）周围神经病变：重要表现为深浅感觉障碍、不宁腿综合征，晚期少数患者出现运动障碍甚至弛缓性瘫痪，增加尿毒症患者的血透次数，尽量早期充分透析，是治疗尿毒症周围神经病变的最根本措施，同时注意补充维生素及营养神经药物，如B族维生素、烟酸、胞磷胆碱等，改善营养状况。

知识点49：内分泌系统并发症　　　　　副高：熟练掌握　正高：熟练掌握

（1）促红细胞生成素：多降低，在维持性血透并发囊性变时可出现其水平的增高。

（2）甲状旁腺激素：慢性肾衰患者可有PTH分泌增多，血液透析无法将其清除。而血液滤过和高通量透析可显著降低PTH水平。

（3）性激素：肾衰患者多表现为性功能减退，充分的血液透析可能对其有一定的帮助，但治疗意义不大。

（4）甲状腺激素：多表现为功能低下，血液透析后可以使血浆T_4水平降低。

（5）胰腺激素：慢性肾衰患者表现为血浆胰岛素及胰高血糖素水平升高，但组织对胰岛素敏感性降低。血液透析对患者胰岛素及胰高血糖素水平无影响，但可以改善组织细胞对胰岛素的敏感性及葡萄糖耐量异常。

知识点50：眼并发症 　　　　　　　　副高：熟练掌握　正高：熟练掌握

透析患者可因基础疾病、伴发的全身疾病、尿毒症本身及透析治疗等引起不同程度的眼部病变。常见角-结膜钙化、白内障、高血压性或糖尿病性视网膜病变。另外，去铁胺治疗和全身感染也可造成视网膜病变。因此，透析患者定期进行眼科检查十分必要。

知识点51：皮肤并发症 　　　　　　　　副高：熟练掌握　正高：熟练掌握

主要表现为皮肤色泽变化、瘙痒、干燥、表皮及皮下钙化和毛发指甲变化等。治疗主要包括保持皮肤清洁卫生、光疗和对症支持治疗为主。

知识点52：透析相关淀粉样变 　　　　　　副高：熟练掌握　正高：熟练掌握

淀粉样变是影响维持性透析患者生存质量的一个重要原因，据统计，透析5年或5年以上的患者约58%存在淀粉样变，其导致的关节及其他系统的损害给患者造成了极大的痛苦。

（1）病因：已证实，淀粉样变的主要构成成分是β_2微球蛋白（β_2-MG），尿毒症患者体内β_2-MG的滤过减少使其大量潴留。而透析会进一步加重β_2-MG的增多，原因：①β_2-MG属小分子球蛋白，常规的血液透析方式对其清除有限；②血液与透析膜的接触会引发补体的激活、细胞因子的释放，而这些炎症介质的释放本身就可导致β_2-MG合成与释放的增加；③透析过程中的热原反应会激发有核细胞生成并释放β_2-MG，使其在血中的水平升高。

（2）治疗：透析方案的选择对淀粉样变的预防有着重要的作用。①选择对中分子物质有较好清除作用的血液净化方式，如血液滤过；②选择通透性好的透析器；③选择生物相容性较好的膜以减少β_2-MG的生成；④减少透析过程中的热原反应，因置换液绝对无菌，故血液滤过优于血液透析。

第二节　血液滤过

知识点1：血液滤过的概念 　　　　　　　副高：掌握　正高：掌握

血液滤过（HF）是模仿正常人肾脏的肾单位工作原理而设计的一种血液净化方法。HF是模拟肾小球的滤过功能和肾小管重吸收功能，以对流转运的方式清除溶质。与血液透析相比，血液滤过具有对血流动力学影响小、中分子物质清除率高等优点。

知识点2：血液滤过的设备　　　　　　　　　　　副高：掌握　正高：掌握

（1）血液滤过机器：与透析机相似，包括血泵、负压泵、输液泵、肝素泵、指示控制仪表，其重要组成部分是保持滤出液和置换液间平衡的系统。近年来，临床上多使用"在线"血液滤过机还加设了自产置换液的设备，使操作更为简单，减少了污染。

（2）血液滤过膜：为高分子聚合材料制成的高通透性膜，包括纤维素膜（醋酸纤维A）和聚丙烯腈膜、聚酰胺膜、聚砜膜、聚甲基丙烯酸甲酯膜等。

（3）置换液：①置换液成分：置换液所含的成分和浓度应接近血浆电解质的成分及浓度，通常含钠140mmol/L、钾2.0mmol/L、镁0.75mmol/L、钙1.5mmol/L、氯102.5mmol/L，常用乳酸盐、醋酸盐或碳酸氢盐作为碱基，还可加入葡萄糖维持细胞外液渗透压的稳定；②置换液量：HF对溶质的清除主要依赖置换液量，所以每次治疗都需要大量的置换液，一般需18～40L。

知识点3：血液滤过的操作　　　　　　　　　　　副高：掌握　正高：掌握

（1）血管通路：动脉、静脉内瘘，深静脉留置导管，直接动脉、静脉穿刺均可。建议长期治疗的患者建立动脉、静脉内瘘或留置长期静脉导管。

（2）置换液输入方法

1）后稀释法：即在滤器后给入置换液，是目前多采用的方法。优点是在血液稀释之前先滤过，对溶质的清除率较高，且置换液用量小。

2）前稀释法：在滤器前输入置换液。优点是血液经稀释后进入滤器，不易在滤过膜上形成蛋白覆盖层影响溶质的清除。缺点是所需置换液量大于后稀释法。

（3）置换液量的计算：前稀释法置换液量的估算尚无统一方法。后稀释的估算方法如下：

1）固定法：现有的观点认为，后稀释每次治疗所需置换液量不应少于30L，每周为60～90L。也有研究表明，置换液量为体重45%～50%是合适剂量。

2）体重计算法：$V_{1/2}$（L）＝0.47×体重（kg）－3.03。式中$V_{1/2}$为血尿素氮浓度下降50%时每次所需滤出量。

近年来有研究结果提示，每次前稀释HF置换液量与干体重的比值＞1.3时，患者治疗效果良好。

知识点4：血液滤过的适应证　　　　　　　　　　副高：掌握　正高：掌握

血液滤过同样适用于晚期肾功能衰竭的患者。但在下列情况时血液滤过优于血液透析：①常规透析易发生低血压；②顽固性高血压；③常规透析不能控制的体液过多和心力衰竭；④严重继发性甲状旁腺功能亢进；⑤尿毒症神经病变；⑥心血管功能不稳定、多脏器衰竭及病情危重患者。

| 知识点5：血液滤过的禁忌证 | 副高：掌握　正高：掌握 |

血液滤过的禁忌证与血液透析相似。

（1）绝对禁忌证：脑出血伴颅压升高者，顽固性休克对升压药无反应者。

（2）相对禁忌证：内脏严重活动性出血者，严重感染性休克者，晚期肿瘤导致全身衰竭者，老年高危患者，有神经精神症状不能合作者。

| 知识点6：血液滤过并发症的处理 | 副高：掌握　正高：掌握 |

（1）致热原反应和败血症：其预防措施包括：①定期检测反渗水、透析液及置换液的细菌和内毒素；②定期更换内毒素过滤器；③置换液配制过程无菌操作；④使用前必须严格检查置换液、血滤器及管道的包装与有效使用日期，检查置换液的颜色与透明度；⑤出现发热者，应同时做血液和置换液细菌培养及置换液内毒素检测；⑥必要时行抗生素治疗。

（2）耗减综合征：发生于长期行血液滤过治疗的患者。由于血液滤过可以滤出大分子的物质，造成了大量的氨基酸和蛋白质成分的丢失，而低分子激素的丢失会引起内分泌的改变。建议增加饮食中蛋白质的摄入。

（3）远期并发症：微量元素慢性中毒，应注意置换液中各种元素的含量，特别是微量元素应控制在允许范围内。

第三节　腹膜透析

| 知识点1：腹膜透析的原理 | 副高：掌握　正高：掌握 |

腹膜透析（PD）是血液净化疗法的另一类重要技术，广泛应用于终末期肾病及急性肾损伤的治疗。腹膜透析的基本原理是利用腹膜作为半渗透膜，利用重力作用将配制好的透析液经导管灌入患者的腹膜腔，在腹膜两侧存在溶质的浓度梯度差，高浓度一侧的溶质向低浓度一侧移动（弥散作用）；水分则从低渗一侧向高渗一侧移动（渗透作用）。通过腹腔透析液不断地更换，以达到清除体内代谢产物和毒物，纠正水、电解质、酸碱平衡紊乱的目的。

| 知识点2：腹膜的解剖结构 | 副高：掌握　正高：掌握 |

腹膜是由脏层和壁层腹膜构成，脏层腹膜覆盖于各脏器表面并构成系膜，壁层腹膜为腹壁内层，二者之间为腹腔，正常情况下其中可有大约100ml的液体。腹膜的总面积相当于体表面积，其中脏层占大部分，通透性远远大于腹膜壁层，因此，在腹膜透析腹腔的物质转运中起着主要的作用。

腹膜表面为间皮细胞，其下为间质，富含血管。在腹膜透析中起作用的部位就是腹膜中的微血管和毛细血管。血液中的溶质清除需依次通过下列屏障：血管内不流动的液体层，内皮细胞，毛细血管基底膜，间皮细胞层和腹膜中不流动液体层。其中基底膜通透性很强，分子量在一定范围内的溶质（＜30000）均可自由通过。而通过内皮、间皮细胞的方式可能有3种：经过细胞间的间隙，直接通过及胞饮作用，因间皮细胞间隙大于内皮细胞间隙，故间皮层的通透性大于内皮细胞层。

知识点3：腹膜透析与血液透析的比较　　　　　　　　　副高：掌握　正高：掌握

（1）优点

1）腹膜透析无需体外循环，更接近生理性的物质交换，无明显的血流动力学改变，对心血管系统的影响小。

2）腹膜透析不需要全身使用肝素，在腹膜透析早期或腹膜炎时虽然需经腹腔注入肝素，因肝素属大分子的硫酸黏多糖，通常剂量下不会被腹膜吸收而产生全身作用，故引起出血的并发症少。

3）腹膜透析特别是CDPD疗法，每日24小时均进行透析治疗，血中的溶质可得到持续清除，使血生化稳定于较低的水平，因此，腹膜透析可有效地改善尿毒症的症状。

4）由于腹膜的通透性较好，在某些中分子物质，如PTH、β_2-MG的清除方面，腹膜透析更优于血液透析，其神经系统及骨骼系统的并发症较轻。

5）腹膜透析不易发生过量超滤而引起反复的低血压肾缺血，亦不存在膜的生物相容性所带来的危害，因此，腹膜透析在保留残存肾功能方面优于血液透析。

6）不需要特殊设备，适用于基层医院抢救患者。

7）患者可自行在家治疗，无需入院。

（2）缺点

1）开始透析时溶质及水分的清除速度较血液透析慢，效果没有血液透析确切，故症状缓解也较慢。

2）从透析液可吸收大量的葡萄糖，易加重其糖耐量异常及脂代谢紊乱。

3）透析效率依赖于患者的腹膜功能，有一定的局限性。

知识点4：腹膜透析的适应证　　　　　　　　　　　　副高：掌握　正高：掌握

（1）糖尿病导致慢性肾衰竭患者：糖尿病肾病患者多合并有严重的血管病变，动脉－静脉吻合手术易失败，且心血管系统多不稳定，选择腹腔透析治疗的安全性较高，也能有效地控制胰岛素用量。

（2）合并严重心脏病患者：腹膜透析对血流动力学影响较小，故更适用于心血管系统不稳定的患者。

（3）伴有严重出血不宜全身使用肝素的患者：如脑出血、消化道出血等均可选择CAPD治疗。

（4）血透过程中反复出现严重低血压的患者。

知识点5：腹膜透析的禁忌证　　　　　　　　　　　　副高：掌握　正高：掌握

（1）绝对禁忌证

1）严重的慢性阻塞性肺疾患：在腹腔灌入大量的腹透液时有可能出现急性肺功能衰竭。

2）腹膜的先天性缺损或手术所致的腹膜缺损。

3）腹膜炎患者。

4）腹膜广泛粘连或纤维化＞50%。

5）智力障碍、精神异常不能自行操作或配合操作者。

（2）相对禁忌证

1）新近的腹膜手术或腹部有外科引流管者。

2）既往腹部手术，考虑有可能引起腹膜粘连者。

3）各种原因造成的腹腔容积减少，如妊娠、腹部肿瘤等。但多囊肾不是腹膜透析的禁忌证。

4）肠道造口术或尿路造口术后易并发腹腔感染者。

5）伴发疝气的患者。

6）慢性下背部疼痛的患者。

知识点6：常用腹膜透析管的种类　　　　　　　　　　副高：掌握　正高：掌握

目前临床常用的腹膜透析导管：①Tenckhoff直管：为目前国内外应用最广泛的长期腹膜透析导管；②Tenckhoff卷曲管；③鹅颈式（swan-neck）腹膜透析导管：可降低腹膜透析导管移位的概率。

知识点7：腹膜透析置管方法　　　　　　　　　　　　副高：掌握　正高：掌握

在多种置管方法中，直视下腹腔置管是最安全、最常用的方法。

（1）切口部位：多选择脐下3cm正中或旁正中切口。旁正中切口发生皮肤出口处漏液和腹壁疝的机会较少，更常使用。

（2）置管：常规开腹后置管至骨盆最低处（男性为膀胱直肠窝，女性为子宫直肠窝），缺点是患者可能有会阴部坠胀感或有便意。

（3）观察腹透液进出是否通畅：灌入一定量的液体后放出，无腹水的患者出量应与入量相当，且引流应呈线性。

（4）荷包法缝合腹膜：注意第一涤纶套应固定在腹直肌后鞘下（即腹膜内）。

（5）皮下隧道：顺腹透管的自然走向，在出口旁9～10cm开口，第二涤纶套距皮肤出口2cm。

（6）关腹：逐层严密缝合，避免发生切口疝。

知识点8：腹膜透析导管拔管指征　　　　　　　副高：掌握　正高：掌握

（1）难治性腹膜炎或隧道严重感染：可暂时退出腹膜透析，暂时用血液透析过渡，待炎症控制后可重新置入腹膜透析导管，但对于真菌性腹膜炎、结核性腹膜炎，应尽早拔除腹膜透析导管，退出腹膜透析，并予以相关治疗。

（2）腹膜衰竭、超滤失败：对于各类腹膜衰竭，尤其是腹膜高转运状态、硬化性腹膜炎、腹膜广泛粘连等患者应退出腹膜透析。

（3）腹膜透析相关并发症：如腹膜透析后出现胸腹漏、严重疝气、肠穿孔和涤纶套破损可暂时退出腹膜透析，并发症控制后可重新进行腹膜透析。

（4）腹膜透析液引流不畅，且经其他方法处理仍不能恢复正常引流者。

（5）肾移植成功或需转做血液透析者。

（6）其他原因：肾功能恢复到可以脱离透析者。

知识点9：腹膜透析液的基本要求　　　　　　　副高：掌握　正高：掌握

（1）对人体无不良反应。

（2）无菌，无致热原。

（3）能够清除体内毒素及水分，并纠正酸中毒。

（4）可补充患者体内所缺乏的物质。

（5）便于添加成分或药物。

（6）便于保存。

知识点10：腹膜透析液的种类　　　　　　　副高：掌握　正高：掌握

（1）葡萄糖腹膜透析液：是最早应用，也是应用最广泛的透析液。是以葡萄糖为渗透剂，浓度分为1.5%、2.5%、4.25% 3种，可用于各种腹膜透析治疗模式。有研究表明，透析液中的葡萄糖在体内代谢后会产生大量的糖基化终末产物（AGE），可能引起腹膜血管基膜退变，长期可能会影响腹膜透析效果。

（2）艾考糊精腹膜透析液：以7.5%艾考糊精（一种葡聚糖）为渗透剂，用于长留腹，如CAPD夜间留腹，APD日间留腹。通常用于腹膜超滤衰竭患者、高转运或高平均转运者、糖尿病患者、容量负荷过多而超滤不足者。

（3）氨基酸腹膜透析液：以氨基酸替代葡萄糖作为渗透剂，可以预防和纠正腹膜透析患者营养不良的发生和发展，改善患者的脂质代谢紊乱，临床用于营养不良的维持性腹膜透析患者（血清蛋白＜35g/L），糖尿病患者使用可以减少葡萄糖的吸收。

（4）碳酸氢盐腹膜透析液：渗透剂仍为葡萄糖，以碳酸氢盐作为缓冲剂，生物相容性良好，适用于使用酸性腹膜透析液有灌注痛和不适的患者。

知识点11：腹膜透析的治疗模式	副高：掌握 正高：掌握

目前的腹膜透析模式主要有持续非卧床腹膜透析（CAPD）、间歇性腹膜透析（IPD）、夜间间歇性腹膜透析（NIPD）、持续循环腹膜透析（CCPD）、潮式腹膜透析（TPD）、日间非卧床腹膜透析（DAPD）和持续流动式腹膜透析（CFPD）等。其中CCPD、IPD、NIPD、TPD由腹膜透析机操作，又称为自动化腹膜透析（APD）。临床要根据患者的腹膜转运特性、尿素Kt/V及肌酐清除率、营养状态和残余肾功能等情况选择不同的透析模式。为更好的改善CAPD患者远期透析效果，有学者们提出足量透析（PD^{TM}）、加强腹膜透析（PD Plus^{TM}）的腹膜透析方式，以提高部分腹膜透析患者的透析充分性。

知识点12：腹膜透析的并发症——腹膜炎	副高：掌握 正高：掌握

腹膜炎是腹膜透析最主要、最常见的并发症，亦是导致腹膜透析失败的最主要原因。腹膜炎有细菌性、结核性、真菌性和化学性之分，其中细菌性腹膜炎占70%～95%，故通常所说的腹膜炎是指细菌性腹膜炎。

（1）腹膜炎的诊断：腹膜透析患者具备3项中的2项就可诊断腹膜炎：①腹痛、腹水浑浊，伴或不伴发热；②透出液中白细胞计数 > $100×10^6$/L，中性粒细胞比例 > 50%；③透出液培养有病原微生物生长。

（2）腹膜炎的治疗

1）冲洗：先用1.5%的透析液1000～2000毫升/次灌入腹腔，不保留立即放出，反复数次，至透出液明显转清为止。腹透液中不加抗生素，为预防纤维素性渗出物堵管，可加入肝素，1000U/L。

2）腹膜透析方案的变化：发生腹膜炎后多改作IPD治疗，每袋腹透液中均应加入肝素以防堵管。夜间腹腔可保留200ml左右液体，并以肝素封管。腹膜炎控制后可恢复CAPD疗法。

3）抗生素治疗：①腹腔给药：在每袋腹透液中加入抗生素，经验用药选择头孢唑林500mg/L，也可根据药敏结果选择用药；②全身用药：多选择头孢唑林4～6g/d静脉给药，并根据药敏结果调整；③封管：每日夜间应予抗生素封管。

4）疗效不满意者应考虑暂停腹膜透析或拔管。

知识点13：腹膜透析的并发症——透析液流通不畅	副高：掌握 正高：掌握

（1）透析管移位：腹透管位置上移可导致透出液引流不畅，有时患者变换体位可得到改善，腹部X线透视拍片可作出诊断。处理方法：①可在严密消毒情况下用探针试行复位；②可予缓泻剂加强肠蠕动，以使透析管位置下移；③重新置管。

（2）网膜吸附于管壁：透出液引流时由于虹吸作用可使管周的腹膜吸附于管壁，堵塞管壁小孔，导致引流不畅。处理方法：①快速注入100ml生理盐水，反复多次，试图冲开腹膜；②手术开腹分离腹膜与透析管。

（3）功能性引流障碍：与肠道功能紊乱有关，多数能自行恢复功能。处理方法：①腹部按摩，鼓励患者下床活动；②予缓泻剂或灌肠刺激肠蠕动。

（4）透析管堵塞：植管早期腹腔出血或腹膜炎，腹腔内大量渗出物可形成纤维蛋白凝块，阻塞腹透管，表现为透析液进出均有障碍。处理方法：透析管堵塞，多为不可逆性，因此，早期预防更为重要：①在植管后5～7天，特别是透出液呈血性时，应加入肝素盐水预防堵管，剂量为4ml/L。夜间封管时管路中也应给予20ml肝素盐水（0.2mg/ml）；并发腹膜炎时透出液可见到大量絮状沉淀应按上述方法处理；②发现堵管，可用含肝素的透析液或盐水（0.2mg/ml）反复注入抽吸；或以尿激酶溶入20ml盐水内注入管腔30～60分钟后抽出；③上述方法无效，需拔除管路更换。

（5）腹膜包裹：反复出现的腹膜炎腹膜粘连可包裹腹透管引起液体进出障碍。多伴有腹腔内胀痛。腹透管造影见到管周囊性包裹可确诊。处理方法：重新置管。

（6）皮下隧道内透析管扭曲：多是植入时操作不当所致，少数是隧道瘢痕挛缩引起。处理方法：重新置管。

| 知识点14：腹膜透析的并发症——营养不良 | 副高：掌握　正高：掌握 |

主要为蛋白质的丢失。

（1）原因

1）透析过程中丢失：腹膜透析时，各种成分的蛋白均有不同程度的丢失，平均10g/d左右，腹膜炎时丢失量可成倍增多。其中以白蛋白的丢失为主，占48%～65%，还有球蛋白、免疫球蛋白的丢失。

2）摄入减少：患者长期从透析液中吸收大量的葡萄糖，且腹腔中保留大量液体，易并发腹胀，因此，随着透析时间延长，患者可出现食欲减退，导致摄入减少。

（2）防治措施：应强调高蛋白饮食，蛋白质摄入应＞1.2g/（kg·d）。

| 知识点15：腹膜透析的并发症——腹痛 | 副高：掌握　正高：掌握 |

（1）原因：首先应除外腹膜炎；透析液流入速度过快、温度过低可引起入液时疼痛；排液时网膜被吸入透析管可引起出液时疼痛。

（2）防治措施：诱因解除后仍有症状者，可予镇痛剂治疗。

| 知识点16：腹膜透析的并发症——皮肤出口处感染 | 副高：掌握　正高：掌握 |

皮肤出口处感染是较常见的并发症。常诱发腹膜炎，或使腹膜炎久治不愈。

（1）原因：细菌感染，以金黄色葡萄球菌为最多见。还有球菌及各种杆菌。

（2）临床表现：正常的透析管出口处应表现为出口处皮肤完全正常。感染时局部可出现红、肿、热、痛及脓性渗出，炎症缓解后局部症状可消失，但仍有脓性渗出，并可见到肉芽组织形成。

（3）防治措施

1）加强护理：应严密观察，保持局部清洁、干燥，每日透析前后均应行局部消毒，4～8周伤口痊愈后可行淋浴。

2）发生感染后应做分泌物细菌培养及药敏。

3）局部换药。

4）全身抗生素治疗，并根据药敏结果调整。

知识点17：腹膜透析的并发症——隧道感染　　副高：掌握　正高：掌握

隧道感染是发生于腹膜透析导管皮下隧道周围软组织的感染性炎症，通常伴发于出口处感染，很少单独发生。临床表现隐匿，可出现红斑、水肿或皮下隧道触痛等。金黄色葡萄球菌和铜绿假单胞菌导致的出口处感染常伴有同种细菌引起的隧道感染。隧道感染常可导致腹膜炎，隧道超声检查有助于评估隧道感染范围和疗效，为选择治疗方案提供依据。铜绿假单胞菌感染引起的出口处感染临床结局都比较差。难治性隧道感染通常需要拔管；在特定的情况下，剥除皮下涤纶套可能有利于治疗难治性隧道感染，但仍应继续抗感染治疗。

知识点18：腹膜透析的并发症——疝气　　副高：掌握　正高：掌握

（1）原因：腹腔内液体造成的腹腔压力增高；患者腹壁肌肉薄弱。

（2）临床表现：可以是腹壁切口疝，也可以是腹股沟疝或脐疝。多见于老年、经产妇、严重营养不良患者。疝多随着腹透时间的延长而增大，可并发肠梗阻或穿孔。

（3）防治措施：①手术时应严密逐层缝合；②根据患者自身条件制定每次透析液量；③发生疝气应尽早行外科手术修补。

知识点19：腹膜透析的并发症——胸腔积液　　副高：掌握　正高：掌握

（1）原因：主要是先天性胸腹腔相通所致。

（2）临床表现及诊断：在腹膜透析的任何阶段均可发生，但以早期多见，且多为右侧。轻者可无任何症状，重者可有不明原因的超滤减少或反超，甚至进行性呼吸困难。经核素扫描可确诊。

（3）防治：①小量的胸腔积液无需处理；②可暂停透析，行膈肌修补手术，成功后可恢复透析；③若胸腔积液量较多，出现严重的临床症状，应停止腹膜透析，改血液透析，胸腔积液多可自动吸收。

第四节　血液灌流

知识点1：血液灌流的概念　　副高：掌握　正高：掌握

血液灌流（HP）是利用体外循环灌流器中吸附剂的吸附作用清除患者血液中的内源性

和外源性毒物、药物以及机体的代谢废物等的血液净化方法。HP是临床常用且非常有效的治疗手段，常用于药物和毒物中毒的抢救；可以与HD结合治疗尿毒症的一些慢性并发症，也可应用于急慢性肝功能衰竭。

知识点2：血液灌流吸附剂　　　　　　　　　　　　副高：掌握　正高：掌握

血液灌流吸附剂包括活性炭及吸附树脂。

（1）活性炭：是一种广谱吸附剂，能吸附多种化合物，特点是吸附速度快、吸附量大，但机械强度差，易有微粒脱落。

（2）吸附树脂：是具有网状立体结构的高分子聚合物，聚合物骨架上带有极性基团时称为极性吸附树脂，易吸附极性大且溶于水的物质；而非极性吸附树脂易吸附脂溶性物质。吸附剂小孔的孔径和表面积是影响吸附树脂吸附性能的两个重要因素。

知识点3：血液灌流的适应证　　　　　　　　　　　副高：掌握　正高：掌握

（1）急性毒物和药物中毒：①药物和毒物剂量达到或超过致死剂量者；②血药浓度达到或超过致死浓度者；③严重中毒导致呼吸、循环衰竭，经积极内科治疗无效且病情进行性恶化者；④出现中度以上脑功能不全者；⑤伴有严重肝、肾功能衰竭导致药物排泄能力下降者；⑥毒物或药物有继续吸收可能性者；⑦可能产生代谢障碍和/或延迟效应的毒物中毒者。

（2）尿毒症：目前尚无具体的指征。临床研究表明，长期应用HP对尿毒症的慢性并发症有较好的疗效。

（3）肝性脑病：有关HP治疗肝性脑病的指征尚无统一的观点。多数学者认为，其主要适应证是暴发性肝衰竭，早期（Ⅲ级）应用可以降低死亡率。

（4）感染性疾病：败血症和败血症休克患者可以进行HP治疗。烧伤患者也可以行HP治疗。HP可以改善感染性疾病患者的病情，但临床仍应以有效的抗生素治疗为主，同时应注意HP对药物的清除，及时调整药物用量。

（5）多器官功能障碍综合征（MODS）：MODS、全身炎症反应综合征（SIRS）、脓毒血症患者都可以进行HP联合CRRT治疗。

（6）其他疾病：HP还可用于系统红斑狼疮、高脂血症、支气管哮喘、银屑病、精神分裂症、甲状腺危象、铝过多症等；也可用于肿瘤化疗，以减少化疗药物对组织的损害。

知识点4：血液灌流的禁忌证　　　　　　　　　　　副高：掌握　正高：掌握

HP无绝对禁忌证，相对禁忌证包括出血倾向、血小板$< 70 \times 10^9/L$、白细胞减少症、低血容量性休克、高血容量性心力衰竭及其他凝血功能障碍。

| 知识点5：血液灌流并发症的处理 | 副高：掌握 正高：掌握 |

（1）生物不相容性：治疗开始后 0.5～1.0 小时患者出现寒战、发热、胸闷、呼吸困难、白细胞或血小板一过性减少（可低至灌流前的30%～40%）。一般不需要中止治疗，可适量静脉推注地塞米松、吸氧等处理，如果不缓解，并严重影响生命体征，确系生物不相容导致者应及时中止治疗。

（2）微粒栓塞：使用未包裹的活性炭，开始治疗前用大量生理盐水冲洗灌流器，将微粒冲出，可减少微粒栓塞。治疗开始后患者出现进行性呼吸困难、胸闷、血压下降等，应考虑是否存在吸附颗粒栓塞，存在者必须停止治疗，给予吸氧或高压氧治疗，同时配合相应的对症处理。

（3）出凝血功能紊乱：药用炭进行灌注吸附治疗时很可能会吸附较多的凝血因子（如纤维蛋白原等），特别是在进行肝性脑病灌注治疗时易于导致血小板的聚集而发生严重的凝血现象；而血小板大量聚集并活化后可以释放出大量的活性物质，进而诱发血压下降。治疗中注意观察与处理。

（4）贫血：通常每次灌注治疗均会导致少量血液丢失。因此，长期进行血液灌流的患者，特别是尿毒症患者，有可能诱发或加重贫血。

（5）体温下降：主要与体外循环未用加热装置有关，以冬天多见，应注意保温。

（6）空气栓塞：主要原因是灌注治疗前体外循环体系中气体未完全排除干净、治疗过程中血路连接处不牢固或出现破损导致气体进入体内。患者可表现为突发呼吸困难、胸闷、气促、咳嗽，严重者表现为发绀、血压下降，甚至昏迷。一旦空气栓塞诊断成立，必须立即停止灌注治疗，吸入高浓度氧气，必要时可静脉应用地塞米松，严重者及时进行高压氧治疗。

第五节 血浆置换

| 知识点1：血浆置换的概念 | 副高：掌握 正高：掌握 |

血浆置换（PE）是指将全血分离成血浆和细胞成分，然后将患者的血浆舍弃，同时补充健康人血浆或血浆代用品的过程。其基本流程是将患者血液经血泵引出，经过血浆分离器，分离血浆和细胞成分，去除致病血浆或选择性地去除血浆中的某些致病因子，然后将细胞成分、净化后血浆及所需补充的置换液输回体内。

| 知识点2：血浆置换的方法 | 副高：掌握 正高：掌握 |

血浆的分离方法可分为离心式分离和膜式滤过两种。

（1）膜式血浆分离：膜式分离是通过不同孔径大小的膜对不同血浆成分进行分离，而血细胞则被截留。筛系数是决定血浆成分清除量，在一定的血流量和跨膜压条件下，不同的血浆成分都有其自己的筛系数。根据分离的血浆成分情况，还可分为血浆分离和血浆成分分离（包括双重膜滤过、冷滤过和血浆电泳等）。

（2）离心式血浆分离：离心式分离是利用血浆中成分的比重不同，在离心力的作用下，将血细胞和血浆分离，通过不同的管路进行收集；也可进一步将血细胞分离成红细胞、血小板和白细胞。根据分离血浆和回输血细胞成分的时间顺序可分为间断性离心和连续性离心。离心式分离需用枸橼酸抗凝，使用时应注意出现低钙血症。

（3）血浆分离方法的选择：膜式分离一般不丢失血细胞成分，同时可进行血浆成分的分离，操作较简单，且不需要特殊的机器，所以目前临床多采用膜式分离方法。但其所清除的物质受特定筛系数的限制，且对血管通路要求较高，故需根据实际情况调整治疗方案。离心式分离对血浆清除更有效，但需要特定的机器和枸橼酸抗凝，故临床较为少用，主要应用于血库准备成分输血时进行血液成分分离。

知识点3：血浆置换的适应证　　　　　　　　　　　　　　副高：掌握　　正高：掌握

（1）抗肾小球基底膜肾病：①急速进展的肾功能衰竭；②肾活体组织检查证实为新月体肾炎；③有咯血、肺出血表现；④血抗-GBM抗体阳性。

（2）血栓性血小板减少性紫癜-溶血性尿毒症综合征（TTP/HUS）：①血小板 $< 50 \times 10^9/L$；②微血管病性溶血性贫血伴乳酸脱氢酶升高；③出现器官功能衰竭（特别是神经源性）。

（3）冷球蛋白血症：①冷球蛋白效价 $> 1g\%$；②出现肾功能不全或皮肤溃疡；③临床上有高黏度综合征的体征。

（4）吉兰-巴雷综合征（GBS）：①存在波及上肢和更高位的上行性麻痹；②肺功能参数降至正常值的80%以下；③需人工呼吸器维持呼吸。

（5）重症肌无力危象：①病情严重，不能活动；②呼吸肌无力需依赖人工呼吸器；③常规治疗无效。

（6）高胆固醇血症：①血清胆固醇 $> 9.1mmol/L$；②家族性纯合子或杂合子高胆固醇血症；③并发急性冠状动脉疾病。

（7）高黏度综合征：①有神经精神症状；②有末梢缺血表现；③血清黏度值升高2倍或以上。

（8）多发性骨髓瘤（MM）并发急性肾功能衰竭：①出现肾功能衰竭并经水化治疗无效；②血浆或尿中发现轻链蛋白；③肾脏活检发现大量蛋白在肾小管沉积。

（9）其他：急进性肾小球肾炎、抗中性粒细胞胞质抗体（ANCA）阳性的系统性小血管炎、系统性红斑狼疮、肾移植后急性或慢性排斥反应、重症IgA肾病、新生儿溶血性疾病、类风湿关节炎和急慢性肝功能衰竭等。另外，也有PE治疗甲状腺功能亢进（Graves病）、多发性硬化等的报道。

知识点4：血浆置换的禁忌证　　　　　　　　　　　　　　副高：掌握　　正高：掌握

血浆置换无绝对禁忌证，相对禁忌证包括：①对血浆、人血清蛋白、肝素等有严重过敏史；②药物难以纠正的全身循环衰竭；③非稳定期的心、脑梗死；④脑出血或重度脑水肿伴有脑疝；⑤存在精神障碍不能很好配合治疗者。

知识点5：血浆置换的并发症处理　　　　　　　　　副高：掌握　　正高：掌握

（1）过敏反应：多由于新鲜冷冻血浆过敏所致。治疗前必须血浆血型符合，使用血浆作为置换液时不建议应用预防性抗过敏药。轻度的过敏反应可立即使用抗过敏药物，如抗组胺药物、钙剂和糖皮质激素等。严重者需立即停止治疗，肌注肾上腺素，使用抗过敏药物，如有休克应积极抗休克治疗。

（2）低血容量性低血压：因低血容量和低蛋白血症（血浆胶体渗透压降低）所致。处理应先减慢血流量，同时补充血容量。

（3）溶血：查明原因，予以纠正，特别注意所输注血浆的血型，停止输注可疑血浆；应严密监测血钾，避免发生高血钾等。

（4）感染：可与PE引起免疫球蛋白减少，同时使用免疫抑制剂，留置静脉导管等因素相关。与静脉导管相关则需拔除静脉导管，选用敏感的抗生素进行治疗。

（5）出血倾向：血浆置换过程中血小板破坏、抗凝血药物过量或大量使用清蛋白置换液置换血浆导致凝血因子缺乏。对于高危患者及短期内多次、大量置换者，必须补充适量新鲜血浆。

第九章　肾移植的内科问题

知识点1：肾移植的概念　　　　　　　副高：熟练掌握　正高：熟练掌握

肾移植是将来自供体的肾脏通过手术植入受者体内，从而恢复肾脏功能。成功的肾移植可全面恢复肾脏功能，较透析患者的生活质量最佳、维持治疗费用最低、存活率最高，已成为终末期肾病患者首选治疗方式。

知识点2：肾移植的绝对禁忌证　　　　　副高：熟练掌握　正高：熟练掌握

（1）未治疗的恶性肿瘤患者。
（2）结核活动者。
（3）艾滋病或肝炎活动者。
（4）药物依赖者（包括镇痛药物或毒品）。
（5）进行性代谢性疾病（如草酸盐沉积病）。
（6）近期心肌梗死。
（7）存在持久性凝血功能障碍者，如血友病。
（8）估计预期寿命<2年。
（9）其他脏器功能存在严重障碍，包括心肺功能、肝功能严重障碍者。

知识点3：肾移植的相对禁忌证　　　　　副高：熟练掌握　正高：熟练掌握

（1）患者年龄>70岁。
（2）基础疾病为脂蛋白肾小球病、镰状细胞病、华氏巨球蛋白血症等肾移植术后复发概率高的患者。
（3）淋巴细胞毒抗体或群体反应抗体强阳性未经预处理者。
（4）合并复发或难控制的复杂性尿路感染。
（5）过度肥胖或严重营养不良。
（6）合并其他疾病，如周围血管病、癌前期病变、严重淀粉样变性等。
（7）精神性疾病、精神发育迟缓或心理状态不稳定者。

知识点4：肾移植供、受者评估　　　　　副高：熟练掌握　正高：熟练掌握

肾移植可由尸体供肾或活体供肾，活体供肾肾移植的近、远期效果（人/肾存活）均更

好，原因：①供肾缺血时间短，移植肾延迟复功发生率低；②等待移植时间短，从而维持透析时间短；③移植时机可选择，受者术前状态可调整至最佳；④亲属活体供肾易获得理想的组织配型，术后排斥反应发生率较小。无论活体供肾还是尸体供肾，均需排除可能传播给受者的感染性疾病和恶性肿瘤，并详尽评估肾脏解剖和功能状态。

肾移植适用于各种原因导致的终末期肾病，但需术前全面评估受者状态，包括心肺功能、预期寿命，以及是否合并活动性感染（如病毒性肝炎、结核等）、新发或复发恶性肿瘤、活动性消化道溃疡、进展性代谢性疾病（如草酸盐沉积症）等情况。对其他脏器（如心、肺、肝、胰等）存在严重功能障碍的患者可考虑行器官联合移植。

知识点 5：肾移植术前准备　　　　副高：熟练掌握　正高：熟练掌握

（1）术前透析：尿毒症患者移植前常有明显尿毒症症状，水、钠潴留，严重高血压，心功能不全，营养不良等，先行充分透析，待症状消失，心功能改善，体质改善后才考虑肾移植治疗。一般透析3个月以上，上述症状可以改善，对于急进性肾炎及有活动性肾炎进入不可逆的尿毒症者，透析时间最好超过9个月，以减少肾炎复发机会。患者移植前1天，行常规血液透析1次，腹膜透析（CAPD）者，按原来透析进行，送手术室前将腹腔透析液放干净、封管。近年已有不少报道，患者进入不可逆性终末期肾衰时，不行维持性透析阶段即施行肾移植治疗，疗效尚好。对于这类患者，首先要了解原发病的病理类型对术后移植肾复发肾炎影响大小，明确肾炎有否活动，其次要清楚患者身体状况能否耐受手术，最后决定术前是否需要行维持性透析准备阶段。

（2）输血问题：使用环孢素A以后，一般输血并不能增加移植肾的存活率，相反，输血不仅可能有感染肝炎病毒、艾滋病病毒等的危险，而且可使受者致敏，产生抗体，导致移植后排斥可能发生，等候肾移植的患者，可用重组人类促红细胞生成素（EPO）来改进贫血。如为特异性输血，对移植肾存活有益。

（3）严重高血压及心脏明显扩大：是透析不充分所致。术前必须充分透析，降压治疗，待血压下降、心脏缩小后方施行肾移植。

（4）移植前手术：肾脏多发性或铸型结石、顽固性肾盂肾炎、肾肿瘤、巨大的多囊肾等需要肾切除；术前处理好下尿路畸形或狭窄；50岁以上患有前列腺肥大并有严重梗阻者，要做前列腺切除；反复出血或严重的消化性溃疡，内科治疗特别困难者，也需考虑手术处理；胆结石合并胆囊炎反复发作者，先行胆囊切除；有慢性感染病灶要先彻底治愈。

知识点 6：肾移植术中内科处理　　　　副高：熟练掌握　正高：熟练掌握

术中常规应用抗生素预防感染，可以使用三代头孢或喹诺酮类，从术前开始给药，特别注意预防可能通过移植肾传播的感染。

知识点 7：肾移植的免疫抑制治疗　　　　副高：熟练掌握　正高：熟练掌握

免疫抑制治疗是预防和治疗排斥反应的主要措施，也是移植肾长期存活的关键。理想的免疫抑制剂应仅选择性地抑制排斥反应，但目前大多药物的免疫抑制作用是非选择性的，故使机体对细菌、真菌和肿瘤等的免疫反应降低。

（1）非选择性免疫抑制剂

1）糖皮质激素：手术前即刻或手术中给予甲泼尼龙200～300mg静脉滴注，以后很快减量，口服维持，术后1周泼尼松减为每日30mg。如病情稳定6～12个月，可逐渐减量至10～15mg每日或隔日维持治疗。

2）硫唑嘌呤：通过抑制嘌呤核苷酸的合成而抑制淋巴细胞等有核细胞的增殖和分化。术后每日1.5～2.0mg/kg。本药主要经肝脏代谢，因此肾功能衰竭时无需调整剂量。该药可引起骨髓抑制、肝损害和秃发等。

3）吗替麦考酚酯：为硫唑嘌呤的衍生物，能选择性地抑制嘌呤核苷酸的经典合成途径，故主要作用于活化的淋巴细胞。与硫唑嘌呤相比，麦考酚吗乙酯的免疫抑制作用较强，而不良反应较小，故可代替硫唑嘌呤。术后推荐剂量每日口服2g，分两次服用。

4）环孢素A（CsA）和他克莫司（FK506）：统称为钙调磷酸酶抑制剂。通过抑制钙调磷酸酶，阻断IL-2、干扰素γ和TNF-α等炎症因子的mRNA转录，从而抑制T细胞增殖。CsA一般用法为术前一次使用10mg/kg，术后每日8～10mg/kg，逐渐减量至每日3～5mg/kg，维持用药。FK506起始剂量每日0.1～0.2mg/kg口服。两药均需根据血浓度调整剂量。不良反应主要是肝、肾毒性，CsA也可引起高血压、毛发增多和牙龈增生，FK506则可引起糖耐量异常和糖尿病。

5）司乐莫司：结构与FK506相似，但作用机制不同。本药主要阻断T淋巴细胞对IL-2和其他细胞因子的反应。其免疫抑制作用与FK506相当。可引起高脂血症和血栓性血小板减少性紫癜等。

（2）选择性免疫抑制剂：①抗淋巴细胞球蛋白（ALG）：将人的淋巴细胞和胸腺细胞注射给马、兔或山羊，从后者血清中提取球蛋白，属多克隆抗体。②单克隆抗体：作用针对某一淋巴细胞亚群，更为特异和有效。临床常用OKT3，系针对CD3分子的特异性抗体，而CD3存在于所有成熟的T细胞表面。

嵌合的人源化单克隆抗IL-2受体抗体的疗效已得到初步肯定，如巴利昔单抗及达利珠单抗，能有效阻断IL-2与其受体的结合，明显减少急性排斥反应发生率，并减少糖皮质激素剂量，副作用明显低于OKT3。

知识点8：肾移植排斥反应的治疗　　　　　*副高：熟练掌握　　正高：熟练掌握*

肾移植排斥反应是指受者对移植肾的一种免疫反应。早期诊断和及时治疗排斥反应对保护移植肾功能、提高生存率十分重要。

（1）急性排斥反应：系细胞免疫反应所致，为术后1年内移植肾失功能的主要原因。虽可发生在术后任何阶段，但以术后1～3个月内最常见。表现为急性肾损伤、高血压和轻度的白细胞增多，可有发热、移植肾肿大和胀痛，也可无明显症状。特征性病理表现为肾小管炎，肾小管上皮细胞间淋巴细胞浸润，肾间质炎症常见。需与肾前性因素引起的肾功能减退、CsA肾毒性、尿路感染和梗阻作鉴别。确诊有赖于肾活检病理检查。

（2）慢性排斥反应：是指移植肾慢性进行性功能减退，其机制包括免疫性和非免疫性两个方面，是影响患者长期生存的主要因素，目前缺乏有效的治疗措施。原因包括原发病复发、高血压、CsA和FK506的肾毒性、慢性排斥反应等。应用ACEI控制系统高血压和肾小球高血压有助于延缓肾功能减退。肾活检有助于鉴别诊断。

知识点9：肾移植术后高血压的治疗	副高：熟练掌握 正高：熟练掌握

肾移植术后高血压多见，且是影响移植肾功能的重要因素。与发病有关的因素有原发病、排斥反应、肾动脉狭窄和CsA肾毒性等。一旦患者出现高血压，应仔细鉴别引起高血压的主要原因。治疗以ACEI、ARB和钙通道阻滞剂常用，降压目标值为130/80mmHg。

知识点10：肾移植的预后	副高：熟练掌握 正高：熟练掌握

慢性肾衰肾移植受者术后1年存活率95%以上，5年存活率80%以上，而10年存活率达60%以上，远高于维持血液透析或腹膜透析患者。其主要死亡原因为心血管并发症、感染、肿瘤等。对受者的年龄没有绝对限制，但婴幼儿接受肾移植的预后相对较差，可先行透析治疗，待体重增长至10～20kg以上进行肾移植术。年龄＞65岁尤其是伴有其他脏器严重疾病时预后较差。

第五篇
血液系统疾病

第一章 总 论

第一节 血液系统结构与功能特点

| 知识点1：血液病学的概念 | 副高：掌握　正高：掌握 |

　　血液病学是以血液和造血组织（包括其生理、病理、临床等各方面）为主要研究对象的医学科学的一个独立分支学科。血液系统主要由血液和造血组织组成。

| 知识点2：造血组织的概念 | 副高：掌握　正高：掌握 |

　　造血组织是指生成血细胞的组织，包括骨髓、胸腺、淋巴结、肝脏、脾脏、胚胎及胎儿的造血组织。

| 知识点3：造血的分期及部位 | 副高：掌握　正高：掌握 |

　　不同时期的造血部位不同，可分为3个阶段的造血期：①胚胎期：即中胚叶造血期；②胎儿期：即肝脾造血期；③出生后：即骨髓造血期。

| 知识点4：发生所谓髓外造血的情况 | 副高：掌握　正高：掌握 |

　　卵黄囊退化后，由肝、脾代替其造血功能。胎儿第4～5个月起，肝、脾造血功能逐渐

减退，骨髓、胸腺及淋巴结开始出现造血活动，出生后仍保持造血功能。青春期后胸腺逐渐萎缩，淋巴结生成淋巴细胞和浆细胞。骨髓成为出生后人体的主要造血器官，当骨髓没有储备力量而有额外造血需要时，即由骨髓以外的器官（如肝、脾）参与造血，发生所谓髓外造血。

知识点5：淋巴器官的分类	副高：掌握　正高：掌握

淋巴器官分为中枢性淋巴器官和周围淋巴器官。

（1）中枢性淋巴器官：主要指胸腺，是淋巴系祖细胞分化增殖成淋巴细胞的器官。干细胞进入胸腺后分化成熟为T淋巴细胞。骨髓产生B淋巴细胞，均通过血液循环到外周淋巴器官。

（2）周围淋巴器官：包括淋巴结、扁桃体及胃肠、支气管黏膜和皮肤相关淋巴组织。

知识点6：胸腺的构成	副高：掌握　正高：掌握

胸腺外表为皮层，含大量T淋巴细胞，但皮层没有生发中心，这点与一般淋巴结不同。来源于卵黄囊（胚胎早期）和骨髓（胚胎后半期与出生后）的淋巴系干细胞，在胸腺素与淋巴细胞刺激因子的作用下，在皮层增殖分化成为依赖胸腺的前T淋巴细胞。胸腺毛细血管周围包着一层较为完整的网状纤维组织，使皮层与血液循环之间形成屏障。这样的结构能防止血液循环中的抗原进入胸腺皮层，因而T细胞能在皮层中受到屏障的保护，在无外界干扰的条件下生长成熟。前T细胞成熟后经过髓质进入周围淋巴组织的胸腺依赖区，再继续繁殖发育为T淋巴细胞。成年以后胸腺萎缩，已进入淋巴结定居的T细胞，能够自行繁殖。

知识点7：脾脏的构成	副高：掌握　正高：掌握

脾脏主要由白髓、红髓、边缘区3部分构成。

（1）白髓：是散布在红髓中许多灰白色的小结节，由淋巴细胞构成。主要包括：①围绕在中央动脉周围的弥散淋巴组织，主要由T细胞组成血液中的抗原物质经过小动脉、毛细血管与淋巴鞘内的淋巴细胞及浆细胞接触，受刺激后生成更多免疫活性细胞；②白髓中的脾小结中心称为生发中心，内有分化增殖的B细胞可产生相应抗体。

（2）红髓：分布于白髓之间，由脾索和血窦构成。①脾索：因是B细胞繁殖、分化之处，故常含有许多浆细胞；②血窦：又称脾窦，有窦内与相邻组织间的物质交换及血细胞穿越的特殊结构。

知识点8：脾脏的功能	副高：掌握　正高：掌握

脾脏是体内最大的外周淋巴器官。其主要功能有滤血、免疫、贮血、造血。

知识点9：淋巴结的构成　　　　　　　　　　　副高：掌握　正高：掌握

淋巴结是由皮质和髓质两部分构成。

（1）皮质：由淋巴小结、副皮质区及淋巴窦所构成。淋巴小结由密集的B细胞构成，其间有少量T细胞和巨噬细胞。淋巴小结中心部称生发中心，在抗原作用下，B细胞活化，并分化为能产生抗体的浆细胞。位于淋巴小结之间及皮质的深层为副皮质区，是一片弥散的淋巴组织，主要由T细胞构成。

（2）髓质：由髓索及其间的淋巴窦组成。髓索内主要有B细胞、浆细胞及巨噬细胞，淋巴窦接受从皮质区的淋巴窦来的淋巴，并使淋巴循环通往输出淋巴管而离开淋巴结。

知识点10：淋巴结的功能　　　　　　　　　　副高：掌握　正高：掌握

淋巴结是以大量网状细胞形成的网状支架及由骨髓或胸腺迁移来的淋巴细胞填充其中形成的淋巴网状组织，既是产生淋巴细胞及储存淋巴细胞的场所，又是淋巴液的生物性过滤器，并对外来抗原作出反应。

知识点11：胚胎与胎儿造血组织　　　　　　　　副高：掌握　正高：掌握

卵黄囊是哺乳类最早期的造血部位。约在人胚胎第19天，就可看到卵黄囊壁上的中胚层间质细胞开始分化聚集成细胞团，称为血岛。血岛外周的细胞分化成血管壁的内皮细胞，中间的细胞分化为最早的血细胞，称为原始血细胞。这种细胞进一步分化，其中大部分细胞胞浆内出现血红蛋白，成为初级原始红细胞。

胚胎肝于第5周即有造血功能，3~6个月的胎肝为体内主要的造血场所。在肝上皮细胞与血管内皮细胞之间有散在的间质细胞，它们能分化为初级和次级原始红细胞，这些细胞逐渐发育为成熟的红细胞进入血流。这时在幼红细胞中所合成的血红蛋白则为HbF，还有少量的HbA_2。在胎儿第2个月左右，脾脏也短暂参与造血，主要生成淋巴细胞、单核细胞。第5个月之后，脾脏造血功能逐渐减退，仅制造淋巴细胞，到出生后仍保持此功能。淋巴结则生成淋巴细胞和浆细胞。自第4~5个月起，在胎儿的胫骨、股骨等管状骨的原始髓腔内开始生成幼红细胞、幼粒细胞，随着胎儿的发育，同时还生成巨核细胞。妊娠后期，胎儿的骨髓造血活动已明显活跃起来。于胚胎期第3个月开始，长骨的骨髓已出现造血细胞。5岁左右，均保持骨髓增生状态。

知识点12：骨髓造血干细胞的特征　　　　　　　副高：掌握　正高：掌握

造血干细胞（HSC）是一种组织特异性干细胞，由胚胎期卵黄囊的中胚层细胞衍生而来。相继移行至胚胎内的造血器官如肝、脾以至骨髓，通过不对称性有丝分裂，一方面维持自我数目不变；另一方面不断产生各系祖细胞，维持机体的正常造血功能。各种血液细胞与免疫细胞均起源于共同的骨髓造血干细胞（HSC），可以增殖分化成为各种淋巴细胞、浆细胞、红细胞、血小板、单核细胞及各种粒细胞等。HSC的两大特征是具有不断自我更新与多向分化增殖的能力。

知识点13：血细胞的生成过程　　　　　　　　　　副高：掌握　正高：掌握

血细胞的生成经历了一个比较长的细胞增殖、分化、成熟和释放的动力过程。整个血细胞的生成过程，除需要HSC外，尚需正常造血微环境及正、负造血调控因子的存在。

知识点14：骨髓造血干细胞的识别　　　　　　　　副高：掌握　正高：掌握

根据细胞表面抗原的特征来识别HSC，国际人类白细胞分化抗原协作组确定，用细胞分化群（CD）进行CD命名。髓系的祖细胞有CD34、CD33等抗原，淋巴系的祖细胞有CD34、CD38和HLA-DR等抗原。多潜能HSC的表面有CD34抗原，但缺乏属于各系细胞特有的抗原（Lin抗原）。现在了解到CD34$^+$细胞占骨髓有核细胞的1%，在外周血中大约是0.05%。

知识点15：细胞因子的概念及作用　　　　　　　　副高：掌握　正高：掌握

造血调节因子是一组调控细胞生物活性的蛋白，统称为细胞因子（CK）。由体内多种细胞产生，具有很多重要的生理效应，与很多疾病的病理生理变化有关，其生成障碍可使造血干细胞不能顺利实现向终末血细胞的分化，同时还具有治疗的潜能。

调控造血功能的体液因子，包括刺激各种祖细胞增殖的正调控因子，如促红细胞生成素（EPO）、集落刺激因子（CSF）及白介素-3（IL-3）等，同时亦有各系的负调控因子，如肿瘤坏死因子-α（TNF-α）及干扰素-γ（IFN-γ）等二者互相制约，维持体内造血功能的恒定。造血干细胞增殖、分化、衰老与死亡的调控决定骨髓和外周血中各细胞系的数量与比例，造血调节因子在这些过程中发挥重要作用。

知识点16：细胞因子的分类　　　　　　　　　　　副高：掌握　正高：掌握

细胞因子（CK）由于作用的不同可分为3类：①集落刺激因子（CSF）；②白介素（IL）；③造血负调控因子。

知识点17：造血微环境的概念及作用　　　　　　　副高：掌握　正高：掌握

造血微环境是造血诱导微环境（HIM）的简称，该概念最早由Tentin在20世纪70年代初提出，是指局限在造血器官或组织内具有特异性的结构及生理功能的环境，由造血器官中的基质细胞、基质细胞分泌的细胞外基质和各种造血调节因子等组成。

造血微环境可直接与造血细胞接触或释放某些因子，影响或诱导造血细胞的生成。对造血细胞自我更新、增殖、分化、归巢等活动发挥着重要的调节作用。

第二节　血液系统疾病的诊断

| 知识点1：血液系统疾病的概念及分类 | 副高：掌握　正高：掌握 |

　　血液系统疾病指原发（如白血病）或主要累及血液和造血器官的疾病（如缺铁性贫血）。
　　血液系统疾病的分类包括：①红细胞疾病；②粒细胞疾病；③单核细胞和巨噬细胞疾病；④淋巴细胞和浆细胞疾病；⑤造血干细胞疾病；⑥脾功能亢进；⑦出血性及血栓性疾病。

| 知识点2：血液系统疾病的病史采集 | 副高：熟练掌握　正高：熟练掌握 |

　　血液病的常见症状有贫血、出血倾向、发热、肿块，肝、脾、淋巴结增大，骨痛等。了解患者有无常见症状及其特点，询问患者有无药物、毒物或放射性物质接触史，营养及饮食习惯，手术史，经产史及家族史等。

| 知识点3：血液系统疾病的体格检查 | 副高：熟练掌握　正高：熟练掌握 |

　　血液系统疾病的体格检查包括：①皮肤黏膜颜色有无改变，有无黄疸、出血点及结节或斑块；②舌乳头是否正常；③胸骨有无压痛；④浅表淋巴结、肝、脾有无增大，腹部有无肿块等。

| 知识点4：血液系统疾病实验室检查的方法 | 副高：熟练掌握　正高：熟练掌握 |

　　（1）一般血液检查：外周血细胞质和量的改变，常可反映骨髓造血的病理变化。
　　（2）网织红细胞计数：反映骨髓红细胞的生成功能。
　　（3）骨髓检查：①骨髓涂片检查：骨髓增生度、粒/红比值、原始细胞数量增多、血细胞化学染色；②骨髓组织检查；③骨髓细胞电镜检查。
　　（4）出血性疾病检查：出血时间、凝血时间、凝血酶原时间、白陶土部分凝血活酶时间、纤维蛋白原定量为基本检查。血块回缩试验、血小板聚集和黏附试验可以了解血小板功能。亦有凝血因子检测以评估体内凝血因子活性。
　　（5）溶血性疾病检查：游离血红蛋白测定、血浆结合珠蛋白测定、Rous试验、尿潜血（血管内溶血），酸溶血试验、蔗糖溶血试验（阵发性睡眠性血红蛋白尿），渗透脆性试验（遗传性球形红细胞增多症），高铁血红蛋白还原试验（G-6-PD酶缺乏），抗人球蛋白试验（自身免疫性溶血性贫血）等以确定溶血原因。
　　（6）血液生化检查：生化检查涉及与各类血细胞功能有关物质的结构及代谢变化，包括：①有关红细胞的生化检查；②有关白细胞的生化检查；③有关出凝血性疾病的实验室检查；④其他。
　　（7）免疫学检查：血液病的免疫学检查发展很快，主要得益于杂交瘤技术的进展，出现了大量特异性的单克隆抗体（MoAb）。血液病诊断中常用的免疫学检查主要有：①白血病的免疫分型；②抗血细胞抗体检测；③免疫球蛋白含量及免疫电泳；④造血细胞调节因子及其受体的测定。

（8）细胞遗传学及分子生物学检查：①染色体检查；②基因诊断。

（9）造血细胞的培养与测试技术：在体外通过合适的条件培养液、特异性的刺激因子、温度、湿度等条件，造血祖细胞可以生存并增殖分化形成一个子细胞集落，所形成集落的数量和形态可以反映该祖细胞的数量和增殖分化潜能。每一个祖细胞称一个集落形成单位。

（10）器械检查：如超声波、计算机体层显像（CT）、磁共振显像（MRI）及正电子发射计算机体层显像（PET/CT）等对血液病的诊断有很大帮助。

（11）放射性核素检查：①血容量测定；②红细胞寿命或红细胞破坏部位测定；③铁代谢检查；④脾扫描；⑤骨髓显像；⑥淋巴瘤显像。

（12）组织病理学检查：如淋巴结或浸润包块的活检、脾脏活检以及体液细胞学病理检查。淋巴结活检对诊断淋巴瘤及其与淋巴结炎、转移癌的鉴别有意义；脾脏活检主要用于脾脏显著增大的疾病；体液细胞学检查包括胸腔积液、腹水和脑脊液中瘤细胞（或白血病细胞）的检查，对诊断、治疗和预后判断有价值。

知识点 5：骨髓涂片检查的应用　　　　　副高：熟练掌握　正高：熟练掌握

（1）诊断血液系统疾病，对于白血病、再生障碍性贫血、多发性骨髓瘤、巨幼细胞贫血等疾病具有确诊价值。

（2）帮助诊断某些代谢障碍性疾病，如怀疑戈谢病、尼曼－匹克病，于骨髓涂片中找到特殊细胞即可确诊。

（3）诊断骨髓转移癌。

（4）诊断某些原虫性传染病，如骨髓涂片中找到疟原虫、黑热病的利什曼小体。

（5）骨髓也常用于病原菌的培养，有较高的阳性率。

知识点 6：有关红细胞的生化检查项目　　　　副高：熟练掌握　正高：熟练掌握

（1）铁动力学测定：铁是形成血红蛋白、肌红蛋白和含铁酶的必需物质。血清铁蛋白、血清铁、总铁结合力、运铁蛋白饱和度、红细胞内游离原卟啉、转铁蛋白受体等都是反映铁储存、铁利用状态的指标。

（2）叶酸、维生素B_{12}测定：叶酸、维生素B_{12}是合成DNA过程中的重要辅酶，缺乏时可引起巨幼细胞贫血。

（3）溶血性贫血实验检查。见第五篇第二章第三节。

知识点 7：造血细胞培养技术的临床应用　　　　副高：熟练掌握　正高：熟练掌握

（1）协助诊断各种血液病：如多数再生障碍性贫血患者的骨髓和外周血CFU-GM、

CFU-E、BFU-E均明显降低，而慢性髓性白血病患者则可比正常值高10~50倍；在急性白血病中除粒系、红系集落明显减少外，多数仅能形成集簇。祖细胞培养对探讨疾病的发病机制及判断预后也有一定帮助，如用再障患者的不同细胞和血清成分进行组合培养，可将其分为造血干细胞缺乏、体液调节因子异常和微环境缺陷等不同类型。

（2）测定血清：测定血清中是否存在刺激或抑制造血的活性物质，或测定是否有抑制性细胞成分，可用正常骨髓细胞加入待测的血清或提纯的某种成分后进行培养，也可将待测细胞与正常细胞混合培养观察集落形成的变化。

（3）研究药物对造血细胞的作用：在培养体系中加入一定量的待测药物，观察药物对造血祖细胞的影响。

第三节　血液系统疾病的防治

> **知识点1：血液系统疾病的一般治疗**　　　副高：熟练掌握　正高：熟练掌握

（1）饮食与营养：以进食高热量、富含蛋白质和维生素且易消化的食物，多食新鲜蔬菜、水果，戒烟酒，少食浓烈辛辣的食物。

（2）恶性血液病患者的心理治疗：血液病是一种与生物、心理、社会因素密切相关的疾病，其既有躯体的病理改变，同时心理因素也在疾病发生、发展和治疗中起着不容忽视的作用。所以临床医师应研究血液病患者的心理问题并给予适当的干预，清除不良的心理，使患者以健康的心态面对治疗。

> **知识点2：血液系统疾病的去除诱因治疗**　　　副高：熟练掌握　正高：熟练掌握

应使患者脱离致病因素的影响，如电离辐射、化学物质（如苯）、某些药物的致病作用已被公认，应在工作和生活中注意防护，但部分血液系统疾病的病因难以明确或无法避免，致使治疗效果受到影响。因此，应加强病因方面的研究。

> **知识点3：血液系统疾病的保持正常血液成分及其功能的治疗**
> 　　　　　　　　　　　　　　　　　　　副高：熟练掌握　正高：熟练掌握

（1）补充造血所需营养：如营养性巨幼细胞性贫血时，补充叶酸和/或维生素B_{12}；缺铁性贫血时补充铁剂。

（2）刺激造血：如慢性再生障碍性贫血应用雄激素刺激骨髓造血；粒细胞减少时应用粒细胞集落刺激因子刺激中性粒细胞释放等。

（3）脾切除：切脾去除体内最大的单核-吞噬细胞系统的器官，减少血细胞的破坏与潴留，延长血细胞的寿命。切脾对遗传性球形红细胞增多症所致的溶血性贫血有确切疗效。

（4）过继免疫：如给予干扰素或在异基因造血干细胞移植后的供者淋巴细胞输注（DLI）。

（5）成分输血及抗生素的使用：严重贫血或失血时输注红细胞，血小板减少有出血危险时补充血小板。白细胞减少有感染时予以有效的抗感染药物治疗。

知识点4：血液系统疾病的去除异常血液成分和抑制异常功能的治疗
副高：熟练掌握　正高：熟练掌握

（1）化疗：联合使用作用于不同周期的化疗药物可杀灭病变细胞。

（2）放疗：γ射线、X射线等电离辐射杀灭白血病或淋巴瘤细胞。

（3）诱导分化：我国科学家发现全反式维A酸（ATRA）、三氧化二砷通过诱导分化，可使异常早幼粒细胞加速凋亡或使其分化为正常成熟的粒细胞，是特异性去除白血病细胞的新途径。

（4）治疗性血液成分单采：通过血细胞分离器选择性地去除血液中某一成分，可用于治疗骨髓增殖性疾病、白血病等。血浆置换术可治疗巨球蛋白血症、某些自身免疫病、同种免疫性疾病及血栓性血小板减少性紫癜等。

（5）免疫抑制：使用糖皮质激素、环孢素及抗淋巴细胞球蛋白等，减少淋巴细胞数量，抑制其异常功能以治疗自身免疫性溶血性贫血、再生障碍性贫血及异基因造血干细胞移植时发生的移植物抗宿主病等。

（6）抗凝及溶栓治疗：如为防止弥散性血管内凝血时凝血因子进一步消耗可采用肝素抗凝。血小板过多时为防止血小板异常聚集可使用双嘧达莫等药物。血栓形成时可使用尿激酶等溶栓，以恢复血流通畅。

（7）单克隆抗体治疗：已用于淋巴瘤等疾病的治疗。

知识点5：血液系统疾病的靶向治疗
副高：熟练掌握　正高：熟练掌握

如酪氨酸激酶抑制剂治疗慢性粒细胞白血病（CML）。

知识点6：血液系统疾病的造血干细胞移植（HSCT）治疗
副高：熟练掌握　正高：熟练掌握

通过预处理去除异常的骨髓造血组织，然后植入健康的HSC，重建造血与免疫系统，是一种可能根治血液系统恶性肿瘤和遗传性疾病等的综合性治疗方法。

知识点7：血液系统疾病的预防
副高：熟练掌握　正高：熟练掌握

加强对血液系统遗传性疾病的宣传、咨询、婚前及妊娠指导，有利于减少疾病的发生。已明确对血液系统肿瘤的发生产生影响的化学物质，要对职业暴露者加强劳动保护和环境改造。

第二章 贫 血

第一节 缺铁性贫血

知识点1：缺铁性贫血的概念　　　　　　　　副高：熟练掌握　　正高：熟练掌握

铁是合成血红蛋白必需的元素。当机体对铁的需求与供给失衡，导致体内贮存铁耗尽（ID），继之红细胞内铁缺乏（IDE），最终引起缺铁性贫血（IDA）。IDA是铁缺乏症（包括ID、IDE和IDA）的最终阶段，表现为缺铁引起的小细胞低色素性贫血及其他异常。缺铁和铁利用障碍影响血红素合成，故称该类贫血为血红素合成异常性贫血。

知识点2：缺铁性贫血的分类　　　　　　　　副高：熟练掌握　　正高：熟练掌握

根据缺铁性贫血的不同病因分为：①需铁量增加而铁摄入不足（多见于婴幼儿、青少年、妊娠等）；②铁吸收不良（胃肠道疾病）；③铁丢失过多（各种失血）。

知识点3：人体铁代谢的过程　　　　　　　　副高：熟练掌握　　正高：熟练掌握

（1）铁的来源和吸收：人体内铁分为两部分，其一为功能状态铁，包括血红蛋白铁（占体内铁的67%）、肌红蛋白铁（占体内铁的15%）、转铁蛋白铁（3～4mg）、乳铁蛋白、酶和辅因子结合的铁；其二为贮存铁（男性1000mg，女性300～400mg），包括铁蛋白和含铁血黄素。铁总量在正常成年男性为50～55mg/kg，女性35～40mg/kg。正常人每天造血需20～25mg铁，主要来自衰老破坏的红细胞。正常人维持体内铁平衡需每天从食物摄铁1～1.5mg，妊娠、哺乳妇女2～4mg。动物食品铁吸收率高（可达20%），植物食品铁吸收率低（1%～7%）。铁吸收部位主要在十二指肠及空肠上段。

（2）铁的转运：运铁蛋白是血浆中铁的运载工具。运铁蛋白是肝细胞合成的一种β球蛋白，与运铁蛋白结合的铁是三价铁。运铁蛋白通过两种途径将铁运送至非肠道组织细胞，即经典的运铁蛋白受体依赖和非依赖途径。食物铁状态（三价、二价铁）、胃肠功能（酸碱度等）、体内铁贮量、骨髓造血状态及某些药物（如维生素C）均会影响铁吸收。吸收入血的二价铁经铜蓝蛋白氧化成三价铁，与转铁蛋白结合后转运到组织或通过幼红细胞膜转铁蛋白受体胞饮入细胞内，再与转铁蛋白分离并还原成二价铁，参与形成血红蛋白。

（3）铁的分布和储存：铁分布于机体各种组织。正常成年男性机体铁含量（50mg/kg）高于女性（35mg/kg），其中血红蛋白铁约占65%，肌红蛋白铁约占6%，储存铁占25%。多余的铁以铁蛋白和含铁血黄素形式贮存于肝、脾、骨髓等器官的单核-吞噬细胞系统，待铁需要增加时动用。

（4）铁的再利用和排泄：机体对铁的利用极为有效和节省。正常人每日合成血红蛋白需要20～25mg的铁，其中大部分来自衰老红细胞破坏后释放的铁，仅1.0～1.5mg来自外源性吸收的铁。在红细胞生成的过程中铁被反复利用。衰老的红细胞被巨噬细胞吞噬，血红蛋白破坏后释放出铁。一部分以铁蛋白或含铁血黄素储存，大部分返回血液，与运铁蛋白结合进入再利用循环。人体每天排铁<1mg，主要通过肠黏膜脱落细胞随粪便排出，少量通过尿、汗液排出，哺乳妇女还通过乳汁排出。

知识点4：缺铁性贫血的病因　　　　　　副高：熟练掌握　　正高：熟练掌握

（1）铁摄入不足和需求增加：除长期素食者和特殊情况外，铁摄入不足多因需求增加和吸收障碍所致。铁吸收障碍见于胃酸缺乏、胃大部切除术后、慢性萎缩性胃炎及其他胃肠道疾病。某些药物，如制酸药和质子泵抑制剂也可影响铁吸收。多见于婴幼儿、青少年、妊娠和哺乳期妇女。婴幼儿需铁量较大，若不补充蛋类、肉类等含铁量较高的辅食，易造成缺铁。青少年偏食易缺铁。女性月经过多、妊娠或哺乳，需铁量增加，若不补充高铁食物，易造成IDA。

（2）铁丢失过多：慢性失血是IDA最常见的病因。失血1ml丢失铁0.5mg。如慢性胃肠道失血（包括痔疮、胃十二指肠溃疡、食管裂孔疝、消化道息肉、胃肠道肿瘤、寄生虫感染、食管或胃底静脉曲张破裂等）、月经过多（如宫内放置节育环、子宫肌瘤及月经失调等妇科疾病）、咯血和肺泡出血（如肺含铁血黄素沉着症、肺出血-肾炎综合征、肺结核、支气管扩张、肺癌等）、血红蛋白尿（如阵发性睡眠性血红蛋白尿、冷抗体型自身免疫性溶血、人工心脏瓣膜、行军性血红蛋白尿等）及其他（如遗传性出血性毛细血管扩张症、血液透析、多次献血等）。

知识点5：缺铁性贫血的发病机制　　　　　　副高：熟练掌握　　正高：熟练掌握

（1）缺铁对铁代谢的影响：当体内贮铁减少到不能补偿功能状态的铁时，铁代谢指标发生异常：贮铁指标（铁蛋白、含铁血黄素）减低、血清铁和转铁蛋白饱和度减低、总铁结合力和未结合铁的转铁蛋白升高、组织缺铁、红细胞内缺铁。转铁蛋白受体表达于红系造血细胞膜表面，其表达量与红细胞内Hb合成所需的铁代谢密切相关，当红细胞内铁缺乏时，转铁蛋白受体脱落进入血液成为血清可溶性转铁蛋白受体（sTfR）。

（2）缺铁对造血系统的影响：红细胞内缺铁，血红素合成障碍，大量原卟啉不能与铁结合成为血红素，以游离原卟啉（FEP）的形式积累在红细胞内或与锌原子结合成为锌原卟啉（ZPP），血红蛋白生成减少，红细胞胞质少、体积小，发生小细胞低色素性贫血；严重时粒细胞、血小板的生成也受影响。

（3）缺铁对组织细胞代谢的影响：组织缺铁，细胞中含铁酶和铁依赖酶的活性降低，进而影响患者的精神、行为、体力、免疫功能及患儿的生长发育和智力；缺铁可引起黏膜组织病变和外胚叶组织营养障碍。

（1）缺铁原发病表现：如消化性溃疡、肿瘤或痔疮导致的黑便、血便或腹部不适；肠道寄生虫感染导致的腹痛或粪便性状改变；妇女月经过多；肿瘤性疾病的消瘦；血管内溶血的血红蛋白尿等。

（2）贫血表现：常见症状为乏力、易倦、头晕、头痛、视物模糊、耳鸣、心悸、气促、食欲不振、面色苍白、心率增快。

（3）组织缺铁表现：精神行为异常，如烦躁、易怒、注意力不集中、异食癖；体力、耐力下降；易感染；儿童生长发育迟缓、智力低下；口腔炎、舌炎、舌乳头萎缩、口角皲裂、吞咽困难；毛发干枯、脱落；皮肤干燥、皱缩；指（趾）甲缺乏光泽、脆薄易裂，重者指（趾）甲变平，甚至凹下呈勺状（匙状甲）。

（1）形态学检查

1）血象：呈小细胞低色素性贫血。平均红细胞体积（MCV）<80fl，平均红细胞血红蛋白量（MCH）<27pg，平均红细胞血红蛋白浓度（MCHC）<32%。血片中可见红细胞体积小、中央淡染区扩大。网织红细胞计数多正常或轻度增多。白细胞和血小板计数可正常或减低，也有部分患者血小板计数升高。

2）骨髓象：增生活跃或明显活跃；以红系增生为主，粒系、巨核系无明显异常；红系中以中、晚幼红细胞为主，其体积小、核染色质致密、胞质少、边缘不整齐，有血红蛋白形成不良的表现，即所谓的"核老质幼"现象。

（2）生化检查

1）铁代谢：血清铁<8.95μmol/L，总铁结合力升高，>64.44μmol//L；转铁蛋白饱和度降低，<15%，sTfR浓度>8mg/L。血清铁蛋白<12μg/L。骨髓涂片用亚铁氰化钾（普鲁士蓝反应）染色后，在骨髓小粒中无深蓝色的含铁血黄素颗粒；在幼红细胞内铁小粒减少或消失，铁粒幼细胞<15%。

2）红细胞内卟啉代谢：FEP>0.9μmol/L（全血），ZPP>0.96μmol/L（全血），FEP/Hb>4.5μg/g Hb。

3）血清转铁蛋白受体测定：血清可溶性转铁蛋白受体（sTfR）测定是迄今反映缺铁性红细胞生成的最佳指标，一般sTfR浓度>26.5nmol/L（2.25μg/ml）可诊断缺铁。

缺铁性贫血（IDA）是长期负铁平衡的最终结果，在其渐进的发病过程中，根据缺铁的程度可分为三个阶段。

（1）体内贮存铁耗尽（ID）：①血清铁蛋白<12μg/L；②骨髓铁染色显示骨髓小粒可染铁消失，铁粒幼细胞<15%；③血红蛋白及血清铁等指标尚正常。

（2）红细胞内铁缺乏（IDE）：①ID的①+②；②转铁蛋白饱和度<15%；③FEP/Hb>4.5μg/g Hb；④血红蛋白尚正常。

（3）缺铁性贫血（IDA）：①IDE的①+②+③；②小细胞低色素性贫血：男性Hb<120g/L，女性Hb<110g/L，孕妇Hb<100g/L；MCV<80fl，MCH<27pg，MCHC<32%。

（4）病因诊断：只有明确病因，IDA才可能根治；有时缺铁的病因比贫血本身更为严重。例如，胃肠道恶性肿瘤伴慢性失血或胃癌术后残胃癌所致的IDA，应多次检查便潜血，必要时做胃肠道X线或内镜检查；月经过多的妇女应检查有无妇科疾病。

知识点9：缺铁性贫血的鉴别诊断　　　　副高：熟练掌握　　正高：熟练掌握

主要与其他表现为小细胞低色素性贫血的疾病进行鉴别。

（1）铁粒幼细胞性贫血：遗传或不明原因导致的红细胞铁利用障碍性贫血。表现为小细胞性贫血，但血清铁蛋白浓度增高、骨髓小粒含铁血黄素颗粒增多、铁粒幼细胞增多，并出现环形铁粒幼细胞。血清铁和铁饱和度增高，总铁结合力不低。

（2）海洋性贫血：有家族史，有溶血表现。血片中可见多量靶形红细胞，并有珠蛋白肽链合成数量异常的证据，如胎儿血红蛋白或血红蛋白A$_2$增高，出现血红蛋白H包涵体等。血清铁蛋白、骨髓可染铁、血清铁和铁饱和度不低且常增高。

（3）慢性病性贫血：慢性病性贫血（ACD）的常见病因有慢性感染、炎症和肿瘤。多数患者为正常细胞正常色素性贫血，部分患者呈小细胞低色素性贫血。ACD的铁代谢指标变化与IDA不同，表现为血清铁降低，总铁结合力降低；血清铁蛋白和运铁蛋白受体升高；骨髓铁粒幼细胞减少，巨噬细胞内铁增加，均有助鉴别。

（4）转铁蛋白缺乏症：系常染色体隐性遗传所致（先天性）或严重肝病、肿瘤继发（获得性）。表现为小细胞低色素性贫血。血清铁、总铁结合力、血清铁蛋白及骨髓含铁血黄素均明显降低。先天性者幼儿时发病，伴发育不良和多脏器功能受累。获得性者有原发病的表现。

（5）珠蛋白异常所致贫血：包括异常血红蛋白病和珠蛋白生成障碍性贫血，属遗传性疾病，常有家族史。体检可有脾大。血片中可见靶形红细胞。血红蛋白电泳出现异常血红蛋白带。血清铁、铁蛋白和运铁蛋白饱和度不减少。

<!-- -->

知识点10：缺铁性贫血的治疗　　　　　　副高：熟练掌握　　正高：熟练掌握

治疗IDA的原则是根除病因、补足贮铁。

（1）病因治疗：是IDA能否根治的关键，应去除导致缺铁的病因。例如，婴幼儿、青少年和妊娠妇女营养不足引起的IDA，应改善饮食；月经过多引起的IDA应调理月经；寄生虫感染者应驱虫治疗；恶性肿瘤者应手术或放、化疗；消化性溃疡引起者应抑酸治疗等。补铁对症治疗虽可缓解病情，但不去除病因，贫血会复发且可延误原发病的治疗。故临床不能满足IDA的初步诊断，应查明病因，并给予有效治疗。

（2）补铁治疗：治疗性铁剂包括无机铁和有机铁两类。无机铁以硫酸亚铁为代表，有机铁包括右旋糖酐铁、葡萄糖酸亚铁、山梨醇铁、富马酸亚铁、琥珀酸亚铁和多糖铁复合物等。无机铁剂的不良反应较有机铁剂明显。首选口服铁剂，如硫酸亚铁0.3g，每日3次；或右旋糖酐铁50mg，每日2～3次。餐后服用胃肠道反应小且易耐受。应注意，进食谷类、乳类和茶等可抑制铁剂的吸收，鱼、肉类、维生素C可加强铁剂的吸收。口服铁剂有效的表现先是外周血网织红细胞增多，高峰在开始服药后5～10天，2周后血红蛋白浓度上升，一般2个月左右恢复正常。铁剂治疗应在血红蛋白恢复正常后至少持续4～6个月，待铁蛋白正常后停药。若口服铁剂不能耐受或胃肠道正常解剖部位发生改变影响铁的吸收，可用铁剂肌内注射。右旋糖酐铁是最常用的注射铁剂，首次给药须用0.5ml作为试验剂量，1小时后无过敏反应给予足量治疗，注射用铁的总需量按公式计算：（需达到的血红蛋白浓度－患者的血红蛋白浓度）×0.33×患者体重（kg）。

| 知识点11：缺铁性贫血的预防 | 副高：熟练掌握 正高：熟练掌握 |

主要针对高发人群，重点是婴幼儿、青少年和妇女的营养保健。对婴幼儿应及早添加富含铁的食品，如蛋类、肝等；对青少年应纠正偏食，定期查、治寄生虫感染；对孕妇、哺乳期妇女可补充铁剂；对月经期妇女应防治月经过多。注意合理饮食，食物中应含有一定比例的动物性食品。做好肿瘤性疾病和慢性出血性疾病的人群防治。

| 知识点12：缺铁性贫血的预后 | 副高：熟练掌握 正高：熟练掌握 |

（1）单纯营养不足者，易恢复正常。
（2）继发于其他疾病者，取决于原发病能否根治。

第二节 再生障碍性贫血

| 知识点1：再生障碍性贫血的概念 | 副高：熟练掌握 正高：熟练掌握 |

再生障碍性贫血（AA）简称再障，是不同病因和机制引起的获得性骨髓造血功能衰竭综合征。主要表现为骨髓造血功能低下、全血细胞减少、贫血、出血、感染综合征，免疫抑制治疗有效。

| 知识点2：再生障碍性贫血的病因 | 副高：熟练掌握 正高：熟练掌握 |

再障根据是否有明确诱因分为继发性和原发性，约半数以上患者无明确病因，称原发性再障，可能病因包括：

（1）化学因素：包括种类繁多的化学物质和药物。职业暴露是继发性再障经常关联的病因。近年来，苯及其相关制剂引起的再障病例有所增多，且屡有职业群体发病的情况。其他危险暴露包括除草剂、杀虫剂以及长期染发（氧化染发剂和金属染发剂）等。化学物质引发的骨髓增生不良可呈剂量相关性和剂量非相关性（个体敏感性）。药物是诱发再障的可疑危险因素，一般难以确定其因果关系。细胞毒化疗药物引起预期和可控的骨髓抑制，很少导致不可逆的骨髓衰竭和永久性再障。

（2）物理因素：γ射线和X射线等高能射线产生的离子辐射能造成组织细胞损伤，阻止DNA复制。骨髓是放射敏感组织，其后抑制程度与放射呈剂量依赖性效应。全身放射1~2.5Gy剂量可造成骨髓增生不良，4.5Gy半数受照者死亡，10Gy全部死亡。

（3）生物因素：流行病学调查和研究表明，再障发病可能与多种病毒感染有关，其中以病毒性肝炎最为重要。肝炎相关性再障（HAAA）多继发于非甲非乙型肝炎，发病率<1.0%，约占再障患者的3%。发病机制可能与病毒抑制造血细胞或免疫因素有关。HAAA患者多为青年男性，在肝炎恢复期发病，常表现为重型再障，预后较差。其他可疑相关病毒尚有EB病毒、微小病毒B19、巨细胞病毒、登革热病毒及HIV病毒等。

知识点3：再生障碍性贫血的发病机制　　　　副高：熟练掌握　　正高：熟练掌握

（1）造血干祖细胞缺陷：包括量和质的异常。AA患者骨髓CD34$^+$细胞较正常人明显减少，减少程度与病情相关；其CD34$^+$细胞中具有自我更新及长期培养启动能力的"类原始细胞"明显减少。有学者报道，AA造血干祖细胞集落形成能力显著降低，体外对造血生长因子（HGF）反应差，免疫抑制治疗后恢复造血不完整，部分AA有单克隆造血证据且可向具有造血干细胞质异常性的阵发性睡眠性血红蛋白尿症（PNH）、骨髓增生异常综合征（MDS）甚至白血病转化。

（2）造血微环境缺陷和造血生长因子异常：再障造血微环境缺陷的证据主要来源于动物模型，Sl/Sld小鼠缺乏kit配基亦称干细胞因子，出现再障表型。但是在人类再障中没有发现Sl/Sld样的基因缺陷。由于造血微环境构成和功能的极端复杂性和体外不可模拟性，尽管有一些支持再障微环境异常的资料，但均不足以证实其在再障发病中居重要地位。相反，有证据表明，再障造血微环境的功能没有明显受损。异基因干细胞移植后，患者造血重建可转换为供者型，但作为造血微环境基础的骨髓基质仍为受者型。另外，再障骨髓基质细胞分泌的大多数造血生长因子呈现升高。

（3）免疫异常：AA患者外周血及骨髓淋巴细胞比例增高，T细胞亚群失衡，T辅助细胞Ⅰ型（Th1）、CD8$^+$T抑制细胞和γδSTCR$^+$T细胞比例增高，T细胞分泌的造血负调控因子（IL-2、IFN-γ、TNF）明显增多，髓系细胞凋亡亢进，多数患者用免疫抑制治疗有效。

（4）遗传学因素：再障的发病可能与某些遗传学背景有关。部分再障患者HLA-DR2（HLA-DRB1*1501）过表达，可能造成抗原递呈异常，并呈现对环孢素的耐药性；患者的细胞因子基因多态性（TNF2促进子、IFN-g编码基因）可能与免疫反应亢进有关；多数患者有调节Th1偏移的转录调节因子-Tbet的表达和穿孔素及SAP蛋白（抑制IFN-γ产生）水平降低，从而推测编码这些因子的基因是再障发病的危险因素。范可尼贫血的遗传背景异常提示干细胞的内在质量缺陷亦可能参与再障的发病。

知识点4：再生障碍性贫血的临床表现　　　　副高：熟练掌握　　正高：熟练掌握

再障的临床表现与受累细胞系的减少及其程度有关。

（1）重型再生障碍性贫血（SAA）：起病急，进展快，病情重（国内以往称为急性再障）；少数可由非重型进展而来。

1）贫血：多呈进行性加重，苍白、乏力、头晕、心悸和气促等症状明显。

2）感染：多数患者有发热，体温在39℃以上，个别患者自发病到死亡均处于难以控制的高热之中。以呼吸道感染最常见，感染菌种以革兰阴性杆菌、金黄色葡萄球菌和真菌为主，常合并败血症。

3）出血：均有不同程度的皮肤、黏膜及内脏出血。皮肤表现为出血点或大片淤斑，口腔黏膜有血疱，有鼻出血、牙龈出血、眼结膜出血等。深部脏器出血时可见呕血、咯血、便血、血尿、阴道出血、眼底出血和脑出血，脑出血常危及患者的生命。

（2）非重型再生障碍性贫血（NSAA）：起病和进展较缓慢，病情较重型轻（国内以往称为慢性再障）。

1）贫血：慢性过程，常见苍白、乏力、头晕、心悸、活动后气促等。输血后症状改善，但不持久。

2）感染：高热较重型少见，感染相对易控制，很少持续1周以上。常见上呼吸道感染，其次为牙龈炎、支气管炎、扁桃腺炎，而肺炎、败血症等重症感染少见。常见感染菌种为革兰阴性杆菌和各类球菌。

3）出血：出血倾向较轻，以皮肤、黏膜出血为主，内脏出血少见。多表现为皮肤出血点、牙龈出血，女性患者有阴道出血。出血较易控制。久治无效者可发生脑出血。

知识点5：再生障碍性贫血的实验室检查　　　　副高：熟练掌握　　正高：熟练掌握

（1）血象：其特点是全血细胞减少，多数患者就诊时呈三系细胞减少。少数患者表现为二系细胞减少，当无血小板减少时诊断再障宜慎重。网织红细胞计数降低。贫血一般为正细胞正色素性，也见大细胞性贫血。淋巴细胞计数无明显变化，但因髓系细胞减少，其比例相对升高。血涂片人工镜检对诊断和鉴别诊断均有帮助。

（2）骨髓象：SAA多部位骨髓增生重度减低，粒、红系及巨核细胞明显减少且形态大致正常，淋巴细胞及非造血细胞比例明显增高，骨髓小粒皆空虚。NSAA多部位骨髓增生减低，可见较多脂肪滴，粒、红系及巨核细胞减少，淋巴细胞及网状细胞、浆细胞比例增高，多数骨髓小粒空虚。骨髓活检显示造血组织均匀减少，脂肪组织和/或非造血细胞增多，无异常细胞。

（3）发病机制检查：$CD4^+$细胞与$CD8^+$细胞比值减低，Th1与Th2型细胞比值增高，$CD8^+T$抑制细胞和$\gamma\delta TCR^+T$细胞比例增高，血清IL-2、IFN-γ、TNF水平增高；骨髓细胞染色体核型正常，骨髓铁染色示贮铁增多，中性粒细胞碱性磷酸酶染色强阳性；溶血检查均阴性。

（4）其他检查：为明确诊断和鉴别诊断疑难病例，有时还需进行：①细胞遗传学检查：包括染色体分析和荧光原位杂交（FISH），有助于发现异常克隆；②骨髓核素扫描：选用不同放射性核素，可直接或间接判断骨髓的整体造血功能；③流式细胞术分析：计数CD34⁺造血干/祖细胞，检测膜锚连蛋白。有助于区别MDS和发现血细胞膜锚连蛋白阴性细胞群体；④体外造血祖细胞培养：细胞集落明显减少或缺如；⑤其他：T细胞亚群分析（CD_4^+/CD_8^+倒置；Th1/Th2倒置）、粒细胞碱性磷酸酶（活性升高）以及血液红细胞生成素水平（升高）等。

知识点6：再生障碍性贫血的诊断	副高：熟练掌握 正高：熟练掌握

（1）病史询问中应注意既往用药史及可疑化学和物理因素接触史。

（2）全血细胞减少，网织红细胞百分数<0.01，淋巴细胞比例增高。

（3）一般无肝、脾大。

（4）骨髓多部位增生减低（<正常50%）或重度减低（<正常25%），造血细胞减少，非造血细胞比例增高，骨髓小粒空虚（有条件者做骨髓活检可见造血组织均匀减少）。

（5）除外引起全血细胞减少的其他疾病，如PNH、Fanconi贫血、Evans综合征、免疫相关性全血细胞减少等。

知识点7：再生障碍性贫血的分型	副高：熟练掌握 正高：熟练掌握

再障是一组异质性疾病，不同类型的治疗原则及预后各异，故诊断确立后应根据病情进行分型。目前，主要依靠外周血细胞计数和骨髓形态学进行分型，其分型诊断标准如下：

（1）SAA-Ⅰ：又称AAA，发病急，贫血进行性加重，常伴严重感染和/或出血。血象具备下述3项中2项：网织红细胞绝对值<$15×10^9$/L，中性粒细胞<$0.5×10^9$/L和血小板<$20×10^9$/L。骨髓增生广泛重度减低。如果SAA-Ⅰ的中性粒细胞<$0.2×10^9$/L，则为极重型再障（VSAA）。

（2）NSAA：又称CAA，指达不到SAA-Ⅰ型诊断标准的AA。如果NSAA病情恶化，临床、血象及骨髓象达SAA-Ⅰ型诊断标准时，称SAA-Ⅱ型。

知识点8：再生障碍性贫血的鉴别诊断	副高：熟练掌握 正高：熟练掌握

本病主要与外周血细胞减少，尤其是全血细胞减少的疾病相鉴别。

（1）阵发性睡眠性血红蛋白尿症：阵发性睡眠性血红蛋白尿症（PNH）是一种获得性克隆性红细胞膜缺陷溶血病，与再障关系密切，可相互转变。临床上可有血红蛋白尿（酱油色尿），实验室检查酸溶血试验阳性。血细胞（粒细胞和红细胞）免疫表型分析出现补体调节蛋白（如CD55和CD59）阴性表达细胞增多（>10%）有助于明确诊断。部分再障患者有小的PNH克隆细胞群体（<5%）。

（2）骨髓增生异常综合征（MDS）：MDS中的难治性贫血（RA）有全血细胞减少，网织红细胞有时不高甚至减少，骨髓也可低增生，易与AA混淆。但RA有病态造血现象，早期髓系细胞相关抗原（CD34）表达增多，可有染色体核型异常等。

（3）非白血性白血病：典型急性白血病外周血和骨髓可见大量白血病细胞，不难区分。部分急性白血病（尤其是急性早幼粒细胞白血病）表现为外周血全血细胞减少，幼稚细胞少见，称为非白血性白血病，可能与再障混淆，但骨髓中仍可见多数原始细胞，可资鉴别。值得注意的是，少数急性淋巴细胞白血病发病早期表现为类似再障的骨髓衰竭，造成诊断上的困难，应予注意。患者在短期内会毫无例外地出现白血病的表现。

（4）自身抗体介导的全血细胞减少：包括Evans综合征和免疫相关性全血细胞减少。前者可测及外周成熟血细胞的自身抗体，后者可测及骨髓未成熟血细胞的自身抗体。这两类患者可有全血细胞减少并骨髓增生减低，但外周血网织红细胞或中性粒细胞比例一般不低甚或偏高，骨髓红系细胞比例不低且易见 "红系造血岛"，Th1：Th2降低（Th2细胞比例增高）、CD5$^+$B细胞比例增高，血清IL-4和IL-10水平增高，对糖皮质激素、大剂量静脉滴注丙种球蛋白、CD20单克隆抗体或环磷酰胺的治疗反应较好。

（5）急性造血功能停滞：是一种骨髓突然停止造血的现象。发病因素包括感染（尤其是微小病毒B19）和药物。急性造血停滞多见于慢性溶血性贫血的患者，称为再障危象，但也可偶见于无溶血性贫血史的患者。发病较急，贫血迅速发生或加重。血象以贫血为主，网织红细胞明显减少或缺如，少数也可有白细胞和/或血小板的减少，类似急性再障表现。骨髓增生度自活跃至减低不等，以红系减少为著，偶可伴有其他细胞系的降低，病程中可出现特征性的巨大原始红细胞。本病呈自限性经过，多数在1个月内恢复。

（6）恶性组织细胞病：常有非感染性高热，进行性衰竭，肝、脾、淋巴结增大，黄疸、出血较重，全血细胞减少。多部位骨髓检查可找到异常组织细胞。

知识点9：再生障碍性贫血的支持治疗 　　　　　副高：熟练掌握　正高：熟练掌握

适用于所有再障患者。应强调保持个人和环境卫生，减少感染机会。对有发热（＞38.5℃）和感染征象者，应及时经验性应用广谱抗生素治疗，然后再根据微生物学证据加以调整，同时应注意系统性真菌感染的预防和治疗。粒细胞缺乏患者的感染危险度明显增加，对粒细胞计数＜0.5×10^9/L者可预防性采用广谱抗生素和抗真菌药物。输血或成分输血是支持治疗的重要内容，严重贫血者给予红细胞输注。提倡采用去白细胞成分血，长期输血依赖者应注意铁过载，必要时进行祛铁治疗。血小板＜10×10^9/L或有明显出血倾向者应预防性输注血小板浓缩制剂，以减少致命性出血（脑出血）的危险。排卵型月经过多可试用雄激素或炔诺酮控制。如拟行干细胞移植，则应尽可能减少术前输血，以提高植入成功率。

知识点10：非重型再障的治疗 　　　　　　　　副高：熟练掌握　正高：熟练掌握

（1）雄激素：适用于全部AA。常用四种：司坦唑醇（康力龙）2mg，每日3次；十一酸睾酮（安雄）40～80mg，每日3次；达那唑0.2g，每日3次；丙酸睾酮100mg/d肌注。疗程及剂量应视药物的作用效果和不良反应（如男性化、肝功能损害等）调整。

（2）造血生长因子：可能有一定的疗效。常用粒–单系集落刺激因子（GM-CSF）或粒系集落刺激因子（G-CSF），剂量为5μg/（kg·d）；红细胞生成素（EPO），常用50~100U/（kg·d）。

知识点11：重型再障的治疗　　　　　副高：熟练掌握　　正高：熟练掌握

（1）造血干细胞移植：对40岁以下、无感染及其他并发症、有合适供体的SAA患者，可考虑造血干细胞移植。

（2）免疫抑制治疗

1）抗淋巴/胸腺细胞球蛋白（ALG/ATG）：主要用于SAA。马ALG 10~15mg/（kg·d）连用5天，兔ATG 3~5mg/（kg·d）连用5天；用药前需做过敏试验；用药过程中用糖皮质激素防治过敏反应；静脉滴注ATG不宜过快，每日剂量应维持滴注12~16小时；可与环孢素（CsA）组成强化免疫抑制方案。

2）环孢素：适用于全部AA。3~5mg/（kg·d），疗程一般＞1年。使用时应个体化，应参照患者造血功能和T细胞免疫恢复情况、药物不良反应（如肝、肾功能损害、牙龈增生及消化道反应）、血药浓度等调整用药剂量和疗程。

3）其他：有学者使用CD3单克隆抗体、吗替麦考酚酯（MMF）、环磷酰胺、甲泼尼龙等治疗SAA。

知识点12：再生障碍性贫血的预防　　　　　副高：熟练掌握　　正高：熟练掌握

有病因可寻的继发性再障患者应避免对有害因素的继续接触。加强劳动和生活环境保护，提高个人防护意识，避免暴露于各类射线，不过量接触有毒化学物质（如苯类化合物等），尽量少用、不用可能损伤骨髓的药物，减少或杜绝暴露于有害因素的机会。

知识点13：再生障碍性贫血的预后　　　　　副高：熟练掌握　　正高：熟练掌握

再障的预后依其分型而不同。

（1）在有效治疗出现前，重型再障的预后恶劣。SAA发病急、病情重、以往病死率极高（＞90%）；主要死亡原因是脑出血和严重感染。随着有效疗法的出现及临床应用，重型再障的预后已获得明显改善。

（2）非重型再障病情进展缓慢，经治疗后有70%~80%患者病情可获不同程度改善，预后较好，只有部分患者的血小板难以完全恢复。如治疗得当，NSAA患者多数可缓解甚至治愈，仅少数进展为SAAⅡ型。

（3）再障治疗时间长，病情可出现反复，且部分患者多方治疗效果不佳，故仍属难治性血液病的范畴。

第三节 溶血性贫血

一、概述

知识点1：溶血性贫血的概念　　　　　　副高：熟练掌握　正高：熟练掌握

溶血是红细胞破坏速率增加，寿命缩短的过程。骨髓具有正常造血6～8倍的代偿能力，当溶血超过骨髓的代偿能力，引起的贫血即为溶血性贫血（HA）；如红细胞破坏速率在骨髓的代偿范围内，虽有溶血，但不出现贫血，称溶血状态。

知识点2：溶血性贫血的病因　　　　　　副高：熟练掌握　正高：熟练掌握

溶血性贫血的根本原因是红细胞破坏加速，即红细胞寿命缩短。造成溶血的原因有200余种，大致可概括分为红细胞本身的内在缺陷和红细胞外部因素异常，前者除极个别例外，几乎都是遗传性疾病，后者引起获得性溶血。

知识点3：溶血性贫血的发病机制　　　　副高：熟练掌握　正高：熟练掌握

（1）红细胞破坏增加

1）血管内溶血：指红细胞在血液循环中被破坏，释放游离血红蛋白形成血红蛋白血症。游离的血红蛋白随即被血浆结合珠蛋白结合，该复合体被运至肝实质后，血红蛋白中的血红素被代谢降解为铁和胆绿素，胆绿素被进一步代谢降解为胆红素。

如果大量血管内溶血超过了结合珠蛋白的处理能力，游离血红蛋白可从肾小球滤过，若血红蛋白量超过近曲小管重吸收能力，则出现血红蛋白尿。血红蛋白尿的出现说明有快速血管内溶血。

2）血管外溶血：指红细胞被脾脏等单核-吞噬细胞系统吞噬消化，释出的血红蛋白分解为珠蛋白和血红素，后者被进一步分解为胆红素。

无论血红蛋白的破坏发生于何处，胆红素都是其终产物之一。非结合胆红素入血后经肝细胞摄取，与葡萄糖醛酸结合形成结合胆红素随胆汁排入肠道，经肠道细菌作用还原为粪胆原并随粪便排出。少量粪胆原又被肠道重吸收入血并通过肝细胞重新随胆汁排泄到肠道中，即"粪胆原的肠肝循环"；其中小部分粪胆原通过肾脏随尿排出，称为尿胆原。当溶血程度超过肝脏处理胆红素的能力时，会发生溶血性黄疸。慢性血管外溶血由于长期高胆红素血症导致肝功能损害，可出现结合胆红素升高。

（2）红系代偿性增生：溶血后可引起骨髓红系代偿性增生，此时外周血网织红细胞比例增加，可达0.05～0.20。血涂片检查可见有核红细胞，严重溶血时尚可见到幼稚粒细胞。骨髓涂片检查显示骨髓增生活跃，红系比例增高，以中幼和晚幼红细胞为主，粒红比例可倒置。部分红细胞内含有核碎片，如Howell-Jolly小体和Cabot环。

知识点4：溶血性贫血的分类 　　　　　副高：熟练掌握　正高：熟练掌握

溶血性贫血有多种临床分类方法，按发病和病情可分为急性溶血和慢性溶血；按溶血的部位可分为血管内溶血和血管外溶血；按病因可分为红细胞自身异常和红细胞外部异常所致的HA。

（1）红细胞自身异常所致的HA

1）红细胞膜异常：①遗传性红细胞膜缺陷：如遗传性球形细胞增多症、遗传性椭圆形细胞增多症、遗传性棘形细胞增多症、遗传性口形细胞增多症等；②获得性血细胞膜糖磷脂酰肌醇（GPI）锚链膜蛋白异常：如阵发性睡眠性血红蛋白尿（PNH）。

2）遗传性红细胞酶缺乏：①磷酸戊糖途径酶缺陷：如葡萄糖-6-磷酸脱氢酶（G-6-PD）缺乏症等；②无氧糖酵解途径酶缺陷：如丙酮酸激酶缺乏症等；③核苷代谢酶系、氧化还原酶系等缺陷也可导致HA。

3）遗传性珠蛋白生成障碍：①珠蛋白肽链结构异常：不稳定血红蛋白病，血红蛋白病S、D、E等；②珠蛋白肽链数量异常：地中海贫血。

4）血红素异常：①先天性红细胞卟啉代谢异常：如红细胞生成性血卟啉病，根据生成的卟啉种类，又分为原卟啉型、尿卟啉型和粪卟啉型；②铅中毒：影响血红素合成可发生HA。

（2）红细胞外部异常所致的HA

1）免疫性HA：①自身免疫性HA：温抗体型或冷抗体型（冷凝集素型、D-L抗体型）HA；原发性或继发性（如SLE、病毒或药物等）HA；②同种免疫性HA：如血型不符的输血反应、新生儿HA等。

2）血管性HA：①微血管病性HA：如血栓性血小板减少性紫癜/溶血尿毒症综合征（TTP/HUS）、弥散性血管内凝血（DIC）、败血症等；②瓣膜病：如钙化性主动脉瓣狭窄及人工心瓣膜、血管炎等；③血管壁受到反复挤压：如行军性血红蛋白尿。

3）生物因素：蛇毒、疟疾、黑热病等。

4）理化因素：大面积烧伤、血浆中渗透压改变和化学因素，如苯肼、亚硝酸盐类等中毒，因引起获得性高铁血红蛋白血症而溶血。

知识点5：溶血性贫血的临床表现 　　　　　副高：熟练掌握　正高：熟练掌握

患者的临床表现主要取决于溶血的场所、程度、速率、持续时间、心肺代偿能力和基础病。因个体差异，故不同类型溶血性贫血的临床表现可有明显的差别。虽然溶血性贫血的病种繁多，但具有某些相同特征。慢性溶血多为血管外溶血，发病缓慢，表现贫血、黄疸和脾大三大特征。因病程较长，患者呼吸和循环系统往往对贫血有良好的代偿，症状较轻。溶血所致的黄疸多为轻至中度，不伴皮肤瘙痒。由于长期的高胆红素血症，患者可并发胆石症和肝功能损害。在慢性溶血过程中，由于某些诱因，如病毒性感染，患者可发生暂时性红系造血停滞，持续1～3周，称再生障碍性危象。

急性血管内溶血发病急骤，短期大量溶血引起寒战、发热、头痛、呕吐、四肢腰背疼痛及腹痛，继之出现血红蛋白尿。严重者可发生明显衰竭或休克。随后出现黄疸和其他严重贫血的症状和体征。

除一般的实验室贫血检查（如CBC）外，溶血性贫血还应根据需要进行筛检和特殊检查：①红细胞破坏增加的检查；②红系造血代偿性增生的检查；③针对不同溶血性贫血的特殊检查，①②属于HA的筛查试验（见下表），用于确定是否存在溶血及溶血部位；③为HA的特殊检查，用于确立溶血病因和鉴别诊断。溶血检查的选择原则是首先进行筛查，待确定溶血后，在初步判断病因的基础上有针对性的选用。

溶血性贫血的筛查试验

红细胞破坏增加的检查		红系造血代偿性增生的检查	
胆红素代谢	血游离胆红素升高	网织红细胞计数	升高
尿分析	尿胆原升高，胆红素阴性	外周血涂片	出现有核红细胞
血清结合珠蛋白	降低	骨髓检查	红系造血增生，粒红降低或倒置
血浆游离血红蛋白	升高	红细胞肌酸	升高
尿血红蛋白	阳性		
尿含铁血黄素	阳性		
乳酸脱氢酶	升高		
外周血涂片	破碎和畸形红细胞升高		
红细胞寿命测定	缩短，限于研究用		

根据HA的临床表现，贫血、黄疸和脾大是大多数慢性溶血的共同表现。实验室检查有红细胞破坏增多和红系造血代偿性增生的证据。出现血红蛋白尿强烈提示急性血管内溶血。根据初步诊断再选用针对各种溶血性贫血的特殊检查，确定溶血的病因和类型。

因溶血状态（代偿）和溶血性贫血（失代偿）均有溶血性黄疸和骨髓代偿性红系增生，故应与表现为黄疸伴或不伴有贫血的疾病相鉴别。

（1）贫血伴有网织红细胞增多：如失血性、缺铁性贫血或巨幼细胞贫血的恢复早期。

（2）黄疸伴贫血（尿胆红素阴性）：如无效造血（骨髓内溶血）、体腔或组织内出血。

（3）黄疸不伴贫血（尿胆红素阴性）：如胆红素结合障碍（如Crigler-Najjar综合征）、新生儿高胆红素血症、药物诱发性高胆红素血症、家族性非溶血性黄疸（Gilbert综合征）。

（4）幼粒幼红细胞性贫血伴轻度网织红细胞增多：如骨髓转移瘤等。

知识点9：溶血性贫血的治疗　　　　　　副高：熟练掌握　正高：熟练掌握

溶血性贫血是一组异质性疾病，其治疗应因病而异。诊断正确是有效治疗的前提。其治疗原则：

（1）病因治疗：针对HA发病机制的治疗。

1）去除病因：如药物诱发性溶血性贫血停用药物后，病情可能很快恢复。感染所致溶血性贫血在控制感染后，溶血即可终止。

2）糖皮质激素和其他免疫抑制剂：主要用于免疫介导的溶血性贫血。糖皮质激素对温抗体型自身免疫性溶血性贫血有较好的疗效。环孢素和环磷酰胺对某些糖皮质激素治疗无效的温抗体型自身免疫性溶血性贫血或冷抗体型自身免疫性溶血性贫血可能有效。

3）脾切除术：适用于红细胞破坏主要发生在脾脏的溶血性贫血，如遗传性球形红细胞增多症、对糖皮质激素反应不良的自身免疫性溶血性贫血、某些血红蛋白病以及脾功能亢进，切脾后可不同程度的缓解病情。

（2）对症治疗：针对贫血及HA引起的并发症等的治疗。

1）成分输血：因输血在某些溶血性贫血可造成严重的反应，故应严格掌握输血指征。例如，阵发性睡眠性血红蛋白尿输血后可能引起急性溶血发作，自身免疫性溶血性贫血有高浓度自身抗体者可造成配型困难。此外，输血后有可能加重溶血。故溶血性贫血的输血应视为支持或挽救生命的措施，应采用去白细胞成分输血，必要时采用洗涤红细胞。

2）其他治疗：严重的急性血管内溶血可造成急性肾功能衰竭、休克及电解质紊乱等致命并发症，应予积极处理。某些慢性溶血性贫血叶酸消耗增加，宜适当补充叶酸。慢性血管内溶血增加铁丢失，证实缺铁后可用铁剂治疗。慢性长期溶血输血依赖者（如重型珠蛋白生成障碍性贫血）必须注意铁负荷过载，应在发生血色病造成器官损害前进行预防性祛铁治疗。

二、遗传性球形红细胞增多症

知识点10：遗传性球形红细胞增多症的概念　　　副高：熟练掌握　正高：熟练掌握

遗传性球形红细胞增多症（HS）是一种遗传性红细胞膜缺陷所致的溶血性贫血。临床特点为自幼发生的贫血、间歇性黄疸和脾大。不同患者病情程度可有较大变化。

知识点11：遗传性球形红细胞增多症的病因和发病机制
　　　　　　　　　　　　　　　　　　　　　副高：熟练掌握　正高：熟练掌握

本病多数为常染色体显性遗传，少数为常染色体隐性遗传，无家族史的散发病例可能为当代基因突变所致。

病理基础为红细胞膜骨架蛋白基因异常，致膜骨架蛋白缺陷，细胞膜脂质丢失，细胞表面积减少，细胞球形变；红细胞膜骨架蛋白缺陷还可引起若干继发性代谢变化。以上原因导致红细胞变形性和柔韧性降低，当通过脾脏时容易被破坏，出现血管外溶血性贫血。此外，

HS的红细胞骨架蛋白缺陷引起若干继发性代谢变化：穿膜钠和钾流增加，造成ATP酶活性升高，导致ATP的消耗、糖酵解率加快和2,3-二磷酸甘油酸浓度降低，后者可造成细胞内pH下降（细胞内酸中毒）。上述作用的结果造成球形红细胞的变形性进一步降低，加速在脾内的破坏。

知识点12：遗传性球形红细胞增多症的临床表现

副高：熟练掌握　正高：熟练掌握

任何年龄均可发病。反复发生的溶血性贫血，间歇性黄疸和不同程度的脾大为常见临床表现。半数有阳性家族史，由于遗传方式和蛋白质异常程度不同，病情异质性很大。

常见的并发症有胆囊结石（50%）。少见的并发症有下肢复发性溃疡、慢性红斑性皮炎、痛风、髓外造血性肿块。严重者常因感染诱发各种危象，如溶血危象、再障危象、巨幼细胞贫血危象。

知识点13：遗传性球形红细胞增多症的实验室和辅助检查

副高：熟练掌握　正高：熟练掌握

（1）血象：①贫血：多为轻或中度，危象发作时贫血迅速加重，轻型患者可无明显贫血；②红细胞指数和形态学：MCV多在正常范围或轻度减低，MCHC常有升高，外周血涂片可见红细胞大小不均及比例不等的小球形红细胞，多>10%（正常人<5%），可高达60%~70%；③网织红细胞：比例升高，但在危象期可明显降低；④红细胞形态异常：某些患者还可出现其他异常形态红细胞，如棘细胞或刺细胞（多为β-膜收缩蛋白缺乏）、球形口细胞、椭圆形口细胞以及异形红细胞等。

（2）骨髓象：红系造血增生明显，幼红细胞比例升高，严重者可出现髓/红比例倒置。再障危象时骨髓幼红细胞明显减少。骨髓检查不是诊断本病必做项目。

（3）红细胞渗透性脆性试验：目前仍是HS最重要的筛查试验。异常球形红细胞在低渗盐水中较正常红细胞易于溶血，即渗透性脆性升高。正常红细胞在0.42%~0.46%盐水浓度时开始溶血，0.32%时完全溶血。本病红细胞可在0.52%~0.72%时开始溶血，0.42%时完全溶血。

（4）红细胞膜研究：分析锚蛋白、收缩蛋白和带3蛋白等膜骨架蛋白可以确定细胞膜异常所在，方法如SDS聚丙烯酰胺凝胶电泳，此非常规检查，但有助于诊断疑难病例和深入认识本病的膜蛋白生物学异常。

（5）分子生物学检查：HS的膜蛋白都有其相应的基因异常，可用单链构象多态性分析、等位基因连锁分析和微卫星长度多态性分析等分子生物学技术加以检查，主要目的是用于研究。

（6）其他检查：其他溶血的非特异性筛查试验包括血清间接胆红素升高、尿胆原升高和乳酸脱氢酶升高等。应检查血清叶酸和维生素B_{12}，以判断有无缺乏。抗人球蛋白试验有助于排除自身免疫性溶血。如有溶血危象，应筛查可疑病毒，如微小病毒B19、单纯疱疹病毒及 EB 病毒等。对既往多次输血的患者，应评估机体铁负荷。

较新的 HS 检查方法包括红细胞渗透梯度激光衍射试验、低渗冷溶血试验以及伊红 -5- 马来酰亚胺结合试验等具有较高的敏感度和特异度，对鉴别免疫性或非细胞膜性溶血有帮助，但有待普及。

知识点 14：遗传性球形红细胞增多症的诊断 　　副高：熟练掌握　正高：熟练掌握

有 HS 的临床表现和血管外溶血为主的实验室依据，外周血小球形红细胞增多（＞10%），红细胞渗透脆性增加，结合阳性家族史，诊断成立。若家族史阴性，需排除自身免疫性溶血性贫血等原因造成的继发性球形红细胞增多；部分不典型患者诊断需要借助更多实验，如红细胞膜蛋白的分析、基因分析及酸化甘油溶血试验、伊红 -5- 马来酰亚胺结合试验等。

知识点 15：遗传性球形红细胞增多症的鉴别诊断

　　　　　　　　　　　　　　　　　副高：熟练掌握　正高：熟练掌握

HS 应与其他溶血性贫血相鉴别。成年发病又无家族史者与自身免疫性溶血性贫血的鉴别有时会成为临床难题，因后者也可出现球形红细胞及渗透性脆性减低，Coombs 试验阳性有助于鉴别，如为阴性则增加区分难度，红细胞膜蛋白和相应基因分析有助于二者的鉴别。其他需鉴别的疾病还有黄疸型病毒性肝炎、先天性非球形红细胞溶血性贫血等。缺乏叶酸、维生素 B_{12} 及铁能造成红细胞各项指标的变化，可以掩盖 HS 典型形态学特征。

知识点 16：遗传性球形红细胞增多症的治疗 　　副高：熟练掌握　正高：熟练掌握

脾切除对大多数 HS 有显著疗效。术后 90% 的患者贫血及黄疸可改善，但球形细胞依然存在。年龄＞10 岁，贫血症状影响生活质量，无手术禁忌证，可考虑脾切除。对年长儿和成人患者不必一律切脾。如病情轻微无需输血，则无强烈手术指征。患者尤其是儿童切脾前应给予肺炎球菌三联疫苗，术后亦需定期接种疫苗，以期提高免疫力，减少严重感染机会。多数 HS 患者因良好的红系造血代偿而不出现明显贫血，故不必输血。贫血严重时输注红细胞，注意补充叶酸，防止叶酸缺乏加重贫血或诱发危象。本病预后良好，少数死于溶血危象或脾切除后并发症。

三、红细胞葡萄糖 -6- 磷酸脱氢酶缺乏症

知识点 17：红细胞葡萄糖 -6- 磷酸脱氢酶缺乏症的概念

　　　　　　　　　　　　　　　　　副高：熟练掌握　正高：熟练掌握

红细胞葡萄糖 -6- 磷酸脱氢酶（G-6-PD）缺乏症是指参与红细胞磷酸戊糖旁路代谢的 G-6-PD 活性降低和 / 或酶性质改变导致的以溶血为主要表现的一种遗传性疾病。是已发现的

二十余种遗传性红细胞酶病中最常见的一种。

G-6-PD突变基因位于X染色体（Xq28），呈X连锁不完全显性遗传，男多于女。G-6-PD缺乏的红细胞内还原型烟酰胺腺嘌呤二核苷酸磷酸（NADPH）和还原型谷胱甘肽（GSH）减少，故接触氧化剂后，可造成细胞膜巯基的直接氧化损伤，并生成高铁血红素和变性珠蛋白，即海因小体。上述改变可使红细胞易于被脾吞噬细胞吞噬发生血管外溶血，也可发生血管内溶血。

共同的主要表现为溶血，但轻重不一。根据诱发溶血的原因分为5种临床类型，即药物性溶血、蚕豆病、新生儿高胆红素血症、先天性非球形细胞性溶血性贫血及其他诱因（感染、糖尿病酸中毒等）所致溶血，以药物性溶血、蚕豆病多见。

（1）药物性溶血：典型表现为服药后2～3天急性血管内溶血发作，1周左右贫血最严重程度与酶缺陷程度及药物剂量有关。停药后7～10天溶血逐渐停止。因骨髓代偿增生，大量新生红细胞具有较强的G-6-PD酶活性，故常为自限性，20天后即使继续用药，溶血也有缓解趋势。

常见的药物包括抗疟药（伯氨喹、奎宁等）、解热镇痛药（阿司匹林、对氨基水杨酸等）、硝基呋喃类（呋喃妥因、呋喃唑酮）、磺胺类、酮类（噻唑酮）、砜类（硫砜、噻唑砜）、其他（维生素K、樟脑、丙磺舒、苯胺、奎尼丁等）。

（2）蚕豆病：多见于10岁以下儿童，男性多于女性。40%的患者有家族史。发病集中于每年蚕豆成熟季节（3～5月）。起病急，一般食新鲜蚕豆或其制品后2小时至几天（一般1～2天，最长15天）突然发生急性血管内溶血。溶血程度与食蚕豆的量无关。为自限性过程，溶血持续1周左右停止。

（1）G-6-PD活性筛选试验：国内常用高铁血红蛋白还原试验、荧光斑点试验、硝基四氮唑蓝纸片法。可半定量判定G-6-PD活性，分为正常、中度及严重异常。高铁血红蛋白还原试验敏感性最强，荧光斑点试验特异性最高。

（2）红细胞G-6-PD活性测定：最可靠，是主要的诊断依据。方法有多种，但对本病各种测定结果均应低于正常平均值的40%以上具有诊断意义。溶血高峰期及恢复期酶的活性可正常或接近正常，通常在急性溶血后2～3个月后复查能较为准确反映患者的G-6-PD活性。

（3）红细胞海因小体生成试验：G-6-PD缺乏的红细胞内可见海因小体，计数＞5%有诊断意义。但该试验缺乏特异性，也可见于其他原因引起的溶血。

（4）基因突变型分析：用于鉴定G-6-PD基因突变的类型和多态性，也可用于产前诊断。

知识点21：红细胞葡萄糖-6-磷酸脱氢酶缺乏症的诊断　　　副高：熟练掌握　正高：熟练掌握

G-6-PD缺乏症的诊断主要依靠实验室证据。对于有阳性家族史，病史中有急性溶血特征，有食蚕豆或服药等诱因者，应考虑本病并进行相关检查。如果筛选试验中有2项中度异常或1项严重异常，或定量测定异常即可确立诊断。

知识点22：红细胞葡萄糖-6-磷酸脱氢酶缺乏症的治疗　　　副高：熟练掌握　正高：熟练掌握

在没有外源性氧化剂作用的情况下，绝大多数G-6-PD缺陷者的红细胞表现正常，因此G-6-PD缺陷者本身不需要治疗。防治原则为避免氧化剂的摄入、积极控制感染和对症治疗。对急性溶血者应去除诱因，注意纠正水、电解质、酸碱失衡和肾功能不全等。输红细胞（避免亲属血）及使用糖皮质激素可改善病情。慢性患者可使用叶酸。切脾一般无效。新生儿发生溶血伴核黄疸，可应用换血、光疗或注射苯巴比妥。

四、血红蛋白病

知识点23：血红蛋白病的分类　　　副高：熟练掌握　正高：熟练掌握

血红蛋白病是一组遗传性溶血性贫血，包括珠蛋白生成障碍性贫血和异常血红蛋白病两大类，珠蛋白生成障碍性贫血是由于控制珠蛋白链合成的基因异常造成一种或一种以上链减少，链结构正常但比例失衡。异常血红蛋白病是由于基因突变导致珠蛋白结构异常的另一类血红蛋白病。

知识点24：血红蛋白的组成　　　副高：熟练掌握　正高：熟练掌握

血红蛋白由血红素和珠蛋白组成。珠蛋白有两种肽链，包括α链和非α链（β、γ及δ链）。每一条肽链和一个血红素连接，构成一个血红蛋白单体。人类血红蛋白由2对（4条）血红蛋白单体聚合而成。

（一）珠蛋白生成障碍性贫血（地中海贫血）

知识点25：珠蛋白生成障碍性贫血的概念　　　副高：熟练掌握　正高：熟练掌握

珠蛋白生成障碍性贫血原称地中海贫血，亦译为海洋性贫血，是因某个或多个珠蛋白基因异常引起一种或一种以上珠蛋白链合成减少或缺乏，导致珠蛋白链比例失衡所引起的溶血性贫血，以溶血、无效红细胞生成及不同程度的小细胞低色素性贫血为特征。

知识点26：地中海贫血的分类　　　　　　　　副高：熟练掌握　正高：熟练掌握

地中海贫血主要有α和β地中海贫血两类，分别累及α和β珠蛋白基因。还有少见类型是由其他珠蛋白基因异常所致。

（1）α珠蛋白基因缺失或缺陷导致α珠蛋白链合成受抑制，称为α地中海贫血。

（2）β珠蛋白基因缺陷导致β珠蛋白链合成受抑，称为β地中海贫血。

知识点27：珠蛋白生成障碍性贫血的遗传和发病机制
　　　　　　　　　　　　　　　　　　　　　　副高：熟练掌握　正高：熟练掌握

血红蛋白由含两对不同珠蛋白肽链的四聚体和血红素组成。正常人出生后有3种血红蛋白：①血红蛋白A（HbA，$\alpha_2\beta_2$，占95%以上）；②血红蛋白A_2（HbA_2，$\alpha_2\delta_2$，占2%～3%）；③胎儿血红蛋白（HbF，$\alpha_2\gamma_2$，约占1%）。珠蛋白各肽链受不同的基因控制。α-珠蛋白基因簇位于16号染色体，由3个基因组成（$\alpha/\alpha_2/\alpha_1$）。β-珠蛋白基因簇位于11号染色体，含有5个基因（E/γ-G/γ-A/δ/β）。

本病的分子病理生理学基础是一种或几种珠蛋白基因的突变，造成相应珠蛋白链合成减少或缺乏，珠蛋白链比例失衡。因为正常血红蛋白有两对不同珠蛋白肽链以1:1比例构成，一种肽链的减少将使另一种肽链过多，过剩的肽链在红细胞中聚集并形成不稳定产物，导致红细胞寿命缩短。另外，正常血红蛋白合成减少造成小细胞低色素性贫血。

α珠蛋白生成障碍性贫血大多数是主要基因缺失所致，少数可由非缺失性突变引起。α链合成障碍使含有此链的血红蛋白（HbA、HbA_2和HbF）生成减少。在胎儿期和新生儿期导致γ链过剩，在成人造成β链过剩。过剩的γ链和β链可聚合成Hb Bart（γ_4）和HbH（β_4），对氧有高度亲和力。含有此类血红蛋白的红细胞不能为组织充分供氧，造成组织缺氧。β珠蛋白生成障碍性贫血大片基因缺失者少见，常见突变包括单个碱基改变、小缺失，关键部位的碱基插入等，造成β链合成降低。若1个β基因受累（杂合子），病情较轻，如双基因均受累（纯合子），则表现为中或重度贫血。β链缺乏不能合成HbA，γ链代偿性增加，合成HbF（$\alpha_2\gamma_2$），成为主要的血红蛋白成分。过剩的α链自聚为不稳定的聚合体，在幼红细胞内沉淀形成包涵体，造成红细胞僵硬和膜损伤，引起溶血。

因涉及珠蛋白基因突变的种类及其影响繁多，故本组疾病呈现高度异质性。按受累的珠蛋白链命名，分为α、β、γ、δ、δβ和εγδβ珠蛋白生成障碍性贫血，临床以α、β两种最为重要。珠蛋白生成障碍性贫血呈常染色体不完全显性遗传。

知识点28：α珠蛋白生成障碍性贫血的临床表现　　副高：熟练掌握　正高：熟练掌握

根据α基因缺失的数目和临床表现分类：

（1）静止型（1个α基因异常）、标准型（2个α基因异常）α珠蛋白生成障碍性贫血：静止型为携带者，α/β链合成比为0.9，接近正常1.0，无临床症状。标准型患者，α/β链合成比约0.6，无明显临床表现，红细胞呈小细胞低色素性。

（2）HbH病（3个α基因异常）：α/β链合成比0.3～0.6，贫血轻到中度，伴肝、脾大和黄疸，少数贫血可达重度。感染或服用氧化剂药物后，贫血加重。

（3）Hb Bart胎儿水肿综合征（4个α基因异常）：是α珠蛋白生成障碍性贫血中最严重的类型。α链绝对缺乏，γ链自相聚合成Hb Bart（γ_4），其氧亲和力高，致使组织严重缺氧。临床上表现为Hb Bart胎儿水肿综合征，胎儿苍白，全身水肿伴腹水，肝、脾显著增大，多在妊娠30～40周宫内死亡或产后数小时死亡。

知识点29：α珠蛋白生成障碍性贫血的实验室检查

　　　　　　　　　　　　　　　　　　　副高：熟练掌握　　正高：熟练掌握

（1）静止型（1个α基因异常）、标准型（2个α基因异常）α珠蛋白生成障碍性贫血：实验室检查血红蛋白在正常范围或轻微降低。红细胞平均指数降低，呈小细胞低色素性。亮甲酚蓝孵育后红细胞内可见少量H包涵体。出生时Hb Bart可占5%～15%，数月后消失，血红蛋白电泳正常。因临床表现不显著，多在患者家系调查时被发现。

（2）HbH病（3个α基因异常）：实验室检查血红蛋白多在70～100g/L，贫血呈明显小细胞低色素性，靶形红细胞、点彩红细胞和破碎红细胞多见。网织红细胞轻度升高。煌焦油蓝孵育后红细胞内出现大量HbH包涵体。出生时，血红蛋白电泳Hb Bart可占20%～40%，此后数月内渐被HbH代替，并维持在5%～40%的水平。

（3）Hb Bart胎儿水肿综合征（4个α基因异常）：实验室检查血红蛋白常变动于40～100g/L，呈明显低色素性，血片中可见破碎红细胞以及靶形细胞、有核红细胞、网织红细胞增多。血红蛋白电泳分析Hb Bart可占80%～100%，有少量HbH。含α链的HbA、HbA_2、HbF缺如。

知识点30：β珠蛋白生成障碍性贫血的临床表现　　　副高：熟练掌握　　正高：熟练掌握

（1）静止型携带者：与α珠蛋白生成障碍性贫血静止型携带者类似，无临床症状，只有红细胞平均指数的降低。

（2）轻型：临床可无症状或轻度贫血，偶有轻度脾大。

（3）中间型：中度贫血，脾大。少数有轻度骨骼改变，性发育延迟。可见靶形细胞，红细胞呈小细胞低色素性。

（4）重型（Cooley贫血）：父母均有珠蛋白生成障碍性贫血。患儿出生后半年逐渐苍白，贫血进行性加重，有黄疸及肝、脾大。生长发育迟缓，骨质疏松，甚至发生病理性骨折；额部隆起，鼻梁凹陷，眼距增宽，呈特殊面容。

（5）β珠蛋白生成障碍性贫血复合β珠蛋白链结构异常：经典的珠蛋白生成障碍性贫血的定义为一种或几种正常珠蛋白肽链合成障碍而非珠蛋白肽链结构异常，现已明确二者可以并存，称为珠蛋白生成障碍性贫血性血红蛋白病。此种复合型β珠蛋白生成障碍性贫血中最重要的是HbE/β珠蛋白生成障碍性贫血。临床表现变化颇大，病情自轻型至重型不等。

知识点31：β珠蛋白生成障碍性贫血的实验室检查
副高：熟练掌握　正高：熟练掌握

（1）轻型：实验室检查血红蛋白多>100g/L，红细胞平均指数降低。血涂片示红细胞呈明显的小细胞低色素性改变、靶形红细胞及嗜点彩红细胞，但无明显红细胞大小不均。血红蛋白电泳示HbA_2或/和HbF升高，HbA_2>3.5%，HbF可轻度升高，但不>5%。通常是在家系研究或其他检查时被发现。

（2）中间型：实验室检查阳性发现可与重症者相似，但是较重症者轻。HbF浓度10%左右。

（3）重型（Cooley贫血）：实验室发现多为严重贫血，血红蛋白25~65g/L，呈显著小细胞低色素性。血片中可见幼红细胞、红细胞大小不等、中心苍白区明显扩大、嗜碱性点彩细胞和靶形细胞增多。网织红细胞升高。甲紫染色骨髓幼红细胞内可见α链聚集而成的包涵体。红细胞渗透性脆性显著降低。骨髓红系造血极度增生，细胞内外铁增多。血红蛋白电泳HbF>30%，是重要的诊断依据。HbA多<40%。预后不良，患儿多在5岁左右死亡，此型占临床比例很少。

知识点32：珠蛋白生成障碍性贫血的治疗
副高：熟练掌握　正高：熟练掌握

根据类型和病情程度而定，主要是对症治疗。静止型或轻型患者一般不需要治疗。血红蛋白>75g/L的轻或中型患者发育无明显障碍，不需长期输血治疗。应积极防治诱发溶血的因素，如感染等。

（1）输血治疗：重症患者需长期输血治疗。将血红蛋白水平维持在90~100g/L，其作用是保证患者正常的生长发育和生活质量，并能抑制自身过度的红系造血，防止骨骼病理性改变造成的畸形。应采用去白细胞制品。

（2）祛铁治疗：铁过载是长期输血的主要不良反应之一。输血依赖者几乎不可避免地出现铁过载，引起继发性血色病。值得注意的是，患者尽管处于铁过载状态，但肝脏产生的铁稳态调节因子——铁调素无相应升高，肠道铁吸收不受抑制，使铁过载更趋严重。过多的铁沉积于多种组织器官，包括心肌、肝、胰腺、肾上腺、甲状腺、甲状旁腺、垂体及近端小肠等，导致器官功能障碍以至衰竭，心脏衰竭是本病最主要的死亡原因。机体总铁负荷达40g时，器官功能开始出现障碍，60g时可引起心脏衰竭，故应在器官发生不可逆改变前及早开始祛铁治疗。最常用的铁螯合剂是去铁胺，持续静脉或皮下注射祛铁效果优于肌内注射。常用剂量20~40mg/（kg·d），皮下注射，持续8~12小时，每月4~6次。该药毒性较低，可长期应用。口服祛铁剂，包括地拉罗司和去铁酮，使患者的治疗更为方便。去铁胺和口服祛铁剂合用有协同作用。

（3）脾切除术：适应证为输血需求量逐渐增加（年输血量>200~250ml/kg浓缩红细胞）、脾功能亢进和巨脾引起压迫症状。术前疫苗免疫和术后预防性应用抗生素可明显降低荚膜细菌感染的危险。切脾应在5岁后施行。术后血小板升高（>600×10⁹/L）可给予低剂量阿司匹林预防血栓性并发症。

（4）异基因造血干细胞移植：可有选择地应用于重型珠蛋白生成障碍性贫血患者，是目前唯一的根治措施。移植后脱离输血者仍应进行祛铁治疗，以祛除体内原来积聚的过量铁。

（5）其他：用于镰状细胞贫血治疗的激活γ链合成的药物也试用于重型β珠蛋白生成障碍性贫血的治疗，但效果不定。患者叶酸消耗增加，应补充叶酸（1mg/d）。维生素E（200～400U/d）有抗氧化作用，可能对铁介导的自由基红细胞膜损伤有益。基因治疗是纠正遗传性疾病包括本病的根治方法，目前正在积极实验研究中。

（二）异常血红蛋白病

知识点33：异常血红蛋白病的概念　　　　副高：熟练掌握　　正高：熟练掌握

异常血红蛋白病是一组遗传性珠蛋白链结构异常的血红蛋白病，血红蛋白变异90%以上表现为单个氨基酸替代，其余少见异常包括双氨基酸替代、缺失、插入、链延伸、链融合等。肽链结构改变导致血红蛋白功能和理化性质的变化或异常，结构异常可发生于任一种珠蛋白链，但以β珠蛋白链受累为常见。异常血红蛋白病的表型均以其基因变异为基础。表现为珠蛋白链多聚体形成（镰状细胞贫血）、氧亲和力变化、形成不稳定血红蛋白或高铁血红蛋白等，以溶血、发绀、血管阻塞为主要临床表现，绝大多数为常染色体显性遗传病。

知识点34：镰状细胞贫血的概念　　　　副高：熟练掌握　　正高：熟练掌握

镰状细胞贫血又称血红蛋白S（HbS）病，是异常血红蛋白病中最严重的一种，主要见于非洲和非裔黑人，也可见于其他地区，因移民和异族通婚，已散见于世界各地。镰状细胞贫血以常染色体显性方式遗传。

知识点35：镰状细胞贫血的发病机制　　　　副高：熟练掌握　　正高：熟练掌握

血红蛋白S（HbS）的变异是因β珠蛋白链第6位谷氨酸被缬氨酸替代所致，其遗传学基础是β基因第6编码子的胸腺嘧啶替换为腺嘌呤（GTG→GAG）。纯合子患者红细胞内HbS浓度高，HbS在缺氧情况下形成溶解度很低的螺旋形多聚体，使红细胞扭曲成镰状细胞，称为镰变。反复的脱氧镰变终将造成红细胞膜损伤，细胞的柔韧性和变形性降低，导致以下病理现象：①溶血：因镰变及切变力诱发红细胞在循环中破坏，造成血管内溶血。镰状细胞被单核-吞噬细胞系统识别和捕获，造成血管外溶血；②血管阻塞：血管阻塞系由僵硬的镰状细胞在微循环内淤滞，使血管阻塞所致。越来越多的证据表明，血管阻塞的发生还与血管内皮的炎性活化有关，表现为镰状细胞黏附于内皮、内皮黏附分子上调、内皮氧化物生成和白细胞募集等。

知识点36：镰状细胞贫血的临床表现 副高：熟练掌握 正高：熟练掌握

（1）溶血性贫血：贫血、黄疸和脾大。长期溶血导致胆石症。

（2）急性事件：病程中出现多种病情急剧恶化的情况或危象是其特征，以血管阻塞危象最为常见，且常在病程中反复出现，缺氧是主要诱因。血管阻塞可发生于任何部位，造成阻塞肢体或脏器的疼痛或功能障碍甚至坏死。反复脾梗死将造成功能性无脾症。阴茎血管阻塞引起痛性勃起，见于多数患者。常见的血管阻塞危象有骨危象、关节危象、急性胸痛综合征和腹危象等。其他非血管阻塞急性事件包括再生障碍性危象、巨幼细胞危象等。各种危象均使患者病情急速恶化，造成巨大病痛甚至危及患者生命。

（3）感染：脾梗死造成功能性无脾，加之其他多种因素的影响，患者对感染的敏感性升高，尤其是对荚膜性细菌。常见的感染有肺炎、骨髓炎以及脑膜炎等。

知识点37：镰状细胞贫血的实验室和辅助检查 副高：熟练掌握 正高：熟练掌握

（1）血象：表现为不同程度的贫血和网织红细胞升高。血涂片可见红细胞大小不均、嗜碱性点彩红细胞增多、胞质 Howell-Jolly 小体、有核红细胞、靶形红细胞以及异形红细胞等多种异常。镰状细胞不多见，其存在有助于提示诊断。白细胞和血小板多在正常范围。

（2）骨髓象：红系造血增生，呈溶血性贫血特征。再生障碍危象时，红系增生低下。巨幼细胞危象时，髓系细胞出现巨幼变。

（3）镰状细胞筛查试验：①细胞镰变试验：在血样本中加入耗氧剂，如偏亚硫酸氢钠，旨在减低氧含量，诱发镰变。处理标本制备湿片，镜下观察红细胞镰变情况。镰状细胞病试验呈阳性，<3个月的婴幼儿患者呈阴性结果；②血红蛋白溶解度试验：是一种鉴定 HbS 的快速筛查试验，HbS 溶解度降低，镰状细胞病呈阳性。上述试验不能鉴别镰状细胞特征和镰状细胞贫血。试验阳性者应进一步行血红蛋白电泳，以便确定诊断。

（4）血红蛋白电泳：是诊断性试验，可与其他异常血红蛋白病相鉴别。镰状细胞贫血纯合子的电泳表现为 HbS > 80%，HbF 在成人可达 10%，小儿更高，HbA 占 2% ~ 4%，HbA 缺如。

（5）其他检查：血清非结合胆红素升高。溶血以血管外为主，如有血管内溶血，可见血液结合珠蛋白降低和游离血红蛋白升高。基因检查的目的是用于研究。

知识点38：镰状细胞贫血的诊断和鉴别诊断 副高：熟练掌握 正高：熟练掌握

凡基因组合中含有至少一个镰状细胞基因，HbS 占血红蛋白 50% 以上者统称为镰状细胞病，镰状细胞贫血是其中最严重的类型。根据病史和典型临床表现，镰变试验阳性和血红蛋白电泳发现 HbS 可确立诊断。

某些双重杂合子状态可同时伴有 HbS 及另一种异常血红蛋白，如 HbS-β_0 珠蛋白生成障碍性贫血、HbSC 病、HbS/遗传性持续性 HbF、HbS/HbE 综合征以及其他罕见组合，临床表现可与本病相似。

知识点39：镰状细胞贫血的治疗　　　　　　　　副高：熟练掌握　　正高：熟练掌握

本病治疗主要是对症处理，包括各种急性事件或"危象"的预防和处理、感染的防治以及输血或红细胞置换等支持措施。目前，抗镰变药物中只有羟基脲显示出比较确切的疗效，可以在一定程度上缓解病情和疼痛，其作用机制是诱导HbF的合成。磷酸二酯酶5抑制剂和内皮素受体阻滞剂可用于肺动脉高压或阴茎痛性勃起的治疗。异基因干细胞移植属于根治措施，可酌情选用。多次输血者应注意铁超负荷并及时处理。脾切除不是治疗的强烈指征。

知识点40：不稳定血红蛋白病的概念　　　　　　副高：熟练掌握　　正高：熟练掌握

不稳定血红蛋白病（UHD）是由于珠蛋白链氨基酸替换或缺失导致血红蛋白空间构象改变，形成不稳定血红蛋白的一大类血红蛋白病，有120余种。

知识点41：不稳定血红蛋白病的发病机制　　　　副高：熟练掌握　　正高：熟练掌握

UHD的分子病理学基础是基因突变。已知下列影响血红蛋白关键部位构象的突变可造成不稳定血红蛋白：涉及血红素囊构象的突变、αβ二聚体结合部位的氨基酸替代、妨碍珠蛋白α螺旋化的氨基酸替代以及血红蛋白内部的极性氨基酸插入。80%以上累及β链。上述任一种突变的结果是受累肽链不能折叠，或者造成血红素与珠蛋白的结合变弱，使珠蛋白易于被氧化，导致变性和沉淀，形成胞内包涵体，称为海因小体。海因小体形成是UHD的共性，所以既往曾被称为先天性海因小体溶血性贫血。海因小体附着于细胞膜，造成红细胞变形性降低和膜通透性增加，易于在脾脏内被破坏。

UHD呈常染色体显性遗传，杂合子发病，偶见双重杂合子，罕见纯合子者。部分无阳性家族史的患者系原代基因突变所致。

知识点42：不稳定血红蛋白病的临床表现　　　　副高：熟练掌握　　正高：熟练掌握

约半数UHD虽有分子突变，但无临床表现。有溶血者程度变化较大，轻者因平时完全代偿可无贫血，只在应激状况下出现溶血。有症状者一般表现为慢性溶血或发作性溶血危象，发作性溶血危象多由发热或摄入氧化性药物诱发。除贫血外，患者还可有黄疸和脾大。

知识点43：不稳定血红蛋白病的实验室和辅助检查

　　　　　　　　　　　　　　　　　　　　　　　副高：熟练掌握　　正高：熟练掌握

（1）血象：贫血可为正常细胞性或为低色素性。血涂片可见红细胞大小不均、嗜多色性红细胞及嗜碱性点彩红细胞等形态异常。病情恶化或"危象"时，可见小球形红细胞、破碎红细胞以及"咬细胞"，咬细胞系海因小体经脾摘除所致，颇具特征。含海因小体的红细胞（甲紫或煌焦油蓝染色）仅见于脾切除或急性溶血发作期患者。网织红细胞升高。

（2）不稳定血红蛋白筛查试验：①异丙醇试验：不稳定血红蛋白在非极性异丙醇溶剂中容易发生沉淀；②热变性试验：不稳定血红蛋白热处理敏感，易于沉淀析出，比较加热前后血红蛋白含量，可计算不稳定血红蛋白比例；③变性珠蛋白小体（海因小体）生成试验：红细胞与乙酰苯肼孵育，经煌焦油蓝染色观察海因小体生成的情况，也用于葡萄糖-6-磷酸脱氢酶缺乏症的筛查。异丙醇试验和热变性试验可筛查出大部分UHD。

（3）血红蛋白电泳：在UHD检查中意义有限，因多数不稳定血红蛋白在电泳中不出现异常电泳带。

（4）其他检查：有溶血者，血清非结合胆红素升高。精确的识别蛋白异常需要肽链分析或基因分析，供研究用。

知识点44：不稳定血红蛋白病的诊断和鉴别诊断　　副高：熟练掌握　正高：熟练掌握

对自幼发生的原因不明的非球形溶血性贫血患者应疑及UHD的可能。根据病史，包括遗传史和查体发现作出初步判断，必要时可行筛查试验，异丙醇试验和热变性试验可检出大多数病例。血红蛋白电泳可能有帮助，但检出率不高。

UHD需与其他异常血红蛋白病以及红细胞酶缺乏引起的先天性非球形红细胞溶血性贫血相鉴别。

知识点45：不稳定血红蛋白病的治疗　　副高：熟练掌握　正高：熟练掌握

UHD为遗传性疾病，尚无根治方法，治疗取决于溶血程度，轻症患者除非发生溶血危象，平时无需治疗。重症患者可能需要间歇甚或长期输血支持。输血需求不应单纯依据Hb水平，而应视患者对贫血的耐受程度而定。脾切除术仅对某些特定变异型有效，而对氧亲和力增高的不稳定血红蛋白症是非适应证，因切脾可能加重病情。脾切除后病情减轻，但海因小体数量可增加。患者应避免使用磺胺类及其他具有氧化作用的药物。

知识点46：血红蛋白M（HbM）病的概念　　副高：熟练掌握　正高：熟练掌握

血红蛋白M（HbM）病属于异常血红蛋白病，是由于珠蛋白链氨基酸替代，使血红素的铁易于氧化为高铁（Fe^{3+}），虽然表现为先天性高铁血红蛋白血症，但有别于红细胞酶缺乏，如NADH-细胞色素b5还原酶、葡萄糖-6-磷酸脱氢酶或丙酮酸激酶缺乏所致的先天性高铁血红蛋白血症和接触氧化性药物或化学物引起的获得性高铁血红蛋白血症。

知识点47：血红蛋白M（HbM）病的发病机制　　副高：熟练掌握　正高：熟练掌握

本病HbM的产生是由于基因突变，发生珠蛋白α、β或γ链氨基酸替代，使血红素的铁易于氧化为高铁（Fe^{3+}）状态。至今已发现7种HbM变异型，其中6种是血红素囊部位的组氨酸被酪氨酸替代。酪氨酸的酚基与血红素铁共价结合，使铁处于稳定的氧化高铁状态。

HbM Milwaukee是β链第67位的缬氨酸被谷氨酸替代。累及α链或β链者HbM持续终生，累及γ链者只在出生后数天有发绀，无实际临床意义，因出生后HbF很快被HbA所替代。本病为常染色体显性遗传，患者均为杂合子型。

知识点48：血红蛋白M（HbM）病的临床表现　　　　副高：熟练掌握　　正高：熟练掌握

患者自幼出现发绀，故又称为家族性发绀症。累及α链者自出生时即有发绀，累及β链者在出生后3~6个月才出现发绀，累及γ链者仅生后1周呈现短暂发绀。患者除发绀外，一般无其他临床症状，生活如常人。某些β链变异型可有轻度溶血。氧化类药物（如磺胺）或导致组织缺氧的因素可加重溶血。

知识点49：血红蛋白M（HbM）病的实验室和辅助检查
　　　　　　　　　　　　　　　　　　　　副高：熟练掌握　　正高：熟练掌握

（1）高铁血红蛋白光谱吸收分析：HbM有特殊的光谱吸收（吸收带在波长632nm处），可资鉴别。

（2）血红蛋白电泳：在适当条件下，如中性pH琼脂凝胶电泳可识别HbM。高效液相色谱分析对多种异常血红蛋白，包括HbM有更高的分辨率。

（3）珠蛋白肽链分析和DNA分析：可确定分子异常之所在，主要用于研究。

知识点50：血红蛋白M（HbM）病的诊断和鉴别诊断
　　　　　　　　　　　　　　　　　　　　副高：熟练掌握　　正高：熟练掌握

患者自幼出现特征性发绀，幼儿无先天性心脏病史，成人无失代偿性心肺疾病史，且发绀与劳累无关。除发绀外，患者无其他临床表现，可胜任劳力性工作。轻度溶血者提示β链受累。根据临床特点、阳性家族史，结合相应实验室检查可明确诊断。患者静脉血呈巧克力色。HbM检查一般≤20%。

本病应与氧化物质暴露和酶缺乏所致的获得性和遗传性高铁血红蛋白血症相鉴别。

知识点51：血红蛋白M（HbM）病的治疗　　　　副高：熟练掌握　　正高：熟练掌握

目前无有效治疗，实际上也不需要治疗。累及β链者应注意避免使用氧化性药物，以防促发溶血。维生素C或亚甲蓝对发绀无效。

知识点52：氧亲和力异常血红蛋白病的概念　　　副高：熟练掌握　　正高：熟练掌握

氧亲和力异常血红蛋白病是由于珠蛋白肽链发生氨基酸替代，改变了血红蛋白的立体空间构象，造成其氧亲和力的异常（增高或降低），氧解离曲线的改变（左移或右移）血液向组织供氧的能力随之改变。包括高氧亲和力和低氧亲和力两类。此种血红蛋白病造成血红蛋白与氧解离的异常，一般不引起溶血。

知识点53：氧亲和力异常血红蛋白病的发病机制

副高：熟练掌握　正高：熟练掌握

低亲和力血红蛋白病的氧解离曲线右移，血红蛋白输氧功能不受影响，动脉氧分压和组织氧合正常，但因高铁血红蛋白增多，出现发绀。高亲和力血红蛋白的氧解离曲线左移，造成氧解离障碍，引起动脉血氧饱和度下降和组织缺氧，导致代偿性红细胞增多。因此，氧亲和力增高的血红蛋白更具病理和临床意义。高亲和力血红蛋白的突变主要累及β-珠蛋白基因，少数累及α-珠蛋白基因。最常见的结构异常发生于$α_1β_2$界面或珠蛋白的羧基端，使血红蛋白不能形成稳定的T构象。另有一些异常发生于血红素囊或氧结合部位。氧亲和力异常血红蛋白症多呈常染色体显性遗传，杂合子发病。

知识点54：氧亲和力异常血红蛋白病的临床表现

副高：熟练掌握　正高：熟练掌握

低亲和力血红蛋白病患者主要表现为发绀，无其他症状，动脉氧分压正常。高亲和力血红蛋白病患者的表现变化不一，临床表现取决于血红蛋白氧解离障碍的程度和组织缺氧的程度。约30%的严重患者发生代偿性红细胞增多症，并出现相应的高血黏滞综合征的表现。轻中度障碍的患者可无明显症状。有些高亲和力患者同时具有不稳定血红蛋白的性质，可能发生溶血，从而抵消了红细胞增多，对于这些患者来说，血红蛋白虽仍可在正常范围，但实际上已处于相对贫血状态。

知识点55：氧亲和力异常血红蛋白病的实验室和辅助检查

副高：熟练掌握　正高：熟练掌握

（1）氧–血红蛋白解离分析：测定氧解离曲线可判断血红蛋白的氧亲和力。低亲和力血红蛋白病患者氧解离曲线右移，而高亲和力血红蛋白患者的氧解离曲线左移。检测50%血红蛋白氧饱和时的氧张力，高亲和力血红蛋白病患者的P50降低。

（2）血红蛋白电泳：只能分辨个别氧亲和力异常血红蛋白，而多数异常蛋白无论在酸性还是碱性凝胶电泳中都与HbA相同，不能鉴别。血红蛋白高效液相色谱分析可能有更高的分辨效率。

（3）珠蛋白肽链分析和DNA分析：用于研究分子异常的确切原因。

氧亲和力异常血红蛋白病的红细胞形态和红细胞指数正常。

知识点56：氧亲和力异常血红蛋白病的诊断和鉴别诊断

副高：熟练掌握　正高：熟练掌握

氧亲和力异常血红蛋白病属于罕见病，除病史、家族史和遗传方式外，下列临床表现亦有助于提示诊断，再经上述实验室检查可初步明确诊断。

对先天性发绀患者，在排除各种缺氧性发绀病因后，应怀疑本病，可进一步检查，以求明确诊断。本病与HbM病表现类似，需与之鉴别。

目前已发现200余种高亲和力血红蛋白变异型，临床表现差别较大。轻中度高亲和力血红蛋白病患者可无明显症状，难于诊断，可在家系调查时被发现。严重的高亲和力血红蛋白病患者出现代偿性红细胞增多症，是提示诊断的线索，因血液黏滞度增加，患者易于发生血栓性疾病，如心肌梗死和脑血栓形成等。伴有溶血者可不表现为红细胞增多。本病需与真性红细胞增多症和各种继发性红细胞增多症相鉴别。

知识点57：氧亲和力异常血红蛋白病的治疗　　副高：熟练掌握　　正高：熟练掌握

低亲和力血红蛋白病患者的动脉氧分压正常，不造成组织缺氧，不需要治疗。高亲和力血红蛋白患者发生代偿性红细胞增多症，如出现明显的血液高黏滞征象应予处理，包括静脉放血治疗。

知识点58：异常血红蛋白病的其他病症　　副高：熟练掌握　　正高：熟练掌握

异常血红蛋白病的其他病症包括HbE及HbC等。杂合子不发病，纯合子可有轻度溶血性贫血和脾大。HbE病是由于珠蛋白α链第26位谷氨酸被赖氨酸替代，多见于东南亚地区，也是我国最常见的异常血红蛋白病，广东省和云南省报道最多。患者表现为轻度溶血性贫血。贫血呈小细胞低色素性，靶形红细胞增多（25%～75%）。血红蛋白电泳HbE可高达90%。HbE对氧化剂不稳定，异丙醇试验多呈阳性。

五、自身免疫性溶血性贫血

知识点59：自身免疫性溶血性贫血的概念　　副高：熟练掌握　　正高：熟练掌握

自身免疫性溶血性贫血（AIHA）系因免疫调节功能发生异常，产生抗自身红细胞抗体致使红细胞破坏的一种溶血性贫血。AIHA可见于各个年龄组，但以成人为多。也有称为免疫性溶血性贫血者，因为某些药物诱发的溶血并非自身抗体所介导。

知识点60：自身免疫性溶血性贫血的分类　　副高：熟练掌握　　正高：熟练掌握

（1）AIHA根据有无病因分为原发性和继发性两种。

（2）根据致病抗体作用于红细胞的最佳活性温度分为温抗体型和冷抗体型自身免疫性溶血性贫血，温抗体型约占70%。偶见同时兼有温抗体和冷抗体的混合型患者。

1）温抗体型：包括原发性、继发性和药物诱导性。

2）冷抗体型：包括冷凝集素综合征、阵发性冷性血红蛋白尿。

知识点61：自身免疫性溶血性贫血的实验室和辅助检查

副高：熟练掌握　正高：熟练掌握

（1）血象：贫血轻重不一，多呈正常细胞正常色素性，但也可为大细胞性。外周血涂片可见数量不等球形红细胞增多和有核红细胞，网织红细胞增多（再障危象时除外），白细胞正常或轻度升高，偶可减少。血小板正常，若降低则提示Evans综合征。

（2）骨髓象：红系造血明显活跃，偶见轻度巨幼样变。发生再障危象时骨髓呈增生低下象，外周血全血细胞及网织红细胞减少。

（3）抗人球蛋白试验：又称Coombs试验。分为直接抗人球蛋白试验（DAT）和间接抗人球蛋白试验（IAT），前者检查与红细胞膜结合的抗体，后者检查血清中抗体。DAT是诊断WA-AIHA的经典实验室检查，90%以上的患者DAT阳性。抗体主要是抗IgG和抗C3型，偶见抗IgA型，罕见IgM型。IAT可为阳性或阴性。

（4）其他：血清胆红素轻或中度升高，以间接胆红素为主。尿胆原增多。血清乳酸脱氢酶升高。急性溶血时结合珠蛋白降低并可出现血红蛋白血症、血红蛋白尿或含铁血黄素尿。

知识点62：自身免疫性溶血性贫血的诊断和鉴别诊断

副高：熟练掌握　正高：熟练掌握

有溶血性贫血的临床和一般实验室证据，DAT阳性，冷凝集素效价在正常范围，近4个月内无输血和特殊药物（如奎尼丁、甲基多巴、青霉素等）应用史，可诊断本病。

少数抗人球蛋白试验阴性患者需与其他溶血性贫血相鉴别，包括先天性溶血性疾病、非免疫性因素所致的溶血性贫血及阵发性睡眠性血红蛋白尿症。因致敏红细胞在通过单核-吞噬细胞系统时部分细胞膜被吞噬，故本病可出现数量不等的球形红细胞，如遇DAT阴性者需与HS相鉴别。

（一）温抗体型自身免疫性溶血性贫血

知识点63：温抗体型自身免疫性溶血性贫血的病因及发病机制

副高：熟练掌握　正高：熟练掌握

占AIHA的80%～90%，抗体主要为IgG，其次为C3，少数为IgA和IgM，37℃最活跃，为不完全抗体，吸附于红细胞表面。致敏的红细胞主要在单核-吞噬细胞系统内被破坏，发生血管外溶血。最常见为IgG和C3抗体同时存在，引起的溶血最重；其次为IgG或C3抗体单独存在，引起的溶血最轻。

约50%的温抗体型AIHA原因不明，常见的继发性病因有：①感染：特别是病毒感染；②自身免疫性疾病：如SLE等；③恶性淋巴增殖性疾病：如淋巴瘤等；④药物：如青霉素、头孢菌素等。

知识点64：温抗体型自身免疫性溶血性贫血的临床表现

副高：熟练掌握　正高：熟练掌握

多为慢性血管外溶血，起病缓慢，成年女性多见，以贫血、黄疸和脾大为特征，1/3的患者有贫血及黄疸，半数以上有轻、中度脾大，1/3有肝大。长期高胆红素血症可并发胆石症和肝功能损害。可并发血栓栓塞性疾病，以抗磷脂抗体阳性者多见。感染等诱因可加重溶血，发生溶血危象及再障危象。10%~20%的患者可合并免疫性血小板减少，称为Evans综合征。继发性患者有原发病的表现。

知识点65：温抗体型自身免疫性溶血性贫血的治疗

副高：熟练掌握　正高：熟练掌握

（1）病因治疗：积极寻找病因，治疗原发病。

（2）控制溶血发作

1）糖皮质激素：首选治疗，有效率80%以上。常用泼尼松1~1.5mg/（kg·d）口服，急性溶血者可用甲基泼尼松龙静脉滴注。贫血纠正后，治疗剂量维持1个月后缓慢减量（一般每周5~10mg），小剂量泼尼松（5~10mg/d）持续至少3~6个月。足量糖皮质激素治疗3周无改善，则视激素治疗无效。

2）脾切除：二线治疗，有效率约60%。指征为：①糖皮质激素无效；②泼尼松维持量>10mg/d；③有激素应用禁忌证或不能耐受。术后复发病例再用糖皮质激素治疗，仍可有效。

3）其他免疫抑制剂：指征为：①糖皮质激素和脾切除都不缓解者；②有脾切除禁忌证；③泼尼松维持量>10mg/d。常用环磷酰胺、硫唑嘌呤或霉酚酸酯（MMF）等，可与激素同用，总疗程需半年左右。利妥昔单抗作用机制复杂，375mg/（m²·w），连续4周，有效率40%~100%不等。

4）其他：大剂量免疫球蛋白静脉注射或血浆置换术可有一定疗效，但作用不持久。

（3）输血：贫血较重者应输洗涤红细胞，且速度应缓慢。

（二）冷抗体型自身免疫性溶血性贫血

知识点66：冷抗体型自身免疫性溶血性贫血的病因及发病机制

副高：熟练掌握　正高：熟练掌握

（1）冷凝集素综合征（CAS）：常继发于支原体肺炎、传染性单核细胞增多症及血液系统恶性肿瘤。抗体多为冷凝集素性IgM，是完全抗体，在28~31℃即可与红细胞反应，0~5℃表现为最大的反应活性。遇冷时IgM可直接在血液循环中使红细胞发生凝集反应并激活补体，发生血管内溶血。

（2）阵发性冷性血红蛋白尿（PCH）：多继发于病毒或梅毒感染。抗体是IgG型双相溶血素，又称D-L抗体，20℃以下时其吸附于红细胞上并固定补体，当复温至37℃时补体被迅速激活导致血管内溶血。

知识点67：冷抗体型自身免疫性溶血性贫血的临床表现

副高：熟练掌握　正高：熟练掌握

（1）冷凝集素综合征（CAS）：临床表现为末梢部位发绀，受暖后消失，伴贫血、血红蛋白尿等。冷凝集素实验阳性。DAT阳性者多为C3型。

（2）阵发性冷性血红蛋白尿（PCH）：临床表现为遇冷后出现血红蛋白尿，伴发热、腰背痛、恶心、呕吐等；反复发作者可有脾大、黄疸、含铁血黄素尿等。冷热溶血试验（D-L试验）阳性是诊断的重要实验室依据，发作时DAT C3可呈强阳性，但IgG阴性。

知识点68：冷抗体型自身免疫性溶血性贫血的治疗

副高：熟练掌握　正高：熟练掌握

保暖是冷抗体型AIHA最重要的治疗措施，输血时血制品应预热至37℃。激素疗效不佳，切脾无效；免疫抑制治疗是主要的治疗选择，如CTX、苯丁酸氮芥。研究显示，利妥昔单抗有效率约为50%。

六、阵发性睡眠性血红蛋白尿

知识点69：阵发性睡眠性血红蛋白尿的概念

副高：熟练掌握　正高：熟练掌握

阵发性睡眠性血红蛋白尿（PNH）是一种后天获得性造血干细胞基因突变所致的红细胞膜缺陷性溶血病，是良性克隆性疾病。临床主要表现为与睡眠有关、间歇发作的慢性血管内溶血和血红蛋白尿，可伴有全血细胞减少和反复静脉血栓形成。

知识点70：阵发性睡眠性血红蛋白尿的病因及发病机制

副高：熟练掌握　正高：熟练掌握

由于造血干细胞基因突变，使血细胞膜上糖化磷脂酰肌醇（GPI）锚合成障碍，从而造成GPI锚链蛋白（包括具有抑制补体激活功能的GPI锚链膜蛋白）缺失，导致红细胞易被补体破坏，发生血管内溶血。CD55（衰变加速因子）和CD59（反应性溶血膜抑制因子）是最重要的GPI锚链膜蛋白，CD55在补体激活的C3、C5转换酶水平起抑制作用，CD59可阻止液相的补体C9转变成膜攻击复合物。因基因突变发生于造血干细胞水平，故PNH患者的红细胞、粒细胞、单核及淋巴细胞上GPI锚链膜蛋白均可部分或全部丢失。患者体内对补体敏感的PNH细胞与正常血细胞并存，前者的数量与血红蛋白尿发作的频度和血细胞减少的程度有关。

　　本病发病隐匿，病程迁延，病情表现轻重不一。首发症状多为乏力、头晕、苍白、心悸等慢性溶血性贫血的表现。约半数患者有肝和/或脾大。PNH的典型三联征包括血红蛋白尿、血细胞减少和血栓形成，其具体表现如下：

　　（1）血红蛋白尿：血红蛋白尿是其典型表现。血红蛋白尿为首发症状者占1/4，重者尿液外观呈酱油或红葡萄酒样，伴乏力、胸骨后及腰腹疼痛、发热等；轻者仅为尿潜血试验阳性。因为补体作用最适宜的pH是6.8~7.0，而睡眠时酸性代谢产物积聚，pH值下降，所以血红蛋白尿常与睡眠有关，早晨较重，下午较轻。此外，感染、月经、输血、手术、情绪波动、饮酒、疲劳以及服用铁剂、维生素C、阿司匹林、氯化铵等都可诱发血红蛋白尿。

　　（2）血细胞减少的表现：可有不同程度的贫血。贫血原因除血管内溶血外，少部分患者可转为再障-PNH综合征，因骨髓衰竭导致贫血；若溶血频繁发作，尿铁丢失过多，可出现小细胞低色素性贫血。中性粒细胞减少及功能缺陷可致各种感染。血小板减少可有出血倾向。

　　（3）血栓形成：患者有血栓形成倾向，常发生于肝静脉（Budd-Chiari综合征），其次为肠系膜、脑静脉和下肢深静脉等，并引起相应临床表现。门静脉血栓形成所致的Budd-Chiari综合征较为常见，表现腹痛、肝脏迅速增大、黄疸和腹水。我国患者血栓形成相对少见。

　　（4）平滑肌功能障碍：腹痛、食管痉挛、吞咽困难、勃起功能障碍为常见症状，可能与溶血产生大量游离血红蛋白使一氧化氮（NO）耗竭致平滑肌功能障碍有关。

　　（1）血象：贫血常呈正细胞或大细胞性，也可出现小细胞低色素性贫血；网织红细胞增多，但不如其他溶血性贫血明显；粒细胞通常减少；血小板多为中到重度减少。约半数患者全血细胞减少。血涂片可见有核红细胞和红细胞碎片。

　　（2）骨髓象：骨髓增生活跃或明显活跃，尤以红系明显，有时可呈增生低下骨髓象。长期尿铁丢失过多，铁染色示骨髓内、外铁减少。

　　（3）尿液分析：血红蛋白尿发作时，尿潜血阳性。多数患者尿含铁血黄素试验（Rous test）呈持续阳性。溶血发作期间或前后可有轻度白蛋白尿。尿胆原轻度增加。

　　（4）血液生化检查：溶血发作时有游离血红蛋白、非结合胆红素、乳酸脱氢酶升高，结合珠蛋白和血清铁蛋白降低，符合血管内溶血的表现。

　　（5）诊断性试验：针对PNH红细胞的补体敏感性及血细胞膜上GPI锚链膜蛋白缺乏的相关检查：①特异性血清学试验；②流式细胞术检测CD55和CD59；③流式细胞术检测嗜

水气单胞菌溶变异体（FLAER）；④蔗糖溶血试验；⑤补体溶血敏感试验；⑥荧光标记灭活气溶血素试验。

（6）PIG-A基因突变分析：其目的主要是用于研究。

知识点73：阵发性睡眠性血红蛋白尿的诊断和鉴别诊断
副高：熟练掌握　正高：熟练掌握

临床表现符合PNH，实验室检查具备以下1项或2项者均可诊断，1、2两项可以相互佐证。

（1）酸化血清溶血试验（Ham试验）、蔗糖溶血试验、蛇毒因子溶血试验、尿潜血（或尿含铁血黄素）等试验中，凡符合下述任何一种情况即可诊断。

1）两项以上阳性。

2）一项阳性但是具备下列条件：①两次以上阳性。②有溶血的其他直接或间接证据，或有肯定的血红蛋白尿出现。③能除外其他溶血性疾病。

（2）流式细胞术检测发现，外周血中CD55或CD59阴性的中性粒细胞或红细胞＞10%（5%～10%为可疑），或FLAER阴性细胞＞1%。

本病需与遗传性球形红细胞增多症、G-6-PD缺乏症、自身免疫性HA（尤其是阵发性冷性血红蛋白尿或冷凝集素综合征）、骨髓增生异常综合征及AA等相鉴别。

知识点74：阵发性睡眠性血红蛋白尿的治疗
副高：熟练掌握　正高：熟练掌握

（1）支持对症治疗：①输血：必要时输注红细胞，宜采用去白红细胞；②雄激素：可用十一酸睾酮、达那唑、司坦唑醇等刺激红细胞生成；③铁剂：如有缺铁证据，小剂量（常规量的1/10～1/3）铁剂治疗，如有溶血应停用；④其他：如患者骨髓衰竭表现明显，可试用类似再生障碍性贫血的免疫抑制疗法，包括抗胸腺细胞球蛋白和环孢素，确切疗效有待验证。

（2）控制溶血发作：①糖皮质激素：对部分患者有效。可给予泼尼松0.25～1mg/（kg·d），为避免长期应用的不良反应，应酌情短周期应用；②碳酸氢钠：口服或静脉滴注5%碳酸氢钠，碱化血液、尿液；③抗氧化药物：对细胞膜有保护作用，如大剂量维生素E，效果并不肯定；④抗补体单克隆抗体：Eculizumab是人源化抗补体C5的单克隆抗体，阻止膜攻击复合物的形成。用药期间，不仅溶血得到控制，患者生活质量明显改善，而且血栓并发症也见下降。推荐剂量每周静脉滴注600mg，用4次，第5周900mg，以后每2周900mg，持续12周。应用前需接种脑膜炎奈瑟菌疫苗，该药虽能控制溶血症状，但无法彻底治愈PNH，并且有发生突破性溶血的可能性。

（3）血栓形成的防治：对于发生血栓者应给予抗凝治疗。对是否采取预防性抗凝治疗尚无定论。

（4）异基因造血干细胞移植：是目前唯一可能治愈本病的方法。但PNH并非恶性病，部分患者还有可能自愈，且移植有一定风险，故应权衡利弊，慎重选择。

（5）其他：脾切除对大部分患者无效，且手术并发症严重，个别因脾大并发全血细胞减少而骨髓增生活跃者可选择性试行脾切除术。

知识点75：阵发性睡眠性血红蛋白尿的预后　　　　副高：熟练掌握　　正高：熟练掌握

PNH是一种慢性疾病，患者中位生存期10～15年。部分病程较长的患者病情逐渐减轻，出现不同程度的自发缓解。主要死亡原因是感染、血栓形成和出血。PNH除可转变成AA外，少数患者转化为骨髓增生异常综合征或急性白血病，预后不良。

第四节　巨幼细胞贫血

知识点1：巨幼细胞贫血的概念　　　　　　　　副高：熟练掌握　　正高：熟练掌握

巨幼细胞贫血（MA）是一种全身性疾病，是叶酸或维生素B_{12}缺乏或某些影响核苷酸代谢的药物导致细胞核脱氧核糖核酸（DNA）合成障碍所致的一种大细胞性贫血，其共同的细胞形态学特征是骨髓中红细胞和髓细胞系出现"巨幼变"。此类贫血的幼红细胞DNA合成障碍，故又有学者称之为幼红细胞增殖异常性贫血。

知识点2：巨幼细胞贫血的种类　　　　　　　　副高：熟练掌握　　正高：熟练掌握

根据缺乏物质的种类，该病可分为单纯叶酸缺乏性贫血、单纯维生素B_{12}缺乏性贫血、叶酸和维生素B_{12}同时缺乏性贫血。根据病因可分为：①食物营养不够：叶酸或维生素B_{12}摄入不足；②吸收不良：胃肠道疾病、药物干扰和内因子抗体形成（恶性贫血）；③代谢异常：肝病、某些抗肿瘤药物的影响；④需要增加：哺乳期、孕妇；⑤利用障碍：嘌呤、嘧啶自身合成异常或化疗药物影响等。

知识点3：叶酸代谢及缺乏的原因　　　　　　　副高：熟练掌握　　正高：熟练掌握

（1）叶酸代谢和生理作用：叶酸由蝶啶、对氨基苯甲酸及L-谷氨酸组成，属维生素B族，富含于新鲜水果、蔬菜、肉类食品中。食物中的叶酸经长时间烹煮，可损失50%～90%。叶酸主要在十二指肠及近端空肠吸收。每日需从食物中摄入叶酸200μg。食物中多聚谷氨酸型叶酸经肠黏膜细胞产生的解聚酶作用，转变为单谷氨酸或双谷氨酸型叶酸后进入小肠黏膜上皮细胞，再经叶酸还原酶催化及还原型烟酰胺腺嘌呤二核苷酸磷酸（NADPH）作用还原为二氢叶酸（FH_2）和四氢叶酸（FH_4），四氢叶酸再转变为有生理活性的N^5-甲基四氢叶酸（N^5-FH_4），经门静脉入肝。其中一部分N^5-FH_4经胆汁排泄到小肠后重新吸收，即叶酸的肠肝循环。血浆中N^5-FH_4与白蛋白结合后转运到组织细胞（经叶酸受体）。在细胞内，经维生素B_{12}依赖性甲硫氨酸合成酶的作用，N^5-FH_4转变为FH_4，一方面为DNA合成提供一碳基团，如甲基（—CH_3）、甲烯基（—CH_2—）和甲酰基（—CHO）等；

另一方面，FH_4经多聚谷氨酸叶酸合成酶的作用再转变为多聚谷氨酸型叶酸，并成为细胞内辅酶。人体内叶酸储存量为5~20mg，近1/2在肝。叶酸主要经尿和粪便排出体外，每日排出2~5μg。

（2）叶酸缺乏的原因：①摄入量不足：食物供给不足是叶酸缺乏最主要的原因。主要原因是食物加工不当，如烹调时间过长或温度过高，破坏大量叶酸；其次是偏食，食物中蔬菜、肉蛋类减少；②需要量增加：婴幼儿、青少年、妊娠和哺乳妇女需要量增加而未及时补充；甲状腺功能亢进症、慢性感染、慢性溶血性疾病、肿瘤、白血病等消耗性疾病患者，叶酸的需要量也需增加；③吸收障碍：腹泻、热带口炎性腹泻、麦胶性肠病、小肠炎症、肿瘤和手术及某些药物（抗癫痫药物、柳氮磺吡啶、乙醇等）影响叶酸的吸收；④利用障碍：抗核苷酸合成药物，如甲氨蝶呤、甲氧苄啶、氨苯蝶啶、氨基蝶呤和乙胺嘧啶等均可干扰叶酸的利用；一些先天性酶缺陷（甲基FH_4转移酶、N^5,N^{10}-甲烯基FH_4还原酶、FH_2还原酶和亚氨甲基转移酶）可影响叶酸的利用；⑤叶酸排出增加：血液透析、酗酒可增加叶酸排出。

知识点4：维生素B_{12}代谢及缺乏的原因　　　　　　　　副高：熟练掌握　正高：熟练掌握

（1）维生素B_{12}代谢和生理作用：维生素B_{12}在人体内以甲基钴胺素形式存在于血浆，以5-脱氧腺苷钴胺素形式存于肝及其他组织。正常人每日需维生素B_{12} 1μg，主要来源于动物肝、肾、肉、鱼、蛋及乳品类等食品。食物中的维生素B_{12}与蛋白结合，经胃酸和胃蛋白酶消化，与蛋白分离，再与胃黏膜壁细胞合成的R蛋白结合成R-维生素B_{12}复合物（R-B_{12}）。R-B_{12}进入十二指肠经胰蛋白酶作用，R蛋白被降解。两分子维生素B_{12}又与同样来自胃黏膜上皮细胞的内因子（IF）结合形成IF-B_{12}复合物。IF保护维生素B_{12}不受胃肠道分泌液破坏，到达回肠末端与该处肠黏膜上皮细胞刷状缘的IF-B_{12}受体结合并进入肠上皮细胞，继而经门静脉入肝。人体内维生素B_{12}的储存量为2~5mg，其中50%~90%在肝。维生素B_{12}主要经粪便、尿排出体外。

（2）维生素B_{12}缺乏的原因：①摄入减少：完全素食者因摄入减少导致维生素B_{12}缺乏，常需较长时间才出现；②吸收障碍：维生素B_{12}缺乏最常见的原因，可见于内因子缺乏，如恶性贫血、胃切除、胃黏膜萎缩等；胃酸和胃蛋白酶缺乏；胰蛋白酶缺乏；肠道疾病；先天性内因子缺乏或维生素B_{12}吸收障碍；药物（对氨基水杨酸、新霉素、二甲双胍、秋水仙碱和苯乙双胍等）影响；肠道寄生虫（如阔节裂头绦虫病）或细菌大量繁殖消耗维生素B_{12}；③利用障碍：先天性转钴蛋白Ⅱ（TCⅡ）缺乏引起维生素B_{12}输送障碍；麻醉药氧化亚氮可将钴胺氧化而抑制甲硫氨酸合成酶；④其他原因：包括慢性胰腺疾病和长期血液透析等。

知识点5：巨幼细胞贫血的发病机制　　　　　　　　副高：熟练掌握　正高：熟练掌握

叶酸和维生素B_{12}均为DNA合成过程中的重要辅酶，缺乏可造成细胞DNA合成障碍。造血细胞受累的特点是细胞核/质发育失衡，细胞核发育落后于细胞质，细胞体积大，呈现巨幼变形态。受累的红系前体细胞不能正常分化发育成熟，大部分在骨髓中原位破坏或凋亡，属于无效造血。维生素B₁₂缺乏所致的巨幼细胞贫血可引起神经脱髓鞘变，出现相应神经系统表现。

知识点6：巨幼细胞贫血的临床表现　　　　　副高：熟练掌握　正高：熟练掌握

（1）血液系统表现：起病缓慢，常有面色苍白、乏力、耐力下降、头晕、心悸等贫血症状。重者全血细胞减少，反复感染和出血。少数患者可出现轻度黄疸。

（2）消化系统表现：口腔黏膜、舌乳头萎缩，舌面呈"牛肉样舌"，可伴舌痛。胃肠道黏膜萎缩可引起食欲不振、恶心、腹胀、腹泻或便秘。

（3）神经系统表现和精神症状：对称性远端肢体麻木、深感觉障碍；共济失调或步态不稳；味觉、嗅觉降低；锥体束征阳性、肌张力增加、腱反射亢进；视力下降、黑矇征；重者可有尿便失禁。叶酸缺乏者有易怒、妄想等精神症状。维生素B₁₂缺乏者有抑郁、失眠、记忆力下降、谵妄、幻觉、妄想甚至精神错乱、人格变态等。

（4）其他表现：部分患者可有体重降低和低热。

知识点7：巨幼细胞贫血的实验室和辅助检查　　　副高：熟练掌握　正高：熟练掌握

（1）血象：呈大细胞性贫血，MCV、MCH均增高，MCHC正常。网织红细胞计数可正常。重者全血细胞减少。血片中可见红细胞大小不等、中央淡染区消失，有大椭圆形红细胞、点彩红细胞等；中性粒细胞核分叶过多（5叶核占5%以上或出现6叶以上核），亦可见巨型杆状核粒细胞。

（2）骨髓象：增生活跃或明显活跃。红系增生显著、巨幼变（胞体大，胞质较胞核成熟，"核幼质老"）；粒系也有巨幼变，成熟粒细胞多分叶；巨核细胞体积增大，分叶过多。骨髓铁染色常增多。

（3）血清维生素B₁₂、叶酸及红细胞叶酸含量测定：血清维生素B₁₂＜74pmol/L（100ng/ml）（维生素B₁₂缺乏）。血清叶酸＜6.8nmol/L（3ng/ml），红细胞叶酸＜227nmol/L（100ng/ml）（叶酸缺乏）。

（4）钴胺吸收试验：亦称Schilling试验，有助于判断维生素B₁₂缺乏的原因。

（5）血同型半胱氨酸和甲基丙二酸测定：用于鉴别病因，维生素B₁₂缺乏二者均升高，而叶酸缺乏只有同型半胱氨酸升高。

（6）脱氧尿核苷抑制试验：用于疑难病例诊断。

（7）其他：①因无效造血，红细胞在骨髓内破坏，间接胆红素可轻度升高；②大多数患者血清乳酸脱氢酶及其他红细胞酶类的活性升高，治疗后活性降低，是判断疗效的良好指标；③如不伴有缺铁，多数患者血清铁升高，骨髓内外铁正常或轻度增多；④恶性贫血患者胃液分析呈真性胃酸缺乏，营养性叶酸和维生素B₁₂缺乏在有效治疗后，胃酸可恢复正常；⑤约半数恶性贫血患者可检出内因子抗体。

知识点8：巨幼细胞贫血的诊断　　　　　　　副高：熟练掌握　　正高：熟练掌握

根据营养史或特殊用药史、贫血表现、消化道及神经系统症状、体征，结合特征性血象、骨髓象改变、血清维生素B_{12}及叶酸水平等测定可做出诊断。无条件测血清维生素B_{12}和叶酸水平则可予诊断性治疗。叶酸或维生素B_{12}治疗1周左右网织红细胞上升者，应考虑叶酸或维生素B_{12}缺乏。

知识点9：巨幼细胞贫血的鉴别诊断　　　　　副高：熟练掌握　　正高：熟练掌握

（1）造血系统肿瘤性疾病：如急性非淋巴细胞白血病M_6型、红血病、骨髓增生异常综合征，骨髓可见巨幼样改变等病态造血现象，叶酸、维生素B_{12}水平不低且补之无效。

（2）有红细胞自身抗体的疾病：如温抗体型自身免疫性溶血性贫血、Evans综合征、免疫相关性全血细胞减少，不同阶段的红细胞可因抗体附着而"变大"，又有间接胆红素增高，少数患者尚合并内因子抗体，故极易与单纯叶酸、维生素B_{12}缺乏引起的MA混淆。其鉴别点是此类患者有自身免疫性疾病的特征，用免疫抑制剂方能显著纠正贫血。

（3）合并高黏滞血症的贫血：如多发性骨髓瘤，因M蛋白成分黏附红细胞而使之呈"缗钱状"（成串状），血细胞自动计数仪测出的MCV偏大，MA没有骨髓瘤的特异表现。

（4）非造血系统疾病：甲状腺功能减退症、肿瘤化疗后等。

知识点10：巨幼细胞贫血的治疗　　　　　　副高：熟练掌握　　正高：熟练掌握

有诱因或基础疾病者应去除病因或治疗基础病。

（1）原发病的治疗：有原发病（如胃肠道疾病、自身免疫病等）的MA，应积极治疗原发病；用药后继发的MA，应酌情停药。

（2）补充缺乏的营养物质：①叶酸缺乏：一般选口服制剂叶酸，每次5～10mg，每日3次。用至贫血表现完全消失。吸收障碍者可改用注射制剂四氢叶酸钙，3～6mg肌内注射，每日1次，直至血象完全恢复；若无原发病，不需维持治疗；如同时有维生素B_{12}缺乏，需同时注射维生素B_{12}，否则可加重神经系统损伤；②维生素B_{12}缺乏：肌注维生素B_{12}，每次500μg，每周2次，无维生素B_{12}吸收障碍者可口服维生素B_{12}片剂，500μg，每日1次，直至血象恢复正常。若有神经系统表现，治疗维持0.5～1年；恶性贫血患者，治疗维持终生。

知识点11：巨幼细胞贫血的预防　　　　　　副高：熟练掌握　　正高：熟练掌握

加强营养知识的宣传教育，提高群众卫生保健意识，有助于营养性巨幼细胞贫血的预防。纠正偏食及不良烹调习惯。易发人群应注意合理饮食，对高危人群可予适当干预措施，如婴幼儿及时添加辅食；青少年和妊娠妇女多补充新鲜蔬菜，亦可口服小剂量叶酸或维生素B_{12}预防；妊娠期和哺乳期妇女应预防性补充叶酸，除预防巨幼细胞贫血外，妊娠期补充还可明显降低神经管发育缺陷的发生；应用干扰核苷酸合成药物治疗的患者，应同时补充叶酸和维生素B$_{12}$。

知识点12：巨幼细胞贫血的预后	副高：熟练掌握 正高：熟练掌握

多数患者预后良好；原发病不同，疗程各异。

第三章 中性粒细胞减少和粒细胞缺乏症

| 知识点1：中性粒细胞减少的概念 | 副高：熟练掌握 正高：熟练掌握 |

中性粒细胞减少系指外周血液循环中中性粒细胞绝对数量明显减少，成人$< 2.0 \times 10^9/L$，10岁以上儿童$< 1.8 \times 10^9/L$或10岁以下儿童$< 1.5 \times 10^9/L$。

| 知识点2：粒细胞缺乏症的概念 | 副高：熟练掌握 正高：熟练掌握 |

粒细胞缺乏症是中性粒细胞减少的一种严重形式，外周血中性粒细胞绝对计数$< 0.5 \times 10^9/L$。

| 知识点3：中性粒细胞减少的病因及发病机制 | 副高：熟练掌握 正高：熟练掌握 |

中性粒细胞减少的病因可为先天性和获得性，以后者多见。根据细胞动力学，中性粒细胞减少的病因和发病机制分为三大类：生成缺陷、破坏或消耗过多、分布异常。成人中性粒细胞减少的主要原因为生成减少和自身免疫性破坏，而分布异常很少见。

（1）生成缺陷

1）生成减少：①骨髓损伤：电离辐射、化学毒物、细胞毒类药物可破坏、损伤或抑制造血干/祖细胞及早期分裂细胞；某些药物可引起剂量依赖性骨髓抑制或特异性免疫反应*；②影响造血干细胞的疾病，如再生障碍性贫血、周期性粒细胞减少症等；③骨髓浸润：骨髓造血组织被白血病、骨髓瘤及转移瘤细胞等浸润，可影响骨髓正常造血细胞增生；④异常免疫和感染，通过综合机制起作用。

2）成熟障碍：维生素B_{12}、叶酸缺乏或代谢障碍，骨髓增生异常综合征等可引起造血细胞分化成熟障碍，粒细胞在骨髓原位或释放入血后不久被破坏，出现无效造血。

（2）破坏或消耗过多

1）免疫性因素：①药物：与药物的种类有关，与剂量无关；②见于各种自身免疫性疾病（如系统性红斑狼疮、类风湿关节炎、Felty综合征）及同种免疫性新生儿中性粒细胞减少。某些肝炎病例也由于自身免疫机制导致中性粒细胞减少。

2）非免疫性因素：病毒感染或败血症时，中性粒细胞在血液或炎症部位消耗增多；脾大导致脾功能亢进，中性粒细胞在脾内滞留、破坏增多。

（3）分布异常：①假性粒细胞减少：中性粒细胞转移至边缘池导致循环池的粒细胞相对减少，但粒细胞总数并不减少。见于异体蛋白反应、内毒素血症等；②粒细胞滞留循环池其他部位，如血液透析开始后2~15分钟滞留于肺血管内；脾大，滞留于脾脏。

注：*：可导致白细胞减少的常用药物包括细胞毒类抗肿瘤药物（烷化剂、抗代谢药等）、解热镇痛药（吲哚美辛、布洛芬等）、抗生素（氯霉素、青霉素、磺胺类药物等）、抗结核药（异烟肼、对氨基水杨酸、利福平、乙胺丁醇等）、抗疟药（氯喹、伯氨喹等）、抗甲状腺药（甲基/丙基硫氧嘧啶、甲巯咪唑等）、降血糖药（甲苯磺丁脲、氯磺丙脲等）、抗惊厥/癫痫药（苯妥英钠、苯巴比妥、卡马西平等）、降压药（卡托普利、甲基多巴等）、免疫调节药（硫唑嘌呤、左旋咪唑、吗替麦考酚酯等）、抗精神病药（氯丙嗪、三环类抗抑郁药等）。

知识点4：中性粒细胞减少的临床表现   副高：熟练掌握   正高：熟练掌握

根据中性粒细胞减少的程度可分为轻度≥$1.0×10^9$/L、中度（$0.5\sim1.0$）×10^9/L和重度<$0.5×10^9$/L。轻度减少的患者临床上不出现特殊症状，多表现为原发病症状。中度和重度减少者易发生感染和出现疲乏、无力、头晕、食欲减退心悸、失眠等非特异性症状。常见的感染部位是呼吸道、消化道及泌尿生殖道，可出现高热、黏膜坏死性溃疡及严重的败血症、脓毒血症或感染性休克。

知识点5：粒细胞缺乏症的临床表现   副高：熟练掌握   正高：熟练掌握

起病急骤，全身症状严重，病情常在数小时至数日内发展到极期。临床表现为突发寒战、高热、头痛、全身肌肉或关节疼痛、虚弱、衰竭。患者身体细菌藏匿之处，如口腔、咽峡、阴道、直肠、肛门等部位很快发生感染。病灶不易局限，迅速恶化及蔓延，引起肺部感染、败血症、脓毒血症等致命性严重感染。如感染得以控制，粒细胞可在7～10日后逐渐上升。粒细胞严重缺乏时，感染部位不能形成有效的炎症反应，常无脓液，X线检查可无炎症浸润阴影，脓肿穿刺可无脓液。

知识点6：中性粒细胞减少和粒细胞缺乏症的实验室和辅助检查
          副高：熟练掌握   正高：熟练掌握

（1）常规检查：血常规检查发现白细胞减少，中性粒细胞减少，淋巴细胞百分比增加。骨髓涂片因粒细胞减少原因不同，骨髓象各异。白细胞减少或中性粒细胞减少骨髓中可呈幼粒细胞不少而成熟细胞不多的"成熟障碍象"，也可表现为粒系代偿性增生。药物诱发的中性粒细胞减少骨髓象表现出特征性的髓系"成熟停滞"。粒细胞缺乏的骨髓早期或极期各阶段粒细胞均明显减少，或仅有一定数量的原始和早幼粒细胞。在恢复期早期骨髓中原始和早幼粒细胞先增多，出现类白血病骨髓象，需与急性白血病鉴别，以后才逐渐恢复正常。粒细胞的"中毒性"表现与外周血相似。

（2）特殊检查：中性粒细胞特异性抗体测定包括白细胞聚集反应、免疫荧光粒细胞抗体测定法，用以判断是否存在抗粒细胞自身抗体。肾上腺素试验：肾上腺素促使边缘池中性粒细胞进入循环池，以鉴别假性粒细胞减少。

知识点7：中性粒细胞减少和粒细胞缺乏症的诊断和鉴别诊断

副高：熟练掌握　正高：熟练掌握

根据血常规检查的结果即可作出白细胞减少、中性粒细胞减少或粒细胞缺乏症的诊断。国内诊断标准：成人外周血白细胞$<4.0\times10^9$/L称白细胞减少；成人外周血中性粒细胞绝对值$<2.0\times10^9$/L称中性粒细胞减少；外周血中性粒细胞绝对值$<0.5\times10^9$/L称粒细胞缺乏。为排除检查方法的误差以及正常生理因素（运动、妊娠、季节等）、年龄和种族、采血部位等影响，必要时要反复检查。中性粒细胞减少可以作为很多疾病的征象出现。注意从以下几个方面进行鉴别。

（1）病史：有药物、毒物或放射线的接触史或放化疗史者应考虑相关疾病诊断。有感染史，随访血常规检查数周后白细胞恢复正常，骨髓检查无特殊发现者要考虑感染引起的反应性白细胞减少。有自身免疫性疾病者可考虑是其在血液系统的表现。

（2）家族史：检查家族成员中有无相似患者。如有家族史怀疑周期性中性粒细胞减少，应定期检查血象，以明确中性粒细胞减少的发生速度、持续时间和周期性。

（3）查体：伴脾大，骨髓粒系增生者有脾功能亢进的可能。淋巴结、肝、脾大，胸骨压痛者要注意外周血象和骨髓象有无白血病、转移瘤等细胞浸润。

（4）实验室检查：如伴有红细胞和血小板减少，应考虑各种全血细胞减少疾病的可能。肾上腺素试验阳性者提示有粒细胞分布异常的假性粒细胞减少的可能。如存在中性粒细胞特异性抗体，应考虑自身免疫性疾病等。

知识点8：中性粒细胞减少和粒细胞缺乏的治疗　*副高：熟练掌握　正高：熟练掌握*

（1）病因治疗：有病因可寻的获得性患者，应去除诱因，对可疑的药物或其他致病因素，应立即停止接触。继发性减少者应积极治疗原发病，病情缓解或控制后，粒细胞可恢复正常。

（2）感染防治：轻度减少者一般不需特殊的预防措施。中度减少者感染率增加，应注意预防，减少出入公共场所，保持卫生，去除慢性感染灶。粒细胞缺乏者极易发生严重感染，应采取无菌隔离措施。感染者应行病原学检查，以明确感染类型和部位。在致病菌尚未明确之前，可经验性应用覆盖革兰阴性菌和革兰阳性菌的广谱抗生素治疗，之后再根据病原学检查和药敏试验结果调整用药。若3~5天无效，可加用抗真菌药物治疗。病毒感染可加用抗病毒药物。静脉用免疫球蛋白有助于重症感染的治疗。

（3）促进粒细胞生成：可应用B族维生素（维生素B_4、维生素B_6）、鲨肝醇、利血生等药物，疗效不确切。重组人粒细胞集落刺激因子（rhG-CSF）和重组人粒细胞–巨噬细胞集落刺激因子（rhGM-CSF）疗效明确，可缩短粒细胞缺乏的病程，促进中性粒细胞增生和释放，并增强其吞噬杀菌及趋化功能。常用剂量为2~10μg/（kg·d），常见的不良反应有发热、肌肉骨骼酸痛、皮疹等。

（4）免疫抑制剂：自身免疫性粒细胞减少和免疫机制所致的粒细胞缺乏可用糖皮质激素等免疫抑制剂治疗。

知识点9：中性粒细胞减少和粒细胞缺乏的预防　　副高：熟练掌握　正高：熟练掌握

避免接触射线或苯等对骨髓有毒性作用的因素，职业暴露者应注意防护和定期查体。此类疾病中以药物相关性最为常见，应避免滥用药物，使用高危药物者需定期检查血象，发现粒细胞减少应停用药物。

知识点10：中性粒细胞减少和粒细胞缺乏的预后　　副高：熟练掌握　正高：熟练掌握

中性粒细胞减少患者多数预后良好。继发性者去除病因后可望痊愈，慢性者亦多呈良性经过。随着支持疗法的改善，包括广谱抗生素和造血生长因子的应用，粒细胞缺乏的预后已大为改观，死亡率已降至25%以下。经积极治疗10天仍无明显好转者预后较差。预后与粒细胞减少的病因、程度、持续时间、进展情况、能否及时去除以及控制感染、恢复中性粒细胞数量的治疗措施有关。轻、中度者，若病情不进展则预后较好。粒细胞缺乏症者病死率较高。

第四章　骨髓增生异常综合征

知识点 1：骨髓增生异常综合征的概念　　副高：熟练掌握　正高：熟练掌握

骨髓增生异常综合征（MDS）是一组起源于造血干细胞，以血细胞病态造血，高风险向急性髓系白血病（AML）转化为特征的难治性血细胞质、量异常的异质性髓系肿瘤性疾病。

知识点 2：骨髓增生异常综合征的病因及发病机制　　副高：熟练掌握　正高：熟练掌握

原发性MDS的病因尚不明确，继发性MDS见于烷化剂、拓扑异构酶抑制剂、放射线、有机毒物等密切接触者。

MDS是起源于造血干细胞的克隆性疾病，异常克隆细胞在骨髓中分化、成熟障碍，出现病态造血，在骨髓原位或释放入血后不久被破坏，导致无效造血。部分MDS患者可发现有原癌基因突变（如N-ras基因突变）或染色体异常（如+8、−7），这些基因的异常可能也参与MDS的发生和发展。MDS终末细胞的功能，如中性粒细胞超氧阴离子水平、碱性磷酸酶也较正常低。

知识点 3：骨髓增生异常综合征的分型　　副高：熟练掌握　正高：熟练掌握

法美英（FAB）协作组根据MDS患者外周血和骨髓中的原始细胞比例、形态学改变、环形铁粒幼细胞数量及单核细胞数量，将MDS分为5个类型，见下表。

MDS的FAB分型

FAB类型	外周血	骨　髓
难治性贫血（RA）	原始细胞<1%	原始细胞<5%
环形铁粒幼细胞性难治性贫血（RARS）	原始细胞<1%	原始细胞<5%，环形铁幼粒细胞>有核红细胞15%
难治性贫血伴原始细胞增多（RAEB）	原始细胞<5%	原始细胞5%~20%
难治性贫血伴原始细胞增多转变型（RAEB-t）	原始细胞≥5%	原始细胞>20%而<30%；或幼粒细胞出现Auer小体
慢性粒−单核细胞性白血病（CMML）	原始细胞<5%，单核细胞绝对值>$1×10^9$/L	原始细胞5%~20%

世界卫生组织（WHO）提出的MDS分型标准，认为骨髓原始细胞≥20%即为急性白血病，

将RAEB-t归为AML，并将CMML归为MDS/MPN（骨髓增生异常综合征/骨髓增殖性肿瘤）。

2016年版WHO标准更加强调病态造血累及的细胞系和骨髓中原始细胞比例，删除了"难治性贫血"命名。将有5号染色体长臂缺失伴或不伴其他一种染色体异常（除外7号染色体异常）的MDS独立为伴有孤立5q⁻的MDS；增加了MDS未能分类（MDS-U）。目前临床MDS分型中平行使用着FAB和WHO标准，见下表。

MDS 2016年WHO修订分型

分　型	病态造血	细胞减少系列①	环形铁粒幼细胞%	骨髓和外周血原始细胞	常规核型分析
MDS伴单系病态造血（MDS-SLD）	1	1或2	<15%或<5%②	骨髓<5%，外周血<1%，无Auer小体	任何核型，但不符合伴孤立del（5q）MDS标准
MDS伴多系病态造血（MDS-MLD）	2或3	1～3	<15%或<5%②	骨髓<5%，外周血<1%，无Auer小体	任何核型，但不符合伴孤立del（5q）MDS标准
MDS伴环形铁粒幼细胞（MDS-RS）					
MDS-RS-SLD	1	1或2	≥15%或≥5%②	骨髓<5%，外周血<1%，无Auer小体	任何核型，但不符合伴孤立del（5q）MDS标准
MDS-RS-MLD	2或3	1～3	≥15%或≥5%②	骨髓<5%，外周血<1%，无Auer小体	任何核型，但不符合伴孤立del（5q）MDS标准
MDS伴孤立del（5q）	1～3	1或2	任何比例	骨髓<5%，外周血<1%，无Auer小体	仅有del（5q），可以伴有1个其他异常［-7或del（7q）除外］
MDS伴原始细胞增多（MDS-EB）					
MDS-EB-1	0～3	1～3	任何比例	骨髓5%～9%或外周血2%～4%，无Auer小体	任何核型
MDS-EB-2	0～3	1～3	任何比例	骨髓10%～19%或外周血5%～19%或有Auer小体	任何核型
MDS-未分类（MDS-U）					
血中有1%的原始细胞	1～3	1～3	任何比例	骨髓<5%，外周血=1%③，无Auer小体	任何核型
单系病态造血并全血细胞减少	1	3	任何比例	骨髓<5%，外周血<1%，无Auer小体	任何核型
根据定义MDS的细胞遗传学异常	0	1～3	<15%④	骨髓<5%，外周血<1%，无Auer小体	有定义MDS的核型异常
儿童难治性血细胞减少症	1～3	1～3	无	骨髓<5%，外周血<2%	

注：①血细胞减少的定义：血红蛋白<100g/L，血小板计数<100×10⁹/L，中性粒细胞绝对计数<1.8×10⁹/L，极少数情况下MDS可见这些水平以上的轻度贫血或血小板减少；外周血单核细胞必须<1×10⁹/L。

②如果存在SF3B1突变。

③外周血1%的原始细胞必须有两次不同场合检查的记录。

④若环形铁粒幼细胞≥15%的病例有红系明显病态造血，则归类为MDS-RS-SLD

　　MDS的临床表现无特异性，主要与减少的细胞系和减少程度有关。几乎所有的MDS患者都有贫血症状，如乏力、疲倦。约60%的MDS患者有中性粒细胞减少。由于同时存在中性粒细胞功能低下，使MDS患者容易发生感染，约有20%的MDS患者死于感染。40%～60%的MDS患者有血小板减少，随着疾病进展可出现进行性血小板减少。

　　MDS各亚型间临床表现亦有差别。RA和RARS患者多以贫血为主，临床进展缓慢，中位生存期3～6年，白血病转化率为5%～15%。RCMD患者常有多系血细胞减少，中位生存期约33个月，白血病转化率为11%。RAEB和RAEB-t多以全血细胞减少为主，贫血、出血及感染易见，可伴有脾大，病情进展快，中位生存时间分别为12个月和5个月，RAEB的白血病转化率高达40%以上。部分患者虽未进展为AL，但常因感染及出血而死亡。5q⁻综合征患者以严重贫血及血小板升高为主要临床表现，中位生存期与RA患者相似。

　　CMML以贫血为主，可有感染和/或出血，脾大常见，中位生存期约20个月，约30%转变为AML。

　　（1）血象和骨髓象：①血象：持续性（≥6个月）一系或多系血细胞减少：血红蛋白 $<100g/L$、中性粒细胞 $<1.8\times10^9/L$、血小板 $<100\times10^9/L$；②骨髓象：增生度多在活跃以上，少部分呈增生减低；③病态造血：外周血和骨髓象有病态造血表现，MDS患者的病态造血见下表。

MDS病态造血形态学表现

红　系		粒　系		巨核系	
细胞核	细胞质	细胞核	细胞质	细胞核	细胞质
核出芽	环状铁粒幼细胞	核分叶减少（假Pelger-Huët，pelgeroid）	胞体小或异常增大	小巨核细胞	
核间桥	空泡		颗粒减少或无颗粒	核少分叶	
核碎裂	PAS染色阳性	不规则核分叶增多	假Chediak-Higashi	多核（正常巨核细胞为单核分叶）	
多核			颗粒		
核多分叶			Auer小体		
巨幼样变					

　　（2）细胞遗传学改变：40%～70%的MDS有克隆性染色体核型异常，多为缺失性改变，以+8、-5/5q⁻、-7/7q⁻、20q⁻最为常见，部分患者具有两种以上的染色体异常。

（3）病理检查：正常人原粒和早幼粒细胞沿骨小梁内膜分布，MDS患者在骨小梁旁区和间区出现3～5个或更多的呈簇状分布的原粒和早幼粒细胞，称为不成熟前体细胞异常定位（ALIP）。见于任何MDS亚型患者，但多在进展期MDS中检出，预示着高风险向AL转变。多数患者骨髓网硬蛋白纤维增生。

（4）造血祖细胞体外集落培养：MDS患者的体外集落培养常出现集落"流产"，形成的集落少或不能形成集落。粒-单核祖细胞培养集落生长明显减少或无生长，而集簇增多，集簇/集落比值增高。白血病祖细胞集落增多。

知识点6：骨髓增生异常综合征的诊断　　　　副高：熟练掌握　正高：熟练掌握

根据患者血细胞减少和相应的症状及病态造血、细胞遗传学异常、病理学改变，MDS的诊断不难确立。虽然病态造血是MDS的特征，但有病态造血不等于就是MDS。

MDS维也纳最低诊断标准（2007）见下表。

MDS维也纳最低诊断标准（2007）

	条　件
必要条件	（两个条件必须同时具备）
	1. 持续（≥6个月）一系或多系血细胞减少：红细胞系（Hb<110g/L）；中性粒细胞系（ANC<1.5×10⁹/L）；巨核细胞系（PLT<100×10⁹/L）
	2. 排除其他可以导致血细胞减少或病态造血的造血及非造血系统疾患
MDS相关条件（确定标准）	符合两个"必备条件"和至少一个"确定条件"时，可确诊为MDS
	1. 病态造血：骨髓涂片红细胞系、中性粒细胞系、巨核细胞系中任一系至少达10%；环状铁粒幼细胞>15%
	2. 原始细胞：骨髓涂片中达5%～19%
	3. 典型染色体异常（常规核型分析或FISH）
辅助条件	符合必要条件，未达到确定条件，但临床呈典型MDS表现者，为高度疑似MDS（HS-MDS）
	1. 流式细胞术显示骨髓细胞表型异常，提示红细胞系或/和髓系存在单克隆细胞群
	2. 单克隆细胞群存在明确的分子学标志：人雄激素受体基因分析（HUMARA），基因芯片谱型或点突变（如RAS突变）
	3. 骨髓和/或循环中祖细胞的CHU集落形成显著并持久减少

知识点7：骨髓增生异常综合征的鉴别诊断　　　　副高：熟练掌握　正高：熟练掌握

MDS的诊断尚无"金标准"，是一个除外性诊断，因此需与以下疾病进行鉴别诊断。

（1）非重型再生障碍性贫血（NSAA）：全血细胞减少或骨髓增生低下的MDS患者，需要与NSAA鉴别。MDS患者网织红细胞可正常或升高，外周血有时可见有核红细胞；骨髓早期细胞比例不低或增加，有时可见到小簇分布的原始细胞，病态造血明显，约半数患者有染色体核型异常。而NSAA骨髓小粒中主要是非造血细胞，巨核细胞减少，染色体核型多为正常。

（2）阵发性睡眠性血红蛋白尿症（PNH）：也可出现全血细胞减少和病态造血，但PNH检测可发现$CD55^+$、$CD59^+$细胞减少，Ham试验阳性及血管内溶血的改变。

（3）巨幼细胞性贫血：MDS患者细胞病态造血可见巨幼样变，易与巨幼细胞性贫血混淆，巨幼细胞性贫血是叶酸、维生素B_{12}缺乏所致，补充后可纠正贫血；而MDS的叶酸、维生素B_{12}不低，用叶酸、维生素B_{12}治疗无效。

（4）免疫相关性全血细胞减少症（IRP）：IRP患者骨髓单个核细胞Coombs试验阳性，流式细胞术检测骨髓各系造血细胞可发现自身抗体，予以糖皮质激素、免疫抑制剂等治疗后迅速见效。

（5）慢性粒细胞性白血病（CML）：CML的Ph染色体、BCR-ABL融合基因检测为阳性，而CMML则无。

知识点8：骨髓增生异常综合征的治疗　　　　　副高：熟练掌握　　正高：熟练掌握

修订的MDS国际预后积分系统（IPSS-R）依据患者血细胞减少的数量、骨髓中原始细胞比例及染色体核型来评价预后，指导治疗。极低危（very low，VL）≤1.5分，低危（low，L）1.5～3分，中危（intermediate，Int）3～4.5分，高危组（high，H）4.5～6分，极高危（very high，VH）＞6分。对于低危MDS治疗主要是改善生活质量，采用支持治疗、促造血、去甲基化药物和生物反应调节剂等治疗，而中高危MDS主要是改善自然病程，采用去甲基化药物、化疗和造血干细胞移植。

（1）支持治疗：严重贫血和有出血症状者可输注红细胞和血小板。粒细胞减少和缺乏者应注意防治感染。长期输血致铁超负荷者应行除铁治疗。

（2）促造血治疗：可使用雄激素，如司坦唑醇、十一酸睾酮等；造血生长因子，如粒细胞集落刺激因子（G-CSF）、促红细胞生成素（EPO）等，能改善部分患者的造血功能。

（3）诱导分化治疗：可使用全反式维A酸和1,25-$(OH)_2D_3$，少部分患者会出现血象的改善。也有以造血生长因子（如G-CSF联合EPO）作为诱导分化剂使用。

（4）生物反应调节剂：沙利度胺及来那度胺对5q$^-$综合征有较好疗效。免疫抑制剂可用于部分低危组MDS。

（5）去甲基化药物：常用的去甲基化药物包括地西他滨和阿扎胞苷，能逆转MDS抑癌基因启动子DNA过甲基化，改变基因表达，从而减少输血量，提高生活质量，延迟向AML转化。

（6）联合化疗：对于脏器功能良好的原幼细胞偏高的MDS患者可考虑使用联合化疗，如蒽环类抗生素联合阿糖胞苷、预激化疗或联合去甲基化药物，部分患者能获一段缓解期。MDS化疗后骨髓抑制期长，要注意加强支持治疗和隔离保护。

（7）异基因造血干细胞移植：是目前唯一可能治愈MDS的疗法。IPSS-R中相对高危组患者第一步考虑是否适合移植，尤其是年轻、原始细胞增多和伴有预后不良染色体核型者。低危患者伴严重输血依赖且去甲基化药物治疗无效者，应在脏器功能受损前及早移植。

第五章　白　血　病

第一节　概　　述

知识点1：白血病的概念　　　　　　　　　　　　副高：熟练掌握　正高：熟练掌握

　　白血病是一类造血干祖细胞的恶性克隆性疾病，因白血病细胞自我更新增强、增殖失控、分化障碍、凋亡受阻而停滞在细胞发育的不同阶段。在骨髓和其他造血组织中，白血病细胞大量增生累积，使正常造血受抑制并浸润其他器官和组织。

知识点2：白血病的分类　　　　　　　　　　　　副高：熟练掌握　正高：熟练掌握

　　根据白血病细胞的分化成熟程度和自然病程，将白血病分为急性和慢性两大类。急性白血病（AL）的细胞分化停滞在较早阶段，多为原始细胞及早期幼稚细胞，病情发展迅速，自然病程仅几个月。慢性白血病（CL）的细胞分化停滞在较晚的阶段，多为较成熟幼稚细胞和成熟细胞，病情发展缓慢，自然病程为数年。其次，根据主要受累的细胞系列可将AL分为急性淋巴细胞白血病（ALL）和急性髓系白血病（AML）。CL则分为慢性髓系白血病（CML）、慢性淋巴细胞白血病（CLL）及少见类型的白血病，如毛细胞白血病、幼淋巴细胞白血病等。

知识点3：白血病的病因和发病机制　　　　　　　副高：熟练掌握　正高：熟练掌握

　　人类白血病的病因尚不完全清楚。

　　（1）生物因素：主要是病毒感染和免疫功能异常。成人T细胞白血病/淋巴瘤（ATL）可由人类T淋巴细胞病毒Ⅰ型（HTLV-Ⅰ）所致。病毒感染机体后，作为内源性病毒整合并潜伏在宿主细胞内，在某些理化因素作用下即被激活表达而诱发白血病；或作为外源性病毒由外界以横向方式传播感染，直接致病。部分免疫功能异常者，如某些自身免疫性疾病患者白血病危险度会增加。

　　（2）物理因素：包括X线、γ射线等电离辐射都有致白血病作用。早在1911年首次报道了放射工作者发生白血病的病例。日本广岛及长崎受原子弹袭击后，幸存者中白血病发病率比未受照射的人群高30倍和17倍，患者多为AL和CML。研究表明，大面积和大剂量照射可使骨髓抑制和机体免疫力下降，DNA突变、断裂和重组，导致白血病的发生。

　　（3）化学因素：职业性接触苯以及含有苯的有机溶剂与白血病发生有关。乙双吗啉是乙亚胺的衍生物，具有极强的致染色体畸变和致白血病作用。抗肿瘤药物中烷化剂和拓扑异构酶Ⅱ抑制剂有致白血病的作用。化学物质所致的白血病以 AML 为多。

（4）遗传因素：家族性白血病约占白血病的0.7%。单卵双胎，如果一个人发生白血病，另一个人的发病率为1/5，比二卵双胎者高12倍。Down综合征（唐氏综合征）有21号染色体三体改变，其白血病发病率达50/10万，比正常人群高20倍。先天性再生障碍性贫血（Fanconi贫血）、Bloom综合征（侏儒面部毛细血管扩张）、共济失调–毛细血管扩张症及先天性免疫球蛋白缺乏症等患者的白血病发病率均较高，表明白血病与遗传因素有关。

（5）其他血液病：某些血液病最终可能发展为白血病，如骨髓增生异常综合征、淋巴瘤、多发性骨髓瘤、阵发性睡眠性血红蛋白尿症等。

白血病的发生可能是多步骤的，目前认为至少有两类分子事件共同参与发病，即所谓的"二次打击"学说。其一，各种原因所致的造血细胞内一些基因的决定性突变（如ras、myc等基因突变），激活某种信号通路，导致克隆性异常造血细胞生成，此类细胞获得增殖和/或生存优势、多有凋亡受阻；其二，一些遗传学改变（如形成PML/RARA等融合基因）可能会涉及某些转录因子，导致造血细胞分化阻滞或分化紊乱。

第二节 急性白血病

知识点1：急性白血病的概念　　　　　　副高：熟练掌握　正高：熟练掌握

急性白血病（AL）是造血干祖细胞的恶性克隆性疾病，发病时骨髓中异常的原始细胞及幼稚细胞（白血病细胞）大量增殖并抑制正常造血，可广泛浸润肝、脾、淋巴结等各种脏器，表现为贫血、出血、感染和浸润等征象。

知识点2：急性白血病的分类　　　　　　副高：熟练掌握　正高：熟练掌握

对 AL，目前临床并行使用法英美（FAB）分型和世界卫生组织（WHO）分型。

1. AL 的 FAB 分型

（1）AML 的 FAB 分型

1）M_0（急性髓细胞白血病微分化型）：骨髓原始细胞 > 30%，无嗜天青颗粒及 Auer 小体，核仁明显，光镜下髓过氧化物酶（MPO）及苏丹黑B阳性细胞 < 3%；在电镜下，MPO阳性；CD33或CD13等髓系抗原可呈阳性，淋系抗原通常为阴性。血小板抗原阴性。

2）M_1（急性粒细胞白血病未分化型）：原粒细胞（Ⅰ型＋Ⅱ型，原粒细胞质中无颗粒为Ⅰ型，出现少数颗粒为Ⅱ型）占骨髓非红系有核细胞（NEC，指不包括浆细胞、淋巴细胞、组织嗜碱细胞、巨噬细胞及所有红系有核细胞的骨髓有核细胞计数）的90%以上，其中至少3%以上细胞为MPO阳性。

3）M_2（急性粒细胞白血病部分分化型）：原粒细胞占骨髓NEC的30%～89%，其他粒细胞 ≥ 10%，单核细胞 < 20%。

4）M_3（急性早幼粒细胞白血病）：骨髓中以颗粒增多的早幼粒细胞为主，此类细胞在NEC中 ≥ 30%。

5）M$_4$（急性粒-单核细胞白血病）：骨髓中原始细胞占NEC的30%以上，各阶段粒细胞≥20%，各阶段单核细胞≥20%。

6）M$_4$Eo：除上述M4型各特点外，嗜酸性粒细胞在NEC中≥5%。

7）M$_5$（急性单核细胞白血病）：骨髓NEC中原单核、幼单核≥30%，且原单核、幼单核及单核细胞≥80%。如果原单核细胞≥80%为M$_{5a}$，＜80%为M$_{5b}$。

8）M$_6$（红白血病）：骨髓中幼红细胞≥50%，NEC中原始细胞（Ⅰ型＋Ⅱ型）≥30%。

9）M$_7$（急性巨核细胞白血病）：骨髓中原始巨核细胞≥30%。血小板抗原阳性，血小板过氧化酶阳性。

（2）ALL的FAB分型

1）L$_1$：原始和幼淋巴细胞以小细胞（直径≤12μm）为主。

2）L$_2$：原始和幼淋巴细胞以大细胞（直径＞12μm）为主。

3）L$_3$（Burkitt型）：原始和幼淋巴细胞以大细胞为主，大小较一致，细胞内有明显空泡，胞质嗜碱性，染色深。

2．AL的WHO分型

（1）AML的WHO分型（2016年）

1）伴重现性遗传学异常的AML

AML伴t（8；21）（q22；q22.1）；RUNX1-RUNX1T1

AML伴inv（16）（p13.1q22）或t（16；16）（p13.1；q22）；CBFB-MYH11

APL伴PML-RARA

AML伴t（9；11）（p21.3；q23.3）MLLT3-KMT2A

AML伴t（6；9）（p23；q34.1）；DEK-NUP214

AML伴inv（3）（q21.3；q26.2）或t（3；3）（q21.3；q26.2）；GATA2，MECOM

AML（原始巨核细胞性）伴t（1；22）（p13.3；q13.3）；RBM15-MKL1

暂命名：AML伴BCR-ABL1

AML伴NPM1突变

AML伴CEBPA双等位基因突变

暂命名：AML伴RUNX1突变

2）AML伴骨髓增生异常相关改变。

3）治疗相关AML。

4）非特殊类型AML（AML，NOS）

AML微分化型

AML未分化型

AML部分分化型

急性粒-单核细胞白血病

急性单核细胞白血病

纯红血病

急性巨核细胞白血病

急性嗜碱性粒细胞白血病

急性全髓增生伴骨髓纤维化

5）髓系肉瘤。

6）Down综合征相关的髓系增殖

短暂性异常骨髓增殖（TAM）

Down综合征相关的髓系白血病

（2）ALL的WHO分型（2016年）

1）原始B淋巴细胞白血病

①B-ALL，非特指型（NOS）。

②伴重现性遗传学异常的B-ALL

B-ALL伴t（9；22）（q34.1；q11.2）/BCR-ABL1

B-ALL伴t（v；11q23.3）/KMT2A重排

B-ALL伴t（12；21）（p13.2；q22.1）/ETV6-RUNX1

B-ALL伴超二倍体

B-ALL伴亚二倍体

B-ALL伴t（5；14）（q31.1；q32.3）/IL3-IGH

B-ALL伴t（1；19）（q23；p13.3）/TCF3-PBX1

③暂命名

B-ALL，BCR-ABL1样

B-ALL伴21号染色体内部扩增（iAMP21）

2）原始T淋巴细胞白血病

①暂命名：早期前体T淋巴细胞白血病（ETP-ALL）。

②暂命名：自然杀伤（NK）细胞白血病。

知识点3：急性白血病的临床表现　　　　副高：熟练掌握　　正高：熟练掌握

AL起病急缓不一。急者可以是突然高热，类似"感冒"，也可以是严重的出血。缓慢者常为脸色苍白、皮肤紫癜，月经过多或拔牙后出血难止而被发现。

（1）正常骨髓造血功能受抑制表现

1）贫血：部分患者因病程短，可无贫血。半数患者就诊时已有重度贫血，尤其是继发于MDS者。

2）发热：半数患者以发热为早期表现。可低热，亦可高达39～40℃，伴有畏寒、出汗等。虽然白血病本身可以发热，但高热往往提示有继发感染。感染可发生在各个部位，以口腔炎、牙龈炎、咽峡炎最常见，可发生溃疡或坏死；肺部感染、肛周炎、肛旁脓肿亦常见，严重时可有血液感染。最常见的致病菌为革兰阴性杆菌，如肺炎克雷伯杆菌、铜绿假单胞菌、大肠埃希菌、硝酸盐不动杆菌等；革兰阳性球菌的发病率有所上升，如金黄色葡萄球菌、表皮葡萄球菌、肠球菌等。长期应用抗生素及粒细胞缺乏者，可出现真菌感染，如念珠菌、曲霉菌、隐球菌等。因患者伴有免疫功能缺陷，可发生病毒感染，如单纯疱疹病毒、带状疱疹病毒、巨细胞病毒感染等。偶见肺孢子菌病。

3）出血：以出血为早期表现者近40%。出血可发生在全身各部位，以皮肤淤点、淤斑、鼻出血、牙龈出血、月经过多为多见。眼底出血可致视力障碍。APL易并发凝血异常而出现全身广泛性出血。脑出血时会发生头痛、呕吐、瞳孔大小不对称，甚至昏迷、死亡。有资料表明，AL死于出血者占62.24%，其中87%为脑出血。大量白血病细胞在血管中淤滞及浸润、血小板减少、凝血异常以及感染是出血的主要原因。

（2）白血病细胞增殖浸润的表现

1）淋巴结、肝、脾增大：淋巴结增大以ALL较多见。纵隔淋巴结增大常见于T-ALL。肝、脾大多为轻至中度，除CML急性变外，巨脾罕见。

2）骨骼和关节：常有胸骨下段局部压痛。可出现关节、骨骼疼痛，尤以儿童多见。发生骨髓坏死时，可引起骨骼剧痛。

3）眼部：部分AML可伴粒细胞肉瘤，或称绿色瘤，常累及骨膜，以眼眶部位最常见，可引起眼球突出、复视或失明。

4）口腔和皮肤：AL尤其是M_4和M_5，由于白血病细胞浸润可使牙龈增生、肿胀；皮肤浸润时可出现蓝灰色斑丘疹，局部皮肤隆起、变硬，呈紫蓝色结节。部分患者具有Sweet综合征表现：发热、肢端皮肤红色斑丘疹或结节。

5）中枢神经系统：是白血病最常见的髓外浸润部位。多数化疗药物难以通过血脑屏障，不能有效杀灭隐藏在中枢神经系统的白血病细胞，因而引起中枢神经系统白血病（CNSL）。轻者表现为头痛、头晕，重者有呕吐、颈项强直，甚至抽搐、昏迷。CNSL可发生在疾病各个时期，尤其是治疗后缓解期，以ALL最常见，儿童尤甚，其次为M_4、M_5和M_2。

6）睾丸：多为一侧睾丸无痛性肿大，另一侧虽无肿大，但在活检时往往也发现有白血病细胞浸润。睾丸白血病多见于ALL化疗缓解后的幼儿和青年，是仅次于CNSL的白血病髓外复发的部位。

此外，白血病可浸润其他组织器官，肺、心、消化道、泌尿生殖系统等均可受累。

知识点4：急性白血病的实验室检查　　　　副高：熟练掌握　　正高：熟练掌握

（1）血象：大多数患者白细胞计数增多，$> 10 \times 10^9/L$称白细胞增多性白血病。也有白细胞计数正常或减少，$< 1.0 \times 10^9/L$，称白细胞不增多性白血病。血涂片分类检查可见数量不等的原始和幼稚细胞，但白细胞不增多型病例血片上很难找到原始细胞。患者常有不同程度的正常细胞性贫血，少数患者血片上红细胞大小不等，可找到幼红细胞。约50%的患者血小板$< 60 \times 10^9/L$，晚期血小板往往极度减少。

（2）骨髓象：是诊断AL的主要依据和必做检查。FAB分型将原始细胞≥骨髓有核细胞（ANC）的30%定义为AL的诊断标准，WHO分型则将这一比例下降至≥20%，并提出原始细胞比例$< 20\%$，但伴有t（15；17）、t（8；21）或inv（16）/t（16；16）者亦应诊断为AML。多数AL骨髓象有核细胞显著增生，以原始细胞为主；少数AL骨髓象增生低下，称低增生性AL。多数病例骨髓象中白血病性的原幼细胞显著增多，而较成熟的中间阶段细胞缺如，并残留少量成熟粒细胞，形成"裂孔"现象。正常的巨核细胞和幼红细胞减少。Auer小体常见于急性髓系白血病，有时可见于AML M_4和M_5白血病细胞，但不见于ALL。

（3）细胞化学：将细胞学和化学相结合，在结构完整的白血病细胞中原位显示其化学成分和分布状况，为鉴别各类 AL 提供重要依据。常见白血病的细胞化学反应见下表。

	急淋白血病	急粒白血病	急单白血病
髓过氧化物酶（MPO）	（－）	分化差的原始细胞（－）~（＋） 分化好的原始细胞（＋）~（＋＋＋）	（－）~（＋）
糖原染色（PAS）	（＋）成块或粗颗粒状	（－）或（＋） 弥漫性淡红色或细颗粒状	（－）或（＋），弥漫性淡红色或细颗粒状
非特异性酯酶（NSE）	（－）	（－）~（＋） NaF 抑制＜50%	（＋），NaF 抑制≥50%

（4）免疫学检查：根据白血病细胞表达的系列相关抗原，确定其来源。造血干/祖细胞表达 CD34，APL 细胞通常表达 CD13、CD33 和 CD117，不表达 HLA-DR 和 CD34，还可表达 CD9。急性混合细胞白血病包括急性双表型（白血病细胞同时表达髓系和淋系抗原）和双克隆（两群来源于各自干细胞的白血病细胞分别表达髓系和淋系抗原）白血病，其髓系和一个淋系积分均＞2。

（5）染色体和分子生物学检查：白血病常伴有特异的染色体和基因改变。例如，99%的 APL 有 t（15；17）（q22；q12），该易位使 15 号染色体上的 PML（早幼粒白血病基因）与 17 号染色体上 RARA（维 A 酸受体基因）形成 PML-RARA 融合基因。这是 APL 发病及用全反式维 A 酸及砷剂治疗有效的分子基础。

（6）血液生化改变：血清尿酸浓度增高，特别在化疗期间。尿酸排泄量增加，甚至出现尿酸结晶。患者发生 DIC 时可出现凝血象异常。血清乳酸脱氢酶（LDH）可增高。

出现 CNSL 时，脑脊液压力升高，白细胞计数增多，蛋白质增多，而糖定量减少。涂片中可找到白血病细胞。

知识点 5：急性白血病的诊断和鉴别诊断　　　　副高：熟练掌握　正高：熟练掌握

根据临床表现、血象和骨髓象特点，诊断白血病一般不难。但因白血病细胞类型、染色体改变、免疫表型和融合基因的不同，治疗方案及预后亦随之改变，故初诊患者应尽力获得全面的 MICM 资料，以便评价预后，指导治疗，并应注意排除下述疾病。

（1）骨髓增生异常综合征：该病的 RAEB 型除病态造血外，外周血中有原始和幼稚细胞，全血细胞减少和染色体异常，易与白血病相混淆。但骨髓中原始细胞＜20%。

（2）某些感染引起的白细胞异常：如传染性单核细胞增多症，血象中出现异形淋巴细胞，但形态与原始细胞不同，血清中嗜异性抗体效价逐步上升，病程短，可自愈。百日咳、传染性淋巴细胞增多症、风疹等病毒感染时，血象中淋巴细胞增多，但淋巴细胞形态正常，病程良性。骨髓原幼细胞不增多。

（3）巨幼细胞贫血：巨幼细胞贫血有时可与红白血病混淆。但巨幼细胞贫血骨髓中原始细胞不增多，幼红细胞 PAS 反应常为阴性，给予叶酸、维生素 B_{12} 治疗有效。

（4）急性粒细胞缺乏症恢复期：在药物或某些感染引起的粒细胞缺乏症的恢复期，骨髓中原、幼粒细胞增多。但该病多有明确病因，血小板正常，原、幼粒细胞中无Auer小体及染色体异常。短期内骨髓粒细胞成熟恢复正常。

（5）再生障碍性贫血（AA）及特发性血小板减少性紫癜（ITP）：主要与WBC不增多性白血病相区别。根据AL的临床浸润征象和骨髓检查不难鉴别。

知识点6：急性白血病的一般治疗　　　　　　副高：熟练掌握　　正高：熟练掌握

（1）紧急处理高白细胞血症：当循环血液中白细胞数 > $100×10^9$/L，患者可产生白细胞淤滞症，表现为呼吸困难、低氧血症、反应迟钝、言语不清、脑出血等。病理学显示白血病血栓栓塞与出血并存。高白细胞不仅会增加患者早期死亡率，也增加髓外白血病的发病率和复发率。因此，当血中白细胞 > $100×10^9$/L时，就应紧急使用血细胞分离机，单采清除过高的白细胞（APL一般不推荐），同时给以水化和化疗。可根据白血病类型给予相应的方案化疗，也可先用所谓化疗前短期预处理：ALL用地塞米松 $10mg/m^2$，静脉注射；AML用羟基脲 $1.5 \sim 2.5g/6h$（总量 $6 \sim 10g/d$），约36小时，然后进行联合化疗。需预防白血病细胞溶解诱发的高尿酸血症、酸中毒、电解质紊乱、凝血异常等并发症。

（2）防治感染：白血病患者常伴有粒细胞减少或缺乏，特别在化疗、放疗后粒细胞缺乏将持续相当长时间，此时患者宜住层流病房或消毒隔离病房。G-CSF可缩短粒细胞缺乏期，用于ALL，老年、强化疗或伴感染的AML。发热应做细菌培养和药敏试验，并迅速进行经验性抗生素治疗。

（3）成分输血支持：严重贫血可吸氧、输浓缩红细胞，维持Hb > 80g/L，但白细胞淤滞时不宜马上输红细胞，避免进一步增加血黏度。血小板计数过低会引起出血，需输注单采血小板悬液。为防止异体免疫反应所致无效输注和发热反应，输血时可采用白细胞滤器去除成分血中的白细胞。为预防输血相关移植物抗宿主病（TA-GVHD），输血前应将含细胞成分的血液辐照 $25 \sim 30Gy$，以灭活其中的淋巴细胞。

（4）防治高尿酸血症肾病：因白血病细胞大量破坏，特别在化疗时更甚，血清和尿中尿酸浓度增高，积聚在肾小管，引起阻塞而发生高尿酸血症肾病。故应鼓励患者多饮水。最好24小时持续静脉补液，使每小时尿量 > $150ml/m^2$，并保持碱性尿。在化疗同时给予别嘌醇，每次100mg，每日3次，以抑制尿酸合成。少数患者对别嘌醇会出现严重皮肤过敏，应予注意。当患者出现少尿、无尿、肾功能不全时，应按急性肾衰竭处理。

（5）维持营养：白血病系严重消耗性疾病，特别是化疗、放疗引起患者消化道黏膜炎及功能紊乱时应注意补充营养，维持水、电解质平衡，给患者高蛋白、高热量、易消化食物，必要时经静脉补充营养。

知识点7：急性白血病的抗白血病治疗　　　　副高：熟练掌握　　正高：熟练掌握

抗白血病治疗的第一阶段是诱导缓解治疗，主要方法是联合化疗，目标是使患者迅速获得完全缓解（CR）。所谓CR，即白血病的症状和体征消失，外周血中性粒细胞绝对值$\geqslant 1.0 \times 10^9$/L，血小板$\geqslant 100 \times 10^9$/L，白细胞分类中无白血病细胞；骨髓中原始粒 I 型＋II 型（原单＋幼单或原淋＋幼淋）$\leqslant 5\%$，M_3型原粒＋早幼粒$\leqslant 5\%$，无 Auer 小体，红细胞及巨核细胞系正常；无髓外白血病。理想的 CR 为初诊时免疫学、细胞遗传学和分子生物学异常标志均消失。

达到 CR 后进入抗白血病治疗的第二阶段，即缓解后治疗，主要方法为化疗和 HSCT。诱导缓解获 CR 后，体内的白血病细胞由发病时的$10^{10} \sim 10^{12}$降至$10^8 \sim 10^9$，这些残留的白血病细胞称为微小残留病灶（MRD）。必须进一步降低 MRD，以防止复发，争取长期无病生存（DFS），甚至治愈（DFS 持续 10 年以上）。

（1）ALL 治疗：随着支持治疗的加强、多药联合方案的应用、大剂量化疗和 HSCT 的推广，成人 ALL 的预后已有很大改善，CR 率可达到$80\% \sim 90\%$。选择方案应个体化。

1）诱导缓解治疗：长春新碱（VCR）和泼尼松（P）组成的 VP 方案，是急淋诱导的基本方案，能使 50% 的成人 ALL 获 CR，但易复发，CR 期 3～8 个月。VP 加蒽环类药物（如柔红霉素，DNR）组成的 DVP 方案，CR 率可提高至 70% 以上。DVP 再加左旋门冬酰胺酶（L-ASP）即为 DVLP 方案，L-ASP 可提高患者 DFS，是大多数 ALL 采用的诱导方案。

在 DVLP 基础上加用其他药物，包括环磷酰胺（CTX）或阿糖胞苷（Ara-C），可提高 T-ALL 的 CR 率和 DFS。成熟 B-ALL 和 ALL-3 型采用含大剂量（HD）CTX 和 HD 甲氨蝶呤（MTX）方案短程强化治疗，总生存率已由不足 10% 达 50% 以上。伴有 t（9；22）的 ALL 可以合用伊马替尼进行靶向治疗。

2）缓解后治疗：缓解后强化巩固、维持治疗和中枢神经系统白血病（CNSL）防治十分必要。如未行异基因 HSCT，ALL 巩固维持治疗一般需 3 年。HD Ara-c 和 HD MTX 已广为应用于强化治疗，并明显改善了治疗结果。巯嘌呤（6-MP）和 MTX 联合是普遍采用的有效维持治疗方案。为预防 CNSL，措施包括脊椎照射、鞘内注射化疗和/或高剂量的全身化疗。

HSCT 对治愈成人 ALL 至关重要。异基因 HSCT 可使$40\% \sim 65\%$的患者长期存活。主要适应证：①复发难治 ALL；②CR2 期 ALL；③CR1 期高危 ALL：如染色体 t（9；22）、t（4；11）、＋8 者；WBC$\geqslant 30 \times 10^9$/L 的前 B-ALL 和$\geqslant 100 \times 10^9$/L 的 T-ALL；获 CR 时间＞4～6 周，CR 后 MRD 偏高，在巩固维持期持续存在或仍不断增加。

（2）AML 治疗：近年来，由于强烈化疗、HSCT 及有力的支持治疗，60 岁以下 AML 患者的预后有很大改善，有$30\% \sim 50\%$的患者可望长期生存。

1）诱导缓解治疗：①DNR＋Ara-c 组成的 DA（3＋7）方案，60 岁以下患者，总 CR 率为 63%（50%～80%）。可用米托蒽醌（NVT）或去甲氧柔红霉素（IDA）替代 DNA；②APL 患者采用 ATRA25～45mg/（$m^2 \cdot d$）口服治疗直至缓解。亚砷酸（As_2O_3）也可作为一线药物与 ATRA＋蒽环类的联合可缩短达 CR 的时间。

2）缓解后治疗：①AML 的 CNSL 发生率仅 2%，初诊高白细胞、伴髓外病变、M_4/M_5、t（8；21）或 inv（16）、$CD7^+$和$CD56^+$者应在 CR 后做脑脊液检查并鞘内预防性用药；②AML 比 ALL 治疗时间明显缩短，APL 用 ATRA 获得 CR 后采用化疗与 ATRA 或砷剂交替维持治疗 2～3 年。

3）复发和难治 AML 的治疗：可选用：①无交叉耐药的新药组成联合化疗方案；②中、大剂量阿糖胞苷组成的联合方案；③HSCT；④临床试验：如耐药逆转剂、新的靶向药物（如 FLT3 抑制剂等）、生物治疗等。再诱导达 CR 后应尽快行 allo-HSCT。复发的 APL 选用

ATO±ATRA再诱导，CR后融合基因转阴者行自体HSCT或砷剂（不适合移植者）巩固治疗，融合基因仍阳性者考虑allo-HSCT或临床试验。

| 知识点8：老年AL的治疗 | 副高：熟练掌握 正高：熟练掌握 |

多数>60岁的AL患者化疗需减量用药，以降低治疗相关死亡率。少数体质好、支持条件佳者可采用类似年轻患者的方案治疗，有HLA相合同胞供体者可行减低剂量预处理的allo-HSCT。由MDS转化而来、继发于某些理化因素、耐药、重要器官功能不全、不良核型者，更应强调个体化治疗。

| 知识点9：急性白血病的预后 | 副高：熟练掌握 正高：熟练掌握 |

AL若不经特殊治疗，平均生存期仅3个月左右，短者甚至在诊断数天后即死亡。经过现代治疗，不少患者可长期存活。对于ALL，1~9岁且白细胞<50×10^9/L，并伴有超二倍体或t（12；21）者预后最好，80%以上患者能够获得长期DFS甚至治愈。APL若能避免早期死亡则预后良好，多可治愈。老年、高白细胞的AL预后不良。染色体及一些分子标志能提供独立预后信息。继发性AL、复发、多药耐药、需多疗程化疗方能缓解以及合并髓外白血病的AL预后较差。需要指出的是，某些指标的预后意义随治疗方法的改进而变化，如L$_3$型B-ALL的预后经有效的强化治疗已大为改观，有50%~60%的成人患者可以长期存活，加用抗CD20单克隆抗体后生存率进一步提高。

第三节 慢性髓性白血病

| 知识点1：慢性髓性白血病的概念 | 副高：熟练掌握 正高：熟练掌握 |

慢性髓性白血病（CML）简称慢粒，是一种发生在多能造血干细胞的恶性骨髓增殖性肿瘤（获得性造血干细胞恶性克隆性疾病），主要涉及髓系。外周血粒细胞显著增多并有不成熟性，在受累的细胞系中可找到Ph染色体和/或BCR-ABL融合基因。病程发展缓慢，脾大。CML自然病程分为慢性期（CP）、加速期（AP）和最终急变期（BP/BC）。

| 知识点2：慢性髓性白血病的发病机制 | 副高：熟练掌握 正高：熟练掌握 |

CML患者骨髓及有核血细胞中存在的Ph染色体，其实质为9号染色体上C-ABL原癌基因移位至22号染色体，与22号染色体断端的断裂点集中区（BCR）连接，即t（9；22）（q34；q11），形成BCR/ABL融合基因。其编码的p210$^{BCR/ABL}$蛋白具有极强的酪氨酸激酶活性，使一系列信号蛋白发生持续性磷酸化，影响细胞的增殖分化、凋亡及黏附，导致CML的发生。粒系、红系、巨核系及B淋巴细胞系均可发现Ph染色体。

知识点3：慢性髓性白血病的临床表现　　　　　副高：熟练掌握　正高：熟练掌握

各年龄组均可发病，国内中位发病年龄45～50岁，男性多于女性。起病缓慢，早期常无自觉症状。患者可因健康检查或因其他疾病就医时发现血象异常或脾肿大，而进一步检查被确诊。

（1）慢性期（CP）：CP一般持续1～4年。患者有乏力、低热、多汗或盗汗、体重减轻等代谢亢进的症状，由于脾大而自觉有左上腹坠胀感。常以脾大为最显著体征，往往就医时已达脐或脐以下，质地坚实，平滑，无压痛。如果发生脾梗死，则脾区压痛明显，并有摩擦音。肝大较少见。部分患者胸骨中下段压痛。当白细胞显著增高时，可有眼底充血及出血。白细胞极度增高时，可发生"白细胞淤滞症"。

（2）加速期（AP）：常有发热、虚弱、进行性体重下降、骨骼疼痛，逐渐出现贫血和出血。脾持续或进行性增大。原来治疗有效的药物无效。AP可维持几个月到数年。外周血或骨髓原始细胞≥10%，外周血嗜碱性粒细胞＞20%，不明原因的血小板进行性减少或增加。除Ph染色体以外又出现其他染色体异常，如＋8、双Ph染色体、17号染色体长臂的等臂（i17q）等。粒-单系祖细胞（CFU-GM）培养，集簇增加而集落减少，骨髓活检显示胶原纤维显著增生。

（3）急变期（BC）：为CML的终末期，临床与AL类似。多数急粒变，少数为急淋变或急单变，偶有巨核细胞及红细胞等类型的急性变。急性变预后极差，往往在数月内死亡。外周血中原粒＋早幼粒细胞＞30%，骨髓中原始细胞或原淋＋幼淋或原单＋幼单＞20%，原粒＋早幼粒细胞＞50%，出现髓外原始细胞浸润。

知识点4：慢性髓性白血病的实验室和辅助检查　　　副高：熟练掌握　正高：熟练掌握

（1）血象：白细胞计数明显增多，常超过20×10^9/L，可达100×10^9/L以上，血片中粒细胞显著增多，可见各阶段粒细胞，以中性中幼、晚幼和杆状核粒细胞居多；原始（Ⅰ＋Ⅱ）细胞＜10%；嗜酸、嗜碱性粒细胞增多，后者有助于诊断。血小板多在正常水平，部分患者增多；晚期血小板渐减少，并出现贫血。

（2）中性粒细胞碱性磷酸酶（NAP）：活性减低或呈阴性反应。治疗有效时NAP活性可以恢复，疾病复发时又下降，合并细菌性感染时可略升高。

（3）骨髓象：骨髓增生明显至极度活跃，以粒细胞为主，粒红比例明显增高，其中中性中幼、晚幼及杆状核粒细胞明显增多，原始细胞＜10%。嗜酸、嗜碱性粒细胞增多。红细胞相对减少。巨核细胞正常或增多，晚期减少。偶见Gaucher样细胞。

（4）细胞遗传学及分子生物学改变：95%以上的CML细胞中出现Ph染色体（小的22号染色体），显带分析为t（9；22）（q34；q11）。9号染色体长臂上C-ABL原癌基因易位至22号染色体长臂的断裂点簇集区（BCR）形成BCR-ABL融合基因。其编码的蛋白主要为P_{210}，其具有酪氨酸激酶活性，导致CML发生。Ph染色体可见于粒、红、单核、巨核及淋巴细胞中。不足5%的CML有BCR-ABL融合基因阳性而Ph染色体阴性。

（5）血液生化：血清及尿中尿酸浓度增高。血清乳酸脱氢酶增高。

知识点 5：慢性髓性白血病的诊断　　　　　　副高：熟练掌握　正高：熟练掌握

凡有不明原因的持续性白细胞计数增多，根据典型的血象、骨髓象改变，脾大，Ph 染色体阳性或 BCR-ABL 融合基因阳性即可作出诊断。Ph 染色体尚可见于1%AML、5% 儿童 ALL 及 25% 成人 ALL，应注意鉴别。不具有 Ph 染色体和 BCR-ABL 融合基因而临床特征类似于 CML 的疾病归入骨髓增生异常综合征/骨髓增生性肿瘤。

知识点 6：慢性髓性白血病的鉴别诊断　　　　　　副高：熟练掌握　正高：熟练掌握

（1）其他原因引起的脾大：血吸虫病、慢性疟疾、黑热病、肝硬化、脾功能亢进等均有脾大。但各病均有各自原发病的临床特点，并且血象及骨髓象无 CML 的典型改变。Ph 染色体及 BCR-ABL 融合基因均阴性。

（2）类白血病反应：常并发于严重感染、恶性肿瘤等基础疾病，并有相应原发病的临床表现。粒细胞胞质中常有中毒颗粒和空泡。嗜酸性粒细胞和嗜碱性粒细胞不增多。NAP 反应强阳性。Ph 染色体及 BCR-ABL 融合基因阴性。血小板和血红蛋白大多正常。原发病控制后，白细胞恢复正常。

（3）骨髓纤维化：原发性骨髓纤维化脾大显著，血象中白细胞计数增多，并出现幼粒细胞等，易与 CML 混淆。但骨髓纤维化外周血白细胞数一般比 CML 少，多不超过 30×10^9/L。NAP 阳性。此外，幼红细胞持续出现于外周血中，红细胞形态异常，特别是泪滴状红细胞易见。Ph 染色体及 BCR-ABL 融合基因阴性。部分患者存在 JAK2V617F 基因突变。多次多部位骨髓穿刺干抽，骨髓活检网状纤维染色阳性。

知识点 7：慢性髓性白血病的治疗　　　　　　副高：熟练掌握　正高：熟练掌握

CML 治疗应着重于慢性期早期，避免疾病转化，力争细胞遗传学和分子生物学水平的缓解，一旦进入加速期或急变期（统称进展期）则预后不良。

（1）一般治疗：CP 时白细胞淤滞症不多见，一般无需快速降低的细胞，因为快速降低白细胞反而易致肿瘤溶解综合征。巨脾有明显压迫症状时可行局部放射治疗，但不能改变 CML 病程。

（2）分子靶向治疗：第一代酪氨酸激酶抑制剂（TKI）甲磺酸伊马替尼（imatinib mesylate，IM）为2-苯胺嘧啶衍生物，能特异性阻断 ATP 在 *ABL* 激酶上的结合位置，使酪氨酸残基不能磷酸化，从而抑制 *BCR-ABL* 阳性细胞的增殖。IM 治疗 CML 病人完全细胞遗传学缓解率92%，10年总体生存率（overall survival，OS）可达84%。IM 耐药与基因点突变、*BCR-ABL* 基因扩增和表达增加、P糖蛋白过度表达有关，随意减停药物容易产生 *BCR-ABL* 激酶区的突变，发生继发性耐药。第二代 TKI 如尼洛替尼（nilotinib）、达沙替尼（dasatinib）治疗 CML 能够获得更快、更深的分子学反应，逐渐成为 CML 一线治疗方案的可选药物 TKI 治疗期间可发生白细胞、血小板减少和贫血的血液学毒性以及水肿、头痛、皮疹、胆红素升高等非血液学毒性。在开始 TKI 治疗后的第3个月、6个月、12个月、18个月进行疗效监测，对判定为治疗

失败的病人需进行 *ABL* 激酶区基因突变检查，并根据突变形式以及病人对药物的反应更换 TKI 或考虑造血干细胞移植。服药的依从性以及严密监测对于获得最佳疗效非常关键。

（3）干扰素：干扰素（IFN-α）是分子靶向药物出现之前的首选药物。目前用于不适用 TKI 和 allo-HSCT 的患者。常用剂量 300 万～500 万 U/（m² · d），皮下或者肌内注射，每周 3～7 次，坚持使用，推荐和小剂量阿糖胞苷合用，阿糖胞苷常用剂量 10～20mg/（m² · d），每个月连用 10 天。CCyR 率约为 13%，但有效者 10 年生存率可达 70%，约 50% 的有效者可以获得长期生存。主要不良反应包括乏力、发热、头痛、食欲不振、肌肉骨骼酸痛等流感样症状和体重下降、肝功能异常等，可引起轻到中度的血细胞减少。预防性使用对乙酰氨基酚等能够减轻流感样症状。

（4）其他药物治疗

1）羟基脲（HU）：细胞周期特异性化疗药，起效快，用药后二三天白细胞计数即下降，停药后又很快回升。常用剂量为 3g/d，分 2 次口服，待白细胞减至 20×10⁹/L 左右时剂量减半。降至 10×10⁹/L 时，改为小剂量（0.5～1g/d）维持治疗。需经常检查血象，以便调节药物剂量。耐受性好，单独应用 HU 的 CP 患者中位生存期约为 5 年。单独应用 HU 目前限于高龄、具有并发症、TKI 和 IFN-α 均不耐受的患者以及用于高白细胞淤滞时的降白细胞处理。

2）其他药物：包括阿糖胞苷（Ara-C）、高三尖杉酯碱（HHT）、砷剂、白消安等。

（5）异基因造血干细胞移植（allo-HSCT）：是唯一可治愈 CML 的方法。随着移植技术的进步，CP 患者全相合 allo-HSCT 术后 5 年 OS 可达 80%，allo-HSCT 治疗 CML CP 的治疗相关死亡率已经下降到 10% 以下。但由于 allo-HSCT 相关毒性，自 IM 应用以来，在 CML 慢性期不作为一线选择、患者如有移植意愿以及具备以下条件，方考虑选择 allo-HSCT：新诊断的儿童和青年；依据年龄、脾脏大小、血小板计数和原始细胞数等综合的疾病进展风险预测可能性高者，并具有全相合供者的年轻患者；TKI 治疗失败或者不耐受的患者。

（6）进展期 CML 的治疗：AP 和 BC 统称为 CML 的进展期。CML 进入进展期之后，需要评估患者的细胞遗传学、分子学 BCR-ABL 水平以及 BCR-ABL 的突变。AP 患者，如果既往未使用过 TKI 治疗，可以采用加量的一代或者二代 TKI（IM 600～800mg/d 或尼洛替尼 800mg/d 或达沙替尼 140m/d）使患者回到 CP，立即行 allo-HSCT 治疗。BC 患者，明确急变类型后，可以在加量的 TKI 基础上，加以联合化疗方案使患者回到 CP 后，立即行 allo-HSCT 治疗。Allo-HSCT 干细胞来源不再受限于全相合供体，可以考虑行亲缘单倍体移植。移植后需辅以 TKI 治疗以减少复发，并可以行预防性供体淋巴细胞输注以增加疗效。移植后的复发可以通过供体淋巴细胞输注联合或不联合 TKI 治疗重新获得缓解。

进展期 CML 总体预后不佳，明显不如 CP 的移植效果，TKI 可以改善移植预后。有报道，TKI 联合 allo-HSCT 治疗进展期 CML，3 年 OS 达 59%。

除 allo-HSCT 外，进展期 CML 还可采取单用 TKI、联合化疗、干扰素治疗或其他治疗，疗效有限且不能持久。

知识点 8：慢性髓性白血病的预后	副高：熟练掌握　正高：熟练掌握

TKI 出现前 CML CP 患者中位生存期为 39～47 个月，3～5 年内进入 BC 终末期，少数患

者CP可延续10～20年。影响CML预后的因素包括患者初诊时的风险评估、疾病治疗的方式、病情的演变。干扰素治疗的OS较化疗有所提高，对干扰素的反应对预后有预示作用。TKI应用以来，生存期显著延长。随着移植技术的进步，allo-HSCT治疗CML CP的患者生存率明显提高；治疗进展期患者疗效不如CP患者，但联合TKI后疗效提高。

第四节　慢性淋巴细胞白血病

知识点1：慢性淋巴细胞白血病的概念　　　　副高：熟练掌握　正高：熟练掌握

慢性淋巴细胞白血病（CLL）是一种进展缓慢的B淋巴细胞增殖性肿瘤，以外周血、骨髓、脾和淋巴结等淋巴组织中出现大量克隆性B淋巴细胞为特征。这类细胞形态上类似成熟淋巴细胞，但其是一种免疫学不成熟的、功能异常的细胞。

知识点2：慢性淋巴细胞白血病的病因及发病机制　副高：熟练掌握　正高：熟练掌握

CLL均起源于成熟B细胞，病因及发病机制尚未明确。

知识点3：慢性淋巴细胞白血病的临床表现　　　　副高：熟练掌握　正高：熟练掌握

本病多见于50岁以上患者，男女比例约为2∶1。起病缓慢，早期多无自觉症状。许多患者在常规体检或因其他疾病就诊时才被发现。有症状者早期可表现为乏力、疲倦，而后出现食欲减退、消瘦、低热、盗汗等。60%～80%的患者有淋巴结增大，多见于头颈部、锁骨上、腋窝及腹股沟。增大淋巴结一般为无痛性，中等硬度，无粘连，随病程进展可逐渐增大或融合。CT扫描可发现纵隔、腹膜后、肠系膜淋巴结增大。增大的淋巴结可压迫气管、上腔静脉、胆管或输尿管而出现相应症状。半数以上患者有轻至中度的脾大，肝大多为轻度，胸骨压痛少见。晚期患者可出现贫血、血小板减少和粒细胞减少，常易并发感染。由于免疫功能失调，常并发自身免疫性疾病，如自身免疫性溶血性贫血（AIHA）、免疫性血小板减少性紫癜（ITP）等。部分患者可转化为幼淋巴细胞白血病（PLL）、Richter综合征（CLL转化为弥漫大B细胞淋巴瘤或霍奇金淋巴瘤等），或继发第二肿瘤。

知识点4：慢性淋巴细胞白血病的实验室和辅助检查
副高：熟练掌握　正高：熟练掌握

（1）血象：以淋巴细胞持续性增多为主要特征。白细胞>$10×10^9$/L，淋巴细胞比例≥50%，淋巴细胞绝对值≥$5×10^9$/L（至少持续3个月）。大多数患者的白血病细胞形态与成熟小淋巴细胞类同，胞质少，胞核染色质呈凝块状。少数患者细胞形态异常，胞体较大，不成熟，胞核有深切迹（Reider细胞）。偶可见原始淋巴细胞。中性粒细胞比值降低。随病情进展，可出现血小板减少和贫血。

（2）骨髓象：有核细胞增生明显活跃或极度活跃，淋巴细胞≥40%，以成熟淋巴细胞为主。红系、粒系及巨核系细胞增生受抑，至晚期可明显减少。伴有溶血时，幼红细胞可代偿性增生。

（3）免疫学检查：淋巴细胞具有单克隆性，呈现B细胞免疫表型特征。细胞膜表面免疫球蛋白（sIg）为弱阳性表达，多为IgM或IgM和IgD型，呈κ或λ单克隆轻链型；小鼠玫瑰花结试验阳性；CD5、CD19、CD79a、CD23阳性；CD20、CD22、CD11c弱阳性；FMC7、CD79b阴性或弱阳性；CD10、cyclinD1阴性。CLL缺乏特异性标志，可应用免疫表型的积分系统来进行鉴别。患者中60%有低丙种球蛋白血症，20%抗人球蛋白试验阳性，8%出现AIHA。

（4）染色体：常规显带1/3～1/2的患者有克隆性核型异常。由于CLL细胞有丝分裂相较少，染色体异常检出率低，间期荧光原位杂交（FISH）技术能明显提高检出率，可检测到>80%的患者存在染色体异常，如13q14缺失（50%）、12号染色体三体（20%）、11q22～23缺失、17p13缺失和6q缺失等。单纯13q14缺失提示预后良好，12号染色体三体和正常核型预后中等，17p13及11q22～23缺失预后差。

（5）基因突变：50%～60%的CLL发生免疫球蛋白重链可变区（IgVH）基因体细胞突变，IgVH突变发生于经历了抗原选择的记忆B细胞（后生发中心），此类病例生存期长；无IgVH突变者，起源于未经抗原选择的原始B细胞（前生发中心）。无IgVH突变的CLL细胞多数高表达CD38、ZAP70，均与不良预后相关。有10%～15%的CLL存在p53基因突变（该基因位于17p13），与疾病进展有关，对治疗有抵抗，生存期短。

知识点5：慢性淋巴细胞白血病的诊断　　　　副高：熟练掌握　　正高：熟练掌握

按IWCLL标准：①CLL时外周血B淋巴细胞绝对值≥$5×10^9$/L（至少持续3个月），具有CLL免疫表型特征；或②虽然外周血淋巴细胞<$5×10^9$/L，但有典型骨髓浸润引起的血细胞减少及典型的CLL免疫表型特征（CD5、CD19、CD23阳性，SmIg弱表达，FMC7和CD79b弱表达或阴性等），均可诊断为CLL。

知识点6：慢性淋巴细胞白血病的鉴别诊断　　　　副高：熟练掌握　　正高：熟练掌握

（1）病毒感染引起的反应性淋巴细胞增多症：淋巴细胞增多呈多克隆性和暂时性，淋巴细胞计数随感染控制可逐步恢复正常。

（2）其他B细胞慢性淋巴增殖性疾病：侵犯骨髓的小B细胞淋巴瘤（如滤泡淋巴瘤，套细胞淋巴瘤，脾边缘区淋巴瘤等）与CLL易混淆，其不仅具有原发病淋巴瘤的病史，还有细胞形态学、淋巴结及骨髓病理、免疫表型特征及细胞遗传学与CLL不同。

（3）幼淋巴细胞白血病（PLL）：多见老年患者，白细胞计数增多，脾大明显，淋巴结增大较少，外周血和骨髓涂片可见较多的（>55%）带核仁的幼稚淋巴细胞。PLL细胞高表达FMC7、CD22和SmIg，CD5阴性。小鼠玫瑰花结试验阴性。幼稚淋巴细胞<55%、>10%的CLL称CLL伴幼淋细胞增多（CLL/PL）。

（4）毛细胞白血病（HCL）：多数为全血细胞减少伴脾大，淋巴结增大不常见，易于鉴别。但少数患者白细胞升高达（10～30）×10^9/L。外周血及骨髓中可见"毛细胞"，即有纤毛状胞质突出物的HCL细胞，抗酒石酸的酸性磷酸酶染色反应阳性，CD5阴性、高表达CD25、CD11c、CD103和CD123，以及具有特征性的BRAFV600E突变。

| 知识点7：慢性淋巴细胞白血病的临床分期 | 副高：熟练掌握　正高：熟练掌握 |

分期的目的在于帮助选择治疗方案及估计预后。常用分期标准包括Rai和Binet分期，见下表。

Rai和Binet分期

分期	标　　准	中位存活期
Rai分期		
0	血和骨髓中淋巴细胞增多	150个月
I	0+淋巴结肿大	101个月
II	I+脾大、肝大或肝脾均大	71个月
III	II+贫血（Hb<110g/L）	19个月
IV	III+血小板减少（<100×10^9/L）	19个月
Binet分期		
A	血和骨髓中淋巴细胞增多，<3个区域的淋巴组织增大*	>12年
B	血和骨髓中淋巴细胞增多，≥3个区域的淋巴组织增大	7年
C	与B期相同外，尚有贫血（Hb：男性<110g/L，女性<100g/L）或血小板减少（<100×10^9/L）	2年

注：*：5个区域包括头颈部、腋下、腹股沟、脾、肝；肝、脾大专指体检阳性

| 知识点8：慢性淋巴细胞白血病的治疗指征 | 副高：熟练掌握　正高：熟练掌握 |

大部分CLL呈慢性、惰性过程，早期不需要化疗，定期随访即可。出现下列情况之一说明疾病处于活动状态，建议开始治疗：①疾病相关症状，包括6个月内无其他原因出现体重减少≥10%、极度疲劳、非感染性发热（体温超过38℃）≥2周、盗汗；②巨脾（肋下缘>10cm）或进行性脾大及脾区疼痛；③淋巴结进行性肿大或直径>10cm；④进行性外周血淋巴细胞增多，2个月内增加>50%，或倍增时间<6个月；⑤出现自身免疫性血细胞减少，糖皮质激素治疗无效；⑥骨髓进行性衰竭；贫血和/或血小板减少进行性加重。

| 知识点9：慢性淋巴细胞白血病的治疗措施 | 副高：熟练掌握　正高：熟练掌握 |

（1）化学治疗

1）烷化剂

①苯丁酸氮芥（CLB）：最常用的药物。有连续和间断两种用法。连续用药剂量0.1mg/（kg·d），每周监测血象，以调整剂量、防止骨髓过度抑制；间断用药，0.4mg/kg，每2周1次，每次加量0.1mg/kg，直至最大耐受量0.4～1.8mg/kg。总反应率40%～50%，但CR率仅4%～10%。

②环磷酰胺（CTX）：CLB耐药时可选用。2～3mg/（kg·d），连续使用或20mg/kg，每2～3周1次。剂量增加或与糖皮质激素联用可提高疗效。

2）嘌呤类似物：氟达拉滨（Flu）每日25～30mg/m²，连用3天或5天，静脉滴注，每4周重复1次。未经治疗的患者反应率约70%，CR率20%～40%。克拉屈滨（2-CdA）抗肿瘤活性与Flu相似，二者存在交叉耐药。喷司他丁疗效不如Flu和2-CdA。

3）联合化疗：代表方案有COP、CAP及CHOP等，疗效并不优于烷化剂单药治疗。烷化剂、糖皮质激素、蒽环类等药物与嘌呤类似物联用，如FC方案（Flu＋CTX），可提高后者疗效。

（2）免疫治疗：利妥昔单抗是人鼠嵌合型抗CD20单克隆抗体，因CLL细胞表面CD20表达较少、血浆中存在可溶性CD20分子，利妥昔单抗在CLL患者体内清除过快，需加大剂量或密度才能有效。与阿仑单抗相比，利妥昔单抗潜在的免疫抑制作用较弱。

（3）化学免疫治疗：利妥昔单抗可以增强嘌呤类似物的抗肿瘤活性，其联合Flu的CR率和生存率高于单用Flu。FC联合利妥昔单抗（FCR方案）治疗初治CLL，CR率可高达70%，总治疗反应率＞90%，40%以上CR患者经PCR检测未发现微小残留病，是目前初治CLL获得的最佳治疗反应。

（4）造血干细胞移植：CLL患者年龄较大，多数不适合移植治疗。预后较差的年轻患者可作为二线治疗。在缓解期行自体干细胞移植（auto-SCT），效果优于传统化疗，部分患者微小残留病可转阴，但易复发。异基因造血干细胞移植（allo-HSCT）可使部分患者长期存活，甚至治愈。常规移植的相关并发症多，非清髓性移植（NST）可降低CLL移植相关死亡率，延长生存期。

（5）并发症治疗：因低丙种球蛋白血症、中性粒细胞缺乏及老龄，CLL患者极易感染，严重感染常为致死原因，应积极治疗。反复感染者可静脉输注免疫球蛋白。并发AIHA或ITP者可用糖皮质激素治疗，无效且脾大明显者，可考虑切脾。

（6）放射治疗：有明显淋巴结增大或巨脾、局部压迫症状明显者，化疗效果不理想时也可考虑放射治疗。

知识点10：慢性淋巴细胞白血病的预后　　　副高：熟练掌握　　正高：熟练掌握

CLL是一种异质性疾病，病程长短不一，有的长达十余年，有的不足2～3年，多死于骨髓衰竭导致的严重贫血、出血或感染。CLL临床尚可发生转化，预后更为不良，如Richter综合征、幼淋巴细胞白血病等。不到1%的CLL向ALL转化。

第六章　淋　巴　瘤

第一节　霍奇金淋巴瘤

知识点1：霍奇金淋巴瘤的概念　　　　　副高：熟练掌握　正高：熟练掌握

霍奇金淋巴瘤（HL）主要原发于淋巴结，特点是淋巴结进行性增大，典型的病理特征是R-S细胞存在于不同类型反应性炎症细胞的特征背景中，并伴有不同程度纤维化。

知识点2：霍奇金淋巴瘤的病因及发病机制　　　　　副高：熟练掌握　正高：熟练掌握

（1）感染因素

1）EB病毒：荧光免疫法检查HL患者血清，可发现部分患者有高价抗EB病毒抗体。HL患者淋巴结在电镜下可见EB病毒颗粒。在20%HL的R-S细胞中也可找到EB病毒。因此，EB病毒与HL关系极为密切。

2）人类免疫缺陷病毒（HIV）：感染人类免疫缺陷病毒可增加某些肿瘤的发生风险，其中包括HL。

3）HHV-6：人疱疹病毒（HHV）是一种T淋巴细胞双链DNA病毒，广泛存在于成年人中。HL患者的HHV-6阳性率和抗体效价均较非HL者高，且随着HL疾病进展，HHV-6的抗体效价也逐渐升高。

4）麻疹病毒：有报道，在HL患者组织中可检测到麻疹病毒（MV）抗原和RNA。最近流行病学研究证实，妊娠期或围生期MV暴露与HL发病具有相关性。

（2）遗传因素：HL在家庭成员中群集发生的现象已得到证实，有HL家族史者患HL危险较其他人高。单卵双胎同时发生HL的风险比二卵双胎显著增高。此外，特定等位基因可增加HL易感性。携带HLA-DPB1位点DPB1*0301等位基因可增加HL的危险性，携带DPB1*0201等位基因则危险性下降。

（3）幽门螺杆菌抗原的存在与胃黏膜相关性淋巴样组织结外边缘区淋巴瘤（胃MALT淋巴瘤）发病有密切的关系，抗幽门螺杆菌治疗可改善其病情，幽门螺杆菌可能是该类淋巴瘤的病因。

知识点3：霍奇金淋巴瘤的病理和分型　　　　　副高：熟练掌握　正高：熟练掌握

目前采用2016年世界卫生组织（WHO）的淋巴造血系统肿瘤分类，分为结节性淋巴细胞为主型HL和经典HL两大类。

（1）结节性淋巴细胞为主型霍奇金淋巴瘤（NLPHL）：95%以上为结节性，镜下以单一小淋巴细胞增生为主，其内散在大瘤细胞（呈爆米花样）。免疫学表型为大量CD20$^+$的小B细胞，形成结节或结节样结构。结节中有CD20$^+$的肿瘤性大B细胞称淋巴和组织细胞（L/H型R-S细胞），几乎所有病例中L/H细胞呈CD20$^+$、CD79a$^+$、bc16$^+$、CD45$^+$、CD75$^+$，约一半病例上皮细胞膜抗原阳性（EMA$^+$），免疫球蛋白轻链和重链常呈阳性，不表达CD15和CD30。

（2）经典霍奇金淋巴瘤（CHL）

1）结节硬化型：有20%～40%的R-S细胞通常表达CD20、CD15和CD30。光镜下具有双折光胶原纤维束分隔，病变组织呈结节状和"腔隙型"R-S细胞三大特点。

2）富于淋巴细胞型：大量成熟淋巴细胞，R-S细胞少见。

3）混合细胞型：可见嗜酸性粒细胞、淋巴细胞、浆细胞、原纤维细胞等，在多种细胞成分中出现多个R-S细胞伴坏死。免疫组化瘤细胞CD30、CD15、PAX-5呈阳性，可有IgH或TCR基因重排。

4）淋巴细胞消减型：淋巴细胞显著减少，大量R-S细胞，可有弥漫性纤维化及坏死灶。

知识点4：霍奇金淋巴瘤的临床表现　　　　副高：熟练掌握　正高：熟练掌握

多见于青年，儿童少见。

（1）淋巴结增大：首发症状常是无痛性颈部或锁骨上淋巴结进行性增大（占60%～80%），其次为腋下淋巴结增大。增大的淋巴结可以活动，也可互相粘连，融合成块，触诊有软骨样感觉。

（2）淋巴结外器官受累：表现为少数HL患者可浸润器官组织或因深部淋巴结增大压迫，引起各种相应症状（见NHL）。

（3）全身症状：发热、盗汗、瘙痒及消瘦等全身症状较多见。30%～40%的HL患者以原因不明的持续发热为起病症状。这类患者一般年龄稍大，男性较多，常有腹膜后淋巴结累及。周期性发热约见于1/6的患者。可有局部及全身皮肤瘙痒，多为年轻女性。瘙痒可为HL的唯一全身症状。

（4）其他：5%～16%的HL患者发生带状疱疹。饮酒后引起的淋巴结疼痛是HL患者所特有，但不是每名HL患者都有。

知识点5：霍奇金淋巴瘤的临床分期　　　　副高：熟练掌握　正高：熟练掌握

目前广泛应用的分期方法是在Rye会议（1965）的基础上，经Ann Arbor会议（1971）修订后确定的。Ann Arbor分期系统经过Cotswold修订（1989）后将霍奇金淋巴瘤分为Ⅰ～Ⅳ期。其中Ⅰ～Ⅳ期按淋巴结病变范围区分，脾和韦氏环淋巴组织分别记为一个淋巴结区域。结外病变定为Ⅳ期，包括骨髓、肺、骨或肝脏受侵犯。此分期方案NHL也参照使用。

Ⅰ期：单个淋巴结区域（Ⅰ）或局灶性单个结外器官（ⅠE）受侵犯。

Ⅱ期：在膈肌同侧的两组或多组淋巴结受侵犯（Ⅱ）或局灶性单个结外器官及其区域淋巴结受侵犯，伴或不伴膈肌同侧其他淋巴结区域受侵犯（ⅡE）。

注：受侵淋巴结区域数目应以脚注的形式标明（如Ⅱ$_3$）。

Ⅲ期：膈肌上下淋巴结区域同时受侵犯（Ⅲ），可伴有局灶性相关结外器官（ⅢE）、脾受侵犯（ⅢS）或二者皆有（ⅢE＋S）。

Ⅳ期：弥漫性（多灶性）单个或多个结外器官受侵犯，伴或不伴相关淋巴结增大，或孤立性结外器官受侵犯伴远处（非区域性）淋巴结增大。如果肝或骨髓受累，即使局限也属Ⅳ期。

全身症状分组：按全身症状分为A、B两组。凡无症状者为A组，有以下症状之一者为B组：①不明原因发热＞38℃；②盗汗；③半年内体重下降＞10%。

累及的部位可采用下列记录符号：E：结外；X：直径＞10cm的巨块；M：骨髓；S：脾；H：肝；O：骨骼；D：皮肤；P：胸膜；L：肺。

知识点6：霍奇金淋巴瘤的实验室和辅助检查　　副高：熟练掌握　正高：熟练掌握

（1）血液和骨髓检查：HL常有轻或中度贫血，部分患者嗜酸性粒细胞增多。骨髓被广泛浸润或发生脾功能亢进时，血细胞减少。骨髓涂片找到R-S细胞是HL骨髓浸润的依据，活检可提高阳性率。

（2）化验检查：疾病活动期血沉加快，30%～40%患者出现血清乳酸脱氢酶活性增高，后者提示预后不良。当血清碱性磷酸酶活力或血钙增加，提示骨骼累及。β_2-微球蛋白（β_2-MG）是一种和HLA相关的细胞膜蛋白，与肿瘤负荷相关，广泛病变者高于局限病变者。

（3）影像学检查

1）浅表淋巴结的检查：B超检查和核素显像可更好显示肿大的浅表淋巴结。

2）纵隔与肺的检查：2/3的患者在初治时伴有胸腔内病变。胸部摄片了解纵隔增宽、肺门增大、胸腔积液及肺部病灶情况，胸部CT可确定纵隔与肺门淋巴结肿大。纵隔淋巴结肿大常见，特别是结节硬化型的女性患者。其他包括肺间质累及、胸腔积液、心包积液、胸壁肿块等，均可在胸部CT中体现。

3）腹腔、盆腔的检查：CT是腹部检查首选的方法。30%～60%具有横膈上方临床症状体征的患者CT发现有腹部和盆腔淋巴结累及。CT不仅能显示腹主动脉旁淋巴结，而且还能显示淋巴结造影所不能检查到的脾门、肝门和肠系膜淋巴结等受累情况，同时还显示肝、脾、肾受累的情况。CT阴性而临床上怀疑时，可考虑做下肢淋巴造影。B超检查准确性不及CT，重复性差，受肠气干扰较严重，但在无CT设备时仍不失是一种较好的检查方法。

4）肝脾的检查：CT、B超、核素显像及MRI只能查出单发或多发结节，对弥漫浸润或粟粒样小病灶难以发现。一般认为有两种以上影像诊断同时显示实质性占位病变时才能确定肝脾受累。

5）胃肠道的检查：淋巴瘤的结外病变中以小肠和胃较常见，其他还有食管、结肠、直肠，还可侵犯胰腺。原发于胃肠道的HL较NHL少见。胃镜和肠镜有助于诊断。

6）正电子发射计算机断层显像（PET）：PET可以显示淋巴瘤或淋巴瘤残留病灶，可作为淋巴瘤诊断、疗效评估和随访的重要手段。淋巴瘤治疗结束后的PET检查，应至少在化疗或免疫治疗结束3周以上，最好为6~8周进行；放疗或同时放化疗的则为8~12周。

（4）病理学检查：病理诊断是确诊HL及病理类型的主要依据，选取较大的淋巴结，完整地取出，避免挤压，切开后在玻片上做淋巴结印片，然后置固定液中。淋巴结印片Wright染色后做细胞病理形态学检查，固定的淋巴结经切片和HE染色后做组织病理学检查。深部淋巴结可依靠B超或CT引导下细针穿刺涂片作细胞病理形态学检查。病理检查见典型的R-S细胞。约85%的结节硬化型和混合细胞型HL表达CD30(Ki-1)。大部分的经典HL的R-S细胞表达CD15和白介素受体（CD25）。35%~40%的结节硬化型和混合细胞型RS细胞表达B细胞抗原CD19和CD20。结节性淋巴细胞为主型（LPHD）是一种特殊亚型，其R-S细胞如"爆米花样"，表达B细胞抗原CD20和CD45。

知识点7：霍奇金淋巴瘤的诊断	副高：熟练掌握　正高：熟练掌握

确诊主要依赖病变淋巴结或肿块的病理检查。明确淋巴瘤的诊断和分类分型诊断后，还需根据淋巴瘤分布范围，按照Ann Arbor会议（1966）提出的HL临床分期方案（NHL也参照使用）进行临床分期和分组。

Ⅰ期：病变仅限于1个淋巴结区（Ⅰ）或单个结外器官局部受累（ⅠE）。

Ⅱ期：病变累及膈肌同侧2个或更多的淋巴结区（Ⅱ），或病变局限侵犯淋巴结以外器官及同侧1个以上淋巴区（ⅡE）。

Ⅲ期：膈肌上下均有淋巴结病变（Ⅲ），可伴脾累及（ⅢS），结外器官局限受累（ⅢE），或脾与局限性结外器官受累（ⅢSE）。

Ⅳ期：1个或多个结外器官受到广泛性或播散性侵犯，伴或不伴淋巴结增大。肝或骨髓只要受到累及均属Ⅳ期。

分期记录符号：E：结外；X：直径>10cm的巨块；M：骨髓；S：脾脏；H：肝脏；O：骨骼；D：皮肤；P：胸膜；L：肺。

各期按全身症状有无分为A、B两组。无症状者为A，有症状者为B。全身症状包括：①体温>38℃，连续3天以上，且无感染原因；②6个月内体重减轻>10%；③盗汗：即入睡后出汗。

知识点8：霍奇金淋巴瘤的鉴别诊断	副高：熟练掌握　正高：熟练掌握

淋巴结增大应与感染、免疫、肿瘤性疾病继发的淋巴结病变相鉴别。

淋巴结炎多有感染灶，淋巴结增大伴红、肿、热、痛等急性期症状。急性期过后，淋巴结缩小，疼痛消失。慢性淋巴结炎的淋巴结增大一般为0.5~1.0cm，质地较软、扁、多活动。

结节病多见于青少年及中年人，多侵及淋巴结，可伴多处淋巴结增大，常见于肺门淋巴结对称性增大，或有气管旁及锁骨上淋巴结受累，淋巴结直径多<2cm，质地一般较硬，可伴长期低热。活检病理可找到上皮样结节，Kvein试验90%呈阳性反应，血管紧张素转换酶

在淋巴结及血清中均升高。

肿瘤淋巴结转移多有原发病灶的表现，淋巴结活检有助于鉴别。

病理方面，混合细胞型因基质细胞丰富，需与外周T细胞淋巴瘤和富T细胞的B细胞淋巴瘤相鉴别，此时，免疫组化的结果非常关键。R-S细胞对HL的病理组织学诊断有重要价值，但近年报道RS细胞可见于传染性单核性细胞增多症、结缔组织病及其他恶性肿瘤。因此，在缺乏HL其他组织学改变时，单独见到R-S细胞，不能确诊HL。

| 知识点9：霍奇金淋巴瘤的治疗 | 副高：熟练掌握　正高：熟练掌握 |

（1）结节性淋巴细胞为主型：此型淋巴瘤多为ⅠA期，预后多良好。ⅠA期可单纯淋巴结切除等待观察或累及野照射20~30Gy，Ⅱ期以上同早期霍奇金淋巴瘤治疗。

（2）早期（Ⅰ、Ⅱ期）霍奇金淋巴瘤的治疗：给予适量全身化疗，而放疗趋向于降低放疗的总剂量，缩小照射野的范围。化疗采用ABVD方案。预后良好组2~4个疗程ABVD＋累及野放疗30~40Gy；预后差组4~6个疗程ABVD＋累及野放疗30~40Gy。

（3）晚期（Ⅲ、Ⅳ期）霍奇金淋巴瘤的治疗：6~8个周期化疗，化疗前有大肿块或化疗后肿瘤残存应做放疗。ABVD仍是首选治疗方案。化疗中进展或早期复发，应考虑挽救性高剂量化疗及造血干细胞移植。

（4）复发难治性霍奇金淋巴瘤的治疗：首程放疗后复发可采取常规化疗；化疗抵抗或不能耐受化疗，再分期为临床Ⅰ、Ⅱ期行放射治疗；常规化疗缓解后复发可行二线化疗或高剂量化疗及自体造血干细胞移植。免疫疗法PD-1可用于治疗复发性或难治性经典型HL。

| 知识点10：霍奇金淋巴瘤的预后 | 副高：熟练掌握　正高：熟练掌握 |

HL是化疗可治愈的肿瘤之一，其预后与组织类型及临床分期紧密相关。淋巴细胞为主型（包括WHO分类的NLPHL和LRCHL）预后最好，5年生存率可达94.3%，但NLPHL和LRCHL的预后差异有待进一步研究，而淋巴细胞消减型最差，5年生存率仅为27.4%。HL临床分期为Ⅰ期与Ⅱ期5年生存率>90%，Ⅳ期为31.9%；有全身症状较无全身症状为差；儿童及老年人预后一般比中青年为差；女性预后较男性为好。

国际上将7个因素综合起来，以评估患者的预后，包括性别、年龄、Ann Arbor分期、白细胞计数、淋巴细胞计数、血红蛋白浓度、血清蛋白水平。男性、年龄≥45岁、Ann Arbor分期为Ⅳ期、白细胞计数≥$15×10^9$/L，淋巴细胞绝对值<$15×10^9$/L，血红蛋白<105g/L，血清蛋白<40g/L中，具有上述5~7个因素的患者，5年的无进展生存率只有42%。

第二节　非霍奇金淋巴瘤

| 知识点1：非霍奇金淋巴瘤的概念 | 副高：熟练掌握　正高：熟练掌握 |

非霍奇金淋巴瘤（NHL）是一组具有不同的组织学特点和起病部位的淋巴瘤，易发生

早期远处扩散。

WHO新分类将每一种淋巴瘤类型确定为独立疾病，2008年提出了淋巴组织肿瘤分型新方案，该方案既考虑了形态学特点，也反映了应用单克隆抗体、细胞遗传学和分子生物学等新技术对淋巴瘤的新认识和确定的新病种，该方案包含了各种淋巴瘤和急性淋巴细胞白血病。

2016年版分类中增加了一些新类型、对某些种类更名、细胞起源分类等（见下表）。比如，增加了"高级别B细胞淋巴瘤"，该种淋巴瘤包括两类：①高级别B细胞淋巴瘤，非特指型：该型取代了2008年版的"介于DLBCL和Burkitt淋巴瘤之间不能分类的B细胞淋巴瘤（BCLU）"的概念，特点是MYC、BCL2和/或BCL6重排阴性；②指伴有MYC、BCL2和/或BCL6重排的高级别B细胞淋巴瘤：即通常所说的"双重打击淋巴瘤"，如BCLU伴以上基因重排也归至该类。

淋巴组织肿瘤WHO（2016）分型

前驱淋巴性肿瘤	成熟B细胞来源淋巴瘤	成熟T和NK细胞淋巴瘤
母细胞性浆细胞样树突状细胞肿瘤	慢性淋巴细胞白血病/小淋巴细胞淋巴瘤	T幼淋巴细胞白血病
谱系未定的急性白血病	单克隆性B淋巴细胞增多症*	T大颗粒淋巴细胞白血病
急性未分化白血病	B细胞幼淋巴细胞白血病	慢性NK细胞淋巴增殖性疾病
混合表型急性白血病，有/无重现性遗传学异常	脾边缘带淋巴瘤	侵袭性NK细胞白血病
前驱淋巴性肿瘤	毛细胞白血病	儿童系统性EBV⁺T细胞淋巴瘤*
B淋巴母细胞白血病/淋巴瘤，非特殊类型	脾B细胞淋巴瘤/白血病，不能分类	种痘样水疱病样淋巴组织增生性疾病*
B淋巴母细胞白血病/淋巴瘤伴重现性细胞遗传学异常	脾脏弥漫性红髓小B细胞淋巴瘤	成人T细胞淋巴瘤/白血病
T淋巴母细胞白血病/淋巴瘤	毛细胞白血病变异型	结外NK⁻/T细胞淋巴瘤，鼻型
	淋巴浆细胞淋巴瘤	肠病相关T细胞淋巴瘤
	Waldenström巨球蛋白血症	单形性向表皮肠道T细胞淋巴瘤*
	单克隆免疫球蛋白沉积病*	胃肠道惰性T细胞淋巴组织增生性疾病*
	黏膜相关淋巴组织结外边缘区淋巴瘤（MALT淋巴瘤）	肝脾T细胞淋巴瘤
	淋巴结边缘区淋巴瘤	皮下脂膜炎样T细胞淋巴瘤
	小儿淋巴结边缘区淋巴瘤	蕈样肉芽肿
	滤泡淋巴瘤	Sézary综合征

续　表

前驱淋巴性肿瘤	成熟B细胞来源淋巴瘤	成熟T和NK细胞淋巴瘤
	原位滤泡瘤*	原发性皮肤CD30+T细胞淋巴组织增生性疾病
	十二指肠球部滤泡淋巴瘤*	淋巴瘤样丘疹病
	小儿滤泡淋巴瘤*	原发性皮肤间变性大细胞淋巴瘤
	伴IRF4重排大B细胞淋巴瘤*	原发性皮肤γδT细胞淋巴瘤
	原发性皮肤滤泡中心淋巴瘤	原发性皮肤侵袭性亲表皮CD8+细胞毒性T细胞淋巴瘤*
	套细胞淋巴瘤	原发性皮肤肢端CD8+T细胞淋巴瘤*
	原位套细胞瘤*	原发性皮肤CD4+小/中型T细胞淋巴组织增生性疾病*
	弥漫性大B细胞淋巴瘤（DLBCL），NOS	外周T细胞淋巴瘤，NOS
	生发中心B细胞型*	血管免疫母细胞性T细胞淋巴瘤
	活化B细胞型*	滤泡T细胞淋巴瘤*
	富于T细胞/组织细胞的大B细胞淋巴瘤	结内外周T细胞淋巴瘤，呈TFH表型*
	原发性中枢神经系统（CNS）DLBCL	间变性大细胞淋巴瘤，ALK+
	原发性皮肤DLBCL，腿型	间变性大细胞淋巴瘤，ALK- *
	EBV+DLBCL，NOS*	乳房植入物相关的间变性大细胞淋巴瘤*
	EBV+黏膜皮肤溃疡*	
	DLBCL相关慢性炎症	
	淋巴瘤样肉芽肿病	
	原发性纵隔（胸腺）大B细胞淋巴瘤	
	血管内大B细胞淋巴瘤	
	ALK+大B细胞淋巴瘤	
	浆母细胞性淋巴瘤	
	原发性渗出性淋巴瘤	
	HHV8+DLBCL，NOS*	
	Burkitt淋巴瘤	
	伴11q异常的Burkitt样淋巴瘤*	
	伴MYC、BCL2和/或BCL6重排的高级别B细胞淋巴瘤*	
	高级别B细胞淋巴瘤，NOS*	
	介于DLBCL和经典霍奇金淋巴瘤之间的不能分类的B细胞淋巴瘤	

注：*：表示与2008年WHO分类的不同之处；NOS指"非特指型"

WHO（2016）分型方案中较常见的淋巴瘤亚型：

（1）弥漫性大B细胞淋巴瘤（DLBCL）：是非霍奇金淋巴瘤中最常见的一种类型，占35%～40%。多数为原发DLBCL，也可以由惰性淋巴瘤进展或转化而来。2016年版WHO分型根据细胞起源，把DLBCL进一步分为生发中心型与活化细胞型。

经过以蒽环类药物为基础的化疗，有超过70%的DLBCL获得缓解，但最终只有50%～60%的病人获得长期无病生存。近年来，应用新的药物，如抗CD20单克隆抗体，或对预后不良的病人给予强化疗，明显改善了这类病人的预后。

（2）边缘区淋巴瘤（MZL）：边缘区指淋巴滤泡及滤泡外套之间的结构，从此部位发生的淋巴瘤系B细胞来源，属于"惰性淋巴瘤"的范畴。按累及部位不同，可分为3种亚型：①结外黏膜相关淋巴组织边缘区淋巴瘤（MALT）；②脾B细胞边缘区淋巴瘤；③淋巴结边缘区淋巴瘤。

（3）滤泡性淋巴瘤（FL）：系生发中心淋巴瘤，为B细胞来源，CD10$^+$、bcl-6$^+$、bcl-2$^+$，伴t（14；18）。多见老年发病，常有脾和骨髓累及，属于"惰性淋巴瘤"，化疗反应好，但不能治愈，病程长，反复复发或转成侵袭性。

（4）套细胞淋巴瘤（MCL）：来源于滤泡外套CD5$^+$的B细胞，常有t（11；14）（913；932）导致Cyclin D1核内高表达。临床老年男性多见，占NHL的6%～8%。本型发展迅速，中位存活期2～3年，属侵袭性淋巴瘤，化疗完全缓解率较低。

（5）Burkitt淋巴瘤/白血病（BL）：由形态一致的小无裂细胞组成。细胞大小介于大淋巴细胞和小淋巴细胞之间，胞质有空泡，核仁圆，侵犯血液和骨髓时即为急性淋巴细胞白血病L$_3$型。CD20$^+$、CD22$^+$、CD5$^-$。t（8；14）与MYC基因重排有诊断意义，增生极快，是严重的侵袭性NHL。在流行区儿童多见，颌骨累及是其特点；在非流行区，病变主要累及回肠末端和腹部脏器。2016年版WHO Burkitt淋巴瘤新增加"伴11q异常的Burkitt样淋巴瘤"这一变型。Burkitt淋巴瘤几乎所有的病例均有MYC基因重排。而这一变型无MYC重排并且有11q异常，过表达PAFAH1B2。该变型主要发生于儿童及年轻成年人，主要表现为结内病变，形态学及免疫表型与经典Burkitt淋巴瘤类似。

（6）血管免疫母细胞性T细胞淋巴瘤（AITL）：是一种侵袭性T细胞淋巴瘤，占非霍奇金淋巴瘤的2%。好发于老年人，临床表现为发热，淋巴结增大，Coombs试验阳性，伴多株高免疫球蛋白血症。预后较差，传统化疗和大剂量化疗加造血干细胞移植等治疗方法对于AITL预后改善的价值有限。

（7）间变性大细胞淋巴瘤（ALCL）：属于侵袭性非霍奇金淋巴瘤，占非霍奇金淋巴瘤的2%～7%。好发于儿童。瘤细胞形态大小不一，可类似R-S细胞，有时可与霍奇金淋巴瘤和恶性组织细胞病混淆。细胞呈CD30$^+$，常有t（2；5）染色体异常，ALK基因阳性。免疫表型可为T细胞型，临床发展迅速。

（8）外周T细胞淋巴瘤（非特指型）（PTCL）：是指起源于成熟的（胸腺后）T细胞和NK细胞的一组异质性较大的恶性肿瘤。呈侵袭性，预后不良。

（9）蕈样肉芽肿/Sézary综合征（MF/SS）：常见为蕈样肉芽肿，侵及末梢血液者称Sézary综合征。临床属惰性淋巴瘤类型。增生的细胞为成熟的辅助性T细胞，呈CD3$^+$、CD4$^+$、CD8$^-$。

| 知识点3：非霍奇金淋巴瘤的临床表现 | 副高：熟练掌握 正高：熟练掌握 |

无痛性进行性的淋巴结增大或局部肿块是淋巴瘤共同的临床表现，NHL具有以下特点：①全身性：淋巴结和淋巴组织遍布全身且与单核-吞噬细胞系统、血液系统相互沟通，故淋巴瘤可发生在身体的任何部位。其中淋巴结、扁桃体、脾及骨髓是最易受到累及的部位。常伴全身症状；②多样性：组织器官不同，受压迫或浸润的范围和程度不同，引起的症状也不同；③随年龄增长而发病增多，男较女为多；除惰性淋巴瘤外，一般发展迅速；④NHL对各器官的压迫和浸润较HL多见，常以高热或各器官、系统症状为主要临床表现，咽淋巴环病变可有吞咽困难、鼻塞、鼻出血及颌下淋巴结增大。胸部以肺门及纵隔受累最多，半数有肺部浸润或胸腔积液，可致咳嗽、胸闷、气促、肺不张及上腔静脉压迫综合征等。累及胃肠道的部位以回肠为多，其次为胃，临床表现有腹痛、腹泻和腹部包块，常因肠梗阻或大量出血施行手术而确诊。肝大、黄疸仅见于较晚期病例，原发于脾的NHL较少见。腹膜后淋巴结增大可压迫输尿管，引起肾盂积水。肾损害主要为肾肿大、高血压、肾功能不全及肾病综合征。中枢神经系统病变累及脑膜、脊髓为主。硬膜外肿块可导致脊髓压迫症。骨骼损害以胸椎、腰椎最常见。表现为骨痛，腰椎或胸椎破坏，脊髓压迫症等。约20%的NHL患者在晚期累及骨髓，发展成淋巴瘤白血病。皮肤受累表现为肿块、皮下结节、浸润性斑块、溃疡等。

 脊髓压
迫症

| 知识点4：非霍奇金淋巴瘤的实验室和辅助检查 | 副高：熟练掌握 正高：熟练掌握 |

（1）血液和骨髓检查：NHL白细胞数多正常，伴有淋巴细胞绝对或相对增多。部分患者的骨髓涂片中可找到淋巴瘤细胞。晚期发生淋巴瘤细胞白血病时，可呈现白血病样血象和骨髓象。

（2）化验检查：疾病活动期有血沉增速，血清乳酸脱氢酶升高提示预后不良。如血清碱性磷酸酶活力或血钙增加，提示病变累及骨骼。B细胞NHL可并发抗人球蛋白试验阳性或阴性的溶血性贫血，少数可出现单株IgG或IgM，中枢神经系统累及时脑脊液中蛋白升高。

（3）影像学检查：诊断淋巴瘤不可缺少的影像学检查包括B超、CT、MRI及PET-CT。

1）浅表淋巴结的检查：B超检查和放射性核素显像，可以发现体检时触诊的遗漏。

2）纵隔与肺的检查：胸部X线片可了解纵隔增宽、肺门增大、胸腔积液及肺部病灶等情况，胸部CT可确定纵隔与肺门淋巴结增大。

3）腹腔、盆腔淋巴结的检查：CT是腹部检查的首选方法，CT阴性而临床怀疑淋巴结增大时，可考虑做下肢淋巴造影。B超检查的准确性不及CT，重复性差，受肠气干扰较严重，但在无CT设备时仍是一种较好的检查方法。

4）肝、脾的检查：CT、B超、放射性核素显像及MRI只能查出单发或多发结节，对弥漫性浸润或粟粒样小病灶难以发现。一般认为有两种以上影像学诊断同时显示实质性占位病变时，才能确定肝、脾受累。

5）正电子发射计算机体层显像CT（PET-CT）：可以显示淋巴瘤病灶及部位。是一种根据生化影像进行肿瘤定性定位的诊断方法。目前已把PET-CT作为评价淋巴瘤疗效的重要指标。

（4）病理学检查：选取较大的淋巴结，完整地取出，避免挤压，切开后在玻片上做淋巴结印片，然后置固定液中。淋巴结印片 Wright 染色后做细胞病理形态学检查，固定的淋巴结经切片和 HE 染色后做组织病理学检查。深部淋巴结可依靠 B 超或 CT 引导下穿刺活检，做细胞病理形态学检查。对切片进行免疫组化染色进一步确定淋巴瘤亚型。

免疫酶标和流式细胞仪测定淋巴瘤细胞的分化抗原，对 NHL 的细胞表型分析，可为淋巴瘤进一步分型诊断提供依据。细胞分裂中期的染色体显带检查对 NHL 某些类型的亚型诊断有帮助。

知识点 5：非霍奇金淋巴瘤的诊断　　　　　副高：熟练掌握　正高：熟练掌握

（1）诊断：进行性、无痛性淋巴结增大者，应做淋巴结印片及病理切片或淋巴结穿刺物涂片检查。疑诊皮肤淋巴瘤时可做皮肤活检及印片。伴有血细胞数量异常、血清碱性磷酸酶增高或有骨骼病变时，可做骨髓活检和涂片寻找 R-S 细胞或 NHL 细胞，了解骨髓受累的情况。根据组织病理学检查结果，作出淋巴瘤的诊断和分类分型诊断。应采用单克隆抗体、细胞遗传学和分子生物学技术，按 WHO（2016）的淋巴组织肿瘤分型标准分型。

（2）分期诊断：根据组织病理学作出淋巴瘤的诊断和分类分型诊断后，还需根据淋巴瘤的分布范围，按照 Ann Arbor（1971年）提出的 HL 临床分期方案分期。

知识点 6：非霍奇金淋巴瘤的鉴别诊断　　　　副高：熟练掌握　正高：熟练掌握

（1）与其他淋巴结增大疾病相区别：局部淋巴结增大需排除淋巴结炎和恶性肿瘤转移。结核性淋巴结炎多局限于颈的两侧，可彼此融合，与周围组织粘连，晚期由于软化、溃破而形成窦道。

（2）以发热为主要表现的淋巴瘤：与结核病、败血症、结缔组织病、坏死性淋巴结炎和恶性组织细胞病等相鉴别。

（3）结外淋巴瘤：与相应器官的其他恶性肿瘤相鉴别。

（4）R-S 细胞：对 HL 的病理组织学诊断有重要价值，但近年报道，R-S 细胞可见于传染性单核细胞增多症、结缔组织病及其他恶性肿瘤。因此，当缺乏 HL 的其他组织学改变时，单独见到 R-S 细胞不能确诊 HL。

知识点 7：非霍奇金淋巴瘤的治疗　　　　　副高：熟练掌握　正高：熟练掌握

（1）以化疗为主的化、放疗结合的综合治疗

1）惰性淋巴瘤：B 细胞惰性淋巴瘤包括小淋巴细胞淋巴瘤、淋巴浆细胞淋巴瘤、边缘区淋巴瘤和滤泡性淋巴瘤等。T 细胞惰性淋巴瘤指蕈样肉芽肿/Sézary 综合征。惰性淋巴瘤发展较慢，化、放疗有效，但不易缓解。Ⅰ期和Ⅱ期放疗或化疗后存活可达 10 年，部分患者有自发性肿瘤消退，故主张观察和等待的姑息治疗原则。如病情有所进展，可用苯丁酸氮芥

或环磷酰胺口服单药治疗。

Ⅲ期和Ⅳ期患者化疗后虽会多次复发，但中位生存时间也可达10年，联合化疗可用COP方案或CHOP方案。进展不能控制者可试用FC（氟达拉滨、环磷酰胺）方案。

2）侵袭性淋巴瘤：B细胞侵袭性淋巴瘤包括原始B淋巴细胞淋巴瘤、原始免疫细胞淋巴瘤、套细胞淋巴瘤、弥漫性大B细胞淋巴瘤和Burkitt淋巴瘤等。T细胞侵袭性淋巴瘤包括原始T淋巴细胞淋巴瘤，血管免疫母细胞性T细胞淋巴瘤、间变性大细胞淋巴瘤和周围性T细胞淋巴瘤等。

侵袭性淋巴瘤不论分期均应以化疗为主，对化疗残留肿块、局部巨大肿块或中枢神经系统累及者，可行局部放疗扩大照射（25Gy）作为化疗的补充。

CHOP方案为侵袭性NHL的标准治疗方案。CHOP方案每2～3周为1个疗程，4个疗程不能缓解，则应改变化疗方案。完全缓解后巩固2个疗程，但化疗不应少于6个疗程。长期维持治疗无益处。本方案的5年无病生存率（PFS）达41%～80%。

R-CHOP方案，即化疗前加用利妥昔单抗（375mg/m^2），可获得更好的疗效，是DLBCL治疗的经典方案。近10年随访结果表明，8×R-CHOP使DLBCL患者的总生存时间延长达4.9年。

血管免疫母细胞T细胞淋巴瘤及Burkitt淋巴瘤进展较快，如不积极治疗，几周或几个月内即会死亡，应采用强烈的化疗方案予以治疗。大剂量环磷酰胺组成的化疗方案对Burkitt淋巴瘤有治愈作用，应考虑使用。西达本胺为HDAC抑制剂，适用于治疗复发及难治性外周T细胞淋巴瘤。

全身广泛播散的淋巴瘤有白血病倾向或已转化成白血病的患者，可试用治疗淋巴细胞白血病的化疗方案，如VDLP方案。

难治复发者的解救方案：可选择ICE（异环磷酰胺、卡铂、依托泊苷）、DHAP（地塞米松、卡铂、高剂量阿糖胞苷）、MINE（异环磷酰胺、米托蒽醌、依托泊苷）、HyperCVAD/MTX-Ara-C等方案进行解救治疗。

（2）生物治疗

1）单克隆抗体：NHL大部分为B细胞性，90%表达CD20。HL的淋巴细胞为主型也高密度表达CD20。凡CD20阳性的B细胞淋巴瘤，均可用CD20单抗（利妥昔单抗）治疗。每一周期化疗前应用可明显提高惰性或侵袭性B细胞淋巴瘤的完全缓解率及无病生存时间。B细胞淋巴瘤在造血干细胞移植前用利妥昔单抗做体内净化，可以提高移植治疗的疗效。

2）干扰素：对蕈样肉芽肿等有部分缓解作用。

3）抗幽门螺杆菌的药物：胃MALT淋巴瘤经抗幽门螺杆菌治疗后部分患者症状改善，淋巴瘤消失。

4）CAR-T细胞免疫治疗：治疗复发性难治B细胞淋巴瘤取得疗效。

（3）HSCT：55岁以下、重要脏器功能正常、缓解期短、难治易复发的侵袭性淋巴瘤、4个CHOP方案能使淋巴结缩小超过3/4者，可行大剂量联合化疗后进行自体或异基因造血干细胞移植，以期最大限度地杀灭肿瘤细胞，取得较长期缓解和无病存活。

自体外周血干细胞移植用于淋巴瘤治疗时，移植物受淋巴瘤细胞污染的机会小，造血功能恢复快，并适用于骨髓受累或经过盆腔照射的患者。

（4）手术治疗：合并脾功能亢进者如有切脾指征，可行脾切除术以提高血象，为以后化疗创造有利条件。

淋巴瘤的治疗已取得了很大进步，HL已成为化疗可治愈的肿瘤之一。

HL Ⅰ期与Ⅱ期5年生存率＞90%，Ⅳ期为31.9%；有全身症状者较无全身症状者差；儿童及老年人的预后一般比中青年差；女性治疗的预后较男性好。

1993年ShiPP等提出了NHL的国际预后指数（IPI），将预后分为低危、低中危、高中危、高危四类。年龄＞60岁、分期为Ⅲ期或Ⅳ期、结外病变1处以上、需要卧床或生活需要他人照顾、血清LDH升高是5个预后不良的IPI，可根据病例具有的IPI数来判断NHL的预后。

第七章 多发性骨髓瘤

多发性骨髓瘤（MM）是浆细胞恶性增殖性疾病。骨髓中克隆性浆细胞异常增生，并分泌单克隆免疫球蛋白或其片段（M蛋白），导致相关器官或组织损伤。常见临床表现为骨痛、贫血、肾功能不全、感染和高钙血症等。此病多发于中、老年人，男性多于女性，目前仍无法治愈。

病因尚不明确。遗传、环境因素、化学物质、病毒感染、慢性炎症及抗原刺激等可能与骨髓瘤的发病有关。有学者认为，人类8型疱疹病毒（HHV-8）参与了MM的发生。细胞因子白介素-6（IL-6）是促进B细胞分化成浆细胞的调节因子。进展性MM患者骨髓中IL-6异常升高，提示以IL-6为中心的细胞因子网络失调导致骨髓瘤细胞增生。

（1）骨骼损害：骨髓瘤细胞在骨髓中增生，刺激由基质细胞衍变而来的成骨细胞过度表达IL-6，激活破骨细胞，导致骨质疏松及溶骨性破坏。骨痛为常见症状，以腰骶部最多见，其次为胸背部、肋骨和下肢骨骼。活动或扭伤后剧痛者有自发性骨折的可能。单个骨骼损害称孤立性浆细胞瘤。

（2）感染：正常多克隆免疫球蛋白及中性粒细胞减少，免疫力下降，容易发生各种感染，如细菌性肺炎和尿路感染，甚至败血症。病毒感染以带状疱疹多见。

（3）贫血：90%以上患者出现程度不一的贫血，部分患者以贫血为首发症状。贫血的发生与骨髓瘤细胞浸润抑制造血、肾功不全等有关。

（4）高钙血症：食欲缺乏、呕吐、乏力、意识模糊、多尿或便秘等。发生机制主要包括破骨细胞引起的骨再吸收和肾小球滤过率下降致钙的清除能力下降。

（5）肾功能损害：蛋白尿、血尿、管型尿和急、慢性肾衰竭。急性肾衰竭多因脱水、感染、静脉肾盂造影等引起。慢性肾衰竭的发病机制：①游离轻链（本周蛋白）被近曲小管吸收后沉积在上皮细胞胞质内，使肾小管细胞变性，功能受损，如蛋白管型阻塞，导致肾小管扩张；②高血钙引起多尿以及少尿；③尿酸过多，沉积在肾小管，导致尿酸性肾病；④肾脏淀粉样变性，高黏滞综合征或骨髓瘤细胞浸润等。

（6）高黏滞综合征：头晕、眩晕、视物模糊、耳鸣、手指麻木、冠状动脉供血不足、慢性心力衰竭、意识障碍甚至昏迷。血清中M蛋白增多，尤以IgA易聚合成多聚体，可使血液黏滞性过高，引起血流缓慢、组织淤血和缺氧。在视网膜、中枢神经和心血管系统尤为显著。

（7）出血倾向：鼻出血、牙龈出血和皮肤紫癜多见。出血的机制：①血小板减少，且M蛋白包在血小板表面，影响血小板的功能；②凝血障碍：M蛋白与纤维蛋白单体结合，影响纤维蛋白多聚化，M蛋白尚可直接影响因子Ⅷ的活性；③血管壁因素：高免疫球蛋白血症和淀粉样变性损伤血管壁。

（8）淀粉样变性和雷诺现象：少数患者，尤其是IgD型，可发生淀粉样变性，常见舌体、腮腺增大，心脏扩大，腹泻或便秘，皮肤苔藓样变，外周神经病变以及肝、肾功能损害等。如M蛋白为冷球蛋白，则引起雷诺现象。

（9）髓外浸润：①器官增大：如淋巴结、肾、肝和脾增大；②神经损害：胸、腰椎破坏压迫脊髓所致截瘫较常见，其次为神经根受累，脑神经瘫痪较少见；若出现多发性神经病变，则表现为双侧对称性远端感觉和运动障碍。如同时有多发性神经病变、器官肿大、内分泌病、单株免疫球蛋白血症和皮肤改变者，称POEMS综合征；③髓外浆细胞瘤：孤立性病变位于口腔及呼吸道等软组织中；④浆细胞白血病：系骨髓瘤细胞浸润外周血所致，浆细胞超过2.0×10^9/L时即可诊断，大多属IgA型，其症状和治疗同其他急性白血病。

知识点4：多发性骨髓瘤的实验室和辅助检查　　副高：熟练掌握　正高：熟练掌握

（1）血象：多为正常细胞性贫血。血片中红细胞呈缗钱状（成串状）排列。白细胞总数正常或减少。晚期可见大量浆细胞。血小板计数多数正常，有时可减少。

（2）骨髓：骨髓中浆细胞异常增生，并伴有质的改变。骨髓瘤细胞大小形态不一，成堆出现，核内可见核仁1～4个，并可见双核或多核浆细胞。骨髓瘤细胞免疫表型CD38+、CD56+。

（3）血液生化检查

1）单株免疫球蛋白血症的检查

①蛋白电泳：血清或尿液在蛋白电泳时可见一浓而密集的染色带，扫描呈现基底较窄单峰突起的M蛋白。

②免疫固定电泳：可确定M蛋白的种类并对骨髓瘤进行分型，IgG型骨髓瘤约占52%，IgA型约占21%，轻链型约占15%，IgD型少见，IgE型及IgM型极罕见；伴随单株免疫球蛋白的轻链，不是κ链即为λ链；约1%的患者血清或尿中无M蛋白，称为不分泌型骨髓瘤。少数患者血中存在冷球蛋白。

③血清免疫球蛋白定量测定：显示M蛋白增多，正常免疫球蛋白减少。

④血清游离轻链检测：结合蛋白电泳和免疫固定电泳能提高多发性骨髓瘤和其他相关浆细胞疾病检测的敏感性。

2）血钙、磷测定：因骨质破坏，出现高钙血症，血磷正常。本病的溶骨不伴成骨过程，通常血清碱性磷酸酶正常。

3）血清β_2-微球蛋白和血清蛋白：β_2-微球蛋白由浆细胞分泌，与全身骨髓瘤细胞总数有显著相关性。血清蛋白量与骨髓瘤生长因子IL-6的活性呈负相关。均可用于评估肿瘤负荷及预后。

4）C-反应蛋白（CRP）和血清乳酸脱氢酶（LDH）：LDH与肿瘤细胞活动有关，CRP和血清IL-6呈正相关，故可反映疾病的严重程度。

5）尿和肾功能：90%患者有蛋白尿，血清尿素氮和肌酐可增高。约半数患者尿中出现本周蛋白。本周蛋白的特点：①由游离轻链κ或λ构成，分子量小，可在尿中大量排出；②当尿液逐渐加温至45～60℃时，本周蛋白开始凝固，继续加热至沸点时重新溶解，再冷至60℃以下，又出现沉淀；③尿蛋白电泳时出现浓集区带。

（4）细胞遗传学：染色体的异常通常为免疫球蛋白重链区基因的重排。目前已明确一些与预后有关的染色体改变如del（13）、亚二倍体、t（4；14）、del（17p）、t（14；16）、t（14；20）等提示预后差。

（5）影像学检查

1）骨病变X线表现：①典型为圆形、边缘清楚如凿孔样的多个大小不等的溶骨性损害，常见于颅骨、盆骨、脊柱、股骨、肱骨等处；②病理性骨折；③骨质疏松，多在脊柱、肋骨和盆骨。

2）为避免急性肾衰竭，应禁止对骨髓瘤患者进行X线静脉肾盂造影检查。

3）有骨痛但X线上未见异常的患者，CT和MRI或PET-CT有一定的诊断价值。

知识点5：多发性骨髓瘤的诊断标准　　　　　　　副高：熟练掌握　　正高：熟练掌握

（1）有症状骨髓瘤（活动性骨髓瘤）诊断标准：需满足第1）条及第2）条，加上第3）条中任何1项。

1）骨髓单克隆浆细胞比例≥10%和/或组织活检证明有浆细胞瘤。

2）血清和/或尿出现单克隆M蛋白。

3）骨髓瘤引起的相关表现

A.靶器官损害表现（CRAB）

①［C］校正血清钙＞2.75mmol/L。

②［R］肾功能损害（肌酐清除率＜40ml/min或肌酐＞177μmol/L）。

③［A］贫血（血红蛋白低于正常下限20g/L或＜100g/L）。

④［B］溶骨性破坏，通过影像学检查（X线片、CT或PET/CT）显示一处或多处溶骨性病变。

B.无靶器官损害表现，但出现以下一项或多项指标异常（SLiM）。

①［S］骨髓单克隆浆细胞比例≥60%。

②［Li］受累/非受累血清游离轻链比≥100。

③［M］MRI检查出现＞一处5mm以上局灶性骨质破坏。

（2）无症状性骨髓瘤诊断标准：需满足第3）条，加上第1）条和/或第2）条。

1）血清单克隆M蛋白≥30g/L或24小时尿轻链≥0.5g。

2）骨髓单克隆浆细胞比例10%～60%。

3）无相关器官及组织的损害（无SLiM、CRAB等终末器官损害表现及淀粉样变性）。

知识点6：多发性骨髓瘤的临床分期　　　　　　　副高：熟练掌握　　正高：熟练掌握

按照传统的Durie-Salmon（DS）分期体系和国际分期体系及修订的国际分期体系

（R-ISS）进行分期。

Durie-Salmon分期体系

分期	分期标准
Ⅰ期	满足以下所有条件： 1.血红蛋白＞100g/L 2.血清钙≤2.65mmol/L（11.5mg/dl） 3.骨骼X线片：骨骼结构正常或骨型孤立性浆细胞瘤 4.血清或尿骨髓瘤蛋白产生率低：①IgG＜50g/L；②IgA＜30g/L；③本周蛋白＜4g/24h
Ⅱ期	不符合Ⅰ期和Ⅲ期的所有病人
Ⅲ期	满足以下1个或多个条件： 1.血红蛋白＜85g/L 2.血清钙＞2.65mmol/L（11.5mg/dl） 3.骨骼检查中溶骨病变大于3处 4.血清或尿骨髓瘤蛋白产生率高：①IgG＞70g/L；②IgA＞50g/L；③本周蛋白＞12g/24h
亚型	
A亚型	肾功能正常，肌酐清除率＞40ml/min或血清肌酐水平＜177μmol/L（2.0mg/dl）
B亚型	肾功能不全，肌酐清除率≤40ml/min或血清肌酐水平≥177μmol/L（2.0mg/dl）

国际分期体系（ISS）及修订的国际分期体系（R-ISS）

分期	ISS的标准	R-ISS的标准
Ⅰ	血清β_2-微球蛋白＜3.5mg/L，白蛋白≥35g/L	ISS Ⅰ期和非细胞遗传学高危同时LDH水平正常
Ⅱ	介于Ⅰ期和Ⅲ期之间	介于R-ISS Ⅰ期和Ⅲ期之间
Ⅲ	血清β_2-微球蛋白≥5.5mg/L	ISS Ⅲ期同时细胞遗传学高危[*]或者LDH水平高于正常

注：[*]细胞遗传学高危指间期荧光原位杂交检出del（17p），t（4；14），t（14；16）

知识点7：多发性骨髓瘤的临床分型　　　　　副高：熟练掌握　正高：熟练掌握

根据血清M成分的特点将本病分为IgG、IgA、IgD、IgM、IgE型、轻链型、不分泌型以及双克隆或多克隆免疫球蛋白型8种类型，其中IgG型最常见，其次为IgA型。每一种又根据轻链类型分为κ型和λ型。

知识点8：多发性骨髓瘤的鉴别诊断　　　　　副高：熟练掌握　正高：熟练掌握

（1）MM以外的其他浆细胞病

1）巨球蛋白血症：是骨髓中浆细胞样淋巴细胞克隆性增生所致，M蛋白为IgM，无骨质破坏。

2）意义未明的单株免疫球蛋白血症（MGUS）：单株免疫球蛋白一般<10g/L，且历经数年而无变化，即无骨骼病变，骨髓中浆细胞不增多。血清β_2-微球蛋白正常。个别在多年后转化为骨髓瘤或巨球蛋白血症。

3）继发性单株免疫球蛋白增多症：偶见于慢性肝炎、自身免疫病、B细胞淋巴瘤和白血病等，这些疾病均无克隆性骨髓瘤细胞增生。

4）重链病：免疫电泳发现α、γ或μ重链。

5）原发性淀粉样变性：病理组织学检查时刚果红染色阳性。

（2）反应性浆细胞增多症：可由慢性炎症、伤寒、系统性红斑狼疮、肝硬化、转移癌等引起。反应性浆细胞一般<15%，且无形态异常，免疫表型为$CD38^+$、$CD56^-$，且不伴有M蛋白，IgH基因重排阴性。

（3）引起骨痛和骨质破坏的疾病：如骨转移癌、老年性骨质疏松症、肾小管性酸中毒及甲状旁腺功能亢进症等，因成骨过程活跃，常伴血清碱性磷酸酶升高。如查到原发病变或骨髓涂片找到成堆的癌细胞则有助于鉴别。

知识点9：多发性骨髓瘤的治疗　　　　　　副高：熟练掌握　正高：熟练掌握

（1）治疗原则：无症状或无进展的MM患者可以观察，每3个月复查1次。

（2）有症状MM患者的治疗

1）化学治疗：有症状MM的初治为诱导化疗。来那度胺是一种有效的沙利度胺类似物，与地塞米松联合用于治疗复发/难治性MM。

2）干细胞移植：自体干细胞移植可提高缓解率，改善患者总生存期和无事件生存率，是适合移植患者的标准治疗。清髓性异基因干细胞移植可在年轻患者中进行，常用于难治复发患者。

3）骨病的治疗：二膦酸盐有抑制破骨细胞的作用，包括氯屈膦酸、帕米膦酸二钠和唑来膦酸。如唑来膦酸钠每月4mg静脉滴注，可减少疼痛，部分患者出现骨质修复。放射性核素内照射有控制骨损害、减轻疼痛的疗效。

4）高钙血症：①水化、碱化、利尿：日补液2000～3000ml，保持尿量>1500ml/d；②使用二膦酸盐；③糖皮质激素和/或降钙素。

5）贫血：可考虑促红细胞生成素治疗。

6）肾功能不全：①水化、利尿，减少尿酸形成和促进尿酸排泄；②有肾衰竭者，应积极透析；③慎用非甾体类抗炎镇痛药；④避免使用静脉造影剂；⑤长期使用二膦酸盐需监测肾功能。

7）高黏滞血症：血浆置换可用于有症状的高黏滞综合征患者。

8）感染：若出现感染症状应用抗生素治疗。对粒细胞减少的患者可给予G-CSF。

9）凝血/血栓：对接受以沙利度胺或来那度胺为基础方案的患者，建议预防性抗凝治疗。

知识点10：多发性骨髓瘤的预后　　　　　　副高：熟练掌握　正高：熟练掌握

MM自然病程具有高度异质性，中位生存期为3～4年，有些患者可存活10年以上。影响预后的因素有年龄、C-反应蛋白水平、血清乳酸脱氢酶水平、骨髓浆细胞浸润程度、肾功能、ISS分期及R-ISS分期及细胞遗传学异常等。

第八章　骨髓增殖性肿瘤

第一节　真性红细胞增多症

知识点1：真性红细胞增多症的概念	副高：熟练掌握　正高：熟练掌握

真性红细胞增多症（PV）简称真红，是一种以获得性克隆性红细胞异常增多为主的慢性骨髓增生性疾病。其外周血血细胞比容增加，血液黏稠度增高，常伴有白细胞和血小板增高、脾大，病程中可出现血栓和出血等并发症。

知识点2：真性红细胞增多症的发病机制	副高：熟练掌握　正高：熟练掌握

为获得性克隆性造血干细胞疾病，90%～95%的患者都可发现JAK2 V617F基因突变。

知识点3：真性红细胞增多症的临床表现	副高：熟练掌握　正高：熟练掌握

中老年发病居多，男性稍多于女性。起病缓慢，病变若干年后才出现症状，或偶然查血时发现。

患者呈多血质面容，皮肤和黏膜红紫，尤以面颊、唇、舌、耳、鼻尖、颈部和四肢末端（指、趾及大小鱼际）为甚，眼结膜显著充血。因血容量增加，约半数患者合并高血压病。血液黏滞度增高可致血流缓慢和组织缺氧，表现为头痛、眩晕、多汗、疲乏、健忘、耳鸣、视物模糊、视力障碍、肢端麻木与刺痛等症状。

伴血小板增多时，可有血栓形成和梗死，常见于脑、周围血管、冠状动脉、门静脉、肠系膜等。出血仅见于少数患者，与血管内膜损伤、血小板功能异常等因素有关。

嗜碱性粒细胞增多，释放组胺刺激胃腺壁细胞，可致消化性溃疡；刺激皮肤有明显瘙痒症。骨髓细胞过度增殖可导致高尿酸血症，少数患者出现继发性痛风、肾结石及肾功能损害。

患者40%～50%有肝大、70%～90%有脾大，是本病的重要体征，脾大多为中、重度增大，表面平坦，质硬，引起腹胀、食欲不振、便秘。若发生脾梗死，引起脾区疼痛。

本病病程进展可分为3期：①红细胞及血红蛋白增多期：可持续数年；②骨髓纤维化期：血象处于正常代偿范围，通常在诊断后5～13年发生；③贫血期：有巨脾、髓外化生和全血细胞减少，大多在2～3年内死亡，个别演变为急性白血病。

知识点4：真性红细胞增多症的实验室检查　　　　　副高：熟练掌握　正高：熟练掌握

（1）血液检查：红细胞计数增多至（6~10）×10^{12}/L，血红蛋白增高至（170~240）g/L，血细胞比容增高至0.6~0.8。部分患者由于缺铁，红细胞呈小细胞低色素性。网织红细胞计数正常，当脾大伴髓外造血时，外周血可有少数幼红细胞。白细胞计数增多至（10~30）×10^9/L，常有核左移，可见中幼及晚幼粒细胞，中性粒细胞碱性磷酸酶活性增高。可有血小板增多，可达（300~1000）×10^9/L。血液黏滞性为正常的5~8倍，放射性核素测定血容量增多。

（2）骨髓检查：各系造血细胞都显著增生，脂肪组织减少，粒红比例常下降，巨核细胞增生常较明显。铁染色显示贮存铁减少。

（3）血液生化检查：多数患者血尿酸增加。可有高组胺血症和高组胺尿症。血清维生素B_{12}及维生素B_{12}结合力增加，血清铁降低，促红细胞生成素（EPO）减少。

（4）骨髓细胞体外培养：利用骨髓细胞体外培养确认是否有内源性红细胞集落（EEC）形成。

（5）基因检测：多数PV患者造血细胞存在JAK2V617F基因突变。

知识点5：真性红细胞增多症的诊断（2016年WHO标准）

　　　　　　　　　　　　　　　　　　　　　　　　副高：熟练掌握　　正高：熟练掌握

（1）主要诊断指标：①Hb，男性>165g/L，女性>160g/L；或血细胞比容男性>0.49，女性>0.48；或RCM超过平均正常预测值的25%；②骨髓活检提示相对于年龄而言的全髓细胞高增生，包括显著的红系、粒系增生和多形性、大小不等的成熟巨核细胞增殖；③存在JAK2V617F突变或者JAK2外显子12的突变。

（2）次要诊断指标：血清EPO低于正常值。

主要标准②在以下情况不要求：如果主要标准③和次要标准同时满足，且血红蛋白男性>185g/L，女性>165g/L；或血细胞比容男性>0.55，女性>0.49。

符合3项主要标准，或前2项主要标准和次要标准则可诊断PV。

知识点6：真性红细胞增多症的鉴别诊断　　　　　副高：熟练掌握　正高：熟练掌握

（1）继发性红细胞增多症：①慢性缺氧状态，如高原居住、肺气肿、发绀性先天性心脏病、肺源性心脏病、慢性风湿性心脏瓣膜病等；②大量吸烟使碳氧血红蛋白增高和异常血红蛋白病引起组织缺氧；③分泌EPO增多的情况，如肾囊肿、肾盂积水、肾动脉狭窄等或患肝癌、肺癌、小脑血管母细胞瘤、子宫平滑肌瘤等肿瘤时。

（2）相对性红细胞增多症：见于脱水、烧伤和慢性肾上腺皮质功能减退而致的血液浓缩。

知识点7：真性红细胞增多症的治疗　　　副高：熟练掌握　正高：熟练掌握

（1）静脉放血：每隔2~3天放血200~400ml，直至血细胞比容在0.45以下。应注意：①放血后红细胞及血小板可能会反跳性增高，需用药物；②反复放血可加重缺铁；③老年及有心血管病者，放血后有诱发血栓形成的可能。

（2）血栓形成的预防：若无禁忌证存在，口服小剂量阿司匹林50~100mg/d长期预防治疗。

（3）细胞减少性治疗：年龄>40岁者可使用羟基脲10~20mg/（kg·d），维持白细胞（3.5~5）×10^9/L；年龄<40岁或妊娠期可使用干扰素300万U/m²，每周3次，皮下注射。

知识点8：真性红细胞增多症的预后　　　副高：熟练掌握　正高：熟练掌握

可生存10~15年以上。出血、血栓形成和栓塞是主要死因，个别可演变为急性白血病。

第二节　原发性血小板增多症

知识点1：原发性血小板增多症的概念　　　副高：熟练掌握　正高：熟练掌握

原发性血小板增多症（ET）为造血干细胞克隆性疾病，外周血血小板计数明显增高，骨髓中巨核细胞增殖旺盛，有50%~70%的患者有JAK2 V617F基因突变。也称出血性血小板增多症。

知识点2：原发性血小板增多症的病因及发病机制　　　副高：熟练掌握　正高：熟练掌握

ET的直接病因并不清楚。2005年，在相当比例（约50%以上）的ET患者中检测到JAK2酪氨酸激酶基因的激活突变（JAK2V617F）。该突变在造血干细胞阶段获得，通过过度激活下游信号通路，导致细胞异常增殖。但在不同类型的MPN中，由JAK2V617F引发的信号或其所产生的作用存在质和/或量的差异。PV中JAK2V617F纯合子突变较ET多见，该突变所产生的活性水平在PV中高于ET。

之后的研究发现，部分JAK2V617F阴性的ET患者中存在促血小板生成素受体（MPL）功能获得性突变，如MPLW515L/K。体外研究发现，与JAK2V617F突变不同的是，MPLW515L/K突变的骨髓移植小鼠模型表现为显著的血小板增生和髓外血细胞生成，与ET的发病有关。

知识点3：原发性血小板增多症的临床表现　　副高：熟练掌握　正高：熟练掌握

起病缓慢，患者早期可能无任何临床症状，仅在做血细胞计数时偶然发现。出血或血栓形成为主要临床表现，可有疲劳、乏力，脾大。

知识点4：原发性血小板增多症的实验室检查　　副高：熟练掌握　正高：熟练掌握

（1）血液：血小板（1000～3000）×10^9/L，涂片中血小板聚集成堆，大小不一，偶见巨核细胞碎片。聚集试验中血小板对胶原、ADP及花生四烯酸诱导的聚集反应下降，对肾上腺素的反应消失是本病的特征之一。白细胞增多，为（10～30）×10^9/L，中性粒细胞碱性磷酸酶活性增高。如半固体细胞培养有自发性巨核细胞集落形成单位（CFU-Meg）形成，有利于本病的诊断。

（2）骨髓象：各系明显增生，以巨核细胞和血小板增生为主，巨核细胞体积较大，多为成熟型。

（3）基因检查：约50%以上的ET患者可检测到JAK2 V617F突变，部分JAK2 V617F阴性的ET患者可检测到MPLW515L/K突变。

（4）细胞遗传学检查：染色体可出现异常核型，多为C组染色体的增多或缺失，另可有Ph染色体、超二倍体、二倍体和G组染色体变化等。有部分学者认为21q$^-$可能是本病染色体畸变的一个重要特征。

（5）血小板及凝血功能试验：多数患者血小板黏附率降低，ADP诱发的血小板聚集功能异常，血小板因子Ⅲ有效性降低，凝血检查一般正常，少数患者呈高凝状态。出血时间、凝血酶原消耗试验及血块回缩等可不正常。

知识点5：原发性血小板增多症的诊断　　副高：熟练掌握　正高：熟练掌握

（1）主要标准：①血小板计数持续≥450×10^9/L；②骨髓活检示巨核细胞高度增生，胞体大、核过分叶的成熟巨核细胞数量增多，粒系、红系无显著增生或左移，且网状纤维轻度（1级）增多；③不能满足MDS、BCR-ABL$^+$CML、PV、原发性骨髓纤维化（PMF）及其他髓系肿瘤的诊断标准；④有JAK2、CALR或MPL基因突变。

（2）次要标准：有克隆性标志或无反应性血小板增多的证据。

符合4项主要标准或前3项主要标准和次要标准即可诊断ET。

知识点6：原发性血小板增多症的鉴别诊断　　副高：熟练掌握　正高：熟练掌握

继发性血小板增多症见于慢性炎症疾病、急性感染恢复期、肿瘤、大量出血后、缺铁性贫血、脾切除术后或使用肾上腺素后。原发性与继发性血小板增多症详细鉴别见下表。

原发性血小板增多症与继发性血小板增多症的鉴别

鉴别点	原发性	继发性
病因	不明	继发于某种病理或生理状态
病程	持续性	常为暂时性
血小板计数	$\geq 450 \times 10^9/L$（常$> 1000 \times 10^9/L$）	一般$< 450 \times 10^9/L$
血小板生存时间	正常或轻度缩短	一般正常
血小板形态和功能	常不正常	一般正常
骨髓巨核细胞	显著增多，并可见幼稚巨核细胞	轻度增多
白细胞计数	常增多	一般正常
脾大	常有	常无
血栓和出血	常见	少见
染色体	常异常	正常
基因突变	JAK2V617F或其他	阴性

知识点7：原发性血小板增多症的治疗　　　　副高：熟练掌握　正高：熟练掌握

年龄< 60岁，无心血管疾病史的低危无症状患者无需治疗；而年龄> 60岁和/或有心血管疾病史的高危患者则需积极治疗。

（1）抗血小板，防治血栓并发症：小剂量阿司匹林$50 \sim 100mg/d$；ADP受体阻滞剂（噻氯匹啶与氯吡格雷）；阿那格雷。

（2）降低血小板数：血小板$> 1000 \times 10^9/L$，骨髓抑制剂首选羟基脲，每日$15mg/kg$，可长期间歇用药。干扰素300万U/m^2，每周3次，皮下注射，可用于孕妇。血小板单采术可迅速减少血小板量，常用于妊娠、手术前准备以及骨髓抑制剂不能奏效时。

知识点8：原发性血小板增多症的预后　　　　副高：熟练掌握　正高：熟练掌握

进展缓慢，多年保持良性过程。约10%的患者有可能转化为其他类型的骨髓增生性疾病。

第三节　原发性骨髓纤维化

知识点1：原发性骨髓纤维化的概念　　　　副高：熟练掌握　正高：熟练掌握

原发性骨髓纤维化（PMF）是一种造血干细胞克隆性增殖所致的骨髓增殖性肿瘤，表现为不同程度的血细胞减少和/或增多，外周血出现幼红细胞、幼粒细胞、泪滴形红细胞，骨髓纤维化和髓外造血，常导致肝脾大。

知识点2：原发性骨髓纤维化的发病机制　　　　　副高：熟练掌握　正高：熟练掌握

骨髓纤维化是骨髓造血干细胞异常克隆引起的成纤维细胞反应性增生。增生的血细胞异常释放血小板衍化生长因子（PDGF）及转化生长因子（TGF-β）等，刺激骨髓内成纤维细胞分裂和增殖及胶原合成增多，并在骨髓基质中过度积聚，形成骨髓纤维化。肝、脾、淋巴结内的髓样化生是异常造血细胞累及髓外脏器的表现，不是骨髓纤维化的代偿作用。约50%的纤维化期PMF患者存在JAK2V617F点突变。

知识点3：原发性骨髓纤维化的临床表现　　　　　副高：熟练掌握　正高：熟练掌握

中位发病年龄为60岁，起病隐匿，偶然发现脾大而就诊。常见症状包括贫血和脾大压迫引起的各种症状，如乏力、食欲减退、左上腹疼痛。代谢增高所致的低热、盗汗、体重下降等。少数有骨骼疼痛和出血。严重贫血和出血为本症的晚期表现。少数病例可因高尿酸血症并发痛风及肾结石。

90%的患者存在不同程度的脾大，巨脾是其特征性表现，质硬、表面光滑、无触痛。肝大，占50%~80%，因肝及门静脉血栓形成，可致门静脉高压症。

知识点4：原发性骨髓纤维化的实验室及其他检查

　　　　　　　　　　　　　　　　　　　　　副高：熟练掌握　正高：熟练掌握

（1）血液检查：正常细胞性贫血，外周血有少量幼红细胞。成熟红细胞形态大小不一，常发现泪滴形红细胞，有辅助诊断价值。白细胞计数增多或正常，可见中幼及晚幼粒细胞，甚至出现少数原粒及早幼粒细胞，中性粒细胞碱性磷酸酶活性增高。晚期白细胞和血小板减少。血尿酸增高。

（2）骨髓检查：穿刺常呈干抽。疾病早期骨髓有核细胞增生，特别是粒系和巨核细胞，但后期显示增生低下。骨髓活检可见大量网状纤维组织，根据活检结果可将PMF分为4级，见下表。

骨髓纤维化分级

分级	所见特征
MF-0	无交叉分散的线型网硬蛋白，与正常骨髓一致
MF-1	许多交叉松散的网硬蛋白网，尤其在血管周围区域
MF-2	广泛交叉的弥漫而密集的网硬蛋白增多，偶见常由胶原构成的灶性厚纤维束和/或局灶性骨硬化
MF-3	广泛交叉的弥漫而密集的网硬蛋白增多，以及由胶原构成粗糙的厚纤维束，通常伴有骨硬化

（3）染色体：无Ph染色体。半数以上PMF有JAK2V617F突变。

（4）脾穿刺：表现类似骨髓穿刺涂片，提示髓外造血，巨核细胞增多最为明显且纤维组织增生。

（5）肝穿刺：有髓外造血，肝窦中有巨核细胞及幼稚细胞增生。

（6）X线检查：部分患者X线检查平片早期可见骨小梁模糊或磨玻璃样改变，中期呈现骨硬化现象，晚期在骨密度增高的基础上出现颗粒状透亮区。磁共振成像对PMF的早期诊断敏感度很高，有多个斑点、斑片状低信号灶。

知识点5：原发性骨髓纤维化的诊断（2016 WHO诊断标准）
副高：熟练掌握　正高：熟练掌握

WHO 2016分型将PMF分为纤维化前期（pre-PMF）和纤维化期（overt-PMF），对应诊断标准如下。

pre-PMF确诊需要满足以下3项主要标准及至少1项次要标准。

（1）主要标准：①骨髓活检有巨核细胞增生和异型巨核细胞，常常伴有网状纤维或胶原纤维化，或无显著的网状纤维增多（≤MF-1），巨核细胞改变必须伴有以粒细胞增生且常有红系造血减低为特征的骨髓增生程度增高；②不能满足PV、CML（BCR-ABL融合基因阳性）、MDS或其他髓系肿瘤的诊断标准；③有JAK2V617F，CALR、MPL基因突变，若无上述突变，则存在其他克隆性增殖标志（如ASXL1、EZH2、TET2、IDH1/IDH2、SRSF、SF381），或不满足反应性骨髓网状纤维增生的最低标准。

（2）次要标准（以下检查需要连续检测两次）：①贫血非其他疾病并发；②白细胞计数>$11×10^9$/L；③可触及的脾大；④血清LDH水平增高。

Overt PMF确诊需要满足以下3项主要标准及至少1项次要标准。

（1）主要标准：①有巨核细胞增生和异型巨核细胞，伴有网状纤维和/或胶原纤维化（MF-2或MF-3）；②和③同pre-PMF。

（2）次要标准（以下检查需要连续检测两次）：①~④同pre-PMF；⑤骨髓病性贫血。

知识点6：原发性骨髓纤维化的鉴别诊断
副高：熟练掌握　正高：熟练掌握

必须与各种原因引起的脾大相鉴别。此外，血液系统肿瘤，如慢性粒细胞白细胞、淋巴瘤、骨髓瘤等以及恶性肿瘤骨髓转移，均有可能引起继发性骨髓纤维组织局部增生，也应与本病相鉴别。

知识点7：原发性骨髓纤维化的治疗
副高：熟练掌握　正高：熟练掌握

对于无临床症状、病情稳定、可持续数年的患者不需要特殊治疗。

（1）支持治疗：贫血和低血小板需要输红细胞和血小板，长期红细胞输注应注意铁负荷过重，配合铁螯合剂治疗。

（2）纠正血细胞减少、缩小脾脏和抑制髓外造血：可使用司坦唑醇、促红细胞生成素、沙利度胺、来那度胺、阿那格雷、羟基脲、美法仑、活性维生素D_3等。部分患者可以改善症状，但不能改变自然病程。

（3）脾切除指征：①脾大引起压迫和/或脾梗死疼痛难以忍受；②无法控制的溶血、脾相关性血小板减少；③门静脉高压并发食管静脉曲张破裂出血。脾切除后可使肝迅速增大，应慎重考虑。

（4）HSCT：是目前唯一有可能根治本病的方法，但因年龄过高和相关并发症失败率高，近年采用减低剂量预处理（RIC）方案提高了成功率。

（5）靶向治疗：尝试以不同的药物治疗PMF，主要有以下几种：①抗血管生成药物：例如沙利度胺等；②信号传导抑制剂：例如替匹法尼、MK-0457、GX15-070MS；③蛋白酶体抑制剂：硼替佐米；④JAK2抑制剂如芦可替尼；⑤表观遗传学治疗：去甲基化药物，如5-阿扎胞苷；组蛋白乙酰转移酶抑制剂等。

知识点8：原发性骨髓纤维化的预后　　　　　副高：熟练掌握　　正高：熟练掌握

确定诊断后中位生存期为5年。近20%的患者最后演变为急性白血病。死因多为严重贫血、心力衰竭、出血或反复感染。

第九章　脾功能亢进

脾功能亢进简称脾亢，是一种综合征，临床表现为脾大，一种或多种血细胞减少而骨髓造血细胞相应增生；脾切除后血象可基本恢复，症状缓解。根据病因明确与否，脾亢分为原发性和继发性。

原发性脾亢病因未明，较为少见。继发性脾亢常见病因有：

（1）感染性疾病：传染性单核细胞增多症、亚急性感染性心内膜炎、病毒性肝炎、粟粒型肺结核、布鲁菌病、血吸虫病、黑热病及疟疾等。

（2）免疫性疾病：类风湿关节炎的Felty综合征、系统性红斑狼疮及结节病等。

（3）充血性疾病：充血性心力衰竭、缩窄性心包炎、Budd-Chiari综合征、肝硬化、门静脉或脾静脉血栓形成等。

（4）血液系统疾病：①溶血性贫血：遗传性球形细胞增多症、自身免疫性溶血性贫血、地中海贫血及镰状细胞贫血等；②浸润性脾大：各类急慢性白血病、淋巴瘤、骨髓增生性疾病及脂质贮积病、恶性组织细胞病及淀粉样变性等。

（5）脾的疾病：脾淋巴瘤、脾囊肿及脾血管瘤等。

（6）脂质贮积病：戈谢病、尼曼-匹克病和糖原沉积症。

（7）其他：恶性肿瘤转移、药物因素、髓外造血等。

通过吞噬与阻留机制过滤血液是脾的主要功能。脾是单核-吞噬细胞系统的组成部分，红髓中有较多的巨噬细胞，形成网状过滤床。脾血流的5%～10%缓慢地流经红髓，含有细菌、异物或表面覆盖了抗体及补体的细胞，可与巨噬细胞接触并被其吞噬。脾血流从小动脉经微血管进入静脉窦。血液需通过由静脉窦内皮细胞形成的2μm的裂孔回流到小静脉。红细胞与白细胞的直径为7～12μm，需变形后才能通过裂孔。血流中衰老、受损、变形能力差的细胞因不能通过裂孔被阻留。各种原因引起脾大时，经过红髓的血流比例增加，流动更为缓慢，脾的滤血功能亢进，正常或异常的血细胞在脾中阻留或破坏增加，使循环血细胞减少，并可引起骨髓造血代偿性加强。

另外，脾有储血功能。循环中大部分中性粒细胞及1/3左右的血小板储存在脾中。脾大时90%的血小板可阻留在脾。脾大常伴随血浆容量增加，脾血流量增加，使脾静脉超负荷，引起门静脉压增高。后者又可使脾进一步增大，脾血流量增加，形成恶性循环。

知识点4：脾功能亢进的临床表现	副高：熟练掌握 正高：熟练掌握

血细胞减少可出现贫血，有感染和出血倾向。脾大多为轻至中度增大，少数为巨脾。通常无症状，明显增大时可产生腹部症状，如饱胀感、牵拉感及因胃肠受压而出现的消化系统症状。如有左季肋部与呼吸相关的疼痛及摩擦感，常提示脾梗死。

各种原因引起的脾大，其脾功能亢进引起血细胞减少的程度不一致。通常淤血性脾大时血细胞减少较为明显。浸润所致的脾大时，脾亢常不明显。临床上脾大的程度与脾功能亢进也不一定平行。

知识点5：脾功能亢进的实验室检查	副高：熟练掌握 正高：熟练掌握

（1）血象：血细胞可一系、两系乃至三系同时减少，但细胞形态正常。早期以白细胞或/和血小板减少为主，晚期常发生全血细胞减少。

（2）骨髓象：增生活跃或明显活跃，外周血中减少的血细胞系列在骨髓常呈显著的增生。部分患者可出现血细胞成熟障碍，与外周血细胞大量破坏，促使细胞过度释放有关。

（3）影像学检查：超声、CT、MRI及PET-CT均可明确脾脏大小，同时还可提供脾脏结构的信息，有助于脾囊肿、肿瘤和梗死的鉴别。此外，可根据门静脉宽度作出门静脉高压的诊断。

知识点6：脾功能亢进的诊断	副高：熟练掌握 正高：熟练掌握

因脾功能亢进以继发性为主，因此诊断应包括两个方面：脾功能亢进的诊断及原发疾病的诊断。国内制定的诊断标准（1991年）如下：

（1）脾大：绝大多数患者根据查体即可确定，少数体检未扪及或仅于肋下扪及脾大者，还需经过超声和CT等确定。

（2）外周血细胞减少：可一系减少或多系同时减少。

（3）骨髓造血细胞增生：呈增生活跃或明显活跃，部分患者出现轻度成熟障碍。

（4）脾切除后外周血象接近或恢复正常。

（5）^{51}Cr标记的红细胞或血小板注入人体内后行体表放射性测定，脾区体表放射性为肝区的2~3倍。

诊断以前4条依据最重要。

知识点7：脾功能亢进的治疗	副高：熟练掌握 正高：熟练掌握

应治疗原发病，若无效且原发病允许，可以考虑脾部分栓塞术或脾切除，以后者最常

用。脾切除指征：①脾大造成明显压迫症状；②严重溶血性贫血；③显著血小板减少引起出血；④粒细胞极度减少并有反复感染史。

　　脾切除后继发性血小板增多症对于卧床或老年患者有引起血栓并发症的危险。去除了保护性滤血器官，幼年患者易发生血源性感染。所以对幼年、老年及长期卧床的患者切脾要慎重。

第十章 出血性疾病

第一节 概 述

知识点1：出血性疾病的概念　　　　　　　　　副高：熟悉：正高：熟悉

因先天性或遗传性及获得性因素导致血管、血小板、凝血、抗凝及纤维蛋白溶解等止血机制的缺陷或异常而引起的以自发性或轻度损伤后过度出血为特征的疾病，称出血性疾病。

知识点2：正常止血机制　　　　　　　　　　　副高：熟悉：正高：熟悉

（1）血管因素：血管收缩是人体对出血最早的生理性反应。当血管受损时，局部血管发生收缩，导致管腔变窄、破损伤口缩小或闭合。血管收缩通过神经反射及多种介质调控完成。

（2）血小板因素：血管受损时，血小板通过黏附、聚集及释放反应参与止血过程：①血小板膜糖蛋白 I b（GP I b）作为受体，通过vWF的桥梁作用，使血小板黏附于受损内皮下的胶原纤维，形成血小板血栓，机械性修复受损血管；②血小板膜糖蛋白 II b/ III a复合物（GP II b/ III a）通过纤维蛋白原互相连接而致血小板聚集；③聚集后的血小板活化，分泌或释放一系列活性物质，如血栓烷A_2（TXA_2）、5-羟色胺（5-HT）等。

（3）凝血因素：血管内皮损伤，启动外源及内源性凝血途径，在磷脂等的参与下，经过一系列酶解反应形成纤维蛋白血栓。血栓填塞于血管损伤部位，使出血得以停止。同时，凝血过程中形成的凝血酶等还具有多种促进血液凝固及止血的重要作用。

知识点3：血液凝固的概念　　　　　　　　　　副高：熟悉：正高：熟悉

血液凝固是无活性的凝血因子（酶原）被有序地、逐级放大地激活，转变为有蛋白降解活性的凝血因子的过程，即所谓"瀑布学说"的一系列酶促反应。凝血的最终产物是血浆中的纤维蛋白原转变为纤维蛋白。

知识点4：凝血因子　　　　　　　　　　　　　副高：熟悉　正高：熟悉

目前已知直接参与人体凝血过程的凝血因子有14个，分别为凝血因子 I 、II 、III 、IV 、V 、VII 、VIII 、IX 、X 、XI 、XII 、XIII 、PK 、HMWK。

| 知识点5：凝血活酶生成 | 副高：熟悉 正高：熟悉 |

（1）外源性凝血途径：血管损伤时，内皮细胞表达TF并释入血流。TF与因子Ⅶ（FⅦ）或活化的因子Ⅶ（FⅦa）在钙离子（Ca^{2+}）存在的条件下，形成TF/FⅦ或TF/FⅦa复合物，这两种复合物均可激活因子Ⅹ（FⅩ），后者的激活作用远远大于前者，并还有激活因子Ⅸ（FⅨ）的作用。

（2）内源性凝血途径：血管损伤时内皮完整性破坏，内皮下胶原暴露，FⅫ与带负电荷的胶原接触而激活，转变为活化的因子Ⅻ（FⅫa）。FⅫa激活因子Ⅺ（FⅪ）。在Ca^{2+}存在的条件下，活化的因子Ⅺ（FⅪa）激活FⅨ。活化的因子Ⅸ（FⅨa）、因子Ⅷ：C（FⅧ：C）及磷脂在Ca^{2+}的参与下形成复合物，激活FⅩ。

上述两种途径激活FⅩ后，凝血过程即进入共同途径。在Ga^{2+}存在的条件下，FⅩa、因子Ⅴ（FⅤ）与磷脂形成复合物，此即凝血活酶。

| 知识点6：凝血酶生成 | 副高：熟悉 正高：熟悉 |

血浆中无活性的凝血酶原在凝血活酶的作用下，转变为蛋白分解活性极强的凝血酶。凝血酶形成是凝血连锁反应中的关键，它除参与凝血反应外，还有如下多种作用：①反馈性加速凝血酶原向凝血酶的转变，此种作用远远强于凝血活酶；②诱导血小板的不可逆性聚集，加速其活化及释放反应；③激活FⅫ；④激活因子Ⅻ（FⅫ），加速稳定性纤维蛋白形成；⑤激活纤溶酶原，增强纤维蛋白溶解（简称纤溶）活性。

| 知识点7：纤维蛋白生成 | 副高：熟悉 正高：熟悉 |

在凝血酶作用下纤维蛋白原依次裂解，释出肽A、肽B，形成纤维蛋白单体，单体自动聚合，形成不稳定性纤维蛋白，再经活化的因子Ⅻ（FⅫa）的作用，形成稳定性交联纤维蛋白。

| 知识点8：凝血过程 | 副高：熟悉 正高：熟悉 |

凝血过程分为两个阶段，首先是启动阶段，这是通过外源性凝血途径（TF途径）实现的，由此生成少量凝血酶。然后是放大阶段，即少量凝血酶发挥正反馈：激活血小板，磷脂酰丝氨酸由膜内移向膜外发挥磷脂作用；激活FⅤ；激活FⅧ；在磷脂与凝血酶原存在条件下激活FⅪ（FⅪ作为TF途径与内在途径连接点）。从而生成足量凝血酶，以完成正常的凝血过程。

| 知识点9：抗凝系统的组成及作用 | 副高：熟悉 正高：熟悉 |

（1）抗凝血酶（AT）：AT生成于肝及血管内皮细胞，主要功能是灭活FⅩa及凝血酶，

对其他丝氨酸蛋白酶（如FⅨa、FⅪa、FⅫa等）亦有一定灭活作用，其抗凝活性与肝素密切相关。

（2）蛋白C系统：蛋白C系统由蛋白C（PC）、蛋白S（PS）、血栓调节蛋白（TM）等组成。PC、PS为维生素K依赖性因子，在肝内合成。TM则主要存在于血管内皮细胞表面，是内皮细胞表面的凝血酶受体。凝血酶与TM以1∶1形成复合物，裂解PC，形成活化的PC（APC），APC以PS为辅助因子，通过灭活FV及FⅧ而发挥抗凝作用。

（3）组织因子途径抑制物（TFPI）：为一种对热稳定的糖蛋白。内皮细胞可能是其主要生成部位。TFPI的抗凝机制：①直接对抗FXa；②在Ca^{2+}存在的条件下，有抗TF/FⅦa复合物的作用。

（4）肝素：为硫酸黏多糖类物质，主要由肺或肠黏膜肥大细胞合成，抗凝作用主要表现为抗FXa及凝血酶。其作用与AT密切相关：肝素与AT结合，致AT构型变化，活性中心暴露，变构的AT与因子Xa或凝血酶以1∶1结合成复合物，致上述两种丝氨酸蛋白酶灭活。近年研究发现，低分子肝素的抗FXa作用明显强于肝素钠。此外，肝素还有促进内皮细胞释放组织型纤溶酶原活化剂（t-PA）、增强纤溶活性等作用。

知识点10：纤维蛋白溶解系统的组成与激活　　　　　　　　副高：熟悉　正高：熟悉

（1）组成：纤溶系统主要由纤溶酶原及其激活剂、纤溶酶激活剂抑制物等组成。

1）纤溶酶原（PLG）：一种单链糖蛋白，主要在脾、嗜酸性粒细胞及肾等部位生成，血管内皮细胞也有纤溶酶原表达。

2）组织型纤溶酶原激活剂（t-PA）：人体内主要的纤溶酶原激活剂，主要在内皮细胞合成。

3）尿激酶型纤溶酶原激活剂（u-PA）：最先由尿中分离而得名，亦称尿激酶（UK）。主要存在形式为前尿激酶（pro-UK）和双链尿激酶型纤溶酶原激活剂。

4）纤溶酶相关抑制物：主要包括α_2-纤溶酶抑制剂（α_2-PI）、α_1-抗胰蛋白酶（α_1-AP）及α_2-抗纤溶酶（α_2-AP）等数种。有抑制t-PA、纤溶酶等作用。

（2）纤溶系统激活

1）内源性途径：这一激活途径与内源性凝血过程密切相关。当FⅫ被激活时，前激肽释放酶经FⅫa作用转化为激肽释放酶，其使纤溶酶原转变为纤溶酶，致纤溶过程启动。

2）外源性途径：血管内皮及组织受损伤时，t-PA或u-PA释入血流，裂解纤溶酶原，使之转变为纤溶酶，导致纤溶系统激活。

3）作为一种丝氨酸蛋白酶，纤溶酶作用于纤维蛋白（原），使之降解为小分子多肽A、B、C及一系列碎片，称纤维蛋白（原）降解产物（FDP）。

知识点11：出血性疾病的分类　　　　　　　　　　　　　　副高：熟悉　正高：熟悉

（1）血管壁异常

1）先天性或遗传性：遗传性出血性毛细血管扩张症、家族性单纯性紫癜、先天性结缔组织病（血管及其支持组织异常）。

2）获得性：①感染：如败血症；②过敏：如过敏性紫癜；③化学物质及药物：如药物性紫癜；④营养不良：如维生素C及维生素PP缺乏症；⑤代谢及内分泌障碍：如糖尿病、Cushing病；⑥其他：如结缔组织病、动脉硬化、机械性紫癜、体位性紫癜等。

（2）血小板异常

1）血小板数量异常

①血小板减少：血小板生成减少：如再生障碍性贫血、白血病、放疗及化疗后的骨髓抑制；血小板破坏过多：发病多与免疫反应等有关，如特发性血小板减少性紫癜（ITP）；血小板消耗过度：如弥散性血管内凝血（DIC）；血小板分布异常：如脾功能亢进等。

②血小板增多：原发性血小板增多症。

2）血小板质量异常

①先天性或遗传性：血小板无力症、巨大血小板综合征、血小板颗粒性疾病。

②获得性：由抗血小板药物、感染、尿毒症、异常球蛋白血症等引起。获得性血小板质量异常较多见，但未引起临床的重视。

（3）凝血异常

1）先天性或遗传性

①血友病A、B及遗传性FXI缺乏症。

②遗传性凝血酶原、FV、FⅦ、FX缺乏症，遗传性纤维蛋白原缺乏及减少症，遗传性FXⅢ缺乏及减少症。

2）获得性：肝病性凝血障碍；维生素K缺乏症；抗因子Ⅷ、Ⅸ抗体形成；尿毒症性凝血异常等。

（4）抗凝及纤维蛋白溶解异常：主要为获得性疾病：肝素使用过量，香豆素类药物过量及敌鼠钠中毒，免疫相关性抗凝物增多，蛇咬伤、水蛭咬伤，溶栓药物过量。

（5）复合性止血机制异常

1）先天性或遗传性：血管性血友病（vWD）。

2）获得性：弥散性血管内凝血（DIC）。

知识点12：出血性疾病的病史检查　　　　副高：熟悉；正高：熟悉

（1）出血特征：包括出血发生的年龄、部位、持续时间、出血量、有否出生时脐带出血及迟发性出血、有否同一部位反复出血等。一般认为，皮肤、黏膜出血点、紫癜等多为血管、血小板异常所致，而深部血肿、关节出血等则提示可能与凝血障碍等有关。

（2）出血诱因：是否为自发性，与手术、创伤及接触或使用药物的关系等。

（3）基础疾病：如肝病、肾病、消化系统疾病、糖尿病、免疫性疾病及某些特殊感染等。

（4）家族史：应该追溯家族中1～2代所有成员是否有出血病史，包括家族中死亡人员的致死疾病的详细资料。如血友病A和血友病B，通常呈性连锁隐性遗传特征，应重点查询母系亲属中有无男性出血性疾病患者。另需注意大约1/3的血友病患者缺乏阳性家族史。血管性血友病以常染色体显性遗传为特征。

（5）其他：饮食、营养状况、职业及环境等。

知识点13：出血性疾病的体格检查	副高：熟悉；正高：熟悉

（1）出血体征：出血范围、部位，有无血肿等深部出血、伤口渗血，分布是否对称等。

（2）相关疾病体征：贫血，肝、脾、淋巴结增大，黄疸，蜘蛛痣，腹水，水肿等。关节畸形、皮肤异常扩张的毛细血管团等。

（3）一般体征：如心率、呼吸、血压、末梢循环状况等。

知识点14：出血性疾病的实验室检查	副高：熟悉；正高：熟悉

（1）筛选试验

1）血管或血小板异常：出血时间（BT）、血小板计数等。

2）凝血异常：活化部分凝血活酶时间（APTT）、凝血酶原时间（PT）、凝血酶时间（TT）等。

（2）确诊试验

1）血管异常：血vWF、内皮素-1（ET-1）及TM测定等。

2）血小板异常：血小板数量、形态，血小板黏附、聚集功能，血小板表面P-选择素（CD62）、直接血小板抗原（GP Ⅱb/Ⅲa和Ⅰb/Ⅸ）单克隆抗体固相检测等。

3）凝血异常

①凝血第一阶段：测定FⅫ、Ⅺ、Ⅹ、Ⅸ、Ⅷ、Ⅶ、Ⅴ及TF等抗原及活性。

②凝血第二阶段：凝血酶原抗原及活性等。

③凝血第三阶段：纤维蛋白原、异常纤维蛋白原、纤维蛋白单体、FⅩⅢ抗原及活性测定等。

④抗凝异常：AT抗原及活性或凝血酶-抗凝血酶复合物（TAT）测定；PC、PS及TM测定；FⅧ：C抗体测定；狼疮抗凝物或心磷脂类抗体测定。

⑤纤溶异常：鱼精蛋白副凝（3P）试验、FDP、D-二聚体测定；纤溶酶原测定；t-PA、纤溶酶原激活物抑制物（PAI）及纤溶酶-抗纤溶酶复合物（PIC）测定等。

知识点15：出血性疾病的诊断步骤	副高：熟悉；正高：熟悉

①确定是否属出血性疾病范畴；②大致区分是血管、血小板异常，抑或为凝血障碍或其他疾病；③判断是数量异常或质量缺陷；④通过病史、家系调查及某些特殊检查，初步确定为先天性、遗传性或获得性；⑤对先天或遗传性疾病应进行基因及其他分子生物学检测，以确定其病因的准确性质及发病机制。

知识点16：常用的出、凝血试验在出血性疾病诊断中的意义

副高：熟悉　正高：熟悉

常用的出、凝血试验在出血性疾病诊断中的意义

项目	血管性疾病	血小板疾病	凝血异常性疾病		
			凝固异常	纤溶亢进	抗凝物增多
BT	正常或异常	正常或异常	正常或异常	正常	正常
血小板计数	正常	正常	正常	正常	正常
PT	正常	正常	正常或异常	正常或异常	正常或异常
APTT	正常	正常	正常或异常	正常或异常	正常或异常
TT	正常	正常	正常或异常	异常	异常
纤维蛋白原	正常	正常	正常或异常	异常	正常
FDP	正常	正常	正常	异常	正常

知识点17：常见出血性疾病的临床鉴别　　　副高：熟悉　正高：熟悉

常见出血性疾病的临床鉴别

项目	血管性疾病	血小板疾病	凝血障碍性疾病
性别	女性多见	女性多见	80%~90%发生于男性
阳性家族史	较少见	罕见	多见
出生后脐带出血	罕见	罕见	常见
皮肤紫癜	常见	多见	罕见
皮肤大块淤斑	罕见	多见	可见
血肿	罕见	可见	常见
关节腔出血	罕见	罕见	多见
内脏出血	偶见	常见	常见
眼底出血	罕见	常见	少见
月经过多	少见	多见	少见
手术或外伤后渗血不止	少见	可见	多见

知识点18：出血性疾病的病因防治　　　副高：熟悉　正高：熟悉

（1）遗传性出血性疾病目前尚无根治办法。对于单基因遗传性出血性疾病，预防措施在于进行必要的婚前咨询，禁止近亲结婚，对可能的女性疾病携带者孕妇进行产前诊断。对遗

传性出血性疾病患者，应使患者、患者家属、所在社区医疗服务机构了解该病的基本防治知识，加强对患者的心理教育也是防治的重要环节。

（2）获得性出血性疾病主要针对病因进行预防干预。对有出血倾向患者，应避免应用香豆素、肝素等抗凝药物；禁用血小板功能抑制药如阿司匹林、吲哚美辛、双嘧达莫、保泰松、噻氯匹定等。对凝血因子缺乏引起的出血，应避免肌注途径给药。有出血倾向的患者应尽量避免外伤、剧烈运动和外科手术。必须进行手术者，应与血液专科医师配合，补充所缺乏的凝血因子或血小板，使止血机制达到足以耐受手术的程度与范围而不导致过度出血，直到伤口愈合为止。

知识点 19：出血性疾病的止血治疗 副高：熟悉 正高：熟悉

（1）补充血小板和/或相关凝血因子：在紧急情况下，输入新鲜血浆或新鲜冷冻血浆是一种可靠的补充或替代疗法，因其含有除 TF、Ca^{2+} 以外的全部凝血因子。此外，如血小板悬液、纤维蛋白原、凝血酶原复合物、冷沉淀物、因子Ⅷ等，亦可根据病情予以补充。

（2）止血药物

1）收缩血管、增加毛细血管致密度、改善其通透性的药物：如卡巴克洛、曲克芦丁、垂体后叶素、维生素 C 及糖皮质激素等。

2）合成凝血相关成分所需的药物：如维生素 K 等。

3）抗纤溶药物：如氨基己酸（EACA）、氨甲苯酸（PAMBA）等。

4）促进止血因子释放的药物：如去氨加压素（1-脱氨-8-右旋精氨酸加压素，DDAVP）促进血管内皮细胞释放 vWF，从而改善血小板黏附、聚集功能，并有稳定血浆 FⅧ：C 和提高 FⅧ：C 水平的作用。

5）重组活化因子Ⅶ（rFⅦa）：rFⅦa 是一种新的凝血制剂。rFⅦa 直接或者与组织因子组成复合物促使 FX 的活化与凝血酶的形成。

6）局部止血药物：如凝血酶、巴曲酶及吸收性明胶海绵等。

（3）促血小板生成的药物：多种细胞因子调节各阶段巨核细胞的增殖、分化和血小板的生成，目前已用于临床的此类药物包括血小板生成素、白介素-11（IL-11）等。

（4）局部处理：局部加压包扎、固定及手术结扎局部血管等。

知识点 20：出血性疾病的其他治疗 副高：熟悉 正高：熟悉

（1）免疫治疗：对某些免疫因素相关的出血性疾病，如 ITP、有高效价抗体的重型血友病 A 和血友病 B 等，可应用抗 CD20 单抗等免疫治疗。

（2）血浆置换：ITP 等，通过血浆置换去除抗体或相关致病因素。

（3）手术治疗：包括脾切除、血肿清除、关节成形及置换等。

（4）中医中药：传统医学称出血性疾病为"血证"。现代医学研究表明，中药中有止血作用的药物很多，如蒲黄、柿子叶粉、赤石脂等，在临床上时有应用。

（5）基因治疗：基因治疗有望为遗传性出血性疾病患者带来新的希望。

第二节　弥散性血管内凝血

知识点1：弥散性血管内凝血的概念　　　　　　　副高：熟练掌握　正高：熟练掌握

弥散性血管内凝血（DIC）是在许多疾病基础上，以微血管体系损伤为病理基础，凝血及纤溶系统被激活，导致全身微血管血栓形成，凝血因子大量消耗并继发纤溶亢进，引起全身出血及微循环衰竭的临床综合征。

知识点2：弥散性血管内凝血的病因　　　　　　　副高：熟练掌握　正高：熟练掌握

（1）严重感染：是诱发DIC的主要病因之一。

1）细菌感染：革兰阴性菌感染，如脑膜炎球菌、大肠埃希菌、铜绿假单胞菌感染等，革兰阳性菌，如金黄色葡萄球菌感染等。

2）病毒感染：流行性出血热、重症肝炎等。

3）立克次体感染：斑疹伤寒等。

4）其他感染：脑型疟疾、钩端螺旋体病、组织胞浆菌病等。

（2）恶性肿瘤：是诱发DIC的主要病因之一，近年来有上升趋势。常见的有急性早幼粒细胞白血病、淋巴瘤、前列腺癌、胰腺癌及其他实体瘤。

（3）病理产科：见于羊水栓塞、感染性流产、死胎滞留、重度妊娠高血压综合征、子宫破裂、胎盘早剥、前置胎盘等。

（4）手术及创伤：富含组织因子的器官，如脑、前列腺、胰腺、子宫及胎盘等，可因手术及创伤等释放组织因子（TF），诱发DIC。大面积烧伤、严重挤压伤、骨折也易致DIC。

（5）严重中毒或免疫反应：毒蛇咬伤、输血反应、移植排斥等也易致DIC。

（6）其他：如恶性高血压、巨大血管瘤、急性胰腺炎、重症肝炎、溶血性贫血、急进型肾炎、糖尿病酮症酸中毒、系统性红斑狼疮、中暑等。

知识点3：弥散性血管内凝血的发病机制　　　　　副高：熟练掌握　正高：熟练掌握

（1）组织损伤：感染、肿瘤溶解、严重或广泛创伤、大型手术等因素导致TF或组织因子类物质释放入血，激活外源性凝血系统。蛇毒等外源性物质亦可激活此途径，或直接激活FX及凝血酶原。

（2）血管内皮损伤：感染、炎症及变态反应、缺氧等引起血管内皮损伤，导致TF释放进而启动凝血系统。

（3）血小板活化：各种炎症反应、药物、缺氧等可诱发血小板聚集及释放反应，通过多种途径激活凝血。

（4）纤溶系统激活：上述致病因素亦可同时通过直接或间接方式激活纤溶系统，致凝血-纤溶平衡进一步失调。

知识点4：弥散性血管内凝血的病理及病理生理
　　　　　　　　　　　　　　　　　　　　　　　副高：熟练掌握　　正高：熟练掌握

（1）微血栓形成：微血栓形成是DIC的基本和特异性病理变化。其发生部位广泛，多见于肺、肾、脑、肝、心、肾上腺、胃肠道、皮肤及黏膜等部位。主要为纤维蛋白血栓及纤维蛋白-血小板血栓。

（2）凝血功能异常：①高凝状态：为DIC的早期改变；②消耗性低凝状态：出血倾向，PT显著延长，血小板及多种凝血因子水平低下。此期持续时间较长，常构成DIC的主要临床特点及实验检测异常；③继发性纤溶亢进状态：多出现在DIC后期，但亦可在凝血激活的同时，甚至成为某些DIC的主要病理过程。

（3）微循环障碍：毛细血管微血栓形成、血容量减少、血管舒缩功能失调、心功能受损等因素造成微循环障碍。

知识点5：弥散性血管内凝血的临床表现　　　副高：熟练掌握　　正高：熟练掌握

DIC的临床表现可因原发病、DIC类型、分期不同而有较大差异。

（1）出血倾向：急性DIC时，出血往往严重而广泛，表现为皮肤淤点、淤斑，注射部位淤斑；尤其静脉穿刺部位的渗血不止具有特征性。一部分患者可出现特征性的肢端皮肤"地图形状"的青紫；牙龈出血、鼻出血、消化道出血、肺出血、血尿、阴道出血等均可发生，颅内出血是DIC致死的主要原因之一。

（2）休克或微循环衰竭：为一过性或持续性血压下降，早期即出现肾、肺、大脑等器官功能不全，表现为肢体湿冷、少尿、呼吸困难、发绀及神志改变等。休克程度与出血量常不成比例。顽固性休克是DIC病情严重、预后不良的征兆。

（3）微血管栓塞：可发生在浅层的皮肤、消化道黏膜的微血管，但临床上较少出现局部坏死和溃疡。而由于深部器官微血管栓塞导致的器官衰竭在临床上却更为常见，可表现为顽固性的休克、呼吸衰竭、意识障碍、颅高压和肾衰竭等。

（4）微血管病性溶血：表现为进行性贫血，贫血程度与出血量不成比例，偶见皮肤、巩膜黄染。

知识点6：弥散性血管内凝血的实验室和辅助检查
　　　　　　　　　　　　　　　　　　　　　　　副高：熟练掌握　　正高：熟练掌握

（1）血液学检查：血常规检查可以提供急性出血、红细胞破坏加速、潜在的疾病（如白血病）的部分依据。血涂片检查可发现畸形红细胞或红细胞碎片；血LDH增高，结合珠蛋白降低常提示微血管病性溶血性贫血。血小板计数减低通常是急性DIC早期且恒定的特点；

在感染所致DIC，血小板计数降低程度较为明显。革兰阳性菌感染所致DIC或其他原因的DIC，常出现血小板计数和纤维蛋白原浓度的平行降低。

（2）凝血和纤溶机制检查及结果分析：作为反映DIC凝血和纤溶机制异常的基本试验包括：血浆纤维蛋白原浓度降低；PT、APTT、凝血酶时间（TT）延长；FDP和D-二聚体浓度增高；血小板计数减低。有关DIC的纤维蛋白原浓度，通常情况下降低。因纤维蛋白原系急性时相反应蛋白，在脓毒血症或其他潜在疾病引起的DIC，由于纤维蛋白原分泌增加，故纤维蛋白原浓度可以正常甚或轻度增高。因此，纤维蛋白原浓度正常并不能排除DIC的诊断，动态检测纤维蛋白原浓度尤有必要。DIC的纤溶亢进由纤维蛋白凝块和组织型纤溶酶原激活物（TPA）所"激发"。DIC时，纤维蛋白降解产物（FDP）浓度往往＞40μg/ml；D-二聚体（D-dimer，D-D）＞0.5μg/ml，尽管FDP在DIC时浓度增加，但非特异性。D-D浓度增加对DIC诊断的特异性较高，若临床怀疑有DIC存在，同时伴有FDP和D-二聚体浓度增高，则DIC的诊断基本成立。在诊断DIC时，首先应该完成这些简单的初筛试验。根据初筛试验结果异常，DIC的诊断可基本确定。对于疑难病例或合并存在影响上述实验结果的原发病时针对性地选用ATⅢ、纤溶酶原、α₂-抗纤溶酶（α₂-AP）等指标，有助于诊断。对于试验结果的分析应该小心，并注意动态观察。一些参数如纤维蛋白原、血小板计数在某些DIC相关状态可以增加（如妊娠状态），分析结果时应注意。

知识点7：弥散性血管内凝血的国内诊断标准（2012版）
副高：熟练掌握　正高：熟练掌握

（1）临床表现

1）存在易引起DIC的基础疾病。

2）有下列1项以上临床表现：①多发性出血倾向；②不易用原发病解释的微循环衰竭或休克；③多发性微血管栓塞的症状、体征，如皮肤、皮下、黏膜栓塞性坏死及早期出现的肺、肾、脑等脏器衰竭。

（2）实验检查指标：同时有下列3项以上异常：①血小板＜100×10⁹/L或进行性下降，肝病、白血病患者血小板＜50×10⁹/L；②血浆纤维蛋白原含量＜1.5g/L或进行性下降，或＞4g/L，白血病及其他恶性肿瘤＜1.8g/L，肝病＜1.0g/L；③3P试验阳性或血浆FDP＞20mg/L，肝病、白血病FDP＞60mg/L，或D-二聚体水平升高或阳性；④PT缩短或延长＞3秒，肝病、白血病延长＞5秒，或APTT缩短或延长＞10秒。

知识点8：中国DIC诊断积分系统（CDSS）　副高：熟练掌握　正高：熟练掌握

为进一步推进中国DIC诊断的科学化、规范化，统一诊断标准，中华医学会血液学分会血栓与止血学组于2014年起通过多中心、大样本的回顾性与前瞻性研究，建立了中国DIC诊断积分系统（CDSS），见下表。

中国DIC诊断积分系统（CDSS）

积分项	分数
存在导致DIC的原发病	2
临床表现	
不能用原发病解释的严重或多发性出血倾向	1
不能用原发病解释的微循环障碍或休克	1
广泛性皮肤、黏膜栓塞，灶性缺血性坏死、脱落及溃疡形成，或不明原因的肺、肾、脑等脏器功能衰竭	1
实验室指标	
血小板计数	
非恶性血液病	
$\geqslant 100 \times 10^9/L$	0
$(80 \sim 100) \times 10^9/L$	1
$< 80 \times 10^9/L$	2
24小时内下降$\geqslant 50\%$	1
恶性血液病	
$< 50 \times 10^9/L$	1
24小时内下降$\geqslant 50\%$	1
D-二聚体	
$< 5mg/L$	0
$5 \sim 9mg/L$	2
$\geqslant 9mg/L$	3
PT及APTT延长	
PT延长$< 3s$且APTT延长$< 10s$	0
PT延长$\geqslant 3s$且APTT延长$\geqslant 10s$	1
PT延长$\geqslant 6s$	2
纤维蛋白原	
$\geqslant 1.0g/L$	0
$< 1.0g/L$	1

注：非恶性血液病：每日计分1次，$\geqslant 7$分时可诊断DIC；

　　恶性血液病：临床表现第一项不参与评分，每日计分1次，$\geqslant 6$分时可诊断DIC；

　　PT：凝血酶原时间；APTT：部分激活的凝血活酶时间

知识点9：弥散性血管内凝血的国际血栓和止血协会标准

副高：熟练掌握　正高：熟练掌握

国际血栓和止血协会（ISTH）标准应用简单易行的检测项目（包括血小板计数、凝血酶原时间、纤维蛋白原浓度、纤维蛋白相关标志物）对DIC进行积分，较为规范和标准。

知识点10：弥散性血管内凝血的鉴别诊断　　　　　　副高：熟练掌握　正高：熟练掌握

（1）DIC与重症肝炎的鉴别要点

DIC与重症肝炎的鉴别要点

	DIC	重症肝炎
微循环衰竭	早、多见	晚、少见
黄疸	轻、少见	重、极常见
肾功能损伤	早、多见	晚、少见
红细胞破坏	多见（50%～90%）	罕见
FⅧ：C	降低	正常
D-二聚体	增加	正常或轻度增加

（2）DIC与血栓性血小板减少性紫癜的鉴别要点

DIC与血栓性血小板减少性紫癜的鉴别要点

	DIC	TTP
起病及病程	多数急骤、病程短	可急可缓、病程长
微循环衰竭	多见	少见
黄疸	轻、少见	极常见，较重
FⅧ：C	降低	正常
vWF裂解酶	多为正常	多为显著降低
血栓性质	纤维蛋白血栓为主	血小板血栓为主

（3）DIC与原发性纤溶亢进症的鉴别要点

DIC与原发性纤溶亢进症的鉴别要点

	DIC	原发性纤溶亢进症
病因或基础疾病	种类繁多	多为手术、产科意外
微循环衰竭	多见	少见
微血管栓塞	多见	罕见
微血管病性溶血	多见	罕见
血小板计数	降低	正常
血小板活化产物	增高	正常
D-二聚体	增高或阳性	正常或阴性
红细胞形态	破碎或畸形	正常

知识点11：弥散性血管内凝血的治疗	副高：熟练掌握　正高：熟练掌握

（1）治疗基础疾病及消除诱因：如控制感染，治疗肿瘤，产科及外伤；纠正缺氧、缺血及酸中毒等。是终止DIC病理过程的最为关键和根本的治疗措施。

（2）抗凝治疗：抗凝治疗是终止DIC病理过程，减轻器官损伤，重建凝血-抗凝平衡的重要措施。一般认为，DIC的抗凝治疗应在处理基础疾病的前提下，与凝血因子补充同步进行。临床上常用的抗凝药物为肝素，主要包括普通肝素和低分子量肝素。

1）使用方法

普通肝素：急性DIC 10000~30000U/d，一般12500U/d左右，每6小时用量不超过5000U，静脉点滴，根据病情可连续使用3~5天。

低分子量肝素：与肝素钠相比，其抑制FXa作用较强，较少依赖AT，较少引起血小板减少，出血并发症较少，半衰期较长，生物利用度较高。常用剂量为75~150Axa/（kg·d），1次或分2次皮下注射，连用3~5天。

2）适应证与禁忌证

适应证：DIC早期（高凝期）；血小板及凝血因子呈进行性下降，微血管栓塞表现（如器官衰竭）明显的患者；消耗性低凝期但病因短期内不能去除者，在补充凝血因子情况下使用。

禁忌证：手术后或损伤创面未经良好止血者；近期有大咯血或有大量出血的活动性消化性溃疡；蛇毒所致DIC；DIC晚期，患者有多种凝血因子缺乏及明显纤溶亢进。

3）监测：普通肝素使用的血液学监测最常用者为APTT，肝素治疗使其延长为正常值的1.5~2.0倍时即为合适剂量。普通肝素过量可用鱼精蛋白中和，鱼精蛋白1mg可中和肝素100U。低分子肝素常规剂量下无需严格血液学监测。

（3）替代治疗：适用于有明显血小板或凝血因子减少证据，已进行病因及抗凝治疗，DIC未能得到良好控制，有明显出血表现者。

1）新鲜冷冻血浆等血液制品每次10~15ml/kg。

2）血小板悬液：未出血的患者血小板计数<$20×10^9$/L，或者存在活动性出血且血小板计数<$50×10^9$/L的DIC患者，需紧急输入血小板悬液。

3）纤维蛋白原：首次剂量2.0~4.0g，静脉滴注。24小时内给予8.0~12.0g，可使血浆纤维蛋白原升至1.0g/L。由于纤维蛋白原半衰期较长，一般每3天用药1次。

4）FⅦ及凝血酶原复合物：偶在严重肝病合并DIC时考虑应用。

（4）纤溶抑制药物：临床上一般不使用，仅适用于DIC的基础病因及诱发因素已经去除或控制，并有明显纤溶亢进的临床及实验证据，继发性纤溶亢进已成为迟发性出血主要或唯一原因的患者。

（5）溶栓疗法：因DIC主要形成微血管血栓，并多伴有纤溶亢进，故原则上不使用溶栓剂。

（6）其他治疗：糖皮质激素不作常规应用，但下列情况可予以考虑：①基础疾病需糖皮质激素治疗者；②感染-中毒休克并且DIC已经有效抗感染治疗者；③并发肾上腺皮质功能不全者。

第三节　特发性血小板减少性紫癜

特发性血小板减少性紫癜（ITP）也称免疫性血小板减少性紫癜，是一种复杂的多种机制共同参与的获得性自身免疫性疾病。2007年ITP国际工作组将其更名为原发免疫性血小板减少症（ITP）。该病的发生是由于患者对自身血小板抗原的免疫失耐受，产生体液免疫和细胞免疫介导的血小板过度破坏和血小板生成受抑，出现血小板减少，伴或不伴皮肤黏膜出血的临床表现。

ITP的病因迄今未明。发病机制如下：

（1）体液免疫和细胞免疫介导的血小板过度破坏：将ITP患者血浆输给健康受试者可造成健康者一过性血小板减少。50%～70%的ITP患者血浆和血小板表面可检测到血小板膜糖蛋白特异性自身抗体。自身抗体致敏的血小板被单核–吞噬细胞系统过度破坏。另外，ITP患者的细胞毒T细胞可直接破坏血小板。

（2）体液免疫和细胞免疫介导的巨核细胞数量和质量异常，血小板生成不足：自身抗体还可损伤巨核细胞或抑制巨核细胞释放血小板，造成ITP患者血小板生成不足；另外，CD8+细胞毒T细胞可通过抑制巨核细胞凋亡，使血小板生成障碍。血小板生成不足是ITP发病的另一重要机制。

（1）起病：成人ITP一般起病隐匿。急性型ITP多见于儿童，起病突然，大多在出血症状发作前1～3周有感染病史。包括病毒性上呼吸道感染、风疹、水痘、麻疹病毒或EB病毒感染等，也可见于接种疫苗后。常起病急，可有畏寒、发热等前驱症状。慢性ITP起病隐袭，以中青年女性多见。

（2）出血倾向：多数较轻而局限，但易反复发生。可表现为皮肤、黏膜出血，如淤点、紫癜、淤斑及外伤后止血不易等，鼻出血、牙龈出血亦很常见。严重内脏出血较少见，但月经过多较常见，在部分患者可为唯一的临床症状。患者病情可因感染等而骤然加重，出现广泛、严重的皮肤黏膜及内脏出血。部分患者通过偶然的血常规检查发现血小板减少，无出血症状。

（3）乏力：乏力是ITP的临床症状之一，部分患者表现得更为明显。

（4）血栓形成倾向：ITP不仅是一种出血性疾病，也是一种血栓前疾病。

（5）其他：长期月经过多可出现失血性贫血。

知识点 4：特发性血小板减少性紫癜的实验室检查
副高：熟练掌握 正高：熟练掌握

（1）血小板：①血小板计数减少；②血小板平均体积偏大；③出血时间延长。血小板的功能一般正常。

（2）骨髓象：①骨髓巨核细胞数量正常或增加；②巨核细胞发育成熟障碍，表现为巨核细胞体积变小，胞质内颗粒减少，幼稚巨核细胞增加；③有血小板形成的巨核细胞显著减少（＜30%）；④红系及粒、单核系正常。

（3）血小板动力学：超过 2/3 的患者动力学无明显加速。

（4）血浆血小板生成素（TPO）水平：与正常人无统计学差异。

（5）其他：可有程度不等的正常细胞或小细胞低色素性贫血。少数可发现自身免疫性溶血的证据（Evans 综合征）。

知识点 5：特发性血小板减少性紫癜的诊断要点
副高：熟练掌握 正高：熟练掌握

（1）至少 2 次化验血小板计数减少，血细胞形态无异常。

（2）查体：脾脏一般不增大。

（3）骨髓检查：巨核细胞数正常或增多，有成熟障碍。

（4）排除其他继发性血小板减少症。

知识点 6：特发性血小板减少性紫癜的鉴别诊断
副高：熟练掌握 正高：熟练掌握

本病的确诊需排除继发性血小板减少症，如再生障碍性贫血、脾功能亢进、骨髓增生异常综合征、白血病、系统性红斑狼疮、药物性免疫性血小板减少等。本病与过敏性紫癜不难鉴别。

知识点 7：特发性血小板减少性紫癜的分型与分期
副高：熟练掌握 正高：熟练掌握

（1）新诊断的 ITP：指确诊后 3 个月以内的 ITP 患者。

（2）持续性 ITP：指确诊后 3～12 个月血小板持续减少的 ITP 患者。

（3）慢性 ITP：指血小板减少持续超过 12 个月的 ITP 患者。

（4）重症 ITP：指血小板 $<10×10^9/L$，且就诊时存在需要治疗的出血症状或常规治疗中发生了新的出血症状，需要用其他升高血小板药物治疗或增加现有治疗的药物剂量。

（5）难治性 ITP：指满足以下所有三个条件的患者：脾切除后无效或者复发；仍需治疗，以降低出血的危险；除外了其他引起血小板减少症的原因，确诊为 ITP。

知识点8：特发性血小板减少性紫癜的治疗　　　　副高：熟练掌握　正高：熟练掌握

（1）一般治疗：出血严重者应注意休息。血小板<$20×10^9$/L时应严格卧床，避免外伤。

（2）观察：ITP患者如无明显出血倾向，血小板计数>$30×10^9$/L，无手术、创伤，且不从事增加患者出血危险的工作或活动，发生出血的风险较小，可嘱临床观察暂不进行药物治疗。

（3）首次诊断ITP的一线治疗

1）糖皮质激素：一般情况下为首选治疗，近期有效率约为80%。

①作用机制：减少自身抗体生成及减轻抗原抗体反应；抑制单核－吞噬细胞系统对血小板的破坏；改善毛细血管通透性；刺激骨髓造血及血小板向外周血的释放等。

②剂量与用法：常用泼尼松1mg/（kg·d），分次或顿服，待血小板升至正常或接近正常后，1个月内快速减至最小维持量5～10mg/d，无效者4周后停药。也可使用口服大剂量地塞米松（HD-DXM），剂量40mg/d×4d，口服用药，无效患者可在半月后重复1次。应用时，注意监测血压、血糖的变化，预防感染，保护胃黏膜。

2）静脉输注丙种球蛋白（IVIG）：主要用于：①ITP的急症处理；②不能耐受糖皮质激素或者脾切除前准备；③妊娠或分娩前。常用剂量400mg/（kg·d）×5d；或1.0g/（kg·d）×2d。

（4）ITP的二线治疗

1）脾切除

①适应证：正规糖皮质激素治疗无效，病程迁延6个月以上；糖皮质激素维持量需>30mg/d；有糖皮质激素使用禁忌证。

②禁忌证：年龄<2岁；妊娠期；因其他疾病不能耐受手术。脾切除治疗的近期有效率为70%～90%，长期有效率40%～50%。无效者对糖皮质激素的需要量亦可减少。

2）药物治疗

①抗CD20单克隆抗体：抗CD20的人鼠嵌合抗体，375mg/m^2静注，每周1次，连用4周。可有效清除体内B淋巴细胞，减少自身抗体生成。

②血小板生成药物：此类药物的耐受性良好，不良反应轻微，但骨髓纤维化、中和性抗体的产生以及血栓形成的风险等尚待进一步观察。一般用于糖皮质激素治疗无效或难治性ITP患者。主要包括重组人血小板生成素（rhTPO）、TPO拟肽罗米司亭以及非肽类TPO类似物艾曲波帕。

③长春新碱：1.4mg/kg（最大剂量2mg），每周1次，静脉滴注，4周为1个疗程。

④环孢素A：主要用于难治性ITP的治疗常用剂量5mg/（kg·d），分次口服。维持量50～100mg/d，可持续半年以上。

⑤其他：如硫唑嘌呤、环磷酰胺、吗替麦考酚酯等免疫抑制剂以及达那唑等药物。

知识点9：特发性血小板减少性紫癜的急症处理　　　　副高：熟练掌握　正高：熟练掌握

适用于：①血小板<$20×10^9$/L者；②出血严重、广泛者；③疑有或已发生脑出血者；④近期将实施手术或分娩者。

（1）血小板输注：成人按10~20单位/次给予，根据病情可重复使用（从200ml循环血中单采所得的血小板为1单位血小板）。有条件的地方尽量使用单采血小板。

（2）静脉输注丙种球蛋白（IVIG）：剂量及用法同上。作用机制与单核巨噬细胞Fc受体封闭、抗体中和及免疫调节等有关。

（3）大剂量甲基泼尼松龙：1g/d，静脉注射，3~5次为1个疗程，可通过抑制单核-吞噬细胞系统而发挥治疗作用。

（4）促血小板生成药物：如rhTPO、艾曲波帕及罗米司亭等。

（5）重组人活化因子Ⅶ（rh FⅦ）应用于出血较重、以上治疗无效者，病情危急者可联用以上治疗措施。

第四节　血栓性血小板减少性紫癜

知识点1：血栓性血小板减少性紫癜的概念　　　副高：熟练掌握　正高：熟练掌握

血栓性血小板减少性紫癜（TTP）是一种较少见的弥散性微血管血栓-出血综合征。临床以血小板减少性紫癜、微血管病性溶血、神经精神症状、肾损害和发热典型五联征表现为特征。

知识点2：血栓性血小板减少性紫癜的病因及发病机制
副高：熟练掌握　正高：熟练掌握

多数获得性TTP病因不明，少数继发于妊娠、药物、自身免疫性疾病、严重感染、肿瘤、造血干细胞移植等。

现已证实，TTP患者血管性血友病因子裂解酶（vWF-cp）缺乏或活性降低，不能正常降解超大分子vWF（UL-vWF），聚集的UL-vWF促进血小板黏附与聚集，在微血管内形成血小板血栓，血小板消耗性减少，继发出血，微血管管腔狭窄，红细胞破坏，受累组织器官损伤或功能障碍。遗传性TTP患者多为基因突变所致的vWF-cp缺乏和活性降低；获得性TTP患者存在抗vWF-cp自身抗体；或存在抗CD36自身抗体，刺激内皮细胞释放过多UL-vWF。

知识点3：血栓性血小板减少性紫癜的病理　　　副高：熟练掌握　正高：熟练掌握

TTP典型的病理损害是终末小动脉和毛细血管内血栓形成。血栓由血小板、vWF和少量纤维蛋白构成。在毛细血管内膜下层或动脉的内膜与肌层之间，有透明样物质沉积。内膜下损害是TTP最特征性的组织病理学特点。血栓形成可见于脑、肾、胰腺、心脏、脾脏和肾上腺甚或全身各部位，由于小血管中的血栓和纤维蛋白网形成，红细胞易被撕裂而破碎。

知识点4：血栓性血小板减少性紫癜的分类　　　副高：熟练掌握　正高：熟练掌握

根据病因可分为遗传性TTP和获得性TTP。

（1）遗传性TTP：是由ADAMTS13基因突变或缺失，导致酶活性降低或缺乏所致，常在感染、应激或妊娠等诱发因素作用下发病。

（2）获得性TTP：根据诱发因素是否明确，又分为原发性（特发性）TTP和继发性TTP。原发性TTP患者存在抗ADAMTS13自身抗体，或存在抗CD36自身抗体，刺激内皮细胞释放过多UL-vWF。继发性TTP可继发于感染、药物、自身免疫性疾病、肿瘤、骨髓移植和妊娠等多种疾病。

知识点5：血栓性血小板减少性紫癜的临床表现　　副高：熟练掌握　正高：熟练掌握

TTP可发生于任何年龄，多为15~50岁，女性多见。出血和神经精神症状为该病最常见的表现。以皮肤黏膜和视网膜出血为主，严重者可发生内脏及脑出血。神经精神症状可表现为头痛、意识紊乱、淡漠、失语、惊厥、视力障碍、谵妄和偏瘫等，变化多端。微血管病性溶血表现为皮肤、巩膜黄染，尿色加深。肾脏表现有蛋白尿、血尿和不同程度的肾功能损害。发热见于半数患者。并非所有患者均具有五联征表现。

知识点6：血栓性血小板减少性紫癜的实验室检查

**　　　　　　　　　　　　　　　　　　　　　副高：熟练掌握　正高：熟练掌握**

（1）血象：可见不同程度贫血，网织红细胞升高，破碎红细胞>2%；半数以上患者血小板<20×10^9/L。

（2）溶血检查：可见结合珠蛋白降低，血清胆红素升高，LDH升高，血红蛋白尿等血管内溶血表现。

（3）出凝血检查：出血时间延长。一般无典型DIC实验室改变。vWF多聚体分析可见UL-vWF。

（4）血管性血友病因子裂解酶活性分析：遗传性TTP患者vWF-cp活性<5%，部分获得性TTP患者也可显著降低，同时血浆中可测得此酶的抑制物。

知识点7：血栓性血小板减少性紫癜的诊断要点　　副高：熟练掌握　正高：熟练掌握

临床主要根据特征性的五联征表现作为诊断依据。血小板减少伴神经精神症状时应高度怀疑本病。血涂片镜检发现破碎红细胞、vWF多聚体分析发现UL-vWF、vWF-cp活性降低均有助于诊断。

知识点8：血栓性血小板减少性紫癜的鉴别诊断　　副高：熟练掌握　正高：熟练掌握

（1）溶血尿毒综合征（HUS）是一种主要累及肾脏的微血管病，儿童发病率高，常有前驱感染史，神经精神症状少见。

（2）DIC。

（3）Evans综合征。

（4）SLE。

（5）PNH。

（6）妊娠高血压综合征。在妊娠期高血压疾病的先兆子痫或子痫期，患者可出现许多类似于TTP的症状。少数妊娠妇女在妊娠后期或分娩期可出现所谓的HELLP综合征，表现有溶血、肝酶增高、血小板计数降低。该综合征可在胎儿和胎盘娩出后逆转，发生机制可能与血管前列腺素代谢异常有关。

知识点9：血栓性血小板减少性紫癜的治疗　　　　副高：熟练掌握　正高：熟练掌握

（1）血浆置换和输注新鲜冷冻血浆：血浆置换为首选治疗，置换液应选用新鲜血浆或冷冻血浆（FFP）。

由于TTP病情凶险，诊断明确或高度怀疑本病时，应即刻开始治疗。遗传性TTP患者可输注FFP。

（2）其他疗法：糖皮质激素，大剂量静脉输注丙种球蛋白、长春新碱、环孢素A、环磷酰胺、抗CD20单抗等对获得性TTP可能有效。输注血小板仅在出现危及生命的严重出血时才考虑。

知识点10：血栓性血小板减少性紫癜的病程及预后

副高：熟练掌握　正高：熟练掌握

80%以上的患者通过血浆置换治疗可以长期存活。

第十一章　血管性紫癜

第一节　单纯性紫癜

知识点1：单纯性紫癜的概念　　　　　　　　　副高：熟悉　正高：熟悉

单纯性紫癜也称女性易发青斑综合征。

知识点2：单纯性紫癜的发病机制　　　　　　　副高：熟悉　正高：熟悉

发病以女性为主，常与月经周期有关。激素对血管和/或周围组织的影响可能是单纯性紫癜的发病机制。若同时服用影响血小板功能的药物，如非甾体类抗炎药可加重紫癜。

知识点3：单纯性紫癜的临床表现及处理　　　　副高：熟悉　正高：熟悉

症状主要表现为轻微创伤后或自发性出现皮肤紫癜或淤斑，通常不需治疗可自行消退。患者在外科手术等应激状态下不会有过度出血的危险。

第二节　过敏性紫癜

知识点1：过敏性紫癜的概念　　　　　　副高：熟练掌握　正高：熟练掌握

过敏性紫癜又称Schönlein-Henoch综合征，为一种常见的血管变态反应性疾病，因机体对某些致敏物质产生变态反应，导致毛细血管脆性及通透性增加，血液外渗，产生紫癜、黏膜及某些器官出血。可同时伴发血管神经性水肿、荨麻疹等其他过敏表现。

知识点2：过敏性紫癜的病因　　　　　　副高：熟练掌握　正高：熟练掌握

致敏因素甚多，与本病发生密切相关的主要因素：
（1）感染：①细菌：主要为β-溶血性链球菌，以呼吸道感染最为多见；②病毒：多见于发疹性病毒感染，如麻疹、水痘、风疹等；③其他：寄生虫感染。
（2）食物：是人体对异性蛋白过敏所致，如鱼、虾、蟹、蛋、鸡、牛奶等。

（3）药物：①抗生素类：青霉素（包括半合成青霉素，如氨苄西林等）及头孢菌素类抗生素等；②解热镇痛药：水杨酸类、保泰松、吲哚美辛及奎宁类等；③其他药物：磺胺类、阿托品、异烟肼及噻嗪类利尿药等。

（4）其他：花粉、尘埃、疫苗接种、虫咬及寒冷刺激等。

知识点3：过敏性紫癜的发病机制　　　　　副高：熟练掌握　正高：熟练掌握

目前认为是免疫因素介导的一种全身血管炎症。

（1）蛋白质及其他大分子变应原作为抗原：刺激人体产生抗体（主要为IgG），抗体与抗原结合成抗原抗体复合物，沉积于血管内膜，激活补体，导致中性粒细胞游走、趋化及一系列炎症介质的释放，引起血管炎症反应。炎症反应不仅见于皮肤、黏膜小动脉及毛细血管，还可累及肠道、肾及关节腔等部位小血管。

（2）小分子变应原作为半抗原：与人体内某些蛋白质结合构成抗原，刺激机体产生抗体，抗体吸附于血管及其周围的肥大细胞。当半抗原再度进入体内时，即与肥大细胞上的抗体产生免疫反应，致肥大细胞释放一系列炎症介质，引起血管炎症反应。

知识点4：过敏性紫癜的病理生理　　　　　副高：熟练掌握　正高：熟练掌握

本病的主要病理生理变化系免疫复合物沉积于血管内膜下区域，引起中性粒细胞浸润和解体，释放的蛋白水解酶使血管内膜层损伤并断裂，表现出明显的血管炎性病理特征。免疫荧光染色通常显示受累及的动脉壁有IgA沉积，肾脏受累患者可出现局部增殖和坏死性血管炎，肾小球系膜血管IgA沉积，70%的患者紫癜发作后短时期内可检测出含IgA的循环免疫复合物，随后出现补体以及IgA、IgM、IgG免疫复合物。有明显血尿的紫癜患者，可检测出抗系膜细胞抗原的IgG型自体抗体。

知识点5：过敏性紫癜的临床表现　　　　　副高：熟练掌握　正高：熟练掌握

多数患者发病前1～3周有全身不适、低热、乏力及上呼吸道感染等前驱症状，随之出现典型临床表现。

（1）单纯型过敏性紫癜（紫癜型）：为最常见的类型。主要表现为皮肤紫癜，局限于四肢，尤其是下肢及臀部，躯干极少累及。紫癜常成批反复发生、对称分布，可同时伴发皮肤水肿、荨麻疹。紫癜大小不等，初呈深红色，按之不褪色，可融合成片形成淤斑，数日内渐变成紫色、黄褐色、淡黄色，经7～14日逐渐消退。

（2）腹型过敏性紫癜：除皮肤紫癜外，因消化道黏膜及腹膜脏层毛细血管受累而产生一系列消化道症状及体征，如恶心、呕吐、呕血、腹泻及黏液便、便血等。其中腹痛最为常见，常为阵发性绞痛，多位于脐周、下腹或全腹，发作时可因腹肌紧张及明显压痛、肠鸣音亢进而误诊为外科急腹症。在幼儿可因肠壁水肿、蠕动增强等导致肠套叠。腹部症状、体征多与皮肤紫癜同时出现，偶可发生于紫癜之前。

（3）关节型过敏性紫癜：除皮肤紫癜外，因关节部位血管受累出现关节肿胀、疼痛、压痛及功能障碍等表现。多发生于膝、踝、肘、腕等大关节，呈游走性、反复性发作，经数日而愈，不遗留关节畸形。

（4）肾型过敏性紫癜：过敏性紫癜肾炎的病情最为严重。在皮肤紫癜的基础上，因肾小球毛细血管袢炎症反应而出现血尿、蛋白尿及管型尿，偶见水肿、高血压及肾衰竭等表现。肾损害多发生于紫癜出现后1周，亦可延迟出现。多在2～4周内恢复，少数病例因反复发作而演变为慢性肾炎或肾病综合征。

（5）混合型过敏性紫癜：皮肤紫癜合并上述两种以上临床表现。

（6）其他：少数患者因病变累及眼部、脑及脑膜血管而出现视神经萎缩、虹膜炎、视网膜出血及水肿，还有可中枢神经系统相关症状、体征。

知识点6：过敏性紫癜的实验室检查　　　　副高：熟练掌握　正高：熟练掌握

（1）尿常规检查：肾型或混合型可有血尿、蛋白尿、管型尿。

（2）血小板计数、功能及凝血相关检查：除出血时间（BT）可能延长外，其他均为正常。

（3）肾功能检查：肾型及合并肾型表现的混合型，可有程度不等的肾功能受损，如血尿素氮升高、内生肌酐清除率下降等。

（4）便常规：合并腹型者大便潜血可阳性。

（5）血清IgA、IgE常升高。

知识点7：过敏性紫癜的诊断要点　　　　副高：熟练掌握　正高：熟练掌握

（1）发病前1～3周有低热、咽痛、全身乏力或上呼吸道感染史。

（2）典型四肢皮肤紫癜，可伴腹痛、关节肿痛及血尿。

（3）血小板计数、功能及凝血相关检查正常。

（4）排除其他原因所致的血管炎及紫癜。

知识点8：过敏性紫癜的鉴别诊断　　　　副高：熟练掌握　正高：熟练掌握

需与本病进行鉴别的疾病：①遗传性出血性毛细血管扩张症；②单纯性紫癜；③血小板减少性紫癜；④风湿关节炎；⑤肾小球肾炎、系统性红斑狼疮；⑥外科急腹症等。由于本病的特殊临床表现及绝大多数实验室检查正常，鉴别一般无困难。

知识点9：过敏性紫癜的防治　　　　副高：熟练掌握　正高：熟练掌握

（1）消除致病因素：防治感染，清除局部病灶（如扁桃体炎等），驱除肠道寄生虫，避免可能致敏的食物及药物等。

（2）一般治疗：①抗组胺药：盐酸异丙嗪、氯苯那敏（扑尔敏）、阿司咪唑（息斯敏）、去氯羟嗪（克敏嗪）、西咪替丁及静脉注射钙剂等；②改善血管通透性药物：维生素C、曲克芦丁、卡巴克洛等。

（3）糖皮质激素：糖皮质激素有抑制抗原抗体反应、减轻炎症渗出、改善血管通透性等作用。一般用泼尼松，$1 \sim 2mg/(kg \cdot d)$，顿服或分次口服。重症者可用氢化可的松，$100 \sim 200mg/d$，或地塞米松，$5 \sim 15mg/d$，静脉滴注，症状减轻后改口服。糖皮质激素疗程一般不超过30天，肾型者可酌情延长。

（4）对症治疗：腹痛较重者可予阿托品或山莨菪碱（654-2）口服或皮下注射；关节痛可酌情用镇痛药；呕吐严重者可用镇吐药；伴发呕血、血便者，可用奥美拉唑等治疗。

（5）其他：如上述治疗效果不佳或近期内反复发作者，可酌情使用：①免疫抑制剂：如硫唑嘌呤、环孢素、环磷酰胺等；②抗凝疗法：适用于肾型患者，初以肝素钠$100 \sim 200U/(kg \cdot d)$静脉滴注或低分子肝素皮下注射，4周后改用华法林$4 \sim 15mg/d$，2周后改用维持量$2 \sim 5mg/d$，$2 \sim 3$个月；③中医中药：以凉血、解毒、活血化瘀为主，适用于慢性反复发作或肾型患者。

知识点10：过敏性紫癜的病程及预后　　　副高：熟练掌握　　正高：熟练掌握

本病病程一般在2周左右。多数预后良好，少数肾型患者预后较差，可转为慢性肾炎或肾病综合征。

第三节　遗传性出血性毛细血管扩张症

知识点1：遗传性出血性毛细血管扩张症的概念　　　副高：熟练掌握　　正高：熟练掌握

遗传性出血性毛细血管扩张症（HHT）是一种常染色体显性遗传性血管性疾病，其特征为皮肤、黏膜多部位的毛细血管扩张性损害，引起鼻出血和其他部位出血。在西方国家，HHT的发病率估计为1/5万。

知识点2：遗传性出血性毛细血管扩张症的病因及发病机制

　　　　　　　　　　　　　　　　　　　　　　　　副高：熟练掌握　　正高：熟练掌握

HHT系常染色体显性遗传，与HHT发病相关的基因有两种：一种定位在染色体$9q33 \sim 34$，称Eadoglin基因。Endoglin系一种跨膜糖蛋白，功能上作为转化生长因子-β（TGF-β）的结合蛋白。另一种与HHT血管畸形发生相关的基因为ALK_1，定位于染色体12q13，该基因的蛋白表达产物为TGF-β的另一种形式的受体。Endoglin和ALK_1基因在血管内皮细胞β_1高表达，目前的资料显示至少57种遗传缺陷在Endoglin基因被鉴定；50种遗传缺陷在ALK1基因被鉴定。

目前认为，血管内皮生长因子（VEGF）失调与HHT的发病有关。慢性、持续性微循环内皮细胞增殖可引起特征性的毛细血管扩张，由于血液仍滞留在血管内，这种损伤容易被压之褪色，从而构成了HHT毛细血管扩张与紫癜的特征性区别。该病的出血与血管脆性增加相关。

知识点3：遗传性出血性毛细血管扩张症的临床表现

副高：熟练掌握　正高：熟练掌握

（1）皮肤毛细血管扩张：常发生在40岁以前，一般直径1～3mm大小，分界明显，压之可褪色，这一点可与紫癜区别。毛细血管扩张最常见于面部、口唇、鼻腔、舌部、甲床和手部皮肤（手掌和足底处），通常不高出皮面，颜色鲜红或紫红。

（2）鼻出血：是HHT最常见的症状（90%），这是由于毛细血管扩张性损害累及下鼻甲和鼻中隔而易于出血。1/3的患者鼻出血不需要治疗；1/3的患者呈中等度出血仅需门诊处理；另1/3的患者由于出血严重，需入院治疗。鼻出血出现的年龄多在35岁以前。

（3）上消化道或下消化道出血：是胃肠道毛细血管扩张所致。出血也可累及口腔、泌尿生殖系统。

（4）肺动静脉畸形（PAVM）：部分HHT可出现PAVM从而导致明显的血液右向左分流，患者因此出现气促、发绀、疲倦、活动耐量降低、杵状指（趾）等临床表现。

知识点4：遗传性出血性毛细血管扩张症的实验室及辅助检查

副高：熟练掌握　正高：熟练掌握

（1）止血机制方面的实验室检查：多无异常发现，部分患者可有束臂试验阳性，出血时间延长。

（2）毛细血管镜检查：可见病变部位小血管扩张扭曲，或者许多管壁菲薄的扩张血管聚集成较大的血管团。内脏出血者在局部可见相应扩张的血管改变。

（3）HHT合并PAVM者，胸部X检查可能发现一种"钱币"样阴影，但微小的病变常被遗漏。随姿势（坐位或站位）改变的血液右向左分流增加，或随姿势变化引起相应的血氧饱和度的改变有助于肺动静脉畸形诊断。螺旋CT扫描诊断PAVM的敏感性较高。

（4）随着HHT致病基因的确定及多种点突变在HHT家系成员被发现，基因分析用于HHT的诊断和分型已得到重视和应用。通过点突变筛查，若明确与ALK_1基因突变所致的HHT，称之为Ⅱ型HHT；若基因突变累及Endoglin，则称之为Ⅰ型HHT。

知识点5：遗传性出血性毛细血管扩张症的诊断　　**副高：熟练掌握　正高：熟练掌握**

2000年，Shovlin等提出的HHT诊断标准：①鼻出血；②毛细血管扩张；③内脏受累；④阳性家族史。4项中符合3项或以上者，可确诊；符合2项者为疑诊；仅满足1项者，则不能诊断。

知识点6：遗传性出血性毛细血管扩张症的治疗　　副高：熟练掌握　正高：熟练掌握

本病无特殊治疗方法，以对症治疗为主。由于长期慢性鼻出血或消化道出血引起的缺铁性贫血者可补充铁剂。鼻出血可用吸收性鼻腔填塞物，或加压止血处理。严重反复的鼻出血或皮肤出血可采用激光凝固，冷冻外科，如血管造影阳性者，可采用介入治疗（如栓塞）或手术缝合等措施，但易复发。胃肠道出血可采用在内镜下的双频电切或激光技术处理。对于PAVM，可采用肺叶切除或栓塞疗法。

第十二章　凝血功能障碍性疾病

第一节　血　友　病

知识点1：血友病的概念　　　　　　　副高：熟练掌握　正高：熟练掌握

血友病是一组因遗传性凝血活酶生成障碍引起的出血性疾病，包括血友病A和血友病B，其中以血友病A较为常见。血友病以阳性家族史、幼年发病、自发或轻度外伤后出血不止、血肿形成及关节出血为特征。

知识点2：血友病的病因　　　　　　　副高：熟练掌握　正高：熟练掌握

血友病A又称FⅧ缺乏症，是临床上最常见的遗传性出血性疾病。FⅧ在循环中与vWF以复合物形式存在。前者被激活后参与FX的内源性激活；后者作为一种黏附分子参与血小板与受损血管内皮的黏附，并有稳定及保护FⅧ的作用。

FⅧ基因位于X染色体长臂末端（Xq28），当其因遗传或突变而出现缺陷时，人体不能合成足量的FⅧ，导致内源性途径凝血障碍及出血倾向的发生。

血友病B又称遗传性FIX缺乏症。FIX为一种单链糖蛋白，被FXIa等激活后参与内源性FX的激活。FIX基因位于X染色体长臂末端（Xq26-q27）。遗传或突变使之缺陷时，不能合成足够量的FIX，造成内源性途径凝血障碍及出血倾向。

知识点3：血友病的遗传规律　　　　　　　副高：熟练掌握　正高：熟练掌握

血友病A和血友病B为典型的性联隐性遗传，缺陷的基因（因子Ⅷ和IX基因）位于X染色体上。在缺乏正常FⅧ或IX等位基因的男性患者，临床上表现出血友病的症状。由于血友病患者的Y染色体正常，故其儿子不会罹患血友病；而其所有的女儿，由于被遗传了病变的X染色体，将成为基因缺陷的携带者。女性携带者本身不表现血友病临床症状，因具有来自母方的正常FⅧ或FIX等位基因；但女性携带者将传递有缺陷的基因到她的儿子（1/2为血友病，1/2为正常）和其女儿（1/2正常，1/2为携带者）。由于血友病A和血友病B伴性遗传的特点，决定了女性极少可能罹患该病，但在下述3种情况可出现女性血友病患者：①女性携带者FⅧ或FIX等位基因高度"赖昂化"（lyonization）；②当血友病A或血友病B患者与一个血友病A或血友病B女性携带者婚配，其女儿中的1/2将是血友病患者，这种概率极低；③在患有先天性卵巢发育不全的女性，存在X染色体半合子（XO核型）。

知识点4：血友病的临床表现　　　　　　副高：熟练掌握　正高：熟练掌握

（1）出血：出血的轻重与血友病类型及相关因子缺乏程度有关。血友病A出血较重，血友病B则较轻。按血浆FⅧ：C的活性，可将血友病A分为3型：①重型：FⅧ：C活性<1%；②中型：FⅧ：C活性为1%～5%；③轻型：FⅧ：C活性为6%～30%。

血友病的出血多为自发性或轻度外伤、小手术后（如拔牙、扁桃体切除）出血不止，且具备下列特征：①与生俱来，伴随终身；②常表现为软组织或深部肌肉内血肿；③负重关节，如膝、踝关节等反复出血甚为突出，最终可致关节肿胀、僵硬、畸形，可伴骨质疏松、关节骨化及相应肌肉萎缩（血友病关节）。

（2）血肿压迫症状及体征：血肿压迫周围神经可致局部疼痛、麻木及肌肉萎缩；压迫血管可致相应供血部位缺血性坏死或淤血、水肿；口腔底部、咽后壁、喉及颈部出血可致呼吸困难甚至窒息；压迫输尿管致排尿障碍；腹膜后出血可引起麻痹性肠梗阻。

知识点5：血友病的实验室检查　　　　　　副高：熟练掌握　正高：熟练掌握

（1）筛选试验：出血时间、凝血酶原时间、血小板计数、血小板聚集功能正常，APTT延长，但APTT不能鉴别血友病的类型。

（2）临床确诊试验：FⅧ活性测定辅以FⅧ：Ag测定和FIX活性测定辅以FIX：Ag测定可以确诊血友病A和血友病B，根据结果对血友病进行临床分型；同时应行vWF：Ag测定（血友病患者正常），可与血管性血友病相鉴别。

（3）基因诊断试验：主要用于携带者检测和产前诊断，目前用于基因分析的方法主要有DNA印迹法、限制性内切酶片段长度多态性等。产前诊断可在妊娠第10周左右进行绒毛膜活检确定胎儿的性别及通过胎儿的DNA检测致病基因；在妊娠的第16周左右行羊水穿刺。

知识点6：血友病的诊断　　　　　　　　　副高：熟练掌握　正高：熟练掌握

（1）血友病A

1）临床表现：①男性患者，有或无家族史，有家族史者符合X连锁隐性遗传规律；②关节、肌肉、深部组织出血，可呈自发性，或发生于轻度损伤、小型手术后，易引起血肿及关节畸形。

2）实验室检查：①出血时间、血小板计数及PT正常；②APTT重型明显延长；③FⅧ：C水平明显低下；④vWF：Ag正常。

（2）血友病B

1）临床表现：基本同血友病A，但程度较轻。

2）实验室检查：①出血时间、血小板计数及PT正常；②APTT重型延长，轻型可正常；③FIX抗原及活性减低或缺乏。

知识点7：血友病的鉴别诊断　　　　　　　　　　副高：熟练掌握　正高：熟练掌握

鉴别诊断包括2N型的血管性血友病（vWD），尤其是女性患者。该病FⅧ：C降低，vWF抗原活性及高分子量的vWF多聚体均正常，易误诊为血友病A，但该病呈常染色体隐性遗传，男女发病率相近，可加以鉴别。血友病出血累及关节时，有时易误诊为风湿性关节炎、关节结核或其他关节病，鉴别诊断时应注意。

知识点8：血友病的治疗　　　　　　　　　　　　副高：熟练掌握　正高：熟练掌握

（1）替代疗法：目前血友病的治疗仍以替代疗法为主，即补充缺失的凝血因子，它是防治血友病出血最重要的措施。主要制剂有基因重组的纯化FⅧ、FⅧ浓缩制剂、新鲜冷冻血浆、冷沉淀物（FⅧ浓度较血浆高5～10倍）以及凝血酶原复合物等。

FⅧ及FIX的半衰期分别为8～12小时及18～24小时，故补充FⅧ需连续静脉滴注或每日2次；FIX每日1次即可。

FⅧ及FIX剂量：每千克体重输注1U FⅧ能使体内FⅧ：C水平提高2%；每千克体重输注1U FIX能使体内FIX：C水平提高1%。最低止血要求FⅧ：C或FIX水平达20%以上，出血严重或欲行中型以上手术者，应使FⅧ或FIX活性水平达40%以上。

凝血因子的补充一般可采取下列公式计算：

FⅧ剂量（U）=体重（kg）×所需提高的活性水平（%）÷2。

FIX剂量（U）=体重（kg）×所需提高的活性水平（%）。

血友病患者反复输注血液制品可产生FⅧ或FIX抑制物，其发生率大约为10%。通过检测患者血浆FⅧ或FIX抑制物效价可确定，主要通过免疫抑制治疗（包括糖皮质激素、静脉注射人免疫球蛋白等）及旁路治疗来改善出血，后者包括使用凝血酶原复合物及重组人活化因子Ⅶ（rFⅦa）。rFⅦa具有很好的安全性，常用剂量是90μg/kg，每2～3小时1次，静脉注射，直至出血停止。

（2）其他药物治疗

1）去氨加压素（DDAVP）：是一种半合成的抗利尿激素，可促进内皮细胞释放储存的vWF和FⅧ。常用剂量为0.3μg/kg，加入30～50ml生理盐水内快速滴入，每12小时1次。

2）抗纤溶药物：通过保护已形成的纤维蛋白凝块不被溶解而发挥止血作用。常用氨基己酸和氨甲环酸等。但有泌尿系出血和休克、肾功能不全时慎用或禁用纤溶抑制品。

（3）家庭治疗：血友病患者的家庭治疗在国外已广泛应用。除有抗FⅧ：C抗体、病情不稳定、<3岁的患儿外，均可安排家庭治疗。

（4）外科治疗：有关节出血者应在替代治疗的同时进行固定及理疗等处理。对反复关节出血导致关节强直、畸形的患者，可在补充足量FⅧ或FIX的前提下，行关节成形或人工关节置换术。

（5）基因疗法：已有实验研究成功将FⅧ及FIX合成的正常基因，通过载体以直接或间接方式转导入动物模型体内，以纠正血友病的基因缺陷，生成具有生物活性的FⅧ或FIX。

但应用于临床有待进一步的探索和研究。

知识点9：血友病的预防　　　　　　　　副高：熟练掌握　　正高：熟练掌握

目前尚无根治方法，因此，预防更为重要。血友病的出血多数与损伤有关，预防损伤是防止出血的重要措施之一，医务人员应向患者家属、学校、工作单位及本人介绍有关血友病出血的预防知识。对活动性出血的患者，应限制其活动范围和活动强度。一般血友病患者，应避免剧烈或易致损伤的活动、运动及工作，减少出血的危险；建立遗传咨询，严格婚前检查，加强产前诊断，是减少血友病发生的重要方法。

第二节　血管性血友病

知识点1：血管性血友病的概念　　　　　　副高：熟练掌握　　正高：熟练掌握

血管性血友病（vWD）亦称 von Willebrand病，是临床上常见的一种常染色体遗传性出血性疾病，多为显性遗传。以自幼发生的出血倾向、出血时间延长、血小板黏附性降低、瑞斯托霉素诱导的血小板聚集缺陷以及血浆vWF抗原缺乏或结构异常为特点。

知识点2：血管性血友病的病因及发病机制　　副高：熟练掌握　　正高：熟练掌握

vWF主要存在于内皮细胞、巨核细胞及血小板，其主要生理功能：①与FⅧ：C以非共价键结合成vWF-FⅧ：C复合物，vWF增加FⅧ：C稳定性、防止其降解，并促进其生成及释放；②vWF在血小板与血管壁的结合中起着重要的桥梁作用。血小板活化时，vWF的一端与血小板膜糖蛋白Ⅰb结合，另一端则与受损伤血管壁的纤维结合蛋白及胶原结合，使血小板能牢固地黏附于血管内皮。根据vWD发病机制，vWD可分为3种类型：1型和3型vWD为vWF量的缺陷，2型vWD为vWF质的缺陷。2型vWD又可分为2A、2B、2M和2N 4种亚型。

vWF基因位于12号染色体短臂末端，当其缺陷时，vWF生成减少或功能异常，伴随FⅧ：C中度减低，血小板黏附、聚集功能障碍。

获得性血管性血友病涉及多种发病机制。最常见的是产生具有抗vWF活性的抑制物，主要为IgG；其次为肿瘤细胞吸附vWF，使血浆vWF减少；另外，抑制物可与vWF的非活性部位结合形成复合物，加速其在单核-吞噬细胞系统的破坏。

知识点3：血管性血友病的临床表现　　　　副高：熟练掌握　　正高：熟练掌握

出血倾向是本病的突出表现。与血友病比较，其出血在临床上有以下特征：①出血以皮肤黏膜为主，如鼻出血、牙龈出血、淤斑等，外伤或小手术（如拔牙）后的出血也较常见；②男女均可发病，女性青春期患者可有月经过多及分娩后大出血；③出血可随年龄增长而减轻，可能与随着年龄增长而vWF活性增高有关；④自发性关节、肌肉出血相对少见，由此致残者亦少。

知识点4：血管性血友病的实验室检查 副高：熟练掌握 正高：熟练掌握

（1）出血筛选检查：包括全血细胞计数、APTT/PT、血浆纤维蛋白原测定。筛选检查结果多正常或仅有APTT延长且可被正常血浆纠正。

（2）诊断试验：血浆vWF抗原测定（vWF：Ag），血浆vWF瑞斯托霉素辅因子活性（vWF：RCo）以及血浆FⅧ凝血活性（FⅧ：C）测定。有一项或一项以上诊断试验结果异常者，需进行以下分型诊断试验。

（3）vWD分型诊断试验：①血浆vWF多聚体分析；②瑞斯托霉素诱导的血小板聚集（RIPA）；③血浆vWF胶原结合试验（vWF：CB）；④血浆vWF因子Ⅷ结合活性（vWF：FⅧB）。

对有明确出血史或出血性疾病家族史患者，建议分步进行上述实验室检查，以明确vWD诊断，并排除其他出血相关疾病。

知识点5：血管性血友病的诊断 副高：熟练掌握 正高：熟练掌握

（1）有或无家族史，有家族史者多数符合常染色体显性或隐性遗传规律。

（2）有自发性出血或外伤、手术后出血增多史，并符合vWD临床表现特征。

（3）血浆vWF：Ag<30%，和/或vWF：RCo<30%；FⅧ：C<30%，见于2N型和3型vWD。

（4）排除血友病、获得性vWD、血小板型vWD、遗传性血小板病等。

知识点6：血管性血友病的鉴别诊断 副高：熟练掌握 正高：熟练掌握

（1）血友病A：该病遗传方式为性联隐性，局限于男性患者；深部组织出血为其特点；实验室检查出血时间正常，Ⅷ：C明显减低；vWFAg浓度及瑞斯托霉素诱导的血小板聚集正常，可资区别。

（2）血小板无力症：该病系常染色体隐性遗传，由于缺乏血小板膜糖蛋白Ⅱb/Ⅲa，血小板对ADP、胶原、肾上腺素和凝血酶诱导的聚集反应减低或缺如；而瑞斯托霉素诱导的血小板聚集反应正常为其特点。

血管性血友病的常见分型

类型	特 点
1型	vWF量的部分缺乏
2型	vWF质的异常
2A型	缺乏高-中分子量vWF多聚体，导致血小板依赖性的功能减弱
2B型	对血小板模GPIb亲和性增加，使高分子量vWF多聚体缺乏
2M型	vWF依赖性血小板黏附能力降低，vWF多聚体分析正常
2N型	vWF对因子Ⅷ亲和力明显降低
3型	vWF量的完全缺失

（1）去氨加压素（DDAVP）：通过刺激血管内皮细胞释放储备的vWF，提升血浆vWF水平。适用于1型vWD；对2A、2M、2N型vWD部分有效；对3型vWD无效；对2B型vWD慎用。推荐剂量：0.3μg/kg，稀释于30~50ml生理盐水中，缓慢静脉注射（至少30分钟）。间隔12~24小时可重复使用，但多次使用后疗效下降。DDAVP的不良反应有面部潮红、头痛、心率加快等，反复使用可发生水潴留和低钠血症，需限制液体摄入；对有心脑血管疾病的老年患者慎用。

（2）替代治疗：适用于出血发作或围术期的各型vWD患者，以及DDAVP治疗无效患者。选用血源性含vWF浓缩制剂或重组vWF制剂，如条件限制可使用冷沉淀物或新鲜血浆，存在输血相关疾病传播风险。使用剂量以vWD类型和出血发作特征而定。剂量标定以制剂的vWF：Rco单位数或FⅧ：C单位数为准。

（3）其他治疗：抗纤溶药物：G-氨基己酸首剂4~5g，静脉滴注；后每小时1g至出血控制；24小时总量不超过24g。氨甲环酸10mg/kg静脉滴注，每8小时1次。抗纤溶药物偶有血栓形成危险，肾实质出血或上尿路出血者禁用。牙龈出血时可局部使用。此外，局部使用凝血酶或纤维蛋白凝胶对皮肤、黏膜出血治疗有辅助作用。

第十三章 输血及输血不良反应

知识点1：输血的概念	副高：熟练掌握　正高：熟练掌握

输血是一种治疗方法，广泛用于临床各科，对改善病情、提高疗效、减少死亡意义重大。

知识点2：输血的种类	副高：熟练掌握　正高：熟练掌握

（1）按血源分类：分自体、异体输血两种。

1）自体输血：当患者需要时，安全输入自己预先贮存或失血回收的血液，称自体输血。

2）异体输血：当患者需要时，安全输入与患者血型相同的他人（多数为献血员）提供的血液或血液成分，称异体输血，即通常泛指的输血。异体输血适用于多种临床需血状态。

（2）按血液成分分类：可分为输全血及成分血两大类。

1）输全血：安全输入定量源于异体或自体的全部血液成分，即输全血。

2）成分输血：分离或单采合适供体的某种（或某些）血液成分并将其安全地输给患者，称成分血输注。

（3）按输血方式分类：出于治疗的需要，输血可采用非常规方式，如加压输血、加氧输血和置换输血等。

1）加压输血：当患者发生急性大出血时，可采用加压输血，即通过物理方法（适度挤压输血袋、抬高输血袋距患者的垂直距离、注射器加压等）加压，快速输血。

2）加氧输血：贫血患者合并急性呼吸窘迫综合征时，为改善体内缺氧状态，可采用加氧输血。必须保证体外氧合红细胞的加氧过程不污染、不损伤红细胞。氧合红细胞通过静脉输给患者，即所谓的加氧输血。

3）置换输血：当患者血浆内出现某些异常物质（如抗凝物、溶血素、胆红素、M蛋白、外源性有害物质等），且其量远超过患者的自体净化能力时，应予血浆置换。即用血浆单采设备单采出患者一定量的血浆（成人每次2000～3000ml），并同时补充相应量的正常人血浆（可予1/4晶体液）；血浆置换往往需要每日1次，连续数日。该方法在血栓性血小板减少性紫癜（TTP）/溶血尿毒症综合征（HUS）时列为首选。某些新生儿溶血可行换血治疗。

4）常规输血：相对于非常规输血方式，不加压、不加氧、不置换式输血或血液成分，即常规输血。

知识点3：输血的程序	副高：熟练掌握　正高：熟练掌握

完成一次输血治疗，程序上至少包含申请输血、供血、核血、输血、输血后评价。

（1）申请输血：申请输血主要由医护人员完成。主管医师应严格掌握输血适应证，并向患者或家属说明输血可能发生的不良反应及经血传播疾病的可能性，患者或家属同意后在《输血治疗同意书》上签字（入病历）；无家属签字的无自主意识患者的紧急输血，应报医院职能部门或主管领导同意备案并记入病历；主管医师逐项填写《临床输血申请单》，主治医师核准签字。护理人员持《临床输血申请单》和贴好标签的试管，当面核对患者姓名、年龄、病案号、病室、床号、血型和诊断后采集血样。再由医护人员或专门人员将受血者血样与《临床输血申请单》送交输血科（血库），双方逐项核对后完成科室输血申请。

（2）供血：地方血站（血液中心）根据当地医疗需血情况，依据国家相关法规，制定有关血源、采血、贮血、检血、供血计划并完成之。对所供血必须严格质检，保证各项指标符合国家有关规定。

（3）核血：医院输血科（血库）接受当地血站或血液中心供血后，应及时核对所供血的质、量、包装、血袋封闭、标签填写、贮存时间、运送方式等是否符合国家有关规定；并进一步核检供血是否符合《临床输血申请单》的要求，如成分（全血或何种成分血）、量、血型、处理方式（洗涤、冻存、浓缩……）等。供、受者血型鉴定是医院输血科的一项重要任务，需要进行正定、反定技术鉴别。为防止供、受者罕见血型失配，还应做"交叉配血"：直接交叉相容配血实验（供者红细胞+受者血清）、间接交叉相容配血实验（受者红细胞+供者血清），观察是否发生凝集反应，并填写交叉配血实验报告单。当确信供血各项指标均符合要求且全部核血记录完整无误时，方可向科室发血。

（4）输血：科室医护人员到输血科领血时，应与输血科人员共同查对《临床输血申请单》、交叉配血实验报告单、血袋标签和血液外观等，双方确信无误并办好签字手续后方能发血、领血。血到科室后，由2名医护人员再次逐项核对供血是否符合相应的《临床输血申请单》要求，确定各项指标符合要求且记录完整；治疗班护士到受血者床头再次核实受血者姓名、年龄、性别、血型、疾病诊断、科室床号、住院号等项目后，采用标准输血器和严格无菌技术执行输血医嘱。输血过程中，医护人员均应密切观察受血者反应（包括神志、体温、呼吸、脉搏、血压等）和病情变化，若有异常，严重者应立即停止输血，迅速查明原因并作相应处理，同时妥善保管原袋余血、记录异常反应情况并报输血科和医务科。

（5）输血后评价：输血结束后，护士应认真检查受血者静脉穿刺部位有无血肿或渗血，并做相应处理，应将输血有关化验单存入病历。主管医师要对输血疗效做出评价，还要防止可能出现的迟发性溶血性输血反应等。

知识点4：输血的适应证　　　　　　　　　　　**副高：熟练掌握　　正高：熟练掌握**

（1）替代治疗：这是输血在临床上最早、最主要的用途。其适应证为原发性、继发性血液成分（包括各种血细胞成分和血浆成分）减少性或缺乏性疾病，如各类贫血、血小板减少、血浆凝血因子缺乏（包括各类血友病等）、低白蛋白血症、低转铁蛋白血症、低丙种球蛋白血症等。

（2）免疫治疗：自20世纪80年代以来，人们发现自身抗体介导的组织损伤性疾病（如自身免疫性血小板减少性紫癜、自身免疫性溶血性贫血、免疫相关性全血细胞减少等）用静脉输注人血丙种球蛋白治疗有效。

近年来，白血病患者经同种异基因骨髓移植后，定期输注一定量的供者外周血淋巴细胞（DLI），可发挥供者淋巴细胞抗宿主残留白血病细胞的作用。

（3）置换治疗：凡血液中某些成分（如M蛋白、胆红素、尿素氮等）过多或出现异常成分（如溶血素、毒物等），使内环境紊乱，进而危及患者生命时，均可采用"边去除、边输注"的置换输血治疗。这仅是一种"救急疗法"，意在治"标"，应结合针对病因的治疗措施方能取得较好疗效。

（4）移植治疗：广义地讲，造血干细胞移植受者在完成预处理（放/化疗）后所接受的造血干细胞（源于异体或自体骨髓、外周血等）移植，即在特定条件下的"成分输血"。

知识点5：输血不良反应的概念	副高：熟练掌握　　正高：熟练掌握

输血不良反应是指在输血过程中或之后，受血者发生了与输血相关的新的异常表现或疾病，包括溶血性和非溶血性两大类。

知识点6：溶血性不良反应	副高：熟练掌握　　正高：熟练掌握

输血中或输血后，输入的红细胞或受血者本身的红细胞被过量破坏，即发生输血相关性溶血。溶血反应仅占输血反应的0.1%，然而一旦发生危险性大，尤其是急性溶血性输血反应死亡率高。

（1）临床表现：起病缓急与血型及输血量有关。A、B、O血型不合，输入50ml以下即可产生症状，输入200ml以上可发生严重溶血的反应，甚至死亡。Rh血型不合反应多出现在输血后1~2小时，随抗体效价升高亦可发生血管内、外溶血。轻型溶血出现发热、茶色尿或轻度黄疸，血红蛋白稍有下降。重者则出现寒战、发热、心悸、胸痛、腰背疼痛、呼吸困难、心率加快、血压下降、酱油色尿，甚至发生少尿、无尿、肾衰竭。并发DIC时预后不良。

（2）原因：①血型不合，最常见为ABO血型不合，其次为Rh系统血型不合或输入多位供者血，由于供血者之间血型不合等；②红细胞发生机械性损伤或破坏；③受者情况特殊，如AIHA患者体内的自身抗体可破坏输入的异体红细胞。

（3）处理：①立即停止输血，进行溶血有关检查，可采患者血3~5ml，离心后观察血清如为淡红色即为溶血；②抢救工作务必积极。重点在于抗休克、维持有效循环、保护肾脏及防治或纠正DIC。

（4）预防：①医务人员必须有高度的责任心，严格输血程序及执行配血操作规程，严格核对；②抗红细胞抗体效价低，配血时出现弱凝者要重视；③慎输或不输冷凝集血。

知识点7：发热反应	副高：熟练掌握　　正高：熟练掌握

发热反应是输血反应最常见的一种，近来随输血器具的塑料化和一次性使用，其发生率有所下降。

（1）临床表现：常发生在输血后15～20分钟，或发生在输血后数小时呈现迟发反应。起始寒战，其后发热，体温可高达38～41℃。伴头痛、出汗、恶心、呕吐。皮肤发红、心跳、呼吸加快，持续1～2小时体温开始下降，数小时后恢复正常。全身麻醉时发热反应常不显著，应加强监护。

（2）原因：①由所用器具或制剂不洁引入致热原所致。近年来由于输血用具及制剂的生产和使用条件的改善，此类原因所致的发热反应已日趋减少。②同种免疫作用。由于多次接受输血，受血者产生同种白细胞或血小板抗体，再次输血时发生抗原抗体反应引起。③误输被细菌感染的血制品。

（3）处理：首先鉴别输血反应的原因，以便做相应处理，视症状轻重而减慢输入速度或果断停止输血。寒战期予以保暖，口服阿司匹林或给予抗组胺药物，必要时给异丙嗪或哌替啶25mg肌内注射。高热时给予物理降温。

（4）预防：①尽可能输注少白细胞的浓集红细胞；②输血前半小时可给异丙嗪25mg，肌内注射；③输血开始15分钟减慢速度；④阻绝致热原进入体内。

知识点8：过敏反应　　　　　　　　　　　　　副高：熟练掌握　　正高：熟练掌握

过敏反应是输血反应中最常见的一种。

（1）临床表现：输血过程中或之后受血者出现荨麻疹、血管神经性水肿，重者为全身皮疹、喉头水肿、支气管痉挛、过敏性休克等。

（2）原因：①过敏体质患者；②IgA缺陷患者；③多次输血产生抗血清免疫球蛋白抗体。

（3）处理：依严重程度选择处理，轻者可给抗组胺药，或肾上腺素（1：1000）0.5～1ml皮下注射、静脉注射糖皮质激素。重者应立即中断输注，对喉头水肿和过敏性休克早期做相应抢救。

（4）预防：过敏体质者输血前半小时给抗组胺药。采血前4小时供血者应禁食，有过敏史者不宜献血。有抗IgA患者用洗涤红细胞。

知识点9：输血传播疾病　　　　　　　　　　　副高：熟练掌握　　正高：熟练掌握

输血可以传播多种疾病，主要介绍以下几种：

（1）肝炎：输血可传播乙型、丙型、丁型、戊型肝炎，称为输血相关性肝炎。尤其是乙肝，发生率颇高。但近年来，由于加强了对供血者普查，使用敏感度高的检测方法，已使受血者乙肝罹患率有较大幅度的降低。

预防措施：①加强对供血者的检测；②无偿献血；③严格消毒；④严格掌握输血适应证，提倡成分输血；⑤对血液制品进行病毒灭毒等综合措施，可有效预防。

（2）获得性免疫缺陷综合征（AIDS）：是一种严重危及人类生命的传染病，已成为全球性问题。输血及血液制品是传播病毒的一种方式，近年来发病率有增高的趋势。我国卫生部已规定"血液和血液制品必须进行艾滋病抗体检测"的行政指令。

（3）巨细胞病毒（CMV）感染：高危人群为早产儿、新生儿、婴儿、外科手术患者、器官移植受者，包括骨髓移植，血液患者如急性白血病、再障等。可静脉注射丙种球蛋白预防，也可预防性使用抗病毒药物。使用白细胞过滤器可去除血中白细胞而减少CMV感染机会。

| 知识点10：细菌污染血的输血反应 | 副高：熟练掌握　正高：熟练掌握 |

细菌污染血的输血反应较少见，但后果极为严重。

（1）临床表现：患者的反应程度取决于细菌种类、毒力和输入数量。轻者以发热为主，重者于输入少量血后，立即发生寒战、高热、烦躁、呼吸困难、恶心、呕吐、大汗、发绀。革兰阴性杆菌（如产气大肠杆菌或铜绿假单胞菌）内毒素所致的休克尤为严重，往往难以纠正。

（2）原因：在采血、贮血或输血过程中任何一个环节未执行严格的无菌操作，均可导致细菌污染血液。

（3）处理：①立即停止输血，将剩血离心沉淀涂片染色检查细菌，同时做细菌培养；②及时以强有力的抗生素抗感染，菌种不明时宜选广谱抗生素；③积极纠正休克。

（4）预防：①在采血、贮血或输血的每一步中严格按无菌规程操作；②血液保存期内及输血前进行常规检查，疑有细菌污染不得使用。

| 知识点11：输血相关性移植抗宿主病 | 副高：熟练掌握　正高：熟练掌握 |

本病是一种免疫反应，供血者的淋巴细胞在受血者体内植入并增殖，而受血者无能力辨认与破坏这种具有免疫活性的淋巴细胞。植入的细胞与受血者的组织发生反应，引起移植物抗宿主病（GVHD）。该病多出现在输血后的4~30天，患者出现高热、皮肤潮红或红斑、恶心、呕吐、黄疸、腹痛、腹泻、全血细胞减少、肝功能异常或衰竭。死亡率高达95%。此病多发生在有先天性或获得性免疫缺陷症者，如造血干细胞移植受者。以γ射线照射（15~30Gy）血液，可预防本病。

| 知识点12：大量输血后的并发症 | 副高：熟练掌握　正高：熟练掌握 |

输血容量过大、速度过快亦增加心脏负荷而发生急性左心衰竭及肺水肿。尤其对于老年患者原有心肺或肺部疾患、严重贫血、血浆蛋白过低或年迈体弱者，严重者导致死亡。预防在于掌握输血适应证，控制输入速度及血量。对有心肺疾患及老年患者，输血量一次不宜>300ml。严重贫血者输适量浓集红细胞，可减轻循环负荷过重。一旦出现心肌负荷过重的征兆，立即停止输血，取半卧位并吸氧，迅速静注毛花苷丙、呋塞米。

| 知识点13：铁过载 | 副高：熟练掌握　正高：熟练掌握 |

如果患者长期反复接受输注红细胞治疗，体内铁可明显增加，会发生铁过载。一个单位

的红细胞（200ml全血）含铁200～250mg，约输注20U红细胞后，可引起输血后非转铁蛋白结合铁含量增高，沉积在重要脏器中，可致糖尿病、肝大甚至肝硬化，心脏也可发生心律失常。预防措施是严格掌握输血适应证，尽量控制输血量。输血依赖的患者根据血清铁蛋白监测的含量等，选用铁螯合剂治疗。

知识点14：其他输血反应	副高：熟练掌握　正高：熟练掌握

大量输血后（一次或一日内输入1500ml以上）亦可引起作为抗凝剂的枸橼酸中毒所致的低钙血症，需静脉补钙治疗。大量输注库存血可致高钾症，并因库存血中血小板和凝血因子含量减少以及大量枸橼酸钠进入人体，干扰正常凝血功能而致输血后出血倾向。

知识点15：输血的规范	副高：熟练掌握　正高：熟练掌握

输血应严格执行《中华人民共和国献血法》和卫生部颁布的《医疗机构临床用血管理办法》《临床输血技术规范》。

第十四章 造血干细胞移植

知识点1：造血干细胞移植的概念　　　　副高：熟练掌握　正高：熟练掌握

造血干细胞移植（HSCT）是指对患者进行全身照射、化疗和免疫抑制预处理后，将正常供体或自体的造血细胞（HC）注入患者体内，使之重建正常的造血和免疫功能。HC包括造血干细胞（HSC）和祖细胞。HSC具有增殖、分化为各系成熟血细胞的功能和自我更新能力，维持终身持续造血。HC表达CD34抗原。

知识点2：造血干细胞移植的分类　　　　　副高：熟练掌握　正高：熟练掌握

按HC取自健康供体还是患者本身，HSCT被分为异体HSCT和自体HSCT（auto-HSCT）。异体HSCT又分为异基因移植（allo-HSCT）和同基因移植。同基因移植指遗传基因完全相同的单卵双胎者间的移植，供、受者间不存在移植物被排斥和移植物抗宿主病（GVHD）等免疫学问题，移植概率＜1%。按HSC取自骨髓、外周血或脐带血，又区分为骨髓移植（BMT）、外周血干细胞移植（PBSCT）和脐血移植（CBT）。按供、受者有无血缘关系分为血缘移植和无血缘移植（UDT）。按人白细胞抗原（HLA）配型相合的程度，分为HLA相合、部分相合和单倍型相合移植。

知识点3：人白细胞抗原（HLA）配型　　　　副高：熟练掌握　正高：熟练掌握

HLA基因复合体，又称主要组织相容性复合体，定位于人6号染色体短臂（6p21），在基因数量和结构上具有高度多样性。与HSCT密切相关的是HLA-I类抗原HLA-A、HLA-B、HLA-C和HLA-II类抗原DR、DQ、DP。如HLA配型不合，GVHD和宿主抗移植物反应（HVGR）风险显著增加。遗传过程中，HLA单倍型作为一个遗传单位直接传给子代，因此，同胞间HLA相合概率为25%。过去HLA分型用血清学方法，现多采用DNA基因学分型。无血缘关系间的配型，必须用高分辨分子生物学方法。HLA基因高分辨至少以4位数字来表达，如A*0101与A*0102。前两位表示血清学方法检出的A1抗原（HLA的免疫特异性），称低分辨；后两位表示等位基因，DNA序列不一样，称高分辨。过去无血缘供者先做低分辨存档，需要时再做高分辨，现在中华骨髓库入库高分辨资料比例明显增加；受者应同时做低分辨和高分辨。

知识点4：造血干细胞移植的供体选择　　　　副高：熟练掌握　正高：熟练掌握

Auto-HSCT的供体是患者自己，应能承受大剂量化放疗，能动员采集到未被肿瘤细胞污染的足量造血干细胞。allo-HSCT的供体首选HLA相合同胞，次选HLA相合无血缘供体（MUD）、脐带血干细胞或HLA部分相合的亲缘供体。若有多个HLA相合者，则选择年轻、健康、男性、巨细胞病毒（CMV）阴性和红细胞血型相合者。

知识点5：造血干细胞移植的适应证	副高：熟练掌握 正高：熟练掌握

（1）异基因造血干细胞移植

1）恶性血液病

①急性白血病（AL）：成人中、高危组AL和儿童高危组急性淋巴细胞白血病（ALL）争取在第一次完全缓解（CR1）期接受移植；低危组急性髓系白血病（AML）、儿童标危组ALL可在第二次完全缓解（CR2）期进行。未缓解的患者移植效果差。为数不多的复发型急性早幼粒细胞白血病（APL）第二次缓解且治疗后微小残留病灶（MRD）检测持续阳性者，亦可考虑HSCT。

②慢性髓性白血病（CML）：慢性期年轻患者如有合适供者可选择移植。蛋白酪氨酸激酶抑制剂治疗失败或不耐受者应进行移植治疗。加速期和急变期患者宜接受移植，但疗效不如慢性期。

③慢性淋巴细胞白血病（CLL）：嘌呤类似物治疗无效或早期复发（12个月内）；包含嘌呤类似物的联合治疗或auto-HSCT后24个月内复发；p53缺失/突变（del17p-）等高危组CLL患者。

④骨髓增生异常综合征（MDS）：适用于中高危、药物治疗无效的低危患者，尤其是伴骨髓纤维化（MF）、疾病进展者。

⑤恶性淋巴瘤和多发性骨髓瘤（MM）：化疗及auto-HSCT效果欠佳者。

⑥骨髓增殖性肿瘤（MPN）：适用于中高危或疾病进展期患者。

2）非恶性血液病：重型再生障碍性贫血（SAA）、Fanconi贫血、重型珠蛋白生成障碍性贫血、异常血红蛋白病及阵发性睡眠性血红蛋白尿症（PNH）等。

3）免疫缺陷病及代谢病：重型联合免疫缺陷病（SCID）、Wiskott-Aldrich综合征、先天性白细胞功能不良综合征、部分重症先天性代谢病等。

4）急性放射病。

5）少部分实体瘤：如成神经细胞瘤、乳腺癌、软组织肉瘤等，常规治疗无效且不宜auto-HSCT的部分患者可考虑行HSCT。

（2）自体造血干细胞移植：auto-HSCT实质是HSC支持下的大剂量化（放）疗、最大限度杀伤肿瘤细胞后，重建被化（放）疗破坏的造血与免疫系统。auto-HSCT无供受者间的免疫排斥，因而移植并发症少，技术难度和费用也较低。但由于缺乏GVT效应，且移植物中可能含有肿瘤细胞，复发率较高，淋巴浆细胞疾病是目前auto-HSCT最多的病种。

1）非霍奇金淋巴瘤（NHL）：近年放化疗的进展使近30%的NHL患者长期存活，但复发/难治患者的长期存活率仅5%~10%。对缓解期NHL早期行auto-HSCT，2~3年无病生存率可达到60%~90%。将auto-HSCT作为高危NHL取得CR后的巩固治疗，能明显提高患者长期存活率。NHL复发且对化放疗仍敏感的患者应首选auto-HSCT。

2）霍奇金淋巴瘤（HL）：常规化疗联合放疗能使60%～85%的HL者长期存活，但初治未缓解或复发患者生存率低，此类高危患者早期型auto-HSCT，5年无病生存率可达40%～70%。

3）多发性骨髓瘤：一般＜65岁MM患者应接受auto-HSCT。如auto-HSCT后复发，条件允许者可考虑降低强度预处理的allo-HSCT。

4）急性白血病：可作为低危病例CR后有效地巩固治疗手段之一。中、高危CRi患者经适当巩固强化治疗后而无法获得HLA合适供者时，也可接受auto-HSCT；CR2患者进行auto-HSCT，仍有获得长期生存的机会。总体上，ALL疗效不如AML，初诊标危组的疗效优于高危组。auto-HSCT的最佳时机为CR_1期。如能对移植物进行适当体外净化，可能有助于提高疗效。

5）非造血系统恶性肿瘤：对化疗或放疗敏感的实体瘤可通过auto-HSCT大幅度提高治疗剂量，从而改善常规化疗预后不佳患者的生存情况。目前主要用于成神经细胞瘤、睾丸癌、卵巢癌、Ewing肉瘤和乳腺癌等。auto-HSCT常在体内肿瘤细胞负荷最小如在实体瘤患者CR_1时进行，如巩固治疗期过长，会因多次强烈化疗而损伤骨髓，导致HSC动员失败。

6）难治性自身免疫性疾病（AID）：全球已有近千例难治性AID患者进行了auto-HSCT，包括多发性硬化症（MS）、系统性硬化症（SSc）、类风湿关节炎（RA）、系统性红斑狼疮（SLE）、幼年特发性关节炎（JIA）、特发性血小板减少性紫癜（ITP）和其他AID患者。移植相关死亡率7%，81%患者移植后有效，58%患者获得长期改善。表明清除AID患者免疫系统后利用自身HSC重建的免疫系统可形成对自身组织的免疫耐受，终止对自身组织的攻击，从而有效治疗AID。

知识点6：移植前准备　　　　　　　　　　副高：熟练掌握　正高：熟练掌握

首先确定受者有移植适应证，年龄一般不＞65岁，无器质性疾病和精神疾病，无活动性感染；患者和家属充分了解移植的风险和受益、签署知情同意书。其次患者在术前接受中心静脉（颈内静脉或锁骨下静脉）插管，经全身消毒药浴和胃肠道除菌后进入百级无菌层流病房接受移植。无菌环境用以保护移植后处于免疫缺陷状态的患者度过感染危险期。

知识点7：造血细胞的采集　　　　　　　　副高：熟练掌握　正高：熟练掌握

（1）骨髓：多采用连续硬膜外麻醉或全身麻醉，以双侧髂后上棘区域为抽吸点，换点、换方向在不同深度每针筒抽5～10ml骨髓血，放入肝素化培养基内，通过不锈钢滤网去除凝块、脂肪滴和骨质颗粒等。按患者体重，$(4～6)×10^8/kg$单个有核细胞数为一般采集的目标值。为维持供髓者血流动力学稳定、确保其安全，一般在抽髓日前14天预先保存供者自身血，在手术中回输。少数情况下供者需输异基因血液时须将血液辐照25～30Gy，灭活淋巴细胞后输注。供、受者红细胞血型不一致时，为防范急性溶血反应，需先去除骨髓血中的红细胞和/或血浆。对自体BMT，采集的骨髓血需加入冷冻保护剂，液氮保存或–80℃深低温冰箱保存，待移植时复温后迅速回输。

（2）外周血：在通常情况下，外周血液中的HC很少。采集前需用粒系集落刺激因子

（G-CSF）动员，使血中CD34$^+$HC升高。常用剂量为G-CSF 5～10μg/（kg·d），分1～2次皮下注射4天，第5天开始用血细胞分离机采集。采集CD34$^+$细胞至少2×10^6/kg（受者体重）以保证快速而稳定的造血重建，一般采集1～2次即可。Auto-PBSCT患者采集前可予化疗（CTX，VP-16等）进一步清除病灶并促使干细胞增殖，当白细胞开始恢复时，按前述健康供体的方法动员采集造血干细胞。自体外周造血干细胞的保存方法同骨髓。

（3）脐带血：脐带血干细胞由特定的脐血库负责采集和保存。采集前需确定新生儿无遗传性疾病。应留取标本进行血型、HLA配型，有核细胞和CD34$^+$细胞计数，各类病原体检测等，以确保质量。

知识点8：移植物体外处理   副高：熟练掌握   正高：熟练掌握

allo-HSCT中对移植物进行T细胞去除（TCD）可有效预防急性GVHD。常用方法有：淘洗、梯度密度离心、T细胞单抗和CD34$^+$细胞选择纯化。

auto-HSCT临床上常体外使用免疫磁珠法正选择CD34$^+$细胞而净化移植物。治疗AID时进行CD34$^+$细胞纯化可去除T、B细胞，对重建自身耐受的免疫系统有重要意义。

知识点9：造血干细胞移植的预处理方案   副高：熟练掌握   正高：熟练掌握

根据预处理的强度，移植又分为传统的清髓性HSCT和非清髓性HSCT（NST）。介于两者之间的为降低预处理强度（RIC）的HSCT。

（1）清髓性预处理：目的包括清除基础疾病和抑制受者免疫功能以免排斥移植物。大多数患者尤其是年轻的恶性病患者常采用传统的清髓性预处理，而SCID进行HLA相合同胞移植无需预处理。预处理方案应尽可能选择药理作用协同而不良反应无重叠的药物。

经典预处理方案一般包括放疗、细胞毒药物及免疫抑制剂。放疗可选择单次全身照射（TBI）、分次全身照射（FrTBI）或全淋巴结照射（TLI）。细胞毒药物多用大剂量CTX、白消安（Bu）、美法仑（Mel）、VP-16、Ara-C、卡莫司汀、司莫司汀、洛莫司汀、塞替派等。常用的免疫抑制剂包括氟达拉滨（Flu）、抗胸腺细胞球蛋白/抗淋巴细胞球蛋白（ATG/ALG）等。此外，一些分子靶向药物如抗CD20单抗、抗CD3单抗、抗CD52单抗及蛋白酶体抑制剂等，近年也被引入预处理方案发挥独特作用。

（2）减低预处理强度/非清髓性移植：减低预处理强度/非清髓性HSCT（NST）/小移植是近年来allo-HSCT主要进展之一。其预处理化（放）疗的目的不是寻求彻底清除骨髓的正常和异常细胞，而是产生足够的免疫抑制达到诱导受者对供者的免疫耐受，使供者细胞顺利植入，并通过植活的移植物产生移植物抗白血病（GVL）效应来逐步消灭白血病细胞。移植后期为了充分发挥植入的供者T细胞的抗肿瘤效应，对有适应证的患者常需进行供者淋巴细胞输注（DLI），加强GVL清除MRD作用，减少复发。大多NST预处理方案中含有Flu，因为其免疫抑制作用较强而骨髓抑制作用较轻。

NST主要适用于：①疾病进展缓慢、肿瘤负荷相对小，且对GVL较敏感、年龄较大（＞50岁）的不适合常规移植或有并发症的患者；②移植后复发而进行二次移植者；③非恶性病不需要清髓性移植者。然而，此种移植后的复发风险可能较清髓性移植增加，应严格控制适应证。

知识点10：造血干细胞移植的植活证据和成分输血 副高：熟练掌握 正高：熟练掌握

从BMT日起，中性粒细胞多在4周内回升至$>0.5×10^9$/L，而血小板回升至$≥50×10^9$/L的时间多>4周。应用G-CSF 5μg/（kg·d），可缩短粒细胞缺乏时间5～8天。PBSCT造血重建快，中性粒细胞和血小板恢复的时间分别为移植后8～10天和10～12天。CBT造血恢复慢，中性粒细胞恢复时间多>1个月，血小板重建需时更长，约有10%的CBT不能植活。而HLA相合的BMT或PBSCT，植活率高达97%～99%。GVHD的出现是临床植活证据；另可根据供、受者间性别，红细胞血型和HLA的不同，分别通过细胞学和分子遗传学（FISH技术）方法、红细胞及白细胞抗原转化的试验方法取得植活的实验室证据。对于上述三者均相合者，则可采用短串联重复序列（STR）、单核苷酸序列多态性（SNP）结合PCR技术分析取证。

HSCT在造血重建前需输成分血支持。血细胞比容$≤0.30$或Hb$≤70$g/L时需输红细胞；有出血且血小板小于正常或无出血但血小板$≤20×10^9$/L（也有相当多单位定为$≤10×10^9$/L）时需输血小板。为预防输血相关性GVHD，所有含细胞成分的血制品均须照射25～30Gy，以灭活淋巴细胞。使用白细胞滤器可预防发热反应、血小板无效输注、GVHD和HVGR、输血相关急性肺损伤，并可减少CMV、EBV及HTLV-I的血源传播。

知识点11：造血干细胞移植的并发症及其防治 副高：熟练掌握 正高：熟练掌握

（1）预处理毒性：不同的预处理产生不同的不良反应。早期不良反应通常有恶心、呕吐、黏膜炎等消化道反应，急性肝肾功能受损，心血管系统不良反应也不少见。糖皮质激素可减轻放射性胃肠道损伤。口腔黏膜炎常出现在移植后5～7天，严重者需阿片类药物镇痛，继发疱疹感染者应用阿昔洛韦和静脉营养支持，一般7～12天"自愈"。移植后5～6天开始脱发。氯硝西泮或苯妥英钠能有效预防白消安所致的药物性惊厥。美司钠、充分水化、碱化尿液、膀胱冲洗和输血支持可以防治高剂量CTX导致的出血性膀胱炎。

移植后长期存活的患者也可因预处理发生晚期并发症，主要包括：①白内障；②白质脑病；③内分泌紊乱；④继发肿瘤。

（2）感染

1）细菌感染：移植早期患者易感因素最多，发热可能是感染的唯一表现，通常没有典型的炎症症状和体征。治疗应依照高危粒细胞缺乏患者感染治疗指南尽早进行广谱、足量的静脉抗生素治疗，并及时实施血培养或疑似感染部位的病原学检查，根据感染部位或类型、病原学检查结果和所在医疗单位细菌定植和耐药情况进行调整。

2）病毒感染：移植后疱疹类病毒感染最为常见。单纯疱疹病毒感染采用阿昔洛韦5mg/kg，每8小时1次，静脉滴注治疗有效。预防时减量口服。为预防晚期带状疱疹病毒激活（激活率为40%～60%），阿昔洛韦可延长使用至术后1年。EBV和HHV-6感染也不少见，并分别与移植后淋巴细胞增殖性疾病和脑炎密切相关。

3）真菌感染：氟康唑400mg/d口服预防用药极大降低了白色念珠菌的感染。但近年来其他类型真菌感染的发生率有明显增多趋势，侵袭性真菌感染，尤其是曲霉菌、毛霉菌感染的治疗仍相当有挑战性。根据诊断结果可选择两性霉素B、伊曲康唑、伏立康唑、卡泊芬净、米卡芬净等药物。

4）肺孢子菌肺炎：移植前1周起即预防性服用复方磺胺甲噁唑，每天4片，每周用2天至免疫抑制剂停用，可显著预防肺孢子菌病。

（3）肝静脉闭塞病（VOD）：因血管内皮细胞损伤，移植可导致VOD、植入综合征、毛细血管渗漏综合征、弥漫性肺泡出血和血栓性微血管病等各类临床综合征。高强度预处理、移植时肝功能异常，接受了HBV或HCV阳性供体的干细胞是VOD的危险因素。低剂量肝素100U/（kg·d）持续静滴30天和前列腺素E$_2$、熊去氧胆酸预防VOD有效。VOD的治疗以支持为主，包括限制钠盐摄入，改善微循环和利尿治疗，轻、中型VOD可自行缓解且无后遗，重型患者预后恶劣，多因进行性急性肝衰竭、肝肾综合征和多器官衰竭而死亡。

（4）移植物抗宿主病（GVHD）：GVHD是allo-HSCT后特有的并发症，是移植治疗相关死亡主要原因之一，由供体T细胞攻击受者同种异型抗原所致。

GVHD可分为急性GVHD（aGVHD）和慢性GVHD（cGVHD）两类。aGVHD的治疗效果不理想，因此，aGVHD的预防就显得更为重要，主要方法有两种：免疫抑制剂和T细胞去除。常用的药物预防方案为环孢素（CsA）联合甲氨蝶呤（MTX）。

重度aGVHD的治疗较困难。首选药物为甲基泼尼松龙1～2mg/（kg·d）。其他二线药物有ATG、抗T细胞或IL-2受体的单克隆抗体、抗肿瘤坏死因子抗体、MMF、FK-506、西罗莫司等。

移植后生存期超过6个月的患者，有20%～50%合并cGVHD。治疗以免疫抑制为主，但需预防感染。

知识点12：造血干细胞移植后的复发　　　　副高：熟练掌握　　正高：熟练掌握

部分患者移植后复发，复发概率与疾病危险度分层、移植时疾病状态和移植类型等因素有关。多数复发发生于移植后3年内，复发者治疗较困难，预后也较差。移植后监测患者微小残留病水平，对持续较高水平或有增高的高危患者及时调整免疫治疗强度、联合DLI等治疗有可能降低复发率。二次移植对少数复发病例适用。DLI对CML等复发有效。

知识点13：造血干细胞移植的生存质量及展望　　　　副高：熟练掌握　　正高：熟练掌握

HSCT的成功开展使很多患者长期存活。大多数存活者身体、心理状况良好，多能恢复正常工作、学习和生活。有10%～15%的存活者存在社会心理问题，cGVHD是影响生存质量的主要因素。因我国独生子女家庭增多，故研究开展无血缘关系移植及有血缘的HLA不全相合移植（如单倍型相合移植）意义重大。随着移植技术的不断改进及相关学科的不断发展，HSCT必将能治愈更多的患者。

第六篇
内分泌和代谢疾病

第一章 总 论

第一节 内分泌系统的结构与功能特点

知识点1：内分泌系统的组成　　　　　　　　　　　　　　　　副高：掌握　正高：掌握

内分泌系统主要由内分泌腺（包括垂体、甲状腺、甲状旁腺、肾上腺、性腺等）和分布于各组织的激素分泌细胞（或细胞团）以及它们所分泌的激素组成。

知识点2：内分泌腺的特点　　　　　　　　　　　　　　　　　副高：掌握　正高：掌握

人体的内分泌腺主要包括：①下丘脑和神经垂体（垂体后叶）；②松果体；③腺垂体（垂体前叶和中叶）；④甲状腺；⑤甲状旁腺；⑥内分泌胰腺（包括胰岛和胰岛外的激素分泌细胞）；⑦肾上腺皮质和髓质；⑧性腺（睾丸或卵巢）。此外，也有人将胸腺和胎盘列为内分泌腺，但它们的主要功能不是内分泌调节。

知识点3：弥散性神经-内分泌细胞系统的特点　　　　　　　　副高：掌握　正高：掌握

弥散性神经-内分泌细胞系统亦称胺前体摄取和脱羧（APUD）细胞系统。这些细胞主要分布于脑、胃、肠、胰和肾上腺髓质。在其他组织中，也存在数目不等的APUD细胞，主要合成和分泌肽类与胺类激素。

知识点4：组织的激素分泌细胞的特点 　　　　　副高：掌握　正高：掌握

非内分泌组织的细胞有的也具有激素和/或细胞因子的合成和分泌功能，如心房肌细胞（ANP）、脂肪细胞、血管内皮细胞（内皮素和NO）、成纤维细胞等。

知识点5：激素分泌细胞的特点 　　　　　　　　副高：掌握　正高：掌握

（1）合成肽类激素的细胞：这类细胞的共同特点：①与激素合成相关的内质网和高尔基复合体含量丰富；②胞质内含有膜包裹的分泌颗粒，颗粒内含肽类激素及其前体；③细胞常排列成索状或团块状，有时形成滤泡或具有特殊分化的膜结构。神经内分泌细胞除上述特征外，还具有神经电活动、神经元突触和对神经递质有生理反应等特点。胃、肠、胰等组织的APUD细胞胞质透明，可单个或三五成群夹杂在主质细胞间隙中。

（2）合成类固醇类激素的细胞：此类细胞的共同特点：①与激素合成有关的滑面内质网含量丰富，线粒体嵴常呈管泡状，但无分泌颗粒；②胞质的脂质小滴较多，其中含有供激素合成的胆固醇；③细胞呈弥散性或成群分布。

知识点6：内分泌激素 　　　　　　　　　　　　副高：掌握　正高：掌握

内分泌激素是细胞分泌的微量活性物质，由血液输送至远处组织并与特异受体结合而发挥调节作用的化学信使物质。但现代内分泌学已将激素的范围扩展到具有局部调节作用的旁分泌活性物质和具有细胞自身调节作用的自分泌活性物质。分子结构清楚者称为激素，结构尚不明确者称为因子。

知识点7：激素的分类 　　　　　　　　　　　　副高：掌握　正高：掌握

（1）肽类激素：蛋白质和肽类激素都是由多肽组成，经基因转录、翻译成为蛋白质和肽类激素前体，经裂解或加工形成具有活性的物质而发挥作用。例如前甲状旁腺素原可转变为甲状旁腺素原，再转变为甲状旁腺素；胰岛素原包含一个胰岛素分子和一个连接肽（C肽），在高尔基体水解后形成胰岛素。

（2）氨基酸类激素：由氨基酸衍生而来，如甲状腺素（T_4）和小部分三碘甲腺原氨酸（T_3）在甲状腺球蛋白分子中经酪氨酸碘化和偶联而成，T_4、T_3在甲状腺滤泡细胞内经多个步骤合成并贮存于滤泡胶质，然后由滤泡上皮细胞释放入血。

（3）胺类激素：其原料为氨基酸，如肾上腺素、去甲肾上腺素、多巴胺可由酪氨酸转化而来，需要多个酶的参与。5-羟色胺（血清素）则来自色氨酸，经过脱羧和羟化而成。褪黑素也来自色氨酸。

（4）类固醇激素：其核心为环戊烷多氢菲，肾上腺和性腺可将胆固醇经过多个酶（如碳链裂解酶、羟化酶、脱氢酶、异构酶等）的参与和作用，转变成为糖皮质激素（皮质醇）、盐皮质激素（醛固酮）、雄性激素（脱氢表雄酮、雄烯二酮、睾酮）。维生素D_3由皮肤7-脱氢胆固醇在紫外线和一定温度条件下合成，然后经肝脏25羟化，再经肾脏1α羟化，形成活性维生素D [1,25-(OH)$_2$D$_3$]。

知识点8：激素的合成与贮存　　　　　　　　　　　　　副高：掌握　正高：掌握

生化信号调节激素合成。这些生化信号都是激素特异作用下产生的。例如钙离子调节PTH合成；血糖调节胰岛素合成。性腺、肾上腺、甲状腺激素合成依赖它们各自的下丘脑–垂体–靶腺轴。下丘脑和垂体监测循环内激素的浓度，通过分泌促激素来控制内分泌腺激素的产生。这些促激素包括黄体生成素（LH）、卵泡刺激素（FSH）、促甲状腺激素（TSH）、促肾上腺皮质激素（ACTH）等。它们的靶腺分别是性腺、甲状腺和肾上腺皮质。这些促激素增加靶腺激素的合成率，诱导靶腺细胞分化，导致靶腺的肿大。例如，原发性甲状腺功能减退症甲状腺激素缺乏，反馈刺激下丘脑垂体，引起TSH合成分泌增加，后者导致甲状腺增生肿大。先天性肾上腺皮质增生症的皮质醇合成代谢酶先天缺乏，低皮质醇血症引起垂体ACTH合成分泌增加和肾上腺增生。

激素是基于机体需要时刻都在产生，储备量很少。但是也有例外。例如甲状腺激素的储备量可以满足2个月的需要，这样就保证在碘供应波动的情况下保持甲状腺激素的持续足量供应。

知识点9：激素分泌方式　　　　　　　　　　　　　　　副高：掌握　正高：掌握

内分泌是指分泌的激素先进入毛细血管，再经腺体静脉进入体循环（下丘脑激素先进入垂体门脉系统，内分泌胰腺激素先进入门静脉），随血液分布于各组织器官中，与靶细胞的特异受体结合后发挥调节作用。旁分泌激素一般不进入血液，仅（或主要）在局部发挥作用。自分泌激素反馈作用于自身细胞，是细胞自身调节的重要方式之一。胞内分泌是指由胞质合成的激素直接转运至胞核，影响靶基因表达。神经分泌的激素借轴浆流沿神经轴突运送至所支配（或贮存）的组织（如神经垂体），或经垂体门脉系统到达腺垂体，调节靶细胞的激素合成和分泌。此外，还有并邻分泌、腔分泌和双重分泌等激素分泌方式。

知识点10：激素的分泌规律　　　　　　　　　　　　　副高：掌握　正高：掌握

激素分泌具有昼夜节律性，这种节律是对环境信号的适应。光是主要的环境影响因素，可以调节机体的生物钟。下丘脑视交叉上神经核存在脉冲分泌发生器。这些信号成为清醒–睡眠环的定时机制，也决定了激素分泌的模式。打破这个节律会导致激素作用异常。约70%的GH分泌发生在慢波睡眠时间。年龄增长使慢波睡眠减少；ACTH的昼夜节律分泌与疾病显著相关。它生理分泌高峰在早晨9时。Cushing综合征的皮质醇分泌昼夜节律消失，分泌高峰出现在午夜12时；维持垂体促性腺激素分泌需要间歇性的下丘脑GnRH脉冲分泌。GnRH每1~2小时诱导LH的脉冲分泌，如果持续性的GnRH分泌则抑制促性腺激素的分泌。

知识点11：激素分泌的调节途径　　　　　　　　　　　　副高：掌握　正高：掌握

（1）内分泌调节：激素要发挥对靶细胞的调节作用，必须具备下列基本条件：①激素具有正常的"生物活性"（即激素的分子结构正常），变异型激素或激素原的活性下降或缺乏。②如激素为非水溶性物质，转运时要与转运蛋白结合，将激素运抵靶细胞。有时，水溶性激素（如胰岛素、IGF、GH等）也与转运蛋白结合，其意义可能是减少游离激素的浓度波动和降解，转运蛋白起着贮存、缓冲和调节激素活性的功能。③靶细胞受体的结构、受体-激素结合的特异性和亲和力正常。④受体后信号转导系统和级联反应的结构和功能正常。⑤促激素与靶激素或被调节的代谢物之间形成正性兴奋或负性抑制的反馈调节环，使激素的分泌量或代谢物浓度迅速而严格地控制在机体所需的范围内。⑥靶细胞对激素的反应性和激素整体活动的协调性需要免疫调节和/或神经调节参与。以上调节环路的任何步骤异常都可能导致内分泌代谢疾病。

（2）旁分泌/自分泌调节：旁分泌和自分泌是局部激素调节和组织重建调节的主要方式。机体根据各组织器官的功能不同，表现出不同的局部调节系统和调节机制。例如，内分泌胰腺的A、B、D细胞的调节具有同种细胞之间的整合性和协调性，以保证对血糖浓度快速而精细的调节。而在睾丸组织中，由内分泌和旁分泌激素、细胞因子、生长因子、代谢产物等组成的局部调节系统是维持睾丸激素正常分泌和睾丸生殖功能所必需的。

（3）激素间的相互调节：①促激素与靶腺激素的相互调节：正常时，血中某激素水平主要由激素的释放速率调定，后者受促激素或代谢产物的调控。临床上，根据反馈环的构成特点可分为长反馈（如下丘脑-垂体-靶腺间）调节、短反馈（如下丘脑-垂体间）调节和超短反馈（如高级神经中枢-下丘脑间）调节等数种。此外，激素和代谢产物间亦可形成反馈调节环，如血糖与胰岛素、PTH与血清离子钙等。代谢物对这些激素的调节十分敏感，如血糖升高或血清离子钙下降时，可促进胰岛素或PTH的分泌。②激素间的相互调节：机体内任何一种激素的合成和分泌都受另一种（些）激素的调控，除反馈环内的调节激素外，其他一些激素也影响其分泌。激素间的相互调节可分为一种激素调节多种激素分泌和多种激素调节一种激素分泌两种。前者主要见于下丘脑激素、肾上腺髓质与皮质激素、细胞因子和生长因子。例如，下丘脑的TRH除兴奋垂体TSH分泌外，还促进垂体α亚基、PRL和GH的释放，故临床上可用TRH兴奋试验来了解这些激素的贮备功能。

（4）神经系统对激素的调节：神经系统主要借下丘脑与内分泌系统建立起神经-内分泌调节系。下丘脑的活动由更高级神经中枢（大脑皮质）通过神经递质控制，外部环境刺激通过传入神经在神经中枢转换成化学信号，并由一些神经元进行分析整合，最后通过兴奋性或抑制性神经递质影响下丘脑的神经激素分泌。下丘脑的释放激素或释放抑制激素经垂体门脉系统进入腺垂体，促进或抑制垂体激素的分泌，并进一步影响靶腺功能。另一方面，垂体激素也可通过血液循环、脑脊液或垂体门脉系统的逆向血流与扩散作用反馈作用于下丘脑甚至更高级神经中枢。其他内分泌激素（如皮质醇、T_3、T_4、儿茶酚胺、雌二醇等）也对中枢神经系统有调节作用。

（5）免疫系统对激素分泌的调节：免疫系统的免疫应答、免疫调节和免疫监视等功能均与神经-内分泌有密切联系。一方面，神经-内分泌调控免疫功能；另一方面，免疫应答的信使物质和免疫效应物（抗体、细胞因子等）又对神经－内分泌系统有明显影响。许多内分泌疾病的病因与自身免疫反应有关，激素对靶细胞的效应常需局部细胞因子的介导，形成复杂的细胞水平及基因水平的调节网络。

> **知识点12：激素分泌的调节轴与调节系统**　　　　副高：掌握　　正高：掌握

①长反馈调节轴：下丘脑－垂体－靶腺（甲状腺、肾上腺皮质、性腺）组成长反馈调节轴；②GIH/GHRH-GH/GHBP-IGFs/IGFBPs-IGFBP/IGFBP酶调节轴：该系统主要由四个层面的激素及其结合蛋白（或水解酶）组成；③肾素－血管紧张素－醛固酮轴：肾素－血管紧张素－醛固酮（RAA）轴是调节血压、血容量、水与电解质平衡的重要调节系统，参与该轴调节的激素除肾素、血管紧张素、醛固酮外，还有心房利钠肽（ANP）、抗利尿激素（AVP）、肾上腺髓质素（AM）等；④能量代谢调节系统：体重与脂肪含量的个体差别很大；⑤PTH-降钙素-1,25-$(OH)_2D_3$调节系统：此系统的主要作用是调节骨代谢，维持血液和细胞外液钙、磷、镁等的相对恒定；⑥AVP-AVP受体-AQP调节系统：下丘脑前部的神经元对渗透压变化十分敏感，渗透压的轻微升高即可刺激精氨酸加压素（AVP；又称抗利尿激素，ADH）分泌并产生渴感，促进饮水；⑦胃肠胰激素分泌细胞系统：消化管道和消化腺体的激素分泌细胞能合成和分泌肠血管活性肽（VIP）、胰高糖素样肽-1（GLP-1）、生长抑素、缩胆囊素、促胃液素、促胃液素释放肽（GRP）、促胰液素、葡萄糖依赖性促胰岛素释放肽（GIP）、胃动素、脑啡肽、胰多肽、神经降压素等20多种激素。

第二节　内分泌和代谢疾病的诊断

> **知识点1：内分泌和代谢疾病的症状体征诊断**　　　副高：熟练掌握　　正高：熟练掌握

不同的内分泌代谢疾病有其特殊的症状和体征，一些典型疾病根据临床特征即可诊断，但多数内分泌代谢疾病并非如此。因此，除了诊断学所要求的全面病史采集和详细体格检查外，内分泌代谢疾病的诊断要特别注意下列症状和体征的临床意义。

（1）身材过高或矮小：身高是判断体格发育的重要指标之一。影响身高发育的因素有种族、遗传、激素（GH、TH、性激素、IGF-1等）、营养状态、地域环境、经济状况和躯体疾病等。引起矮小症的病因主要有GHRH基因或GHRH受体基因突变、GH缺乏、GH不敏感综合征、IGF-1缺乏及性腺功能减退（如无睾症、Turner综合征、肥胖－生殖无能综合征、单一性促性腺激素缺乏症）等；引起身材过高的病因主要有GH瘤、Klinefelter综合征等。

（2）肥胖与消瘦：体重受诸多因素的影响，与上述的身高影响因素类似，如遗传素质、精神神经因素、躯体疾病、营养状况、代谢类型和激素等；后者主要包括GH、TH、胰岛素、瘦素、糖皮质激素、儿茶酚胺和性激素。下丘脑疾病（下丘脑性肥胖）、Cushing综合征、胰岛素瘤、2型糖尿病（肥胖型）、性腺功能减退症、甲状腺功能减退症、糖原累积病、多囊卵巢综合征、代谢综合征等常伴有肥胖。引起消瘦的常见内分泌疾病有甲状腺功能亢进症、

1型与2型糖尿病（非肥胖型）、肾上腺皮质功能减退症、Sheehan病、嗜铬细胞瘤、内分泌腺恶性肿瘤、神经性厌食、血管活性肠肽瘤（VIP瘤）等。营养性疾病多与营养素的供应量、饮食习惯、生活条件、消化吸收功能等有关。营养过剩常引起肥胖，相反则导致消瘦。

（3）多饮与多尿：糖尿病、醛固酮增多症、甲状旁腺功能亢进症、肾小管性酸中毒、尿崩症和精神性多饮常伴有多饮、多尿。

（4）高血压伴低血钾：除见于原发性醛固酮增多症外，还可见于原发性高血压应用利尿剂、Cushing综合征、慢性肾实质性病变、肾小管性酸中毒、Fanconi综合征、失钾性肾病、Liddle综合征、肾素分泌瘤、17α-羟化酶缺陷症、11β-羟化酶缺陷症或长期摄入甘草制剂等情况。

（5）皮肤色素沉着：与黑色素沉着有关的激素主要有ACTH及其前体、雌激素和孕激素。前者是由于分子中含有黑素细胞刺激素（MSH），后者可能与雌、孕激素有刺激黑色素细胞的作用有关。伴全身性色素沉着的内分泌疾病有原发性肾上腺皮质功能减退症、Nelson综合征、先天性肾上腺皮质增生症、异位ACTH综合征和ACTH依赖性Cushing综合征。引起局部皮肤色素加深的疾病主要是胰岛素不敏感综合征及其变异型（伴黑棘皮病）、黄褐斑（女性）及Albright综合征等。

（6）多毛与毛发脱落：正常毛发的量和分布与遗传、种族和雄激素水平有关。引起全身性多毛的主要内分泌疾病有多囊卵巢综合征、先天性肾上腺皮质增生症（11β和21-羟化酶缺陷症）、Cushing病、分泌雄激素的卵巢肿瘤、儿童甲状腺功能减退症（多在背部，病因不明）、特发性多毛以及某些药物（如苯妥英钠、丹那唑、环孢素）等。局部毛发增多见于胫前局限性黏液性水肿、胰岛素不敏感综合征及其变异型。特发性多毛的病因不明，可能与局部毛囊对雄激素过度敏感或5α还原酶活性增强有关。

雄激素减少引起全身性毛发脱落（包括性毛、非性毛和两性毛），主要见于各种原因引起的睾丸功能减退症、肾上腺皮质功能减退症和卵巢功能减退症等。甲状腺功能减退症和自身免疫性多内分泌腺病综合征也可伴有毛发脱落。引起局部毛发脱落的病因很多，如脂溢性皮炎、斑秃、全秃等。

（7）皮肤紫纹和痤疮：紫纹是Cushing综合征的特征之一。病理性痤疮见于Cushing病、先天性肾上腺皮质增生症、多囊卵巢综合征、分泌雄激素的卵巢肿瘤。女性服用雄激素制剂也可引起痤疮。

（8）男性乳腺发育：引起病理性男性乳腺发育的疾病可分为内分泌与非内分泌疾病两类。内分泌疾病见于Klinefelter综合征、完全性睾丸女性化，分泌雌激素的睾丸肿瘤、真两性畸形、甲状腺功能亢进症及先天性肾上腺皮质增生症等；非内分泌疾病常见于药物（如避孕药、异烟肼、西咪替丁、氯米芬、甲基多巴、洋地黄类、三环类抗抑郁药等）、肝硬化、营养不良、支气管肺癌等。特发性男性乳腺发育的病因不明，可能与乳腺组织对雌激素的敏感性增高或与脂肪细胞的芳香化酶活性增强有关。

（9）突眼：引起突眼的疾病很多，如颅内肿瘤、海绵窦血栓形成、眼眶疾病、眶周炎、绿色瘤和眼眶癌等。TAO仅见于Graves病（GD）和慢性淋巴细胞性甲状腺炎。

（10）溢乳和闭经：溢乳和闭经常同时存在，但也可只有溢乳而无闭经，或只出现月经周期不规则而无溢乳，症状主要取决于血清泌乳素水平的高低。在内分泌疾病中，伴泌乳素分泌增多的疾病主要有泌乳素瘤、甲状腺功能减退症、其他下丘脑-垂体肿瘤、垂体柄受压/断裂等情况。

（11）骨痛与自发性骨折：骨痛为代谢性骨病的常见症状，严重者伴自发性骨折，或轻微外伤即引起骨折。除原发性骨质疏松症外，1型糖尿病、甲状腺功能亢进症、性腺功能减退症、皮质醇增多症、甲状旁腺功能亢进症和泌乳素瘤常伴有骨质疏松。

知识点2：内分泌和代谢疾病的实验室诊断　　　副高：熟练掌握　正高：熟练掌握

（1）血液和尿液生化测定：血清中某些电解质（如血清钠、钾、钙、磷、镁）与某些激素〔如醛固酮、糖皮质激素、甲状旁腺激素、1,25-$(OH)_2D_3$等〕之间有相互调节作用，测定血清电解质可间接了解相关激素的分泌功能。如原发性醛固酮增多症患者血清钾水平常降低，低钾血症时，每日尿钾的排出量仍然增多。

（2）激素及其代谢产物测定：分析激素及其代谢产物的测定结果时，要特别注意：①某一激素及其代谢产物的正常参考范围有年龄和性别之差，有些激素还有月经周期变化；②多数激素具有脉冲分泌特点，脉冲分泌的峰值与谷值之差可达1倍以上；一些垂体激素呈昼夜分泌，其中PRL和GH有睡眠依赖性分泌特点，熟睡后1小时内的血浓度最高；而育龄期女性性激素有周期性分泌特点；③激素测定的方法不同，所得的数值会有一定差异，一般对诊断无明显影响，但在特殊情况下，要考虑特异性和敏感性不高所带来的误差；④为了减少误差，提高诊断效率，血和尿激素测定要至少重复1次，有些激素代谢产物和作为动态试验的基础值的测定应重复2次；⑤居于临界值时，应注意复查，或加测激素的游离组分，或激素的结合蛋白；⑥临床上要综合多项资料全面分析，不能单凭激素测定结果作出疾病诊断。

（3）激素分泌的动态试验：此类试验可进一步探讨内分泌功能状态及病变的性质。在临床上，当某一内分泌功能减退时，可选用兴奋试验，相反则选用抑制试验或阻滞试验。必要时，也可联合应用，如ACTH-DXM联合试验。TRH和GnRH兴奋试验可以判定甲状腺和性腺功能异常的病变部位。如基础TSH升高，注射TRH后TSH进一步升高，提示病变在垂体；如基础TSH正常或降低，注射TRH后有TSH升高反应，但高峰延迟，则病变在下丘脑；如血T_3、T_4升高而TSH降低，注射TRH后无TSH升高反应，提示病变在甲状腺（如Graves病）。代谢试验（如氮、钙、磷、镁、钾、钠等的平衡试验）有助于代谢性疾病的诊断。

知识点3：内分泌和代谢疾病特殊检查诊断　　　　副高：熟练掌握　正高：熟练掌握

（1）B超检查：可用于甲状腺、肾上腺、胰腺、性腺和甲状旁腺肿瘤的定位。但肿瘤或结节直径＜0.5cm则难以检出。

（2）X线检查、CT、MRI和PET-CT：对某些内分泌疾病有定位价值，如垂体肿瘤侵犯蝶骨，可使蝶鞍增大；蝶骨被吸收而变薄、前或后床突抬高或被破坏提示垂体有占位性病变。代谢性骨病和先天性畸形常首先选用骨骼X线照片或骨密度检查。病变直径＞0.5cm者可被MRI或CT发现。一般认为，MRI观察病变与邻近的组织关系较CT为优。此外，由于内分泌腺体的病变微小，选用薄层（<3mm）和动态增强扫描可提高阳性检出率或使病变显示得更清楚。动态PET-CT有助于某些内分泌代谢疾病（特别是肿瘤）的诊断。

（3）核素检查：甲状腺能浓集碘，甲状腺摄^{131}I率可用于评价甲状腺（包括甲状腺结节）功能。碘标记的胆固醇－肾上腺扫描可对有功能的皮质腺瘤作出定位诊断，有功能的肾上腺瘤摄取碘增多，故有放射性浓聚；而对侧的肾上腺萎缩，摄取量减少。用核素锝（^{99m}Tc）或核素铊^{201}TI）做甲状旁腺和甲状腺双重显影可诊断甲状旁腺病变。先用碘封闭甲状腺，再用^{131}I做卵巢扫描，有助于卵巢甲状腺肿伴甲亢的定位。PET-CT和生长抑素受体扫描可动态观察垂体、肾上腺、甲状腺、胰腺等的功能变化，具有功能定量的优点。

（4）静脉插管分段采血测定激素水平：当临床症状提示有某种激素分泌增多，而以上定位检查又不能精确定位时可考虑用此方法鉴别，其中对异位激素分泌综合征的诊断特别有用，激素水平最高的部位一般就是病变的部位。

（5）选择性动脉造影：对于直径较小，不能用CT和MRI等方法做出定位诊断时可采用此方法。肿瘤的血管较丰富，因此病变部位有血管丛集的影像表现。

知识点4：内分泌和代谢疾病的病因和定位诊断　　　副高：熟练掌握　　正高：熟练掌握

（1）化学检查：仅少数内分泌代谢疾病可用化学方法作出病因诊断，如地方性缺碘性甲状腺肿患者的尿碘排出量明显降低。

（2）免疫学检查：通过测定血浆中存在的相关自身抗体可确定疾病与自身免疫有关，如抗胰岛细胞抗体（ICA）、抗谷氨酸脱羧酶抗体（GAD-Ab）、抗胰岛素抗体等。在自身免疫性多发性内分泌腺病综合征中，可检出相关的特异性自身抗体。在Graves病中，血中可检出TSH受体抗体（TSHRAb），而甲状腺兴奋性TSH受体抗体（TSAb）只存在于Graves病患者的血浆中（自身免疫性多内分泌腺病综合征Ⅱ型除外）。在慢性淋巴细胞性甲状腺炎和特发性萎缩性甲状腺炎中可检出抗甲状腺过氧化物酶抗体（TPOAb）及抗甲状腺球蛋白抗体（TgAb）。

（3）病理检查：细针穿刺的创伤小，易被接受。其缺点是看不到腺体结构，假阴性和假阳性率较高；粗针活检获得的组织标本可观察到腺体结构，诊断的准确性高，但创伤大。

手术后切除的组织做病理检查可对疾病作出最后诊断，但内分泌腺肿瘤的良、恶性鉴别往往相当困难，必须结合肿瘤的生物学行为特征才能明确诊断。分子病理学方法和免疫组化染色有助于激素成分的鉴定和激素分泌细胞的分类。体细胞突变所致的单基因遗传性疾病的突变鉴定则完全依赖于病变细胞的分子生物学分析。

（4）染色体检查和致病基因分析：一些内分泌和代谢疾病是由染色体畸变引起的，如Tumer综合征缺失一个X染色体（或嵌合体或X染色体畸形），Klinefelter综合征则多一个X染色体或嵌合染色体等，但一般的染色体检查无法鉴定染色体的细微病变或基因异常。用分子生物学技术可确诊许多内分泌和代谢性疾病及受体基因突变所致的疾病，可明确一些内分泌肿瘤、代谢酶缺陷和许多激素不敏感综合征或过敏感综合征的病因。

第三节　内分泌和代谢疾病的防治

知识点1：内分泌和代谢疾病的病因治疗　　　副高：熟练掌握　正高：熟练掌握

任何疾病都应针对病因进行治疗。营养性疾病和由环境因素引起的代谢病多能针对病因进行治疗。但是目前病因已经明确的内分泌疾病为数不多，或病因明了，但病变已不可逆。对于基因突变引起的内分泌疾病，基因治疗也属病因治疗。

许多内分泌腺肿瘤（包括癌）的发生与一些原癌基因的激活或抑癌基因的失活有关，故有理由认为这些内分泌肿瘤可采用下列方法进行基因治疗：①突变代偿可矫正癌细胞中的分子病变；②分子化疗能消除普通化疗所引起的骨髓抑制，增强抗癌作用；③遗传性免疫强化可达到抗肿瘤相关抗原主动免疫的目的。肿瘤细胞缺乏特异性抗原，能逃避机体免疫监护系统而不被杀灭。修饰淋巴细胞，使其存活时间延长，抗肿瘤效力增加。此外，用基因工程制备的生物酶可治疗代谢酶缺陷症。针对代谢病发病机制的对症治疗也属于病因治疗的一种。例如，葡萄糖-6-磷酸脱氢酶缺陷者应避免进食蚕豆和避免乙酰氨基酚、阿司匹林、磺胺等药物。苯丙酮尿症患者限制含苯丙氨酸的食物摄入亦有良好的防治效果。

知识点2：内分泌腺功能减退的治疗　　　副高：熟练掌握　正高：熟练掌握

（1）激素替代治疗：对于病因不能根除的内分泌疾病可采取激素替代疗法，使内分泌腺功能减低的临床表现得到改善。应当注意的是，有些激素的需要量随年龄和体内、外环境变化而波动；应激时所需的糖皮质激素的量成倍增加。此外，替代治疗要尽量模拟生理节律给药。

抑制性替代治疗主要用于治疗先天性肾上腺皮质增生症，用非生理剂量的糖皮质激素抑制垂体ACTH和肾上腺皮质雄激素的分泌，使男性假性性早熟和女性男性化得到抑制。甲状腺癌患者术后，需较长时间服用甲状腺素，抑制垂体TSH的分泌，防止复发。虽然这也属于抑制性激素替代，但治疗目的不是纠正甲减。补充蛋白质以治疗蛋白质缺乏症，给予抗血友病球蛋白治疗血友病，补充维生素B_6以治疗高胱氨酸尿症和补充维生素B_1以治疗维生素B_1缺乏症等也属于替代治疗（或称补充治疗）的范畴。

（2）药物治疗：利用化学药物刺激某种激素分泌或增强某种激素的作用可治疗某些内分泌功能减退症，如氯磺丙脲、卡马西平、氢氯噻嗪（双氢克尿塞）、吲达帕胺可治疗中枢性尿崩症，磺脲类或胰岛素增敏剂治疗糖尿病，补充钙剂及维生素D治疗甲旁减等。

（3）器官、组织或细胞移植：一些内分泌腺功能减退症可用同种器官、组织或细胞移植治疗，如通过全胰腺或部分胰腺（胎胰）、胰岛或胰岛细胞移植治疗1型糖尿病，将甲状旁腺碎片移植到前臂肌肉组织中以治疗甲旁减和肝移植治疗晚期铜代谢障碍引起的Wilson病等。

知识点3：内分泌功能亢进的治疗　　　副高：熟练掌握　正高：熟练掌握

（1）手术治疗：激素分泌性肿瘤和增生性病变（如Graves病、Cushing病、垂体瘤、毒性甲状腺结节、甲状旁腺腺瘤、嗜铬细胞瘤等）可用手术治疗。近年来，镜下切除术收到了创口小、费用低、康复快的良好效果。

（2）药物治疗：用药物抑制或阻滞激素的合成或分泌是治疗内分泌功能亢进症的常用方法。

（3）核素治疗：某些内分泌腺有浓聚某种化合物（一般为激素合成的底物或底物类似物）的功能，故可用核素标记的该化合物达到治疗目的，常用于内分泌恶性肿瘤、良性肿瘤或非肿瘤性内分泌腺功能亢进症的治疗。

（4）放射治疗：深度X线、直线回旋加速器、γ刀、X刀等可用于内分泌腺肿瘤的治疗，有些良性肿瘤（如生长激素瘤），在手术切除后也可用放射治疗来根除残存的肿瘤组织。

（5）介入治疗：近年来采用动脉栓塞的放射介入治疗肾上腺、甲状腺、甲状旁腺和胰岛肿瘤也取得较好疗效。

第二章　下丘脑疾病

知识点1：下丘脑的解剖结构　　　　副高：熟练掌握　　正高：熟练掌握

下丘脑是位于间脑下部的一个呈楔形的微小组织，主要由灰质组成。间脑内有第三脑室，在大脑的矢状切面上可见第三脑室侧壁的后方有一突出部位，此为丘脑，其下即为下丘脑。下丘脑向下伸展与垂体柄相连。从脑的腹侧面看，下丘脑为一明显的隆起，在其后是成对的乳头体，中间是漏斗的隆起。成年人的下丘脑重约4g（占全部脑重量的1%以下）。丘脑内存在许多神经核并借助于传入和传出神经纤维与脑及脑干联系。

下丘脑由前至后分为3个区：①前区（或视上区），位于视交叉之上，其前为居于前联合及视交叉之间的视前区；②中区（或结节区，灰结节）为下丘脑最宽处，与垂体相距最近，灰结节的中央部分称为正中隆起；垂体柄由此伸出，结节区外侧为下丘脑外侧区，内有大量神经纤维；③后区（或乳头区）包括乳头体及其所含的神经细胞。下丘脑视上区内的视上核及室旁核的界限比较清晰，其细胞甚大，神经核的轴突组成视上（室旁）-垂体束，又称下丘脑-神经垂体系统。

知识点2：下丘脑与垂体的联系　　　　副高：熟练掌握　　正高：熟练掌握

下丘脑的正中隆起下端与垂体柄相连，和垂体的距离最近，关系最为密切，是下丘脑对垂体功能进行调节的最重要部位，也是各种促垂体激素必经的共同通道。

下丘脑与神经垂体有神经联系。下丘脑的视上核及室旁核，其轴突形成视上（室旁）-垂体束，视上（室旁）-垂体束的神经纤维终止于神经垂体，神经激素沿轴突下行至后叶的神经末梢和血管相接处贮存；下丘脑与腺垂体为神经。血管联系，下丘脑的神经轴突在正中隆起、垂体柄处与垂体门脉系统的第一微血管丛相接，促垂体激素在此处释放入血，然后沿门脉血管到达腺垂体，兴奋（或抑制）腺垂体激素的分泌。

知识点3：下丘脑疾病的概念　　　　副高：熟练掌握　　正高：熟练掌握

下丘脑疾病是指由于下丘脑结构和/或功能异常所致的一类疾病。

知识点4：下丘脑疾病的病因及发病机制　　　　副高：熟练掌握　　正高：熟练掌握

（1）先天性胚胎发育异常：以大脑中线的发育缺陷为多见，表现为不同程度的中线结构缺损，特别是视神经和嗅神经束、透明隔、胼胝体、前融合、下丘脑和垂体。Kallmann综合征是通过常染色体显性、隐性或X连锁3种遗传方式所致的先天性遗传疾病，其特征为嗅觉丧失（或减退）和促性腺激素分泌不足。Laurence-Moon-Biedl综合征可能是由相关的遗传基因变异所致，临床上以视网膜色素变性合并肥胖、生殖器发育不全、智力迟钝及多指畸形为特征。

（2）肿瘤：最常见的肿瘤是垂体腺瘤，其次是颅咽管瘤，其他肿瘤有下丘脑错构瘤、脑膜瘤、神经胶质瘤、星形细胞瘤、脊索瘤、漏斗瘤、胆脂瘤、神经纤维瘤、脂肪瘤以及转移癌（特别是乳腺癌和肺癌）等。

（3）炎症性疾病：炎性肉样瘤是引起下丘脑疾病的炎症性疾病之一，其他炎症性病变有结核性或化脓性脑膜炎、脑脓肿、病毒性脑炎、麻疹和脱髓鞘性脑炎、扩散性脑脊髓炎等。

（4）血管病变：脑梗死、蛛网膜下腔出血、垂体卒中等可波及下丘脑，但血管梗死导致的下丘脑病变罕见。

（5）颅外伤：颅外伤导致的病损可引起单纯性ACTH缺乏甚至全垂体功能减退伴尿崩症。颅外伤后72小时内，血GH、LH、ACTH、TSH、PRL水平升高，原因未明；其后水平恢复正常或出现垂体功能减退症。

（6）放射损伤：全脑放射治疗常导致下丘脑功能障碍，表现为内分泌功能异常和行为改变。

知识点5：下丘脑疾病的临床表现　　　　　　　　副高：熟练掌握　　正高：熟练掌握

（1）内分泌功能障碍表现：临床表现多样化，患者可有一种或多种内分泌功能异常的表现：

1）下丘脑释放激素缺乏：多种下丘脑释放激素缺乏引起全垂体功能减退，造成生长发育障碍（青春发育前），性腺、甲状腺和肾上腺皮质功能减退等。

2）生长激素释放激素（或抑制激素）分泌失常：下丘脑GHRH分泌亢进者引起肢端肥大症或巨人症，GHRH缺乏则导致身材矮小。

3）促甲状腺素释放激素（TRH）分泌失常：下丘脑TRH分泌过多或过少引起下丘脑性甲亢或甲减。

4）促肾上腺皮质激素释放激素（CRH）分泌失常：下丘脑CRH分泌过多可引起Cushing病。

5）促性腺激素释放激素（GnRH）分泌失常：GnRH分泌过多引起性早熟，GnRH缺乏者引起性腺发育迟缓、闭经、性欲减退、生殖无能、嗅觉功能障碍等。

6）抗利尿激素分泌失常：下丘脑病变可引起抗利尿激素（AVP）分泌过多，导致AVP分泌不适当综合征，缺乏者表现为中枢性尿崩症。

7）PRL释放抑制因子（或释放因子）分泌失常：PRL释放因子分泌过多或PRL抑制因子分泌减少发生闭经-乳溢综合征及性腺功能减退。

（2）神经系统表现：下丘脑疾病常伴有下列非内分泌功能受损的一种或多种表现。

1）嗜睡和失眠：下丘脑后部病变时，多数患者表现为嗜睡，少数表现为失眠。常见的嗜睡类型有：①发作性睡眠：患者可随时睡眠发作，持续数分钟至数小时。②深睡眠症：发作时可持续性睡眠数天至数周，睡眠期间常可被唤醒吃饭、排便等，然后再度入睡。③发作性嗜睡–贪食综合征：患者表现为不可控制地发作性睡眠，每次睡眠持续数小时至数天，于深睡眠醒后暴饮暴食，多伴有肥胖。

2）多食肥胖或顽固性厌食消瘦：病变累及下丘脑腹内侧核或结节部附近时，患者因多食而肥胖，常伴生殖器发育不良（肥胖–生殖无能症）。病变累及下丘脑的腹外侧核时，可有厌食、体重下降、皮肤萎缩、毛发脱落、肌肉软弱、怕冷、心动过缓和基础代谢率降低等表现。

3）发热或体温过低：病变在下丘脑前部或后部时可表现为低热、体温过低或过高热。高热者热型弛张或不规则，肢体冰冷，躯干温暖，心率与呼吸可正常。一般退热药无效。

4）精神障碍：为腹外侧核及视前区有病变的突出表现，主要有过度兴奋、哭笑无常、定向力障碍、幻觉及激怒等。

5）其他：以疼痛较为多见，可伴多汗（或汗闭）、手足发绀、括约肌功能障碍及下丘脑癫痫。视交叉受损时可伴视力减退、视野缺损或偏盲。血压时高时低，瞳孔散大、缩小或不对等。下丘脑前方及下行至延髓中的自主神经纤维受损时，可引起胃及十二指肠消化性溃疡等表现。

知识点6：下丘脑疾病的诊断　　　　　　　副高：熟练掌握　正高：熟练掌握

（1）早期诊断线索：当临床上遇到下列情况时需考虑下丘脑疾病可能：①临床特征不能用单一的靶腺或单纯的垂体损害解释；②内分泌功能紊乱症状同时伴肥胖、多食、消瘦、厌食、嗜睡、精神失常及体温异常等，而不能用其他疾病解释；③颅内压增高伴视力或视野下降，或合并尿崩症、性腺功能低下、溢乳者；④伴有生长发育不良、嗅觉障碍、畸形者；⑤虚弱者，尤其是伴有血皮质醇降低或自身免疫性疾病的患者；⑥低 T_3/T_4 综合征。

（2）功能诊断：测定垂体内分泌功能，了解性腺、甲状腺和肾上腺皮质的功能状态。当有证据提示其内分泌功能障碍是由下丘脑–垂体病变引起时，则应进一步检查下丘脑、垂体功能状态，排除原发性垂体疾病：①TRH与LHRH兴奋试验：观察试验前后血清TSH或LH、FSH的变化反应，如病变在腺垂体，则对TRH或LHRH无反应；如病变在下丘脑，则可出现延迟反应。但对一次兴奋试验无反应者，不能除外下丘脑病变可能；②胰岛素耐量试验：通过低血糖反应，以刺激垂体ACTH与GH的释放，观察试验前后血清ACTH与GH的变化；③测定血中下丘脑激素的浓度。

（3）病因诊断

1）影像学及其他检查：脑X线平片可示蝶鞍扩大，鞍背、后床突吸收或破坏，鞍区病理性钙化等表现，必要时作蝶鞍薄层扫描、脑血管造影、脑CT和MRI，以显示颅内病变部位和性质。诊断下丘脑病变（特别是垂体柄病变）的最好方法是MRI，用钆增强。CT扫描（用静脉造影剂）效果也好。视野检查有助于下丘脑病变的病因鉴别。

2）脑脊液检查：脑脊液检查除颅内占位病变有颅压增高，炎症时有血白细胞计数升高外，一般均属正常。

3）脑电图检查：可见弥漫性14次/秒以上的单向正相棘波异常，阵发性发放，左右交替的高波幅放电可有助于诊断。

知识点 7：下丘脑疾病的鉴别诊断　　　　　副高：熟练掌握　正高：熟练掌握

主要与原发性甲状腺、性腺、肾上腺、神经垂体受损、腺垂体功能减退、神经衰弱、精神分裂症等相鉴别。单独的下丘脑病变常引起多数垂体激素的分泌下降，而垂体柄病变（仅垂体柄受损或下丘脑病变波及垂体柄）时，常合并有高 PRL 血症、性早熟、SIADH、中枢性尿崩症或出现难以解释的垂体激素变化。

知识点 8：下丘脑疾病的治疗　　　　　　　　副高：熟练掌握　正高：熟练掌握

（1）病因治疗：肿瘤可采用手术切除或放射治疗。感染所致者应选用适当的抗生素。药物引起者则应立即停用有关药物。精神因素引起者需进行精神治疗。

（2）特殊治疗：尿崩症的治疗见本篇第五章。有垂体功能低下者，应根据靶腺受累的程度，予以激素替代治疗。对 GnRH 缺乏的理想治疗是使用轻便式泵每 2 小时皮下给予 GnRH。有溢乳者可用溴隐亭 2.5～7.5mg/d，或左旋多巴 1～2mg/d。

（3）对症治疗：发热者可用氯丙嗪、地西泮以及物理降温治疗。

第三章 垂体瘤

| 知识点1：垂体瘤的概念 | 副高：熟练掌握 正高：熟练掌握 |

垂体瘤是一组由腺垂体、神经垂体及颅咽管残余上皮细胞来源的肿瘤。

| 知识点2：垂体瘤的病因及发病机制 | 副高：熟练掌握 正高：熟练掌握 |

（1）病因：垂体瘤的病因可能与下列因素有关：①遗传性因素：如多发性内分泌腺瘤病（MEN-1）基因突变、垂体瘤转录因子（prop-1）过度激活等；②下丘脑因素：如生长激素释放激素（GHRH）过量、促肾上腺皮质激素释放激素（CRH）过多、某些下丘脑激素受体的活化性突变等；③垂体因素：如某些信号转导分子（gsp、CREB）突变，或成纤维生长因子（FGF-2）、表皮生长因子（EGF）等生长因子过多，癌基因的激活及抑癌基因的失活等；④环境因素：如放疗；⑤靶腺（甲状腺、性腺、肾上腺）功能衰竭。

（2）发病机制：垂体瘤发病机制目前还不完全清楚，以往有两种学说，即垂体细胞自身缺陷学说和下丘脑调控失常学说。目前的共识是，单纯下丘脑调控激素作用增强或减弱不能引起垂体瘤，垂体发病根本原因是细胞出现单克隆基因异常，然后在内、外因素促进下，单克隆基因异常细胞不断增殖，逐渐发展为垂体瘤。

| 知识点3：垂体瘤的病理分类 | 副高：熟练掌握 正高：熟练掌握 |

垂体瘤的分类：①根据细胞所分泌的激素可分为催乳素（PRL）瘤、生长激素（GH）瘤、促肾上腺皮质激素（ACTH）瘤、促甲状腺激素（TSH）瘤、促性腺激素（FSH/LH）瘤或α基瘤等，肿瘤可为单一激素性或多激素性；②根据肿瘤大小可分为微腺瘤（直径<10mm）和大腺瘤（直径>10mm）；③根据肿瘤扩展情况及发生部位可分为鞍内、鞍外和异位性垂体瘤；④根据免疫组化和电镜特征进行分类。

90%的垂体瘤为良性腺瘤，少数为增生，极少数为癌。多数为单个，小的呈球形或卵圆形，表面光滑，大者呈不规则结节状，有包膜，可侵袭和压迫视交叉、下丘脑、第三脑室和附近的脑组织与海绵窦。微腺瘤在临床上常无症状或仅有内分泌症状。电镜下发现PRL及GH瘤细胞内颗粒较大，PRL细胞内致密型颗粒直径可达1200nm，稀少型颗粒直径约为250nm。GH细胞内的颗粒次之，直径350～450nm。ACTH瘤细胞内致密型颗粒直径为250～450nm。TSH瘤及LH/FSH瘤极罕见。仅从电镜形态尚难以确定其分泌功能，需结合免疫组织化学方法来识别分泌功能和细胞类型。

知识点4：垂体瘤的临床表现　　　　　　　副高：熟练掌握　　正高：熟练掌握

垂体瘤尤其是具有功能的激素分泌瘤可有两种表现。

（1）激素分泌异常表现：可为激素分泌过多引起相应症候群，也可因肿瘤增大压迫正常垂体组织而使激素分泌减少，后者表现为继发性性腺、肾上腺皮质、甲状腺功能减退症和生长激素缺乏。垂体瘤患者的垂体激素分泌减少的表现一般较轻，进展较慢，直到腺体有3/4被毁坏后，临床上才出现明显的腺垂体功能减退症状。即使肿瘤体积较大，激素缺乏的症状也很少能达到垂体切除术后的严重程度。有时垂体激素分泌减少也可成为本病的突出表现（儿童期尤为明显），表现为身材矮小和性发育不全。有时肿瘤还可影响下丘脑及神经垂体，引起尿崩症。

（2）病变占位扩张表现：垂体瘤占位性病变可影响局部和邻近组织，垂体肿瘤直径>1cm者可因压迫鞍膈而有头痛；若向前上方发展可压迫视神经交叉出现视力减退、视野缺损，主要为颞侧偏盲或双颞侧上方偏盲；向上方发展可影响下丘脑而有尿崩症、睡眠异常、食欲亢进或减退、体温调节障碍、自主神经功能失常、性早熟、性腺功能减退、性格改变；向侧方发展则可影响海绵窦，压迫第3、4、6脑神经而引起上睑下垂、眼外肌麻痹和复视，还可影响第5对脑神经眼支和上颌支而有神经麻痹、感觉异常等。如发生垂体瘤内出血，称为垂体卒中，引起严重头痛、视力急剧减退、眼外肌麻痹、昏睡、昏迷、脑膜刺激征和颅压增高。

知识点5：垂体瘤的实验室及辅助检查　　　　副高：熟练掌握　　正高：熟练掌握

（1）实验室检查：无功能性垂体瘤不分泌具有生物学活性的激素，但可合成和分泌糖蛋白激素的α亚单位，高α亚单位血症可作为垂体瘤标志物，对于动态观察病情也有一定价值。

（2）影像学检查：正侧位脑X线照片示蝶鞍增大、鞍底下陷、有双底，鞍背变薄向后竖起，鞍结节变钝，向前上移位，前床突相对延长，蝶鞍变形，入口增大如杯状，伴骨质吸收破坏。凡此均见于较大腺瘤向鞍外生长侵袭者，故大多为晚期表现。早期微腺瘤局限于鞍内者无上述表现。除个别向鞍上发展者外，一般无颅压增高征。CT示垂体瘤密度高于脑组织，可检出腺瘤。脑室、脑池移位有助于较大腺瘤的诊断。增强后可提高肿瘤检出率，尤其可提示鞍上、鞍旁肿瘤的发展，并有助于与空泡蝶鞍鉴别。MRI对垂体软组织的分辨力优于CT，可弥补CT的不足。

知识点6：垂体瘤的诊断　　　　　　　　　　副高：熟练掌握　　正高：熟练掌握

（1）早期诊断线索：在临床上，下列表现可为垂体瘤的早期诊断提供线索：①慢性头痛，或头痛伴视力/视野异常，或头痛伴偏盲；②海绵窦综合征；③脑神经损害；④脑积水和颅内压增高；⑤下丘脑功能紊乱、腺垂体功能减退或垂体前叶某激素分泌亢进的临床表现；⑥闭经–溢乳或性腺功能减退；⑦蝶鞍扩大或蝶鞍形态异常。

（2）诊断依据：详细病史询问和仔细体格检查，包括神经系统、眼底、视力、视野检查，对于垂体瘤诊断可提供重要依据。除垂体大肿瘤破坏蝶鞍骨结构，一般脑X线检查缺乏特异性和灵敏度，诊断主要采用CT、MRI，无创伤且费用低。MRI不仅可发现直径3mm的微腺瘤，而且可显示下丘脑结构，对于临床判断某些病变有肯定价值。各种垂体激素及其动态功能试验对诊断和鉴别诊断可提供一定的参考和疗效判断。最终诊断取决于病理检查，包括免疫细胞化学检测。

知识点7：垂体瘤的鉴别诊断　　　　　　　　副高：熟练掌握　　正高：熟练掌握

垂体瘤需与其他一些引起颅内压迫、损害视交叉的疾病相鉴别。

（1）颅咽管瘤和Rathke囊肿：颅咽管瘤可发生于各年龄，以儿童及青少年多见。视交叉受压可引起双颞侧偏盲或单侧视野缺损。颅内压增高可出现头痛、呕吐及视盘水肿。下丘脑损害者伴有多种下丘脑功能紊乱的表现，如尿崩症、多食或厌食、发热、肥胖等。压迫垂体门脉系统的女性常出现月经失调或闭经、不孕；男性毛发脱落，性欲减退，少数也可出现性早熟、肢端肥大症、溢乳症等。X线表现为鞍上型者有蝶鞍压扁和床突损害；鞍内型使蝶鞍前后径扩大如蝶形，常有钙化斑块或囊壁钙化，呈弧线状或蛋壳状。儿童患者颅内压增高的表现为颅缝分离、脑回压迹增多等。鞍内型易与垂体瘤混淆，确诊依赖于MRI及内分泌功能检查。

Rathke囊肿的大小不一，囊肿较大时可压迫蝶鞍和鞍上结构，引起垂体功能减退。鉴别Rathke囊肿和垂体瘤的最敏感方法是MRI。

（2）视神经胶质瘤：为视神经或视交叉胶质细胞的原发性肿瘤，是儿童期最重要的眼眶肿瘤，女孩多见。视力改变常先发生于一侧，视力丧失发展较快。患者可表现为无痛性进展性的视力丧失和眼球突出，但无内分泌功能障碍。蝶鞍正常，视神经孔扩大。

（3）异位松果体瘤：多见于儿童及青少年。视力减退，双颞侧偏盲。常有渴感丧失、慢性高钠血症等表现。也可有尿崩症或腺垂体功能减退症。蝶鞍无异常，MRI可显示肿瘤。

（4）颈内动脉瘤：常引起单侧鼻侧偏盲，可有眼球瘫痪及腺垂体功能减退表现，蝶鞍可扩大。对该类患者如误诊为垂体瘤而行经蝶窦垂体切除术将危及生命，因此垂体瘤患者需仔细排除颈内动脉瘤的可能，确诊依赖MRI和血管造影。

（5）脑膜瘤：部分脑膜瘤的影像学表现类似于蝶鞍区肿瘤，内分泌功能检查仅有垂体柄受压引起的轻度高PRL血症，临床上易误诊为无功能垂体瘤。

（6）蝶鞍扩大：垂体瘤还需与另一些伴蝶鞍扩大的疾病相鉴别，如空泡蝶鞍综合征、鞍上生殖细胞瘤、垂体转移癌等。

（7）淋巴细胞性垂体炎：多见于妊娠或产后的女性，病因未明。临床表现可有垂体功能减退症以及垂体肿块。最常见为ACTH缺乏，其次为TSH、LH、FSH及AVP缺乏（尿崩症），可单独或合并出现；PRL水平在半数患者出现上升。垂体肿块可导致头痛及视野缺损。无功能腺瘤及PRL瘤需与本病鉴别，其垂体功能减退症表现不及本病出现得早和显著。确诊有赖于病理组织检查。

（8）球后视神经炎：起病急，视力障碍多为一侧性，大多在数周内有所恢复。常伴眼球疼痛、瞳孔调节反射障碍。患者无内分泌功能紊乱表现，影像学检查显示蝶鞍正常。

| 知识点8：垂体瘤的治疗 | 副高：熟练掌握　正高：熟练掌握 |

除对症与支持治疗外，垂体瘤治疗有3种方案：手术切除、放射治疗和药物治疗。

（1）手术治疗：除PRL瘤外，其他垂体瘤的首选治疗仍为手术摘除，治疗目的在于彻底切除肿瘤，尽力保留正常的腺垂体组织，避免术后出现腺垂体功能减退症。如垂体瘤出现垂体激素分泌增多的临床症状和/或脑神经及蝶鞍周围组织结构受压迫时需考虑手术治疗，出现垂体卒中必须立即或尽快手术治疗。

（2）放射治疗：主要作为手术的辅助治疗，指征包括：①手术后肿瘤残余量比较大，且药物不能有效控制；②肿瘤于术后复发；③鞍上病变，患者拒绝经额手术；④影像学检查局部阴性，但生化改变和临床症状明显者也可进行放疗。决定疗效的因素除照射剂量外，放疗的操作经验对疗效也有重要影响。

放射治疗的类型较多，可选择常规X线放疗，直线加速器X刀、γ刀等。近年发展起来的立体构象分层放疗（SCRT）的效果好，显著提高了治愈率。γ刀治疗垂体瘤的疗效明显优于常规X线放射治疗，主要表现为：疗程短，仅需单次照射；激素恢复正常速度快；对周围正常组织的损伤小；并可切除侵犯海绵窦的肿瘤。因此γ刀治疗可用于拒绝或不适于经蝶手术患者的首选疗法。

（3）药物治疗：按腺垂体功能分为两种情况。①腺垂体功能减退的治疗：根据靶腺受损的情况，给予相应的激素替代治疗。②腺垂体功能亢进的治疗：溴隐亭为多巴胺促效剂，可抑制PRL分泌，用于PRL瘤的治疗；赛庚啶为血清素受体抑制剂，可抑制血清素刺激的CRH释放，对Cushing病及Nelson综合征有效；奥典肽或兰乐肽的作用时效较生长抑素长，可治疗GH瘤。

| 知识点9：垂体瘤的预后 | 副高：熟练掌握　正高：熟练掌握 |

采用经颅手术切除垂体瘤主要为解除视神经、视交叉受压，挽救视力、视野，而内分泌功能紊乱很难纠正，向蝶窦内伸展的肿瘤手术死亡率为4%～5%。经蝶显微外科手术切除垂体腺瘤的疗效可达60%～90%，垂体微腺瘤易于完全切除，手术疗效较理想，手术死亡率为0.4%～2%。复发者如能及时诊断和手术或放疗，其有效率可＞80%。

第四章　甲状腺疾病

第一节　甲状腺功能亢进症

甲状腺功
能亢进症

甲状腺功能亢进症，简称甲亢，是指甲状腺腺体本身产生甲状腺激素过多而引起的甲状腺毒症。

主要病因有弥漫性毒性甲状腺肿（Graves病）、结节性毒性甲状腺肿、甲状腺自主高功能腺瘤、碘致甲状腺功能亢进症（碘甲亢，IIH）、桥本甲亢、新生儿甲状腺功能亢进症、垂体TSH腺瘤。

Graves病（GD）的主要特征是血清中存在针对甲状腺细胞TSH受体的特异性自身抗体，称为TSH受体抗体（TRAb），也称为TSH结合抑制性免疫球蛋白（TBII）。TSH受体（TSHR）是G-蛋白偶联受体家族的一种，由744个氨基酸组成，分子量为84kD。基因位于14q31区。90%～100%未经治疗的GD患者TRAb阳性。TRAb有两种类型，即TSH受体刺激性抗体（TSAb）和TSH受体刺激阻断性抗体（TSBAb）。TSAb与TSH受体结合，激活腺苷酸环化酶信号系统，导致甲状腺细胞增生和甲状腺激素合成、分泌增加。TSH对TSHR的刺激受到下丘脑-垂体-甲状腺轴的负反馈调节，保持甲状腺激素产生的平衡。但是TSAb对TSHR的刺激没有这种调节机制，导致甲状腺激素过度产生，所以TSAb是甲亢的致病性抗体。母体的TRAb也可以通过胎盘，导致胎儿或新生儿发生甲亢。TSBAb与甲状腺细胞表面的TSH受体结合，占据了TSH的位置，使TSH无法与TSHR结合，所以产生抑制效应，甲状腺细胞萎缩，甲状腺激素产生减少。目前已知，TSBAb结合的位点位于TSHR的细胞外段的羧基端；而TSAb结合的位点位于TSHR的氨基端。Graves病的甲亢可以自发性发展为甲减，TSBAb的产生占优势是原因之一。50%～90%GD患者也存在针对甲状腺的其他自身抗体，如甲状腺过氧化物酶抗体（TPOAb）、甲状腺球蛋白抗体（TgAb）。甲状腺呈不同程度的弥漫性肿大。甲状腺滤泡上皮细胞增生，呈高柱状或立方状，滤泡腔内的胶质减少或消失，滤泡间可见不同程度的淋巴细胞浸润。这些淋巴细胞的构成特点是以T细胞为主，伴少数的B

细胞和浆细胞。

知识点4：甲状腺功能亢进症的临床表现 副高：熟练掌握 正高：熟练掌握

临床表现主要由循环中甲状腺激素过多引起，其症状和体征的严重程度与病史长短、激素升高的程度和患者年龄等因素相关。症状主要有易激动、烦躁失眠、心悸、乏力、怕热、多汗、消瘦、食欲亢进、排便次数增多或腹泻、女性月经稀少。可伴发周期性瘫痪（亚洲、青壮年男性多见）和近端肌肉进行性无力、萎缩，后者称为甲亢性肌病，以肩胛带和骨盆带肌群受累为主。Graves病有1%伴发重症肌无力。少数老年患者高代谢症状不典型，相反表现为乏力、心悸、厌食、抑郁、嗜睡、体重明显减少，称淡漠型甲亢。

知识点5：甲状腺功能亢进症特殊的临床表现和类型
副高：熟练掌握 正高：熟练掌握

（1）Graves眼病（GO）：GO又称甲状腺相关性眼病或浸润性突眼，5%~50%的GD患者伴有不同程度的GO。患者自诉有眼内异物感、胀痛、畏光、流泪、复视、斜视、视力下降，查体见眼睑肿胀，结膜充血水肿，眼球活动受限，严重者眼球固定。眼睑闭合不全、角膜外露而形成角膜溃疡、全眼炎，甚至失明。

（2）胫前黏液性水肿：胫前黏液性水肿也称为Graves皮肤病变。见于少数GD患者，白种人中多见。多发生在胫骨前下1/3部位，也见于足背、踝关节、肩部、手背或手术瘢痕处，偶见于面部，皮损大多为对称性。早期皮肤增厚、变粗，有广泛大小不等的棕红色或红褐色或暗紫色突起不平的斑块或结节，边界清楚，直径5~30mm，连片时更大，皮损周围的表皮稍发亮，薄而紧张，病变表面及周围可有毳毛增生、变粗、毛囊角化，后期皮肤粗厚，如橘皮或树皮样。

（3）甲状腺危象：是甲状腺毒症急性加重的一个综合征，发生原因与甲状腺激素大量进入循环有关。多发生于较重甲亢未予治疗或治疗不充分的患者。常见诱因有感染、手术、创伤、精神刺激等。临床表现有：高热或过高热、大汗、心动过速（＞140次/分）、烦躁、焦虑不安、谵妄、恶心、呕吐、腹泻，严重患者可有心衰、休克及昏迷等。本症的诊断主要依靠临床表现综合判断。临床高度疑似本症及有危象前兆者应按甲亢危象处理。

（4）甲状腺毒症心脏病：甲状腺毒症对心脏有3个作用：①增强心脏β受体对儿茶酚胺的敏感性；②直接作用于心肌收缩蛋白，增强心肌的正性肌力作用；③继发于甲状腺激素导致的外周血管扩张，阻力下降，心脏输出量代偿性增加。上述作用导致心动过速、心脏排出量增加、心房颤动和心力衰竭。心力衰竭分为两种类型：一类是心动过速和心脏排出量增加导致的心力衰竭，主要发生在年轻甲亢患者；此类心力衰竭非心脏泵衰竭所致，而是由于心脏高排出量后失代偿引起，称为"高排出量型心力衰竭"；甲亢控制，心力衰竭可以恢复。另一类是诱发和加重已有或潜在的缺血性心脏病发生的心力衰竭，多发生在老年患者。此类心力衰竭是心脏泵衰竭。

（5）淡漠型甲亢：多见于老年患者。起病隐袭，高代谢症状不典型，眼征和甲状腺肿均不明显。主要表现为明显消瘦、心悸、乏力、头晕、晕厥、神经质或神志淡漠、腹泻、厌食。可伴有心房颤动、肌肉震颤和肌病等体征，70%患者无甲状腺肿大。

（6）妊娠期一过性甲状腺毒症：妊娠一过性甲状腺毒症（GTT）是由于高浓度绒毛膜促性腺激素（hCG）刺激甲状腺TSH受体所致。在妊娠7～11周发病，14～18周缓解。临床常伴有妊娠剧吐。无甲状腺肿，无眼征，血清hCG浓度升高，病程自限。

知识点6：甲状腺功能亢进症的实验室和辅助检查

副高：熟练掌握　　正高：熟练掌握

（1）促甲状腺激素（TSH）：血清TSH浓度的变化是反映甲状腺功能最敏感的指标。血清TSH测定技术经历了放射免疫法（RIA）、免疫放射法（IRMA）后，目前已经进入第三代和第四代测定方法，即敏感TSH（sTSH，检测限达到0.005mU/L）。sTSH成为筛查甲亢的第一线指标，甲亢时TSH通常<0.1mU/L。sTSH使得诊断亚临床甲亢成为可能，因为后者甲状腺激素水平正常，仅有TSH水平的改变。传统的^{131}I摄取率和TRH刺激试验诊断不典型甲亢的方法已经被sTSH测定所取代。

（2）血清总甲状腺素（TT_4）：该指标稳定、重复性好，是诊断甲亢的主要指标之一。T_4全部由甲状腺产生，每天产生80～100μg。血清中99.96%的T_4以与蛋白结合的形式存在，其中80%～90%与甲状腺激素结合球蛋白（TBG）结合。TT_4测定的是这部分结合于蛋白的激素，但是血清TBG量和蛋白与激素结合力的变化都会影响测定的结果。例如，妊娠、雌激素、急性病毒性肝炎、先天因素等可引起TBG升高，导致TT_4增高；雄激素、糖皮质激素、低蛋白血症、先天因素等可以引起TBG降低，导致TT_4减低。

（3）血清游离甲状腺素（FT_4）、游离三碘甲腺原氨酸（FT_3）：游离甲状腺激素是实现该激素生物效应的主要部分。尽管FT_4仅占T_4的0.025%，FT_3仅占T_3的0.35%，但它们与甲状腺激素的生物效应密切相关，故是诊断临床甲亢的主要指标。但因血中FT_4、FT_3含量甚微，测定的稳定性不如TT_4、TT_3。

（4）血清总三碘甲腺原氨酸（TT_3）：20%的血清T_3由甲状腺产生，80%的T_3在外周组织由T_4转换而来。多数甲亢血清TT_3与TT_4同时升高。T_3型甲状腺毒症时仅有TT_3增高。

（5）^{131}I摄取率：诊断甲亢的传统方法，目前已经被sTSH测定技术所代替。^{131}I摄取率正常值（盖革计数管测定）为3小时5%～25%，24小时20%～45%，高峰在24小时出现。甲亢时^{131}I摄取率表现为总摄取量增加，摄取高峰前移。甲状腺功能亢进类型的甲状腺毒症^{131}I摄取率增高；非甲状腺功能亢进类型的甲状腺毒症^{131}I摄取率减低，如亚急性甲状腺炎。

（6）TSH受体抗体（TRAb）：又称为TSH结合抑制免疫球蛋白（TBII），是鉴别甲亢病因、诊断GD的重要指标之一。测定试剂已经商品化。测定原理为放射受体法。反应体系中的TSH受体是放射碘标记的重组人TSH受体。新诊断的GD患者75%～96%有TRAb阳性。需要注意的是，TRAb中包括刺激性（TSAb）和抑制性（TSBAb）两种抗体，而检测到的TRAb仅能反映有针对TSH受体抗体存在，不能反映这种抗体的功能。

（7）TSH受体刺激抗体（TSAb）：与TRAb相比，TSAb不仅能与TSH受体结合，而且还可产生对甲状腺细胞的刺激作用。主要利用体外培养的转染了人TSH受体的中国仓鼠卵巢细胞（CHO细胞）进行测定。85%～100%新诊断的GD患者TSAb阳性，其活性平均为200%～300%。

（8）计算机X线体层显像（CT）和磁共振显像（MRI）：眼部CT和MRI可以排除其他原因所致的突眼，评估眼外肌受累的情况。

（9）甲状腺放射性核素扫描：对于诊断甲状腺自主高功能腺瘤有意义。肿瘤区浓聚大量核素，肿瘤区外的甲状腺组织和对侧甲状腺无核素吸收。

| 知识点7：甲状腺功能亢进症的诊断 | 副高：熟练掌握　正高：熟练掌握 |

（1）诊断的程序：①甲状腺毒症的诊断：测定血清TSH、TT_4、FT_4、TT_3、FT_3的水平；②确定甲状腺毒症是否来源于甲状腺的功能亢进；③确定甲亢的原因，如GD、结节性毒性甲状腺肿、甲状腺自主高功能腺瘤等。

（2）甲亢的诊断：①高代谢症状和体征；②甲状腺肿大；③血清TT_4、FT_4增高，TSH减低。具备以上3项诊断即可成立。应注意的是，淡漠型甲亢的高代谢症状不明显，仅表现为明显消瘦或心房颤动，尤其在老年患者；少数患者无甲状腺肿大；T_3型甲亢仅有血清TT_3增高。

（3）GD的诊断：①甲亢诊断确立；②甲状腺弥漫性肿大（触诊和B超证实），少数病例可以无甲状腺肿大；③眼球突出和其他浸润性眼征；④胫前黏液性水肿；⑤TRAb、TSAb阳性。①②项为诊断必备条件，③④⑤项为诊断辅助条件。

| 知识点8：甲状腺功能亢进症的鉴别诊断 | 副高：熟练掌握　正高：熟练掌握 |

（1）甲状腺毒症原因的鉴别：主要是甲亢所致的甲状腺毒症与破坏性甲状腺毒症（如亚急性甲状腺炎）的鉴别。二者均有高代谢表现、甲状腺肿和血清甲状腺激素水平升高。而病史、甲状腺体征和^{131}I摄取率是主要的鉴别手段。

（2）甲亢的原因鉴别：GD、结节性毒性甲状腺肿和甲状腺自主高功能腺瘤分别约占病因的80%、10%和5%。伴浸润性突眼、TRAb和TSAb阳性、胫前黏液性水肿等均支持GD的诊断。结节性毒性甲状腺肿、甲状腺自主高功能腺瘤的诊断主要依靠放射性核素扫描和甲状腺B超，GD的放射性核素扫描可见核素均质性的分布增强；结节性毒性甲状腺肿者可见核素分布不均，增强和减弱区呈灶状分布；甲状腺高自主功能腺瘤则仅在肿瘤区有核素浓聚，其他区域的核素分布稀疏。甲状腺B超可以发现结节和肿瘤。

| 知识点9：甲状腺功能亢进症的治疗 | 副高：熟练掌握　正高：熟练掌握 |

（1）抗甲状腺药物（ATD）

1）适应证：①轻、中度病情；②甲状腺轻、中度肿大；③孕妇、高龄或由于其他严重疾病不适用手术者；④手术前和^{131}I治疗前的准备；⑤手术后复发且不适用^{131}I治疗者。

2）剂量与疗程：①治疗期：每次甲巯咪唑（MMI）10～20mg，每天1次，口服；或者丙硫氧嘧啶（PTU）每次50～150mg，每天2～3次，口服。每4周复查血清甲状腺激素水平；②维持期：当血清甲状腺激素达到正常后减量。维持剂量每次MMI 5～10mg，每天一次，口服或者PTU每次50mg，每天2～3次。维持时间12～18个月；每2个月复查血清甲状腺激素。治疗期间不主张联用左甲状腺素。

3）药物不良反应：①粒细胞缺乏症：发生率为0.1%～0.5%；②皮疹：发生率约为5%；③中毒性肝病：甲亢本身可以引起轻度的肝功能异常，需要与ATD的肝脏毒性相鉴别；④血管炎：PTU可以诱发抗中性粒细胞胞质抗体（ANCA）阳性的小血管炎，其特点是随着用药时间延长，发生率增加。PTU和MMI都可以引起关节病和狼疮综合征。

（2）放射碘（^{131}I）

1）适应证和禁忌证：①甲状腺肿大Ⅱ度以上；②对ATD过敏；③ATD治疗或者手术治疗后复发；④甲亢合并心脏病；⑤甲亢伴白细胞减少、血小板减少或全血细胞减少；⑥甲亢合并肝、肾等脏器功能损害；⑦拒绝手术治疗或者有手术禁忌证；⑧浸润性突眼。对轻度和稳定期的中、重度GO可单用^{131}I治疗甲亢，对活动期患者，可以加用糖皮质激素。禁忌证：妊娠和哺乳期妇女。

2）剂量：确定^{131}I剂量的方法有两种：①计算剂量法：口服剂量（MBq）依甲状腺质量和甲状腺24小时摄碘率计算；②估计剂量法：国内单次给予的总剂量多选择＜185MBq（5mCi），而美国单次给予的总剂量达到370～555MBq（10～15mCi），其理由是儿童和青年患者接受小剂量的^{131}I辐射导致甲状腺癌发生率增加。治疗前ATD治疗要停药1周，特别对于选择小剂量^{131}I治疗的患者，因为ATD可能减少^{131}I对甲状腺的破坏作用。

3）治疗效果：^{131}I治疗甲亢的治愈率达到85%以上。甲状腺功能减退症是^{131}I治疗不可避免的结果。甲减的发生率每年增加5%左右，10年达到40%～70%。治疗后2～4周症状减轻，甲状腺缩小；6～12周甲状腺功能恢复至正常。未治愈者6个月后进行第二次治疗。第二次治疗采取首次1.5倍的剂量。^{131}I治疗后要定期监测甲状腺功能，每4周1次，尽早发现甲减，及时给予甲状腺素替代治疗，且替代是终生性服药。

4）并发症：①放射性甲状腺炎：发生在摄^{131}I后的7～10天，严重者可给予阿司匹林或糖皮质激素治疗；②诱发甲状腺危象：主要发生在未控制的甲亢重症患者；③加重活动性GO：对于活动性GO在治疗前1个月给予泼尼松0.4～0.5mg/kg治疗，治疗后3～4个月逐渐减量。

（3）手术治疗：通常采取甲状腺次全切除术，两侧各留2～3g甲状腺组织。

（4）其他治疗

1）碘剂：减少碘摄入量是甲亢的基础治疗之一。甲亢患者应当食用无碘食盐，忌用含碘药物和含碘造影剂。复方碘化钠溶液仅在手术前和甲状腺危象时使用。

2）β受体阻滞药：通常应用普萘洛尔，每次10～40mg，每天3～4次。对于有支气管疾病者，可选用$β_1$受体阻滞药，如阿替洛尔、美托洛尔等。

第二节　甲状腺功能减退症

知识点1：甲状腺功能减退症的概念　　　　副高：熟练掌握　正高：熟练掌握

甲状腺功能减退症，简称甲减，是指由于各种原因导致的低甲状腺激素血症或甲状腺激素抵抗引起的全身性低代谢综合征，其病理特征是黏多糖在组织和皮肤堆积，表现为黏液性水肿。

知识点2：甲状腺功能减退症的分类	副高：熟练掌握 正高：熟练掌握

（1）根据病变发生的部位分类

1）原发性甲减：由甲状腺腺体本身病变引起的甲减占全部甲减的95%以上，且90%以上原发性甲减是自身免疫、甲状腺手术和甲亢^{131}I治疗所致。

2）中枢性甲减：由下丘脑和垂体病变引起的促甲状腺激素释放激素（TRH）或者促甲状腺激素（TSH）产生和分泌减少所致的甲减，垂体外照射、垂体大腺瘤、颅咽管瘤及产后大出血是其较常见的原因；其中由于下丘脑病变引起的甲减称为三发性甲减。

3）甲状腺激素抵抗综合征：由甲状腺激素在外周组织实现生物效应障碍引起的综合征。

（2）根据病变的原因分类：药物性甲减、手术后甲减、^{131}I治疗后甲减、特发性甲减、垂体或下丘脑肿瘤手术后甲减等。

（3）根据甲状腺功能减低的程度分类：临床甲减和亚临床甲减。

知识点3：甲状腺功能减退症的病因	副高：熟练掌握 正高：熟练掌握

成人甲减的主要病因：①自身免疫损伤：最常见的原因是自身免疫性甲状腺炎，包括桥本甲状腺炎、萎缩性甲状腺炎、产后甲状腺炎等；②甲状腺破坏：包括甲状腺手术、^{131}I治疗等，^{131}I治疗Graves病时10年甲减累积发生率为40%~70%；③碘过量：碘过量可引起具有潜在性甲状腺疾病者发生甲减，也可诱发和加重自身免疫性甲状腺炎。含碘药物胺碘酮诱发甲减的发生率是5%~22%；④抗甲状腺药物：如锂盐、硫脲类、咪唑类等。

知识点4：甲状腺功能减退症的病理	副高：熟练掌握 正高：熟练掌握

甲减引起皮肤和结缔组织PAS染色阳性的透明质酸和硫酸软骨素B的沉积，从而改变了真皮和其他组织中基质的构成。透明质酸是吸湿性的，可引起黏液性水肿。黏液性水肿的组织呈现典型的沼泽状和非腐蚀状，明显见于眼周、手和脚的背部以及锁骨上窝。黏液性水肿还可以导致舌增大和咽喉黏膜增厚。肌肉组织苍白肿大，肌纤维肿胀，失去正常的纹理，有黏蛋白沉积。心肌纤维肿胀，有PAS染色阳性的黏液性糖蛋白沉积以及间质纤维化，称甲减性心肌病变。

知识点5：甲状腺功能减退症的临床表现	副高：熟练掌握 正高：熟练掌握

（1）详细地询问病史有助于诊断：如甲状腺手术、甲亢^{131}I治疗史及Graves病、桥本甲状腺炎病史和家族史等。

（2）临床表现：本病发病隐匿，病程较长，不少患者缺乏特异症状和体征。症状主要表现以代谢率减低和交感神经兴奋性下降为主，病情轻的早期患者可以没有特异症状。典型患者畏寒、乏力、手足肿胀感、嗜睡、记忆力减退、少汗、关节疼痛、体重增加、便秘，女性月经紊乱，或者月经过多、不孕。

（3）体格检查：典型患者可有表情呆滞、反应迟钝、声嘶、听力障碍、面色苍白、颜面和/或眼睑水肿、唇厚舌大、常有齿痕，皮肤干燥、粗糙、脱皮屑、皮肤温度低、水肿、手足掌皮肤可呈姜黄色，毛发稀疏干燥，跟腱反射时间延长，脉率缓慢。少数病例出现胫前黏液性水肿。累及心脏可以出现心包积液和心力衰竭。重症患者可发生黏液性水肿昏迷。

知识点6：甲状腺功能减退症的实验室检查　　副高：熟练掌握　正高：熟练掌握

（1）血清 TSH、TT_4 和 FT_4：原发性甲减血清 TSH 增高，TT_4 和 FT_4 均降低。TSH 增高以及 TT_4 和 FT_4 降低的水平与病情程度相关。血清 TT_3、FT_3 早期正常，晚期减低。因为 T_3 主要来源于外周组织 T_4 的转换，所以不作为诊断原发性甲减的必备指标。亚临床甲减仅有 TSH 增高，TT_4 和 FT_4 正常。

（2）甲状腺过氧化物酶抗体（TPOAb）、甲状腺球蛋白抗体（TgAb）：是确定原发性甲减病因的重要指标和诊断自身免疫甲状腺炎（包括桥本甲状腺炎、萎缩性甲状腺炎）的主要指标。一般认为 TPOAb 的意义较为肯定。日本学者经甲状腺细针穿刺细胞学检查证实，TPOAb 阳性者的甲状腺均有淋巴细胞浸润。如果 TPOAb 阳性伴血清 TSH 水平增高，说明甲状腺细胞已经发生损伤。中国学者经过对甲状腺抗体阳性、甲状腺功能正常的个体随访5年发现，当初访时 TPOAb > 50U/ml 和 TgAb > 40U/ml，临床甲减和亚临床甲减的发生率显著增加。

（3）其他检查：轻、中度贫血，血清总胆固醇、心肌酶谱可以升高，少数病例血清泌乳素升高、蝶鞍增大。

知识点7：甲状腺功能减退症的诊断　　副高：熟练掌握　正高：熟练掌握

（1）甲减的症状和体征。

（2）实验室检查血清 TSH 增高，FT_4 减低，原发性甲减即可以成立。进一步寻找甲减的病因。如果 TPOAb 阳性，可考虑甲减的病因为自身免疫甲状腺炎。

（3）实验室检查血清 TSH 减低或者正常，TT_4、FT_4 减低，考虑中枢性甲减。可通过 TRH 兴奋试验证实。进一步寻找垂体和下丘脑的病变。

知识点8：甲状腺功能减退症的鉴别诊断　　副高：熟练掌握　正高：熟练掌握

（1）贫血：应与其他原因的贫血相鉴别。

（2）蝶鞍增大：应与垂体瘤相鉴别。原发性甲减时 TRH 分泌增加可以导致高 PRL 血症、溢乳及蝶鞍增大，酷似垂体催乳素瘤，可行 MRI 鉴别。

（3）心包积液：需与其他原因的心包积液相鉴别。

（4）水肿：主要与特发性水肿相鉴别。

（5）低T_3综合征：也称为甲状腺功能正常的病态综合征（ESS），指非甲状腺疾病原因引起的血中T_3降低的综合征。严重的全身性疾病、创伤和心理疾病等都可导致血甲状腺激素水平的改变，它反映了机体内分泌系统对疾病的适应性反应。主要表现在血清TT_3、FT_3水平减低，血清rT_3增高，血清T_4、TSH水平正常。疾病的严重程度一般与T_3降低的程度相关，疾病危重时也可出现T_4水平降低。ESS的发生原因：①$5'$脱碘酶的活性被抑制，在外周组织中T_4向T_3转换减少，故T_3水平降低；②T_4的内环脱碘酶被激活，T_4转换为rT_3增加，故血清rT_3增高。

知识点9：甲状腺功能减退症的治疗　　　　副高：熟练掌握　正高：熟练掌握

（1）左甲状腺素（L-T_4）治疗：治疗的目标是将血清TSH和甲状腺激素水平恢复到正常范围内，通常需要终生服药。治疗的剂量取决于患者的病情、年龄、体重和个体差异。成年患者L-T_4替代剂量50～200μg/d，平均125μg/d。按照体重计算的剂量是1.6～1.8μg/（kg·d）；儿童需要较高的剂量，大约2.0μg/（kg·d）；老年患者则需要较低的剂量，大约1.0μg/（kg·d）；妊娠时的替代剂量需要增加30%～50%；甲状腺癌术后的患者需要剂量大约2.2μg/（kg·d）。T_4的半衰期是7天，所以可以每天早晨服药1次。甲状腺片是动物甲状腺的干制剂，因其甲状腺激素含量不稳定和T_3含量过高已很少使用。服药方法：起始的剂量和达到完全替代剂量的需要时间要根据年龄、体重和心脏状态确定。<50岁既往无心脏病史患者可以尽快达到完全替代剂量，>50岁患者服用L-T_4前要常规检查心脏状态。一般从25～50μg/d开始，每1～2周增加25μg，直到达到治疗目标。患缺血性心脏病者起始剂量宜小，调整剂量宜慢，防止诱发和加重心脏病。补充甲状腺激素，重新建立下丘脑-垂体-甲状腺轴的平衡一般需要4～6周，所以治疗初期，每4～6周测定激素指标。然后根据检查结果调整L-T_4剂量，直到达到治疗的目标。治疗达标后，需要每6～12个月复查1次激素指标。

（2）亚临床甲减的处理：近年来受到关注。因为亚临床甲减引起的血脂异常可以促进动脉粥样硬化的发生和发展。部分亚临床甲减发展为临床甲减。目前认为高胆固醇血症、血清TSH>10mU/L时需要给予L-T_4治疗。

（3）黏液水肿性昏迷的治疗：①补充甲状腺激素：首选T_3静脉注射，每4小时10μg，直至患者症状改善，清醒后改为口服；或L-T_4首次静脉注射300μg，以后每日50μg，至患者清醒后改为口服。如无注射剂可予片剂鼻饲，T_3 20～30μg，每4～6小时1次，以后每6小时5～15μg；或L-T_4首次100～200μg，以后每日50μg，至患者清醒后改为口服；②保温、供氧、保持呼吸道通畅，必要时行气管切开、机械通气等；③氢化可的松200～300mg/d持续静滴，患者清醒后逐渐减量；④根据需要补液，但是入水量不宜过多；⑤控制感染，治疗原发疾病。

第三节　甲状腺炎

一、亚急性甲状腺炎

| 知识点1：亚急性甲状腺炎的概念 | 副高：熟练掌握　正高：熟练掌握 |

亚急性甲状腺炎又称肉芽肿性甲状腺炎、巨细胞性甲状腺炎和de Quervain甲状腺炎，是一种与病毒感染有关的自限性甲状腺炎，绝大多数可以治愈，一般不遗留甲状腺功能减退症。

| 知识点2：亚急性甲状腺炎的病因 | 副高：熟练掌握　正高：熟练掌握 |

本病约占甲状腺疾病的5%，男女发生比例1：（3～6），以40～50岁女性最为多见。病因与病毒感染有关，如流感病毒、柯萨奇病毒、腺病毒、麻疹病毒和腮腺炎病毒等，可以在患者甲状腺组织发现这些病毒，或在患者血清发现这些病毒抗体。10%～20%的病例在疾病的亚急性期发现甲状腺自身抗体，疾病缓解后抗体消失，推测其可能继发于甲状腺组织破坏。

| 知识点3：亚急性甲状腺炎的病理 | 副高：熟练掌握　正高：熟练掌握 |

早期，甲状腺炎使已生成的T_3、T_4释放入血，血T_3、T_4升高，产生甲亢。由于滤泡上皮细胞被破坏，放射性碘摄取率减低。疾病后期，多数患者的甲状腺功能恢复正常，仅极少数发展为甲减。

甲状腺呈轻至中度肿大，常不对称，病变可局限于甲状腺的一侧或双侧，质地较硬。镜下，病变呈灶性分布。初始阶段，甲状腺滤泡破坏，胶质外溢或消失，多量的中性粒细胞浸润为主。随后出现大量的淋巴细胞或组织细胞侵袭滤泡上皮细胞。淋巴细胞、组织细胞和多核巨细胞围在胶质块周围，出现巨细胞，所以称为巨细胞甲状腺炎。巨细胞内也可吞噬有胶质，形成类似结核结节样的肉芽肿，伴多量中性粒细胞、嗜酸性粒细胞、淋巴细胞和浆细胞浸润，形成微脓肿、间质炎症反应和水肿。滤泡间出现不同程度的纤维化和滤泡细胞再生的区域。疾病消退后，甲状腺组织学恢复正常形态。

| 知识点4：亚急性甲状腺炎的临床表现 | 副高：熟练掌握　正高：熟练掌握 |

起病前1～3周常有病毒性咽炎、腮腺炎、麻疹或其他病毒感染的症状。甲状腺区发生明显疼痛，可放射至耳部，吞咽时疼痛加重。可有全身不适、食欲减退、肌肉疼痛、发热、心动过速、多汗等。体格检查发现甲状腺轻至中度肿大，有时单侧肿大明显，甲状腺质地较硬，显著触痛，少数患者有颈部淋巴结增大。

在发病最初几周，50%～60%患者出现一过性甲状腺毒症，临床表现如体重减轻、焦虑、震颤、怕热、心动过速等与一般甲状腺功能亢进症相似，但容易被甲状腺疼痛或触痛所掩盖。高碘摄入地区更多经历这一阶段，偶有出现严重并发症如周期性麻痹的报道。

炎症消失后可出现一过性甲减，多数持续6~8周。极少数形成永久性甲减。总病程2~4个月，有些病程持续1年甚至正常更长。有些患者亚急性甲状腺炎可反复发生。

知识点5：亚急性甲状腺炎的实验室检查	副高：熟练掌握 正高：熟练掌握

根据实验室结果分为三期，即甲状腺毒症期、甲减期和恢复期。①甲状腺毒症期：血清T_3、T_4升高，TSH降低，^{131}I摄取率减低（24小时<2%）。这就是本病特征性的血清甲状腺激素水平和甲状腺摄碘能力的"分离现象"。出现的原因是甲状腺滤泡被炎症破坏，其内储存的甲状腺激素释放进入循环，形成"破坏性甲状腺毒症"；而且炎症损伤引起甲状腺细胞摄碘功能减低。此期血沉加快，可>100mm/h；②甲减期：血清T_3、T_4逐渐下降至正常水平以下，TSH回升至高于正常值，^{131}I摄取率逐渐恢复。因为储存的甲状腺激素释放殆尽，甲状腺细胞正在处于恢复之中；③恢复期：血清T_3、T_4、TSH和^{131}I摄取率恢复至正常。

知识点6：亚急性甲状腺炎的诊断	副高：熟练掌握 正高：熟练掌握

诊断依据：①急性炎症的全身症状；②甲状腺轻、中度肿大，中等硬度，触痛显著；③典型患者实验室检查呈现上述3期表现。但是根据患者的就诊时间和病程的差异，实验室检查结果各异。

知识点7：亚急性甲状腺炎的治疗	副高：熟练掌握 正高：熟练掌握

本病为自限性病程，预后良好。轻型患者仅需应用非甾体抗炎药，如阿司匹林、布洛芬、吲哚美辛等；中、重型患者可给予泼尼松每日20~40mg，分3次口服，能明显缓解甲状腺疼痛，8~10天后逐渐减量，维持4周。少数患者有复发，复发后泼尼松治疗仍然有效。针对甲状腺毒症表现可给予普萘洛尔；针对一过性甲减者，可适当给予左甲状腺素替代。发生永久性甲减者罕见。

二、自身免疫甲状腺炎

知识点8：自身免疫甲状腺炎的类型	副高：熟练掌握 正高：熟练掌握

自身免疫甲状腺炎（AIT）包括几种类型：①桥本甲状腺炎（HT）；②萎缩性甲状腺炎（AT）；③甲状腺功能正常的甲状腺炎（ET）；④无痛性甲状腺炎；⑤产后甲状腺炎；⑥药物性甲状腺炎；⑦桥本甲状腺毒症。

知识点9：自身免疫甲状腺炎的病因	副高：熟练掌握 正高：熟练掌握

HT甲状腺滤泡破坏的直接原因是甲状腺细胞凋亡。浸润的淋巴细胞有T细胞和B细胞，

表达Fas-L。T细胞在甲状腺自身抗原的刺激下释放细胞因子（IFN-γ、IL-2、TNF-α等），后者刺激甲状腺细胞表面Fas的表达。Fas与Fas-L结合导致甲状腺细胞凋亡。因参与的细胞因子都来源于Th1细胞，故HT被认为是Th1细胞导致的免疫损伤。TPOAb和TgAb都具有固定补体和细胞毒作用，也参与甲状腺细胞的损伤。特别是TSH受体刺激阻断性抗体（TSBAb）占据TSH受体，促进了甲状腺的萎缩和功能低下。碘摄入量是影响本病发生发展的重要环境因素，随碘摄入量增加，其发病率显著增加，特别是碘摄入量增加可以促进隐性患者发展为临床甲减。

知识点10：自身免疫甲状腺炎的病理　　　　副高：熟练掌握　正高：熟练掌握

HT甲状腺坚硬，肿大。正常的滤泡结构广泛地被浸润的淋巴细胞、浆细胞及其淋巴生发中心代替。甲状腺滤泡孤立，呈小片状，滤泡变小、萎缩，其内胶质稀疏。残余的滤泡上皮细胞增大，胞质嗜酸性染色，称Askanazy细胞。这些细胞代表损伤性上皮细胞的一种特征。纤维化程度不等，间质内可见淋巴细胞浸润。发生甲减时，90%的甲状腺滤泡被破坏。

知识点11：自身免疫甲状腺炎的临床表现　　　　副高：熟练掌握　正高：熟练掌握

本病早期仅表现为TPOAb阳性，没有临床症状。病程晚期出现甲状腺功能减退的表现。多数病例以甲状腺肿或甲减症状首次就诊。HT表现为甲状腺中度肿大，质地坚硬，而萎缩性甲状腺炎（AT）则表现为甲状腺萎缩。

知识点12：自身免疫甲状腺炎的实验室检查　　　　副高：熟练掌握　正高：熟练掌握

甲状腺功能正常时，TPOAb和TgAb效价显著增高，是最有意义的诊断指标。发生甲状腺功能损伤时，可出现亚临床甲减（血清TSH增高，TT_4、FT_4正常）和临床甲减（血清FSH增高，血清FT_4、TT_4减低）。^{131}I摄取率减低。甲状腺扫描核素分布不均，可见"冷结节"。甲状腺细针穿刺细胞学检查（FNAC）有助于诊断的确立。

知识点13：自身免疫甲状腺炎的诊断　　　　副高：熟练掌握　正高：熟练掌握

凡是弥漫性甲状腺肿大，特别是伴峡部锥体叶肿大，不论甲状腺功能有否改变，都应怀疑HT。如血清TPOAb和TgAb显著增高，诊断即可成立。AT患者的甲状腺无肿大，但是抗体显著增高，并且伴甲减的表现。部分病例甲状腺肿质地坚硬，需要与甲状腺癌相鉴别。

知识点14：自身免疫甲状腺炎的治疗　　　　副高：熟练掌握　正高：熟练掌握

本病尚无针对病因的治疗措施。限制碘摄入量在安全范围（尿碘100~200μg/L）可能有助于阻止甲状腺自身免疫破坏进展。仅有甲状腺肿、无甲减者一般不需要治疗。左甲状腺素（L-T$_4$）治疗可以减轻甲状腺肿，但是尚无证据表明其有阻止病情进展的作用。临床治疗主要针对甲减和甲状腺肿的压迫症状。针对临床甲减或亚临床甲减主要给予L-T$_4$替代治疗。甲状腺迅速肿大、伴局部疼痛或压迫症状时，可给予糖皮质激素治疗（泼尼松30mg/d，分3次口服，症状缓解后减量）。压迫症状明显、药物治疗后不缓解者，可考虑手术治疗，但是手术治疗发生术后甲减的概率甚高。

第五章　甲状旁腺疾病

第一节　原发性甲状旁腺功能亢进症

知识点1：原发性甲状旁腺功能亢进症的概念　　副高：熟练掌握　正高：熟练掌握

原发性甲状旁腺功能亢进症（PHPT）是甲状旁腺本身病变（肿瘤或增生）引起的甲状旁腺激素（PTH）合成与分泌过多，通过其对骨与肾的作用，导致血钙增高和血磷降低。主要临床表现为反复发作的肾结石、消化性溃疡、精神改变与广泛的骨吸收。

知识点2：原发性甲状旁腺功能亢进症的病因　　副高：熟练掌握　正高：熟练掌握

（1）腺瘤：病因为甲状旁腺腺瘤（癌）或增生。腺瘤约占总数的85%，绝大多数为单个腺瘤，常位于甲状旁腺下极，少数（6%～10%）可见于胸腺、心包或食管后。瘤体较小，一般0.5～5.0g，也可大至10～20g（每个正常甲状旁腺平均重25mg），有完整的包膜。

（2）增生：有10%～20%的病例为甲状旁腺增生，常累及所有腺体，但可以某个腺体增大为主。外形不规则，无包膜，其中主要也是主细胞。但有时增生组织周围可形成假包膜，易误认为多发性甲状旁腺腺瘤。

（3）腺癌：甲状旁腺癌较少见，可分为功能性和非功能性。伴有功能亢进的甲状旁腺癌占原发性甲旁亢的1%～2%以下，非功能性甲状旁腺癌血清钙和PTH正常。

知识点3：原发性甲状旁腺功能亢进症的病理　　副高：熟练掌握　正高：熟练掌握

腺瘤最多见，呈黄红色或黄褐色，可呈囊性结构。术中触摸可引起瘤体出血而使体积增大。腺瘤多为主细胞型，其次为水样透明细胞型或二者的混合型，嗜酸性细胞型少见。

甲状旁腺增生一般表现为四个腺体肥大，个别患者表现为一个腺体增生，2/3的病例是主细胞增生，镜下难与腺瘤区分。如肿瘤侵破包膜或进入血管，则癌瘤的可能性较大。

知识点4：原发性甲状旁腺功能亢进症的病理生理

副高：熟练掌握　正高：熟练掌握

甲旁亢的主要病理生理改变是甲状旁腺分泌甲状旁腺素（PTH）过多，PTH与骨和肾脏的细胞表面受体结合，骨钙溶解释放入血，肾小管重吸收钙的能力增强，并增加肾脏

1,25（OH）$_2$D$_3$——活性维生素D的合成，后者作用于肠道增加饮食钙的吸收，导致血钙升高。当血钙上升超过正常水平时，从肾小球滤过的钙增多，致使尿钙排量增多，尿磷排出增多，血磷水平随之降低。临床上表现为高血钙、高尿钙、低血磷和高尿磷。

PTH过多可加速骨的吸收和破坏，长期进展可发生纤维性囊性骨炎的病理改变，血碱性磷酸酶水平增高。出现以骨吸收、骨溶解增加为主的骨骼病变，也可呈现骨质疏松或同时并有骨软化/佝偻病。由于尿钙和尿磷排出增加，磷酸钙和草酸钙盐沉积而形成肾结石、肾钙化，易有尿路感染、肾功能损害，晚期发展为尿毒症，此时血磷水平升高。血钙过高引起关节痛等症状。高浓度钙离子可刺激胃泌素分泌，胃壁细胞分泌胃酸增加，形成高胃酸性多发性胃十二指肠溃疡；激活胰腺管内胰蛋白酶原，引起自身消化，导致急性胰腺炎。PTH还可促进肾结石的形成，引起高氯性酸中毒，后者可增加骨盐的溶解，加重骨吸收。

知识点5：原发性甲状旁腺功能亢进症的临床表现

副高：熟练掌握　正高：熟练掌握

（1）高钙血症：临床表现涉及多个系统，症状的出现和轻重程度与血钙水平升高速度及患者的忍耐性有关；①中枢神经系统可出现记忆力减退，情绪不稳定，淡漠，性格改变，有时由于症状无特异性，患者可被误诊为神经症；②神经肌肉系统可出现倦怠，四肢无力，以近端肌肉为甚，可出现肌萎缩，常伴有肌电图异常。当血清钙>3mmol/L时，容易出现明显精神症状，如幻觉、狂躁，甚至昏迷；③消化系统可表现为食欲减退、腹胀、消化不良、便秘、恶心、呕吐；④约5%的患者伴有急性或慢性胰腺炎发作；⑤皮肤钙盐沉积可引起皮肤瘙痒。

（2）骨骼系统：患者早期可出现骨痛，主要发生于腰背部、髋部、肋骨与四肢，局部有压痛。后期主要表现为纤维囊性骨炎，可出现骨骼畸形与病理性骨折，身材变矮，行走困难，甚至卧床不起。部分患者可出现骨囊肿，表现为局部骨质隆起。

（3）泌尿系统：长期高血钙可影响肾小管的浓缩功能，出现多尿、夜尿、口渴等症状，还可出现肾结石与肾实质钙化，反复发作的肾绞痛与血尿。尿路结石可诱发尿路感染或引起尿路梗阻，或进一步发展成慢性肾盂肾炎，影响肾功能。肾钙质沉着症可导致肾功能逐渐减退，最后可引起肾功能不全。

（4）其他：甲旁亢患者可有家族史，常为MEN的一部分，为常染色体显性遗传。可与垂体瘤及胰岛细胞瘤同时存在，即MEN1型。也可与嗜铬细胞瘤及甲状腺髓样癌同时存在，即MEN2A型。另外，约1/3的患者属无症状型甲旁亢，或仅有一些非本病特有的症状，经检查血钙而发现。

（5）高钙危象：严重病例可出现重度高钙血症，伴明显脱水，危及生命，应紧急处理。

知识点6：原发性甲状旁腺功能亢进症的实验室及辅助检查

副高：熟练掌握　正高：熟练掌握

（1）血：血清总钙多次>2.75mmol/L或血清游离钙>1.28mmol/L，应视为疑似病例。如同时伴有维生素D缺乏，肾功能不全或低白蛋白血症，血清总钙可不高，但血清游离钙水平总是增高。血清磷一般降低，但在肾功能不全时血清磷可不低。血清碱性磷酸酶常增高，在骨骼病变比较显著的患者尤为明显。血氯常升高，可出现代谢性酸中毒。

（2）尿：尿钙常增加，但由于PTH降低钙的清除率，当血清钙<2.87mmol/L时，尿钙增加可不明显。尿磷常增高，由于受饮食等因素的影响，诊断意义不如尿钙增多。尿羟脯氨酸常增加，与血清碱性磷酸酶增高一样，均提示骨骼明显受累。

（3）血清PTH测定：测定血清PTH可直接了解甲状旁腺的功能。有免疫放射法以及免疫化学发光法。全分子PTH（1-84）测定是原发性甲状旁腺功能亢进症的主要诊断依据。免疫化学发光法正常范围为1~10pmol/L，平均值为3.42pmol/L。患者血清PTH>10pmol/L。血PTH水平增高结合血清钙值一起分析有利于鉴别原发性和继发性甲旁亢。

（4）X线检查：X线表现与病变的严重程度相关。典型表现为普遍性骨质疏松，弥漫性脱钙；头颅相显示磨玻璃样或颗粒状，少见局限性透亮区；指（趾）有骨膜下吸收，皮质外缘呈花边样改变；牙周膜下牙槽骨硬板消失；纤维性囊性骨炎在骨的局部形成大小不等的透亮区，长骨骨干多见。腹部平片示肾或输尿管结石、肾钙化。

（5）骨密度测定和骨超声速率检查：显示骨量丢失和骨强度减低。

知识点7：原发性甲状旁腺功能亢进症的诊断及鉴别诊断
　　　　　　　　　　　　　　　　　　　副高：熟练掌握　　正高：熟练掌握

（1）诊断：诊断主要根据临床表现和实验室检查。如患者有反复发作尿路结石、骨痛，X线显示骨膜下皮质吸收、囊肿样变化、多发性骨折或畸形等。实验室检查包括高血钙、低血磷、血清ALP和PTH升高、尿钙和尿磷升高可以诊断PHPT。明确诊断需做血清PTH测定，并结合血清钙测定。特别在早期、无症状患者，血清PTH增高的同时伴有高钙血症是原发性甲旁亢的重要诊断依据。其他原因所致血钙增高时，PTH分泌被抑制，血清PTH常降低。定性诊断明确后，可通过颈部超声、放射性核素扫描等有关定位检查了解病变甲状旁腺的部位。

（2）鉴别诊断：PHPT必须与继发性甲旁亢相鉴别。血清PTH增高同时伴高钙血症不一定是PHPT，还要除外其他原因所致的血钙增高（如结节病）。早期仅表现为高钙血症的PHPT还应与某些恶性肿瘤相鉴别，如肺癌和肾癌。这些肿瘤可分泌PTHrP，引起高钙血症与低磷血症。患者的血清PTH降低或测不到，常有原发肿瘤的临床表现，如将肿瘤切除，血清钙可下降。若肿瘤部位较隐匿，患者也可仅表现出高钙血症。因此，原因不明的高钙血症必须除外甲状旁腺外肿瘤的可能。多发性骨髓瘤也有骨痛、骨质疏松和高钙血症，患者血沉加快、免疫球蛋白升高、尿本-周蛋白阳性和贫血有助于鉴别，骨穿检查可确诊。

知识点8：原发性甲状旁腺功能亢进症的治疗　　　副高：熟练掌握　　正高：熟练掌握

（1）手术探查和治疗：手术切除腺瘤是最佳治疗方法。术后低钙血症者只需给予高钙饮食或口服钙剂。但在纤维囊性骨炎患者，由于"骨饥饿"可继发严重的低钙血症，或剩留的甲状旁腺血液供应发生障碍，手术后出现严重低钙血症。如血清钙持续<2mmol/L，可出现Chvostek征与Trousseau征，或有手足搐搦，可静脉注射10%葡萄糖酸钙10~20ml。必要时，一日内可重复2~3次，或置于5%葡萄糖溶液中静脉滴注。滴注速度取决于低钙症状的程度与对治疗的反应。如果2~3天内仍不能控制症状，可加用维生素D制剂。可用骨化三醇0.25~1.0μg/d，作用快，停药后作用消失也快。如果同时伴有低镁血症，应加以纠正。

（2）无症状性甲旁亢者治疗：如血清钙<3mmol/L，肾功能正常，可定期随访。如存在下列情况则需手术治疗：①有骨吸收病变的X线表现或骨密度降低；②活动性尿路结石或肾功能减退；③血清钙水平≥3mmol/L；④PTH较正常增高2倍以上；⑤严重的精神病、溃疡病、胰腺炎等。

（3）药物治疗：西咪替丁200mg口服，每6小时1次，可阻滞PTH的合成和/或分泌，血钙可降至正常，可试用于有手术禁忌的患者、手术前准备及急性原发性甲状旁腺危象。

（4）高钙危象的处理：PHPT患者有时可出现重度高钙血症，伴明显脱水，危及生命，应予紧急处理。①补水是高钙危象治疗的第一步，可大量滴注生理盐水，根据失水情况每天给予4~6L。②二膦酸盐，如帕米膦酸钠60mg，静脉输注1次。应用时以10ml注射用水稀释，加入1000ml液体（生理盐水或5%葡萄糖液）中。也可用唑来膦酸钠4mg静脉输注15~30分钟，用1次，约90%的患者3~5天血钙达到正常，可持续32天。③呋塞米40~60mg静脉注射，促使尿钙排出，但同时可导致镁与钾的丧失，应适当补充，避免使用噻嗪类利尿剂。④降钙素可抑制骨质吸收，2~8U/（kg·d）皮下或肌内注射，但在24~48小时后降钙素会出现快速耐受。⑤血液透析或腹膜透析降低血钙，疗效显著。当血清钙降至3.25mmol/L以下时则相对安全。⑥糖皮质激素（氢化可的松或地塞米松）静脉滴注或静脉注射。

知识点9：原发性甲状旁腺功能亢进症的预后　　　副高：熟练掌握　　正高：熟练掌握

血清钙水平是判断手术是否成功的指标。手术成功者，高钙血症和高PTH血症被纠正，不再形成新的泌尿系统结石，术后1~2周骨痛开始减轻，6~12个月症状明显改善，骨结构修复需1~2年或更久。

第二节　继发性甲状旁腺功能亢进症

知识点1：继发性甲状旁腺功能亢进症的概念　　　副高：熟练掌握　　正高：熟练掌握

继发性甲状旁腺功能亢进症（SHPT，简称继发性甲旁亢）是由于各种原因所致的低钙血症，刺激甲状旁腺增生肥大，分泌过多PTH的临床综合征，多见于肾功能不全和骨软化患者。

知识点2：继发性甲状旁腺功能亢进症的病因及病理

副高：熟练掌握 正高：熟练掌握

常见的病因有肾病、肾功能不全、骨软化、肠钙吸收不足和氟骨症等。由于靶细胞对PTH抵抗所致的假性甲旁减导致的低血钙也可以诱发甲旁亢。维生素D受体（VDR）表达减少可损害 $1,25-(OH)_2D_3$ 介导的甲状旁腺功能，引起SHPT。

知识点3：继发性甲状旁腺功能亢进症的诊断及鉴别诊断

副高：熟练掌握 正高：熟练掌握

根据病史、实验室检查和X线可做出诊断。但在确诊SHPT之前，必须除外PHPT，避免出现手术后血钙不降。临床SHPT多数为肾小管损害所致。许多SHPT可以出现与PHPT十分相似的生化异常，如ALP和PTH升高、高尿钙和高尿磷，若颈部CT发现肿物，常轻易地被诊断为PHPT。因治疗方法迥异，故鉴别诊断非常重要。由于SHPT多为骨软化低血钙诱发的甲状旁腺增生所致，患者血清 $1,25-(OH)_2D_3$ 水平多偏低或很低，其原因是肾小管受损。

以下两点有助于SHPT与PHPT的鉴别：①低钾血症：由于肾小管受损，SHPT患者常伴有不同程度的低钾血症，血钾 $<3.5mmol/L$。提示肾小管受损，是骨软化发病的基础；② $1,25-(OH)_2D_3$ 试验：可以给患者 $1,25-(OH)_2D_3$ $0.25\mu g$，每日3次，观察 $5\sim7$ 天后，复查血钙磷的变化。若为PHPT，血钙会进一步升高，血磷下降；若为SHPT，则血钙仍降低，血磷升高。

知识点4：继发性甲状旁腺功能亢进症的治疗 副高：熟练掌握 正高：熟练掌握

主要为原发病的治疗。如果患者是免疫损伤导致的肾脏病变，则应首选免疫抑制剂治疗。其次，应用较大剂量的活性维生素D，如 $1,25-(OH)_2D_3$ 或阿法 D_3，同时补充钙剂，才有可能去除促进PTH分泌的因素，SHPT才能得到缓解。

第三节 甲状旁腺功能减退症

知识点1：甲状旁腺功能减退症的概念 副高：熟练掌握 正高：熟练掌握

甲状旁腺功能减退症（简称甲旁减）是甲状旁腺素（PTH）分泌过少引起的一组临床症候群，表现为手足搐搦、癫痫样发作、低钙血症、高磷血症、血清免疫活性PTH（iPTH）减少甚至测不到以及神经肌肉兴奋性增高。也可由于靶细胞对PTH反应缺陷所致，即假性甲旁减。

知识点 2：甲状旁腺功能减退症的病因及发病机制

副高：熟练掌握　正高：熟练掌握

PTH生成减少、分泌受抑制或PTH作用障碍三者中任何一个环节的障碍均可引起甲旁减。

（1）PTH生成减少：有继发性和特发性两种原因。继发性主要是甲状腺或颈部手术误将甲状旁腺切除或损伤所致，也可因甲状旁腺手术或颈部放射治疗而引起。特发性甲旁减以儿童多见，少见于成人，其病因未明，从症状发生到确诊常历时数年，于确诊时甲状旁腺功能已基本丧失。可能与自身免疫有关。患者血中可检出甲状旁腺抗体，并可伴有肾上腺皮质、甲状腺或胃壁细胞抗体。还可伴有其他自身免疫病，如原发性甲状腺功能减退症、恶性贫血、特发性肾上腺皮质萎缩所致的Addison病等。家族性甲旁减可有家族史，伴有X连锁隐性遗传或常染色体隐性或显性遗传。

（2）PTH分泌受抑制：①镁缺乏症：严重低镁血症可暂时性抑制PTH分泌，引起可逆性的甲旁减，因为镁离子为释放PTH所必需。缺镁时，血清PTH明显降低或低于可检测范围。补充镁后，血清PTH立即增加。低镁血症还可影响PTH对周围组织的作用。②新生儿甲旁减：高钙血症孕妇的新生儿因甲状旁腺功能受抑制而有低钙血症。出生后可表现为暂时性或永久性甲旁减。早产儿的甲状旁腺需经1周至数月才发育成熟，故可合并低钙血症。

（3）PTH作用障碍：由于PTH受体或受体后缺陷，使PTH对其靶器官（骨、肾）组织细胞的作用受阻，从而导致PTH抵抗，致甲状旁腺增生和PTH分泌增多，称为假性甲旁减。本病为一种遗传性疾病。假性甲旁减在不同的患者及其家属中激素受体复合物的异常反应不同。病因为G蛋白的α亚基（GNAS1）基因突变、PTH受体突变、腺苷环化酶或G蛋白缺陷等。

知识点 3：甲状旁腺功能减退症的病理生理　　副高：熟练掌握　正高：熟练掌握

低血钙和高血磷是甲旁减的临床生化特征。PTH缺乏可导致：①破骨作用减弱，骨吸收活性降低，钙离子不能从骨库中释放，以补充血循环中的钙含量；②肾脏排磷减少，血清磷升高，抑制肾近曲小管合成 $1,25\text{-}(OH)_2D_3$ 减少而肠道钙吸收减少；③肾小管钙重吸收降低而尿钙排出增加。但当血清钙降至约1.75mmol/L以下时，由于血钙浓度过低，尿钙显著降低甚而低于可检测范围；④肾排磷减少，血清磷增高，磷携带钙离子向骨及软组织沉积，部分患者骨密度增加，因不是成骨细胞活性增加而致的骨生成，且骨转换减慢，故血清ALP正常。血清钙浓度降低（主要是游离钙离子浓度降低）达到一定严重程度时，神经肌肉兴奋性增加，可出现手足搐搦，甚至惊厥。长期低钙血症可引起白内障，基底神经节钙化，皮肤、毛发、指甲等外胚层病变，在儿童可影响智力发育。

知识点 4：甲状旁腺功能减退症的临床表现　　副高：熟练掌握　正高：熟练掌握

（1）神经肌肉表现：神经肌肉症状取决于低钙血症的程度和持续时间，但血清钙下降的速度起着至关重要的作用。在甲状旁腺切除术后1~2天内，患者血钙水平急速下降，即使血钙水平相对高于长期低血钙的患者，这些患者也极易出现手足搐搦，严重者甚至会窒息。低血钙使神经的兴奋阈值降低且神经细胞对刺激产生重复反应，感觉和运动神经纤维可同时出现这种神经功能异常，从而出现神经肌肉症状。

低血钙的临床表现首先出现指端或口周麻木和刺痛，手足与面部肌肉痉挛，随后出现手足搐搦。典型的临床表现为双侧拇指强烈内收，掌指关节屈曲，指骨间关节伸展，呈助产士手状，腕、肘关节屈曲呈鹰爪状。有时双足也呈强直性伸展，膝关节与髋关节屈曲，发作时患者可有疼痛。患者常过度换气导致碱中毒，血钙与蛋白结合增加，血清游离钙进一步降低，加重手足搐搦。有些患者，特别是儿童，可出现惊厥或癫痫样全身抽搐，如不伴有手足搐搦，常被误诊为癫痫样大发作。手足搐搦发作时可伴有喉痉挛与喘鸣，出现缺氧，诱发癫痫样大发作。少数患者由于惊厥可导致颅压增高、视盘水肿等易误诊为脑瘤。临床上无搐搦，体格检查Chvostek征和Trousseau征阳性，称隐性搐搦。

长期慢性低钙血症还可引起锥体外系神经症状，包括典型的帕金森病表现，可能与基底神经节钙化有关。基底节钙化的患者不一定就是甲旁减，一些骨软化症患者也可以有上述异常，但PTH高于正常，也可以存在低血钙和高血磷，肾穿刺可以发现肾小管的免疫损伤。

（2）其他临床表现：长期甲旁减患者可出现精神症状，包括烦躁、易激动、抑郁或精神病等。白内障较为常见，常累及双眼，严重影响视力，早期表现为晶体前后皮层混浊，晚期扩散呈弥漫性混浊，纠正低钙血症可使白内障不再发展。

心电图检查可发现QT间期延长，主要为ST段延长，伴异常T波。脑电图可出现癫痫样波。血清钙纠正后，心、脑电图改变也随之消失。严重低钙血症可出现低电压、心力衰竭等。纠正血钙后症状改善。儿童期发病患者常有智力发育迟缓和牙齿发育障碍，如牙齿钙化不全，牙釉发育障碍，牙表面有黄点、横纹和小孔等病变。患者皮肤干燥、脱屑、毛发粗糙、干燥易脱落，指甲薄脆、易折裂，有横沟。指甲与口角可并发白色念珠菌感染，严重者扩散到口腔，甚至肠道。

知识点5：甲状旁腺功能减退症的实验室和辅助检查
副高：熟练掌握　正高：熟练掌握

多次测定血清钙，若<2.2mmol/L，存在低血钙。有症状者，血清总钙一般≤1.88mmol/L，血清游离钙≤0.95mmol/L。多数患者血清磷增高，部分正常。尿钙、尿磷排出量减少。碱性磷酸酶正常。血PTH多数低于正常，也可在正常范围，因低钙血症对甲状旁腺是一强烈刺激，血清总钙≤1.88mmol/L时，血PTH值应增加5~10倍，故低钙血症时，如血PTH水平在正常范围，仍属甲状旁腺功能减退。因此，检测血PTH时应同时测定血钙，二者一并分析。在手足搐搦的非发作期，可用Chvostek试验、Trousseau试验证明神经肌肉兴奋性增加，有助于隐性手足搐搦的诊断。头颅X线平片可见颅内基底神经节钙化，骨质也较正常骨致密，有时小脑亦可钙化。心电图可见QT间期延长、T波低平，传导阻滞也是低血钙的反应。

知识点6：甲状旁腺功能减退症的诊断 　　　　副高：熟练掌握　　正高：熟练掌握

根据手足搐搦反复发作史、Chvostek征与Trousseau征阳性，实验室检查如有血钙降低、血磷增高，且能排除肾功能不全者，诊断基本可以确定。

如血清PTH测定结果明显降低或测不到，或滴注外源性PTH后尿cAMP和尿磷显著增加，可以肯定诊断。手术后甲旁减容易诊断。特发性甲旁减患者临床常无明显病因，有时可有家族史。手术后甲旁减常见于甲状腺或甲状旁腺手术后。

知识点7：甲状旁腺功能减退症的鉴别诊断 　　　　副高：熟练掌握　　正高：熟练掌握

（1）假性甲旁减需与PTH水平正常或增高的低钙血症鉴别：主要根据病史和PTH兴奋试验而得到鉴别。后者常见原因有肾功能不全、肠吸收不良、急性胰腺炎、成骨细胞性转移瘤、维生素D缺乏或抵抗，见下表。

低钙血症实验室鉴别要点

	钙	磷	PTH	25-(OH)D$_3$	1,25-(OH)$_2$D$_3$
甲旁减	↓	↑	↓	正常	↓
假性甲旁减	↓	↑	↑	正常	↓/正常
肝脏疾病	↓	↓	↑	↓	↓/正常
肾脏疾病	↓	↑	↑	正常	↓/正常

（2）PTH缺乏性和PTH抵抗性甲旁减的鉴别：在低钙血症、高磷血症和肾功能正常时，血PTH低或测不出，则可确诊为缺乏性甲旁减；若血PTH水平增高，则支持抵抗性甲旁减的诊断。此外，病史、查体和PTH兴奋试验有助于二者鉴别。

（3）各型甲旁减的鉴别要点见下表。

各型甲旁减的鉴别要点

类型	体态畸形	低血钙、高血磷	血ALP明显增高	血iPTH	对PTH滴注的反应
真性甲旁减	无	有	无	减少	有
特发性甲旁减	无	有	无	减少	有
假性甲旁减Ⅰa型	有	有	无	增高	有[*]
假性甲旁减Ⅰb型	无	有	无	增高	无
假性甲旁减伴亢进	无/有	有	有	增高	无
假–假性甲旁减	有	无	无	正常	有

注：[*]：同时予以静脉滴注钙后

知识点8：甲状旁腺功能减退症的治疗　　　　副高：熟练掌握　正高：熟练掌握

（1）急性低钙血症的治疗：当发生手足搐搦、喉痉挛、哮喘、惊厥或癫痫样大发作时，即刻静脉注射10%葡萄糖酸钙10～20ml，注射速度宜缓慢，必要时4～6小时后重复注射，每日酌情1～3次不等。可采用持续静脉滴注10%葡萄糖酸钙100ml（含元素钙900mg，稀释于生理盐水或葡萄糖液500～1000ml内，速度应每小时不超过元素钙4mg/kg），定期监测血清钙水平，避免发生高钙血症，以免出现致死性心律失常。若发作严重，可短期内辅以地西泮或苯妥英钠肌内注射，以迅速控制搐搦与痉挛。

（2）间歇期处理

1）钙剂：应长期补充，每日服含钙元素1～1.5g的药物钙，以碳酸钙为主（供给1g元素钙需乳酸钙7.7g，葡萄糖酸钙11g，氯化钙3.7g，或碳酸钙2.5g）。维持血钙接近正常水平为宜。孕妇、哺乳妇女和小儿酌加。血钙升高后，磷肾阈相应降低，尿磷排出增加，血磷随之下降，常不需降低血磷的药物。饮食中注意摄入高钙、低磷食物。

2）维生素D治疗：普通维生素D的效果差，一般需要口服活性维生素D。活性维生素D能促进肠钙吸收。因患者缺乏内源性PTH且血磷较高，肾脏1α-羟化酶活性降低，$25\text{-}(OH)D_3$转变为具有活性的$1,25\text{-}(OH)_2D_3$发生障碍。故选用$1\alpha\text{-}(OH)D_3$或$1,25\text{-}(OH)_2D_3$治疗作用明显，宜从小剂量开始，每日$0.25\mu g$，逐渐增加，每日剂量为$0.25～1.5\mu g$。出现高钙血症，应立即停药。双氢速变固醇（DHT）治疗效果与活性维生素相近，目前在临床上少用。

3）补镁：对伴有低镁血症者，应立即补充镁，如25%的硫酸镁10～20ml加入5%葡萄糖盐水500ml中静脉滴注，剂量视血镁过低程度而定。低镁血症纠正后，低钙血症也可能随之好转。

4）甲状旁腺移植：对药物治疗无效或已发生各种并发症的甲旁减患者可考虑同种异体甲状旁腺移植治疗，但寻找供体困难。

知识点9：甲状旁腺功能减退症的预防及预后　　　　副高：熟练掌握　正高：熟练掌握

妊娠患者应及时纠正低钙血症，以保护胎儿的健康。及早诊断甲旁减并给予长期有效的治疗可以减少晚期并发症的发生。血清钙维持或接近正常水平可改善患者视力和神经症状，并减轻皮肤念珠菌感染。甲状腺及甲状旁腺手术时应避免甲状旁腺损伤或切除过多，以预防继发性甲旁减的发生。

第六章 肾上腺疾病

第一节 库欣综合征

| 知识点1：库欣综合征的概念 | 副高：熟练掌握 正高：熟练掌握 |

库欣综合征又称Cushing综合征/皮质醇增多症，为各种病因造成肾上腺分泌过多糖皮质激素（主要是皮质醇）所致病症的总称，其中最多见者为垂体促肾上腺皮质激素（ACTH）分泌亢进所引起的临床类型，称库欣病（Cushing病）。

| 知识点2：库欣综合征的病因及发病机制 | 副高：熟练掌握 正高：熟练掌握 |

（1）依赖ACTH的库欣综合征：①库欣病：指垂体ACTH分泌过多，伴肾上腺皮质增生。垂体多有微腺瘤，少数为大腺瘤，也有未能发现肿瘤者；②异位ACTH综合征：系垂体以外肿瘤分泌大量ACTH，伴肾上腺皮质增生。

（2）不依赖ACTH的综合征：①肾上腺皮质腺瘤；②肾上腺皮质癌；③不依赖ACTH的双侧肾上腺小结节性增生，可伴或不伴Carney综合征；④不依赖ACTH的双侧肾上腺大结节性增生。

| 知识点3：库欣综合征的临床类型 | 副高：熟练掌握 正高：熟练掌握 |

库欣综合征有数种类型：①典型病例：表现为向心性肥胖、满月脸、多血质、紫纹等，多为库欣病、肾上腺腺瘤、异位ACTH综合征中的缓进型；②重型：主要特征为体重减轻、高血压、水肿、低血钾性碱中毒。因癌肿所致重症，病情严重，进展迅速，摄食减少；③早期病例：以高血压为主，肥胖，向心性不够典型，全身情况较好，尿游离皮质醇明显增高；④以并发症为主就诊者，如心衰、脑卒中、病理性骨折、精神症状或肺部感染等，年龄较大，库欣综合征易被忽略；⑤周期性或间歇性：机制不清，病因难明，一部分病例可能为垂体性或异位ACTH性。

| 知识点4：典型库欣综合征的临床表现 | 副高：熟练掌握 正高：熟练掌握 |

（1）向心性肥胖、满月脸、多血质外貌：库欣综合征患者多数为轻至中度肥胖，极少有重度肥胖。有些脸部及躯干偏胖，但体重在正常范围。典型的向心性肥胖主要表现为面部及

躯干部胖，患者面如满月而呈暗红色，胸、腹、颈、背部脂肪甚厚，而四肢相对瘦小。库欣综合征的特征性临床表现就是满月脸、水牛背、悬垂腹和锁骨上窝脂肪垫。少数患者尤其是儿童可表现为均匀性肥胖。向心性肥胖的原因尚不清楚。一般认为，高皮质醇血症可使食欲增加，易使患者肥胖。

（2）全身肌肉及神经系统：肌无力，下蹲后起立困难。多数患者有精神症状，但一般较轻，表现为欣快感、失眠、注意力不集中、情绪不稳定等。少数患者会出现类似躁狂忧郁或精神分裂症样的表现。

（3）皮肤表现：皮肤菲薄，毛细血管脆性增加，轻微损伤即可出现淤斑，腹下侧、臀部、大腿根部、腋下方等处因脂肪沉积，皮肤弹力纤维变细和断裂，而透过菲薄的皮肤可见微血管的红色，一般呈中间宽、两头尖的红色或紫红色，临床上称为紫纹。但不是每例库欣综合征患者都有典型的宽大呈火焰状的紫纹。单纯性肥胖患者常有细小紫纹，在鉴别时应予注意。

（4）心血管表现：库欣综合征的高血压一般为轻至中度，低血钾碱中毒的程度也较轻，但异位ACTH综合征及肾上腺皮质癌患者由于皮质醇分泌量的大幅度上升，同时弱盐皮质激素分泌也增加，因而低血钾碱中毒的程度常常比较严重。长期高血压可并发左心室肥大，甚至发生心力衰竭和脑血管意外。

（5）对感染抵抗力减弱：库欣综合征患者免疫功能受到抑制，易有各种感染。长期皮质醇分泌增多，可使免疫功能减弱，到达炎症区域的单核细胞减少，巨噬细胞对抗原的固定、吞噬和杀伤能力减弱；中性粒细胞向血管外炎症区域的移行减少，运动能力、吞噬能力减弱，抗体的形成也受到抑制。在长期大量皮质醇的作用下，细胞内溶酶体保持稳定也不利于消灭抗原，鉴于上述原因，患者对感染的抵抗力减弱，因此患者常发生真菌感染，皮肤化脓性感染不易局限化，而发展成蜂窝织炎、菌血症、败血症，且感染后因炎症反应不显著，易于漏诊而造成严重后果。

（6）性功能障碍：女性患者由于肾上腺皮质产生过多雄激素和皮质醇，二者共同对垂体促性腺激素的分泌起抑制作用，因此大多女性患者月经减少、不规则或闭经，轻度多毛，如生少量胡须、发鬓降低等，痤疮常见，而明显男性化（乳房萎缩、长须、喉结出现、阴蒂肥大）则少见，一旦出现要警惕为肾上腺癌。男性患者可表现为性欲减退、阳痿、阴茎缩小、睾丸变软等，这也与大量皮质醇抑制垂体促性腺激素分泌有关。

（7）代谢障碍：库欣综合征约有半数患者有糖耐量低减，约20%有显性糖尿病。大量皮质醇抑制糖利用促进糖异生，同时又具有拮抗胰岛素的作用，导致葡萄糖耐量减低，表现为血糖升高，部分患者出现糖尿病症状，临床上称为类固醇性糖尿病。如果患者有潜在的糖尿病倾向，则糖尿病更易表现出来，但很少会出现酮症酸中毒。病程久者肌肉萎缩、骨质疏松、脊椎压缩性骨折，表现身材变矮，骨折的好发部位是肋骨和胸腰椎。儿童患者如为癌肿可出现性早熟，多数生长发育受抑制。

知识点5：血和尿中肾上腺皮质激素及其代谢产物的测定

副高：熟练掌握　　正高：熟练掌握

（1）24小时尿游离皮质醇（UFC）测定：血循环中皮质醇约90%是以与皮质醇结合球

蛋白（CBG）相结合的形式存在的，仅5%～10%以游离皮质醇形式自尿中排出。测定尿中24小时游离皮质醇总量，可反映肾上腺皮质激素总的日分泌量，当皮质醇增多症时，其值升高。血浆中CBG结合皮质醇的最大结合容量约为690nmol/L（250μg/L），当血浆皮质醇浓度大于此值时，尿中游离皮质醇浓度迅速增加。因此它不仅是肾上腺皮质功能的可靠判断指标，也是地塞米松抑制试验的良好观察指标。其参考正常范围为55～250nmol/L（29～90μg/L）。

（2）血浆总皮质醇测定：正常人存在明显的皮质醇昼夜节律性，即清晨醒后最高，后逐渐减低，在午后4点左右可有一小高峰，后减低，至午夜最低。据此，血皮质醇正常参考范围为清晨醒后可达275～550nmol/L，下午4时为85～275nmol/L，午夜达最低值，即<14nmol/L。在大多数本症患者中，清晨（8am）皮质醇可在正常范围或轻度升高，但午夜时则总是升高的，常与早晨水平相仿，失去正常的昼夜节律。但许多因素可影响其测定值，如各种应激、某些药物（糖皮质激素类、雄激素类及口服避孕药等）和严重肝、肾功能不良等。

（3）24小时尿17-羟皮质类固醇（17-OHCS）测定：17-羟皮质类固醇经肝脏降解灭活后，大部分以四氢化合物葡萄糖醛酸酯的形式，从尿中排出，统称为17-OHCS，每日从尿中排出的总量为皮质醇分泌的30%～40%。尿17-OHCS在所有类型的Cushing综合征中均增高。成人正常参考范围为22～82μmol/L（30～80mg/L）。严重肥胖者可高达102μmol/L（100mg/L），经肌酐纠正后为5.5～18μmol/L肌酐（2～6.5mg/g肌酐）。

（4）24小时尿17酮类固醇（17-KS）测定：为雄性激素代谢产物的总和，包括雄酮、脱氢表雄酮、雄烯二醇及雄烯二酮等。在女性Cushing综合征中，它与17-OHCS均增高；尿17-KS在反映肾上腺皮质功能方面不如尿17-OHCS和尿游离皮质醇精确。它主要具有以下两个方面的独特意义：①当肾上腺癌伴或不伴Cushing综合征时，其值比17-OHCS增高显著，而肾上腺皮质腺瘤却倾向于降低或正常；②在正常人和ACTH依赖性Cushing综合征患者中，尿17-KS排泄量是17-OHCS的1.5～2倍。正常参考范围：女性17～52μmol/L（5～15mg/L），男性34～69μmol/L。

（5）血浆ACTH测定：正常情况下呈昼夜节律和脉冲式分泌。午夜时最低，清晨6～8时最高，可相差一倍。晨6～8时的正常值<14pmol/L（<60pg/ml）。血ACTH水平对Cushing综合征的病因诊断有重要价值。垂体大腺瘤或异位ACTH综合征者ACTH水平多>40pmol/L（200pg/ml），甚或可>110pmol/L（500pg/ml），垂体微腺瘤时ACTH可轻度升高也可正常，多在6～30pmol/L（30～150pg/ml）。而ACTH非依赖性Cushing综合征，ACTH降低甚或测不出。但某些异位ACTH综合征者其癌细胞生产ACTH的前体物质，称为"大ACTH"，或前鸦黑皮素（POMC），由于免疫原性的不同，其测定值与实际值相比偏低。但也有可能POMC具有免疫活性而生物活性差，故无明显临床症状，故凡遇血ACTH值>200pg/ml而库欣症状不显著时，亦应考虑异位性癌肿，宜做进一步检测以查明诊断。血浆ACTH极不稳定，在室温下很快降解，玻璃表面可强烈吸附ACTH。因此，ACTH标本的采集、存放和测定前的准备对测定结果的影响很大。正确的标本采集方法是首先将EDTA化的塑料管或硅胶管置于冰内，保持4℃，采血后旋即再置于冰内，并在1小时内低温离心，后低温保存至测定。测定方法可为放射免疫测定，但近年常用免疫放射法（IRMA）。

（6）唾液皮质醇测定：唾液皮质醇可反映血中具有生物活性的游离皮质醇，不受血液CBG波动的影响（比如在口服避孕药期间），而且与血清皮质醇间具有良好相关性，且系无创非侵入性的检测方法。但唾液样本的采集标准化是决定唾液皮质醇测定稳定和准确的重要因素。现多使用Salivette试管来收集唾液，使唾液样本的收集更为简便和规范化，即使在常温下也能稳定保存1周，为远距离随访提供可能。清晨8时唾液皮质醇为（0.56±0.19）μg/dl（0.17~0.87μg/dl）。16：00唾液皮质醇测值为（0.28±0.16）μg/dl。24：00唾液皮质醇测值为（0.11±0.04）μg/dl。

知识点6：下丘脑-垂体-肾上腺皮质轴功能的动态试验
副高：熟练掌握　正高：熟练掌握

（1）血CRH兴奋试验：静脉推注hCRH 1μg/kg，然后分别于注射前后0、15分钟、30分钟和60分钟采血测定ACTH和皮质醇值。主要用于垂体性Cushing综合征与异位ACTH综合征的鉴别诊断，前者基础ACTH值较高，且能被CRH兴奋，注射CRH后ACTH升高超过50%；后者ACTH基础值较高，但不受CRH影响。

（2）小剂量地塞米松抑制试验：本试验主要应用于与下丘脑-垂体-肾上腺皮质轴功能正常的其他疾病如单纯性肥胖症的鉴别诊断。①1mg地塞米松抑制试验：方法：第一天8：00留取血液或唾液测皮质醇，午夜口服1mg地塞米松，第二天8：00留取血液或唾液测皮质醇。结果判定：正常为第二天8：00血皮质醇<5μg/dl（<140nmol/L），为提高诊断符合率，可将<1.8μg/dl（50nmol/L）作为正常切点，其特异性>95%。注意事项：此试验适用于门诊作为筛查试验。②2mg地塞米松抑制试验：方法：0.5mg地塞米松，每6小时1次共两天，建议的服药时间是8：00、14：00、20：00、2：00，并于最后一次服药后6小时（即8：00）采血测皮质醇。于服药前即服药时留取24小时尿液，用于24小时尿皮质醇和17-羟皮质醇的测定。结果判定：正常人服药后24小时尿游离皮质醇较服药前降低50%以上；或服药后24小时尿游离皮质醇<25nmol/24h（10μg/24h）或8：00血浆皮质醇<5μg/dl（<140nmol/L）。注意事项：此试验可作为Cushing综合征的确诊试验。

（3）大剂量地塞米松抑制试验：在小剂量地塞米松抑制试验不被抑制，即诊为Cushing综合征的基础上，为进一步鉴定其病因和定位，需行此试验。方法：服药时间点与采样时间等与2mg地塞米松抑制试验相同，但剂量加至2mg。结果判定：若能被抑制（下降50%以上），则为库欣病；若不能抑制（下降未达50%），提示肾上腺源Cushing综合征或异位ACTH分泌综合征。注意事项：本试验可与2mg地塞米松抑制试验连续进行，并以2mg地塞米松抑制试验服药前的24小时尿皮质醇作为对照，但若两试验中间间隔，则需2mg地塞米松试验结束后1周方可行大剂量地塞米松试验。

知识点7：库欣综合征的定位检查
副高：熟练掌握　正高：熟练掌握

（1）肾上腺B超：可发现肾上腺增生或肿瘤，但只可作为辅助方法。

（2）垂体和肾上腺CT或MRI：肾上腺部位的病变，CT检查较为敏感，而垂体部位的病变，则以MRI检查为佳。多数的垂体微腺瘤可有特殊影像学征象，在CT上表现为低密度影，在MRI为瘤灶本身异常信号。MRI具有软组织分辨率高的优势，增强后垂体微腺瘤与正常垂体组织对比更加明显，尤其动态增强时，其早期正常垂体组织即可显信号增强，垂体瘤则呈相对低信号。有时垂体瘤与周围正常组织较难区分，但呈垂体饱满或膨隆。垂体腺瘤还有某些"间接"征象，垂体瘤可侵蚀鞍底骨质，致其变薄，较大垂体肿瘤可使蝶鞍扩大并破坏，瘤体可挤压或牵拉垂体柄，而使垂体柄移位或偏斜。CT对垂体微腺瘤的定位已有较大价值，可发现绝大多数的微腺瘤，高分辨率的CT能查出3～5mm的微腺瘤。CT与MRI相比，CT在显示肿瘤钙化、骨质变化和侵犯周围情况等方面优于MRI，在垂体大腺瘤的诊断率与MRI相似。但CT的软组织分辨率较差，易受伪影干扰，鞍区结构常显示欠佳，诊断垂体微腺瘤的敏感性和特异性上低于MRI。使用MRI动态增强扫描技术，垂体微腺瘤检出率最高。

肾上腺CT可显示大小和形态，增生者的CT表现为肾上腺内外支弥漫性增厚和拉长；PPNAD为双侧肾上腺多发性小结节，可呈小串珠或葡萄样，但肾上腺形态仍保持；大结节样者为两侧多发性大结节，呈大串珠样，无正常肾上腺形态。肾上腺腺瘤则表现为界限清晰、质地均匀的直径<2cm的圆形实质肿块，常伴对侧肾上腺萎缩。肾上腺皮质癌则瘤体更大，边界不清，形态不规则，内部坏死或钙化，不规则增强，有的可出现转移灶。

（3）岩下静脉窦取血测ACTH：岩下静脉窦取血测ACTH（IPSS）目前被认为是ACTH依赖性皮质醇增多症两种病因鉴别诊断的最重要的方法。尤其是当MRI和CT检查为阴性，而临床和实验室检查高度提示功能性垂体腺瘤时，或是激素测定难以鉴别垂体性库欣病和异位性ACTH综合征时，可选择静脉导管插管于双侧岩下窦取样检查测定ACTH，并与外周血中的ACTH浓度比较，帮助外科医生手术定位。若岩下窦与外周血ACTH比值≥2或同时CRH兴奋后比值≥3可以确认为库欣病，并与异位ACTH综合征鉴别。但垂体发育不良或岩下窦血管丛异常分布有时会导致试验结果假阴性，而异位ACTH综合征的患者有时会出现假阳性。双侧岩下静脉窦的ACTH比值可资确定，若>1.4则认为腺瘤偏侧生长，可正确定位83%的偏侧垂体微腺瘤，而MRI仅达72%，且两者结果矛盾时，双侧岩下静脉窦的ACTH比值可靠性更大。但必须指出此方法为一创伤性的检测方法，而且其准确性与操作者的经验技术非常有关。

知识点8：库欣综合征的诊断　　　　　副高：熟练掌握　　正高：熟练掌握

（1）功能诊断：患者若有典型Cushing综合征症状或其他提示Cushing综合征临床表现，或虽临床不典型但疑及此症，需行功能诊断。首先测定24小时尿游离皮质醇和24小时血皮质醇昼夜节律，若24小时尿游离皮质醇增高并皮质醇昼夜节律消失，应高度怀疑；应行小剂量地塞米松抑制试验，若不能抑制，则Cushing综合征诊断确立。

（2）病因和定位诊断：确定原发病变部位和性质是制定治疗方案、判断预后的关键，常需采取综合性手段和技术。首先行大剂量地塞米松抑制试验，若能抑制提示垂体来源，若不能抑制提示肾上腺来源或异位ACTH综合征；其次应进行肾上腺影像学检查，可发现肾上腺来源Cushing综合征，如PPNAD、AIMAH、肾上腺腺瘤或癌；若不能抑制，且ACTH水平明显升高（>200pg/ml或40pmol/L），且肾上腺增生，则高度提示异位ACTH综合征，可岩下静脉窦插管测定ACTH，若与外周血相比ACTH<2进一步提示非垂体来源，应根据好发部位寻找原发肿瘤，PET-CT在寻找原发病灶方面作用独特。发现引起异位ACTH综合征的原发肿瘤异常困难，需多次重复，甚或有生化诊断后18年才定位者。

知识点9：库欣综合征的鉴别诊断	副高：熟练掌握　正高：熟练掌握

（1）肥胖症患者可有高血压、糖耐量减低、月经少或闭经，腹部可有条纹（大多数为白色，有时可为淡红色，但较细）。尿游离皮质醇不高，血皮质醇昼夜节律保持正常。

（2）酗酒兼有肝损害者可出现假性库欣综合征，包括临床症状，血、尿皮质醇分泌增高，不能被小剂量地塞米松抑制，在戒酒1周后，生化异常即消失。

（3）抑郁症患者尿游离皮质醇、17-羟皮质类固醇、17-酮类固醇可增高，不能被地塞米松正常抑制，但无库欣综合征的临床表现。

知识点10：库欣病的治疗	副高：熟练掌握　正高：熟练掌握

库欣病的治疗目的是尽快安全地将血皮质醇水平降至正常范围，去除影响患者健康的任何肿瘤，尽可能避免永久性的药物治疗或激素替代治疗。另外还需治疗并发症。根据其病因不同分别采用以下治疗方案：

（1）单侧肾上腺腺瘤：推荐采用经腹腔镜单侧肾上腺切除术，术后罕有复发。但术后对侧受抑制的肾上腺皮质功能需数月至一年时间方能恢复，因此术后应予以亚生理剂量的糖皮质激素替代治疗，如泼尼松3.75mg或地塞米松0.5mg清晨顿服。检测清晨血皮质醇水平，如果血皮质醇水平已达180nmol/L以上可以停止替代治疗。

（2）肾上腺腺癌：早期可行手术切除，术后长期服用米托坦等药物以阻滞肾上腺皮质激素合成，肿瘤切除后5年生存率为40%；已有远处转移者可手术切除原发肿瘤，联合类固醇合成抑制剂治疗，也可配合其他化疗与放疗，但预后差，多数在诊断后1年内死亡。

（3）垂体ACTH腺瘤：微腺瘤的直径<1cm，多采用经蝶窦手术切除，治愈率65%~90%。而对于已向鞍上或海绵窦浸润的大腺瘤需行开颅手术切除，术后复发率较高。术后所有患者同样需要亚生理剂量的糖皮质激素替代治疗数月至一年方能停药。

（4）异位ACTH综合征：尽可能寻找并治疗异位分泌ACTH的肿瘤，其预后取决于原发肿瘤的性质以及能否手术切除。如能去除原发肿瘤则本症可获缓解。对于已无法根治的恶性肿瘤可使用类固醇合成抑制剂或/和神经调节剂治疗以暂时缓解高皮质醇血症。

知识点11：库欣综合征病情缓解标准	副高：熟练掌握　正高：熟练掌握

库欣综合征病情缓解标准：术后2周血皮质醇水平持续<50nmol/L，可认为病情缓解，且具有较低的复发率（术后10年复发率约为10%）。如果术后6周内血皮质醇水平持续>140nmol/L，则需进一步评估，患者复发率较高；术后血皮质醇水平介于50~140nmol/L需定期随访观察。

测定24小时尿游离皮质醇水平（UFC）有助于判断病情是否缓解，当UFC值＜55nmol/24h提示病情缓解，而UFC值高于正常范围则提示可能复发。对地塞米松抑制实验反应正常（1mg或2mg地塞米松），也表明病情缓解。

知识点12：库欣综合征术后复发治疗　　　　副高：熟练掌握　正高：熟练掌握

库欣综合征术后复发：垂体ACTH腺瘤如果术中未能完全切除，术后可能复发。

（1）对复发病例如无禁忌证首选再次经蝶窦手术，但手术成功率低于第一次手术，术后可能出现垂体前叶功能低下。

（2）对不能行再次手术或不愿再行手术的患者可选择垂体放射治疗，如γ刀等。放射治疗后3～5年约60%的患者血皮质醇水平可恢复正常，但常伴发垂体前叶功能低下。

（3）对上述两种方法仍不能控制的高皮质醇血症可考虑行双侧肾上腺切除术，术后长期服用糖皮质激素（如泼尼松5mg/d）与盐皮质激素替代治疗。但应定期行垂体MRI检查，以便早期发现迅速增大的垂体肿瘤（Nelson综合征）。

知识点13：库欣病的垂体放疗　　　　　　　副高：熟练掌握　正高：熟练掌握

垂体放疗是治疗库欣病的一种重要的辅助手段。^{60}Co或直线加速器都有一定的效果。有50%～80%的患者可出现缓解，在放疗后6个月至数年时间内出现疗效，大多数在2年之内。如果放射治疗时设计一种特制的头部模型，使定位更为准确，改两个放射野为三个放射野，则可明显改善垂体瘤放疗的效果。用γ刀或X刀治疗垂体瘤，称立体定位放射手术。其疗效和常规放疗相似，优点是起效较快，副作用较少。

知识点14：库欣病的药物治疗　　　　　　　副高：熟练掌握　正高：熟练掌握

药物治疗也是治疗库欣病的一种重要的辅助手段，主要用于手术前的准备及放疗后疗效尚未出现时。手术后疗效不满意时用药物可达到暂时的病情缓解。药物有两类：一类针对肾上腺皮质，通过对皮质醇生物合成中若干酶的抑制以减少皮质醇的合成；另一类针对下丘脑－垂体。常用药物见下表。

库欣病的药物治疗

药名	作用机制	剂量	不良反应
密妥坦	抑制皮质醇合成中多种酶，可直接作用于肾上腺细胞	2～4g/d，分次口服	胃肠道反应、头晕、头痛、皮疹
氨基导眠能（氨鲁米特）	对皮质醇合成多种酶有抑制作用	0.5～1.0g/d，分次口服	轻度头痛、头晕、嗜睡、皮疹
甲吡酮	11β-羟化酶抑制剂	0.6～1.0g/d，分次口服	轻度头痛、头晕
酮康唑	抑制皮质醇合成中多种酶	0.4～1.0g/d，从小剂量开始，分次口服	恶心、发热、肝功能受损，个别人肝功能损害重

密妥坦对肾上腺皮质细胞有直接破坏作用，因而作用持久，被称为"药物性肾上腺切除"，适用于各种病因的库欣综合征，尤其适用于肾上腺皮质癌的治疗。其他药物对皮质醇合成酶的抑制都是短暂的，停药后血皮质醇水平很快上升。

经有效治疗后，病情能在数月后逐渐好转，向心性肥胖等症状减轻，尿糖消失，月经恢复，甚至可受孕。精神状态也有好转，血压下降。若病程已久，肾血管已有不可逆损害时，则血压不易下降到正常。癌的疗效取决于是否早期发现及能否完全切除。腺瘤如早期切除，预后良好。Cushing病患者治疗后的疗效不一，应定期观察有无复发，或有无肾上腺皮质功能不足。如患者皮肤色素沉着逐渐增深，提示有Nelson综合征的可能性。

第二节　原发性醛固酮增多症

原发性醛固酮增多症（PA），简称原醛症，是由肾上腺皮质病变致醛固酮分泌增多并导致水、钠潴留及体液容量扩增继而血压升高并抑制肾素－血管紧张素系统所致，表现为高血压和低血钾的临床综合征。

（1）醛固酮瘤：又称Conn综合征。多见，大多为一侧腺瘤，直径1~2cm。患者血浆醛固酮浓度与血浆ACTH的昼夜节律平行，而对血浆肾素的变化无明显反应。少数腺瘤患者对站立位所致肾素升高呈醛固酮增多，称肾素反应性腺瘤。

（2）特发性醛固酮增多症（简称特醛症）：多见。双侧肾上腺球状带弥漫性或局灶性增生，有时伴结节。多为微小结节，直径大小不一，可大至2cm，典型的细胞呈现来自束状带的透明样细胞。病因可能与对血管紧张素Ⅱ的敏感性增强有关，血管紧张素转换酶抑制剂可使患者醛固酮分泌减少，高血压、低血钾改善。少数患者双侧肾上腺结节样增生，对肾素－血管紧张素系统的兴奋性试验（如直立体位、限钠摄入、注射利尿药等）及抑制性试验（如高钠负荷等）均无反应，称原发性肾上腺增生所致原醛症。

（3）糖皮质激素可治性醛固酮增多症（GRA）：多于青少年期起病，可为家族性，以常染色体显性方式遗传，也可为散发性，肾上腺呈大、小结节性增生，其血浆醛固酮浓度与ACTH的昼夜节律平行，用生理替代性的糖皮质激素数周后可使醛固酮分泌量、血压、血钾恢复正常。

（4）醛固酮癌：少见，为分泌大量醛固酮的肾上腺皮质癌，往往还分泌糖皮质激素、雄激素。组织学上与腺瘤鉴别较为困难，肿瘤体积大，直径多>5cm，切面常显示出血、坏死、CT或超声常见钙化。

（5）异位醛固酮分泌性腺瘤或腺癌：极罕见，可发生于肾内的肾上腺残余组织或卵巢内。

知识点3：原发性醛固酮增多症的病理生理　　　　副高：熟练掌握　正高：熟练掌握

过量醛固酮引起潴钠、排钾，细胞外液扩张，血容量增多，血管壁内及血液循环钠离子浓度增加，血管对去甲肾上腺素的反应加强等原因引起高血压。细胞外液扩张，引起体内排钠系统的反应，肾近曲小管重吸收钠减少，心钠肽分泌增多，使钠代谢达到近于平衡的状态，称对盐皮质激素的"脱逸"现象。大量失钾引起一系列神经、肌肉、心脏及肾的功能障碍。细胞内钾离子丢失后，钠、氢离子增加，细胞内pH下降，细胞外液氢离子减少，pH上升呈碱血症。碱中毒时细胞外液游离钙减少，醛固酮促进尿镁排出，故可出现肢端麻木和手足搐搦。醛固酮还可直接作用于心血管系统，对心脏结构和功能有不良影响。

知识点4：原发性醛固酮增多症的临床表现　　　　副高：熟练掌握　正高：熟练掌握

（1）高血压：为原醛症患者最常见和最早出现的症状，随着病情进展，血压渐高，对常用降血压药效果不及一般原发性高血压，部分患者可呈难治性高血压，出现心血管病变、脑卒中。

（2）神经肌肉功能障碍：①肌无力及周期性瘫痪：血钾愈低，肌肉受累愈重。麻痹多累及下肢，严重时累及四肢，出现呼吸、吞咽困难；②肢端麻木，手足搐搦：低钾严重时，由于神经肌肉应激性降低，手足搐搦可较轻或不出现，而在补钾后，手足搐搦变得明显。

（3）肾脏表现：①慢性失钾致肾小管上皮细胞呈空泡变性，尿浓缩功能减退，伴多尿，尤其夜尿增多，尿比重偏低，继发口渴、多饮；②常易并发尿路感染；③尿蛋白增多，少数发生肾功能减退。

（4）心脏表现：①心电图呈低血钾图形：QT间期延长，T波增宽、降低或倒置，U波明显，T、U波相连成驼峰状；②心律失常：较常见者为期前收缩或阵发性室上性心动过速，最严重时可发生心室颤动。

（5）其他表现：儿童患者有生长发育障碍，与长期缺钾等代谢紊乱有关。缺钾时胰岛素的释放减少，作用减弱，可出现糖耐量减低，甚至可出现糖尿病。

知识点5：原发性醛固酮增多症的实验室检查　　　　副高：熟练掌握　正高：熟练掌握

（1）血、尿生化检查：①低血钾：一般在2～3mmol/L，严重者更低。低血钾呈持续性，也可为间歇性。早期患者血钾正常；②高血钠：由于"脱逸"现象，血钠一般在正常高限或略高于正常；③碱血症：血pH和CO_2CP为正常高限或略高于正常；④尿钾高：在低血钾条件下（<3.5mmol/L），尿钾仍>25mmol/24h。

（2）尿液检查：①尿pH为中性或偏碱性；②尿比重较为固定而减低，在1.010～1.018，少数患者呈低渗尿；③部分患者有蛋白尿，少数发生肾功能减退。

（3）血尿醛固酮测定：血尿醛固酮测定值增高是本病的特征性表现和诊断的关键指标，但多种因素会影响其测定值，如血钾水平与醛固酮分泌有关，血钾甚低时醛固酮增高常不明显，常需在补钾后重复测定。血浆醛固酮浓度及尿醛固酮排出量受体位及钠摄入量的影响，立位及低钠时升高。原醛症中血浆、尿醛固酮皆增高。正常成人参考值：血浆醛固酮卧位时50～250pmol/L，立位时80～970pmol/L（血浆醛固酮pmol/L换算成ng/dl时除以27.7）；尿醛固酮于钠摄入量正常时为6.4～86nmol/d，低钠摄入时为47～122nmol/d，高钠摄入时为0～13.9 nmol/d。原醛症伴严重低血钾者，醛固酮分泌受抑制，血、尿醛固酮增高可不严重，而在补钾后，醛固酮增多更为明显。

（4）肾素、血管紧张素Ⅱ测定：血浆肾素活性（PRA）是评价肾素–血管紧张素系统（RAS）最常用的指标。患者血浆肾素、血管紧张素Ⅱ基础值降低，有时在可测范围之下。正常参考值血浆肾素为（0.55±0.09）ng/(ml·h)，血管紧张素Ⅱ为（26.0±1.9）pg/ml。经肌内注射呋塞米（0.7mg/kg）并在取立位2小时后，正常人血浆肾素、血管紧张素Ⅱ较基础值增加数倍，兴奋参考值分别为（3.48±0.52）ng/(ml·h)及（45.0±6.2）pg/ml。原醛症患者兴奋值较基础值只有轻微增加或无反应。醛固酮瘤患者肾素、血管紧张素受抑制程度较特发性原醛症更显著。血醛固酮水平增高而肾素、血管紧张素Ⅱ水平降低为原醛症的特点，血浆醛固酮（ng/dl）/血浆肾素活性［ng/(ml·h)］比值＞30提示有原醛症的可能性，＞50具有诊断意义。

知识点6：原发性醛固酮增多症的诊断　　　　副高：熟练掌握　　正高：熟练掌握

（1）动态试验（主要用于鉴别醛固酮瘤与特醛症）：上午直立位前后血浆醛固酮浓度变化：正常人在隔夜卧床，上午8时测血浆醛固酮，继而保持卧位到中午12时，血浆醛固酮浓度下降，和血浆ACTH、皮质醇浓度的下降相一致；如取立位时，则血浆醛固酮上升，这是由于站立后肾素–血管紧张素升高的作用超过ACTH的影响。特醛症患者在上午8～12时取立位时血浆醛固酮上升明显，并超过正常人，主要由于患者站立后血浆肾素有轻度升高，且对血管紧张素的敏感性增强所致；醛固酮瘤患者在此条件下，血浆醛固酮不上升，反而下降，因为患者肾素–血管紧张素系统受抑制更重，立位后也不能升高，而血浆ACTH浓度下降的影响更为明显。

（2）影像学检查：可协助鉴别肾上腺腺瘤与增生，并可确定腺瘤的部位。肿瘤体积较大，直径达5cm或更大者，提示肾上腺癌。

1）肾上腺B型超声检查：可显示直径＞1.3cm的醛固酮瘤，小腺瘤则难与特发性增生相鉴别。

2）肾上腺CT和MRI：高分辨率的CT可检出小至直径为5mm的肿瘤，但较小的肿瘤如果完全被正常组织包围则检出较为困难。特醛症在CT扫描时表现为正常或双侧弥漫性增大。MRI也可用于醛固酮瘤的定位诊断，有人认为MRI对醛固酮瘤检出的敏感性较CT高，但特异性较CT低。

（3）肾上腺静脉血激素测定：如上述方法皆不能确定病因，可行肾上腺静脉导管术，采双侧肾上腺静脉血测定醛固酮/皮质醇比值，有助于确定单侧或双侧肾上腺醛固酮分泌过多。

知识点7：原发性醛固酮增多症的鉴别诊断　　　　副高：熟练掌握　正高：熟练掌握

（1）非醛固酮所致盐皮质激素过多综合征

1）17-羟化酶缺陷：出现以下生化及临床异常：①性激素（雄激素及雌激素）的合成受阻，女性（核型为46,XX者）引起性幼稚症，男性（核型为46,XY者）引起假两性畸形；②糖皮质激素合成受阻，血、尿皮质醇低，血17-羟孕酮低，血ACTH升高；③盐皮质激素合成途径亢进，伴孕酮、DOC、皮质酮升高，引起潴钠、排钾、高血压、高血容量，抑制肾素－血管紧张素活性，导致醛固酮合成减少。

2）11-β羟化酶缺陷：引起以下生化及临床症状：①血、尿皮质醇低，ACTH高；②雄激素合成被兴奋，男性呈不完全性性早熟，伴生殖器增大，女性出现不同程度男性化，呈假两性畸形；③11-β羟化酶阻滞部位前的类固醇：DOC产生增多，造成盐皮质激素过多综合征。

上述两种酶系缺陷皆伴有双侧肾上腺增大，可被误诊为增生型醛固酮增多症，甚至有误行肾上腺切除术者。

3）表象性盐皮质激素过多综合征（AME）：其病因为先天性11-β羟类固醇脱氢酶（11β-HSD）缺陷。表现为严重高血压，低血钾性碱中毒，多见于儿童和青年人。可发生抗维生素D的佝偻病，是盐皮质激素活性所致高尿钙，用螺内酯治疗有效，但其抗雄激素及抗孕激素作用限制了其长期应用，尤其是儿童、少年患者。用地塞米松部分患者可有效。糖皮质激素受体（GR）与盐皮质激素受体（MR）的结构相近，皮质醇可与MR结合，并使之激活，但在正常时，于肾小管上皮细胞处11-β-HSD使皮质醇转变为皮质素而失去活性。而在AME中，11β-HSD有缺陷，皮质醇得以作用于MR，引起盐皮质激素过多的临床表现。患者尿17-羟及游离皮质醇排出量远较正常低，但血浆皮质醇正常，这是由于皮质醇的灭活、清除减慢，每日分泌量减少。此外，尿中皮质素代谢物/皮质醇代谢物比值降低。

（2）Liddle综合征：是常染色体显性遗传疾病。患者高血压，肾素受抑制，但醛固酮低，并常伴低血钾，用螺内酯无效，表明病因非盐皮质激素过多。阻止肾小管上皮细胞重吸收钠并排泄钾的药物，如阿米洛利、氨苯蝶啶可纠正低血钾，降低血压。病因为上皮细胞钠通道异常，突变使通道处于激活状态，导致钠重吸收过多及体液容量扩张。

（3）伴高血压、低血钾的继发性醛固酮增多症：肾素活性过高所致继发性醛固酮增多症可伴高血压、低血钾，需与原醛症相鉴别。肾素过多症又可分为原发性或继发性。原发性是分泌肾素肿瘤引起，继发性是肾缺血所致。

1）分泌肾素的肿瘤：多见于青年人，高血压、低血钾皆甚为严重，血浆肾素活性特高。肿瘤可分为两类：①肾小球旁细胞肿瘤；②Wilms瘤及卵巢肿瘤。

2）继发性肾素增高所致继发性醛固酮增多：①高血压病的恶性型，肾普遍缺血，伴肾素水平增高，部分患者可呈低血钾，血压高，进展快，常有氮质血症或尿毒症。一般无碱中毒，由于肾功能不良，可有酸中毒；②肾动脉狭窄所致高血压，进展快，血压高，在上腹中部或肋脊角区可闻及血管杂音。由全身性、多发性大动脉炎所致者，可在颈部、腋部听到血管杂音，或一侧桡动脉搏动减弱或不能触及。放射性核素肾图示患者肾功能异常。肾动脉造影可确诊；③一侧肾萎缩，也可引起严重高血压及低血钾。

知识点8：原发性醛固酮增多症的治疗　　　副高：熟练掌握　正高：熟练掌握

（1）手术治疗：切除醛固酮腺瘤。术前宜用低盐饮食、螺内酯作准备，以纠正低血钾，并减轻高血压。每日螺内酯120~240mg，分次口服，待血钾正常，血压下降后，减至维持量时，即进行手术。术中静脉滴注氢化可的松100~300mg，术后逐步递减，约1周后停药。腺瘤手术效果较好，术后电解质紊乱得以纠正，多尿、多饮症状消失，大部分患者血压降至正常，其余患者血压也有所下降。

（2）药物治疗：对于不能手术的肿瘤以及特发性增生型患者，用螺内酯治疗，用法同手术前准备。长期应用螺内酯可出现男子乳腺发育、阳痿，女子月经不调等不良反应，可改为氨苯蝶啶或阿米洛利，以助排钠潴钾。必要时加用降血压药物。

钙离子通道阻滞药可使一部分原醛症患者醛固酮产生量减少，血钾和血压恢复正常，因为醛固酮的合成需要钙的参与。对特醛症患者，血管紧张素转换酶抑制剂也可有效。

对GRA，可用糖皮质激素治疗，通常成人用地塞米松，每日0.5~1mg，用药后3~4周症状缓解，一般血钾上升较快而高血压较难纠正，可加用其他降血压药治疗，如钙离子通道阻滞药等。于儿童，地塞米松的剂量为0.05~0.1mg/（kg·d），也可用氢化可的松12~15mg/m^2，分3次服用，氢化可的松对儿童生长发育的影响较小。

醛固酮癌预后不良，发现时往往已失去手术根治机会，化疗药物，如米托坦、氨鲁米特、酮康唑等可暂时减轻醛固酮分泌过多所致的临床症状，但对病程演进无明显改善。

知识点9：原发性醛固酮增多症的预后　　　副高：熟练掌握　正高：熟练掌握

预后取决于病因的性质和诊断治疗是否及时。肾上腺分泌醛固酮腺瘤早期手术，切除腺瘤可获痊愈。而其他类型的预后决定于患者对药物的反应性、病程的长短和病情程度，若病程较短，无严重的心、脑、肾功能损害者，药物治疗可长期控制病情，预后良好，但病程过长；有严重并发症者，部分原醛症状和体征可获得缓解。若由肾上腺癌等引起者，早期未及时根治者预后不良。

第三节　嗜铬细胞瘤

知识点1：嗜铬细胞瘤的概念　　　副高：熟练掌握　正高：熟练掌握

嗜铬细胞瘤（PHEO）起源于肾上腺髓质、交感神经节或其他部位的嗜铬组织，持续或间断地释放大量儿茶酚胺，引起持续性或阵发性高血压和多个器官功能及代谢紊乱。约10%为恶性肿瘤。

知识点2：嗜铬细胞瘤的病因和病理生理　　　副高：熟练掌握　正高：熟练掌握

良性嗜铬细胞瘤多为单发，右侧多于左侧，具完整包膜，大小不一，小至仅镜下可见，大至4kg，但多数直径为3~5cm（重20~100g），圆形或椭圆形，瘤体内可有坏死、出血、囊性变和钙化。90%的嗜铬细胞瘤位于肾上腺髓质内，10%来源于其他交感神经组织，如于胸腔、颈、椎体旁、颅底、主动脉旁体、膀胱、脑等部位。起源于交感神经节或肾上腺外的嗜铬细胞瘤又称副神经节瘤。恶性嗜铬细胞瘤约占10%，表现为包膜浸润，血管内有癌栓或伴转移，易转移至骨、淋巴结、肝和肺。生存期2~25年不等，肾上腺外发生率明显高于肾上腺内。90%的嗜铬细胞瘤为散发性，仅10%为家族性，部分患者为多发性内分泌腺瘤病Ⅱ型、视网膜和中枢神经血管母细胞瘤病（VHL）或神经纤维瘤1型（NF1）的组成部分之一。

　　肾上腺髓质的嗜铬细胞瘤可产生去甲肾上腺素和肾上腺素，以前者为主，极少数只分泌肾上腺素，家族性者以肾上腺素为主，尤其在早期、肿瘤较小时；肾上腺外的嗜铬细胞瘤，除主动脉旁嗜铬体所致者外，只产生去甲肾上腺素，不能合成肾上腺素，因为将去甲肾上腺素转变为肾上腺素的苯乙醇胺N-甲基转移酶需要高浓度的皮质醇才能激活，只有肾上腺髓质及主动脉旁嗜铬体才具备此条件。

　　嗜铬细胞瘤可产生多种肽类激素，其中一部分可能引起嗜铬细胞瘤中一些不典型的症状，如面部潮红（舒血管肠肽、P物质）、便秘（阿片肽、生长抑素）、腹泻（血管活性肠肽、血清素、胃动素）、面色苍白、血管收缩（神经肽Y）及低血压或休克（舒血管肠肽、肾上腺髓质素）等。此肿瘤还可释放嗜铬粒蛋白至血中，该蛋白血中浓度增高可协助诊断。

| 知识点3：嗜铬细胞瘤的临床表现 | 副高：熟练掌握　正高：熟练掌握 |

（1）心血管系统表现

1）高血压：为最主要特征性表现，有阵发性和持续性两型，持续性者亦可有阵发性加剧。

①阵发性高血压型：为特征性表现。发作时血压骤升，收缩压可达200~300mmHg，舒张压亦明显升高，可达130~180mmHg（以释放去甲肾上腺素为主者更明显），伴剧烈头痛，呈紧箍样疼痛，面色苍白，大汗淋漓，心动过速（以释放肾上腺素为主者更明显），心前区及上腹部紧迫感，可有心前区疼痛、心律失常、焦虑、恐惧感、恶心、呕吐、视物模糊、复视。特别严重者可并发急性左心衰竭或脑血管意外。发作终止后，可出现面颊部及皮肤潮红、全身发热、流涎、瞳孔缩小等迷走神经兴奋症状，并可有尿量增多。

②持续性高血压型：一部分患者（往往是儿童或少年）病情发展迅速，呈急进型（恶性）高血压过程，表现为舒张压>130mmHg，眼底损害严重，短期内可出现视神经萎缩，以至失明，可发生氮质血症、心力衰竭、高血压脑病。

2）低血压、休克：本病可发生低血压，甚至休克；或出现高血压和低血压相交替的表现。患者还可发生急性腹痛、心前区痛、高热等，易被误诊为急腹症、急性心肌梗死或感染性休克。

3）心脏表现：大量儿茶酚胺可引起儿茶酚胺性心肌病，伴心律失常，如期前收缩、阵发性心动过速，甚至心室颤动。部分患者可发生心肌退行性变、坏死、炎性改变。患者可因心肌损害发生心力衰竭，或因持久性血压过高而发生心肌肥厚、心脏扩大、心力衰竭、非心源性肺水肿。心电图可出现透壁性心肌梗死图形，此种表现又可消失。

（2）代谢紊乱

1）基础代谢增高：肾上腺素可作用于中枢神经及交感神经系统控制下的代谢过程，使患者耗氧量增加。代谢亢进可引起发热、消瘦。

2）糖代谢紊乱：肝糖原分解加速及胰岛素分泌受抑制而肝糖异生加强，可引起血糖过度增高，糖耐量减低。

3）脂代谢紊乱：脂肪分解加速、血游离脂肪酸增高。

4）电解质代谢紊乱：少数患者可出现低钾血症，可能与儿茶酚胺促使K^+进入细胞内及促进肾素、醛固酮分泌有关。也可出现高钙血症，可能为肿瘤分泌甲状旁腺激素相关蛋白。

（3）其他临床表现

1）消化系统：肠蠕动及张力减弱，可引起便秘，甚至肠扩张。

2）腹部肿块：少数患者在左或右侧中上腹部可触及肿块，个别肿块可很大，扪及时应注意有可能诱发高血压。恶性嗜铬细胞瘤可转移到肝，引起肝大。

3）泌尿系统：病程长、病情重者可发生肾功能减退。膀胱内嗜铬细胞瘤患者排尿时常引起高血压发作，可出现膀胱扩张，无痛性肉眼血尿，膀胱镜检查可作出诊断。

4）血液系统：在大量肾上腺素作用下，血容量减少，血细胞重新分布，周围血中白细胞增多，有时红细胞也可增多。

5）伴发其他疾病：嗜铬细胞瘤可伴发于一些因基因种系突变而致的遗传性疾病，如2型多发性内分泌腺瘤病（原癌基因RET突变）、1型多发性神经纤维瘤（抑癌基因NF-1突变）、斑痣性错构瘤病（抑瘤基因VHL突变）。遗传性嗜铬细胞瘤常为多发性，手术治疗后易复发。

知识点4：嗜铬细胞瘤的诊断　　　　　　副高：熟练掌握　　正高：熟练掌握

（1）血、尿儿茶酚胺及其代谢物测定：持续性高血压型患者尿儿茶酚胺及其代谢物香草基杏仁酸（VMA）及甲氧基肾上腺素（MN）和甲氧基去甲肾上腺素（NMN）皆升高，常在正常高限的2倍以上，其中MN、NMN的敏感性和特异性最高。阵发性者平时儿茶酚胺可不明显升高，而在发作后才高于正常，故需测定发作后血或尿儿茶酚胺，后者可以每毫克肌酐量或以时间单位计排泄量。摄入咖啡、可乐类饮料及左旋多巴、拉贝洛尔（柳胺苄心定）、普萘洛尔（心得安）、四环素等药物可导致假阳性结果；休克、低血糖、高颅压可使内源性儿茶酚胺增高。

（2）药理试验：对于持续性高血压患者，尿儿茶酚胺及代谢物明显增高，不必做药理试验。对于阵发性者，如果一直等不到发作，可考虑做胰高血糖素激发试验，静注胰高血糖素1mg，注后1~3分钟内，血浆儿茶酚胺增加3倍以上或升至2000pg/ml，血压上升，可确诊。

（3）影像学检查：应在用α受体阻滞药控制高血压后进行。①B型超声做肾上腺及肾上腺外（如心脏等处）肿瘤定位检查；②肾上腺CT扫描为首选的无创伤性影像学检查，90%以上的肾上腺内肿瘤，可准确定位，但要注意，即使发现占位并不一定为嗜铬细胞瘤，有可能是无功能肿瘤；另外，即使肾上腺内未发现占位，也不能排除其他部位可能存在的嗜铬细胞瘤，应扩大扫描范围。另外，在做CT时由于体位改变或注射静脉造影剂等因素，可诱发高血压发作，应事先用α肾上腺素能阻滞药控制高血压，并在扫描过程中随时准备好酚妥拉明以保安全；③磁共振显像（MRI）可显示肿瘤与周围组织的解剖关系及某些组织和结构特征，有较高的诊断价值；④放射性核素标记的间碘苄胍（MIBG）可被肾上腺素能囊泡浓集，故用此物作闪烁扫描；⑤嗜铬细胞瘤及其他神经内分泌瘤细胞可有生长抑素受体表达，利用放射性核素标记的生长抑素类似物奥曲肽作闪烁显像；⑥如上述方法皆未能确定肿瘤位置，可做静脉导管术，在不同部位采血测儿茶酚胺的浓度，根据其浓度差别，可大致确定肿瘤的部位。

知识点5：嗜铬细胞瘤的鉴别诊断　　　　　　　副高：熟练掌握　　正高：熟练掌握

本病需与其他伴交感神经亢进和/或高代谢状态的疾病相鉴别，包括：①冠心病所致心绞痛、心肌缺血等；②不稳定性伴高肾上腺素能活性的原发性高血压；③甲状腺功能亢进症伴高血压者；④伴阵发性高血压的其他疾病，如脑瘤、蛛网膜下腔出血等颅内疾病、糖尿病、绝经期综合征等；⑤某些药物，如苯丙胺、可卡因、麻黄碱等的长期、持续应用。以上疾病均可通过血、尿的生化检查，必要时加用药理试验进行鉴别。

知识点6：嗜铬细胞瘤的预后　　　　　　　　　副高：熟练掌握　　正高：熟练掌握

良性嗜铬细胞瘤，术后多数可治愈。术后1周内血CA降至正常，1个月内75%患者的血压可正常，其余25%一般可用其他降压药控制，复发率<10%。恶性嗜铬细胞瘤预后不良，5年存活率<5%。

第七章　肥　胖　症

| 知识点1：肥胖症的概念 | 副高：熟练掌握　正高：熟练掌握 |

肥胖症指体内脂肪堆积过多和/或分布异常、体重增加，是遗传、环境等多种因素相互作用引起的慢性代谢性疾病。

| 知识点2：肥胖症的病因及发病机制 | 副高：熟练掌握　正高：熟练掌握 |

（1）遗传因素：单纯性肥胖存在明显的遗传背景，多数患者有家庭发病倾向。肥胖父母所生子女中，单纯性肥胖者比父母双方体重正常者所生子女高5～8倍。一般认为，约有250个基因或表达序列标的功能与肥胖有关，其中有些基因在肥胖发病中起了关键作用。

（2）环境因素：人类能量摄入和能量消耗的平衡没有良好的内在调节机制，主要靠个体的主观感受和行为控制，而摄食行为很容易受许多特殊食物、环境因素和心理因素的刺激，引起摄食过多；而神经精神异常可通过精神应激、心理感觉和运动功能障碍促进食欲，导致肥胖。高龄、运动过少、高热量饮食与肥胖有关。因胰岛素抵抗和体力活动减少，代谢效能降低，故更易引起肥胖。

（3）炎症：肥胖是一种低度炎症反应。肥胖症血清炎症因子升高，如C反应蛋白（CRP）、肿瘤坏死因子-α（TNF-α）和白介素-6（IL-6）等；脂肪组织中炎症因子也升高，尤其是单核细胞趋化蛋白-1（MCP-1）、肿瘤坏死因子（TNF）等，促进炎症细胞在脂肪中的浸润，引起胰岛素抵抗。

（4）肠道菌群：人体肠道细菌大致分为3类：有益菌、有害菌和中性菌。肠道菌群对肠－脑轴（GBA）有调节作用。肥胖症患者常发生肠道菌群改变（有益菌和有害菌比例失调）。肠道菌群的改变引起肠道通透性增加，细菌的脂多糖（LPS）吸收入血可引起内毒素血症，促进炎症反应。

| 知识点3：肥胖症的病理生理 | 副高：熟练掌握　正高：熟练掌握 |

（1）脂肪细胞和脂肪组织：脂肪细胞是一种高度分化的细胞，可以贮存和释放能量，而且能分泌数十种脂肪细胞因子、激素或其他调节物，包括瘦素、抵抗素、脂联素、肿瘤坏死因子-α（TNF-α）、血浆纤溶酶原激活物抑制因子-1（PAI-1）、血管紧张素原和游离脂肪酸（FFA）等。肥胖患者脂肪细胞数量增多（增生型）、体积增大（肥大型）或数量增多体积增大（增生肥大型），伴脂肪组织炎症反应如吞噬细胞和其他免疫细胞浸润，脂肪因子分泌增多，出现胰岛素抵抗和低度的系统炎症（C反应蛋白、白介素-6、TNF-α等因子轻度升高）。

（2）脂肪的分布：肥胖患者脂肪分布有性别差异。男性型脂肪主要分布在内脏和上腹部皮下，称为"腹型"或"中心性"肥胖。女性型脂肪主要分布于下腹部、臀部和股部皮下，称为"外周性"肥胖，更年期后则脂肪分布与男性相似。中心性肥胖患者发生代谢综合征的危险性较大，而外周性肥胖患者减肥更为困难。

（3）"调定点"上调：长期高热量、高脂肪饮食，体重增加后，即使恢复正常饮食，也不能恢复到原体重。持续超重可引起体重调定点不可逆升高，即调定点上调。可逆性体重增加是脂肪细胞增大的结果，当引起体重增加的原因去除后，脂肪细胞缩小，体重恢复。不可逆性体重增加是脂肪细胞数目增加与体积增大的结果，体重恢复困难。

| 知识点4：肥胖症的临床表现 | 副高：熟练掌握　正高：熟练掌握 |

肥胖症可见于任何年龄，女性较多见。多有进食过多和/或运动不足病史。常有肥胖家族史。轻度肥胖症多无自觉症状。中重度肥胖症可引起气促、关节痛、肌肉酸痛、体力活动减少以及焦虑、抑郁等。头向后仰时，枕部皮褶明显增厚。胸圆，乳腺外形因皮下脂肪厚而增大。站立时腹部前凸出于胸部平面，脐孔深凹。短时间明显肥胖者在下腹部两侧、双大腿、上臂内侧上部和臀部外侧可见紫纹。儿童肥胖者的外生殖器埋于会阴皮下脂肪中。手指和足趾粗短，手背因脂肪增厚而使掌指关节骨突不明显。严重肥胖者的臀部、腋部和大腿内侧皮肤粗厚而多皱褶，形如黑棘皮病。

临床肥胖症、血脂异常、脂肪肝、高血压、冠心病、糖耐量异常或糖尿病等疾病常同时发生，即代谢综合征。肥胖症还可伴随或并发睡眠中阻塞性呼吸暂停、胆囊疾病、高尿酸血症、痛风、骨关节病、静脉血栓、生育功能受损（女性出现多囊卵巢综合征）以及某些癌肿（女性乳腺癌、子宫内膜癌，男性前列腺癌、结肠和直肠癌等）发病率增高等，且麻醉或手术并发症增多。肥胖可能参与上述疾病的发病，至少是其诱因和危险因素，或与上述疾病有共同的发病基础。

肥胖症及其一系列慢性伴随病、并发症严重影响患者健康、正常生活、工作能力和寿命。严重肥胖症患者精神方面付出很大代价，自我感觉不良及社会关系不佳，受教育及就业困难。

| 知识点5：肥胖症的诊断 | 副高：熟练掌握　正高：熟练掌握 |

详细询问病史，包括个人饮食、生活习惯、体力活动量、肥胖病程、肥胖家族史等。引起肥胖的药物应用史，有无心理障碍等，引起继发性肥胖疾病史，如皮质醇增多症、甲状腺功能减退症等。

肥胖症的评估包括测量身体肥胖程度、体脂总量和脂肪分布，其中后者对预测心血管疾病危险性更为准确。常用测量方法：①体重指数（BMI）：测量身体肥胖程度，BMI＝体重（kg）/［身长（m）］^{2}。BMI是诊断肥胖症最重要的指标。②理想体重（IBW）：可测量身体肥胖程度，但主要用于计算饮食中热量和各种营养素供应量。IBW（kg）＝身高（cm）－105或IBW（kg）＝［身高（cm）－100］×0.9（男性）或0.85（女性）。③腰围或腰/臀比（WHR）：

反映脂肪分布。受试者站立位，双足分开25～30cm，使体重均匀分配。腰围测量髂前上棘和第12肋下缘连线的中点水平，臀围测量环绕臀部的骨盆最突出点的周径。目前认为，测定腰围更为简单可靠，是诊断腹部脂肪积聚最重要的临床指标。④CT或MRI：计算皮下脂肪厚度或内脏脂肪量，是评估体内脂肪分布最准确的方法，但不作为常规检查。⑤其他：身体密度测量法、生物电阻抗测定法、双能X线（DEXA）吸收法测定体脂总量等。

对肥胖症的并发症及伴随病也须进行相应检查，如糖尿病或糖耐量异常、血脂异常、高血压、冠心病、痛风、胆石症、睡眠中呼吸暂停以及代谢综合征等应进行诊断，以便给予相应治疗。

知识点6：肥胖症的鉴别诊断	副高：熟练掌握　正高：熟练掌握

必须注意，排除继发性肥胖后，单纯性肥胖的诊断才能成立。继发性肥胖有原发疾病的临床特征，按发病年龄，继发性肥胖可进一步分为成人继发性肥胖和儿童继发性肥胖，二者的病因和鉴别诊断重点有较大差别。成人单纯性肥胖应主要与非典型性Cushing综合征、多囊卵巢综合征、下丘脑性肥胖、甲减、性腺功能减退症、泌乳素瘤等鉴别。儿童继发性肥胖应更多地考虑肥胖-生殖无能综合征、假性肥胖-生殖无能综合征或遗传性肥胖（GH缺乏综合征、Bardet-Biedl综合征、Prader-Willi综合征、Alstrom综合征、Albright遗传性骨营养不良、假性甲旁减/假假性甲旁减等）。

知识点7：肥胖症的治疗	副高：熟练掌握　正高：熟练掌握

（1）行为治疗：通过宣传教育使患者及其家属对肥胖症及其危害性有正确认识，且配合治疗，采取健康的生活方式，改变饮食和运动习惯，自觉地长期坚持，是治疗肥胖症最重要的步骤。

（2）医学营养治疗：控制总进食量，采用低热卡、低脂肪饮食。只有当摄入的能量低于生理需要量、达到一定程度负平衡，才能把贮存的脂肪动员出来消耗掉。饮食的合理构成极为重要，须采用混合的平衡饮食，糖类、蛋白质和脂肪提供的能量分别占总热量的60%～65%、15%～20%和25%左右，含有适量优质蛋白质、复杂糖类（如谷类）、足够新鲜蔬菜（400～500g/d）和水果（100～200g/d）、适量维生素和微量营养素。避免油煎食品、方便食品、快餐、巧克力和零食等，少吃甜食，少吃盐。适当增加膳食纤维、非吸收食物及无热量液体，以满足饱腹感。

（3）体力活动和体育运动：与医学营养治疗相结合，并长期坚持，可以预防肥胖或使肥胖患者体重减轻。必须进行教育并给予指导，运动方式和运动量应适合患者具体情况，注意循序渐进，有心血管并发症和肺功能不好的患者必须更为慎重。尽量创造多活动的机会、减少静坐时间，鼓励步行。

（4）药物治疗

1）非中枢性作用减重药：奥利司他是胃肠道胰脂肪酶、胃脂肪酶抑制剂，减慢胃肠道中食物脂肪水解过程，减少对脂肪的吸收，促进能量负平衡以达到减重效果。治疗早期有轻度消化系统不良反应，如肠胃胀气、排便次数增多和脂肪便等，需关注是否影响脂溶性维生素吸收等，已有引起严重肝损害的报道，需长期追踪及临床评估。推荐剂量为120mg，每天3次，餐前服。

2）中枢性作用减重药：主要通过下丘脑调节摄食的神经递质，如儿茶酚胺、血清素通路等发挥作用。包括拟儿茶酚胺类制剂，如苯丁胺等；拟血清素制剂，如氟西汀。可引起不同程度口干、失眠、乏力、便秘、月经紊乱、心率增快和血压增高等不良反应。老年人及糖尿病患者慎用。高血压、冠心病、充血性心力衰竭、心律不齐或卒中患者禁用。西布曲明兼有拟儿茶酚胺和拟血清素作用，因增加心血管疾病风险而撤市。

3）兼有减重作用的降糖药物：二甲双胍促进组织摄取葡萄糖和增加胰岛素的敏感性，有一定的减重作用，但尚未获批用于肥胖症的治疗，但对伴有糖尿病和多囊卵巢综合征的患者有效。可给予0.5g，每日3次，其不良反应主要是胃肠道反应，乳酸酸中毒较少见。

（5）外科治疗：可选择使用吸脂术、切脂术和各种减少食物吸收的手术，如空肠回肠分流术、胃气囊术、小胃手术或垂直结扎胃成形术等。手术有一定效果，部分患者获得长期疗效，术前并发症不同程度地得到改善或治愈。但手术可能并发吸收不良、贫血、管道狭窄等，有一定危险性，仅用于重度肥胖、减重失败且有严重并发症，这些并发症有可能通过体重减轻而改善者。术前要对患者全身情况作出充分估计，特别是糖尿病、高血压和心肺功能等，给予相应监测和处理。

知识点8：肥胖症的预防	副高：熟练掌握 正高：熟练掌握

肥胖症的发生与遗传、环境有关，环境因素的可变性提供了预防肥胖的可能性。应做好宣传教育工作，鼓励人们采取健康的生活方式，尽可能使体重维持在正常范围内；早期发现有肥胖趋势的个体，并对个别高危个体具体进行指导。预防肥胖应从儿童时期开始，尤其是加强对学生的健康教育。

第八章　代谢综合征

| 知识点1：代谢综合征的概念 | 副高：熟练掌握　正高：熟练掌握 |

代谢综合征（MS）是指人体的蛋白质、脂肪、碳水化合物等物质发生代谢紊乱的病理状态，是一组复杂的代谢紊乱症候群。

| 知识点2：代谢综合征的病因及发病机制 | 副高：熟练掌握　正高：熟练掌握 |

（1）肥胖：MS具有明显的家族聚集性，婴儿出生时低体重是成年后产生腹型肥胖及胰岛素抵抗的危险因素，可用"节俭基因型"和"胎儿胰岛素"假说来解释。多基因遗传背景决定的胰岛素抵抗使胰岛素调节的宫内胎儿生长缓慢，并且使个体在儿童和成人期出现胰岛素抵抗。低出生体重、胰岛素抵抗以及后来的糖耐量异常、糖尿病和高血压等都是胰岛素抵抗基因型的表型。腹型肥胖是与MS联系最为密切的肥胖形式，其主要临床表现是腰围增加。BMI、腰围是肥胖和腹型肥胖的预测因子。腹部肥胖不但是构成MS的组分，而且是该综合征中其他组分的危险因子。

（2）胰岛素抵抗：胰岛素抵抗时，脂肪组织、骨骼肌细胞、肝脏和动脉血管增加一些细胞因子的表达，这些细胞因子通过自分泌和旁分泌机制进一步减低组织细胞对胰岛素的敏感性。胰岛素抵抗包括基础空腹高胰岛素血症（贯穿整个病程）、B细胞对葡萄糖反应性增强、低胰岛素血症（晚期）、胰岛素介导的葡萄糖清除率降低、B细胞对葡萄糖的敏感性降低（晚期）、胰岛素受体数目减少（肌肉和脂肪组织）、胰岛素受体酪氨酸激酶活性降低、蛋白激酶C亚基过度表达、葡萄糖转运蛋白4（GLUT4）表达异常、糖原合酶活性降低（肌肉/脂肪组织）。

（3）糖耐量受损/2型糖尿病：主要表现为B细胞缺陷、胰岛素浓度降低以及与2型糖尿病相关的微量白蛋白尿、高尿酸血症、肾病、神经病变、视网膜病变和大血管病变。微量蛋白尿的出现表示机体的肾小球通透性增加，与动脉血压升高、内皮功能紊乱和激素的作用有关，其中，高血压是微量蛋白尿最重要的危险因素。无论是糖尿病或非糖尿病者微量白蛋白尿均为心血管疾病独立的高危因素。MS中，高尿酸血症的发生可能与胰岛素抵抗、高胰岛素血症、高血压、高血脂和2型糖尿病的发病有关，这些病变加速动脉粥样硬化，造成肾脏对尿酸的清除率下降，继发血尿酸升高。高尿酸血症可导致尿酸结晶在血管壁的沉积，直接损伤动脉内膜，又进一步诱发和加重动脉粥样硬化。

（4）血脂谱异常：主要表现为TG升高或高TG血症、HDL-C降低、LDL-C升高、小而密LDL升高、LDL/HDL比值升高、非酯化脂肪酸（FFA）升高。apoA I是HDL中的主要载脂蛋白；apoB$_{100}$是LDL中唯一的载脂蛋白，也是VLDL重要的载脂蛋白。在MS中，可出

现 $apoB_{100}$ 明显增加，apoAⅠ降低，因此，apoAⅠ/$apoB_{100}$ 比值降低。apoAⅡ也是HDL中的主要成分，其浓度下降。

（5）高血压和血栓形成前状态：表现为血凝增加、纤维蛋白溶解功能减退、内皮抗血栓形成能力下降以及血小板反应性增强等。血栓形成主要取决于机体内促凝血因子和抗血栓形成因子之间的平衡、纤维蛋白溶酶原激活因子和抑制因子之间的平衡。在MS中，这两个系统都有向血栓形成前期状态的位移，血清中纤溶酶原激活物抑制因子-1（PAI-1）及血浆纤维蛋白原明显升高。此外，MS还涉及持续低度炎症反应，许多炎症标志物，如超敏C-反应蛋白（sCRP）、炎症因子（如TNF-α、IL-6）增加，血浆脂联素下降，形成血栓状态及低度炎症状态。

知识点3：代谢综合征的临床表现　　　　副高：熟练掌握　正高：熟练掌握

MS的临床表现，即其所包含的各个疾病及其并发症、伴发病的临床表现，这些疾病可同时或先后出现在同一患者。各疾病的临床表现，如肥胖症、血脂异常、糖尿病、高血压、冠心病和脑卒中等。

知识点4：代谢综合征的诊断　　　　副高：熟练掌握　正高：熟练掌握

目前中国主要采用中华医学会糖尿病学分会（CDS，2004）建议的MS诊断标准：具备以下4项中的3项或全部者：①超重和/或肥胖：BMI≥25.0；②高血糖：FPG≥6.1mmol/L（110mg/dl）和/或OGTT 2h PG≥7.8mmol/L（140mg/dl）和/或已确诊为糖尿病并接受治疗者；③高血压：收缩压/舒张压≥140/90mmHg和/或已确认为高血压并接受治疗者；④血脂紊乱：空腹血TG≥1.7mmol/L（150mg/dl）和/或空腹血HDL-C＜0.9mmol/L（35mg/dl）（男）或＜1.0mmol/L（39mg/dl）（女）。

国际糖尿病联盟（IDF，2005）提出了关于MS定义的全球共识，其中供临床使用的诊断MS的具体指标范围与2004年CDS建议中的标准有所差别，与其调查研究的对象是以欧美人群为主有关。

近年来对MS的病因、发病机制、组成成分、流行趋势和结局等各方面的研究取得了相当进展，故对MS的定义也不断进行了修订。2007年《中国成人血脂异常防治指南》在2004年CDS建议基础上，根据我国近来的调查研究和资料分析，对MS的组分量化指标进行修订：①腹部肥胖：腰围男性＞90cm，女性＞85cm；②血TG≥1.7mmol/L（150mg/dl）；③血HDL-C＜1.04mmol/L（40mg/dl）；④血压≥130/85mmHg；⑤空腹血糖≥6.1mmol/L（110mg/dl）或糖负荷后2小时血糖≥7.8mmol/L（140mg/dl）或有糖尿病史。具有其中3项或3项以上者可诊断为MS。

知识点5：代谢综合征的防治　　　　副高：熟练掌握　正高：熟练掌握

（1）干预治疗：应采用措施使体重尽可能控制在理想体重±5%。控制饮食总热量摄入，调整饮食结构，减少脂肪摄入，并控制饮食总热量摄入。提倡坚持持续时间较长的有氧运动。在饮食和运动治疗抗肥胖不理想时，可考虑加用奥利司他、西布曲明或利莫那班。一些脂肪因子（瘦素、脂联素等）可能为肥胖/代谢综合征的治疗新靶点。极度肥胖合并代谢综合征者可考虑手术治疗。

（2）针对各种危险因素，如糖尿病、高血压、血脂紊乱以及肥胖等选用相应药物治疗。肥胖症、糖耐量减低、糖尿病、血脂异常、高血压等应控制达标，并根据不同年龄、性别、家族史等制订群体及个体化的防治方案。

（3）治疗目标：①体重在1年内减轻7%～10%，争取BMI和腰围正常化。②血压：糖尿病患者＜130/80mmHg，非糖尿病患者＜140/90mmHg。③LDL-C＜2.6mmol/L、TG＜1.7mmol/L、HDL-C＞1.04mmol/L（男）或1.3mmol/L（女）。④空腹血糖＜6.1mmol/L、糖负荷后2小时血糖＜7.8mmol/L及HbA1c＜7%。

第九章 糖尿病及糖尿病急症

第一节 糖 尿 病

| 知识点1：糖尿病的概念 | 副高：熟练掌握 正高：熟练掌握 |

糖尿病（DM）是一组由多病因引起的以慢性高血糖为特征的代谢性疾病，是胰岛素分泌和/或作用缺陷所引起的主要特点是血糖过高、糖尿、多尿、多饮、多食、消瘦、疲乏。

| 知识点2：糖尿病的分型 | 副高：熟练掌握 正高：熟练掌握 |

目前国际上通用WHO糖尿病专家委员会提出的分型标准（1999）。

（1）1型糖尿病（T1DM）：胰岛B细胞破坏，常导致胰岛素绝对缺乏。

1）免疫介导性：（1A）急性型及缓发型。

2）特发性：（1B）无自身免疫证据。

（2）2型糖尿病（T2DM）：从以胰岛素抵抗为主伴胰岛素进行性分泌不足到以胰岛素进行性分泌不足为主伴胰岛素抵抗。

（3）其他特殊类型糖尿病：是在不同水平上（从环境因素到遗传因素或二者间的相互作用）病因学相对明确的一些高血糖状态。

1）胰岛B细胞功能的基因缺陷：①青年人中的成年发病型糖尿病（MODY）；②线粒体基因突变糖尿病；③其他。

2）胰岛素作用的基因缺陷：A型胰岛素抵抗、妖精貌综合征、Rabson-Mendenhall综合征、脂肪萎缩型糖尿病等。

3）胰腺外分泌疾病：胰腺炎、创伤/胰腺切除术、胰腺肿瘤、胰腺囊性纤维化病、血色病、纤维钙化性胰腺病等。

4）内分泌疾病：肢端肥大症、库欣综合征、胰高血糖素瘤、嗜铬细胞瘤、甲状腺功能亢进症、生长抑素瘤、醛固酮瘤及其他。

5）药物或化学品所致的糖尿病：Vacor（N-3吡啶甲基N-P硝基苯尿素）、喷他脒、烟酸、糖皮质激素、甲状腺激素、二氮嗪、β肾上腺素能激动剂、噻嗪类利尿剂、苯妥英钠、α-干扰素及其他。

6）感染：先天性风疹、巨细胞病毒感染及其他。

7）不常见的免疫介导性糖尿病：僵人综合征、抗胰岛素受体抗体及其他。

8）其他与糖尿病相关的遗传综合征：Down综合征、Klinefelter综合征、Turner综合征、

Wolfram综合征、Friedreich共济失调、Huntington舞蹈病、Laurence-Moon-Beidel综合征、强直性肌营养不良、卟啉病、Prader-Willi综合征及其他。

（4）妊娠糖尿病（GDM）：指妊娠期间发生的不同程度的糖代谢异常，而孕前已诊断或已患糖尿病者称糖尿病合并妊娠。

糖尿病患者中，T2DM最多见，占90%～95%。T1DM在亚洲较少见，但在某些国家和地区则发病率较高；估计我国T1DM占糖尿病的比例＜5%。

<table>
<tr><td>知识点3：1型糖尿病的病因及发病机制</td><td>副高：熟练掌握　正高：熟练掌握</td></tr>
</table>

1型糖尿病的确切的病因及发病机制尚不十分清楚，其病因由遗传和环境因素共同参与，由免疫介导的胰岛B细胞的选择性破坏所致有关。

（1）遗传因素：①家族史：1型糖尿病有一定的家族聚集性。有研究报告双亲有糖尿病史，其子女1型糖尿病发病率为4%～11%；兄弟姐妹间1型糖尿病的家族聚集的发病率为6%～11%；同卵双生子1型糖尿病发生的一致性不到50%。②HLA与1型糖尿病：现已证实某些人类白细胞抗原（HLA）与1型糖尿病的发生有强烈的相关性。在一个有1型糖尿病的家族中，相同HLA抗原的兄弟姐妹发生糖尿病的机会为5%～10%，而非HLA相同的兄弟姐妹发生糖尿病的机会不到1%。

（2）环境因素：与1型糖尿病发病有关的环境因素主要有病毒感染、化学物质及饮食因素等，以病毒感染最为重要。

（3）遗传-环境因素相互作用：环境因素通过释放细胞因子如白介素-1（IL-1）或肿瘤坏死因子-α（TNF-α）等特异或非特异性损害B细胞。遗传因素起到允许作用和决定B细胞最初遭受自身免疫启动的易感性。

<table>
<tr><td>知识点4：2型糖尿病的病因及发病机制</td><td>副高：熟练掌握　正高：熟练掌握</td></tr>
</table>

2型糖尿病也是由遗传因素及环境因素共同作用而引起的多基因遗传性复杂病，是一组异质性疾病，目前对2型糖尿病的病因和发病机制仍然认识不足。

（1）遗传易感性：多年来，人们已经认识到遗传因素对胰岛素抵抗、胰岛素分泌和2型糖尿病的发生发展起着重要作用。此外，环境因素也起着一定作用，随着饮食和生活方式的改变近年2型糖尿病的患病率明显增加，即使具有类似遗传背景，但生活在不同地区的人群中2型糖尿病的患病风险也不同。因此，糖尿病可以被认为是一种复杂病，具有糖尿病易感遗传因素的人群，在不良环境因素的影响下可致血糖升高而发生糖尿病。

（2）环境因素：是2型糖尿病的另一类致病因子，环境因素可以促使和/或加速2型糖尿病的发生。2型糖尿病的主要环境致病因素包括年龄、营养因素、肥胖、缺乏体力活动、子宫内胎儿发育不良、应激及化学毒物等。

（3）胰岛素抵抗：一般是指机体对胰岛素代谢性效应的抵抗，表现为机体对一定量胰岛素的生物学反应低于正常水平的一种现象，包括胰岛素抑制内源性葡萄糖产生、促进外周组织（骨骼肌、脂肪组织）和肝脏葡萄糖摄取及糖原合成、抑制脂肪组织分解等效应的降低。

（4）胰岛B细胞功能缺陷：胰岛B细胞通过分泌胰岛素来调节组织细胞中的能量平衡，血糖升高将刺激胰岛素分泌、胰岛素原生物合成、胰岛素原剪接加工成胰岛素及胰岛B增殖数率等过程，当胰岛B细胞不能分泌足够量胰岛素时患者将出现糖尿病。2型糖尿病胰岛B细胞功能缺陷主要表现在3个方面：胰岛素量的缺陷、胰岛素分泌模式的缺陷及胰岛素质的缺陷。

知识点5：糖尿病的病理	副高：熟练掌握　正高：熟练掌握

（1）1型糖尿病：胰岛病理改变的特征是胰岛B细胞数量显著减少及胰岛炎，病程短于1年死亡病例的B细胞数量仅为正常的10%左右。50%～70%病例存在以胰岛淋巴细胞和单核细胞浸润为特征的胰岛炎。此外，可有胰岛萎缩和B细胞空泡变性。少数病例的胰岛无明显病理改变。胰高糖素细胞、生长抑素细胞和胰多肽细胞的数量正常或相对增多。

（2）2型糖尿病：胰岛病理以淀粉样变性为特征。胰岛毛细血管和内分泌细胞间有淀粉样物质沉积（40%～90%），其程度与代谢紊乱的严重性相关。此外，胰岛可有纤维化，胰岛B细胞数量减少或正常，胰高糖素细胞增多，其他内分泌细胞的数量无明显改变。

（3）糖尿病慢性并发症

1）糖尿病大血管病变：大、中动脉粥样硬化和中、小动脉硬化，其病理所见与非糖尿病性动脉粥样硬化及动脉硬化基本相同。

2）糖尿病微血管病变：常见于视网膜、肾、肌肉、神经、皮肤等组织，特征性的病变是PAS阳性物质沉积于内皮下，引起毛细血管基膜增厚。

知识点6：糖尿病的病理生理	副高：熟练掌握　正高：熟练掌握

胰岛B细胞胰岛素分泌能力和/或胰岛素生物作用缺陷致胰岛素绝对或相对不足，引起一系列代谢紊乱。

（1）糖类代谢：由于葡萄糖磷酸化减少，进而导致糖酵解、磷酸戊糖旁路代谢及三羧酸循环减弱，糖原合成减少，分解增多。以上代谢紊乱使肝、肌肉和脂肪组织摄取利用葡萄糖的能力降低，空腹及餐后肝糖输出增加；又因葡萄糖异生底物增多及磷酸烯醇型丙酮酸激酶活性增强，肝糖异生增加，因而出现空腹及餐后高血糖。胰岛素缺乏使丙酮酸脱氢酶活性降低，葡萄糖有氧氧化减弱，能量供给不足。

（2）脂肪代谢：由于胰岛素不足，脂肪组织摄取葡萄糖及清除血浆三酰甘油的能力下降，脂肪合成代谢减弱，脂蛋白脂肪酶活性低下，血浆游离脂肪酸和三酰甘油浓度增高。胰岛素极度缺乏时，激素敏感性脂肪酶活性增强，储存脂肪的动员和分解加速，血游离脂肪酸浓度进一步增高。肝细胞摄取脂肪酸后，因再酯化通路受抑制，脂肪酸与辅酶A结合生成脂肪酰辅酶A，经β-氧化生成乙酰辅酶A。因草酰乙酸生成不足，乙酰辅酶A进入三羧酸循环受阻而大量缩合成乙酰乙酸，进而转化为丙酮和γ-羟丁酸。丙酮、乙酰乙酸和γ-羟丁酸三者统称为酮体。当酮体生成超过组织利用限度和排泄能力时，大量酮体堆积形成酮症，进一步发展可导致酮症酸中毒。

血脂异常与胰岛素抵抗密切相关。脂肪组织胰岛素抵抗可使胰岛素介导的抗脂解效应和葡萄糖摄取降低，FFA 和甘油释放增加。腹部内脏脂肪血液流入门静脉，使肝脏暴露在高 FFA 浓度环境中，导致肝葡萄糖异生作用旺盛，胰岛素抵抗和肝合成 VLDL 增加。

（3）蛋白质代谢：肝脏、肌肉等组织摄取氨基酸减少，蛋白质合成减弱，分解加速，导致负氮平衡。血浆成糖氨基酸（丙氨酸、甘氨酸、苏氨酸和谷氨酸）降低，反映糖异生旺盛，成为肝糖输出增加的主要来源。血浆成酮氨基酸（亮氨酸、异亮氨酸和缬氨酸等支链氨基酸）增高，提示肌肉组织摄取这些氨基酸合成蛋白质的能力降低，导致乏力、消瘦、组织修复和抵抗力降低，儿童生长发育障碍。同时，胰高糖素分泌增加，且不为高血糖所抑制。胰高糖素促进肝糖原分解、糖异生、脂肪分解和酮体生成，对上述代谢紊乱起恶化作用。经胰岛素治疗血糖良好控制后，血浆胰高糖素可降至正常或接近正常水平。

2 型糖尿病与 1 型糖尿病有相同的代谢紊乱，但前者的胰岛素分泌属于相对减少，其程度一般较轻。有些患者的基础胰岛素分泌正常，空腹时肝糖输出不增加，故空腹血糖正常或轻度升高，但在进餐后出现高血糖。另一些患者进餐后胰岛素分泌持续增加，分泌高峰延迟，餐后 3~5 小时的血浆胰岛素呈现不适当升高，引起反应性低血糖，并可成为患者的首发症状。

在急性应激或其他诱因的作用下，2 型糖尿病患者也可发生酮症酸中毒、高渗性高血糖状态或混合型（高血浆渗透压和酮症）急性代谢紊乱。

知识点7：糖尿病的基本临床表现　　　　副高：熟练掌握　正高：熟练掌握

（1）代谢紊乱症状群：血糖升高后因渗透性利尿引起多尿，继而口渴多饮；外周组织对葡萄糖利用障碍，脂肪分解增多，蛋白质代谢负平衡，渐见乏力、消瘦，儿童生长发育受阻；患者常有易饥、多食。故糖尿病的临床表现常被描述为"三多一少"，即多尿、多饮、多食和体重减轻。可有皮肤瘙痒，尤其外阴瘙痒。血糖升高较快时可使眼房水、晶体渗透压改变而引起屈光改变致视物模糊。许多患者无任何症状，仅于健康检查或因各种疾病就诊化验时发现高血糖。

（2）并发症和/或伴发病见常见类型糖尿病的临床表现。

知识点8：常见类型糖尿病的临床表现　　　　副高：熟练掌握　正高：熟练掌握

（1）T1DM

1）免疫介导性 T1DM（1A 型）：诊断时临床表现变化很大，可以是轻度非特异性症状、典型三多一少症状或昏迷。多数青少年患者起病较急，症状较明显；如未及时诊断治疗，当胰岛素严重缺乏时，可出现糖尿病酮症酸中毒。多数 T1DM 患者起病初期都需要胰岛素治疗，使代谢恢复正常，但此后可能有持续数周至数月不等的时间需要的胰岛素剂量很小，即所谓"蜜月期"，这是由于 B 细胞功能得到部分恢复。某些成年患者，起病缓慢，早期临床表现不明显，经历一段或长或短的不需胰岛素治疗的阶段，称成人隐匿性自身免疫性糖尿病（LADA）。多数 1A 型患者血浆基础胰岛素水平低于正常，葡萄糖刺激后胰岛素分泌曲线低平。胰岛 B 细胞自身抗体检查可以阳性。

2）特发性 T1DM（1B 型）：通常急性起病，B 细胞功能明显减退甚至衰竭，临床表现为糖尿病酮症甚至酸中毒，但病程中 B 细胞功能可以好转以至于一段时期无需继续胰岛素治疗。B 细胞自身抗体检查阴性。病因未明，其临床表型的差异反映出病因和发病机制的异质性。诊断时需排除单基因突变糖尿病。

（2）T2DM：为一组异质性疾病。可发生在任何年龄，但多见于成人，常在 40 岁以后起病；多数起病隐匿，症状相对较轻，半数以上无任何症状；不少患者因慢性并发症、伴发病或仅于健康检查时发现。常有家族史。很少自发性发生 DKA，但在应激、严重感染、中断治疗等诱因下也可发生。临床上与肥胖症、血脂异常、高血压等疾病常同时或先后发生。由于诊断时患者所处的疾病病程不同，其 B 细胞功能表现差异较大，有些早期患者进食后胰岛素分泌高峰延迟，餐后 3～5 小时血浆胰岛素水平不适当地升高，引起反应性低血糖，成为其首发临床表现。

（3）某些特殊类型糖尿病

1）青年人中的成年发病型糖尿病（MODY）：是一组高度异质性的单基因遗传病。主要临床特征：①有三代或以上家族发病史，且符合常染色体显性遗传规律；②发病年龄＜25 岁；③无酮症倾向，至少 5 年内不需用胰岛素治疗。

2）线粒体基因突变糖尿病：临床特征：①母系遗传；②发病早，B 细胞功能逐渐减退，自身抗体阴性；③身材多消瘦；④常伴神经性耳聋或其他神经肌肉表现。

3）糖皮质激素所致糖尿病：部分患者应用糖皮质激素后可诱发或加重糖尿病，常与剂量和使用时间相关。多数患者停用后糖代谢可恢复正常。不管既往有否糖尿病，使用糖皮质激素时均应监测血糖，及时调整降糖方案，首选胰岛素控制高血糖。

（4）妊娠糖尿病：GDM 通常是在妊娠中、末期出现，一般只有轻度无症状性血糖增高。GDM 妇女分娩后血糖一般可恢复正常，但未来发生 T2DM 的风险显著增加，故 GDM 患者应在产后 6～12 周筛查糖尿病，并长期追踪观察。

知识点 9：糖尿病慢性并发症　　　　　　　副高：熟练掌握　　正高：熟练掌握

（1）微血管病变：是糖尿病的特异性并发症，其典型改变是微循环障碍、微血管瘤形成和微血管基膜增厚。微血管病变可累及全身各组织器官，主要表现在视网膜、肾、神经和心肌组织，其中以糖尿病肾病和视网膜病变尤为重要。

1）糖尿病肾病：又称肾小球硬化症。病程 10 年以上的 1 型糖尿病患者累积有30%～40% 发生糖尿病肾病，是首位死亡原因；约 20% 的 2 型糖尿病患者累积发生糖尿病肾病，在死因中列在心、脑血管动脉粥样硬化之后。

1 型糖尿病所致肾损害的发生、发展可分 5 期，2 型糖尿病导致的肾损害也参考该分期。①Ⅰ期：肾脏增大和高滤过状态，肾小球滤过率（GFR）增加 30%～40%，经控制高血糖后 GFR 可降至正常。此期的肾脏结构正常；②Ⅱ期：高滤过状态仍存在，运动后出现微量白蛋白尿。此期出现肾小球毛细血管基膜增厚，但病变仍属可逆性；③Ⅲ期：持续性微量白蛋白尿（尿白蛋白/肌酐 30～300mg/g，或尿白蛋白排泄率 20～200μg/min，或尿白蛋白排泄量

30~300mg/24h），常规尿化验蛋白阴性。GFR仍正常，血压升高未达高血压水平，无肾病症状和体征（早期糖尿病肾病）；④Ⅳ期：常规尿化验蛋白阳性，24小时尿蛋白排泄率>0.5g，或尿白蛋白排泄率超过微量白蛋白尿上限，可伴有水肿和高血压，部分呈肾病综合征表现；GFR开始降低，肾功能减退（临床糖尿病肾病）；⑤Ⅴ期：终末期糖尿病肾病，出现尿毒症临床表现。

后期糖尿病肾病患者绝大多数伴有糖尿病视网膜病。如经详细检查并未发现后一并发症，需排除其他肾病的可能。

2）糖尿病视网膜病变：是最常见的微血管并发症和成年人后天性失明的主要原因。其发生发展与糖尿病病程直接相关，1型糖尿病病史超过15年者视网膜病变的患病率为98%，2型糖尿病病史超过15年者视网膜病变达78%。2002年国际临床分级标准依据散瞳后检眼镜检查，将糖尿病视网膜改变分为两大类、六期。Ⅰ期：微血管瘤、小出血点；Ⅱ期：出现硬性渗出；Ⅲ期：出现棉絮状软性渗出；Ⅳ期：新生血管形成、玻璃体积血；Ⅴ期：纤维血管增殖、玻璃体机化；Ⅵ期：牵拉性视网膜脱离、失明。以上Ⅰ~Ⅲ期为非增殖期视网膜病变（NPDR），Ⅳ~Ⅵ期为增殖期视网膜病变（PDR）。出现PDR时常伴有糖尿病肾病及神经病变。

3）其他：心脏微血管病变和心肌代谢紊乱可引起心肌广泛灶性坏死，称为糖尿病心肌病，可诱发心力衰竭、心律失常、心源性休克和猝死。可与其他心脏病共存，预后更差。

（2）大血管病变：糖尿病可以是代谢综合征的一个表现，患者有营养过度、腹型肥胖、高血压、脂代谢紊乱等表现。肥胖是发生胰岛素抵抗和代谢综合征的关键因素，并直接或间接促进动脉粥样硬化动脉钙化的发生。肾小球血管也因同样变化而通透性增加，出现白蛋白尿。微量白蛋白尿既是动脉粥样硬化的危险因素，又是全身血管内皮细胞损伤的标志物。

动脉粥样硬化和动脉钙化主要侵犯主动脉、冠状动脉、脑动脉、肾动脉和外周动脉，引起冠心病、缺血性脑血管病、高血压及夹层动脉瘤；由于糖尿病呈高凝状态，出血性脑血管病相对少见；外周动脉粥样硬化常以下肢动脉为主，表现为下肢发凉、疼痛、感觉异常和间歇性跛行，严重者可致肢体坏疽。大动脉钙化以收缩压升高、舒张压正常或降低、脉压明显增大和血管性猝死为特征。2型糖尿病60%~80%死于大血管病变。

（3）神经系统并发症

1）中枢神经系统并发症：①伴随严重DKA、高渗高血糖综合征或低血糖症出现的神志改变；②缺血性脑卒中；③脑老化加速及老年性痴呆等。

2）周围神经病变：常见的类型有：①远端对称性多发性神经病变：是最常见的类型；以手足远端感觉运动神经受累最多见。通常为对称性，典型者呈手套或袜套式分布；下肢较上肢严重，先出现肢端感觉异常，可伴痛觉过敏、疼痛；后期感觉丧失，可伴运动神经受累，手足小肌群萎缩，出现感觉性共济失调及神经性关节病（Charcot关节）。腱反射早期亢进、后期减弱或消失，音叉震动感减弱或消失。电生理检查可早期发现感觉和运动神经传导速度减慢；②局灶性单神经病变：可累及任何脑神经或脊神经，但以动眼神经、正中神经及腘神经最常见，一般起病急，表现为病变神经分布区域疼痛，常是自限性；③非对称性的多发局灶性神经病变：指同时累及多个单神经的神经病变；④多发神经根病变（糖尿病性肌萎缩）：最常见为腰段多发神经根病变，典型表现为初起股、髋和臀部疼痛，后骨盆近端肌群软弱、萎缩。

3）自主神经病变：较常见，且出现较早，影响胃肠、心血管、泌尿系统和性器官功能。表现有瞳孔对光反射迟钝，排汗异常（无汗、少汗或多汗等），或胃排空延迟（胃轻瘫）、腹泻、便秘等，或持续性心动过速（≥90次/分）和直立性低血压（立、卧位收缩压相差超过30mmHg），或排尿无力、膀胱麻痹、尿失禁，或尿潴留、阴茎勃起功能障碍。

（4）糖尿病足：是指与下肢远端神经异常和不同程度周围血管病变相关的足部溃疡、感染和/或深层组织破坏，是糖尿病非外伤性截肢的最主要原因。轻者表现为足部畸形、皮肤干燥和发凉、胼胝（高危足）；重者可出现足部溃疡、坏疽。

（5）其他：糖尿病还可引起视网膜黄斑病、白内障、青光眼、屈光改变、虹膜睫状体病变等。口腔疾病也是常见的糖尿病并发症，而年龄≥30岁的口腔疾病患者不少存在糖代谢异常。皮肤病变也很常见，某些为糖尿病特异性，大多数为非特异性。糖尿病患者某些癌症如肝癌、胰腺癌、膀胱癌等的患病率升高。此外，抑郁、焦虑和认知功能损害等也较常见。

知识点10：糖尿病合并感染性疾病　　　　副高：熟练掌握　　正高：熟练掌握

糖尿病容易并发各种感染，血糖控制差者更易发生也更严重。

（1）皮肤黏膜感染：1型糖尿病易并发疖、痈等化脓性感染，常反复发生，愈合能力差，有时可引起败血症和脓毒血症。此外，常见的皮肤黏膜感染有化脓性汗腺炎、皮肤真菌感染、红癣、龟头包皮炎、真菌性阴道炎和巴氏腺炎。

（2）膀胱炎、肾盂肾炎和气肿性胆囊炎：膀胱炎常见于女性，尤其是并发自主神经病变者，常因反复发作而转为慢性。急性型肾乳头坏死的典型表现为寒战高热、肾绞痛、血尿和肾乳头坏死组织碎片从尿中排出，常并发急性肾衰竭，病死率高；亚临床型肾乳头坏死常在影像检查时发现。急性气肿性胆囊炎多见于糖尿病患者，病情较重，致病菌以梭形芽胞杆菌最常见，大肠杆菌、链球菌次之。

（3）毛霉菌病：常累及鼻、脑、肺、皮肤和胃肠，或以弥散性毛霉菌病形式出现，主要见于糖尿病患者，是糖尿病合并真菌感染的最严重类型。鼻－脑型毛霉菌病可并发酮症酸中毒，其病情严重，病死率高。感染常首发于鼻甲和鼻副窦，导致严重的蜂窝织炎和组织坏死；炎症可由筛窦扩展至眼球后及中枢神经，引起剧烈头痛、鼻出血、流泪、突眼等症状，或导致脑血管及海绵窦血栓形成。鼻腔分泌物呈黑色、带血，鼻甲和中隔可坏死甚至穿孔。

（4）结核病：以糖尿病合并肺结核多见，发病率明显高于非糖尿病患者群，肺结核病变多呈渗出性或干酪样坏死，易形成空洞，病变的扩展与播散较快。

知识点11：糖尿病皮肤病变　　　　　　副高：熟练掌握　　正高：熟练掌握

糖尿病皮肤病变的种类很多，较常见的有：

（1）糖尿病大疱病：多见于病程长、血糖控制不佳及伴有多种慢性并发症者。皮肤水疱多突然发生，可无自觉症状，多位于四肢末端，也可见于前臂或胸腹部；边界清楚，周边无红肿或充血，壁薄透明，内含清亮液体，易渗漏，常在2～4周内自愈，不留瘢痕，但可反复发作。其发病机制可能为皮肤微血管损害、神经营养障碍和糖尿病肾病所致的钙、镁离子代谢失衡，使皮肤表层脆弱分离而形成水疱。

（2）糖尿病皮肤病：较常见，为圆形或卵圆形暗红色平顶小丘疹，在胫前呈分散或群集分布，发展缓慢，可产生鳞屑；后期可发生萎缩和色素沉着。

（3）糖尿病类脂质渐进性坏死：常见于女性，可在糖尿病之前出现。多发生在胫前部，也可发生于手背或足背，双侧对称。早期病变呈圆形或卵圆形橙色或紫色斑块状病损，边界清晰，无痛；后期斑块中央皮肤萎缩凹陷，周边隆起伴色素沉着，外伤后易形成溃疡。

知识点 12：糖尿病的实验室检查　　　　　　　副高：熟练掌握　正高：熟练掌握

（1）糖代谢异常严重程度或控制程度的检查

1）尿糖测定：尿糖阳性是诊断糖尿病的重要线索。但尿糖阳性只是提示血糖值超过肾糖阈（大约 10mmol/L），因而尿糖阴性不能排除糖尿病可能。并发肾脏病变时，肾糖阈升高，虽然血糖升高，但尿糖阴性。肾糖阈降低时，虽然血糖正常，尿糖可阳性。

2）血糖测定和口服葡萄糖耐量试验（OGTT）：血糖升高是诊断糖尿病的主要依据，又是判断糖尿病病情和控制情况的主要指标。血糖值反映的是瞬间血糖状态。常用葡萄糖氧化酶法测定。抽静脉血或取毛细血管血，可用血浆、血清或全血。如血细胞比容正常，血浆、血清血糖比全血血糖可升高 15%。诊断糖尿病时必须用静脉血浆测定血糖，治疗过程中随访血糖控制情况可用便携式血糖计测定末梢血糖。

3）糖化血红蛋白（GHbA1）和糖化血浆白蛋白测定：GHbA1 是葡萄糖或其他糖与血红蛋白的氨基发生非酶催化反应（一种不可逆的蛋白糖化反应）的产物，其量与血糖浓度呈正相关。GHbA1 有 a、b、c 三种，以 GHbA1c（HbA1c）最为主要。正常人 HbA1c 占血红蛋白总量的 3%～6%，不同实验室之间其参考值有一定差异。血糖控制不良者 HbA1c 升高，并与血糖升高的程度和持续时间相关。因红细胞在血循环中的寿命约为 120 天，故 HbA1c 反映患者近 8～12 周平均血糖水平。需要注意，HbA1c 受检测方法、有否贫血和血红蛋白异常疾病、红细胞转换速度、年龄等诸多因素的影响。另外，HbA1c 不能反映瞬时血糖水平及血糖波动情况，也不能确定是否发生过低血糖。

（2）胰岛 B 细胞功能检查

1）胰岛素释放试验：正常人空腹基础血浆胰岛素为 35～145pmol/L（5～20mU/L），口服 75g 无水葡萄糖（或 100g 标准面粉制作的馒头）后，血浆胰岛素在 30～60 分钟上升至高峰，峰值为基础值的 5～10 倍，3～4 小时恢复到基础水平。本试验反映基础和葡萄糖介导的胰岛素释放功能。胰岛素测定受血清中胰岛素抗体和外源性胰岛素干扰。

2）C 肽释放试验：方法同上。正常人空腹基础值不小于 400pmol/L，高峰时间同上，峰值为基础值的 5～6 倍。也反映基础和葡萄糖介导的胰岛素释放功能。C 肽测定不受血清中的胰岛素抗体和外源性胰岛素影响。

3）其他检测 B 细胞功能的方法：胰岛素释放试验和高糖钳夹试验可了解胰岛素释放第一时相；胰高血糖素 -C 肽刺激试验和精氨酸刺激试验可了解非糖介导的胰岛素分泌功能等。可根据患者的具体情况和检查目的而选用。

（3）并发症检查：急性严重代谢紊乱时的酮体、电解质、酸碱平衡检查，心、肝、肾、脑、眼科、口腔以及神经系统的各项辅助检查等。

（4）有关病因和发病机制的检查：GADA、ICA、IAA、IA-2A及ZnT8A的联合检测，胰岛素敏感性检查，基因分析等。

| 知识点13：糖尿病的诊断 | 副高：熟练掌握　正高：熟练掌握 |

我国目前采用国际上通用的WHO糖尿病专家委员会（1999）提出的诊断和分类标准。

糖尿病诊断标准

（WHO糖尿病专家委员会报告，1999年）

诊断标准	静脉血浆葡萄糖水平（mmol/L）
（1）糖尿病症状加随机血糖	≥11.1
或	
（2）空腹血糖（FPG）	≥7.0
或	
（3）OGTT 2小时血糖	≥11.1

注：需再测一次予证实，诊断才能成立。随机血糖指不考虑上次用餐时间，一天中任意时间的血糖，不能用来诊断IFG或IGT

糖代谢状态分类

（WHO糖尿病专家委员会报告，1999年）

糖代谢分类	静脉血浆葡萄糖（mmol/L）	
	空腹血糖（FPG）	糖负荷后2小时血糖（2h：PPG）
正常血糖（NGR）	<6.1	<7.8
空腹血糖受损（IFG）	6.1～<7.0	<7.8
糖耐量减低（IGT）	<7.0	7.8～<11.1
糖尿病（DM）	≥7.0	≥11.1

注：2003年11月国际糖尿病专家委员会建议将IFG的界限值修订为5.6～6.9mmol/L

| 知识点14：糖尿病的鉴别诊断 | 副高：熟练掌握　正高：熟练掌握 |

注意鉴别其他原因所致尿糖阳性。甲亢、胃空肠吻合术后，因碳水化合物在肠道吸收快，可引起进食后1/2～1小时血糖过高，出现糖尿，但FPG和2h PG正常。严重肝病时肝糖原合成受阻，肝糖原贮存减少，进食后1/2～1小时血糖过高，出现糖尿，但FPG偏低，餐后2～3小时血糖正常或低于正常。

知识点15：糖尿病的治疗和控制目标　　　　　副高：熟练掌握　正高：熟练掌握

（1）糖尿病的治疗目标：糖尿病治疗的近期目标是控制高血糖和相关代谢紊乱以消除糖尿病症状和防止急性严重代谢紊乱；远期目标是预防和/或延缓糖尿病慢性并发症的发生和发展，维持良好健康和学习、劳动能力，保障儿童生长发育，提高患者的生活质量、降低病死率和延长寿命。

使新诊断的糖尿病患者达到良好血糖控制可延缓糖尿病微血管病变的发生、发展；早期良好控制血糖可能对动脉粥样硬化性心血管疾病有长期的保护作用（代谢记忆效应），尚可保护B细胞功能以及改善胰岛素敏感性；全面控制2型糖尿病的危险因素可明显降低动脉粥样硬化性心血管疾病和微血管病变的发生风险和死亡风险。故糖尿病管理需遵循早期和长期、积极而理性、综合治疗和全面达标、治疗措施个体化等原则，见下表。

糖尿病综合控制目标（2017年中国2型糖尿病防治指南）

检测指标	目标值
血糖（mmol/L）	
空腹	4.4～7.0
非空腹	≤10.0
HbA1c（%）	<7.0
血压（mmHg）	<130/80
HDL-C（mmol/L）	
男性	>1.0
女性	>1.3
TG（mmol/L）	<1.7
LDL-C（mmol/L）未合并ASCVD	<2.6
合并ASCVD	<1.8
体重指数	<24
尿蛋白/肌酐比值（mg/mmol）	
男性	<2.5（22mg/g）
女性	<3.5（31mg/g）
或：尿白蛋白排泄率	<20μg/min（30mg/24h）
主动有氧活动（分钟/周）	≥150

（2）糖尿病的控制目标：应对血糖控制的风险与获益、可行性和社会因素等进行综合评估，为患者制订合理的个体化HbA1c控制目标。对大多数非妊娠成人，HbA1c的合理控制目标为<7%；而对病程短、预期寿命长、无明显CVD等患者，可考虑更严格的HbA1c目标；对于有严重低血糖病史、预期寿命有限、已有显著微血管或大血管并发症、糖尿病病程长的患者，应采用较为宽松的HbA1c目标。

| 知识点16：糖尿病的健康教育 | 副高：熟练掌握 正高：熟练掌握 |

糖尿病需终生治疗，其治疗效果在很大程度上取决于患者的主动性和病情程度。糖尿病教育的内容包括对医疗保健人员和患者及其家属的宣传教育，提高医务人员的综合防治水平，将科学的糖尿病知识、自我保健技能深入浅出的传授给患者，使患者了解治疗不达标的危害性，只要医患长期密切合作，可以达到正常的生活质量。

糖尿病教育应贯穿于糖尿病诊治的整个过程，其内容包括糖尿病基础知识、心理卫生、饮食治疗、运动治疗、药物治疗、自我血糖监测及自我保健等。对糖尿病患者来说，应通过教育达到下列目的：①认识自己所患糖尿病的类型及其并发症；②正确掌握饮食治疗和调整食谱的基本技能；③认识控制不良的严重后果及其控制的重要性；④能自行观察病情，自我监测血糖、尿糖，并能初步调整饮食和药物；⑤能自己注射胰岛素，并初步调整用量；⑥能识别、预防和及时处理低血糖；⑦能主动与医务人员配合，病情变化时能及时复诊，并按要求定期复查。

| 知识点17：糖尿病的医学营养治疗 | 副高：熟练掌握 正高：熟练掌握 |

医学营养治疗（MNT）是糖尿病综合治疗的重要组成部分，是糖尿病的基础治疗。1型糖尿病患者在合适的总热量、食物成分、规律的餐次等要求的基础上配合胰岛素治疗，有利于控制高血糖和防止低血糖。2型糖尿病患者，尤其是超重或肥胖者，饮食治疗有利于减轻体重，改善高血糖、脂代谢紊乱、高血压和胰岛素抵抗，减少降糖药物的用量。

（1）合理控制总热量：首先是按性别、年龄和身高查表或采用简易公式计算理想体重，理想体重（kg）=身高（cm）-105（cm）。控制总能量摄入，体重低于理想体重者、儿童、孕妇、哺乳期妇女、伴有消耗性疾病者，能量摄入可适当增加10%～20%；肥胖者酌减，使体重逐渐恢复至理想体重的+5%左右。患者每天总能量根据年龄、身高、体重、劳动强度而定。成人正常体重者完全卧床时每日每千克理想体重给予能量15～20kcal，休息状态下25～30kcal，轻体力劳动30～35kcal，中度体力劳动35～40kcal，重体力劳动40kcal以上。

（2）营养物质的分配

1）碳水化合物：应占总热量的50%～60%，最好不低于150g/d。应以复合碳水化合物以及富含可溶性食物纤维的粗制食物和蔬菜为主，如蔬菜、豆类、全麦谷物、燕麦和水果，而不是经过精细加工的碳水化合物（高生糖指数）。碳水化合物的量（g）=总热卡-［蛋白质（g）×4+脂肪（g）×9］/4。即便是肥胖者每日碳水化合物也不宜少于150g。

2）脂肪：提供的热量不超过总热量的25%～30%，每日每公斤0.6～1.0g，其中饱和脂肪酸的摄入量不应超过饮食总热量的10%。单不饱和脂肪酸是较好的膳食脂肪来源，在总脂肪摄入中的供能比宜达到10%～20%。避免或限制肥肉、全脂奶制品及油炸食品。

3）蛋白质：应占饮食总热量的15%～20%。最好摄入富含优质蛋白的食品如鱼、海产品、瘦肉、蛋、低脂奶制品、坚果和豆类等。已有肾功能不良者应适当减少，并主要选择富含必需氨基酸的动物蛋白。

肥胖者应适当减少脂肪和碳水化合物占总热卡的比例，消瘦者应适当增加蛋白质和脂肪占总热卡的比例。此外，每天盐的摄入量限制在6g以内。戒烟限酒。

（3）合理餐次分配：确定每日饮食总热量和糖类、蛋白质、脂肪的组成比例后，按每克糖类、蛋白质产热4kcal、每克脂肪产热9kcal，将热量换算为食品后制订食谱，并根据个体生活习惯、病情和配合药物治疗需要进行安排。可按每日三餐分配为1/5、2/5、2/5或1/3、1/3、1/3等模式。规律饮食、定时定量，注意进餐顺序。

知识点18：糖尿病的运动治疗　　　　　　副高：熟练掌握　　正高：熟练掌握

运动疗法能协助血糖控制，尤其对肥胖的2型糖尿病患者，运动可增加胰岛素敏感性，有助于控制血糖和体重。根据年龄、性别、体力、病情、有无并发症以及既往运动情况等，在医师指导下开展有规律的合适运动，循序渐进，并长期坚持。

运动前应仔细检查有无糖尿病并发症，在医务人员的指导下制订运动方案。糖尿病运动的适应证：①2型糖尿病血糖在16.7mmol/L以下者，尤其是肥胖者；②1型糖尿病病情稳定者宜于餐后运动，时间不宜过长。有下列情况时，不宜进行剧烈体育锻炼：①1型糖尿病情未稳定或伴有严重慢性并发症；②合并严重糖尿病肾病；③伴严重高血压或缺血性心脏病；④伴有增殖性视网膜病变；⑤糖尿病足；⑥脑动脉硬化、严重骨质疏松或机体平衡功能障碍者。

知识点19：糖尿病的病情监测　　　　　　副高：熟练掌握　　正高：熟练掌握

自我血糖监测（SMBG）是指导血糖控制达标的重要措施，也是减少低血糖风险的重要手段。临床实践表明，SMBG可帮助患者评估治疗效果及血糖是否达标，还有助于预防低血糖、调整用药（特别是餐前胰岛素用量）、医学营养治疗（MNT）及运动治疗方案。

血糖自我监测适用于所有糖尿病患者。为了在不发生低血糖的情况下使GHbA1c安全达标，可能需要更频繁地进行SMBG。

SMBG最理想的方法是指尖毛细血管血糖检测。也可以监测尿糖，但是尿糖监测对发现低血糖没有帮助，在一些特殊的情况下，如肾糖阈增高（如在老年人）或降低（妊娠）时尿糖监测没有意义。

GHbA1c可反映过去数月的血糖水平，对糖尿病并发症有较强的预测作用，一些血糖控制较好的患者每年只需检测两次GHbA1c，而血糖控制不稳定或需要严格治疗的患者需要频繁检测GHbA1c（每3个月多于1次）。血糖易于波动的患者（胰岛素严重缺乏的糖尿病患者），SMBG与GHbA1c检测相结合是反映血糖控制水平的最好方法。

知识点20：口服降糖药治疗　　　　　　　副高：熟练掌握　　正高：熟练掌握

大多数2型糖尿病患者主要以口服降糖药治疗为主。因此，选择和合理应用口服降糖药对2型糖尿病患者极其重要。刺激胰岛素分泌，解决胰岛素不足问题的口服降糖药包括磺脲药和格列奈两种；而不刺激胰岛素分泌，主要减轻胰岛素抵抗，减少糖分吸收的药物则包括双胍药和噻唑烷二酮类；不刺激胰岛素分泌，延缓肠道碳水化合物吸收的药物是糖苷酶抑制剂。这些药物结构不同，作用方法各异，但如果使用得当都能产生满意的降糖效果。

常用的口服降糖药见下表。

常用口服降糖药的作用特点、使用方法及注意事项

类型	代表药物	作用特点	使用方法	注意事项
磺脲类	格列本脲（优降糖）格列奇特（达美康）格列喹酮（糖肾平）格列吡嗪（瑞易宁）等	主要通过刺激胰岛B细胞分泌胰岛素而发挥作用，适用于胰岛功能尚存的糖尿病患者	除控释片每日1次，其他磺脲类药物一般每日2～3次，每次餐前或餐时服	①胰岛功能几乎完全丧失的2型糖尿病及1型糖尿病患者，使用本药无效，且可加重胰岛功能的耗竭 ②严格按照医嘱服用，避免低血糖发生 ③发生糖尿病急性并发症及严重不良反应等情况均不宜使用本类药物
格列奈类	瑞格列奈（诺和龙）那格列奈（唐力）	能快速促进胰岛素分泌，降低2型糖尿病患者的糖化血红蛋白和餐后血糖。低血糖发生率低，安全性好	每日3次疗效优于每日2次，每次餐前服用即可	①适用于胰岛功能尚未丧失的2型糖尿病患者，但不宜与磺脲类降糖药合用 ②与二甲双胍类合用可增加疗效，要注意低血糖反应
双胍类	二甲双胍（格华止）二甲双胍缓释片（唐必呋）	可以增加组织对胰岛素的敏感性，加强组织对葡萄糖的利用，抑制肠道对葡萄糖等营养物质的吸收。不引起体重增加和血胰岛素升高，适合肥胖的2型糖尿病患者	肠溶制剂及缓解制剂应整片吞服，在进食时或餐后服用。缓释片开始用量通常为每日1次，每次1片（0.5g），晚餐时服用，根据血糖和尿糖调整用量，每日最大剂量不超过4片（2g）	①剂量不当或肾功能低下者，可能会发生乳酸性酸中毒，使用本品应注意肾功能监测和选择合适的剂量 ②与乙醇同服时易导致乳酸性酸中毒发生，服用本品时应避免饮酒
噻唑烷二酮类	罗格列酮吡格列酮（艾可拓）	能加强胰岛素作用，减轻胰岛素抵抗。主要用于有胰岛素抵抗的2型糖尿病患者。单独使用不易引起低血糖，与二甲双胍合用降血糖作用更明显	单药治疗，也可与磺酰脲类或二甲双胍合并用药。本品起始用量为每日4mg，单次服用。经12周治疗后，如需要本品可加量至每日8mg，分2次服用效果更佳	①对肝功能有一定影响 ②使血容量增加，引起水肿、贫血等 ③心脏疾患，肝或肾功能障碍、脑垂体或肾上腺功能不全、营养不良、老年及儿童患者慎用。哺乳妇女用药时应停止哺乳
α-葡萄糖苷酶抑制药	阿卡波糖（拜唐苹）伏格列波（倍欣）	抑制小肠上皮细胞表面的α-葡萄糖苷酶，从而延缓糖类的吸收，主要降低餐后血糖。但是一般不引起营养吸收障碍	每天3次，嚼碎与第一口饭同服	①不能作为1型糖尿病患者的主要治疗药 ②用药前应常规检测肝肾功能，对有肝肾功能损害者不宜使用 ③如发生低血糖，应静脉注射或口服葡萄糖治疗。服用蔗糖或一般甜食无效

知识点21：胰岛素治疗　　　　　副高：熟练掌握　　正高：熟练掌握

胰岛素是控制高血糖的重要和有效手段。使用原则为：①胰岛素治疗应在综合治疗基础上进行；②胰岛素治疗方案应力求模拟生理性胰岛素分泌模式；③从小剂量开始，根据血糖测定结果，每3～5天调整剂量1次，直到取得最佳疗效。对于需要从静脉补充葡萄糖的糖尿病患者，可按每2～5g葡萄糖加1U短效胰岛素的比例给药，但因个体差异大，必须监测血糖，随时调整剂量。

（1）1型糖尿病：一经诊断就应开始胰岛素治疗并需终身替代治疗。由于患者残余B细胞数量和功能有差异，胰岛素治疗方案要注意个体化。①某些自身免疫型糖尿病（LADA）患者早期或部分1型糖尿病患者在"蜜月期"，可短期使用预混胰岛素每日2次注射。但预混胰岛素不宜用于1型糖尿病的长期治疗。②多数患者需采用多次皮下注射胰岛素或持续皮下胰岛素输注（CSII，俗称胰岛素泵）方案，尤其B细胞功能已衰竭或妊娠时。初始剂量为0.5～1.0U/（kg·d）；其中全天剂量的40%～50%用于提供基础胰岛素，剩余部分分别用于每餐前。例如每餐前20～30分钟皮下注射短效胰岛素（或餐前即时注射速效胰岛素类似物），睡前注射中效或长效胰岛素（或胰岛素类似物）以提供基础胰岛素；胰岛B细胞功能特别差、血糖波动大者可另于早餐前给予一次小剂量中效或长效胰岛素以维持日间的基础水平。CSII可提供更接近生理性胰岛素分泌模式的胰岛素治疗方法，低血糖发生风险较少。

（2）2型糖尿病：在如下情况下应考虑起始胰岛素治疗：①经生活方式干预和较大剂量多种口服降糖药联合治疗，血糖仍未达控制目标（HbA1c≥7.0%）；②在糖尿病病程中，出现无明显诱因的体重显著下降时；③对症状显著，血糖明显升高的新诊断2型糖尿病，诊断时即可考虑胰岛素治疗，可以联用或不联用其他药物。可根据患者的具体情况选择基础胰岛素（通常白天继续服用口服降糖药，睡前注射中效胰岛素或长效胰岛素类似物）或预混胰岛素，根据患者的血糖水平，选择每日1～2次的注射方案；当使用每日2次注射方案时，应停用促胰岛素分泌剂。胰岛素替代治疗的适应证主要包括：T2DMB细胞功能明显减退、口服降糖药治疗反应差伴体重减轻或持续性高血糖、难以分型的消瘦糖尿病等。治疗方案可为每天注射2次预混胰岛素或预混胰岛素类似物；也可以采用餐时＋基础的多次皮下注射胰岛素、每日3次预混胰岛素类似物或CSII等胰岛素替代治疗方案。

知识点22：胰腺移植和胰岛细胞移植　　　副高：熟练掌握　　正高：熟练掌握

胰腺（节段或全胰腺）移植后若获成功，可使糖尿病得到"根治"，合并肾功能不全者是进行胰肾联合移植的适应证，但在临床上胰腺的供体来源受到一定限制。胰岛细胞移植的研究进展很快，胰岛细胞分离、纯化、低温保存技术都已建立，生物相容性免疫保护微囊技术也取得重要进展，但胰岛细胞来源以及技术的普及仍有待进一步发展。用干细胞或成体细胞分化而得到新的胰岛素产生细胞治疗1型糖尿病有望达到治疗目的，但还需更多的临床前研究。

知识点23：糖尿病慢性并发症的防治　　　副高：熟练掌握　　正高：熟练掌握

（1）所有患糖尿病的高血压患者应该在家监测血压；血压一般应控制在130/80mmHg以下。可选择血管紧张素转换酶抑制剂（ACEI）、血管紧张素Ⅱ受体阻断剂（ARB）、钙离子拮抗剂（CCB）、小剂量利尿剂、选择性β受体阻断剂等药物，首选ACEI或ARB；常需要多种降压药物联合应用。

（2）处理血脂异常前应进行ASCVD总体危险全面评估；调脂治疗的首要目标是LDL-C。LDL-C一般控制目标＜2.6mmol/L，极高危患者＜1.8mmol/L或较基线降低50%。首选他汀类药物并长期坚持使用；起始宜应用中等强度他汀，根据个体调脂疗效和耐受情况适当调整剂量；如TG＞5.7mmol/L，应先用贝特类药物，以减少发生急性胰腺炎的风险；如他汀类不能耐受或LDL-C未能降至目标值，或严重混合性血脂异常，可考虑他汀类与其他调脂药联合应用，以进一步降低心血管事件风险。

（3）小剂量阿司匹林（75~150mg/d）作为有ASCVD病史的糖尿病患者的二级预防，对不适用阿司匹林者可用氯吡格雷（75mg/d）替代；对于伴有ASCVD危险因素、年龄≥50岁的T1DM或T2DM患者，可考虑将小剂量阿司匹林作为一级预防策略。

（4）严格的血糖控制可预防或延缓T1DM和T2DM蛋白尿的发生和进展。已有微量白蛋白尿而血压正常的早期肾脏病患者应用ACEI或ARB也可延缓肾病的进展；一旦进展至临床肾病期，治疗的重点是矫正高血压和减慢GFR下降速度。ACEI或ARB除可降低血压外，还可减轻蛋白尿和延缓GFR下降。临床肾病期患者以优质动物蛋白为主；GFR进一步下降后加用复方α-酮酸。尽早使用促红细胞生成素（EPO）纠正贫血，治疗维生素D-钙磷失衡可明显改善进展期患者的生活质量和预后。应比非糖尿病肾脏病患者更早启动肾脏替代治疗。

（5）综合眼科检查包括散瞳后眼底检查、彩色眼底照相，必要时行荧光造影检查。重度非增殖性糖尿病视网膜病变应尽早接受视网膜光凝治疗；增殖性糖尿病视网膜病变患者存在威胁视力的情况时（如玻璃体积血不吸收、视网膜前出现纤维增殖、黄斑水肿或视网膜脱离等）应尽早行玻璃体切割手术；有威胁视力的糖尿病性黄斑水肿也可应用抗血管内皮生长因子玻璃体腔内注射，争取尽可能保存视力。妊娠期间更需严密随访。

（6）早期严格控制血糖并保持血糖稳定是糖尿病神经病变最重要和有效的防治方法；其他如甲钴胺、前列腺素类似物、醛糖还原酶抑制剂、α-硫辛酸等有一定的作用；对痛性糖尿病神经病变可选用抗惊厥药、选择性5-羟色胺再摄取抑制剂和去甲肾上腺素再摄取抑制剂或三环类抗抑郁药等。

（7）所有患者都应定期行足部检查（包括足部查体、保护性感觉的测试、下肢动脉病变检查等），并进行足部自我护理的教育；对高危足应防止外伤、感染，积极治疗血管和神经病变。对于足溃疡及高危足患者推荐多学科管理，给予规范化处理，以降低截肢率和医疗费用。

知识点24：妊娠合并高血糖状态的管理　　　副高：熟练掌握　　正高：熟练掌握

满意控制妊娠期间的血糖，对确保母婴安全至关重要。育龄糖尿病妇女在计划怀孕前，应开始接受强化胰岛素治疗，直到妊娠结束。饮食治疗的原则与非妊娠糖尿病患者基本相同，总热量约为每日每千克体重160kJ，妊娠期间的体重增加宜在12kg以内；糖类的摄取量为每日200~300g，蛋白质每日每千克理想体重1.5~2.0g。一般选用人胰岛素制剂或速效胰岛素类似物，禁用口服降糖药。36周前早产婴儿的存活率低，38周后胎儿宫内死亡率高，故宜在妊娠32~36周住院治疗，直到分娩。住院期间应同时监护产科情况，必要时行引产或剖宫产。绝大多数妊娠糖尿病患者在分娩后可停用胰岛素。

> **知识点25：糖尿病的预防及预后**　　　　副高：熟练掌握　　正高：熟练掌握

各级政府、卫生部门、社会各界共同参与糖尿病的预防、治疗、教育、保健计划。以自身保健和社区支持为主要内容，提倡合理膳食，经常运动，防止肥胖。给予T2DM病高危人群适当生活方式干预可显著延迟或预防T2DM的发生。

第二节　糖尿病酮症酸中毒

> **知识点1：糖尿病酮症酸中毒的概念**　　　　副高：熟练掌握　　正高：熟练掌握

糖尿病酮症酸中毒（DKA）是由于胰岛素不足和升糖激素不适当升高引起的糖、脂肪和蛋白代谢严重紊乱综合征，以致水、电解质和酸碱平衡失调，临床以高血糖、高血酮和代谢性酸中毒为主要表现，是最常见的糖尿病急症。

> **知识点2：糖尿病酮症酸中毒的常见诱因**　　　　副高：熟练掌握　　正高：熟练掌握

糖尿病酮症酸中毒以1型糖尿病患者多见，2型糖尿病在一定诱因下也可发生。常见诱因有：

（1）感染：如糖尿病患者并发肺炎、泌尿系感染、坏疽等。

（2）各种应激状态。

（3）糖尿病治疗不当：胰岛素治疗中断或不适当减量；降糖药突然停用或用量不足；大量进食水果、甜品、含糖饮料或淀粉类食物等；糖尿病未经正规降糖治疗。

（4）饮食失调：进食含糖或脂肪过多的食物，或进食碳水化合物过少（<100g/d）。

（5）精神紧张、创伤、过度劳累。

（6）伴有拮抗胰岛素的激素分泌过多。

（7）其他：严重外伤或手术后、妊娠和分娩。

> **知识点3：糖尿病酮症酸中毒的发病机制**　　　　副高：熟练掌握　　正高：熟练掌握

胰岛素缺乏是发生DKA的基础。胰岛素缺乏时，伴随着胰高糖素等升糖激素的不适当升高，葡萄糖对胰高糖素分泌的抑制能力丧失，胰高糖素对刺激（精氨酸和进食）的分泌反应增强，导致肝、肾葡萄糖生成增多和外周组织利用葡萄糖障碍，加剧高血糖；并使肝脏的酮体生成旺盛，出现酮症或酮症酸中毒。其他升糖激素包括儿茶酚胺、糖皮质激素、生长激素等，在DKA的发生中也起一定作用。

知识点4：糖尿病酮症酸中毒的病理生理　　　　　副高：熟练掌握　正高：熟练掌握

（1）酸中毒：β-羟丁酸、乙酰乙酸以及蛋白质分解产生的有机酸增加，循环衰竭，肾脏排出酸性代谢产物减少导致酸中毒。酸中毒可使胰岛素敏感性降低；组织分解增加，K^+ 从细胞内逸出；抑制组织氧利用和能量代谢。严重酸中毒使微循环功能恶化，降低心肌收缩力，导致低体温和低血压。当血pH降至7.2以下时，刺激呼吸中枢引起呼吸加深加快；低至7.0～7.1时，可抑制呼吸中枢和中枢神经功能，诱发心律失常。

（2）严重失水：高血糖、高血酮和各种酸性代谢产物引起渗透性利尿，酮体从肺排出又带走大量水分，厌食、恶心、呕吐使水分入量减少，从而引起细胞外失水；血浆渗透压增加，水从细胞内向细胞外转移引起细胞内失水。

（3）电解质平衡紊乱：渗透性利尿同时使钠、钾、氯、磷酸根等大量丢失，厌食、恶心、呕吐使电解质摄入减少，引起电解质代谢紊乱。DKA时体内总钠缺失，但因失水血液浓缩，就诊时血钠水平可能表现为正常、低于或高于正常。胰岛素作用不足，钾离子（K^+）从细胞内逸出导致细胞内失钾，体内严重缺钾；因血液浓缩、肾功能减退时 K^+ 滞留以及酸中毒致 K^+ 从细胞内转移到细胞外，故血钾浓度可正常甚或增高。随着治疗过程中补充血容量（稀释作用），尿 K^+ 排出增加，纠正酸中毒及应用胰岛素使 K^+ 转入细胞内，可出现严重低血钾，诱发心律失常，甚至心脏骤停。

（4）携带氧系统失常：DKA时红细胞糖化血红蛋白（GHb）增加以及2,3-二磷酸甘油酸（2,3-DPG）减少，使血红蛋白与氧亲和力增高，血氧离解曲线左移。酸中毒时，血氧离解曲线右移，释放氧增加（Bohr效应），起代偿作用。若纠正酸中毒过快，失去这一代偿作用，可使组织缺氧加重，引起脏器功能紊乱，尤以加重脑缺氧、导致脑水肿最为重要。

（5）周围循环衰竭和肾功能障碍：严重失水，血容量减少和微循环障碍可导致低血容量性休克。肾灌注量减少引起少尿或无尿，严重者发生急性肾衰竭。

（6）中枢神经功能障碍：严重酸中毒、失水、缺氧、体循环及微循环障碍可导致脑细胞失水或水肿、中枢神经功能障碍。此外，治疗不当，如过快过多补充碳酸氢钠会导致反常性脑脊液酸中毒加重，血糖下降过快或输液过多过快、渗透压不平衡可引起继发性脑水肿，并加重中枢神经功能障碍。

知识点5：糖尿病酮症酸中毒的临床表现　　　　　副高：熟练掌握　正高：熟练掌握

早期三多一少症状加重；酸中毒失代偿后，疲乏、食欲减退、恶心、呕吐，多尿、口干、头痛、嗜睡，呼吸深快，呼气中有烂苹果味（丙酮）；后期严重失水，尿量减少、眼眶下陷、皮肤黏膜干燥、血压下降、心率加快，四肢厥冷；晚期不同程度意识障碍，昏迷。少数患者表现为腹痛，酷似急腹症，易误诊。虽然患者常有感染，但其临床表现可被DKA的表现所掩盖，且往往因外周血管扩张而体温不高，甚至偏低，是预后不良的表现。

知识点6：糖尿病酮症酸中毒的实验室检查　　　副高：熟练掌握　　正高：熟练掌握

（1）尿：尿糖强阳性、尿酮阳性，可有蛋白尿和管型尿。

（2）血：血糖增高，一般为16.7～33.3mmol/L，有时可达55.5mmol/L以上。血酮体升高，>1.0mmol/L为高血酮，>3.0mmol/L提示可有酸中毒。血β-羟丁酸升高。血实际HCO_3^-和标准HCO_3^-降低，CO_2CP降低，酸中毒失代偿后血pH下降；剩余碱负值增大，阴离子间隙增大，与HCO_3^-降低大致相等。血钾在治疗前可正常、偏低或偏高，治疗后若补钾不足可严重降低。血钠、血氯降低，血尿素氮和肌酐常偏高。血浆渗透压轻度上升。部分患者即使无胰腺炎存在，也可出现血清淀粉酶和脂肪酶升高，治疗后数天内降至正常。即使无合并感染，也可出现白细胞数及中性粒细胞比例升高。

知识点7：糖尿病酮症酸中毒的诊断及鉴别诊断　　　副高：熟练掌握　　正高：熟练掌握

早期诊断是决定治疗成败的关键，临床对于原因不明的恶心、呕吐、酸中毒、失水、休克、昏迷的患者，尤其是呼吸有酮味（烂苹果味）、血压低而尿量多者，不论有无糖尿病病史，均应考虑本病的可能性。立即查末梢血糖、血酮、尿糖、尿酮，同时抽血查血糖、血酮、β-羟丁酸、尿素氮、肌酐、电解质、血气分析等以肯定或排除本病。

如血糖>11mmol/L伴酮尿和酮血症，血pH<7.3及/或血碳酸氢根<15mmol/L可诊断为DKA。

DKA诊断明确后，尚需判断酸中毒严重程度：pH<7.3或碳酸氢根<15 mmol/L为轻度；pH<7.2或碳酸氢根<10mmol/L为中度；pH<7.1或碳酸氢根<5mmol/L为严重酸中毒。

临床只要出现高血糖、酮症和酸中毒表现之一者都需要排除DKA。鉴别诊断主要包括：①其他类型糖尿病昏迷：低血糖昏迷、高渗高血糖综合征、乳酸性酸中毒；②其他疾病所致昏迷：尿毒症、脑血管意外等。部分患者以DKA作为糖尿病的首发表现，某些病例因其他疾病或诱发因素为主诉，有些患者DKA与尿毒症或脑卒中共存等使病情更为复杂，应注意辨别。

知识点8：糖尿病酮症酸中毒的治疗　　　　　　副高：熟练掌握　　正高：熟练掌握

（1）补液：是治疗的关键环节。只有在有效组织灌注改善、恢复后，胰岛素的生物效应才能充分发挥。基本原则为"先快后慢，先盐后糖"。轻度脱水不伴酸中毒者可以口服补液，中度以上的DKA患者须进行静脉补液。通常先使用生理盐水。输液量和速度的掌握非常重要，DKA失水量可达体重10%以上。开始时输液速度较快，在1～2小时内输入0.9%氯化钠1000～2000ml，前4小时输入所计算失水量1/3的液体，以便尽快补充血容量，改善周围循环和肾功能。如治疗前已有低血压或休克，经快速输液仍不能有效升高血压，应输入胶体溶液并采用其他抗休克措施。以后根据血压、心率、每小时尿量、末梢循环情况及有无发热、吐泻等决定输液量和速度，老年患者及有心、肾疾病患者必要时根据中心静脉压指导治疗。24小时输液量应包括已失水量和部分继续失水量。当血糖下降至13.9mmol/L时，根据血钠情况以决定改为5%葡萄糖液或葡萄糖生理盐水，并按每2~4g葡萄糖加入1U短效胰岛素。鼓励患者喝水，减少静脉补液量；也可使用胃管灌注温0.9%氯化钠或温开水，但要分次少量缓慢灌注，避免呕吐而造成误吸，不宜用于有呕吐、胃肠胀气或上消化道出血者。对于心、肾功能不全的患者，应避免补液过度，在严密监测血浆渗透压，心、肺、肾功能和神志状态下调整补液量和速度。

（2）胰岛素治疗：一般采用小剂量（短效）胰岛素治疗方案，即每小时给予每公斤体重0.1U胰岛素，使血清胰岛素浓度恒定达到100~200μU/ml，这已有抑制脂肪分解和酮体生成的最大效应以及相当强的降低血糖效应，而促进钾离子运转的作用较弱。通常将短效胰岛素加入生理盐水中持续静脉滴注（应另建输液途径），亦可间歇静脉注射。以上2种方案均可加用首次负荷量，静脉注射短效胰岛素10~20U。血糖下降速度一般以每小时降低3.9~6.1mmol/L为宜，每1~2小时复查血糖；若在补足液量的情况下，开始治疗2小时后血糖下降不理想或反而升高，胰岛素剂量应加倍。当血糖降至13.9mmol/L时开始输入5%葡萄糖溶液（或葡萄糖生理盐水），并按比例加入胰岛素，此时仍需每4~6小时复查血糖，调节输液中胰岛素的比例及每4~6小时皮下注射1次短效胰岛素4~6U，使血糖水平稳定在较安全的范围内。病情稳定后过渡到胰岛素常规皮下注射。

（3）纠正电解质及酸碱平衡失调：本症酸中毒主要由酮体中酸性代谢产物引起，经输液和胰岛素治疗后，酮体水平下降，酸中毒可自行纠正，一般不必补碱。但严重酸中毒影响心血管、呼吸和神经系统功能，应给予相应治疗，但补碱不宜过多、过快。补碱指征为血pH<7.1，HCO_3^-<5mmol/L。应采用等渗碳酸氢钠（1.25%~1.4%）溶液，或将5%碳酸氢钠84ml加注射用水至300ml配成1.4%等渗溶液，一般仅给1~2次。补碱过多过快，可产生不利影响，包括脑脊液反常性酸中毒加重、组织缺氧加重、血钾下降和反跳性碱中毒等。

DKA患者有不同程度失钾。如上所述，治疗前的血钾水平不能真实反映体内缺钾程度，补钾应根据血钾和尿量：治疗前血钾低于正常，在开始胰岛素和补液治疗同时立即开始补钾；血钾正常、尿量>40ml/h，也立即开始补钾；血钾正常、尿量<30ml/h，暂缓补钾，待尿量增加后再开始补钾；血钾高于正常，暂缓补钾。氯化钾部分稀释后静脉输入、部分口服。治疗过程中定期监测血钾和尿量，调整补钾量和速度。病情恢复后仍应继续口服钾盐数天。

（4）处理诱发病和防治并发症：在抢救过程中要注意治疗措施之间的协调及从一开始就重视防治重要并发症，特别是脑水肿和肾衰竭，维持重要脏器功能。

1）休克：如休克严重且经快速输液后仍不能纠正，应详细检查并分析原因，例如，确定有无并发感染或急性心肌梗死，并给予相应措施。

2）严重感染：是本症常见诱因，亦可继发于本症。因DKA可引起低体温和血白细胞计数增多，故不能以有无发热或血象改变来判断，应积极处理。

3）心力衰竭、心律失常：年老或合并冠心病者补液过多可导致心力衰竭和肺水肿，应注意预防。可根据血压、心率、中心静脉压、尿量等调整输液量和速度，酌情应用利尿药和正性肌力药。血钾过低、过高均可引起严重心律失常，宜用心电图监护，及时治疗。

4）肾衰竭：是本症主要死亡原因之一，与既往有无肾病变、失水和休克程度及持续时间、有无延误治疗等密切相关。强调注意预防，治疗过程中密切观察尿量变化，及时处理。

5）脑水肿：病死率甚高，应着重预防、早期发现和治疗。脑水肿常与脑缺氧、补碱或补液不当、血糖下降过快等有关。如经治疗后，血糖有所下降，酸中毒改善，但昏迷反而加重，或虽然一度清醒又再次昏迷，或出现烦躁、心率慢而血压偏高、肌张力增高，应警惕脑水肿的可能。可给予地塞米松、呋塞米，或给予白蛋白。慎用甘露醇。

6）急性胃扩张：因酸中毒引起呕吐或伴有急性胃扩张者，可用1.25%碳酸氢钠溶液洗胃，清除残留食物，预防吸入性肺炎。

知识点9：糖尿病酮症酸中毒的预防及预后	副高：熟练掌握　正高：熟练掌握

保持良好的血糖控制，预防和及时治疗感染及其他诱因，加强糖尿病教育，增强糖尿病患者和家属对DKA的认识，是预防DKA的主要措施，并有利于本病的早期诊断和治疗。

早期和积极的抢救已使DKA的死亡率降至5%以下，但老年人和已有严重慢性并发症者的死亡率仍较高。致死的主要原因为心肌梗死、肠坏死、休克和心、肾衰竭。

第三节　高渗高血糖综合征

知识点1：高渗高血糖综合征的概念	副高：熟练掌握　正高：熟练掌握

高渗高血糖综合征（HHS）是糖尿病的严重急性并发症之一，临床以严重高血糖而无明显酮症酸中毒、血浆渗透压显著升高、失水和意识障碍为特征。主要见于老年2型糖尿病患者，超过2/3患者于发病前无糖尿病病史或仅有轻度高血糖既往史。

知识点2：高渗高血糖综合征的发病机制	副高：熟练掌握　正高：熟练掌握

HHS的病因和发病机制复杂，未完全阐明。主要与下列因素有关。

（1）病因和诱因：HHS的常见诱因是急性感染（如肺炎、胃肠炎、胰腺炎等）、脑血管意外、严重肾脏疾患、血液或腹膜透析、水摄入不足、大量摄入含糖饮料等；许多药物（如糖皮质激素、利尿剂、免疫抑制剂、氯丙嗪等）也可成为HHS的诱因，大量输注葡萄糖、长期静脉内营养可诱发或促进HHS的发生。

HHS的基本病因是胰岛素相对不足，各种诱因加重糖代谢紊乱。HHS多见于老年人，其AVP释放的渗透压调节阈上调，口渴中枢不敏感，加上主动饮水欲望降低和肾功能不全，失水常相当严重，而钠的丢失少于失水，致血钠明显增高。

（2）升糖激素和胰岛素抵抗：在感染、外伤、脑血管意外、手术等应激状态下，儿茶酚胺和糖皮质激素分泌增加，进一步抑制胰岛素的分泌，加重胰岛素抵抗，使血糖显著升高。失水和低血钾既刺激皮质醇、儿茶酚胺和胰高糖素分泌，又进一步抑制胰岛素分泌。

（3）失水与脑细胞脱水：严重高血糖致渗透性利尿，失水多于失盐，低血容量又引起继发性醛固酮增多，使尿钠排出进一步减少。以上病理生理改变导致高血糖、高血钠、高血浆渗透压、低血容量和细胞内脱水。脑细胞脱水和脑供血不足使HHS的神经精神症状远比DKA明显。

知识点3：高渗高血糖综合征的病理生理　　　　副高：熟练掌握　　正高：熟练掌握

HHS与DKA发病基础都是胰岛素不足，但病理生理和临床表现却差别显著的解释是：①HHS时胰岛素不足相对较轻，足以抑制脂肪分解和酮体生成，但不能阻止诱因作用下的血糖升高。②升糖激素（胰高糖素、儿茶酚胺、生长激素和糖皮质激素等）升高血糖的程度明显，而促进脂肪分解及生酮作用较弱，加上严重失水，不利于酮体生成；部分HHS患者的血浆非酯化脂肪酸水平很高而无酮症，提示肝脏还存在酮体生成缺陷；另一方面，高血糖加重失水，不利于糖从肾脏排出，又进一步升高血糖。③严重高血糖与酮体生成之间可能存在拮抗作用。

HHS与DKA可合并存在。不少HHS患者同时有酮症或DKA，也有不少DKA患者的血浆渗透压明显升高。

知识点4：高渗高血糖综合征的临床表现　　　　副高：熟练掌握　　正高：熟练掌握

HHS起病隐匿，一般从开始发病到出现意识障碍需1～2周，偶尔急性起病。常先出现口渴、多尿和乏力等糖尿病症状，或原有的症状进一步加重，多食不明显，有的甚至厌食，反应迟钝，表情淡漠。病情日益加重，逐渐出现典型的HHS表现，主要有严重失水和神经系统两组症状体征：①全部患者有明显失水表现，唇舌干裂；大部分患者血压下降，心率加速；少数呈休克状态；更严重者伴少尿或无尿。②中枢神经系统的损害明显，且逐日加重，最终出现不同程度的意识障碍；当血浆渗透压>350mmol/L时，可有定向障碍、幻觉、上肢拍击样粗震颤、癫痫样抽搐、失语、偏盲、肢体瘫痪、昏迷及锥体束征阳性等表现；病情严重者可并发脑血管意外或遗留永久性脑功能障碍。

知识点5：高渗高血糖综合征的实验室检查　　　　副高：熟练掌握　　正高：熟练掌握

（1）尿液检查：多数患者的尿比重较高，尿比重不升或固定于1.010左右时，提示肾损害严重。尿糖呈强阳性，肾损害使肾糖阈升高，但尿糖阴性者罕见。尿酮阴性或弱阳性，常伴有蛋白尿和管型尿。

（2）血液检查：血糖明显增高，多为33.3～66.6mmol/L（600～1200mg/dl），文献报道的最高血糖达267mmol/L（4800mg/dl）。血钠多升高，可达155mmol/L以上，但由于HHS同时存在使血钠及血钾升高和降低的多种病理生理改变，未经治疗HHS的血钠和血钾高低不一。血浆渗透压显著增高是HHS的重要特征和诊断依据，一般<350mmol/L。血浆总渗透压是指血浆有效渗透压（包括葡萄糖）与能自由通过细胞膜的尿素氮形成的渗透压之和。血浆总渗透压可直接测定，也可用公式计算，即血浆总渗透压（mmol/L）＝2（Na^+＋K^+）

（mmol/L）＋血糖（mmol/L）＋BUN（mmol/L），因BUN能自由通过细胞膜，不构成细胞外液的有效渗透压，略去之值即为有效血浆渗透压。血尿素氮、肌酐和酮体常增高，多为肾前性（失水所致），也可能是肾脏病变所致；如尿素氮和血肌酐不随HHS治疗好转而下降或进一步升高，提示预后不良。血酮正常或略高，一般不超过4.8mmol/L（50mg/dl）。

HHS的诊断并不困难，关键是对其要提高警惕与认识。中老年患者有以下情况时，无论有无糖尿病病史，均要考虑HHS的可能：①明显脱水伴进行性意识障碍；②在合并感染、心肌梗死、手术等应激情况下出现多尿，或在大量摄入糖、静脉输注糖溶液或应用糖皮质激素、苯妥英钠、普萘洛尔等可致血糖升高的药物时，出现多尿和意识障碍；③无其他原因可解释的中枢神经受损症状与体征，如反应迟钝、表情淡漠、癫痫样抽搐和病理反射征等；④利尿、脱水及透析治疗者已有失水，但水的摄入明显不足。对可疑者应立即做相应的实验室检查（血糖、血电解质、血尿素氮和肌酐、血气分析、尿糖、尿酮体、心电图等）。

HHS的实验室诊断参考标准：①血糖≥33.3mmol/L；②有效血浆渗透压≥320mmol/L；③血清碳酸氢根≥15mmol/L，或动脉血pH≥7.30；④尿糖呈强阳性，而尿酮阴性或为弱阳性。

HHS首先应与脑血管意外相鉴别，然后与糖尿病并发昏迷的其他情况相鉴别。由于HHS可与DKA和/或乳酸酸中毒并存，当上述诊断标准中的①、③、④缺乏或不完全符合时，不能否定HHS的诊断。

（1）补液：患者均有严重失水，可达体重的12%，脑细胞失水是危及生命的主要矛盾，故积极补液至关重要，对预后起决定性作用。

1）等渗溶液：一般先补等渗溶液，因为对HHS而言，等渗仍为低渗性的。如治疗前已有休克，可先补充生理盐水和适量胶体溶液，以尽快纠正休克。如无休克，经输注生理盐水1000～2000ml后，有效血浆渗透压仍>350mmol/L、血钠>155mmol/L，可给一定量的低渗溶液（0.45%～0.6%盐水），并在中心静脉压及血浆渗透压监测下调整补液量和补液速度；当渗透压降至330mmol/L时，再改为等渗溶液。

2）5%葡萄糖液和5%葡萄糖盐液：5%葡萄糖液的渗透压为278mmol/L，虽为等渗，但糖浓度约为正常血糖的50倍，5%葡萄糖盐液的渗透压为586mmol/L。因此，在治疗早期二者均不适用。生理盐水的渗透压为308mmol/L，应首选。当血糖降至13.9mmol/L（250mg/dl）时，可开始输入5%葡萄糖液并加入胰岛素（每3～4g葡萄糖加短效胰岛素1U）。

输液总量一般按发病前体重的10%～12%估算，开始2小时输入1000～2000ml，第一个

12小时给予输液总量的1/2，再加上当日尿量的液体量，其余在24小时内输入。输液中监测尿量和心功能，必要时进行中心静脉压监护。

（2）胰岛素治疗：其原则与DKA相同，但所需剂量稍小。当血糖降至13.9mmol/L、血浆渗透压<330mmol/L时，即转为第二阶段治疗；若此时的血钠仍低于正常，宜用5%葡萄糖盐液。

（3）补钾：HHS患者的体内钾丢失一般为5～10mmol/kg（总量400～1000mmol），但因失水和高渗状态，血钾可正常甚或升高，而在输注生理盐水过程中常出现严重低钾血症，故应及时补充。

（4）其他治疗：如合并DKA，应按DKA治疗原则纠正酸中毒；有时可伴发乳酸酸中毒，应注意识别，随着失水的纠正和胰岛素的应用，乳酸酸中毒多可自行恢复。积极去除诱因，注意纠正电解质紊乱。治疗并发症和护理的要点与DKA相同。

知识点9：高渗高血糖综合征的预后	副高：熟练掌握　正高：熟练掌握

HHS的预后不良，死亡率为DKA的10倍以上，抢救失败的主要原因是高龄、严重感染、重度心力衰竭、肾衰竭、急性心肌梗死和脑梗死等。

第十章 低血糖症

第一节 空腹低血糖症

知识点1：空腹低血糖症的概念　　　　　　　副高：熟练掌握　正高：熟练掌握

空腹低血糖症发生于空腹状态（胃肠吸收间期），又称吸收后低血糖症。

低血糖症是由多种原因引起的血糖浓度过低所致的临床综合征。临床上主要表现有Whipple三联征：①有低血糖的临床表现的病史；②在低血糖发作时血糖＜2.8mmol/L；③给予葡萄糖或进食糖类后症状能迅速缓解。临床症状主要表现有反应性肾上腺素分泌过多及脑功能障碍所致综合征。严重的低血糖可致昏迷，称低血糖昏迷。反复发作且历时较久的低血糖可有广泛的神经系统损害。

知识点2：空腹低血糖症的病因　　　　　　　副高：熟练掌握　正高：熟练掌握

引起空腹低血糖症的主要原因有外源性高胰岛素血症（降糖药物，如胰岛素、磺脲类药及其他胰岛素促分泌剂、饮酒等）、内源性高胰岛素血症（胰岛素瘤、胰岛素细胞癌、胰岛B细胞增生、PHHI、NIPHS、胰岛素抗体、胰岛素受体抗体等）、升血糖激素缺乏或不足（如皮质醇、GH、肾上腺素、胰高糖素缺乏等）或某些重症疾病（肝衰竭、肾衰竭、脓毒血症、营养不良症等）。临床以饮酒和药物（尤其是胰岛素和磺脲类药物）所致者多见。

知识点3：空腹低血糖症的病理生理　　　　　副高：熟练掌握　正高：熟练掌握

脑细胞所需的能量几乎完全来自葡萄糖，约占体内葡萄糖消耗总量的60%。虽然在缺乏糖供应时脑组织也能利用酮体，但不是抵御急性低血糖的有效机制。低血糖时，中枢神经每小时仍需要葡萄糖6g左右，如持续得不到补充，即出现急性脑病样损害的病理生理过程。脑损伤的顺序与脑的发育进化过程有关，细胞越进化对低糖越敏感，受累一般从大脑皮质开始，顺次波及皮层下（包括基底节）、下丘脑及自主神经中枢和延髓；低血糖纠正后，按上述顺序逆向恢复。反复发作或持续较长的低血糖症使中枢神经变性、坏死、水肿，伴弥散性出血和节段性脱髓鞘，可导致永久性脑损伤或死亡。

空腹低血糖发作时，下丘脑的"糖感受器"将信息迅速传递到相关神经元，引起下丘脑CRH、GHRH等细胞兴奋，促进兴奋性氨基酸神经递质、ACTH、GH等的释放，从而兴奋垂体-肾上腺轴，糖皮质激素和儿茶酚胺分泌增多，出现交感神经兴奋症状。同时，下丘脑侧区细胞表达的食欲素增多，产生饥饿感，并诱发摄食等心理行为反应。

知识点4：空腹低血糖症的临床表现　　　　副高：熟练掌握　　正高：熟练掌握

（1）影响空腹低血糖症状发作的因素：正常人发生低血糖时，通过血糖对抗调节机制，使胰岛素分泌减少或完全停止，同时升血糖激素的分泌增加。诱发低血糖症状时的血糖称低血糖反应糖阈值（GTRH），正常人约在血糖3.0mmol/L时出现交感神经兴奋症状，当血糖降至2.5mmol/L时出现神经精神症状。GTRH的个体差异大，即使同一个体在不同时期也是变化的。

（2）典型临床表现：可分为交感神经兴奋症状和缺糖性脑功能紊乱症状两类。血糖下降较快时，一般先出现交感神经兴奋症候群，然后出现脑功能障碍。前者表现为发作性和进行性的极度饥饿、大汗、焦虑、躁动、易怒、心悸、手足颤抖、面色苍白、情绪激动等；后者以软弱、倦怠、乏力、皮肤感觉异常、视物不清、步态不稳、幻觉、幼稚动作、怪异行为、肌肉颤动、肢体震颤、运动障碍、瘫痪或病理反射为特征。某些患者可发展为远端对称性周围神经病变（运动神经元较感觉神经元更易受累）。体查可见面色苍白、皮肤湿润、心动过速，收缩压升高。如血糖下降严重且历时较长，可因脑组织缺糖而引起神志改变、认知障碍、抽搐或昏迷，持续6小时以上的严重低血糖症常导致永久性脑损伤。老年人的低血糖发作易诱发心绞痛、心肌梗死、一过性脑缺血发作和脑梗死。

（3）非典型临床表现：低血糖症状无特异性，随病情发展而变化，不同患者或同一患者各次发作的表现亦不尽相同。如血糖下降缓慢，可没有明显的交感神经兴奋症候群。儿童、老年人和患有其他系统性疾病的患者发生空腹低血糖症时，尤其是长期发作者的表现可极不典型。例如，婴儿可表现为多睡、多汗，甚至急性呼吸衰竭；老年人常以性格变态、失眠、多梦、噩梦或窦性心动过缓为主诉。有时，慢性空腹低血糖症的唯一表现是性格改变或癫痫样发作。

知识点5：低血糖症实验室检查　　　　　　副高：熟练掌握　　正高：熟练掌握

初始实验室评估的目的是证实Whipple三联征。如果之前已证实Whipple三联征，则检测目的是评价胰岛素在该低血糖发生中的作用。对于糖尿病病人发生的可疑低血糖症状需要及时测定血糖，并结合是否存在糖尿病病史，目前治疗方案、用药的种类、剂量、与进餐的关系以及运动量情况进行综合考虑，能快速判断是否为糖尿病相关低血糖。对于非糖尿病病人发生的疑似低血糖症状，则首先需要明确是否存在低血糖，然后进一步获得血糖、胰岛素及相关激素和代谢物的信息，以提供诊断和鉴别诊断的可靠线索。对非糖尿病疑似低血糖的病人应做下列实验室检查：

（1）血糖：正常空腹血糖值的低限一般为3.9mmol/L（70mg/dl）。对于无糖尿病者，当血糖水平在生理范围内下降时，胰岛素的分泌也随之下降，当血糖浓度降至3.6～3.9mmol/L（65～70mg/dl）时，反向调节激素（胰高血糖素和肾上腺素）的释放增加。在低血糖症状出现前这些激素反应已经开始，因此血糖进一步降低至2.8～3.0mmol/L（0～55mg/dl）时才会出现症状。

（2）测定血浆相关激素：为了进一步探寻低血糖病因，需要同时测定自发性低血糖症状发作时的血糖、胰岛素、C肽，胰岛素原和β-羟丁酸水平以及胰岛素自身抗体，并且观察注射1.0mg胰高血糖素后的血糖反应。通过这些步骤可以鉴别内源性或外源性胰岛素介导的低血糖和可能的病因。

1）测定血浆（或血清）胰岛素，当血糖浓度<3.0mmol/L（55mg/dl）时，免疫化学发光分析（ICMA）测得的血浆胰岛素浓度20.8pmol/L（3μU/ml）即提示胰岛素过量，符合内源性高胰岛素血症（如胰岛素瘤）。但是，一些正常人血糖浓度会低于2.8mmol/L（50mg/dl），而少数胰岛素瘤病人血糖浓度会保持在2.8mmol/L（50mg/dl）以上，在判断时需要注意。

2）测定血浆C肽水平和胰岛素原可以进一步确认内源性或外源性高胰岛素血症。对于血糖浓度降至<3.0mmol/L（55mg/dl）的病人，若血浆C肽浓度为0.6ng/ml（0.2nmol/L），胰岛素原至少5.0pmol/L，即可以确定为内源性高胰岛素血症。由于胰岛素具有抑制生酮的效应，因此胰岛素瘤病人血浆β-羟丁酸浓度要低于正常人。在禁食试验的终点，所有胰岛素瘤病人血浆β-羟丁酸值均为2.7mmol/L或更低，而正常人的值升高。禁食18小时后β-羟丁酸浓度逐渐升高提示禁食试验阴性。血浆β-羟丁酸水平和血糖对胰高血糖素的反应可用于对胰岛素和C肽水平处于临界范围的病人进行确诊。

知识点6：空腹低血糖症的诊断与鉴别诊断　　　　副高：熟练掌握　　正高：熟练掌握

单凭血糖（除非<2.5mmol/L）不能诊断低血糖症。低血糖症的诊断依据是Whipple三联征：①低血糖症状；②症状发作时的血糖低于正常（如<2.8mmol/L）；③供糖后与低血糖相关的症状迅速缓解。但是神经质、肌萎缩、重症营养不良、肝病、降糖药物不良反应等亦可出现交感神经兴奋症状，甚至伴脑功能紊乱表现。如高度怀疑空腹低血糖症而血糖正常或处于临界值，可用禁食和运动试验明确诊断，如72小时禁食和运动试验不能诱发，可基本排除之。

首先要防止慢性低血糖症的漏诊和误诊，以交感神经兴奋为突出表现者应注意与甲亢、嗜铬细胞瘤、自主神经功能紊乱、糖尿病自主神经病变以及更年期综合征相鉴别，以精神-神经-行为异常为突出表现者应注意与精神病或中枢神经疾病相鉴别。糖尿病史、降糖药物史、72小时禁食和运动试验以及空腹血糖、胰岛素、C肽测定是鉴别病因的关键。

知识点7：空腹低血糖症的治疗　　　　　　　　副高：熟练掌握　　正高：熟练掌握

（1）低血糖发作的急救：尽快纠正低血糖症，并预防再次发生。如患者病情较轻或神志清楚，可立即进食糖果、糖水或含糖饮料；如症状较重或神志不清者，应立即静脉注射50%葡萄糖液60ml；血糖上升不明显或数分钟内仍未清醒者，应重复注射，然后用10%葡萄糖液静脉滴注，维持24～48小时或更长，直至患者能进食淀粉类食物。必要时皮下或肌内注射胰高糖素1mg，该药可使血糖升高，并维持1～2小时；因其升血糖作用依赖肝糖原储存，故不宜用于肝源性低血糖症及酒精性低血糖症。

如血糖恢复正常而意识仍未恢复，必须按急性脑病进行重症监护和综合急救，除头部降温、护脑等措施外，静脉输注20%甘露醇，并给予地塞米松静脉注射，积极防治各种并发症和合并症。糖皮质激素适用于顽固性低血糖症和自身免疫性低血糖症的治疗，血糖稳定后逐渐减量并停药，慢性肾上腺功能减退者逐渐减至维持剂量。

（2）慢性低血糖症的治疗：药源性低血糖症在终止服药后可迅速缓解，但在药物作用未完全消除前需注意维持正常血糖水平，待低血糖症恢复及药物作用清除后改用其他类型的降糖药。非B细胞肿瘤所致低血糖症的治疗包括内科治疗、手术治疗或放疗。营养不良、肝肾疾病、心衰或脓毒血症所致低血糖症的治疗除对症处理外，要积极治疗原发病。

第二节　糖尿病伴低血糖症

知识点1：糖尿病伴低血糖症的危险因素　　　副高：熟练掌握　　正高：熟练掌握

（1）外源性因素：外源性因素引起的低血糖发作与绝对或相对胰岛素过量有关，见于：①外源性胰岛素过量、使用时间错误或制剂不当；②注射胰岛素后进食减少或未按时进餐或活动量增加；③胰岛素促分泌剂过量或使用不当；④肝肾功能不全；⑤饮酒。

（2）内源性因素：主要由血糖对抗调节受损引起，其原因是：①低血糖时，胰高糖素和儿茶酚胺的分泌反应与胰岛素分泌的抑制作用缺乏，导致无知觉低血糖症（HU）；②低血糖反复发作致低血糖相关性自主神经功能衰竭（HAAF），使低血糖反应糖阈值（GTRH）进一步下降，更低的血糖水平仍不能激活交感-肾上腺系统释放儿茶酚胺，患者缺乏低血糖报警症状。以上的HU与HAAF互为因果，形成恶性循环。

知识点2：糖尿病伴低血糖症的分类　　　副高：熟练掌握　　正高：熟练掌握

由于糖尿病低血糖症的特殊性，美国糖尿病学会（ADA）提出如下分类方法：①严重低血糖症：发生低血糖症后，患者不能自救，需要他人协助才能恢复神志；②症状性低血糖症：低血糖症状典型而明显，血糖≤3.9mmol/L；③无症状性低血糖症：无典型低血糖症状，但血糖≤3.9mmol/L；④可疑症状性低血糖症：有低血糖症状，但未检测血糖；⑤相对性低血糖症：有低血糖症状，但血糖≥3.9mmol/L。

知识点3：糖尿病伴低血糖症的预防　　　副高：熟练掌握　　正高：熟练掌握

（1）糖尿病教育：血糖自我监测是观察血糖变化和预防严重低血糖症的重要手段，预防的重点是严重低血糖发作和夜间HU。患者及其家属应通过糖尿病教育掌握早期识别和处理低血糖，观察最低血糖值，并评估低血糖发作时的知觉程度。一旦发生低血糖症状应立即进食，若发现患者神志改变或昏迷应立即处理后送医院急救。

（2）加餐：是防治T1DM患者低血糖症的有效手段之一，但频繁进食可引起体重增加。

（3）制订适宜的个体化血糖控制目标：实行富有弹性的个体化血糖控制方案，及时调整药物剂量，既严格控制血糖，又减少低血糖症（特别是夜间HU）的发生率。

（4）合理应用胰岛素和胰岛素类似物：快作用胰岛素类似物应用于糖尿病患者的强化治疗可使血糖更为平稳，甘精（或地特）胰岛素和胰岛素泵治疗可降低低血糖症的发生率。HU患者应及时放宽血糖控制的目标值，一般在避免HU发作数周后可使低血糖的报警症状恢复。

知识点4：糖尿病伴低血糖症的治疗　　　　　副高：熟练掌握　正高：熟练掌握

大多数低血糖反应仅通过进食葡萄糖或含糖食物，如果汁、软饮料、糖果或进餐等即可缓解，但血糖上升后还需进食足量淀粉类主食。α-糖苷酶抑制剂不刺激内源性胰岛素分泌，可避免或减少低血糖的发生。

严重低血糖症的急救，包括静脉推注50%葡萄糖、5%～10%葡萄糖静脉滴注维持、肌内注射胰高糖素等。但胰高糖素维持的时间短（胰高糖素鼻内给药效果和注射用药类似），对T2DM伴低血糖症的效果较差（因可刺激胰岛素分泌）。精氨酸（刺激胰高糖素分泌）和β_2肾上腺素能激动剂（如特布他林有拟肾上腺素作用）也能使血糖升高，维持的时间比胰高糖素和葡萄糖持久。用于预防夜间低血糖症时，精氨酸或特布他林比睡前加餐的效果好。

第三节　特发性餐后低血糖症

知识点1：特发性餐后低血糖症的概念　　　　副高：熟练掌握　正高：熟练掌握

特发性餐后低血糖症（IPH）又称功能性餐后低血糖症，是餐后低血糖症中的最常见类型（约占70%）。

知识点2：特发性餐后低血糖症的病因　　　　副高：熟练掌握　正高：熟练掌握

由于患者在低血糖症发作时的儿茶酚胺呈代偿性升高，人们质疑是否真的存在IPH。IPH很可能存在病因与发病机制的不均一性。有些可能与神经-内分泌调节功能障碍、胰岛素敏感性增加和胰高糖素受体降调节及受体敏感性降低有关；另一部分患者可能是迷走神经紧张性增高使胃排空加速及胰岛素分泌稍多所致；而症状较重伴餐后血糖降低者，应深入探讨其发病是否与非胰岛素瘤性胰源性低血糖综合征（NIPHS）有某种联系。

知识点3：特发性餐后低血糖症的临床表现　　　副高：熟练掌握　正高：熟练掌握

主要见于情绪不稳定和神经质女性，多被精神刺激或焦虑诱发，常伴胃肠道运动及分泌功能亢进的表现，低血糖症多在早餐后1.5～3小时发作，晨间空腹时不发作，午餐及晚餐后较少发作。每次发作15～20分钟，可自行缓解，病情有明显的自限性。

临床表现以交感神经兴奋症候群为主，包括心悸、出汗、面色苍白、饥饿、软弱无力、手足震颤、血压偏高等；一般无昏迷或抽搐，偶有昏厥。空腹血糖正常，发作时的血糖低于正常，偶尔低于2.5mmol/L，但血浆胰岛素和胰岛素释放指数均正常。患者能耐受72小时禁食，无糖尿病家族史。

知识点4：特发性餐后低血糖症的诊断及鉴别诊断
　　　　　　　　　　　　　　　　　　　　　副高：熟练掌握　正高：熟练掌握

根据临床表现和实验室检查依据，并排除T2DM、滋养性低血糖及其他器质性疾病后，可作出诊断。但单凭OGTT服糖后3～4小时的血糖值（<3.0或<2.5mmol/L，无低血糖症状）不能诊断为IPH。

知识点5：特发性餐后低血糖症的治疗　　　副高：熟练掌握　正高：熟练掌握

（1）心理治疗：给予安慰解释，说明疾病的本质，鼓励体育锻炼。必要时可试用小剂量抗焦虑药（如地西泮）稳定情绪。

（2）改变进食习惯：调节饮食结构，糖类宜低，避免单糖类食物，适当提高蛋白质和脂肪含量；少量多餐，进食较干食物，避免饥饿。减慢进餐速度或高纤维饮食有一定预防效果。

（3）药物治疗：抗胆碱能药（如丙胺太林）可延缓食物吸收，减少胰岛素分泌。钙离子通道阻滞剂（如地尔硫草90mg/d，或硝苯地平30mg/d）可抑制胰岛素分泌，减轻低血糖症状。α-糖苷酶抑制剂（如阿卡波糖，25～50mg餐中嚼服）可延缓淀粉类食物的消化和吸收，降低餐后血糖高峰，对本病有一定防治作用。

第四节　胰岛素瘤

知识点1：胰岛素瘤的概念　　　　　　　副高：熟练掌握　正高：熟练掌握

胰岛素瘤是最常见的胰腺分泌胰岛素的功能性神经内分泌瘤，是高胰岛素血症性低血糖症的常见病因，其中胰岛B细胞腺瘤约占84%（约90%为单个，10%为多个），其次为B细胞癌，再次为弥漫性胰岛B细胞增生。

知识点2：胰岛素瘤的分类　　　　　　　副高：熟练掌握　正高：熟练掌握

电镜下可见胰岛素瘤细胞内有典型β颗粒和异型颗粒，根据细胞内所含颗粒情况通常可分为以下4型：①Ⅰ型：电镜下可见细胞内含有典型的β颗粒；②Ⅱ型：电镜下可见同时含有典型的β颗粒和异型颗粒；③Ⅲ型：电镜下可见仅有异型颗粒；④Ⅳ型：电镜下可见无颗粒。

知识点3：胰岛素瘤的病理 　　　　　　　　副高：熟练掌握　正高：熟练掌握

肿瘤多位于胰腺内，胰头、胰体、胰尾分布概率基本相等，女性发病率高于男性；异位者极少见。胰岛素瘤可为家族性，可与甲状旁腺瘤和垂体瘤并存（多发性内分泌腺瘤病Ⅰ型，MEN-1）。个别胰岛素瘤还同时分泌促胃液素、胰高血糖素、ACTH、生长抑素等。CT、MRI、选择性胰血管造影和超声内镜有助于肿瘤的定位，最好通过术中超声和用手探查来定位。

肉眼观察：胰岛素瘤表面光滑，呈圆形或椭圆形，偶为不规则形。一般呈粉红色或暗红色，边界清楚，质略硬。肿瘤细胞富含胰岛素。

镜下观察：瘤细胞呈多角形，细胞界限模糊，胞质稀疏较透亮；细胞核圆形或椭圆形，大小一致，染色质均匀细致，核仁一般不易见到；瘤细胞成团排列，与毛细血管关系密切，呈小结节或岛状；瘤细胞亦可呈腺腔样排列，呈菊形团状，腺腔内有时可见红染分泌物，细胞多为柱状，核在基底部；瘤细胞还可呈片状分布。瘤细胞在电镜下可见其分泌颗粒具有β颗粒特征。

知识点4：胰岛素瘤的临床表现 　　　　　　　　副高：熟练掌握　正高：熟练掌握

本病多见于40～50岁成人。主要表现为反复发作的低血糖症候群，多发生于清晨餐前，也可见于午餐或晚餐前，饥饿、劳累、精神刺激、月经来潮、发热等可诱发。病情由轻渐重，由1年数次发作逐渐发展到1日数次发作；发作时间长短不一，最短3～5分钟，长者可持续数日。长期反复发作的低血糖可致中枢神经的器质性损害，遗留性格异常、记忆力下降、精神失常、痴呆等，常误诊为精神病或其他功能性疾病。

知识点5：胰岛素瘤的诊断及鉴别诊断 　　　　　　　　副高：熟练掌握　正高：熟练掌握

（1）空腹低血糖症：根据Whipple三联征确定，但少数患者的空腹血糖降低不明显，须连续测定5天以上的空腹血糖。

（2）胰岛素释放指数和胰岛素释放修正指数：胰岛素释放指数对确定内源性高胰岛素血症更有意义，血胰岛素（μU/ml）与同一血标本测定的血糖值（mg/dl）的比值称胰岛素释放指数，正常人<0.3，多数胰岛素瘤患者>0.4，可至1.0以上，但血糖正常时此比值升高无临床意义。血糖很低而胰岛素无明显升高时，可计算胰岛素释放修正指数，其计算公式为：胰岛素释放修正指数=血浆胰岛素×100/（血糖-30），正常人多<50，胰岛素瘤>85。

（3）禁食和运动试验：必要时采用。患者于晚餐后禁食，次晨8时取血测定血糖和胰岛素，如无明显空腹低血糖，在严密观察下继续禁食（可饮水），每4～6小时或出现低血糖症状时取血测血糖、胰岛素、胰岛素原和C-肽，一旦出现低血糖发作，即终止试验，并让患者进食或静脉注射葡萄糖液。本试验不应超过72小时。如一直不出现低血糖，则于禁食后12小时、24小时、36小时、48小时、60小时、72小时加做2小时运动，以促进发作。胰岛素瘤患者几乎全部在24～36小时出现低血糖发作，并伴胰岛素不适当分泌，空腹血浆胰岛素升高达

$100 \sim 220\mu U/ml$（$717 \sim 1434pmol/L$）。正常人胰岛素原占总免疫活性胰岛素的15%以下，胰岛素瘤有较多的胰岛素原释放入血，其比值升高，可达50%以上。C-肽亦明显增高。

（4）肿瘤定位：内镜下超声显像、CT（或MRI）扫描、生长抑素受体闪烁扫描和选择性动脉造影等有助于肿瘤定位，腹腔动脉、肠系膜上动脉、脾动脉造影分别对定位胰头、胰体及胰尾的细小肿瘤有一定价值。但多数肿瘤体积细小，阴性结果不能除外本病，必要时应考虑胰腺探查手术时做术中B超，阳性率高。

<table>
<tr><td>知识点6：胰岛素瘤的治疗</td><td>副高：熟练掌握　正高：熟练掌握</td></tr>
</table>

（1）胰岛素瘤患者应少食多餐，低糖、高蛋白、高纤维、高脂肪饮食，减少对胰岛素分泌刺激。

（2）晚期或严重病例的低血糖症发作不易纠正时，需用10%葡萄糖液静脉滴注维持数日，直至患者能自主进食淀粉类食物。

（3）对药源性低血糖患者避免使用容易导致低血糖的药物。

（4）对肝源性低血糖症患者应积极治疗原发病，同时注意纠正低血糖，避免摄入不足、消耗过大。

（5）对胰岛素瘤患者应尽量进行肿瘤切除术。肿瘤定位困难者可行胰腺探查，如未发现肿瘤，可用术中胰腺超声显像定位，如仍未发现肿瘤，可从胰尾开始向胰头逐步分段切除，每切除一小段胰腺后立即查血糖，如血糖上升表示不能触摸到的细小肿瘤已被切除，当切除85%胰腺而仍无血糖上升时需停止手术，以避免发生吸收不良症，同时用病理、分子生物学和分子内分泌学方法鉴定是否为1型磺脲受体（SUR1）或ATP敏感性K通道（Kir6.2）突变所致的婴儿持续性高胰岛素血症性低血糖症（PHHI）或肠促胰素－胰高糖素样肽-1（GLP-1）所致的胰源性非胰岛素瘤低血糖综合征（NIPHS）。

（6）术前应用二氮嗪，每次$100 \sim 200mg$，1日$2 \sim 3$次口服，以抑制胰岛素分泌，同时服用氢氯噻嗪以消除钠潴留；手术日亦应口服此药，降低低血糖发作的风险。

（7）链脲菌素能破坏胰岛B细胞，用于不能手术切除的胰岛素癌或术后辅助治疗，剂量$20 \sim 30mg/kg$，每周2次静脉滴注，总量$8 \sim 12g$。

第十一章　骨质疏松症

骨质疏松症

　　骨质疏松症（OP）是一种以骨量降低和骨组织微结构破坏为特征，导致骨脆性增加和易于骨折的代谢性骨病。按病因可分为原发性和继发性两类。继发性OP的原发病因明确，常由内分泌代谢疾病（如性腺功能减退症、甲亢、甲旁亢、库欣综合征、1型糖尿病等）或全身性疾病引起。Ⅰ型原发性OP，即绝经后骨质疏松症（PMOP），发生于绝经后女性。Ⅱ型原发性OP，即老年性OP，见于老年人。骨量减少的特点是骨质绝对量逐渐减少、骨质矿化过程持续正常，即单位体积内骨量减少、骨矿物质和骨有机质比例正常；骨微结构破坏，乃骨吸收所致，表现为骨皮质变薄、海绵状骨小梁数目减少和体积减小、甚至断裂（微骨折），而类骨质带宽度正常。因此，骨强度下降、脆性增加，难以承受日常活动和简单动作、甚至机体重量所产生的应切力，因而极易骨折。最常见的骨折部位有椎体、桡骨远端和股骨近端。

　　OP可分为原发性和继发性和特发性3型：

　　（1）原发性：可分为绝经后骨质疏松症（PMOP，Ⅰ型OP症）和老年性骨质疏松症（SOP，Ⅱ型OP症）两种。也有人将上述的Ⅰ型和Ⅱ型OP统称为退行性OP。PMOP是OP的最常见临床类型（80%以上），其发病与雌激素缺乏直接相关。

　　（2）继发性：继发性骨质疏松症是由于某些疾病、药物、营养和活动异常而造成的，临床上以内分泌代谢病、结缔组织病、肾脏疾病、消化道疾病和药物所致者多见。

　　（3）特发性：发生于既往身体健康、青春发育前的儿童，发病年龄2~16岁。特发性骨质疏松症的诊断必须排除各种原因引起的继发性骨质疏松，患者的症状在青春期后可自行缓解。

　　正常性成熟后骨的代谢主要以骨重建形式进行。更年期后，男性的骨密度（BMD）下降速率一般慢于女性，因为后者除增龄外，还有雌激素缺乏因素的参与。凡使骨吸收增加和/或骨形成减少的因素都会导致骨丢失和骨质量下降，脆性增加，直至发生骨折。

　　（1）骨吸收因素

　　1）性激素缺乏：雌激素缺乏使破骨细胞功能增强，骨丢失加速，是PMOP的主要病因；

而雄激素缺乏在老年性OP的发病中起了重要作用。

2）活性维生素D缺乏和PTH增高：由于高龄和肾功能减退等原因致肠钙吸收和1,25（OH）$_2$D$_3$生成减少，PTH呈代偿性分泌增多，导致骨转换率加速和骨丢失。

3）细胞因子表达紊乱：骨组织的IL-1、IL-6和肿瘤坏死因子（TNF）增高，而护骨素（OPG）减少，导致破骨细胞活性增强和骨吸收。

（2）骨形成因素

1）峰值骨量降低：青春发育期是人体骨量增加最快的时期，约在30岁达到峰值骨量（PBM）。PBM主要由遗传因素决定，并与种族、骨折家族史、瘦高身材等临床表象，以及发育、营养和生活方式等相关联。性成熟障碍致PBM降低，成年后发生OP的可能性增加，发病年龄提前。PBM后，OP的发生主要取决于骨丢失的量和速度。

2）骨重建功能衰退：可能是老年性OP的重要发病原因。成骨细胞的功能与活性缺陷导致骨形成不足和骨丢失。

（3）骨质量下降：骨质量主要与遗传因素有关，包括骨的几何形态、矿化程度、微损伤累积、骨矿物质与骨基质的理化与生物学特性等。骨质量下降导致骨脆性和骨折风险增高。

（4）不良的生活方式和生活环境：OP和OP性骨折的危险因素很多，如高龄、吸烟、制动、体力活动过少、酗酒、跌倒、长期卧床、长期服用糖皮质激素、光照减少、钙和维生素D摄入不足等。蛋白质摄入不足、营养不良和肌肉功能减退是老年性OP的重要原因。危险因素越多，发生OP和OP性骨折的概率越大。

知识点4：骨质疏松症的临床表现　　　　　副高：熟练掌握　　正高：熟练掌握

（1）骨痛和肌无力：轻者无明显不适，较重患者常诉腰背疼痛或全身骨痛。骨痛通常为弥漫性，无固定部位，检查不能发现压痛区（点）。常于劳累或活动后加重，负重能力下降或不能负重。四肢骨折或髋部骨折时肢体活动明显受限，局部疼痛加重，有畸形或骨折阳性体征。

（2）椎体压缩骨折：多见于绝经后骨质疏松患者，有或无诱因，可单发或多发，身材变矮；严重者伴驼背，胸廓畸形者可出现胸闷、气促、呼吸困难等表现。心排出量、肺活量、肺最大换气量下降，易并发上呼吸道和肺部感染。

（3）长骨骨折：常因轻微活动（弯腰、负重、挤压或摔倒后）诱发或为自发性。多发部位为髋部和前臂，其他部位亦可发生，如肋骨、肱骨甚至锁骨和胸骨等。骨折发生后出现局部剧痛，卧床而取被动体位。髋部骨折以老年性骨质疏松患者多见。骨折部位多在股骨颈部（股骨颈骨折），其预后不良，如患者长期卧床，又加重骨丢失，常因并发感染或慢性衰竭而死亡。幸存者伴活动受限，生活自理能力明显下降或丧失。

知识点5：骨质疏松症的诊断　　　　　　　副高：熟练掌握　　正高：熟练掌握

（1）诊断线索：①绝经后或双侧卵巢切除后女性；②不明原因的慢性腰背疼痛；③身材变矮或脊椎畸形；④脆性骨折史或脆性骨折家族史；⑤存在多种OP危险因素，如高龄、吸烟、制动、低体重、长期卧床、服用糖皮质激素等。

（2）诊断标准：详细的病史和体检是临床诊断的基本依据，但确诊有赖于X线摄片检查或BMD测定，并确定是低骨量〔低于同性别PBM的1个标准差（SD）以上，但小于2.5个SD〕、OP（低于PBM的2.5个SD以上）或严重OP（OP伴一处或多处骨折）。OP性骨折的诊断主要根据年龄、外伤骨折史、临床表现以及影像学检查确立。正、侧位X线片（必要时可加特殊位置片）确定骨折的部位、类型、移位方向和程度；CT和MRI对椎体骨折和微细骨折有较大诊断价值；CT三维成像能清晰显示关节内或关节周围骨折；MRI对鉴别新鲜和陈旧性椎体骨折有较大意义。

（3）骨代谢转换率评价：一般根据骨代谢生化指标测定结果来判断骨转换状况。骨代谢生化指标分为骨形成指标和骨吸收指标两类，前者主要有血清骨源性碱性磷酸酶、骨钙素和1型胶原羧基前肽等；后者包括尿钙/尿肌酐比值、吡啶啉、脱氧吡啶啉和血抗酒石酸酸性磷酸酶（TRAP）等。

> **知识点6：骨质疏松症的鉴别诊断**　　　副高：熟练掌握　正高：熟练掌握

原发性骨质疏松症的诊断必须在排除各种继发性骨质疏松后方可成立。

（1）内分泌代谢疾病：根据需要，选择必要的生化或特殊检查逐一排除。甲旁亢者的骨骼改变主要为纤维囊性骨炎，早期可仅表现为低骨量或骨质疏松，测定血PTH、钙、磷和BLP可予鉴别，如仍有困难可行特殊影像检查或动态试验。其他内分泌疾病表现较明显，鉴别不难。

（2）血液系统疾病：血液系统肿瘤的骨损害有时酷似骨质疏松，此时有赖于血PTH、PTH相关肽（PTHrP）、肿瘤标志物或骨扫描等鉴别。

（3）青少年低骨量和骨质疏松：常见于成骨不全、甲亢、高泌乳素血症和泌乳素瘤、生长激素缺乏症、青春期发育延迟、Turner综合征、神经性厌食等。成骨不全的骨损害特征是骨脆性增加，多数是Ⅰ型胶原基因缺陷所致，其临床表现依缺陷的类型和程度而异，轻者可仅表现为骨质疏松而无明显骨折，必要时借助X线照片、生化标志物测定或Ⅰ型胶原蛋白基因突变分析鉴别。

（4）其他继发性骨质疏松症：主要包括肾性骨病、原发性甲旁亢、激素性骨质疏松症和骨软化症等。但有时原发性与继发性骨质疏松也可同时或先后发生。

> **知识点7：骨质疏松症的一般治疗**　　　副高：熟练掌握　正高：熟练掌握

（1）改善营养状况：补给足够的蛋白质有助于OP和OP性骨折的治疗，但伴有肾衰竭者要选用优质蛋白饮食，并适当限制其摄入量。多进富含异黄酮类食物对保存骨量也有一定作用。

（2）补充钙剂和维生素D：不论何种OP均应补充适量钙剂，使每日元素钙的总摄入量达800~1200mg。除增加饮食钙含量外，尚可补充碳酸钙、葡萄糖酸钙、枸橼酸钙等制剂。同时补充维生素D 400~600U/d。非活性维生素D主要用于OP的预防，因活性维生素D可促进肠钙吸收，增加肾小管对钙的重吸收，抑制PTH分泌，故可用于各种OP的治疗。骨化三醇［1,25（OH）$_2$D$_3$，钙三醇］或阿法骨化醇的常用量为0.25μg/d，应用期间要定期监测血钙、磷变化，防止发生高钙血症和高磷血症。

（3）加强运动：多从事户外活动，加强负重锻炼，增强应变能力，减少骨折意外的发生。运动的类型、方式和量应根据患者的具体情况而定。需氧运动和负重锻炼的重点应放在提高耐受力和平衡能力上，降低摔倒和骨折风险。避免肢体制动，增强抵抗力，加强个人护理。

（4）纠正不良生活习惯和行为偏差：提倡低钠、高钾、高钙和高非饱和脂肪酸饮食，戒烟忌酒。

（5）避免使用致OP药物：如抗癫痫药、苯妥英钠、苯巴比妥、卡巴马嗪、扑米酮、丙戊酸、拉莫三嗪、氯硝西泮、加巴喷丁和乙琥胺等。

（6）对症治疗：有疼痛者可给予适量非甾体抗炎药，如阿司匹林，每次0.3～0.6g，每日＜3次；或吲哚美辛（消炎痛）片，每次25mg，每日3次；或桂美辛（吲哚拉新）每次150mg，每日3次；或塞来昔布，每次100～200mg，每日1次。发生骨折或遇顽固性疼痛时，可应用降钙素制剂。骨畸形者应局部固定或采用其他矫形措施防止畸形加剧。骨折者应给予牵引、固定、复位或手术治疗，同时应辅以物理康复治疗，尽早恢复运动功能。必要时由医护人员给予被动运动，避免因制动或废用而加重病情。

知识点8：骨质疏松症的特殊治疗 　　　　　副高：熟练掌握　正高：熟练掌握

（1）二膦酸盐：是一类与钙有高度亲和力的人工合成化合物，有强烈的骨吸收抑制作用。可改变骨基质特性，抑制骨吸收，降低骨折发生率，提高骨质量。主要用于骨吸收明显增强的代谢性骨病，如变形性骨炎、多发性骨髓瘤、甲旁亢、肿瘤性高钙血症等。亦可用于治疗原发性和继发性骨质疏松，尤其适用于绝经后骨质疏松不宜使用雌激素者，对激素性骨质疏松也有效，骨转换率正常或降低者不宜单独用大剂量二膦酸盐长期治疗。

（2）降钙素：为骨吸收抑制剂，可抑制破骨细胞活性，提高骨的生物力学性能，且具有良好的骨折后镇痛作用。主要适用于：①高转换型骨质疏松；②骨质疏松伴或不伴骨折（主要是脊椎压缩性骨折）；③变形性骨炎；④急性高钙血症或高钙血症危象。

（3）锶盐：可促进VD的合成和骨矿化，短期小剂量可抑制破骨细胞活性；长期治疗能刺激骨形成，增加骨形成单位和BMD。雷奈酸锶适用于绝经后骨质疏松和老年性骨质疏松的治疗，亦可试用于治疗其他类型的骨质疏松。雷奈酸锶干混悬剂2.0g/d，每日1次口服。主要不良反应有恶心、腹泻，一般较轻且短暂；偶可发生超敏反应，一般于治疗开始后3～6周发病，表现为嗜酸性粒细胞增多和药疹，此时发生超敏反应必须立即停药，且不能再次使用。

（4）PTH：PTH间歇性小剂量应用可促进骨形成，增加骨量。PTH对老年性骨质疏松、年轻妇女雌激素缺乏、男性骨质疏松和糖皮质激素所致的骨质疏松均有效，PTH可单独或与雌激素、降钙素、二膦酸盐和VD联合应用。有数种方案可供选择：①单用PTH（或活性PTH片段hPTH$_{1-84}$、PTH$_{1-31}$、PTH$_{1-34}$、PTH$_{1-36}$和PTH$_{1-38}$等），400～800U/d，给药1周至1个月或数月；②PTH加用钙剂、雌激素等。治疗期间需监测血钙和尿钙变化。

（5）雌激素补充治疗（ERT）：其适应证：①围绝经期低骨量或骨质疏松，特别是伴绝经症状者；②卵巢早衰或因各种原因切除卵巢伴雌激素缺乏者；③小剂量雌激素（口服或皮贴）对绝经后骨质疏松的预防作用和不良反应值得进一步研究。禁忌证：①子宫内膜癌、乳腺癌或子宫内膜异位症；②不明原因阴道出血；③活动性肝炎或其他肝病伴肝功能明显异常者；④系统性红斑狼疮及其他结缔组织疾病；⑤活动性血栓栓塞性病变；⑥偏头痛、血脂谱异常、子宫肌瘤、胆囊疾病者。

（6）选择性雌激素受体调节剂（SERM）：对某些组织表现为雌激素激动剂而对另一些组织则表达雌激素的拮抗作用。雷洛昔芬60mg/d，主要适用于治疗无更年期症状、无血栓栓塞疾病的绝经后骨质疏松症。

（7）其他药物：噻嗪类利尿剂可抑制骨吸收，主要适用于尿钙排泄增多患者；睾酮类药物可增加骨量和肌量，主要适用于男性骨质疏松的辅助治疗。GH和IGF-1、促合成激素类药物、他汀类药物、组织蛋白酶K抑制剂等的治疗意义有待进一步观察。

知识点9：骨质疏松性骨折的治疗　　　　　　　副高：熟练掌握　正高：熟练掌握

治疗原则包括复位、固定、功能锻炼和抗OP治疗。脊柱是骨质疏松性骨折中最为常见的部位，有手术和非手术两种治疗方法，应根据病情合理选择；髋部骨折包括股骨颈骨折和股骨转子间骨折，除治疗骨折外，还应针对并发症和伴随疾病进行处理；桡、尺骨远端骨折治疗一般采用手法复位，可用夹板或石膏固定，或外固定器固定。对于少数不稳定骨折可考虑手术处理。骨质疏松患者骨科围术期应进行积极的抗骨质疏松治疗和支持治疗，以提高手术成功率，改善预后。

知识点10：骨质疏松症的预防　　　　　　　　副高：熟练掌握　正高：熟练掌握

加强卫生宣教和实施有效预防方案。高危人群的预防应在达到PBM前开始，以争取获得较理想的骨量。其中运动、保证摄入充足的钙剂较为有效。成年后的预防主要针对延缓骨丢失速率和骨折进行，避免骨折的危险因素可明显降低骨折发生率。

第十二章 血脂代谢异常

知识点1：血脂代谢异常的概念 　　副高：熟练掌握　正高：熟练掌握

血脂代谢异常指血浆中脂质量和质的异常，通常指血浆中胆固醇和/或三酰甘油（TG）升高，也包括高密度脂蛋白胆固醇降低。因脂质不溶或微溶于水，在血浆中与蛋白质结合以脂蛋白的形式存在，故血脂异常实际上表现为脂蛋白异常血症。血脂异常以及与其他心血管风险因素相互作用导致动脉粥样硬化，增加心脑血管病的发病率和死亡率。

知识点2：血脂及其代谢 　　副高：熟练掌握　正高：熟练掌握

（1）胆固醇：食物中的胆固醇（外源性）主要为游离胆固醇，在小肠腔内与磷脂、胆酸结合成微粒，在肠黏膜吸收后与长链脂肪酸结合形成胆固醇酯。大部分胆固醇酯形成CM，少量组成VLDL，经淋巴系统进入体循环。内源性胆固醇在肝和小肠黏膜由乙酸合成而来，碳水化合物、氨基酸、脂肪酸代谢产生的乙酰辅酶A是合成胆固醇的基质，合成过程受3羟基-3甲基戊二酰辅酶A（HMG-CoA）还原酶催化。循环中胆固醇的去路包括构成细胞膜，生成激素、维生素D、胆酸盐，储存于组织等。排入肠腔的胆固醇和胆酸盐可再吸收经肠肝循环回收到肝脏再利用。未被吸收的胆固醇在小肠下段转化为激素随粪便排出。

（2）三酰甘油：外源性三酰甘油来自食物，消化、吸收后成为乳糜微粒的主要成分。内源性三酰甘油主要由小肠（利用吸收的脂肪酸）和肝（利用乙酸和脂肪酸）合成，构成脂蛋白（主要是VLDL）后进入血液。血中的三酰甘油是机体恒定的能量来源，其在LPL作用下分解为FFA供肌细胞氧化或储存于脂肪组织。脂肪组织中的脂肪又可被脂肪酶水解为FFA和甘油，进入循环后供其他组织利用。

知识点3：血脂代谢异常的分类 　　副高：熟练掌握　正高：熟练掌握

血脂代谢异常的常用分类方法有表型分类、病因分类和临床分类，其中临床分类较为实用。

（1）表型分类：世界卫生组织（WHO）根据脂蛋白的种类和严重程度将血脂异常分为5型，其中第Ⅱ型又分为2个亚型。Ⅱa、Ⅱb和Ⅳ型较常见。具体见下表。

脂蛋白异常血症表型分类

类型	TC	TG	CM	VLDL	LDL	风险
I	↑→	↑↑	↑↑	↑↑	↑→	易发胰腺炎
IIa	↑↑	→	→	→	↑↑	易发冠心病
IIb	↑↑	↑		↑	↑	易发冠心病
III	↑↑	↑	↑		↓	易发冠心病
IV	↑→	↑↑	→↑	↑↑	→	易发冠心病
V	↑	↑↑	↑↑	↑	↑→	易发胰腺炎

注：↑表示浓度升高；→表示浓度正常；↓表示浓度降低

（2）病因分类：根据病因，血脂异常可分为继发性血脂异常和原发性血脂异常两类。血脂代谢过程中的各个环节，包括脂质来源、脂蛋白合成、代谢过程关键酶的异常或降解过程受体通路障碍等，均可导致血脂异常。

（3）临床分类：临床上将血脂异常分为高 CH 血症、高 TG 血症、混合型高脂血症和低 HDL-C 血症，具体见下表。

血脂异常的临床分类

类型	TC	TG	HDL-C	对应 WHO 分类
高 CH 血症	↑↑	→	→	IIa
高 TG 血症	→	↑↑	→	IV、I
混合型高脂血症	↑↑	↑↑	→	IIb、III、IV、V
低 HDL-C 血症	→	→	↓	

注：↑表示浓度升高；→表示浓度正常；↓表示浓度降低

知识点 4：血脂代谢异常的病因及发病机制　　　副高：熟练掌握　　正高：熟练掌握

脂蛋白代谢过程极为复杂，不论何种病因，若引起脂质来源、脂蛋白合成、代谢过程关键酶异常或降解过程受体通路障碍等，均可能导致血脂异常。

（1）原发性血脂异常：家族性脂蛋白异常血症是基因缺陷所致。某些突变基因已经阐明，如家族性脂蛋白脂酶（LPL）缺乏症和家族性 Apo C II 缺乏症可因为 CM、VLDL 降解障碍引起 I 型或 V 型脂蛋白异常血症；家族性高胆固醇血症由于 LDL 受体缺陷影响 LDL 的分解代谢，家族性 Apo B_{100} 缺陷症由于 LDL 结构异常影响与 LDL 受体的结合，二者主要表现为 IIa 型脂蛋白异常血症等。

大多数原发性血脂异常原因不明，认为是由多个基因与环境因素相互作用的结果。

（2）继发性血脂异常

1）全身系统性疾病：如糖尿病、甲状腺功能减退症、库欣综合征、肝肾疾病、系统性红斑狼疮、骨髓瘤、过量饮酒等引起血脂异常。

2）药物：如噻嗪类利尿剂、β受体阻滞剂等。长期大量使用糖皮质激素可促进脂肪分解、血浆 TC 和 TG 水平升高。

知识点 5：血脂代谢异常的病理　　　　　　　副高：熟练掌握　正高：熟练掌握

过多的脂质沉积在局部组织可形成黄色瘤。一般表现为皮肤局限性的隆凸，可为黄色、橘黄色或棕红色，多呈结节、斑块状，质地柔软。黄色瘤的病理改变为真皮内可见大量吞噬脂质的巨噬细胞（又称为泡沫细胞）。早期常伴有炎症细胞，晚期可发生成纤维细胞增生。

如长期血脂异常可对血管内膜造成损伤，使内皮细胞、单核和巨噬细胞表面特性发生变化，黏附因子表达增加。早期动脉硬化可见泡沫细胞堆积于动脉管壁内，随着病程的进展，动脉管壁则形成纤维化的斑块，使管腔缩窄。

另外，脂质异常增多并在肝脏和脾脏沉积，可导致两者的体积增大，镜下可见大量的泡沫细胞。骨髓中亦可见类泡沫细胞。

知识点 6：血脂代谢异常的临床表现　　　　　　副高：熟练掌握　正高：熟练掌握

（1）黄色瘤、早发性角膜环和脂血症眼底改变：是脂质局部沉积引起，其中以黄色瘤较为常见。黄色瘤是一种异常的局限性皮肤隆起，颜色可为黄色、橘黄色或棕红色，多呈结节、斑块或丘疹形状，质地一般柔软，最常见的是眼睑周围扁平黄色瘤。早发性角膜环出现于 40 岁以下，多伴有血脂异常。严重的高三酰甘油血症可产生脂血症眼底改变。

（2）动脉粥样硬化：脂质在血管内皮下沉积引起动脉粥样硬化，引起早发性和进展迅速的心脑血管和周围血管病变。某些家族性血脂异常可于青春期前发生冠心病，甚至心肌梗死。严重的高胆固醇血症有时可出现游走性多关节炎。严重的高三酰甘油血症（＞10mmol/L）可引起急性胰腺炎。

知识点 7：血脂代谢异常的实验室检查　　　　　副高：熟练掌握　正高：熟练掌握

（1）血脂检查：诊断主要依靠实验室检查，其中最主要的是测定血浆（清）总胆固醇和 TG 的浓度。血浆外观检查可判断血浆中有无乳糜微粒存在。将血浆放置于 4℃冰箱中过夜，然后观察血浆的外观。如果见到"奶油样"顶层，表明血浆中乳糜微粒含量较高。脂蛋白电泳可分为乳糜微粒及 α、β、前 β 带等四类脂蛋白。电泳时乳糜微粒滞留在原位，而 α、β、前 β 带分别相当于 HDL、LDL 和 VLDL。

（2）特殊检查：可进行基因 DNA 突变检测，或分析脂蛋白–受体相互作用及脂蛋白脂酶、肝脂酶、胆固醇酯化酶等的活性。

知识点 8：血脂代谢异常的诊断　　　　　　　　副高：熟练掌握　正高：熟练掌握

详细询问病史，包括个人饮食和生活习惯、有无引起继发性血脂异常的相关疾病、引起血脂异常的药物应用史以及家族史。体格检查须全面、系统，并注意有无黄色瘤、角膜环和脂血症眼底改变等。血脂检查的重点对象包括：①已有冠心病、脑血管病或周围动脉粥样硬化病者；②有高血压、糖尿病、肥胖、过量饮酒以及吸烟者；③有冠心病或动脉粥样硬化家族史者，尤其是直系亲属中有早发冠心病或其他动脉粥样硬化证据者；④有皮肤黄色瘤者；⑤有家族性高脂血症者。从预防的角度出发，建议20岁以上的成年人至少每5年测定1次血脂，40岁以上男性和绝经期后女性每年进行血脂检查；对于缺血性心血管疾病及其高危人群，则应每3~6个月测量1次。首次发现血脂异常时应在2~4周内复查，若仍属异常，则可确立诊断。

知识点9：血脂代谢异常的鉴别诊断　　　　　副高：熟练掌握　　正高：熟练掌握

引起胆固醇升高的原发因素主要是家族性高胆固醇血症和家族性载脂蛋白β100缺陷症，而继发性因素主要有甲减与肾病综合征；引起三酰甘油升高的原发因素主要是家族性高三酰甘油血症、脂蛋白脂酶缺陷症、家族性载脂蛋白CⅡ缺陷症和特发性高三酰甘油血症，而继发性因素主要是糖尿病、酒精性高脂血症和雌激素治疗等。常见的继发性血脂谱异常症见于糖尿病、甲减、垂体性矮小症、肢端肥大症、神经性厌食、脂肪营养不良、肾病综合征、尿毒症、胆管阻塞、系统性红斑狼疮和免疫球蛋白病等。因这些疾病的临床表现明显，故其鉴别一般无困难。

知识点10：血脂代谢异常的治疗　　　　　　副高：熟练掌握　　正高：熟练掌握

（1）非手术治疗：血脂和血脂谱异常与动脉粥样硬化的关系密切，非手术治疗的目的是纠正血脂谱异常，尽量降低心脑血管病的发病风险。根据《中国成人血脂异常防治指南》（2007年）的标准和血脂谱异常的危险分层，确定治疗的个体化目标。一般危险性越大，调脂治疗的要求越高。

1）一般治疗：主要包括纠正不良生活方式、控制体重、运动锻炼和戒烟等。

2）饮食治疗：控制饮食可使血浆胆固醇降低5%~10%，同时有助于减肥，并使调脂药物发挥出最佳效果。饮食治疗的目标是达到或接近标准体重，消除肥胖。

3）调脂药物治疗：常用药物有他汀类和贝特类两类。继发性血脂谱异常症的治疗主要是积极治疗原发病（如糖尿病、甲减、肝肾疾病、糖原贮积症等），并适当结合饮食控制和调脂药物治疗。

①羟甲基戊二酰辅酶A（HMG-CoA）还原酶抑制剂（他汀类）：大部分血浆脂蛋白中的胆固醇是在体内合成的。在胆固醇的生物合成过程中，HMG-CoA转变成甲基二羟戊酸需要HMG-CoA还原酶进行催化。HMG-CoA还原酶是体内胆固醇合成的重要限速酶。此酶活性下降，胆固醇的合成减少。因此，HMG-CoA还原酶抑制剂是降低高LDL-C血症的首选药物，除了降低血胆固醇外，他汀类还具有抗炎、免疫调节和保护血管内皮细胞功能作用。常用的他汀类药物有辛伐他汀（每次20~80mg，qd）、阿托伐他汀（每次10~80mg，qd）等。该类药物偶可引起横纹肌溶解和肾衰。

②苯氧芳酸类（贝特类）：主要是增强脂蛋白脂酶的活性，使TG的水解增加，对治疗高三酰甘油血症有显著疗效。常用药物有非诺贝特（力平之），每次0.1g，每日3次；微粒化非诺贝特胶囊，每晚服1次，每次0.2g，其调脂效果与常规剂型相似。不良反应主要有口干、食欲减退、排便次数增多、湿疹等，偶见血清转氨酶、尿素氮或肌酐升高，但停药后即可恢复正常。苯扎贝特（必降脂），每次0.2g，每日3次；缓释片每晚服0.4g，常见不良反应有食欲减退、恶心和上腹部不适等胃肠道症状，亦可见皮肤瘙痒、荨麻疹、皮疹、脱发、头痛、头晕、失眠、性欲减退等。

③其他药物：抗肥胖药物奥利司他、利莫那班可降低LDL-C水平。胆酸螯合剂考来烯胺（又名消胆胺）可降低血浆总胆固醇水平，升高HDL-C水平；每次4~5g，每日1~3次。宜从小剂量开始，根据血脂水平逐渐加大剂量，一般每日总量不超过24g。考来替泊（降胆宁）的调脂效果及不良反应与考来烯胺相似，但便秘发生较少，每日12~15g，分3~4次口服。阿昔莫司（氧甲吡嗪，乐脂平）每晚睡前服用0.25~0.5g，病情需要时可于早餐后加服0.25g。患者服药后可有面部潮红、皮肤瘙痒、胃部灼热感或上腹部不适、轻微头痛等不良反应，但多数可在服药后数日内逐渐减轻或消失。

为了确保药物调脂治疗的有效性和安全性，应每隔1~3个月复查血脂，并根据血脂水平适当调整药物的种类和剂量；定期复查肝肾功能、肌酸磷酸激酶、血糖、血尿酸及心电图等。

（2）手术治疗：血脂谱异常症和重度肥胖者可考虑回肠末端部分切除术、门－腔静脉分流吻合术、胃旁路移植术或胃成形术。

知识点11：血脂代谢异常的预防及预后　　　　副高：熟练掌握　正高：熟练掌握

普及健康教育，提倡均衡饮食，增加体力活动及体育运动，预防肥胖，并与肥胖症、糖尿病、心血管疾病等慢性病防治工作的宣教相结合，以降低血脂异常的发病率。经积极的综合治疗，其预后良好。

第十三章　痛　风

知识点 1：痛风的概念　　　　　　　　　　副高：熟练掌握　　正高：熟练掌握

痛风是嘌呤代谢障碍所致的一组异质性慢性代谢性疾病，其临床特点为高尿酸血症、反复发作的痛风性急性关节炎、间质性肾炎和痛风石形成；严重者伴关节畸形或尿酸性尿路结石。本病常伴有肥胖、2 型糖尿病、高脂血症、高血压、动脉硬化和冠心病等，临床称代谢综合征。高尿酸血症和痛风仅为本综合征中的表现之一。本病可分为原发性和继发性两类，其中原发性痛风占绝大多数。

知识点 2：痛风的病因及发病机制　　　　　副高：熟练掌握　　正高：熟练掌握

（1）原发性高尿酸血症和痛风：由先天性嘌呤代谢障碍引起，其发病机制有两个方面：①多基因遗传缺陷引起的肾小管尿酸分泌功能障碍，尿酸排泄减少，导致高尿酸血症；②嘌呤代谢酶缺陷，如磷酸核糖焦磷酸合酶（PRS）活性增加、次黄嘌呤 - 鸟嘌呤磷酸核糖转移酶（HGPRT）缺陷症、腺嘌呤磷酸核糖转移酶（APRT）缺陷症及黄嘌呤氧化酶活性增加均可致血尿酸增高。前三种酶缺陷属于 X 伴性连锁遗传，后者可能为多基因遗传。痛风患者中因尿酸生成增多所致者仅占 10% 左右，大多数均由尿酸排泄减少引起。

（2）继发性高尿酸血症和痛风：①某些遗传性疾病，如 I 型糖原累积病、Lesch-Nyhan 综合征；②某些血液病，如白血病、多发性骨髓瘤、淋巴瘤及恶性肿瘤化疗或放疗后，因尿酸生成过多致高尿酸血症；③慢性肾病，因肾小管分泌尿酸减少导致尿酸增高；④药物，如呋塞米、利尿酸、吡嗪酰胺、阿司匹林等均能抑制尿酸排泄导致高尿酸血症。

知识点 3：痛风的临床表现　　　　　　　　副高：熟练掌握　　正高：熟练掌握

临床多见于 40 岁以上的男性，女性多在更年期后发病，近年发病有年轻化趋势。常有家族遗传史。较多患者伴有肥胖、2 型糖尿病、高脂血症、高血压、动脉硬化和冠心病等。痛风的临床自然病程可分为 4 个阶段：无症状期、急性关节炎期、间歇期和慢性关节炎期。临床上，一般仅在发生关节炎时才称为痛风。

（1）无症状期：仅有波动性或持续性高尿酸血症，从血尿酸增高至症状出现的时间可达数年，有些可终身不出现症状，但随年龄增长，痛风的患病率增加，并与高尿酸血症的水平和持续时间有关。

（2）急性关节炎期：①多在午夜或清晨突然起病，关节剧痛，呈撕裂样、刀割样或咬噬样，难以忍受；数小时内出现受累关节的红、肿、热、痛和功能障碍；②单侧第 1 跖趾关节最常见，其余为趾、踝、膝、腕、指、肘关节；③发作常呈自限性，多于数天或2周内自行缓解，受累关节局部皮肤脱屑和瘙痒；④可伴高尿酸血症，但部分患者急性发作时血尿酸水平正常；⑤关节液或皮下痛风石抽吸物中发现双折光的针形尿酸盐结晶是确诊依据；⑥秋水仙碱可以迅速缓解关节症状；⑦可有发热等。常见的发病诱因有受寒、劳累、饮酒、高蛋白高嘌呤饮食、外伤、手术、感染等。

（3）痛风石及慢性关节炎期：痛风石是痛风的特征性临床表现，典型部位在耳郭，也常见于反复发作的关节周围以及鹰嘴、跟腱、髌骨滑囊等处。外观为隆起的大小不一的黄白色赘生物，表面菲薄，破溃后排出白色粉状或糊状物经久不愈，但较少继发感染。关节内大量沉积的痛风石可造成关节骨质破坏、关节周围组织纤维化、继发退行性改变等，临床表现为持续关节肿痛、压痛、畸形、关节功能障碍。

（4）肾脏

1）痛风性肾病：起病隐匿，临床表现为尿浓缩功能下降，出现夜尿增多、低比重尿、低分子蛋白尿、白细胞尿、轻度血尿及管型等。晚期可致肾小球滤过功能下降，出现肾功能不全及高血压、水肿、贫血等。少数患者表现为急性肾衰竭，出现少尿或无尿，尿中可见大量尿酸晶体。

2）尿酸性肾石病：有10%～25%的痛风患者肾有尿酸结石。较小者呈沙砾状随尿排出，可无明显症状。较大者引起肾绞痛、血尿、排尿困难、肾积水、肾盂肾炎或肾周围炎等。纯尿酸结石能被X线透过而不显影，故对尿路X线平片阴性而B超阳性的肾结石患者应常规检查血尿酸并分析结石的性质。

3）急性肾衰竭：由于大量尿酸盐结晶堵塞肾小管、肾盂甚至输尿管所致。患者突然出现少尿甚至无尿，如不及时处理可迅速发展为急性肾衰竭。

知识点4：痛风的实验室和辅助检查　　　　　副高：熟练掌握　　正高：熟练掌握

（1）血尿酸测定：成年男性血尿酸值为208～416μmol/L（3.5～7.0mg/dl），女性为149～358μmol/L（2.5～6.0mg/dl），绝经后接近男性。血尿酸存在较大波动，应反复监测。

（2）尿尿酸测定：限制嘌呤饮食5天后，每日尿酸排出量>3.57mmol（600mg），可认为尿酸生成增多。

（3）关节液或痛风石内容物检查：急性关节炎期行关节穿刺抽取滑液，在旋光显微镜下可见滑液中或白细胞内有双折光的针状尿酸盐结晶，其阳性率约为90%。穿刺或活检痛风石或破溃物，亦可发现同样形态的尿酸盐结晶。此项检查具有确诊意义，应视为痛风诊断的"金标准"，但临床上并没有作为常规检查项目，仅在鉴别诊断困难时使用。

（4）X线检查：急性关节炎期可见非特征性软组织肿胀；慢性期或反复发作后可见软骨缘破坏，关节面不规则，特征性改变为穿凿样、虫蚀样圆形或弧形的骨质透亮缺损。

（5）计算机X线体层显像（CT）与磁共振显像（MRI）检查：CT扫描受累部位可见不均匀的斑点状高密度痛风石影像；MRI的T1和T2加权图像呈斑点状低信号。

（6）超声检查：由于大多数纯尿酸性尿路结石X线检查不显影，但肾脏超声检查可了解尿酸盐结石及肾损害的情况。在疾病早期对关节积液敏感度高，并能鉴别软组织损伤及骨损伤。高频传感器超声波仪诊断远节跖骨疾病有很大价值，可清楚显示关节的解剖结构、关节面伸屈肌腱、骨边缘、关节周围软组织、趾甲及血管的病变、尿酸盐的沉积等。

| 知识点5：痛风的诊断 | 副高：熟练掌握　正高：熟练掌握 |

根据诱因、家族史、泌尿道尿酸结石史及典型的关节炎表现等，应考虑为痛风。以下检查可确定诊断，并以前3项最为重要：①血尿酸增高，但少数患者在急性痛风发作时可正常；②关节腔滑囊液旋光显微镜检查可发现白细胞内有双折光的针形尿酸盐结晶；③痛风石活检或穿刺检查可证实为尿酸盐结晶；④X线检查可见，在受累关节骨软骨缘有圆形或不整齐穿凿样透亮缺损（尿酸盐侵袭骨质所致）；⑤CT扫描见灰度不等的斑点状痛风石影像，或在MRI的T_1和T_2影像中呈低至中等密度的块状阴影。两项检查联合进行可对多数关节内痛风石作出准确的诊断。急性关节炎期诊断有困难者，可用秋水仙碱做诊断性治疗。服秋水仙碱后症状迅速缓解，对痛风具有特征性诊断意义。

| 知识点6：痛风的鉴别诊断 | 副高：熟练掌握　正高：熟练掌握 |

（1）无症状性高尿酸血症与痛风间歇期的鉴别诊断：无症状性高尿酸血症无关节炎急性发作病史而痛风间歇期有，据此可鉴别。鉴别两者的意义在于明确两者概念不同，临床处理原则有别。

（2）急性痛风性关节炎与急性蜂窝织炎及丹毒的鉴别诊断

1）急性痛风性关节炎发作时关节周围软组织常呈明显红肿，若忽视了关节本身的症状，极易误诊为急性蜂窝织炎或丹毒。

2）蜂窝织炎局部皮下软组织肿胀明显，但肿胀范围不以关节为中心，关节疼痛、肿胀和触痛往往不明显。

3）丹毒为链球菌感染所致，沿淋巴管走行，局部皮肤为鲜红色，周围边界清楚，累及关节时关节处压痛并非最重处。

4）急性蜂窝织炎及丹毒病情严重时可有高热、寒战，血白细胞计数升高；应用抗生素治疗有效。

5）滑液中无尿酸盐结晶，血尿酸不高，不经治疗症状不会自行消失，对秋水仙碱无效，据此可与痛风性关节炎相鉴别。

（3）急性痛风性关节炎与创伤性关节炎的鉴别诊断

1）创伤与劳累诱发痛风发作时，易误诊为创伤性关节炎。

2）创伤性关节炎常有较重的受伤史，血尿酸水平不高，滑囊液检查无尿酸盐结晶，滑液中可无致病菌，因创伤可有红细胞和白细胞增多，一般白细胞计数一般（1000～2000）×10^6/L，多为单核细胞或淋巴细胞。

（4）急性痛风性关节炎与化脓性关节炎的鉴别诊断

1）5%的痛风性关节炎急性期可有血白细胞计数升高、发热，特别是痛风石伴有破溃时易误诊为化脓性关节炎。

2）化脓性关节炎多见于负重关节并伴有高热、寒战。

3）关节穿刺可有脓性渗出液，滑膜液中含大量白细胞，白细胞计数为（50000~100 000）×10⁶/L，多为中性粒细胞，培养可发现致病菌，多为革兰阳性球菌；滑囊液及滑囊分泌物中无尿酸盐结晶，血尿酸正常。

（5）急性痛风性关节炎与假性痛风的鉴别诊断

1）因钙盐沉积与关节内的纤维软骨和透明软骨所致关节软骨钙化，此钙盐是以二羟焦磷酸钙（CPPD）为主。

2）假性痛风多发于老年男性，有遗传史，易侵及大关节，而痛风常易侵及手足小关节。

3）假性痛风多发性关节受累是以膝关节最为常见，其次为其他大关节，常对称发病。

4）假性痛风的急性发作酷似痛风，血尿酸可增高或正常，关节腔积液内含有CPPD结晶，在偏振光显微镜下可确诊。X平片表现为对称性关节软骨钙化。

（6）慢性痛风性关节炎与类风湿关节炎的鉴别诊断

1）类风湿关节炎多见于女性，一般上肢症状重于下肢，呈多发性、对称性、游走性的小关节疼痛及梭形肿胀，罕见单个急性关节炎，这与痛风性关节炎的单侧、不对称性相鉴别。

2）X线平片显示骨质侵蚀或明确的骨质疏松。

3）血尿酸正常，类风湿因子阳性，关节液无尿酸盐结晶发现。

（7）慢性痛风性关节炎与风湿性关节炎的鉴别诊断：风湿性关节炎除了多关节炎、游走性、对称性关节疼痛外，还应具备心脏、皮肤损害等风湿热的表现，很少累及跖趾关节，血尿酸正常。

（8）慢性痛风性关节炎与骨性关节炎的鉴别诊断

1）骨性关节炎是由于创伤、肥胖、代谢及遗传等因素造成的累及全身关节的退行性病变。患者多为老年女性。

2）全身关节皆可累及，但以远端指间关节，第1掌指关节、跖趾关节、颈腰椎最为常见。

3）受累关节有晨僵、钝痛、活动后加重。

4）X平片可有关节面的硬化、变形、关节边缘增生，骨赘剥离及软骨下囊变，与痛风的骨皮质虫蚀形成翘突样改变不同。

5）关节液及滑膜检查无尿酸盐结晶，无血尿酸升高，无尿酸结石形成。

（9）慢性痛风性关节炎与银屑病性关节炎的鉴别诊断

1）银屑病性关节炎常为不对称性累及远端指间关节，伴关节破损残疾及骨质吸收，约20%的患者伴有轻度高尿酸血症，有时还与痛风并存，很难鉴别。

2）累及趾（指）关节远端，髋关节也常受累，关节间隙变宽，X线平片末节呈铅笔尖或帽状。

3）主要区别是约80%的银屑病关节炎有趾（指）甲异常改变。

4）指骨X线影像有"套叠"现象，长骨有"绒毛状"骨膜炎改变，还可出现不典型的脊柱炎伴非边缘性及边缘性韧带骨赘。

5）最重要的是滑液中无尿酸盐结晶沉积为鉴别的依据。

（10）慢性痛风性关节炎与强直性脊柱炎的鉴别诊断

1）当慢性痛风累及大关节并有功能障碍时，有时易与强直性脊柱炎混淆。强直性脊柱炎是一种原因不明、以中轴关节慢性炎症为主的全身性疾病。好发于青年男性，是对称性的，几乎全部骶髂关节受累。

2）患者常有厌食、乏力、贫血、发热、盗汗等全身症状，而痛风患者则常缺乏全身症状。

3）血清学检查强直性脊柱炎HLA-B27为阳性，无血尿酸水平升高。

4）强直性脊柱炎典型的X线片改变为相邻椎体间韧带骨化形成竹节样改变，骶髂关节侵蚀、硬化及关节间隙增宽/变窄或部分强直，亦与痛风的改变有区别。

（11）慢性痛风性关节炎与血管性疾病的鉴别诊断：少数痛风患者因跖趾关节肿痛伴间歇性跛行，易被误诊为闭塞性脉管炎或血栓性静脉炎。血栓闭塞性脉管炎病变主要累及中小动脉，有足背动脉或胫后动脉搏动减弱或消失出现缺血性疼痛，患肢皮温降低，远端可有坏死，而不单纯累及关节，血管造影或彩色多普勒容易发现血供障碍。

知识点7：痛风的一般防治　　　　　　副高：熟练掌握　　正高：熟练掌握

蛋白质摄入量限制在1g/（kg·d）左右，并忌进高嘌呤食物（心、肝、肾、沙丁鱼等），戒酒，避免诱发因素。鼓励多饮水，使每日尿量>2000ml。当尿H^+浓度在1000nmol/L（pH 6.0以下）时，需碱化尿液，如口服碳酸氢钠1～2g，每日3次，使尿H^+浓度维持在630.9～316.3nmol/L（pH 6.2～6.5）。晨尿酸性时，晚上加服乙酰唑胺250mg，以增加尿酸溶解度，避免结石形成。不宜使用抑制尿酸排泄的药物。

知识点8：急性痛风关节炎的治疗　　　　副高：熟练掌握　　正高：熟练掌握

（1）非甾体类抗炎药（NSAID）：各种NSAID均可有效缓解急性痛风症状，为急性痛风关节炎的一线用药。常用药物：①吲哚美辛，每次50mg，每天3～4次；②双氯芬酸，每次50mg，每天2～3次；③依托考昔120mg，每天1次。常见的不良反应是胃肠道溃疡及出血，心血管系统毒性反应。活动性消化性溃疡禁用，伴肾功能不全者慎用。

（2）秋水仙碱：是治疗急性发作的传统药物，因其药物毒性现已少用。一般首次剂量1mg，以后每1～2小时0.5mg，24小时总量不超过6mg。秋水仙碱不良反应较多，主要是严重的胃肠道反应，如恶心、呕吐、腹泻、腹痛等，也可引起骨髓抑制、肝细胞损害、过敏、神经毒性等，肾功能不全者减量使用。

（3）糖皮质激素：治疗急性痛风有明显的疗效，通常用于不能耐受NSAID或秋水仙碱或肾功能不全者。可应用中小剂量的糖皮质激素，口服、肌注、静脉均可，如口服泼尼松20～30mg/d。停药后症状易"反跳"。

知识点9：痛风的间歇期和慢性关节炎期处理　　副高：熟练掌握　　正高：熟练掌握

（1）抑制尿酸合成药物：别嘌醇通过抑制黄嘌呤氧化酶使尿酸生成减少，与促进尿酸排泄药物合用可使血尿酸迅速下降，并动员沉积在组织中的尿酸盐，使痛风石溶解。常用剂量为100mg，每日2～4次（最大剂量600mg/d）。待血尿酸降至≤0.36mmol/L时，逐渐减量。新的黄嘌呤氧化酶抑制剂februxostat的降血尿酸作用优于别嘌醇，每日1次，常用剂量为10～100mg/d，最大剂量可达240mg/d。主要不良反应为肝损害、腹泻、头痛、恶心、呕吐，肾功能不全患者慎用。

（2）促进尿酸排泄的药物：此类药物主要通过抑制肾小管对尿酸的重吸收，增加尿尿酸排泄而降低血尿酸水平。适用于肾功能正常，每日尿尿酸排泄不多的患者。用药剂量宜小，服药期间应每日口服碳酸氢钠3～6g，以碱化尿液；并注意多饮水，保持每日尿量＞2000ml；不宜与水杨酸、噻嗪类利尿剂、呋塞米、利尿酸等抑制尿酸排泄的药物同用。常用药物有丙磺舒、磺吡酮及苯溴马隆等。对于24小时尿尿酸排泄＞3.57mmol（600mg）或已有尿酸性结石形成者，有可能造成尿路阻塞或促进尿酸性结石的形成，故不宜使用。

知识点10：痛风的预后	副高：熟练掌握 正高：熟练掌握

痛风是一种终身性疾病，慢性期病变可致关节残毁，严重影响患者生活质量；伴发高血压、糖尿病或其他肾病者，肾功能不全的风险增加，并可危及生命。如无肾脏病变导致肾功能不全，原发性痛风的预后良好，有15%左右的患者死于肾衰竭。

第七篇
风湿性疾病

第一章 总 论

第一节 风湿性疾病的病理及分类

知识点1：风湿性疾病的病理	副高：熟练掌握 正高：熟练掌握

风湿性疾病是一组累及骨与关节及其周围软组织（如肌肉、肌腱、滑膜、滑囊、韧带和软骨等）及其他相关组织和器官的慢性疾病。风湿病的病理改变有炎症性反应及非炎症性病变，不同的疾病其病变主要出现在不同靶组织而构成其特异的临床症状。

风湿性疾病的病理特点

病　名	靶器官病变主要特征	
	炎症性	非炎症性
骨关节炎		关节软骨变性
系统性硬化症	间质性肺炎	皮下纤维组织增生、微血管病
类风湿关节炎	滑膜炎	骨质破坏
强直性脊柱炎	附着点炎	
干燥综合征	唾液腺炎、泪腺炎	
多发性肌炎/皮肌炎	肌炎、间质性肺炎	肌萎缩
系统性红斑狼疮	小血管炎	
血管炎病	不同大小的动、静脉炎	
痛风	关节腔炎症	

血管病变是风湿病的另一常见的共同病理改变，可以是血管壁的炎症，造成血管壁增厚、管腔狭窄，也可以是血管舒缩功能障碍，可以继发血栓形成，使局部组织器官缺血；部分弥漫性结缔组织病多系统损害的临床表现与此有关。

知识点2：风湿性疾病的分类　　　　　　　　　副高：熟练掌握　正高：熟练掌握

临床中最常见的风湿性疾病有弥漫性结缔组织病、脊柱关节病、骨关节炎和晶体性关节炎四类。其中前两类也是自身免疫性疾病研究的热点。

（1）弥漫性结缔组织病

1）类风湿关节炎（RA）。

2）幼年型特发性关节炎：①系统性起病；②多关节起病；③少关节起病。

3）红斑狼疮：①盘状；②系统性（SLE）；③药物性。

4）硬皮病：①局部型：包括线状和斑状；②系统性硬化症：包括弥漫型硬皮病、CREST综合征及化学物（或药物）所致。

5）弥漫性筋膜炎伴或不伴嗜酸性粒细胞增多症。

6）特发性炎性肌病：①多发性肌炎；②皮肌炎；③恶性肿瘤相关多发性肌炎或皮肌炎；④儿童多发性肌炎或皮肌炎与血管病相关。

7）坏死性血管炎和其他型的血管病变：①结节性多动脉炎；②变应性肉芽肿；③超敏性血管炎：血清病、过敏性紫癜、混合性冷球蛋白血症、与恶性肿瘤相关及低补体血症性血管炎；④肉芽肿性动脉炎：韦格纳肉芽肿、巨细胞（颞）动脉炎伴或不伴风湿性多肌痛、Takayasu动脉炎；⑤Kawasaki病；⑥贝赫切特综合征。

8）干燥综合征：①原发性；②继发性：明确存在另一自身免疫性结缔组织病。

9）重叠综合征：是两种或两种以上明确诊断的结缔组织病重叠，它不同于混合性结缔组织病。

10）其他：①风湿性多肌痛；②复发性脂膜炎；③复发性多软骨炎；④结节性红斑。

（2）并发脊柱炎的关节炎（脊柱关节病）

1）强直性脊柱炎。

2）Reiter综合征。

3）银屑病关节炎。

4）炎性肠病关节炎。

（3）骨关节炎（OA）

1）原发性：①周围性；②脊柱性。

2）继发性：①先天性；②代谢性；③外伤性；④其他。

（4）晶体性关节炎：①尿酸钠（痛风）；②焦磷酸钙（CPPD，假性痛风）；③羟基磷灰石。

另外还有感染性、肿瘤性、代谢性、神经血管性疾病、先天性结缔组织病（Marfan综合征、Ehlers-Danlos综合征、成骨发育不全、弹性纤维假黄瘤），包括骨质疏松、缺血性骨坏死在内的骨与软骨病变，非关节性软组织风湿症等。

第二节 风湿系统疾病的诊断

知识点1：风湿系统疾病的病史采集　　　　副高：熟练掌握　正高：熟练掌握

对风湿性疾病而言，诊断所需信息的80%可以由一个好的病史采集获得；同时，对患者来说，病史采集过程可以产生强有力的治疗效应。因此，学会采集病史是必需的临床技能。一份完整的病史包括了患者的一般情况（年龄、性别、职业等）、主要症状、按时间顺序的病情经过、治疗经过及用药情况、既往史、家族史等，还包括系统回顾。

发病年龄、性别、家族史对诊断具有参考价值，如系统性红斑狼疮（SLE）多见于育龄女性；强直性脊柱炎（AS）多见于青年男性，部分有家族史；骨关节炎（OA）多见于中老年病人；痛风多见于中老年男性。

采集病史时，除了骨、关节和肌肉疼痛这些最常见的症状外，还要询问肌肉骨骼系统以外的症状，如脱发、光过敏、雷诺现象、口腔及外阴溃疡、口眼干燥、腮腺肿大以及消化、呼吸、泌尿、神经、血液等系统的相关症状。

病程的经过往往体现了病理过程，对于有关节疼痛症状的病人，应详细询问其起病形式、受累部位、数目、疼痛的性质与程度、功能状况及其演变。如类风湿关节炎（RA）多表现为慢性、外周、对称性多关节肿痛，后期可出现关节畸形；退行性病变呈现缓慢、隐袭的发病经过；创伤则与相关事件有明确的联系；痛风等晶体性关节炎，多起病急骤（24小时内达到高峰），但有自限性，多于1周左右缓解；反应性关节炎常在感染后数周内相继出现皮肤黏膜损害和关节炎；自身免疫性风湿病则多呈静止、活动交替，自发缓解、反复加重的慢性经过。

治疗情况，如对抗生素、非甾体类抗炎药、糖皮质激素等药物的反应，则可能为诊断和治疗方案的确定重要的依据。既往史中不明原因的血细胞减少、浆膜炎、癫痫发作史，是进一步提示系统性红斑狼疮的可能；饮酒史可以是痛风发作的重要因素，吸烟史与类风湿关节炎合并间质性肺炎关系密切，有冶游史需除外淋菌性关节炎、反应性关节炎；反复的自然流产史提示抗磷脂抗体综合征可能；强直性脊柱炎常有阳性家族史等。

知识点2：风湿系统疾病的体格检查　　　　副高：熟练掌握　正高：熟练掌握

体格检查除一般内科系统体格检查外，还应进行皮肤、肌肉、关节脊柱的检查。皮损的分布特征对疾病有一定提示，如蝶形红斑提示SLE，眶周紫红色斑、双手关节伸面皮疹提示皮肌炎（DM）。肌肉检查的要点在于有无肌肉萎缩、肌肉压痛及肌力下降。关节检查的要点在于受累关节有无发红、肿胀、压痛以及关节、脊柱活动受限。

知识点3：风湿系统疾病的实验室和辅助检查　　　　副高：熟练掌握　正高：熟练掌握

（1）自身抗体：在风湿性疾病的范围内应用于临床的自身抗体分为抗核抗体谱、类风湿因子和抗CCP抗体、抗中性粒细胞胞质抗体、抗磷脂抗体，对弥漫性结缔组织病的诊断有重要的意义。

（2）HLA-B27：人类白细胞抗原Ⅰ类分子B27（HLA-B27）与有中轴关节受累的脊柱关节病存在密切的关联。在强直性脊柱炎患者中，HLA-B27阳性率高达90%以上。HLA-B27亦见于反应性关节炎、银屑病关节炎、Reiter综合征等其他疾患，正常人群中也有约10%的阳性率。

（3）关节检查：在一定程度上反映关节滑膜炎症。关节液的白细胞计数有助于区分炎性、非炎性关节病变和化脓性关节炎。当白细胞 $>3\times10^9$/L，且中性粒细胞 $>50\%$ 时，提示炎症性关节炎；在此标准以下非炎症性关节炎可能性大；白细胞 $>50\times10^9$/L，中性粒细胞 $>80\%$ 时，提示化脓性关节炎。关节液应及时送检，以免晶体（CPPD）溶解和细胞自溶，在关节液中找到尿酸盐结晶或细菌培养阳性分别有助于痛风、化脓性关节炎的诊断。关节穿刺的禁忌证为局部皮肤的感染、出血性疾患及患者不合作。

（4）病理：活组织检查所见的病理改变，如狼疮带试验对系统性红斑狼疮；肾组织活检对于狼疮性肾炎的病理分型；肌活检对于多发性肌炎/皮肌炎；灶性淋巴细胞浸润对干燥综合征；关节滑膜病变对不同病因所致的关节炎都有重要意义。唇腺活检的病理结果必须结合临床才能作出判断。

知识点4：风湿系统疾病的影像学检查　　　　　副高：熟练掌握　正高：熟练掌握

（1）X线是骨和关节检查最常用的影像学技术，有助于诊断、鉴别诊断和随访。可发现软组织肿胀及钙化、骨质疏松、关节间隙狭窄、关节侵袭脱位、软骨下囊性变等改变。

（2）关节CT用于检测有多层组织重叠的病变部位，如骶髂关节、股骨头、胸锁关节、椎间盘等，比X线敏感性更高。

（3）MRI对骨、软骨及其周围组织，包括肌肉、韧带、肌腱、滑膜有其特殊的成像，因此对软组织和关节软骨损伤、骨髓水肿、缺血性骨坏死及早期微小骨破坏等是灵敏可靠的检测手段。

（4）双能CT有助于检查痛风性关节炎患处的尿酸盐结晶。

（5）超声在关节的检查中日益发挥重要的作用，不仅可以早期发现关节滑膜、软骨的损伤，还能监测病情的变化。

影像学对于其他受累脏器的评估也非常重要，如胸部高分辨CT、用于肺间质病变的诊断；头颅CT、MRI用于SLE的中枢神经受累的评估；血管超声、CT血管造影（CTA）、磁共振血管造影（MRA）及血管造影检查等有助于血管炎的评价等。

第三节　风湿系统疾病的防治

知识点1：风湿系统疾病的药物治疗　　　　　　　　　　　副高：掌握　正高：掌握

治疗原则是早期诊断和尽早合理用药。常用的抗风湿病药物：①非甾体抗炎药

（NSAID）：此类药物因可抑制环氧化酶，从而抑制花生四烯酸转化为前列腺素，能较迅速地产生抗炎镇痛作用，对解除疼痛有较好效果，但不能控制原发病的病情进程；②改变病情的抗风湿药（DMARD）：此类药物具有改善病情和延缓病情进展的作用，多用于类风湿关节炎。其特点是起效缓慢，通常在治疗2~4个月后才显效果；③细胞毒药物：此类药物通过不同途径产生免疫抑制作用，主要用于系统性红斑狼疮、血管炎等弥漫性结缔组织病的治疗，对改善这些疾病的预后有很大的作用；④糖皮质激素：具有强有力的抗炎和免疫抑制作用，能明显改善系统性红斑狼疮等结缔组织病的预后；⑤生物制剂：此类药物是针对参与免疫应答或炎症过程的特定致病性靶分子的拮抗物，以靶向性阻断疾病的发生发展进程，区别于传统的小分子化合物药物，其是通过生物工程方法制造的生物大分子。

知识点2：风湿系统疾病的外科治疗	副高：掌握　正高：掌握

包括不同的矫形手术、滑膜切除、人工关节置换等。手术不能从根本上控制疾病的发展，但有助于改善晚期关节炎患者的关节功能和提高生活质量。

知识点3：风湿系统疾病的其他治疗	副高：掌握　正高：掌握

包括物理、康复、职业训练、心理等治疗，是本类疾病综合治疗不可缺少的部分。

第二章　类风湿关节炎

知识点1：类风湿关节炎的概念　　　　　　副高：熟练掌握　正高：熟练掌握

类风湿关节炎（RA）是一种以侵蚀性、对称性多关节炎为主要临床表现的慢性、全身性自身免疫性疾病。其中双手、腕、膝、踝和足关节受累最常见。RA患者还可出现发热、贫血、皮下结节及淋巴结增大等关节外表现。RA患者血清中可检测到多种自身抗体。如果不经过正规治疗，病情会逐渐发展，甚至导致关节畸形和功能丧失，具有很高的致残率。

知识点2：类风湿关节炎的病因及发病机制　　副高：熟练掌握　正高：熟练掌握

病因和发病机制复杂，不遗传、感染、环境等多因素共同作用下，自身免疫系统导致的免疫损伤和修复是RA发生和发展的基础。

（1）环境因素：未证实有导致本病的直接感染因子，但目前认为一些感染，如细菌、支原体和病毒等可能通过感染激活T、B等淋巴细胞，分泌致炎因子，产生自身抗体，影响RA的发病和病情进展，感染因子某些成分也可通过分子模拟导致自身免疫性反应。

（2）遗传易感性：流行病学调查显示，RA的发病与遗传因素密切相关，家系调查RA现症者的一级亲属患RA的概率为11%。大量研究发现HLA-DRB$_1$等位基因突变与RA发病相关。

（3）免疫紊乱：免疫紊乱是RA主要的发病机制，活化的$CD4^+T$细胞和MHC-Ⅱ型阳性的抗原提呈细胞（APC）浸润关节滑膜。关节滑膜组织的某些特殊成分或体内产生的内源性物质也可能作为自身抗原被APC呈递给活化的$CD4^+T$细胞，启动特异性免疫应答，导致相应的关节炎症状。此外，溶化的B细胞、巨噬细胞及滑膜成纤维细胞等作为抗原提呈及自身抗体来源细胞，在RA滑膜炎症性病变的发生及演变中发挥了重要作用。

可见，RA是遗传易感因素、环境因素及免疫系统失调等各种因素综合作用的结果。

知识点3：类风湿关节炎的病理　　　　　　副高：熟练掌握　正高：熟练掌握

滑膜炎是RA的基本病理改变，主要表现为滑膜的炎性细胞浸润和血管增生以及滑膜炎导致的软骨乃至软骨下骨组织破坏。滑膜早期病变为滑膜水肿、纤维蛋白沉积及淋巴细胞及单核细胞浸润，滑膜衬里细胞的增生和肥大。随病变进展淋巴细胞可迁移至滑膜并形成以血管为中心的灶性浸润。病变早期以$CD4^+T$细胞为主，$CD8^+$和B细胞较少，周围可有巨噬细胞。类风湿结节的特征是结节中心纤维素样坏死，外周是上皮细胞浸润及纤维组织形成。

血管翳形成是一种以血管增生和炎性细胞浸润为特征的肉芽组织增生，电镜下可见滑膜增生呈指状突起。病变早期，血管翳为炎性细胞浸润和血管增生，局部可有基质金属蛋白酶增多、蛋白多糖减少及细胞因子分泌增加，血管翳和软骨交界处可见血管、单个核细胞及成纤维细胞侵入软骨内，导致软骨变性和降解，引起骨侵袭和破坏。病变晚期以纤维增生为主。

RA血管炎急性期病理表现为血管壁纤维素样坏死、炎症细胞浸润，随后出现血管壁纤维化。患者可有皮肤及内脏血管的淋巴细胞、单核细胞等致炎细胞浸润。

知识点4：类风湿关节炎的临床表现　　　　副高：熟练掌握　正高：熟练掌握

（1）关节：可分滑膜炎症状和关节结构破坏的表现，前者经治疗后有一定可逆性，但后者一经出现很难逆转。RA病情和病程有个体差异，从短暂、轻微的少关节炎到急剧进行性多关节炎，常伴有晨僵。

1）晨僵：早晨起床后关节及其周围僵硬感，称"晨僵"。持续时间超过1小时者意义较大。晨僵出现在95%以上的RA患者，常被作为观察本病活动的指标之一，但主观性很强。其他病因的关节炎也可出现晨僵，但不如本病明显和持久。

2）关节痛与压痛：关节痛往往是最早的症状，最常出现的部位为腕、掌指、近端指间关节，其次是足趾、膝、踝、肘、肩等关节。多呈对称性、持续性，但时轻时重，疼痛的关节往往伴有压痛，受累关节的皮肤可出现褐色色素沉着。

3）关节肿胀：多因关节腔内积液或关节周围软组织炎症引起，凡受累的关节均可肿胀，常见的部位与关节痛部位相同，亦多呈对称性。

4）关节畸形：见于较晚期患者，关节周围肌肉的萎缩、痉挛使畸形更为加重。最为常见的关节畸形是掌指关节的半脱位、手指向尺侧偏斜和呈"天鹅颈"样及"纽扣花样"表现及重症患者关节呈纤维性或骨性强直失去关节功能，致使生活不能自理。

5）特殊关节

①颈椎关节：颈椎的可动小关节及周围腱鞘受累出现颈痛、活动受限，有时甚至因颈椎半脱位而出现脊髓受压。

②肩、髋关节：其周围有较多肌腱等软组织包围，因此很难发现关节肿胀。最常见的症状是局部痛和活动受限，髋关节往往表现为臀部及下腰部疼痛。

③颞颌关节：出现于1/4的RA患者，早期表现为讲话或咀嚼时疼痛加重，严重者有张口受限。

6）关节功能障碍：关节肿痛和结构破坏都引起关节的活动障碍。美国风湿病学会将因本病而影响生活的程度分为四级：Ⅰ级：能照常进行日常生活和各项工作；Ⅱ级：可进行一般的日常生活和某种职业工作，但参与其他项目活动受限；Ⅲ级：可进行一般的日常生活，但参与某种职业工作或其他项目活动受限；Ⅳ级：日常生活的自理和参与工作的能力均受限。

（2）关节外表现

1）类风湿结节：是本病较常见的关节外表现，可见于30%～40%的患者，多位于关节隆突部及受压部位的皮下，如前臂伸面、尺骨鹰嘴下方、跟腱等处。其大小不一，结节直径由数毫米至数厘米，质硬、无压痛，对称性分布。此外，几乎所有脏器，如心、肺、眼等均可累及。其存在提示有本病的活动。

2）类风湿血管炎：RA患者系统性血管炎少见，通常见于长病程、而清RF阳性病情活动的RA病人，其皮肤表现各异，包括淤点、紫癜、指（趾）坏疽、梗死、网状青斑，病情严重可出现下肢深大溃疡。

3）肺受累很常见，其中男性多于女性，有时可为首发症状。

①肺间质病变：是最常见的肺病变，见于约30%的患者，主要表现为活动后气促，肺纤维化，肺功能和肺影像学（如肺部高分辨CT）有助于早期诊断。

②结节样改变：肺内出现单个或多个结节，为肺内的类风湿结节表现。结节有时可液化，咳出后形成空洞。

③Caplan综合征：尘肺病人合并RA时易出现大量肺结节，称Caplan综合征，也称类风湿性尘肺病。临床和胸部X线表现均类似肺内的类风湿结节，数量多，较大，可突然出现并伴关节症状加重。病理检查结节中心坏死区内含有粉尘。

④胸膜炎：见于约10%的患者。为单侧或双侧性的少量胸腔积液，偶为大量胸腔积液。胸腔积液呈渗出性，糖含量很低。

⑤肺动脉高压：一部分是肺内动脉病变所致的肺动脉高压，另一部分为肺间质病变引起的肺动脉高压。

4）心脏受累：心包炎最常见，多见于RF阳性、有类风湿结节的患者，但多数患者无相关临床表现。通过超声心动图检查约30%的患者出现小量心包积液。

5）眼：最常见的表现为继发干燥综合征所致的干眼症，可能合并口干、淋巴结肿大，需结合自身抗体，经口腔科及眼科检查进一步明确诊断。

6）肾：本病的血管炎很少累及肾，偶有轻微膜性肾病、肾小球肾炎、肾内小血管炎以及肾脏的淀粉样变等报道。

7）神经系统：神经受压是RA患者出现神经系统病变的常见原因。如正中神经在腕关节处受压可出现腕管综合征，胫后神经在踝关节处受压可出现跗管综合征。RA继发血管炎可以导致手足麻木或多发性单神经炎，均提示需要积极检查。$C_1 \sim C_2$颈椎受累可出现脊髓病变。

8）血液系统：患者的贫血程度通常和病情活动度相关，尤其是和关节的炎症程度相关。RA患者的贫血一般是正细胞正色素性贫血；此外，与慢性疾病性贫血的发病机制有关，在患者的炎症得以控制后，贫血也可得以改善。在病情活动的RA患者常见血小板增多，与疾病活动度相关，病情缓解后可下降。

Felty综合征是指RA患者伴有脾大、中性粒细胞减少，有的甚至有贫血和血小板减少。RA患者出现Felty综合征时并非都处于关节炎活动期，其中很多患者合并有下肢溃疡、色素沉着，皮下结节，关节畸形，以及发热、乏力、食欲减退和体重下降等全身表现。

知识点5：类风湿关节炎的实验室和辅助检查　　　副高：熟练掌握　正高：熟练掌握

实验室检查有助于诊断、评价疾病的活动性及预后。

（1）血清及细胞学检查

1）自身抗体

①类风湿因子：（RF）：是RA血清中针对IgG Fc片段上抗原表位的一类自身抗体，可以分为IgM、IgA、IgG型。常规工作中主要检测IgM型RF，RA病人中阳性率为75%～80%。但RF并非RA的特异性抗体，其他慢性感染、自身免疫性疾病为1%～5%的健康人群可出现RF阳性，RF阴性亦不能排除RA的诊断。

②抗瓜氨酸化蛋白抗体（ACPA）：有抗核周因子（APF）抗体、抗角蛋白抗体（AKA）、抗聚丝蛋白抗体（AFA）和抗双酸瓜氨酸（CCP）抗体和抗突变型瓜氨酸化波形蛋白（MCV）抗体。其中抗CCP抗体在此抗体谱中对RA的诊断敏感性和特异性均很高，已在临床中普遍使用，并被纳入2010年ACR/EULAR新的RA分类标准评分中。这些抗体有助于RA的早期诊断和鉴别诊断，约15%的RA病人RF和ACPA均为阴性，称为血清学阴性RA。

2）炎症标志物：在疾病的活动期血沉、C-反应蛋白常升高，病情缓解时可降至正常。是反映病情活动度的主要指标。

3）血液学改变：患者可出现贫血，以正细胞低色素性常见，多与病情活动程度有关。病情活动时可有血小板升高，在病情缓解后降至正常。外周血白细胞变化不同，活动期可有白细胞及嗜酸性粒细胞轻度增加。免疫球蛋白升高，C3和C4大多正常，甚至稍高，在有血管炎等表现时降低。

（2）关节滑液：RA患者的滑液呈淡黄色透明、黏稠状，常规检查白细胞总数可达5000～50000/μl。早期滑液内单个核细胞占多数，晚期以中性粒细胞为主。滑液内可测出类风湿因子、抗Ⅱ型胶原抗体及免疫复合物。同时可鉴别感染和晶体性关节炎，如痛风、假性痛风等。但尚不能通过关节滑液检查来确诊RA。

（3）影像学

1）X-线检查：双手、腕关节以及其他受引关节的X线对RA诊断、关节病变分期、病变演变的监测均很重要。早期可见关节周围软组织肿胀影、关节附近骨质疏松（Ⅰ期）；进而关节间隙变窄（Ⅱ期）；关节面出现虫蚀样改变（Ⅲ期）；晚期可见关节半脱位和关节破坏后的纤维性和骨性强直（Ⅳ期）。

2）MRI：对早期诊断极有意义。可以显示关节软组织病变、滑膜水肿、增生和血管翳形成，以及骨髓水肿等，较X线更敏感。

3）关节超声：高频超声能够清晰显示关节腔、关节滑膜、滑囊、关节腔积液、关节软骨厚度的形态等。

（4）关节镜及针刺活检：关节镜及针刺活检的应用已日趋广泛。关节镜对诊断及治疗均有价值，针刺活检是一种操作简单、创伤小的检查方法，出血或感染等并发症都很少见。

知识点6：类风湿关节炎的诊断	副高：熟练掌握 正高：熟练掌握

RA的诊断主要依靠临床表现、实验室检查及影像学检查。目前RA的诊断普遍采用美国风湿病学会（ACR）1987年修订的分类标准，见下表。诊断并不困难，但对于早期、不

典型及非活动期 RA 易出现漏诊。2010 年 ACR 和欧洲抗风湿病联盟（EULAR）提出了新的 RA 分类标准和评分系统，见下表，患者按照表中所示标准评分，>6 分可确诊 RA，<6 分目前不能确诊 RA，但患者有可能在将来满足诊断标准，需密切观察。新标准纳入了炎症标志物 ESR、CRP 和抗 CCP 抗体，提高了诊断的敏感性，为早期诊断和早期治疗提供了重要依据，但并不是诊断标准，临床工作中仍应结合不同患者的具体情况，降低误诊率。目前该标准正在临床实践中验证推广。

ACR1987年修订的RA分类标准

1. 关节内或周围晨僵持续至少1小时
2. 至少同时有3个关节区软组织肿或积液
3. 腕、掌指、近端指间关节区中至少1个关节区肿
4. 对称性关节炎
5. 有类风湿结节
6. 血清 RF 阳性（所用方法正常人群中不超过5%阳性）
7. X 线片改变（至少有骨质疏松和关节间隙狭窄）

符合以上7项中4项者可诊断为RA（要求第1～4项病程至少持续6周）

2010年ACR/EULAR的RA分类标准

项　　目	评分
关节受累情况（0～5分）	
1个中到大关节	0分
2～10个中大关节	1分
1～3个小关节	2分
4～10个小关节	3分
>10个小关节	5分
血清学（0～3分）	
RF和抗CCP抗体均阴性	0分
RF或抗CCP抗体低效价阳性	2分
RF或抗CCP抗体高效价阳性	3分
急性期反应物（0～1分）	
CRP和ESR均正常	0分
CRP或ESR异常	1分
症状持续时间（0～1分）	
<6周	0分
≥6周	1分

受累关节指关节肿胀疼痛，小关节包括掌指关节、近端指间关节、第2～5跖趾关节、腕关节，不包括第一腕掌关节、第1跖趾关节和远端指间关节；大关节指肩、肘、髋、膝和踝关节。血清学高效价阳性指>3倍正常值。

知识点7：类风湿关节炎的鉴别诊断　　　　　　　　副高：熟练掌握　　正高：熟练掌握

（1）骨关节炎（OA）：中老年人多发，起病缓慢。主要累及膝、脊柱等负重关节，活动时疼痛加重，休息后减轻。手骨关节常影响远端指间关节，尤其是远端指间关节出现赫伯登（He-berden）结节和近端指间关节出现布夏尔（Bouchard）结节时有助于诊断。膝关节有摩擦感。无皮下结节、血管炎等关节外表现。类风湿因子、抗CCP、AKA及APF阴性。

（2）强直性脊柱炎（AS）：本病是一种以侵犯骶髂及脊柱关节为特点的全身性关节病，其病因、病理、临床表现及治疗均与RA不同，有家族聚集发病倾向。青年男性多发，起病缓慢。以骶髂及脊柱关节受累为主，可伴有下肢大关节的非对称性肿胀和疼痛。常出现肌腱端病的表现，即大转子、跟腱、脊肋关节、胸肋关节等肌腱或韧带附着点疼痛。关节外表现多为虹膜睫状体炎、心脏传导阻滞及主动脉瓣闭锁不全等。X线片可见骶髂关节骨质破坏侵袭、破坏或融合。90%以上的强直性脊柱炎患者为HLA-B27阳性。类风湿因子阴性。

（3）银屑病关节炎（PsA）：根据临床特点可分为5型，其中多关节炎型和RA很相似。但是患者有特征性银屑疹和指甲病变，本病累及远端指间关节更明显，表现为该关节的附着端炎和手指炎。同时可有骶髂关节炎和简极炎，血清类风湿因子阴性，可有HLA-B27阳性。

（4）系统性红斑狼疮（SLE）：少数以关节症状首发的系统性红斑狼疮与RA相似。常以双手或腕关节炎为首发症状，并可表现为近端指间关节肿胀和晨僵等。但是患者往往伴有发热、面部红斑、光过敏、反复口腔溃疡、脱发等症状，检查发现血细胞减少、蛋白尿，抗核抗体、抗ENA抗体等阳性。

知识点8：类风湿关节炎的治疗　　　　　　　　　　副高：熟练掌握　　正高：熟练掌握

目前RA不能根治，治疗的主要目标是达到临床缓解或疾病低活动度，临床缓解的定义是没有明显的炎症活动症状和体征。应按照早期、达标、个体化方案治疗原则，密切监测病情，减少致残。

（1）一般性治疗：包括患者教育、休息、关节制动（急性期）、关节功能锻炼（恢复期）、物理疗法等。卧床休息只适用于急性期、发热以及内脏受累的患者。

（2）药物治疗：根据药物性能，治疗RA的常用药物分为五大类，即非甾体抗炎药（NSAID）、改变病情抗风湿药（DMARD）、糖皮质激素（GC）、植物药和生物制剂等。

1）非甾体抗炎药：NSAID具镇痛抗炎作用，是缓解关节炎症状的常用药，但不能控制病情（作用机制见总论），应与改变病情抗风湿药同服。选择药物需注意胃肠道反应为主的不良反应；应避免两种或两种以上NSAID同时服用，因其疗效不叠加，而不良反应增多；

选择性COX-2抑制剂可以减少胃肠道的不良反应。NSAID可增加心血管意外事件的发生，因而应谨慎选择药物并以个体化为原则。

2）传统DMARD药

①甲氨蝶呤（MTX）：本药抑制细胞内二氢叶酸还原酶，使嘌呤合成受抑，同时具抗炎作用。每周7.5～20mg，以口服为主，亦可静注或肌注。4～6周起效，疗程至少半年。不良反应有肝损害、胃肠道反应、骨髓抑制和口炎等，停药后多能恢复。

②来氟米特（LEF）：主要抑制合成嘧啶的二氢乳清酸脱氢酶，使活化淋巴细胞的生长受抑。口服每日10～20mg，与MTX有协同作用，常联合使用。主要不良反应有胃肠道反应、肝损伤、骨髓抑制和脱发等。

③柳氮磺吡啶：剂量为每日1～3g，分2～3次服用，由小剂量开始，会减少不良反应，对磺胺过敏者禁用。

④羟氯喹和氯喹：前者每日0.2～0.4g，分2次服。后者每日0.25g，1次服。长期服用可出现视物盲点，眼底有"牛眼"样改变，因此，每6～12个月宜做眼底检测，少数患者服用氯喹后出现心肌损害。

⑤其他DMARD：金制剂：分为注射及口服两种剂型。口服金制剂不良反应少，适用于早期或轻型患者，现很少使用；青霉胺：现已很少使用；硫唑嘌呤：抑制细胞核酸的合成和功能。每日口服剂量为100mg，病情稳定后可改为50mg维持，服药期间需监测血象及肝、肾功能。

⑥环孢素：每日剂量为3～5mg/kg，分1～2次口服。其突出的不良反应为血肌酐和血压上升，服药期间宜严密监测。

3）糖皮质激素（GC）：具有强大的抗炎作用，能迅速缓解关节肿痛症状和全身炎症，治疗RA的原则是小剂量、短疗程，必须同时应用DMARD，低至中等剂量的糖皮质激素与DMARD药物联合应用在初始治疗阶段对控制病情有益，当临床条件允许时应尽快递减糖皮质激素用量至停用。有关节外表现，如伴有心、肺、眼和神经系统等器官受累的重症患者，特别是继发血管炎的RA病人，根据具体情况予以中到大量糖皮质激素，症状控制后递减。关节腔注射糖皮质激素有利于减轻关节炎症状，但关节腔穿刺过频可能增加感染风险，并可发生类固醇晶体性关节炎，一年内不宜超过3次。使用糖皮质激素应注意补充钙剂和维生素D，警惕感染、高血压、血糖增高等不良反应。

4）生物DMARD药：包括TNF-α拮抗剂、IL-1拮抗剂、IL-6拮抗剂、CD20单克隆抗体、细胞毒T细胞活化抗原-4（CTLA-4）抗体等，还有多种新的生物制剂在研究中。目前使用最普遍的是TNF-α拮抗剂、IL-6拮抗剂。

5）植物药制剂：已有多种治疗RA的植物制剂，如雷公藤总苷、青藤碱、白芍总苷等。其中雷公藤总苷最为常用，应注意其明显性腺抑制、骨髓抑制、肝损伤等不良反应。其他药物使用也需注意相关不良反应。

（3）外科手术治疗：包括关节置换和滑膜切除手术。关节置换适用于较晚期有畸形并失去功能的关节。滑膜切除术可以使病情得到一定的缓解，但当滑膜再次增生时病情又趋复发，所以必须同时应用DMARD。

| 知识点9：类风湿关节炎的预后 | 副高：熟练掌握　正高：熟练掌握 |

RA病人预后与疾病长短、病情程度及治疗有关。近年来，随着人们对RA的认识加深、传统DMARD正确应用及生物DMARD的不断涌现，RA的预后明显改善，经早期诊断、规范化治疗，80%以上RA病人能达到病情缓解，只有少数最终致残。

第三章　脊柱关节炎

第一节　强直性脊柱炎

知识点1：强直性脊柱炎的概念　　　　　副高：熟练掌握　正高：熟练掌握

强直性脊柱炎（AS）是一种以骶髂关节及脊柱中轴关节病为主要病变的慢性进行性炎症性疾病。临床表现为骶髂关节炎、脊柱和外周关节炎，部分患者可伴有不同程度的眼、肺、心血管、肾、神经系统等脏器损害。

知识点2：强直性脊柱炎的病因及发病机制　　　副高：熟练掌握　正高：熟练掌握

（1）遗传因素：遗传因素在AS发病中发挥重要作用。家系研究发现，本病患者的一级亲属中HLA-B27阳性者占10%～20%，患病的风险比一般人群高20～40倍。单卵双胎的孪生子女中，两人同患病的风险＞50%。我国AS患者的HLA-B27阳性率达90%，欧洲和北美白种人患者HLA-B27阳性率为71%～100%，美国黑种人患者HLA-B27阳性率为48%。HLA-B27阳性者发病的相对危险度为36。

研究证明，本病的发生与HLA-B2704、2705和2702亚型呈正相关，而与HLA-B2709和2706呈负相关，可能与这些HLA-B27分子的氨基酸序列的差异有关。

（2）环境因素：AS可能还与泌尿生殖道沙眼衣原体、志贺菌、沙门菌和结肠耶尔森菌等某些肠道病原菌感染有关。

（3）免疫学异常：患者可有血清免疫球蛋白、循环免疫复合物、IL-6、TNF-α、IL-10等炎性细胞因子水平升高，TNF-α拮抗剂治疗AS有明显效果。此外，尚有研究发现，AS患者血清中可以检测到抗果蝇唾液腺抗体，均提示免疫反应参与了本病的发生。

知识点3：强直性脊柱炎的病理　　　　　副高：熟练掌握　正高：熟练掌握

附着点病（炎）指肌腱、韧带和关节囊等附着于骨关节部位的非特异性炎症、纤维化以至骨化，为其基本病变。骶髂关节是最早累及的部位。病理表现为滑膜炎，软骨变性、破坏，软骨下骨板破坏以及炎症细胞浸润等。反复的炎症可导致附着点侵蚀、附近骨髓炎症、水肿，乃至受累部位新骨形成关节消失。典型的晚期表现是出现椎体方形变、韧带钙化、脊柱"竹节样"变等。

葡萄膜炎和虹膜炎多见，主动脉根炎和心肌及传导系统病变较少见。一般认为骨折是继发性病变。

知识点4：强直性脊柱炎的症状　　　　　　　副高：熟练掌握　　正高：熟练掌握

（1）关节表现

1）骶髂关节：早期表现为腰骶、下腰痛或臀部疼痛，查体可以发现骶髂关节压痛。

2）脊柱：常由腰椎逐渐向上累及到胸椎和颈椎，但亦有以颈椎或胸椎首先起病者。患者多有腰背疼痛及活动受限，以晨起时为著。休息后加重，活动后可减轻。体检可以发现腰部各方向活动受限、腰椎脊突压痛及椎旁肌肉痉挛。随病变进展，腰椎前凸消失和胸椎后凸畸形。晚期脊柱强直，驼背畸形。脊肋和横突关节受累引起扩胸受限。

3）外周关节：部分患者以外周关节受累为首发症状。以非对称性髋、膝、踝大关节等下肢关节受累者常见，肘、手和足的小关节受累少见。髋关节受累者表现为关节局部或腹股沟处疼痛、活动受限，晚期可以发展为关节强直，是致残的主要原因之一。

4）肌腱端炎：表现为足跟、足底部及脊柱旁、髂嵴、坐骨结节等肌腱附着点疼痛。

（2）关节外表现

1）眼部病变：有25%～30%的患者出现虹膜睫状体炎、色素膜炎或视网膜炎，可出现于病程的任何阶段，多为单侧发病，也可以累及双侧，与疾病活动明显相关。反复发作可导致视力障碍。

2）心血管病变：见于1%～33%的患者，表现为升主动脉炎、主动脉瓣关闭不全、心脏扩大及传导障碍，偶有心包炎及心肌炎。可出现胸闷、憋气等症状。偶尔可因完全性心脏传导阻滞出现阿-斯综合征。

3）肺部表现：主要为肺间质纤维化，常为双上肺受累。一般无症状，重症患者可表现为咳嗽、咳痰和气促。

4）肾脏病变：较少见，主要表现为淀粉样变及IgA肾病。

5）神经系统病变：可出现马尾综合征，或因脊柱骨折、脱位等导致神经系统病变。晚期严重骨质疏松、出现颈椎自发性寰枢关节向前方半脱位、脊柱骨折等并发症。

知识点5：强直性脊柱炎的体征　　　　　　　副高：熟练掌握　　正高：熟练掌握

AS的常见体征为骶髂关节压痛、脊柱的前屈、后伸、侧弯和转动受限，以及胸廓活动度减低。主要的检查方法包括：

（1）Schober试验：患者直立，在双侧髂后上棘连线中点及向上10cm作标记点，嘱患者（双腿直立）弯腰至脊柱最大前屈度，测量上下两点间的距离，增加<5cm为阳性。

（2）胸廓活动度试验：患者直立，测量在第4前肋间水平的深呼气和深吸气之胸围差，<2.5cm为异常。

（3）枕壁墙试验：患者背靠墙直立，收颏，眼平视，测量其枕骨结节和墙壁之间的距离。正常时该距离为0，而在颈活动受限和/或胸椎段后凸畸形者该间隙增大。

（4）骶髂关节按压痛：直接压迫骶髂关节患者感到有局部的疼痛。

（5）Patrick（4字）试验：患者仰卧，一侧膝屈曲将足跟置于对侧伸直的膝关节上，检查者一手压直腿侧髂嵴，另一手下压屈曲的膝关节。如屈膝侧髋关节出现疼痛，提示屈腿侧髋关节病变。

（6）骨盆按压试验：患者侧卧，从另一侧按压骨盆可引起骶髂关节疼痛。

<hr>

知识点6：强直性脊柱炎的实验室和辅助检查　　　　副高：熟练掌握　　正高：熟练掌握

（1）实验室检查：无特异性指标。活动期可有血沉、C-反应蛋白、免疫球蛋白（尤其是IgA）升高。90%左右的患者HLA-B27阳性。HLA-B27阴性患者只要临床表现和影像学检查符合诊断标准，也不能排除AS可能。类风湿因子和抗核抗体阴性。

（2）影像学检查：放射学骶髂关节炎是诊断的关键。

1）常规X线片：临床常规骨盆正位像，除观察骶髂关节外，还便于了解髋关节、坐骨、耻骨联合等部位病变。典型的骶髂关节炎可表现为关节面模糊、软骨下骨密度增高、骨质糜烂、囊性变，随病变进展，可出现关节间隙变窄甚至融合。根据X线片改变可将骶髂关节病变分为0～Ⅳ级：0级为正常；Ⅰ级可疑；Ⅱ级为轻度异常，表现为局限性的侵蚀、硬化，关节间隙无改变；Ⅲ级为中度骶髂关节炎，出现关节侵蚀、间隙变窄或部分融合；Ⅳ级为重度异常，完全性关节间隙消失。腰椎是脊柱最早受累部位，主要观察有无韧带钙化、脊柱"竹节样"变、椎体方形变以及椎小关节和脊柱生理曲度改变等。

2）MRI和CT检查：骶髂关节和脊柱MRI检查能显示关节骨髓水肿、脂肪变等急慢性炎症改变，以及周围韧带硬化、骨赘形成、骨质破坏、关节强直等结构改变，因此，能比CT更早期发现骶髂关节炎。普通X线显示骶髂关节正常或可疑者可进行CT检查，CT分辨率高，能显示骶髂关节早期病变，增加骶髂关节异常检出率。

<hr>

知识点7：强直性脊柱炎的诊断　　　　　　　　　　副高：熟练掌握　　正高：熟练掌握

本病的诊断主要依靠病史、临床特征及骶髂关节的影像学检查。典型的病例不难作出诊断，但对不典型的患者需注意与其他关节炎的鉴别。目前诊断采用1984年修订的AS纽约分类标准：

（1）临床标准：①下腰痛至少3个月，疼痛随活动改善，休息不减轻；②腰椎在前后和侧屈方向活动受限；③胸廓扩展范围小于同年龄和性别的正常值；④双侧≥Ⅱ级或单侧Ⅲ～Ⅳ级骶髂关节炎。

（2）放射学标准（骶髂关节炎分级同纽约标准）。

（3）诊断：①肯定AS：符合放射学标准和1项（及以上）临床标准者；②可能AS：符合3项临床标准，或符合放射学标准而不伴任何临床标准者。

影像学提示骶髂关节炎：指MRI提示的与脊柱关节病相关的急性活动性骶髂关节炎性病变或符合纽约标准的放射学骶髂关节炎。

脊柱关节病临床表现包括：①炎性腰痛；②关节炎；③肌腱端炎；④葡萄膜炎；⑤指炎；⑥银屑病；⑦炎性肠病；⑧NSAID有效；⑨脊柱关节病家族史；⑩HLA-B27阳性；

⑪CRP升高。

知识点8：强直性脊柱炎的鉴别诊断　　　　　　　副高：熟练掌握　正高：熟练掌握

（1）其他血清阴性脊柱关节病：本病与其他血清阴性脊柱关节病在临床症状、体征及实验室检查上均各有其特点，应根据患者的发病年龄、诱发因素、关节炎特点及伴随表现等综合分析进行鉴别，具体见下表。

AS与其他血清阴性脊柱关节病的鉴别

	强直性脊柱炎	银屑病关节炎	肠病关节炎	幼年强直性脊柱炎	反应性关节炎
性别	男>女	女≥男	女=男	男≥女	男=女
发病年龄	青壮年	任何年龄	任何年龄	<16岁	任何年龄
发病方式	缓	不定	不定	不定	急
眼色素膜炎	+	+	+	++	++
尿道炎	+	-	-	-	+
外周关节炎	下肢常见	上肢>下肢	下肢>上肢	上肢或下肢	下肢>上肢
骶髂关节炎	100%	20%	<20%	<50%	50%
HLA-B27	90%	20%	5%	20%	90%
肌腱端病	++	+	±	+	±
结膜炎	+				+
皮肤病变	-	+++	-	-	-
黏膜病变	-	-	+	-	-
脊柱受累	+++	+	+	+	+

（2）髂骨致密性骨炎：本病多见于青年女性，其主要表现为慢性腰骶部疼痛和发僵。临床检查除腰部肌肉紧张外无其他异常。诊断主要依靠X线平片，其典型表现为在髂骨沿骶髂关节之中下2/3部位有明显的骨硬化区，呈三角形者尖端向上，密度均匀，不侵犯骶髂关节面，无关节狭窄或糜烂，可与AS进行鉴别。

（3）弥漫性特发性骨肥厚（DISH）综合征：该病50岁以上男性多发，患者表现为脊柱疼痛、僵硬，逐渐加重并出现脊柱活动受限。临床症状和X线表现与AS相似。但是，该病晨起僵硬感不加重；X线可见韧带钙化，常累及颈椎和低位胸椎，经常可见连接至少四节椎体前外侧的流注形成钙化与骨化，而骶髂关节和脊椎骨突关节无侵袭；血沉正常及HLA-B27阴性。根据以上特点可与AS鉴别。

（4）类风湿关节炎：本病女性多见，发病高峰为30～50岁，主要侵犯外周关节，以多发性、对称性小关节受累为主。可伴有类风湿结节、血管炎等多系统受累的表现。患者多有类风湿因子等自身抗体阳性，较少出现骶髂关节病变。

（5）其他：有慢性腰背痛、僵硬不适等症状者，需与机械性腰痛、椎间盘突出、退行性椎间盘病变、腰椎骨关节炎、脊柱结核、骨盆原发或转移瘤、腹腔炎症、纤维肌痛综合征、隐性脊柱裂和腰椎骶化等鉴别。

知识点9：强直性脊柱炎的治疗　　　　副高：熟练掌握　正高：熟练掌握

（1）一般治疗：注重患者宣教。坚持正规的治疗方法，并进行颈、胸、腰椎活动度的锻炼，避免过度负重和剧烈运动。应睡硬板床，多取低枕仰卧位，避免促进屈曲畸形的体位。

（2）理疗：超短波、脉冲磁疗、中频脉冲等。对缓解关节及软组织疼痛有益，可选择性使用。

（3）药物治疗：非甾体抗炎药（NSAID）和抗TNF抗抗剂是治疗AS病人的一线用药，没有足够证据证实DMARD包括柳氮磺吡啶和甲氨蝶呤对AS中轴疾病有效。

1）非甾体抗炎药（NSAID）：非甾体类抗炎药主要用于缓解疼痛、晨僵及增加关节活动度。NSAID种类繁多，应结合病情选用。强调个体化，避免同时服用两种以上NSAID。常用药物有双氯芬酸，口服剂量50～150mg/d，分次服用；萘丁美酮每日剂量1000mg；美洛昔康每日剂量7.5～15mg；塞来昔布每日剂量200～400mg及吲哚美辛栓，100mg/d，肛入。

NSAID的常见不良反应包括胃肠道反应、过敏、肝损害、头痛、肾损害等。

2）缓解病情抗风湿药（DMARD）：用于控制病情的活动，抑制病变的发展，但对中轴AS疗效不确切。常用药物有柳氮磺吡啶和甲氨蝶呤，其他如硫唑嘌呤及沙利度胺等也可试用于AS。

3）糖皮质激素：临床上不应全身应用糖皮质激素，但对合并急性虹膜睫状体炎等关节外症状者可考虑。对顽固性关节积液者应给予关节腔糖皮质激素注射治疗。

4）肿瘤坏死因子拮抗剂：包括重组的人可溶性肿瘤坏死因子受体融合蛋白（如依那西普），抗肿瘤坏死因子的单克隆抗体（如英夫利昔单抗和阿达木单抗等），其治疗AS疗效确切。可显著改善患者晨僵、腰背痛和肌腱末端炎等症状，使血沉和C-反应蛋白等炎症指标降低甚至降至正常。这类药物主要不良反应为感染和过敏反应等。

（4）手术治疗：对外周关节受累造成的关节活动受限或关节强直者，为了改善关节的功能，可选择关节置换术、椎体楔形骨切除术等外科手术治疗。严重的脊柱畸形可行手术矫正。

知识点10：强直性脊柱炎的预后　　　　副高：熟练掌握　正高：熟练掌握

本病一般不影响寿命，但可影响患者正常生活和工作，甚至致残。仅少数会出现严重脊柱和关节畸形。髋关节受累，HLA-B27阳性，持续的血沉、C-反应蛋白增高，幼年起病等常是预后不良的相关因素。近年来认为，吸烟也是AS预后不良的因素之一。

第二节　反应性关节炎

知识点1：反应性关节炎的概念　　　　副高：掌握　正高：掌握

反应性关节炎是指一组继发于身体其他部位感染以后，出现的一种无菌性炎性关节病，在关节炎的滑膜中始终查不到病原体存在的证据，若在关节腔中能查到病原体，则称感染性关节炎。

知识点2：反应性关节炎的病因　　　　副高：掌握　正高：掌握

沙门菌、支原体、细菌或病毒所引起的肠道、泌尿生殖系感染均可诱发反应性关节炎。有1%~3%的肠道或泌尿生殖系感染的患者可发生反应性关节炎。肠道来源的反应性关节炎男女患病的机会相同，泌尿生殖系感染后的反应性关节炎主要发生在男性。

反应性关节炎是某些微生物引起的肠道或泌尿生殖系感染所诱发，大多数该病患者为HLA-B27（人类白细胞抗原-B27）阳性。因此，推测反应性关节炎是由外界因子和遗传因子相互作用所引起。

知识点3：反应性关节炎的临床表现　　　　副高：掌握　正高：掌握

反应性关节炎为非对称性少关节炎，主要在下肢，以膝、踝和跖趾关节最为多见，也可见到上肢关节受累。还有肌腱端病变，表现为跟腱炎、跖底筋膜炎及足跟痛。背痛常见，部分患者在急性期X线显示骶髂关节炎。此外，男性尿道炎、女性宫颈炎（多无症状）、结肠炎、虹膜炎、旋涡状龟头炎、溢脓性皮肤角化病及口腔溃疡等关节外表现常可为诊断提供重要线索。

知识点4：反应性关节炎的实验室检查　　　　副高：掌握　正高：掌握

RF阴性，滑液细菌培养阴性，X线关节摄片无特征性改变，慢性复发者可有骨质疏松表现。

知识点5：反应性关节炎的诊断　　　　副高：掌握　正高：掌握

反应性关节炎的诊断依据：①前驱感染距离关节炎发病的间隔期平均1~2周；②自限性经过，关节炎一般在3~5个月内消退，个别患者达1年；③典型症状为非对称性、大的持重关节的炎症，可伴发肌腱端病；④可有关节外表现；⑤关节液细菌学检查阴性，血清类风湿因子阴性；⑥与HLA-B27（人类白细胞抗原-B27）密切相关。

知识点6：反应性关节炎的治疗   副高：掌握 正高：掌握

本病为自限性疾病，数周或数月后关节炎可逐渐缓解。对新发生的肠道感染，应予足量、足疗程抗感染治疗。双氯芬酸钠（扶他林）等非甾体类消炎镇痛药能控制关节的滑膜炎；柳氮磺吡啶可作为对抗炎药物反应较差患者的一种辅助治疗。单关节炎可行糖皮质激素关节腔注射。甲氨蝶呤适用于慢性病程及对以上治疗反应不佳者。

第四章　系统性红斑狼疮

知识点1：系统性红斑狼疮的概念　　　　　副高：熟练掌握　　正高：熟练掌握

系统性红斑狼疮（SLE）是自身免疫介导的，以免疫性炎症为突出表现的弥漫性结缔组织病。血清中出现以抗核抗体为代表的多种自身抗体和多系统受累是SLE的两个主要临床特征。几乎各种自身免疫性疾病的临床表现均有可能发生在SLE。因此，许多学者称之为自身免疫病的原型。

知识点2：系统性红斑狼疮的病因　　　　　副高：熟练掌握　　正高：熟练掌握

（1）遗传

1）流行病学及家系调查：有资料表明，SLE患者第1代亲属中患SLE者8倍于无SLE患者家庭，单卵双胎患SLE者5~10倍于二卵双胎。然而，大部分病例不显示有遗传性。

2）易感基因：多年研究已证明，SLE是多基因相关疾病。有HLA-Ⅲ类的C2或C4的缺损，HLA-Ⅱ类的DR2、DR3频率异常。推测多个基因在某种条件（环境）下相互作用改变了正常免疫耐受性而致病。

（2）环境因素

1）阳光：紫外线使皮肤上皮细胞出现凋亡，新抗原暴露而成为自身抗原。

2）药物、化学试剂、微生物病原体等也可诱发疾病。

（3）雌激素：女性患者明显高于男性，在更年期前阶段为9:1，儿童及老人为3:1。

知识点3：系统性红斑狼疮的发病机制　　　　副高：熟练掌握　　正高：熟练掌握

（1）致病性自身抗体：①以IgG型为主，与自身抗原有很高的亲和力；②抗血小板抗体及抗红细胞抗体导致血小板和红细胞破坏，临床出现血小板减少和溶血性贫血；③抗SSA抗体经胎盘进入胎儿心脏引起新生儿心脏传导阻滞；④抗磷脂抗体引起抗磷脂抗体综合征（血栓形成、血小板减少、习惯性自发性流产）；⑤抗核糖体抗体又与NP-SLE相关。

（2）致病性免疫复合物：SLE是一个免疫复合物病。免疫复合物（IC）由自身抗体和相应自身抗原相结合而成，IC能够沉积在组织造成组织的损伤。

（3）T细胞和NK细胞功能失调：SLE患者的$CD8^+$T细胞和NK细胞功能失调，不能产生抑制$CD4^+$T细胞的作用，因此，在$CD4^+$T细胞的刺激下，B细胞持续活化而产生自身抗体。T细胞的功能异常以致新抗原不断出现，使自身免疫持续存在。

| 知识点4：系统性红斑狼疮的病理 | 副高：熟练掌握 正高：熟练掌握 |

主要病理改变为炎症反应和血管异常。光镜下的病理变化：①结缔组织的纤维蛋白样变性：由免疫复合物和纤维蛋白构成沉积于结缔组织所致；②结缔组织的基质发生黏液性水肿；③坏死性血管炎。疣状心内膜炎是心瓣膜的结缔组织反复发生纤维蛋白样变性，而形成的疣状赘生物，是SLE特征性的病理表现之一。

受累器官的特征性病理改变：①苏木紫小体：由抗核抗体与细胞核结合，使之变性形成嗜酸性团块；②"洋葱皮样"病变：小动脉周围出现向心性的纤维组织增生。但是上述特征性的病理表现阳性率不高。SLE免疫病理包括皮肤狼疮带试验，表现为皮肤的表真皮交界处有连续的免疫球蛋白IgG和补体（C3c、C1q等）沉积，对SLE具有一定的特异性。狼疮性肾炎的肾脏免疫荧光亦多呈现多种免疫球蛋白和补体成分沉积，被称为"满堂亮"。

| 知识点5：系统性红斑狼疮的临床表现 | 副高：熟练掌握 正高：熟练掌握 |

临床症状多样，早期症状往往不典型。

（1）全身表现：活动期患者大多数有全身症状。约90%的患者在病程中出现各种热型的发热，尤以低、中度热为常见。此外，尚可有疲倦、乏力、体重下降等。

（2）皮肤与黏膜表现：80%患者在病程中出现皮疹，包括颊部呈蝶形分布的红斑、盘状红斑、指掌部和甲周红斑、指端缺血、面部及躯干皮疹，其中以鼻背和双颧颊部呈蝶形分布的红斑最具特征性。与SLE相关的特殊皮疹见下表。SLE皮疹多无明显瘙痒。口腔和鼻黏膜的痛性溃疡较常见，常提示疾病活动。

系统性红斑狼疮常见皮疹

狼疮特异性皮疹	急性皮疹：如颊部红斑
	亚急性皮疹：如亚急性皮肤型红斑狼疮（SCLE）
	慢性皮疹：如盘状红斑、狼疮性脂膜炎、黏膜狼疮、肿胀性狼疮、冻疮样狼疮等
非特异性皮疹	光敏感、脱发、甲周红斑、网状青斑、雷诺现象等

（3）浆膜炎：半数以上患者在急性发作期出现多发性浆膜炎，包括双侧中小量胸腔积液，中小量心包积液。

（4）肌肉关节表现：关节痛是常见的症状之一，出现在指、腕、膝关节，伴红肿者少见。常出现对称性多关节疼痛、肿。10%的患者因关节周围肌腱受损而出现Jaccoud关节病，其特点为可恢复的非侵袭性关节半脱位，可以维持正常关节功能，关节X线片多无关节骨破坏。可以出现肌痛和肌无力，5%～10%出现肌炎。有小部分患者在病程中出现股骨头坏死。

（5）肾脏表现：27.9%～70%的SLE患者在病程中会出现临床肾脏受累。中国SLE患者以肾脏受累为首发表现的仅为25.8%。肾脏受累主要表现为蛋白尿、血尿、管型尿、水肿、高血压，乃至肾衰竭。有平滑肌受累者可出现输尿管扩张和肾积水。

（6）心血管表现：患者常出现心包炎，可为纤维蛋白性心包炎或渗出性心包炎，但心包填塞者少见。可出现疣状心内膜炎。通常疣状心内膜炎不引起临床症状，但可以脱落引起栓塞，或并发感染性心内膜炎。约10%患者有心肌损害，可有气促、心前区不适、心律失常，严重者可发生心力衰竭导致死亡。可以有冠状动脉受累，表现为心绞痛和心电图ST-T改变，甚至出现急性心肌梗死。除冠状动脉炎可能参与发病外，长期使用糖皮质激素加速了动脉粥样硬化，抗磷脂抗体可导致动脉血栓形成。

（7）肺部表现：约35%的患者有胸腔积液，多为中小量、双侧性。SLE所引起的肺间质性病变主要是急性、亚急性期的磨玻璃样改变和慢性期的纤维化，表现为活动后气促、干咳、低氧血症，肺功能检查常显示弥散功能下降。约2%患者合并弥漫性肺泡出血（DAH），病情凶险，病死率高达50%以上。肺泡灌洗液或肺活检标本的肺泡腔中发现大量充满含铁血黄素的巨噬细胞，或者肺泡灌洗液呈血性，对于DAH的诊断具有重要意义。肺动脉高压在SLE患者中多见，是SLE预后不良的因素之一。主要表现为进行性加重的干咳和活动后气促，超声心动图和右心漂浮导管可帮助诊断。

（8）神经系统表现：神经精神狼疮（NP-SLE），又称狼疮脑病。中枢神经系统表现包括无菌性脑膜炎、脑血管病变、脱髓鞘综合征、狼疮性头痛、运动障碍、脊髓病、癫痫、急性意识错乱、焦虑状态、认知功能减退、情绪障碍及精神病等。外周神经系统有格林巴利综合征、自主神经病、单神经病、重症肌无力、脑神经病变、神经丛病及多发性神经病等。腰穿脑脊液检查以及磁共振等影像学检查对NP-SLE诊断有帮助。

（9）消化系统表现：可表现为食欲减退、腹痛、呕吐、腹泻或腹水等，其中部分患者为首发症状。少数可并发急腹症，如胰腺炎、肠坏死、肠梗阻，往往与SLE活动性相关。

（10）血液系统表现：活动性SLE常见血红蛋白下降、白细胞计数和/或血小板减少。其中10%属于Coombs试验阳性的溶血性贫血。血小板减少与血清中存在抗血小板抗体、抗磷脂抗体以及骨髓巨核细胞成熟障碍有关。部分患者可有无痛性轻或中度淋巴结增大。少数患者有脾大。

（11）抗磷脂抗体综合征（APS）：可以出现在SLE的活动期，其临床表现为动脉和/或静脉血栓形成，习惯性自发性流产，血小板减少，患者血清多次出现抗磷脂抗体。SLE患者血清可以出现抗磷脂抗体，但不一定是APS，APS出现在SLE为继发性APS。

（12）干燥综合征：有约30%的SLE有继发性干燥综合征并存，有唾液腺和泪腺功能不全。

（13）眼部表现：约15%患者有眼底变化，如出血、视盘水肿、视网膜渗出物等。其原因是视网膜血管炎。另外，血管炎可累及视神经，二者均影响视力，重者可数日内致盲。早期治疗，多数可逆转。

知识点6：系统性红斑狼疮的实验室和辅助检查　　　副高：熟练掌握　正高：熟练掌握

（1）常规检查：活动期SLE的血细胞三系中可有一系或多系减少（需除外药物所致的骨髓抑制）；尿蛋白、红细胞、白细胞、管型尿等为提示临床肾损害的指标。血沉在活动期常增快；SLE的C-反应蛋白通常不高，合并感染或关节炎较突出者可增高；血清补体C3、C4水平与SLE活动度呈负相关，常可作为病情活动性和治疗反应的监测指标之一。SLE还常出现高丙种球蛋白血症。

（2）抗核抗体谱：出现在SLE的有抗核核体（ANA）、抗双链DNA（dsDNA）抗体、抗可提取核抗原（ENA）抗体。

①ANA：见于几乎所有的SLE病人，由于特异性低，因此单纯的ANA阳性不能作为SLE与其他结缔组织的鉴别指标。

②抗dsDNA抗体：是诊断SLE特异性抗体，为SLE标记性抗体，其特异性95%，敏感性70%，多与疾病活动性及预后密切相关。

③ENA抗体谱：是一组临床意义不同的抗体：a. 抗Sm抗体：是诊断SLE的标记性抗体，特异性99%，但敏感性仅25%，有助于早期和不典型病人的诊断或回顾性诊断。b. 抗RNP抗体：阳性率40%，对SLE诊断特异性不高，但往往与SLE的雷诺现象和肺动脉高压相关。c. 抗SSA（Ro）抗体：与SLE中出现光过敏、血管炎、白细胞减少、平滑肌受累、新生儿狼疮等相关。d. 抗SSB（La）抗体：与抗SSA抗体相关联，与继发性干燥综合征有关，但阳性率低于抗SSA（Ro）抗体。e. rRNP抗体：往往提示有Np-SLE或其他重要内脏损害。

其他SLE的自身抗体包括与抗磷脂抗体综合征有关的抗磷脂抗体（包括抗心磷脂抗体、抗β_2GPI抗体和狼疮抗凝物）、与溶血性贫血有关的抗红细胞抗体、与血小板减少有关的抗血小板抗体、与神经精神性狼疮有关的抗神经元抗体等，补体C3降低常提示有SLE活动。SLE患者还常出现血清类风湿因子阳性。

（3）肾活检病理：对狼疮肾炎的诊断、治疗和预后估计均有价值，尤其对指导狼疮肾炎治疗有重要意义。

（4）X线及影像学检查：有助于早期发现器官损害。如神经系统磁共振、CT有助于发现和治疗脑部的梗死性或出血性病灶；胸部高分辨CT有助于发现早期的肺间质性病变。超声心动图对心包积液、心肌、心瓣膜病变、肺动脉高压等有较高的敏感性而有助于早期诊断。

知识点7：系统性红斑狼疮的诊断　　　　　　副高：熟练掌握　　正高：熟练掌握

目前普遍采用美国风湿病学会（ACR）1997年推荐的SLE分类标准：①颊部红斑：固定红斑，扁平或高起，在两颧突出部位；②盘状红斑：片状高起于皮肤的红斑，黏附有角质脱屑和毛囊栓；陈旧病变可发生萎缩性瘢痕；③光过敏：对日光有明显的反应，引起皮疹，从病史中得知或医生观察到；④口腔溃疡：经医生观察到的口腔或鼻咽部溃疡，一般为无痛性；⑤关节炎：非侵袭性关节炎，累及2个或更多的外周关节，有压痛、肿胀或积液；⑥浆膜炎：胸膜炎或心包炎；⑦肾脏病变：尿蛋白 > 0.5g/24h或（+++），或管型（红细胞、血红蛋白、颗粒或混合管型）；⑧神经病变：癫痫发作或精神病，除外药物或已知的代谢紊乱；⑨血液学疾病：溶血性贫血，或白细胞减少，或淋巴细胞减少，或血小板减少；⑩免疫学异常：抗dsDNA抗体阳性，或抗Sm抗体阳性，或抗磷脂抗体阳性（包括抗心磷脂抗体、或狼疮抗凝物、或至少持续6个月的梅毒血清试验假阳性，三者中具备一项阳性）；⑪抗核抗体：在任何时候和未用药物诱发"药物性狼疮"的情况下，抗核抗体效价异常。

该分类标准的11项中，符合4项或4项以上者，在除外感染、肿瘤和其他结缔组织病后，可诊断SLE。其敏感性和特异性分别为95%和85%。

2012年SLICC对SLE的分类标准进行了修订，提高了诊断敏感性，有助于SLE的早期诊断。新标准在临床应用尚有待进一步广泛验证。

知识点8：系统性红斑狼疮的鉴别诊断　　　　副高：熟练掌握　正高：熟练掌握

SIE存在多系统受累，每种临床表现均需与相应的各系统疾病相鉴别。SLE可出现多种自身抗体及不典型临床表现，尚需与其他结缔组织病和系统性血管炎等鉴别。有些药物如肼屈嗪等，如长期服用可引起类似SLE的表现（药物性狼疮），但极少有神经系统表现和肾炎，抗dsDNA抗体、抗Sm抗体阴性，血清补体常正常，可资鉴别。

知识点9：系统性红斑狼疮的病情评估　　　　副高：熟练掌握　正高：熟练掌握

诊断明确后则要判定病人的病情严重程度及活动性，以便采取相应的治疗措施。

（1）疾病的活动性或急性发作：依据受累器官的部位和程度来进行判断。例如出现脑受累表明病情严重；出现肾病变者，其严重性又高于仅有发热、皮疹者，有肾功能不全者较仅有蛋白尿的狼疮肾炎严重。狼疮危象是指急性危及生命的重症SLE，包括急进性狼疮肾炎、严重的中枢神经系统损害、严重的溶血性贫血、血小板减少性紫癜、粒细胞缺乏症、严重心脏损害、严重狼疮性肺炎、弥漫性肺泡出血、严重狼疮性肝炎和严重的血管炎。

（2）脏器功能状态和不可逆损伤：随着SLE病情反复发作，造成的组织损伤不断积累叠加，同时长期应用糖皮质激素和免疫抑制剂引起的药物不良反应，均可导致不可逆的病变和脏器功能减退，其程度决定了狼疮病人的远期预后。

（3）并发症：动脉粥样硬化、感染、高血压、糖尿病等往往使SLE病情加重，预后更差。

知识点10：系统性红斑狼疮的一般治疗　　　　副高：熟练掌握　正高：熟练掌握

（1）患者宣教：正确认识疾病，消除恐惧心理，明白规律用药的意义，强调长期随访的必要性。避免过多的紫外光暴露，使用防紫外线用品，避免过度疲劳，自我认识疾病活动的征象，配合治疗、遵从医嘱，定期随诊。

（2）对症治疗和去除各种影响疾病预后的因素：如注意控制高血压，防治各种感染。

知识点11：系统性红斑狼疮的药物治疗　　　　副高：熟练掌握　正高：熟练掌握

（1）糖皮质激素（简称激素）：在诱导缓解期，根据病情用泼尼松每日0.5～1mg/kg，病情稳定后2周或疗程6周内，缓慢减量。如果病情允许，以每日<10mg泼尼松的小剂量长期维持。当存在重要脏器急性进行性损伤时（如肺泡出血、NP-SLE的癫痫发作或明显精神症状、严重溶血性贫血等）可应用激素冲击治疗，即用甲泼尼龙500～1000mg，静脉滴注，每天1次，连用3～5天为1疗程。如病情需要，1～2周后可重复使用，能较快控制病情活动，

达到诱导缓解。

（2）免疫抑制剂：大多数SLE患者，尤其是在病情活动时需选用免疫抑制剂联合治疗，加用免疫抑制剂有利于更好地控制SLE活动，保护重要脏器功能，减少复发，以及减少长期激素的需要量和不良反应。在有重要脏器受累的SLE患者中，诱导缓解期建议首选CTX或MMF治疗，如无明显不良反应，建议至少应用6个月以上。在维持治疗中，可根据病情选择1~2种免疫抑制剂长期维持。目前认为，羟氯喹应作为SLE的背景治疗，可在诱导缓解和维持治疗中长期应用。

（3）其他药物治疗：在病情危重或治疗困难病例，可根据临床情况选择静脉注射大剂量免疫球蛋白（IVIG）、血浆置换、造血干细胞或间充质干细胞移植等。另外，近些年生物制剂也逐渐应用于SLE的治疗，目前用于临床和临床试验治疗SLE的生物制剂主要有belimumab（anti-BAFF）抗体和抗CD20单抗（利妥昔单抗）。

（4）合并抗磷脂抗体综合征的治疗：需根据抗磷脂抗体效价和临床情况，应用阿司匹林或华法林抗血小板抗凝治疗。对于反复血栓患者，可能需要长期或终身抗凝。

| 知识点12：系统性红斑狼疮的妊娠生育治疗 | 副高：熟练掌握　正高：熟练掌握 |

过去妊娠生育曾经被列为SLE的禁忌证，而今大多数SLE患者在疾病控制后，可以安全地妊娠生育。一般来说，在无重要脏器损害、病情稳定半年以上，细胞毒免疫抑制剂（CTX、MTX等）停药半年，激素仅需小剂量时妊娠，多数能安全地妊娠和生育。非缓解期的SLE妊娠生育，存在流产、早产、死胎和诱发母体SLE病情恶化的危险。因此，不推荐病情不稳定的情况下妊娠。SLE患者妊娠后，需要产科和风湿科双方共同随访。对于有习惯性流产病史和抗磷脂抗体阳性的孕妇，主张口服低剂量阿司匹林（50~100mg/d）和/或低分子肝素抗凝，防止流产或死胎的发生。

| 知识点13：系统性红斑狼疮的预后 | 副高：熟练掌握　正高：熟练掌握 |

随着早期诊断的方法增多和治疗SLE水平的提高，SLE预后已明显改善。目前，SLE患者的生存期已从20世纪50年代50%的4年生存率提高至80%的15年生存率。10年存活率也已达90%以上。急性期患者的死亡原因主要是SLE的多脏器严重损害和感染，尤其是伴有严重神经精神性狼疮、肺动脉高压和急进性狼疮性肾炎者；慢性肾功能不全和药物（尤其是长期使用大剂量激素）的不良反应，冠状动脉粥样硬化性心脏病等，是SLE远期死亡的主要原因。

第五章 系统性血管炎

第一节 大 动 脉 炎

知识点1：大动脉炎的概念 副高：熟练掌握 正高：熟练掌握

大动脉炎（TA）又称高安病、无脉症、主动脉弓综合征等，是指主动脉及其分支的慢性进行性非特异性炎症引起血管不同部位的狭窄或闭塞。大动脉炎主要累及主动脉、主动脉弓及其分支，升主动脉、腹主动脉、锁骨下动脉、肾动脉、肺动脉等，为全层动脉炎。临床表现主要包括非特异性炎性症状和血管狭窄或闭塞后导致的组织或器官缺血两组症状。

知识点2：大动脉炎的病因及发病机制 副高：熟练掌握 正高：熟练掌握

本病病因未明，与遗传因素（如HLA-B *52·01单倍体型）、感染（结核分枝杆菌、肺炎衣原体、疱疹病毒等）和性激素有关。

外来抗原通过大动脉的滋养血管进入动脉壁外层，通过3种途径触发自身免疫应答：①抗原诱导NK细胞和CD8$^+$T细胞活化，产生大量穿孔素和细胞因子如TNF-α和IL-6等致炎性细胞因子；②树突细胞将外来抗原提呈给CD4$^+$T细胞，产生IFN-γ，吸引巨噬细胞至炎症部位，释放TNF-α和IL-6等致炎性细胞因子；③在外来抗原的作用下，T、B细胞相互作用，导致TNF-α和IL-6等致炎性细胞因子释放。TNF-α和IL-6不仅可以使炎症反应过程持续存在，TNF-α还可以介导肉芽肿形成、吸引更多的炎症细胞参与炎症过程的放大和持续；IL-6还可以刺激Th17通路，参与炎症反应。

知识点3：大动脉炎的病理 副高：熟练掌握 正高：熟练掌握

大动脉炎呈全层动脉炎，其内膜因结缔组织增生而增厚、变硬，使管腔狭窄。内膜有糜烂和坏死，病程长者呈纤维化和钙化。中层膜的弹性纤维和平滑肌组织变性、坏死、断裂或消失，造成管壁囊性扩张或由纤维肉芽组织代替。外膜亦呈纤维性增厚。在动脉壁全层均可见有淋巴细胞、单核细胞和浆细胞的浸润。

知识点4：大动脉炎的临床表现及分型 副高：熟练掌握 正高：熟练掌握

（1）大动脉炎主要是非特异性炎性表现和局部动脉狭窄或闭塞所致的缺血表现

1）非特异性炎性表现：部分患者在出现组织或器官缺血症状前数周至数月有较为明显的炎性症状，如乏力、发热、食欲减退、体重下降、盗汗和月经不调、血沉增高、C反应蛋白增高等。绝大多数患者在出现缺血症状前并无明显的系统症状。在出现缺血症状后出现明显的系统炎性表现提示病情的急剧加重。部分患者有皮肤、关节症状，如皮肤结节红斑、血管神经性水肿、对称性关节肿痛等。

2）局部动脉狭窄或闭塞所致的缺血表现：大动脉炎的具体表现因受累部位不同而差异较大，临床按病变部位不同可分为以下几种类型。

（2）临床分型

1）头臂动脉型（主动脉弓综合征）：颈动脉和椎动脉狭窄引起头部不同程度缺血，表现头晕、眩晕、头痛、视物模糊、咀嚼无力等，患者可反复晕厥、抽搐、失语、偏瘫。上肢缺血可出现单侧或双侧上肢无力、发凉、酸痛、麻木。体格检查可发现颈动脉、桡动脉、肱动脉搏动减弱或消失，颈部及锁骨上、下窝可闻及血管杂音。

2）胸腹主动脉型：由于下肢缺血出现双下肢无力、发凉、酸痛、易疲劳和间歇性跛行等。肾动脉开口处狭窄，因肾缺血而出现高血压、头痛、头晕。体格检查可于背部、腹部闻及血管杂音，下肢血压低于上肢血压。

3）主–肾动脉型：主要累及主动脉及肾动脉。肾动脉狭窄可引起肾血管性高血压、肾衰竭。伴有高血压者可有头痛、头晕、心悸。由于下肢缺血也可出现下肢无力、间歇性跛行、下肢脉搏减弱或消失等。

4）广泛型：具有上述3种类型的表现与相应体征。

5）肺动脉型：约50%的病例可同时合并肺动脉受累，尚未见单纯肺动脉受累者。临床可见心悸、气促，肺动脉瓣区可闻及杂音和第二心音亢进，晚期可并发肺动脉高压。肺动脉瓣区可闻及收缩期杂音和肺动脉第二音亢进。

6）其他：累及冠状动脉开口处，可出现心绞痛，甚至心肌梗死。累及肠系膜动脉可有腹痛等腹部症状。

知识点5：大动脉炎的实验室和辅助检查　　　　　　副高：熟练掌握　　正高：熟练掌握

（1）实验室检查：主要提示非特异性炎症反应，如血沉升高、C-反应蛋白增高、正细胞正色素性贫血、轻度血小板升高、血清 α_2-球蛋白或丙种球蛋白增高等。也可出现抗链球菌溶血素"O"阳性；少数抗核抗体或类风湿因子阳性。C-反应蛋白升高是本病活动的一项重要指标。血清抗主动脉抗体阳性见于90%以上的大动脉炎患者，有一定的特异性。

（2）血管造影：是目前诊断大动脉炎最有效的检查，其能确定受累血管部位和血管狭窄的程度，全身血管造影可以发现早期的大动脉炎，是诊断的关键依据。

（3）血管彩色多普勒：超声波对颈动脉、股动脉等血管狭窄的诊断具有较高的特异性和敏感性，可达到血管造影的效果，同时能区别血管壁的增厚或管腔内血栓。

（4）磁共振（MRI）：MRI可以清晰地显示动脉瘤，也能发现部分肺动脉的病变，还可以了解血管壁的厚度及发现附壁血栓。

（5）大动脉活检：病理为肉芽肿性改变，阳性率约1/3，活检阴性不能否定诊断。

知识点6：大动脉炎的诊断　　　　　　副高：熟练掌握　正高：熟练掌握

1990年美国风湿病学会（ACR）关于大动脉炎分类标准：①发病年龄≤40岁；②肢体间歇性跛行；③一侧或双侧肱动脉搏动减弱；④双上肢收缩压差>10mmHg；⑤一侧或双侧锁骨下动脉或腹主动脉区闻及血管杂音；⑥动脉造影异常。符合6条中3条者可诊断，同时需要除外先天性主动脉狭窄、肾动脉纤维肌性结构不良、动脉粥样硬化、血栓闭塞性脉管炎、贝赫切特综合征、PAN及胸廓出口综合征。

知识点7：大动脉炎的鉴别诊断　　　　　副高：熟练掌握　正高：熟练掌握

需与可累及大血管的血管炎、结缔组织病，包括巨细胞动脉炎、贝赫切特综合征、Cogan综合征、强直性脊柱炎、先天性主动脉缩窄、动脉肌纤维发育不良、先天性主动脉发育不良、动脉粥样硬化病变等相鉴别。

知识点8：大动脉炎的治疗　　　　　　　副高：熟练掌握　正高：熟练掌握

如有感染须积极控制。对活动期患者可用泼尼松（龙）1mg/（kg·d），病情好转后递减，直至病情稳定，5～10mg/d维持。快速进展性疾病患者可予大剂量糖皮质激素（甲泼反应500～1000mg）冲击治疗。对单用糖皮质激素疗效不佳者可合用免疫抑制剂，常用甲氨蝶呤，其次可选用CTX、硫唑嘌呤、吗替麦考酚酯等。近年来有报道TNF-α拮抗剂和IL-6受体单抗治疗有效，如依那西普、英夫利昔单抗托珠单抗等治疗大动脉炎，其症状及炎性指标均有好转。对静止期患者，因重要血管狭窄、闭塞，影响脏器供血可考虑手术治疗，如介入治疗、人工血管重建术、内膜血栓清除术、肾切除术、血管旁路移植术等。对症治疗可用周围血管扩张药、改善微循环药物、抗血小板药物、降压药等。

知识点9：大动脉炎的预后　　　　　　　副高：熟练掌握　正高：熟练掌握

本病在漫长的病程中形成丰富侧支循环，因此，只要不侵犯主要内脏（肾），预后尚好。大动脉炎患者5年生存率为93%，10年为90%，最常见的死亡原因为脑出血、肾衰竭及心力衰竭。

第二节　巨细胞动脉炎

知识点1：巨细胞动脉炎的概念　　　　　副高：熟练掌握　正高：熟练掌握

巨细胞动脉炎（GCA）又称颞动脉炎，是一种发生于老年人的慢性、肉芽肿性动脉全层炎症，病因未明。累及主动脉弓及其一级分支，尤其是颞动脉。典型表现呈颞侧头痛、头皮痛、间歇性下颌运动障碍和视力障碍。

知识点2：巨细胞动脉炎的病理 　　　　　副高：熟练掌握　　正高：熟练掌握

GCA病理改变为巨细胞肉芽肿性动脉炎，可见到血管壁全层的炎症细胞浸润，一般呈节段性或斑片状分布，常有内膜增生和内弹力层断裂。于中层与内膜交界处可见巨细胞，病变血管可见血栓形成，致使血管腔狭窄闭合。

知识点3：巨细胞动脉炎的病因及发病机制 　　副高：熟练掌握　　正高：熟练掌握

GCA的具体病因尚不清楚，但遗传、感染、免疫反应、细胞黏附分子、巨噬细胞、多核巨细胞等因素可能参与了GCA的发病。

目前有研究显示病毒感染、免疫系统老化引起的树突细胞、T细胞功能紊乱在发病机制中起重要作用。巨噬细胞在被外来抗原如病毒激活后会释放多种介质，引起血管壁炎症、内皮细胞损伤、动脉壁弹力纤维断裂、内膜增生，同时巨噬细胞还会释放致炎症细胞因子如IL-6，引起动脉炎症及血管病变。

知识点4：巨细胞动脉炎的临床表现 　　　　　副高：熟练掌握　　正高：熟练掌握

GCA发病年龄 > 50岁，起病多缓慢，有时突然发病，全身症状类似"流感"，可有发热、全身不适、疲劳、关节肌肉疼痛、体重减轻等。70%的患者表现为特异性头痛，一侧或双侧颞部头痛，头皮触痛，局部可有红斑，颞浅动脉增粗变硬，呈结节状，有压痛，偶尔枕后、颜面及耳后动脉亦可受累。30%的患者有头颈动脉缺血症状，表现为视力障碍、复视、眼肌麻痹，甚至失明，听力减退，眩晕，颞颌部间歇性运动障碍（长时间咀嚼或谈话时，患侧颞颌部明显疼痛、无力，休息后可消失）。15%的患者主动脉弓及其分支受累，可出现上肢缺血表现，麻木、无力、脉弱或无脉，血压降低或测不出，双上肢血压不等，颈部及锁骨上、下窝可闻及血管杂音。40%～60%的患者伴有风湿性多肌痛（PMR），大多数PMR可单独存在。PMR临床表现为颈部、肩胛带、骨盆带肌肉酸痛和晨僵，但肌压痛及肌力减弱不显著，肌活检、肌酶谱、肌电图均正常，有别于多发性肌炎。

知识点5：巨细胞动脉炎的实验室和辅助检查 　副高：熟练掌握　　正高：熟练掌握

（1）动脉病理活检：选择有压痛或搏动减弱的血管，临床多选颞动脉。颞动脉活检阳性即可诊断，对GCA的特异性为100%。病理显示：①受累的动脉病变呈局灶性、节段性跳跃式分布；②病变性质为肉芽肿增生性炎症；③炎症累及全层动脉，而以弹性基膜为中心；④炎症部位可见淋巴细胞、巨噬细胞、组织细胞、多形核巨细胞等浸润，而以多形核巨细胞具有特征性；⑤病变血管的内膜增生、管壁增厚、管腔变窄或闭塞，也可有局部血栓形成。

（2）实验室检查：血沉增高；C-反应蛋白增高；轻度贫血；碱性磷酸酶和天冬氨酸转氨酶可轻度升高，但肌酸激酶多正常；血清 α_2 或丙种球蛋白增高，补体也常增高，而抗核抗体多阴性。实验室检查对巨细胞动脉炎的诊断无特异性。

（3）彩色二维超声逐渐用于GCA的诊断：彩色多普勒超声显示22%～30%的颞动脉管腔低回声晕轮征，经活检证实为GCA。低回声晕轮征代表血管壁水肿，在GCA中的诊断意义较大，敏感性可达73%～86%，特异性为78%～100%，经激素治疗后低回声可以消失。

（4）血管造影：肾、肝、肠系膜及其他内脏器官，下肢的中、小动脉有微小动脉瘤形成和节段性狭窄，典型的血管造影表现为节段性扩张和狭窄形成的"念珠样"改变，具有诊断特异性。

知识点6：巨细胞动脉炎的诊断	副高：熟练掌握 正高：熟练掌握

50岁以上老年人一侧或双侧颞部头痛，颞浅动脉搏动减弱或消失，动脉增粗、变硬，活检为肉芽肿性动脉炎可确诊GCA。ACR在1990年GCA分类诊断标准：①体重下降：病初即有，无节食或其他因素；②网状青斑：四肢或躯干呈斑点及网状斑；③睾丸痛或触痛：并非由于感染、外伤或其他因素所致；④肌痛、无力或下肢触痛：弥漫性肌痛（不包括肩部、骨盆带肌）或肌无力，或小腿肌肉压痛；⑤单神经炎或多发性神经炎：单神经炎、多发性单神经炎或多神经炎的出现；⑥舒张压≥90mmHg：出现舒张压≥90mmHg的高血压；⑦尿素氮或肌酐升高：血尿素氮≥14.3mmol/L或血肌酐≥133μmol/L，非因脱水或阻塞所致；⑧乙型肝炎病毒：HBsAg阳性或HBsAb阳性；⑨动脉造影异常：显示内脏动脉闭塞或动脉瘤，除外其他原因引起；⑩中小动脉活检：血管壁有中性粒细胞或中性粒细胞、单核细胞浸润。在10项中有3项阳性者即可诊断为PAN，但应排除其他结缔组织病并发的血管炎以及ANCA相关血管炎。

知识点7：巨细胞动脉炎的治疗	副高：熟练掌握 正高：熟练掌握

（1）糖皮质激素：是治疗GCA的首选药物，剂量因病情需要而定。极少数急重患者，如近日内视力明显下降，可短期使用甲基泼尼松龙冲击治疗。病情控制后须逐渐减药，以每日剂量≤10mg的泼尼松小剂量维持。

（2）免疫抑制剂：部分单用激素不能控制病情，或激素减量中疾病不稳定的巨细胞动脉炎，需要使用免疫抑制剂，如MTX、CTX或AZA。

1）甲氨蝶呤：7.5～25mg，每周1次，口服、肌注或静脉注射皆可。

2）环磷酰胺：100～150mg/d口服，或0.5～0.8g/m²每月静脉点滴1次。

3）硫唑嘌呤：治疗巨细胞动脉炎也有较好疗效，治疗剂量每日100～150mg，维持剂量每日50～100mg。

（3）小剂量阿司匹林：75～150mg/d，被推荐常规使用。

（4）IL-6单抗治疗有良好的疗效。

知识点8：巨细胞动脉炎的预后	副高：熟练掌握 正高：熟练掌握

本病预后良好。但激素减量过快易复发，有激素抵抗者可合并应用免疫抑制剂（如

CTX、硫唑嘌呤、甲氨蝶呤等）。GCA的视力受损通常是不可逆的，平均需治疗2年，部分患者需治疗5年或更多。早期报道GCA合并PMR的老年患者病死率为1%～12%，近年来由于早期诊断和治疗的改善，其病死率和同年龄组正常人无差异。

第三节　结节性多动脉炎

知识点1：结节性多动脉炎的概念　　　　　副高：熟练掌握　正高：熟练掌握

结节性多动脉炎（PAN）是一种累及中、小动脉的坏死性血管炎。PAN可累及人体任何器官，但以皮肤、关节、外周神经、胃肠道和肾受累最为常见。好发于血管的分叉处，导致微动脉瘤形成、血栓形成、动脉瘤破裂出血以及器官的梗死。患病率为31/100万；男性多于女性，发病高峰年龄40～50岁。

知识点2：结节性多动脉炎的病因及发病机制　　副高：熟练掌握　正高：熟练掌握

PAN是一种系统性的坏死性血管炎，其病因可能是多方面的，但确切病因尚不清楚。部分病毒感染和PAN的发病可能有关，尤其是表面抗原阳性的HBV感染。其他和PAN相关的病毒还包括人类免疫缺陷病毒（HIV）、巨细胞病毒（CMV）、细小病毒B19、人类T细胞嗜淋巴病毒Ⅰ型以及丙型肝炎病毒（HCV）。除病毒外，PAN可能和细菌感染、疫苗接种、浆液性中耳炎以及用药，尤其是安非他明有关。

PAN发病机制不清，病毒与病毒抗体形成的免疫复合物、HBV病毒对血管壁的直接损害都参与血管炎的发病。

知识点3：结节性多动脉炎的病理　　　　　　副高：熟练掌握　正高：熟练掌握

一般表现为中、小动脉的局灶性全层坏死性血管炎，病变好发于血管分叉处。机体任何部位动脉均可受累，但却很少累及肺动脉。急性期血管炎症损伤的特点主要表现为纤维素样坏死和多种炎症细胞浸润，正常血管壁结构被完全破坏，同时可见动脉瘤和血栓形成，以致受累组织缺血和梗死。

知识点4：结节性多动脉炎的临床表现　　　　副高：熟练掌握　正高：熟练掌握

（1）全身症状：起病时大多数患者具有急性全身症状，包括乏力、厌食、发热、体重下降、关节炎和关节痛。

（2）神经系统：PAN患者多有神经系统受累，包括周围神经系统和中枢神经系统。50%～70%的患者有周围神经病变，以多发性单神经炎和周围神经炎，如垂腕、垂足、手足麻木、肢体感觉异常等最常见。<10%的患者有中枢神经系统受累。另有8%的患者可以出现精神异常，主要为严重的抑郁。

（3）骨骼肌肉系统：骨骼肌肉表现常见，其中肌痛占30%～73%，关节痛占50%，非对称性的关节炎20%。

（4）皮肤：25%～60%患者可见皮肤受累，皮肤痛性溃疡、网状青斑、皮下结节、白色萎缩及紫癜。缺血和坏疽是PAN最常见的皮肤表现。

（5）胃肠道表现：胃肠道受累是PAN最严重的表现之一，约34%的患者经常表现为腹痛，常为持续的钝痛。胃肠道受累常因肠系膜血栓形成和缺血所致，出现顽固性的腹痛、影响进食并导致体重下降。严重者还可有肠穿孔和出血、胰腺炎、阑尾炎、胆囊炎以及肝梗死和脾梗死。

（6）泌尿生殖系统：30%～60%的患者有肾脏受累，常表现为高血压以及轻到中度的氮质血症。PAN的急性肾动脉坏死性血管炎可导致血栓形成和肾梗死。肾血管周围的组织受损可致动脉瘤形成，可形成多发性微动脉瘤和狭窄。动脉瘤的破裂可以引起腹膜后和腹膜内大出血。继发于肾脏瘢痕挛缩的慢性肾衰竭可以在PAN治愈后的数月或数年发生。此外，睾丸受累多见，多表现为睾丸疼痛、硬结、肿胀。

（7）心血管系统：有10%～30%的患者可有心脏受累，引起冠状动脉炎、高血压（最常见）、与体温不对称的窦性心动过速、充血性心力衰竭、心脏扩大、心包摩擦音和心律失常。

（8）眼部症状：PAN的眼部表现包括视网膜血管炎、视网膜脱离以及絮状斑点。

知识点5：结节性多动脉炎的实验室和辅助检查　　副高：熟练掌握　正高：熟练掌握

（1）实验室检查：一般无特异性，可见轻度贫血，白细胞计数轻度增多，尿液检查可见蛋白尿、血尿、管型尿，还可见血沉增快、C-反应蛋白增高、白蛋白下降、球蛋白升高、ANCA阴性，部分病例HBsAg阳性。

（2）血管造影：常见有肾、肝、肠系膜及其他内脏器官的中、小动脉有微小动脉瘤形成和节段性狭窄，典型的血管造影表现为节段性扩张和狭窄形成的"念珠样"改变，具有诊断特异性。

（3）病理：在临床或动脉造影可疑病变部位进行病理活检，见到肌性血管壁炎症细胞浸润、血管壁纤维素样坏死、弹力纤维破坏、血管狭窄或血管瘤形成有助于诊断。

知识点6：结节性多动脉炎的诊断　　　　　　副高：熟练掌握　正高：熟练掌握

1990年ACR的分类标准：①体重下降：病初即有，无节食或其他因素；②网状青斑：四肢或躯干呈斑点及网状斑；③睾丸痛或触痛：不是感染、外伤或其他因素所致；④肌痛、无力或下肢触痛：弥漫性肌痛（不包括肩部、骨盆带肌）或肌无力，或小腿肌肉压痛；⑤单神经炎或多发性神经炎：出现单神经炎、多发性单神经炎或多神经炎；⑥舒张压≥90mmHg：出现舒张压≥90mmHg的高血压；⑦尿素氮或肌酐升高：血尿素氮≥14.3mmol/L或血肌酐≥133μmol/L，不是脱水或阻塞所致；⑧乙型肝炎病毒：HBsAg阳性或HBsAb阳性；⑨动脉造影异常：显示内脏动脉闭塞或动脉瘤，除外其他原因引起；⑩中小动脉活检：血管壁有中性粒细胞或中性粒细胞、单核细胞浸润。在10项中有3项阳性者即可诊断为PAN，但应排除其他结缔组织病并发的血管炎。

| 知识点7：结节性多动脉炎的鉴别诊断 | 副高：熟练掌握 | 正高：熟练掌握 |

显微镜下多血管炎（MPA）和变应性肉芽肿性血管炎（CSS）既往曾归属于PAN，CSS曾称为伴有肺部受累的PAN，因此MPA、CSS应注意与PAN相鉴别。

| 知识点8：结节性多动脉炎的治疗 | 副高：熟练掌握 | 正高：熟练掌握 |

糖皮质激素为治疗本病的首选药物，年龄小于65岁，没有神经系统、肾脏和心脏损害的特发性系统性PAN，单用糖皮质激素治疗即可，如果出现上述脏器损伤者，泼尼松每日1mg/kg，免疫抑制剂治疗，首选CTX，4～6周后糖皮质激素测量及逐渐停用；巩固维持阶段可以应用硫唑嘌呤、甲氨蝶呤等。对有HBV感染者不宜用CTX，可用糖皮质激素合并抗病毒药治疗。近年来有报道对于难治性PAN TNF-α抑制剂治疗有效。对于重症者可以考虑血浆置换治疗。

| 知识点9：结节性多动脉炎的预后 | 副高：熟练掌握 | 正高：熟练掌握 |

PAN预后取决于是否有内脏和中枢神经系统的受累及病变严重程度。未经治疗者预后差，其5年生存率<15%，多数患者死亡发生于患病的第1年，若能积极合理治疗，5年生存率可达83%。

第四节　肉芽肿性多血管炎

| 知识点1：肉芽肿性多血管炎的概念 | 副高：熟练掌握 | 正高：熟练掌握 |

肉芽肿性多血管炎（GPA）既往称韦格纳肉芽肿（WG），是一种坏死性肉芽肿性血管炎，病变累及全身小动脉、静脉及毛细血管，上、下呼吸道及肾最常受累。

| 知识点2：肉芽肿性多血管炎的临床表现 | 副高：熟练掌握 | 正高：熟练掌握 |

（1）早期表现：为全身性非特异性症状，如发热、全身不适、体重减轻、关节痛和肌痛等。

（2）特异性表现

1）上呼吸道：上呼吸道最先受累，表现为慢性鼻炎、鼻窦炎，症状有鼻塞、鼻窦部疼痛、脓性或血性鼻腔分泌物。病情加重时可见鼻咽部溃疡、鼻咽部骨与软骨破坏引起鼻中隔或软腭穿孔，甚至"鞍鼻"畸形。气管受累常导致气管狭窄。

2）肺：可致咳嗽、咯血、胸痛和呼吸困难，约34%的患者出现迁移性或多发性肺病变，X线检查可见中下肺野结节和浸润，有的呈空洞，亦可见胸腔积液，肺功能检查示肺活量和弥散功能下降。

3）肾脏：在病程中出现不同程度的肾小球肾炎，表现为血尿、蛋白尿、细胞管型，重者可因进行性肾病变导致肾衰竭。

4）眼病变：眶部血管炎表现为结膜炎、角膜溃疡、巩膜炎、葡萄膜炎及视神经病变，15%～20%的患者眼球突出。

5）耳病变：可因咽鼓管阻塞致中耳炎，可见脓性分泌物、神经性耳聋和传导障碍。

6）皮肤病变：可见紫癜、溃疡、疱疹和皮下结节等。

7）心脏受累：可见心包炎、心肌炎和冠状动脉炎。

8）神经系统损害：表现为单神经炎、末梢神经炎、癫痫发作或精神异常。

知识点3：肉芽肿性多血管炎的实验室和辅助检查　　副高：熟练掌握　　正高：熟练掌握

（1）实验室检查：血沉增快、C-反应蛋白增高、白细胞计数增多、轻度贫血、轻度高免疫球蛋白血症、RF低效价阳性等均为非特异性改变。在典型病例（上、下呼吸道肉芽肿血管炎伴肾小球肾炎）中大约90%为c-ANCA阳性，而缺乏肾病变者阳性率降至70%，病情缓解时c-ANCA效价下降或转阴。其他血管炎及结缔组织病c-ANCA阳性率甚低，因此，该抗体可作为本病诊断与治疗观察的重要参考指标。

（2）组织病理：鼻窦及鼻病变组织活检示坏死性肉芽肿和/或血管炎。血管炎类型可多种多样，常呈节段性坏死性血管炎，病变累及小动脉、细动脉、小静脉、毛细血管及其周围组织。肾活检示局灶性节段坏死性肾小球肾炎，皮肤活检示白细胞破碎性血管炎。

知识点4：肉芽肿性多血管炎的诊断　　　　　　　副高：熟练掌握　　正高：熟练掌握

对临床表现有上、下呼吸道病变与肾小球肾炎三联征者，实验室检查c-ANCA阳性，组织病理检查呈坏死性肉芽肿炎者可确诊。但有时只有二联征或仅局限某一部位病变，组织病理不典型或不能进行活检时，则诊断有一定困难。

ACR的1990年GPA分类诊断标准：①鼻或口腔炎症：痛或无痛性口腔溃疡、脓性或血性鼻分泌物；②胸部X线异常：胸片示结节、固定浸润灶或空洞；③尿沉渣异常：镜下血尿（＞5个红细胞/HP）或红细胞管型；④病理：动脉壁、动脉周围或血管外部区域有肉芽肿炎症。有2项阳性即可诊断GPA。

知识点5：肉芽肿性多血管炎的治疗及预后　　　　副高：熟练掌握　　正高：熟练掌握

对轻型或局限型早期病例可单用糖皮质激素治疗，若疗效不佳应尽早使用CTX。对有肾受累或下呼吸道病变者，开始治疗即应联合应用糖皮质激素与CTX。泼尼松（龙）1～2mg/（kg·d），至少用药4周，症状缓解后逐渐减量维持。对危重症可用大剂量甲泼尼龙冲击治疗。CTX是治疗本病首选的免疫抑制剂，常用剂量为2mg/（kg·d），口服或静脉注射。对CTX不能耐受者可选用甲氨蝶呤，每周1次，每次15～25mg，维持至病情缓解。对上述治疗效果不佳者可试用环孢素、硫唑嘌呤、麦考酚吗乙酯、雷公藤总苷等。也可以考虑应用生物制剂，如利妥昔单抗等。

因为早期诊断、合理治疗已明显改变了本病预后，80%的患者存活时间已＞5年。但是延误诊断、未经合理治疗者的死亡率仍很高。

第五节 显微镜下多血管炎

知识点1：显微镜下多血管炎的概念 　　　　　副高：熟练掌握　正高：熟练掌握

显微镜下多血管炎（MPA）是一种主要累及小血管（小动脉、微小动脉、微小静脉和毛细血管）的系统性血管炎，常见受累器官为肾、肺，无或很少有免疫复合物沉积于血管壁。

知识点2：显微镜下多血管炎的病理 　　　　　副高：熟练掌握　正高：熟练掌握

MPA在组织病理学上表现为以小动脉、微小动脉、微小静脉和毛细血管受累为主，但也可有中、小动脉受累。主要表现为局灶性坏死性的全层血管炎，病变部位可见纤维素样坏死和中性粒细胞、淋巴细胞、嗜酸性粒细胞多种细胞的浸润。在肾的病变除有肾小血管的炎症改变外，主要表现为坏死性新月体肾小球肾炎，这是其特征性改变之一，因无免疫复合物沉积而不同于系统性红斑狼疮的肾病变。另一特征是肺毛细血管炎。

知识点3：显微镜下多血管炎的临床表现 　　　　副高：熟练掌握　正高：熟练掌握

本病平均发病年龄为50岁，男女之比为1.8：1。多数患者有全身症状，如发热、关节痛、肌痛、皮疹、乏力、食欲减退和体重下降。约78%的患者有肾受累，常表现为镜下血尿和红细胞管型尿、蛋白尿，不经治疗急剧恶化可出现肾功能不全。约50%的患者肺受累，可见肺部浸润、结节等，表现为咯血，上呼吸道症状少见。有57.6%的患者神经系统受累，最常累及腓神经、桡神经、尺神经等，表现为受累神经分布区麻木和疼痛，继之发生运动障碍。

知识点4：显微镜下多血管炎的实验室检查 　　　副高：熟练掌握　正高：熟练掌握

血常规检查可见贫血，白细胞总数和中性粒细胞可正常或增多，血小板增多。尿液检查见有镜下血尿、各种管型及蛋白尿。常出现肾功能异常。急性期血沉增快，C-反应蛋白增高，C3、C4正常。84.6%的患者ANCA阳性，大部分为p-ANCA阳性，少部分为c-ANCA阳性。

知识点5：显微镜下多血管炎的诊断 　　　　　副高：熟练掌握　正高：熟练掌握

本病尚无统一的诊断标准，对不明原因发热或肺、肾受累的中老年患者应考虑MPA的诊断，应尽早进行ANCA检查及肾组织活检，有利于早期诊断。

知识点6：显微镜下多血管炎的治疗及预后　　　副高：熟练掌握　　正高：熟练掌握

一般应首选糖皮质激素及CTX的联合治疗。其他治疗包括大剂量静脉免疫球蛋白治疗、免疫吸附等。其预后取决于肾衰竭程度，文献报告5年生存率38%～80%，引起死亡的主要原因为感染、肾衰竭和肺出血。

第六节　贝赫切特综合征

知识点1：贝赫切特综合征的概念　　　　　　　副高：熟练掌握　　正高：熟练掌握

贝赫切特综合征（BD）又称白塞病，是一种病因未明、以口腔溃疡、外阴溃疡、眼炎及皮肤损害为临床特征的，并累及多个系统的慢性疾病，以往曾冠以"眼、口、生殖器综合征"。其基本病理改变是血管炎，可累及全身大、中、小血管，其中以小静脉最常受累。根据其内脏系统损害的不同而分为血管型、神经型、胃肠型等。血管型指有大、中动脉、静脉受累者；神经型指有中枢或周围神经受累者；胃肠型指有胃肠道溃疡、出血、穿孔者。

知识点2：贝赫切特综合征的病因及发病机制　　副高：熟练掌握　　正高：熟练掌握

不明确，可能与遗传因素及病原体感染有关。

知识点3：贝赫切特综合征的病理　　　　　　　副高：熟练掌握　　正高：熟练掌握

在皮肤黏膜、视网膜、脑、肺等受累部位可以见到血管炎改变。血管周围有炎症细胞浸润、管壁增厚、管腔狭窄，严重者有血管壁坏死，大、中、小、微血管（动、静脉）均可受累，出现管腔狭窄和动脉瘤样改变，可以见到继发血栓形成。

知识点4：贝赫切特综合征的临床表现　　　　　副高：熟练掌握　　正高：熟练掌握

（1）基本症状

1）复发性口腔溃疡：每年发作至少3次，发作期间在颊黏膜、舌缘、唇、软腭等处出现多个的痛性红色小结，继以溃疡形成，溃疡直径一般为2～3mm。有的以疱疹起病，7～14天后自行消退，不留瘢痕。亦有少数持续数周不愈最后遗有瘢痕者。本症状见于98%的患者，且为首发症状，被认为是本病的必需症状。

2）复发性外阴溃疡：约80%患者有此症状，与口腔溃疡性状基本相似，只是出现的次数较少，数目亦少。常见的是女性患者的大、小阴唇，其次为阴道，男性的阴囊和阴茎，也可以出现在会阴或肛门周围。

3）皮肤病变：有结节红斑、假性毛囊炎、痤疮样毛囊炎、浅表栓塞性静脉炎等不同表现。另外，可有多形红斑、环形红斑、坏死性结核疹样皮肤损害。其中以下肢结节红斑最为常见，且具有特异性。有30%的患者出现皮疹，其为带脓头或不带脓头的毛囊炎，多见于面、颈部，有时躯干、四肢亦有。

4）眼炎：最为常见的眼部病变是葡萄膜炎或称色素膜炎，也有因血管炎造成的视网膜炎，还可有结膜炎、角膜溃疡、脉络膜炎、视神经炎等。反复发作可以导致严重的视力障碍，甚至失明。男性合并眼炎明显多于女性，尤其是年轻男性发病率更高，且多发生在起病后的两年内。前葡萄膜炎即虹膜睫状体炎伴或不伴前房积脓，对视力影响较轻。视网膜炎使视神经萎缩，致视力下降。眼炎可先后累及双侧，出现眼炎4年后50%以上的病人都有较严重的视力障碍。

（2）系统表现：部分患者因局部血管炎可引起内脏病变。

1）神经系统：又称神经白塞病，是贝赫切特病的重症表现，主要是脑膜脑炎，出现发热，脑膜刺激征和大脑皮层、脑干、小脑损害的相应症状，良性颅高压、脊髓损害和周围神经病变。

2）消化道病变：又称肠贝赫切特综合征，见于20%病人，大多出现在发作期病人，按症状出现频率最多见的是腹痛，并以右下腹痛为常见，伴有局部压痛和反跳痛，全消化道均可出现溃疡，而以回盲部多见，表现为消化不良、食欲下降、腹胀、腹痛、恶心、便秘和腹泻等，严重者有肠出血、肠麻痹、肠穿孔、瘘管形成等。

3）心血管系统：血管病变指的是大、中血管病变，见于10%病人，又称血管血塞。较大的静脉炎可形成血栓，较大的动脉炎因变性、坏死可形成动脉瘤。少数出现心内膜炎或心包炎。

4）关节炎：多表现为非对称性大关节炎，可红、肿、热、痛，但较少侵袭性关节破坏，多累及膝关节和踝关节。大多数仅表现为一过性的关节痛，可反复发作并自限。偶尔可在X线上表现为关节骨面有穿凿样破坏，很少有关节畸形。

5）泌尿生殖系统：少数出现蛋白尿、血尿，也可出现附睾炎。膀胱镜检查可见到膀胱黏膜多发性溃疡。

6）肺损害：肺血管受累表现为咯血、气促、肺栓塞等症状。少数出现肺间质病变。

7）其他：有部分患者在疾病活动或有新脏器受损时出现发热，以低热多见，时有高热，可有乏力、肌痛、头晕等症状。

知识点5：贝赫切特综合征的实验室和辅助检查　　副高：熟练掌握　正高：熟练掌握

（1）实验室检查：BD无特异血清学检查，急性期或疾病活动期可出现贫血、血白细胞和血小板计数升高，血沉和C反应蛋白升高。其抗核抗体谱、ANCA、抗磷脂抗体均无异常。补体水平及循环免疫复合物正常，仅有时有轻度球蛋白增高。PPD试验约40%强阳性。

（2）针刺反应：是本病目前唯一的特异性较强的试验。方法是消毒皮肤后用无菌针头在前臂屈面的中部刺入皮内然后退出，48小时后观察针头刺入处的皮肤反应，局部若有红丘疹或红丘疹伴有白疱疹为阳性结果。同时进行多部位针刺试验有的出现阳性结果，也有的为阴性。患者在接受静脉穿刺检查或肌内注射治疗时也往往出现针刺阳性反应。静脉穿刺出现阳性率高于皮内穿刺。

知识点6：贝赫切特综合征的诊断　　　　　　　　副高：熟练掌握　正高：熟练掌握

有下述5项中3项或3项以上者可诊断本病。

（1）反复口腔溃疡：指每年至少有3次肯定的口腔溃疡出现，并有下述4项症状中的任何两项相继或同时出现者。

（2）反复外阴溃疡：经医师确诊或本人确有把握的外阴溃疡或瘢痕。

（3）眼炎：包括前葡萄膜炎、后葡萄膜炎、视网膜血管炎、裂隙灯下的玻璃体内有细胞出现。

（4）皮肤病变：包括有结节性红斑，假性毛囊炎，丘疹性脓疱疹，未用过糖皮质激素、非青春期者而出现的痤疮样结节。

（5）针刺试验：呈阳性结果。

其他与本病密切相关并有利于诊断的症状有关节炎/关节痛、皮下栓塞性静脉炎、深静脉血栓、动脉血栓或动脉瘤、中枢神经病变、消化道溃疡、附睾炎、阳性家族史。

口腔溃疡、关节炎、血管炎可在多种结缔组织病出现，如反应性关节炎、Steven-Johnson综合征和系统性红斑狼疮等都可以出现，给鉴别诊断造成困难。即使单纯的口腔溃疡有时在早期也很难鉴别，因此，详细询问病史并进行分析至关重要。

知识点7：贝赫切特综合征的治疗　　　　　　　　副高：熟练掌握　正高：熟练掌握

贝赫切特综合征的治疗可分为对症治疗、眼炎治疗、血管炎治疗几个方面，但是均不能取得根治的效果。

（1）对症治疗：根据患者的临床症状选择用药。

1）非甾体抗炎药：主要对关节炎的炎症有效。

2）秋水仙碱：对有关节病变和结节红斑者有效，对口腔、外阴溃疡、眼病者也有一定疗效。剂量为0.5mg，每日3次。

3）糖皮质激素的局部应用：①口腔溃疡者可涂抹油膏，可使早期溃疡停止进展或减轻其溃疡炎症；②眼药水或眼药膏对轻型的前葡萄膜炎有一定的疗效。

（2）内脏血管炎和眼炎的治疗：内脏系统的血管炎主要是应用糖皮质激素和免疫抑制剂治疗，常用CTX、MTX、AZA、环孢素等。可根据病损部位和进展来选择药物的种类、剂量和途径。注意药物的不良反应，尤其是长期服用者。服用期间必须根据临床表现而不断调整剂量，同时严密监测其血象、肝肾功能、血糖、血压等。出现异常者应及时减量、停药或改用其他药。

（3）手术：有动脉瘤者应结合临床可考虑切除。

（4）生物制剂：对于新发的后葡萄膜炎（单侧受累，视力<0.2；或双侧受累），或顽固的后葡萄膜炎、神经贝赫切特综合征、血管贝赫切特综合征、肠贝赫切特综合征、皮肤黏膜受累、关节炎，经常规治疗无效可考虑使用肿瘤坏死因子拮抗剂。近年来有IL-6单抗治疗眼部病变、肠贝赫切特综合征、血管贝赫切特综合征有效的报道。

知识点8：贝赫切特综合征的预后	副高：熟练掌握　正高：熟练掌握

大部分患者预后良好。有眼病者可以使视力严重下降，甚至失明。近年来经早期积极对眼炎进行治疗，并预防健侧眼的受累，使失明有所减少，但仍有部分患者遗有严重的视力障碍。

胃肠道受累后引起溃疡出血、穿孔、肠瘘、吸收不良、感染等都是严重的并发症，死亡率很高。有中枢神经系统病变者死亡率亦高，存活者往往留有严重的后遗症。大、中动脉受累后因动脉瘤破裂、心肌梗死等可出现突然死亡。

第六章 干燥综合征

知识点1：干燥综合征的概念	副高：熟练掌握　正高：熟练掌握

干燥综合征（SS）是一种以侵犯泪腺和唾液腺等外分泌腺、具有B淋巴细胞异常增殖、组织淋巴细胞浸润为特征的弥漫性结缔组织病。最常见的表现是口、眼干燥症，且常伴有内脏损害而出现多种临床表现。分为原发性和继发性两类，继发性指与某肯定的弥漫性结缔组织病（如类风湿关节炎、系统性红斑狼疮、系统性硬化症等）并存的干燥综合征。本章主要介绍原发性干燥综合征（pSS）。

知识点2：干燥综合征的病因	副高：熟练掌握　正高：熟练掌握

pSS的病因至今不清，一般认为是感染因素、遗传背景、环境等多种病因相互作用的结果。某些病毒，如EB病毒、丙型肝炎病毒、HIV等可能与其发生和延续有一定关系。病毒通过分子模拟交叉，感染过程中使易感人群或其组织隐藏抗原暴露而成为自身抗原，诱发自身免疫病。流行病学调查显示，pSS具有明显的家族聚集倾向，患者的亲属易发生自身免疫性疾病，但在基因检测调查中尚未发现公认的HLA易感基因。

知识点3：干燥综合征的发病机制	副高：熟练掌握　正高：熟练掌握

pSS免疫功能紊乱为其发病及病变延续的主要基础。确切原因不明。由于唾液腺组织的导管上皮细胞起了抗原递呈细胞的作用。细胞识别后，通过细胞因子促使T、B细胞增殖，使后者分化为浆细胞，产生大量免疫球蛋白及自身抗体，同时NK细胞功能下降，导致机体细胞免疫和体液免疫的异常反应，进一步通过各种细胞因子和炎症介质造成组织损伤。

知识点4：干燥综合征的病理	副高：熟练掌握　正高：熟练掌握

本病主要累及由柱状上皮细胞构成的外分泌腺体。以唾液腺和泪腺为代表，表现为腺体间质大量淋巴细胞浸润、腺体导管扩张和狭窄等，小唾液腺的上皮细胞破坏和萎缩。类似病变可以涉及其他外分泌腺体，如皮肤、呼吸道黏膜、胃肠道黏膜、阴道黏膜以及肾小管、胆小管、胰腺管等具外分泌腺体结构的内脏器官。血管受损也是本病的一个基本病变，包括小血管壁、血管周围炎细胞浸润。

知识点5：干燥综合征的局部表现　　　　　　副高：熟练掌握　正高：熟练掌握

pSS多起病缓慢、隐匿，临床表现多种多样，但最终均会出现外分泌腺损伤和功能障碍。

（1）口腔干燥症：因唾液腺病变引起的症状：①有70%～80%患者诉有口干，严重者因口腔黏膜、牙齿和舌发黏以致在讲话时需频频饮水，进固体食物时必须伴流质送下等；②猖獗性龋齿，即出现多个难以控制发展的龋齿，表现为牙齿逐渐变黑继而小片脱落，最终只留残根。见于约50%的患者，是本病的特征之一；③成人腮腺炎，40%的患者唾液腺对称性肿大且反复发作，累及单侧或双侧，10天左右可自行消退，少有持续性肿大。对部分有腮腺持续性肿大者，应警惕有恶性淋巴瘤的可能；④舌可表现为舌痛，舌面干、裂、潮红，舌乳头萎缩而光滑，呈"镜面舌"样改变。口腔可出现溃疡或继发感染。

（2）干燥性角结膜炎：因泪腺分泌的黏蛋白减少而出现眼干涩、异物感、磨砂感、少泪等症状，甚至哭时无泪，部分病人可因泪腺肿大表现为眼睑肿胀，角膜干燥严重者可致角膜溃疡，但穿孔、失明者少见。

（3）其他浅表部位：如鼻、硬腭、气管及其分支、消化道黏膜、阴道黏膜的外分泌腺体均可受累，使其分泌减少而出现相应症状。

知识点6：干燥综合征的系统表现　　　　　　副高：熟练掌握　正高：熟练掌握

除口眼干燥表现外，患者还可出现全身症状，如乏力、低热等。约有2/3患者出现外分泌腺体外的系统损害。表现为：

（1）皮肤黏膜：约1/4患者有不同皮疹。特征性表现为紫癜样皮疹，多见于下肢，为米粒大小边界清楚的红丘疹，压之不褪色，分批出现，每批持续时间约为10天，可自行消退而遗有褐色色素沉着。还可有荨麻疹样皮疹、结节红斑等。

（2）骨骼肌肉：70%～80%的患者有关节痛，10%发生关节炎；但关节破坏非本病的特点。肌炎见于3%～14%的患者，可有肌无力、肌酶谱升高和肌电图的改变。

（3）肾：据国内报道，有30%～50%患者有肾损害，其中35%为远端肾小管受累，引起Ⅰ型肾小管酸中毒，表现为周期性低钾麻痹、肾性软骨病、肾钙化、肾结石、肾性尿崩症。通过氯化铵负荷试验可见到约50%患者有亚临床型肾小管性酸中毒。近端肾小管损害较少见。部分患者的肾小球损害较明显，出现大量蛋白尿、低白蛋白血症甚至肾功能不全。

（4）呼吸系统：上、下呼吸系统均可受累，表现为鼻干、干燥性咽喉炎、干燥性气管/支气管炎，引起干咳，小气道受累者可出现呼吸困难。部分病人胸部影像学上表现为肺大疱、间质性肺炎等，一些病人可发展为呼吸衰竭，少数病人会出现肺动脉高压。

（5）消化系统：胃肠道可因其黏膜层的外分泌腺体病变而出现萎缩性胃炎、胃酸减少、慢性腹泻等非特异性症状。肝脏损害见约20%的患者，临床上可无相关症状或出现肝功能损害等不同表现。

（6）神经系统：10%患者可因血管炎累及神经系统。以周围神经损害为多见，主要损伤三叉神经及其他感觉纤维，也可累及运动神经。中枢神经发病率低，多为暂时性功能障碍。

（7）血液系统：本病可出现白细胞减少和/或血小板减少。PSS病人发生淋巴瘤的危险较普通人群高近40倍。

（8）甲状腺疾病：近45%的病人出现甲状腺功能异常，约20%的病人同时伴有自身免疫性甲状腺疾病。

知识点7：干燥综合征的实验室和辅助检查　　　　　副高：熟练掌握　正高：熟练掌握

（1）血、尿常规及其他常规检查：20%患者出现贫血，多为正细胞正色素型，16%出现白细胞减低，13%出现血小板减少。通过氯化铵负荷试验可见约50%患者有亚临床肾小管性酸中毒。60%～70%患者血沉增快，C-反应蛋白也可增高。

（2）自身抗体：80%以上的患者ANA效价升高，抗SSA、抗SSB抗体阳性率分别为70%和40%，对诊断有意义，SSA敏感性高，SSB特异性较强，有系统性损害的患者二者阳性率更高。抗U1RNP抗体、抗着丝点抗体（ACA）的阳性率均为5%～10%。43%的患者类风湿因子（RF）阳性，约20%的患者抗心磷脂抗体（ACL）阳性。测定抗α-fodrin抗体可协助可疑患者诊断，但少数系统性红斑狼疮继发SS患者亦可出现。抗毒蕈碱受体3（M3）抗体是诊断SS的新抗体，可能参与口眼干有关。

（3）高球蛋白血症：以IgG升高为主，为多克隆性，少数患者出现巨球蛋白血症或单克隆性高免疫球蛋白血症。

（4）其他检查

1）泪腺功能检测

①Schirmer试验：以5mm×35mm滤纸在5mm处折成直角，消毒后放入结膜囊内，滤纸浸湿长度正常为15mm/5min，≤5mm/5min则为阳性。

②泪膜破碎时间（BUT试验）：<10秒为阳性。

③角膜染色试验：受试者在实验前不能使用滴眼液，且5年内未行角膜手术或眼睑整容手术。用2%荧光素或1%孟加拉红做染色，在裂隙灯下检查角膜染色斑点，一侧>10个着色点为不正常。

2）涎腺功能检测

①唾液流量：将中空导管相连的小吸盘以负压吸附于单侧腮腺导管开口处，收集唾液分泌量。未经刺激唾液流量>0.5ml/min为正常，≤0.1ml/min为阳性。

②腮腺造影：腮腺管不规则、狭窄或扩张，碘液淤积于腺体末端如葡萄状或雪花状。

③涎腺放射性核素扫描：观察^{99m}Tc化合物的摄取、浓缩和排泄。

3）唇腺活检：≥1个灶性淋巴细胞浸润/4mm²组织，凡有≥50个淋巴细胞聚集为1个灶则为组织病理学检查阳性，可作为诊断依据。腺体萎缩、导管扩张、其他炎细胞浸润等非特异性改变，不能作为诊断依据。

知识点8：干燥综合征的诊断　　　　　　　　　　　副高：熟练掌握　正高：熟练掌握

在临床工作中诊断SS，尤其早期SS有赖于口干燥症及干燥性角结膜炎的检测、抗SSA和/或抗SSB抗体、外分泌腺（尤其是唇腺）的灶性淋巴细胞浸润。后两项的检查特异性强，主观因素影响较少，是目前诊断SS必不可少的依据。

干燥综合征国际诊断（分类）标准（2002年修订）：Ⅰ．口腔症状：3项中有1项或以上：①每日感到口干，持续3个月以上；②成人腮腺反复或持续肿大；③吞咽干性食物时需用水帮助；Ⅱ．眼部症状：3项中有1项或以上：①每日感到不能忍受的眼干，持续3个月以上；②感到反复的沙子进眼或沙磨感；③每日需用人工泪液3次或3次以上；Ⅲ．眼部体征：下述检查任一项或以上阳性：①Schirmer Ⅰ试验（＋）：≤5mm/5min；②角膜染色（＋）：≥4van Bijsterveld记分法；Ⅳ．组织学检查：小唇腺淋巴细胞灶≥1；Ⅴ．唾液腺受损：下述检查任一项或以上阳性：①唾液流率（＋）：≤1.5ml/15min；②腮腺造影（＋）；③唾液腺核素检查（＋）；Ⅵ．自身抗体：抗SAA或抗SSB（双扩散法）（＋）。

诊断条件：

（1）原发性干燥综合征：无任何潜在疾病情况下，按下述两条诊断：

1）条目中的4条或4条以上，但条目Ⅳ（组织学检查）和条目Ⅵ（自身抗体）需至少有1条阳性。

2）条目Ⅲ、Ⅳ、Ⅴ、Ⅵ4条中任3条阳性。

（2）继发性干燥综合征：有潜在的疾病（如任一结缔组织病），符合条目Ⅰ和条目Ⅱ中任何1条，同时符合条目Ⅲ、Ⅳ、Ⅴ中任2条。

（3）诊断时必须除外头颈面部放疗史，丙肝病毒感染，AIDS，淋巴瘤，结节病，GVHD，抗乙酰胆碱药的应用（如阿托品、莨菪碱、溴丙胺太林、颠茄等）及IgG4相关疾病。

知识点9：干燥综合征的鉴别诊断　　　　副高：熟练掌握　　正高：熟练掌握

（1）系统性红斑狼疮：pSS多出现在中老年妇女，不多见发热尤其是高热，无蝶形红斑，口眼干明显，肾小管酸中毒为其常见而主要的肾损害，高球蛋白血症明显，低补体血症少见，预后良好。

（2）类风湿关节炎：pSS关节炎症状没有类风湿关节炎明显和严重，极少有关节骨破坏、畸形和功能受限。类风湿关节炎很少出现抗SSA和抗SSB抗体。

（3）其他原因引起的口干：如老年性腺体功能下降、糖尿病性或药物性，有赖于病史及各病的自身特点进行鉴别。

（4）IgG4相关疾病：是一组与IgG4升高有关的疾病，发病年龄多＞45岁。包括自身免疫性胰腺炎、原发性硬化性胆管炎、腹膜后纤维化等。诊断需血清IgG4＞135mg/dl，且组织中IgG4$^+$浆细胞浸润伴典型纤维化。

（5）丙型肝炎病毒感染：可以引起口干、眼干症状，一些病人会出现下肢紫癜和血清冷球蛋白，易与pSS混淆。但血清抗丙型肝炎抗体阳性、抗SSA/SSB抗体阴性可鉴别。

知识点10：干燥综合征的治疗　　　　副高：熟练掌握　　正高：熟练掌握

尚无根治方法，主要是替代和对症治疗。治疗目的是预防因长期口、眼干燥造成局部损伤，密切随诊观察病情变化，防治系统损害。

（1）改善口干、眼干的药物：减轻口干极为困难，应停止吸烟、饮酒，避免服用引起口干的药物，保持口腔清洁，减少龋齿和口腔继发感染的可能。各种人工替代品，如人工泪液、唾液等可减轻局部症状。M_3受体激动剂salagen（匹罗卡品，pilocarpine）已成为新一代改善口眼干的药物。

（2）系统性治疗：对出现腺外表现，如关节炎、肺间质改变、肝、肾及神经等系统改变的患者，应予糖皮质激素、免疫抑制剂等积极治疗。具体用法用量根据不同情况而定。

（3）其他对症处理：纠正急性低钾血症，以静脉补钾为主，平稳后改口服钾盐片，有的患者需终身服用，以防低血钾再次发生。非甾体抗炎药对肌肉、关节疼痛有一定疗效。出现恶性淋巴瘤宜积极进行淋巴瘤的联合化疗。

（4）生物制剂：抗CD20单克隆抗体可以抑制B细胞生成，有可能是疾病治疗的有效药物。

知识点11：干燥综合征的预后	副高：熟练掌握　正高：熟练掌握

本病预后较好，有内脏损害者经恰当治疗后大多可以控制病情。治疗不及时如可恶化，甚至危及生命。病变仅局限于唾液腺、泪腺、皮肤黏膜外分泌腺体者预后好。内脏损害中出现进行性肺纤维化、中枢神经病变、肾功能不全、恶性淋巴瘤者预后较差；其余有系统损害者，经恰当治疗大部分都能使病情缓解，甚至康复。

第七章 多发性肌炎和皮肌炎

知识点1：多发性肌炎和皮肌炎的概念　　　　副高：熟练掌握　　正高：熟练掌握

多发性肌炎（PM）和皮肌炎（DM）均为累及横纹肌的特发性炎症性肌病。临床以对称性近端肌无力为主要表现，DM尚有特征性皮疹；病理上以横纹肌肌纤维变性和间质炎症为特点。作为系统性疾病，PM/DM常累及多脏器，伴发肿瘤和其他结缔组织病。

知识点2：特发性炎性肌病的分类　　　　　　　副高：熟练掌握　　正高：熟练掌握

（1）PM：炎性肌病的代表，无皮肤损害。

（2）DM：皮损可在肌炎之前或之后出现。

（3）儿童DM/PM：DM为主，常伴皮肤、内脏的血管炎。

（4）与其他结缔组织病伴发的PM/DM：如RA、硬皮病、SLE、MCTD。

（5）恶性肿瘤相关DM/PM：常见肿瘤为肺、卵巢、乳腺、胃肠道、血液系统肿瘤。

（6）包涵体肌炎：多见于50岁以上男性，不对称的肌无力，激素抵抗。

知识点3：多发性肌炎和皮肌炎的病因　　　　　副高：熟练掌握　　正高：熟练掌握

PM/DM的病因或诱因尚不清楚，但推测病毒感染可能是重要因素，其证据有：

（1）不同MSA的肌炎存在发病季节的不同，如抗合成酶综合征多于前半年发病，而抗信号识别颗粒（SRP）抗体阳性的肌炎多于后半年发病，提示可能与感染因素相关。

（2）某些微小RNA病毒可作为底物与合成酶反应。

（3）大肠埃希菌的组氨酰tRNA合成酶、肌蛋白、脑心肌炎病毒（一种微小RNA病毒）的衣壳蛋白之间存在氨基酸序列的同源性；而后者可以诱发小鼠发生肌炎；尽管大肠埃希菌的组氨酰tRNA合成酶与人类（Jo-1）不完全一致，但病毒或病毒－酶复合体可能通过分子模拟机制引起自身免疫反应。

（4）某些病毒，如柯萨奇病毒A9可引起肌炎症状；在儿童DM中，该病毒效价较正常对照升高；柯萨奇病毒B1可引起新生Swiss小鼠发生肌炎，2周后，病毒效价无法检出，但肌炎持续存在达70天以上；裸鼠或无胸腺小鼠感染柯萨奇病毒B1后，却可清除病毒，不发生肌炎，说明T细胞在本病中的特殊作用。

（5）脑心肌炎病毒诱导成年BALB/c小鼠的PM模型，呈病毒剂量依赖，且不同H2表型有不同易感性。

知识点4：多发性肌炎和皮肌炎的发病机制　　　　副高：熟练掌握　　正高：熟练掌握

PM/DM的确切发病机制还不清楚，普遍认为PM/DM属于自身免疫病范畴，其证据为：

（1）包括肌炎特异性自身抗体（MSA）在内的一系列自身抗体的检出。

（2）常与其他自身免疫病合并。

（3）骨骼肌抗原免疫动物可发生炎性肌病。

（4）PM/DM患者外周血淋巴细胞呈肌毒性，并呈现其他免疫学异常。

（5）激素等免疫抑制治疗有效。其中MSA可分为3类，即抗合成酶抗体、抗非合成酶细胞质（SRP）抗体和抗核抗原（Mi2）的抗体。抗合成酶抗体中，抗组氨酰tRNA合成酶抗体，即抗Jo-1抗体，最具代表性。不同MSA与PM/DM的临床表现类型密切相关，如抗合成酶抗体阳性的肌炎容易合并肺间质病变等，被称为抗合成酶综合征。

知识点5：多发性肌炎和皮肌炎的病理　　　　　副高：熟练掌握　　正高：熟练掌握

PM/DM的组织病理学改变主要表现在3个方面：①肌肉炎性浸润为特征性表现：炎性细胞多为淋巴细胞、巨噬细胞和浆细胞；浸润位于间质、血管周围；②肌纤维变性、坏死、吞噬现象：初期轻度改变可见个别肌纤维肿胀，呈灶性透明变性或颗粒变性。在进行性病变中肌纤维可呈玻璃样、颗粒状和空泡变性，甚至坏死；③可见肌细胞再生及胶原结缔组织增生：再生的肌细胞胞质嗜碱，核大呈空泡样，核仁明显。慢性患者可见纤维大小不等，间质纤维化。发生于肌束边缘的肌纤维直径变小的束周萎缩为DM特征性改变之一。

DM的病理改变为表皮角化增厚，真皮血管增生，淋巴细胞浸润，真皮浅层水肿，后期表皮萎缩变薄、胶原纤维沉积等。直接免疫荧光检查在皮损处的真皮表皮交界处可见不连续的灶性免疫球蛋白和补体沉积。上述皮肤病理改变为非特异性。

知识点6：多发性肌炎和皮肌炎的临床表现　　　　副高：熟练掌握　　正高：熟练掌握

（1）肌肉病变：骨骼肌受累为本病特征。起病多隐袭，受累肌群包括四肢近端肌肉、颈部屈肌、脊柱旁肌肉、咽部肌肉、呼吸肌等，面肌与眼外肌受累极少见。肌无力是主要表现，患者下蹲、起立、平卧位抬头、翻身困难，重症患者发音、吞咽以致呼吸均感困难。部分患者肢体远端肌肉也受累。体检见肌力减低，25%患者肌肉有压痛。晚期可出现肌萎缩。罕见的暴发型表现为横纹肌溶解，肌红蛋白尿，急性肾衰竭。

（2）皮肤改变：皮肌炎（DM）可出现特异性皮肤表现：①上眼睑和眶周可有特殊的水肿性淡紫色斑（又称向阳性皮疹）。②四肢关节的伸侧面可见红斑性鳞屑性疹，称Gottron疹。③双手桡侧掌面皮肤出现角化、裂纹，皮肤粗糙脱屑，称技工手。④甲根部襞处可见毛细血管扩张性红斑或瘀点等甲周病变。其他表现还有肩背部，颈部、前胸领口"V"字区弥漫性红斑，分别称"披肩"征和"V"字征，常伴光敏感。此外，甲周红斑、雷诺现象亦可见。

（3）肺部病变：5%~10%患者出现肺间质病变。表现为干咳、呼吸困难，易继发感染。体检可及肺底捻发音，血气分析示低氧血症，严重者出现呼吸衰竭，病情可呈进行性发展，预后很差。X线显示磨玻璃状、结节状和网格状改变。肺功能示限制性通气障碍。其他表现还有肺门影增大、肺不张、胸膜增厚、胸腔积液、肺动脉高压等。

（4）其他：严重患者有心肌受累，表现为心电图ST-T改变，充血性心力衰竭，严重心律失常者少见。因再生的骨骼肌纤维可释放CK-MB，其升高不表明心肌受累，可结合更为特异的心肌肌钙蛋白（TnT，TnI）以资鉴别。消化道亦可受累，钡剂可见食管扩张，蠕动差，钡剂通过缓慢以及梨状窝钡潴留。胃肠道血管炎多见于儿童DM。

发热、体重减轻、关节痛／关节炎并不少见，肌肉挛缩可引起关节畸形。

知识点7：多发性肌炎和皮肌炎的实验室和辅助检查
副高：熟练掌握　正高：熟练掌握

PM/DM的实验室改变有血沉增快，有时有轻度贫血和白细胞计数增多，丙种球蛋白和免疫球蛋白增高等。此外，还可有尿肌酸、肌红蛋白的异常，但临床应用不多。

（1）肌酶谱：95%～99%患者有肌肉来源的酶活性增高，包括肌酸激酶（CK）、天冬氨酸氨基转移酶（AST）、丙氨酸氨基转移酶（ALT）、乳酸脱氢酶（LDH）、缩醛酶（ALD）等。其中CK最为敏感。临床上多以CK的高低推断肌炎的轻重、病情的进展和治疗的反应。但常有临床表现与CK水平不一致、不平行的情况：①起病极早期与晚期肌肉萎缩明显者；②老年PM/DM；③存在CK活性的循环抑制物。3种情况可有临床显著的肌无力表现，而CK无明显升高。反之，患者肌力正常或接近正常，肌活检亦提示无明显肌纤维变性坏死表现，但可能由于存在肌细胞膜"渗漏"现象，可伴有CK明显升高。有研究提示，CK相对低水平升高的肌炎预后不良。

（2）肌电图（EMG）：EMG示肌源性损害。典型表现为低波幅，短程多相波（棘波）；可有插入性激惹增强，出现正锐波，自发性纤颤波；有自发性、杂乱、高频放电。但也有10%～15%患者EMG无明显异常。本病晚期可出现神经源性损害，呈神经源性和肌源性的混合相。

（3）肌活检（见病理部分）：部位多选肱二头肌、股四头肌。活检应注意避开EMG针刺部位，以免出现假阳性。

（4）肌炎特异性抗体：①检出率较高的为抗Jo-1抗体，常表现为肺间质病变、发热、关节炎、"技工手"和雷诺现象，称之为"抗合成酶综合征"；②抗Mi-2抗体：此抗体阳性者95%可见皮疹，但少见肺间质病变，预后较好；③抗MDA5抗体：常见于无肌病皮肌炎者，常出现快速进展的间质性肺炎，预后差。

知识点8：多发性肌炎和皮肌炎的诊断
副高：熟练掌握　正高：熟练掌握

（1）PM/DM诊断标准

1）肢带肌（肩胛带、骨盆带、四肢近端肌肉）和颈前屈肌呈对称性无力，可伴有吞咽困难和呼吸肌无力。

2）血清肌酶谱增高。

3）EMG有肌源性损害。

4）肌肉活检显示有横纹肌纤维变性、坏死、被吞噬、再生以及单个核细胞浸润。

符合4项标准可确诊PM；符合4项标准，且满足皮肤特征性皮疹，则可诊断DM。

知识点9：多发性肌炎和皮肌炎的鉴别诊断　　　　副高：熟练掌握　　正高：熟练掌握

（1）包涵体肌炎：包涵体肌炎（IBM）属于炎性肌病，其病理特征为光镜下肌纤维内见线状空泡，肌质内和/或核内可见包涵体；电镜下可见直径10~25nm的丝状包涵体，故由此而得名。IBM多发生于中年以上人群，男性多见。起病隐袭，进展缓慢。肌无力表现可累及近端和远端肌肉，可呈不对称性，无肌痛，CK正常或呈低水平升高。少见肺、关节累及，ANA偶可阳性，无MSA出现。EMG表现为肌源性损害或合并神经源性损害。IBM的临床表现、甚至早期组织病理学改变，常与PM无法区分。而对激素及免疫抑制治疗的低反应性是其特点之一。因此，出现治疗抵抗的肌炎应重新审视，进一步除外IBM的可能。

（2）恶性肿瘤相关DM/PM：40岁以上DM/PM患者合并肿瘤的发生率为10%~20%，DM较PM更易与肿瘤相关。肿瘤可于DM/PM之前、同时或之后发生。当肌炎呈不典型性，例如，有肌无力等临床表现，但反复查肌酶正常，或EMG正常，或肌活检不典型，或呈激素抵抗；需结合年龄、性别、其他临床表现和危险因素积极除外合并肿瘤的可能。

（3）与其他结缔组织病伴发的PM/DM：炎性肌病的表现可以出现于硬皮病、系统性红斑狼疮、混合结缔组织病、干燥综合征。有时仅有肌无力的症状，无肌酶或EMG的异常。PM偶见于类风湿关节炎、成人Still病、Wegener肉芽肿和结节性多动脉炎。在系统性血管炎中，肌无力症状更多与动脉炎和周围神经受累相关，而不是肌肉本身的免疫性炎症。风湿科常用药物，如糖皮质激素、青霉胺、氯喹、秋水仙碱等亦可引起肌病，停药后可缓解，也应鉴别。

（4）神经系统疾患：运动神经元病中的进行性脊肌萎缩症、肌萎缩侧索硬化症等因累及脊髓前角细胞可引起缓慢进展的肌肉无力、萎缩，但其受累肌肉的模式与PM不同，多从远端向近端延伸，常伴肌束颤动，肌萎缩较早出现；进行性延髓性麻痹有后组脑神经运动核及皮质脑干束受累，可出现吞咽困难，但均有上运动神经元受累表现，肌电图呈明显的神经源性损害。

肌肉神经接头疾患中，重症肌无力为针对突触后膜乙酰胆碱受体的自身免疫病，最常有眼外肌累及，而PM几乎无眼外肌受累报道。其晨轻暮重的表现，疲劳试验、新斯的明或依酚氯铵试验，血清抗乙酰胆碱受体（AChR）抗体测定，以及EMG重复电刺激试验可资鉴别。肌无力综合征（Eaton-Lambert综合征）发病机制为神经末梢乙酰胆碱释放障碍，大多伴发肿瘤或自身免疫性疾病，如系统性红斑狼疮、Graves病，亦有肢体近端肌无力，其EMG以高频重复电刺激波幅逆增为特征。此病可伴发于PM。

知识点10：多发性肌炎和皮肌炎的治疗　　　　　　副高：熟练掌握　　正高：熟练掌握

（1）一般性治疗：支持疗法、对症处理、功能锻炼等。有呼吸肌、吞咽肌受累的PM/DM，注意呼吸道的护理，必要时行机械通气，胃肠道或静脉营养支持，维持水、电解质、酸碱平衡，防治感染，合理使用抗生素等。

（2）首选糖皮质激素治疗：一般认为开始剂量泼尼松1~2mg/（kg·d），严重者可用甲基泼尼松龙200mg以上静脉冲击治疗。病情控制后缓慢减量。自开始用药到病情最大程度改善需1~6个月，减药过快，可出现病情复发。疗程一般1~3年或以上。糖皮质激素除可改善肌无力外，对伴随的间质性肺病、关节炎、吞咽困难均有效。

注意糖皮质激素的不良反应，其还可引起肌病，易与肌炎复发混淆。激素性肌病同样表现为近端肌无力，肌电图与PM类似（但多无纤颤波），CK常不高，肌活检可见到1型纤维萎缩。鉴别困难时，可减用激素，如果CK升高、病变加重表明为肌炎复发，如症状减轻则支持激素性肌病。

（3）免疫抑制剂使用：对糖皮质激素不敏感、耐受差的部分起病为严重的病人，可加用免疫抑制剂。常用药物为甲氨蝶呤（MTX，10~25mg/W）和硫唑嘌呤［AZA，2mg/（kg·d）］。二者均需定期监测血象和肝功能情况。

PM/DM治疗中的激素抵抗，是指激素大剂量［>1~2mg/（kg·d）］、长疗程使用（>1至数月），仍不能改善症状和使肌酶正常化的情况。临床多以联合使用细胞毒药物强化治疗。对难治性PM/DM，即有激素抵抗且联用一种细胞毒药物（MTX或AZA）仍无效，则可联合使用MTX＋AZA，或在前述一个细胞毒药物基础上加用环孢素［CsA，3mg/（kg·d）］；对呈激素抵抗且合并肺间质病变的患者，还可考虑使用环磷酰胺冲击治疗。

（4）大剂量静脉丙种球蛋白（IVIG）：IVIG治疗DM/PM疗效肯定，尤其对改善重症DM/PM的呼吸肌、吞咽肌受累的症状有效。不良反应少见，偶有发热、头痛、呼吸急促、血管收缩、白细胞减少表现，但对有心、肾功能不全、高凝状态或有深静脉血栓形成者应慎用。

（5）其他药物：羟氯喹（0.2~0.4g/d）对DM皮损有一定疗效。须注意其视网膜毒性。

知识点11：多发性肌炎和皮肌炎的预后　　　　副高：熟练掌握　　正高：熟练掌握

在糖皮质激素、细胞毒药物及其他治疗手段得到广泛应用后，本病的预后已得到明显改观。但PM/DM的5年与10年存活率仍然仅分别为70%~80%和60%。多数PM/DM患者呈慢性经过，2~3年后逐渐趋向恢复，亦可缓解复发交替，一般认为病程>7年者，很少死于本病。提示预后不良的主要因素有全身性肌无力，有呼吸肌受累、吞咽困难者；肺、心等重要脏器受累者；发病年龄大、合并恶性肿瘤者和激素抵抗者。

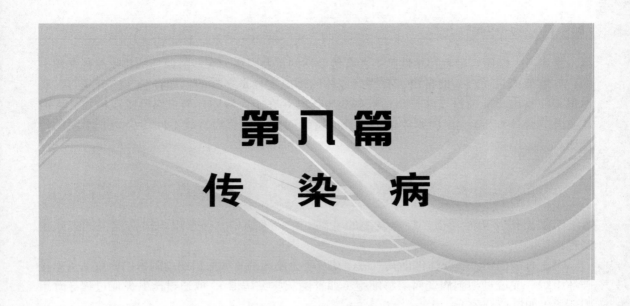

第八篇 传染病

第一章 总 论

第一节 传染病的发病机制

传染病的发生与发展都有一个共同的特征，就是疾病发展的阶段性。发病机制中的阶段性与临床表现的阶段性大多数是互相吻合的，但有时并不相符，例如，当伤寒发生第一次菌血症时未出现症状，第四周体温下降时肠壁溃疡尚未完全愈合。

（1）入侵部位：病原体的入侵部位与发病机制有密切关系，入侵部位适当，病原体才能定植、生长、繁殖而引起病变。例如，志贺菌、痢疾杆菌和霍乱弧菌都必须经口感染，破伤风杆菌必须经伤口感染，才能引起病变。

（2）机体内定位：病原体入侵并定植后，或者在入侵部位直接引起病变（如恙虫病的焦痂、菌痢及阿米巴病），或者在入侵部位繁殖，分泌毒素，在远离入侵部位引起病变（如白喉和破伤风），或者进入血液循环，再定位于某一脏器（靶器官）引起该脏器的病变（如流行性脑脊髓膜炎和病毒性肝炎），或者经过一系列的生活史阶段，最后在某脏器中定居（如蠕虫病），因各种病原体的机体内定位不同，故传染病都有其各自的特殊规律性。

（3）排出途径：排出病原体的途径称排出途径。传染病都有其各自病原体的排出途径，是患者、病原携带者和隐性感染者有传染性的重要因素。有些病原体的排出途径是单一的，如志贺菌只通过粪便排出；有些病原体的排出途径是多样的，如脊髓灰质炎病毒，既通过粪便排出又能通过飞沫排出；有些病原体则存在于血液中，当虫媒叮咬或输血注射时才离开人体（如疟疾）。病原体排出体外的持续时间有长有短，故不同传染病有不同的传染期。

知识点3：组织损伤的发生机制　　　　　　　　副高：熟练掌握　　正高：熟练掌握

组织损伤及功能受损是疾病发生的基础。在传染病中，导致组织损伤发生的方式主要有：

（1）直接损伤：病原体借助其机械运动及所分泌的酶（如溶组织内阿米巴原虫）可直接破坏组织，或通过细胞病变而溶解细胞（如脊髓灰质炎病毒），或通过诱发炎症过程导致组织坏死（如鼠疫杆菌）。

（2）毒素作用：有些病原体能分泌毒力很强的外毒素，选择性地损害靶器官（如肉毒杆菌的神经毒素）或引起功能紊乱（如霍乱肠毒素）。革兰阴性杆菌裂解后产生的内毒素可激活单核-吞噬细胞分泌肿瘤坏死因子和其他细胞因子，导致发热、休克及弥散性血管内凝血（DIC）等。

（3）免疫机制：免疫介导的发病机制又称免疫发病机制。许多传染病的发病机制与免疫应答有关。有些传染病能抑制细胞免疫（如麻疹）或直接破坏T细胞（如艾滋病），更多的病原体通过变态反应而导致组织损伤，其中最常见的是Ⅲ型（免疫复合物）反应（见于肾综合征出血热）及Ⅳ型（细胞介导）反应（结核病及血吸虫病）。

知识点4：传染病的重要病理生理变化　　　　　　副高：熟练掌握　　正高：熟练掌握

（1）发热：常见于传染病，但不是传染病所特有。外源性致热原（病原体及其产物、免疫复合物、异性蛋白、大分子化合物或药物等）进入人体后，激活单核-吞噬细胞、内皮细胞和B淋巴细胞等，使其释放内源性致热原，如IL-1、TNF、IL-6和干扰素（IFN）等。内源性致热原通过血液循环刺激体温调节中枢，释放前列腺素 E_2（PGE_2），将恒温点调高，产热超过散热而引起体温上升。

（2）急性期改变：是指感染、创伤、炎症等过程所引起的一系列急性期机体应答。常出现在感染发生后几小时至几天，主要发生代谢改变。

传染病患者发生的代谢改变主要为进食量下降，能量吸收减少而消耗增加，蛋白、糖原和脂肪分解增多，水、电解质平衡紊乱和内分泌改变。在急性感染早期，胰高血糖素和胰岛素的分泌有所增加，血液中甲状腺素水平下降，后期随着垂体反应刺激甲状腺素分泌而升高。在恢复期则各种物质的代谢逐渐恢复正常。

第二节　传染病的诊断

知识点1：传染病的临床资料分析　　　　副高：熟练掌握　　正高：熟练掌握

全面而准确的临床资料来源于详尽的病史询问和全面的体格检查。发病的诱因和起病方式对传染病的诊断有重要意义，必须加以注意。热型及伴随症状，如腹泻、头痛、黄疸等症状都要从鉴别诊断的角度进行描述。体格检查时不能忽略有诊断意义的体征，如麻疹的口腔黏膜斑、百日咳的痉挛性咳嗽、白喉的假膜、伤寒的玫瑰疹、恙虫病的焦痂、钩端螺旋体病的腓肠肌压痛、脊髓灰质炎的肢体弛缓性瘫痪、霍乱的无痛性腹泻、米泔水样粪便、破伤风的严重肌强直、张口困难、牙关紧闭、角弓反张和苦笑面容等。

知识点2：传染病的流行病学资料分析　　　　副高：熟练掌握　　正高：熟练掌握

流行病学资料在传染病的诊断中占有重要的地位。其主要内容包括：①传染病的地区分布：有些传染病局限在一定的地区范围，有些传染病则可由一些特定的动物为传染源和传播媒介，在一定条件下才传染人或家畜；②传染病的时间分布：不少传染病的发生都具有较强的季节性和周期性；③传染的人群分布：许多传染病的发生与年龄、性别、职业等有密切关系；④其他：传染病的接触史、预防接种史和既往史有助于了解患者免疫状况，当地或同一集体的传染病发生情况也有助于诊断。

知识点3：传染病的实验室及其他检查资料分析　　　　副高：熟练掌握　　正高：熟练掌握

（1）一般实验室检查：包括血液、尿、粪便常规检查和生化检查。血液常规检查中以白细胞计数和分类的用途最广。粪便常规检查有助于肠道寄生虫与细菌感染的诊断。尿常规检查有助于钩端螺旋体病和肾综合征出血热的诊断。血液生化检查有助于病毒性肝炎、肾综合征出血热等的诊断。

（2）病原学检查

1）病原体的直接检查：许多传染病可通过显微镜或肉眼检出病原体而明确诊断，如从血液或骨髓涂片中检出疟原虫、利什曼原虫、微丝蚴及回归热螺旋体等；从粪便涂片中检出各种寄生虫卵及阿米巴原虫等；从脑脊液离心沉淀的墨汁涂片中检出新型隐球菌等。可用肉眼观察粪便中的绦虫节片和从粪便孵出的血吸虫毛蚴等。

2）病原体的分离培养：细菌、螺旋体和真菌通常可用人工培养基分离培养，立克次体则需经动物接种或细胞培养才能分离出来，病毒分离一般需用细胞培养，可用血液、尿、脑脊液、痰和皮疹吸出液等作为分离病原体的检材。注意在病程的早期阶段进行标本采集，注意正确保存和运送标本。在用过抗病原体的药物治疗后，检出阳性率会明显下降。

3）特异性抗原检测：检测病原体特异性抗原可较快地提供病原体存在的证据，其诊断意义较抗体检测更为可靠。常用于检测血清或体液中特异性抗原的免疫学检查方法有凝集试验、酶联免疫吸附试验（ELISA）、酶免疫测定（EIA）、荧光抗体技术（FAT）、放射免疫测定（RIA）和流式细胞检测（FCM）等。必要时可作核酸定量检测、基因芯片技术检查。

4）特异性核酸检测：可用分子生物学检测方法，如用放射性核素或生物素标志的探针作DNA印迹法或RNA印迹法，或用聚合酶链反应（PCR）或反转录PCR（RT-PCR）检测病原体的核酸。必要时还可作原位聚合酶链反应和基因芯片技术等检查。

（3）特异性抗体检测：又称血清学检查。在传染病早期，特异性抗体在血清中一般未出现或效价很低，在恢复期或病程后期则抗体效价显著升高，故在急性期及恢复期双份血清检测其抗体由阴性转为阳性或效价升高4倍以上有重要诊断意义。特异性IgM型抗体的检出有助于现存或近期感染的诊断。蛋白印迹法的特异性和灵敏度较高，常用于艾滋病的确定性诊断。

（4）其他检查：包括支气管镜、胃镜和结肠镜等内镜检查，超声检查、磁共振成像（MRI）和计算机体层扫描（CT）等影像学检查及活体组织检查等。近年来，各种系统生物学技术包括基因组学、蛋白质组学和代谢组学的主要技术如色谱-质谱联用等方法已开始应用于传染病的研究工作。

第三节　传染病的治疗

知识点1：传染病的治疗原则　　　　　　　副高：熟练掌握　正高：熟练掌握

治疗传染病的目的是促进患者康复，控制传染源，防止进一步传播。要坚持综合治疗的原则，即治疗与护理、隔离与消毒并重，一般治疗、对症治疗与病因治疗并重的原则。

知识点2：传染病的一般治疗及支持治疗　　　　　副高：熟练掌握　正高：熟练掌握

（1）一般治疗：包括隔离、消毒、护理和心理治疗。

1）隔离和消毒：患者的隔离按其所患传染病的传播途径、病原体的排出方式及时间而异，随时做好消毒工作。隔离可分为空气隔离、飞沫隔离和接触隔离等。

2）护理：舒适的环境、良好的护理对提高患者的抗病能力、确保各项诊断与治疗措施的正确执行都有非常重要的意义。应保持病室安静清洁，空气流通，光线充沛（破伤风、狂犬病患者除外），温度适宜，使患者保持良好的休息状态。对休克、出血、昏迷、窒息、呼吸衰竭、循环障碍等患者有专项特殊护理。

3）心理治疗：医护人员良好的服务态度、工作作风、对患者的关心和鼓励等是心理治疗的重要组成部分，其有助于提高患者战胜疾病的信心。

（2）支持疗法：包括在传染病的不同阶段采取的合理饮食、补充营养、维持患者水和电解质平衡、增强患者体质和免疫功能的各项措施，其对调动患者机体的防御和免疫功能起着重要的作用。

知识点3：传染病的病原治疗　　　　副高：熟练掌握　正高：熟练掌握

病原治疗又称特异性治疗，是针对病原体的治疗措施，具有消除病原体，达到根治和控制传染源的目的。常用药物有抗生素、化学治疗制剂和血清免疫制剂等。

（1）抗菌治疗：针对细菌和真菌的药物主要为抗生素和化学制剂。应及早确立病原学诊断，熟悉选用药物的适应证、抗菌活性、药代动力学特点和不良反应，再结合患者的生理、病理、免疫等状态合理用药。

（2）抗病毒治疗：按病毒类型可分为广谱抗病毒药物、抗RNA病毒药物和抗DNA病毒药物。

（3）抗寄生虫治疗：原虫及蠕虫感染的病原治疗常用化学制剂，如甲硝唑、吡喹酮和伯氨喹等。

（4）免疫治疗：血清免疫制剂包括各种抗毒素，某些免疫调节药，如白介素、干扰素和胸腺素等对某些病原体亦有一定的抑杀作用。抗毒素易引起过敏反应，应用前应详细询问药物过敏史并做皮肤敏感试验。对抗毒素过敏者必要时用小剂量逐渐递增的脱敏方法。

知识点4：传染病的对症治疗　　　　副高：熟练掌握　正高：熟练掌握

对症治疗不但能减轻患者痛苦，且可通过调整患者各系统的功能，达到减少机体消耗，保护重要器官，将损伤降至最低的目的。例如，高热时采取的各种降温措施，颅压升高时采取的脱水疗法，抽搐时采取的镇静措施，昏迷时采取的恢复苏醒措施，心力衰竭时采取的强心措施，休克时采取的改善微循环措施，严重毒血症时采用肾上腺糖皮质激素疗法等，均能使患者度过危险期，促进康复。

知识点5：传染病的康复治疗　　　　副高：熟练掌握　正高：熟练掌握

某些传染病，如脊髓灰质炎、脑炎和脑膜炎等可留有某些后遗症，需采用针灸治疗、理疗、高压氧等康复治疗措施促进机体恢复。

知识点6：传染病的中医治疗　　　　副高：熟练掌握　正高：熟练掌握

中医中药对调整患者各系统的功能有重要的作用，某些中药，如黄连、大蒜、鱼腥草、板蓝根和山豆根等还有一定的抗微生物作用。

第四节　传染病的预防

知识点1：管理传染源　　　　副高：熟练掌握　正高：熟练掌握

传染病报告制度是早期发现、控制传染病的重要措施，必须严格遵守。根据《中华人民共和国传染病防治法》《突发公共卫生应急事件与传染病监测信息报告》，将法定传染病分为甲类、乙类和丙类。

（1）甲类：包括鼠疫、霍乱。为强制管理的烈性传染病，要求发现后2小时内通过传染病疫情监测信息系统上报。

（2）乙类：包括传染性非典型性肺炎（严重急性呼吸综合征）、艾滋病、病毒性肝炎、脊髓灰质炎、人感染高致病性禽流感、麻疹、肾综合征出血热、狂犬病、流行性乙型脑炎、登革热、炭疽、细菌性和阿米巴痢疾、肺结核、伤寒和副伤寒、流行性脑脊髓膜炎、百日咳、白喉、新生儿破伤风、猩红热、布氏杆菌病、淋病、梅毒、钩端螺旋体病、血吸虫病、疟疾、2013年增加人感染H_7N_9禽流感。为严格管理的传染病，要求诊断后24小时通过传染病疫情监测信息系统上报。

（3）丙类：包括流行性感冒（包含甲型H_1N_1流感）、流行性腮腺炎、风疹、急性出血性结膜炎、麻风病、流行性和地方性斑疹伤寒、黑热病、棘球蚴病、丝虫病及除霍乱、痢疾、伤寒和副伤寒以外的感染性腹泻病，2008年增加了手足口病。为监测管理传染病，采取乙类传染病的报告、控制措施。

需注意：乙类传染病中传染性非典型肺炎、炭疽中的肺炭疽和脊髓灰质炎，必须采取甲类传染病的预防、控制措施。对传染病的接触者，应分别按具体情况采取检疫措施，密切观察，并适当作药物预防或预防接种。应尽可能在人群中检出病原携带者，进行治疗、教育，调整工作岗位和随访观察。对动物传染源，对有经济价值的家禽、家畜，应尽可能给予治疗，必要时宰杀后应进行消毒处理；对无经济价值的野生动物应设法捕杀。

知识点2：切断传播途径　　　　　副高：熟练掌握　正高：熟练掌握

切断消化道传染病、虫媒传染病以及寄生虫病的传播途径是起主导作用的预防措施，主要包括隔离和消毒。

（1）隔离：是指将患者或病原携带者妥善安排在指定的隔离单位，暂时与人群隔离，积极进行治疗、护理，并对具有传染性的分泌物、排泄物、用具等进行消毒处理，防止病原体向外扩散的医疗措施。隔离种类主要有严密隔离、呼吸道隔离、消化道隔离、血液－体液隔离、接触隔离、昆虫隔离和保护性隔离。

（2）消毒：是切断传播途径的重要措施。狭义的消毒是指消灭污染环境的病原体。广义的消毒包括消灭传播媒介在内。消毒有疫源地消毒（包括随时消毒与终末消毒）及预防性消毒两大类。消毒方法有物理消毒法和化学消毒法两种，可根据不同的传染病选择采用。开展爱国卫生运动、搞好环境卫生是预防传染病的重要措施。

知识点3：保护易感人群　　　　　副高：熟练掌握　正高：熟练掌握

保护易感人群的措施包括非特异性和特异性两个方面。

（1）非特异性：改善营养、锻炼身体和提高生活水平等措施可提高机体的非特异性免疫力。

（2）特异性：是指采取有重点、有计划的预防接种，提高人群的主动或被动特异性免疫力。接种各种蛋白疫苗后可使机体对相应的病毒、衣原体、细菌和螺旋体等感染具有特异性主动免疫能力。注射特异性免疫球蛋白后可使机体具有特异性被动免疫。因人类普遍接种牛痘苗，故在全球范围内消灭了曾对人类危害很大的天花。由于我国对儿童坚持实行计划免疫，全面推广口服脊髓灰质炎疫苗，目前已基本消灭脊髓灰质炎。免疫预防接种对传染病的控制和消灭起着关键性作用。

第二章　病毒感染性疾病

第一节　病毒性肝炎

知识点1：病毒性肝炎的概念　　　　　　　　副高：熟练掌握　　正高：熟练掌握

　　病毒性肝炎是由多种肝炎病毒引起的，以肝脏损害为主要表现的一组全身性传染病。目前按病原学明确分类的有5种，即甲型肝炎病毒（HAV）、乙型肝炎病毒（HBV）、丙型肝炎病毒（HCV）、丁型肝炎病毒（HDV）和戊型肝炎病毒（HEV）。各型病毒性肝炎的临床表现相似，以疲乏、食欲减退、厌油、肝功能异常为主，部分病例出现黄疸。

知识点2：甲型肝炎病毒（HAV）的病原学　　　副高：熟练掌握　　正高：熟练掌握

　　甲型肝炎病毒（HAV）是小核糖核酸病毒科的一种，直径27~32nm，无包膜，球形，由32个亚单位结构（称为壳粒）组成20面体对称核衣壳，形态与其他小核糖核酸病毒相同。电镜下见实心和空心两种颗粒，实心颗粒为完整的HAV，有传染性；空心颗粒为未成熟的不含RNA的颗粒，具有抗原性，但无传染性；HAV基因组为单股线状RNA，全长由7478个核苷酸组成。根据核苷酸序列的同源性，HAV可分为7个基因型，其中Ⅰ、Ⅱ、Ⅲ、Ⅶ型来自人类，Ⅳ、Ⅴ、Ⅵ型来自猿猴。目前我国已分离的HAV均为Ⅰ型。在血清型方面，能感染人的血清型只有1个，因此只有1个抗原抗体系统，感染后早期产生IgM型抗体是近期感染的标志，一般持续8~12周，少数可延续6个月左右，IgG型抗体则是既往感染或免疫接种后的标志，可长期存在。

　　HAV抵抗力较强，能耐受60℃ 30分钟，室温1周。在25℃干粪中能存活30天。在贝壳类动物、污水、淡水、海水、泥土中能存活数月。60℃ 12小时部分灭活；煮沸5分钟全部灭活。紫外线（1.1W，0.9cm深）1分钟，3%甲醛25℃ 5分钟均可灭活。70%乙醇25℃ 3分钟可部分灭活。

知识点3：乙型肝炎病毒（HBV）的病原学　　　副高：熟练掌握　　正高：熟练掌握

　　乙型肝炎病毒（HBV）属嗜肝DNA病毒科正嗜肝DNA病毒属的一员，有包膜，病毒颗粒为直径42nm的圆球形。在病毒感染者的外周血中还有直径22nm的圆形和管形颗粒。这种颗粒为乙型肝炎表面抗原，没有核酸，无传染性。

　　乙型肝炎病毒对外界环境抵抗力较强，能耐受60℃ 4小时及一般浓度的消毒剂。高压灭菌法或100℃加热10分钟可使HBV灭活失去感染性，乙型肝炎病毒对0.5%过氧乙酸、0.2%新洁尔灭较敏感。

丙型肝炎病毒（HCV）在血液中浓度极低（每毫升100～1000个病毒颗粒），故不能直接观察到HCV病毒颗粒，初步研究表明，HCV为直径30～60nm的球形颗粒，去包膜后为直径33nm的核心蛋白包被的核心部分，内含全长约9400个核苷酸的单股正链RNA基因组。氯仿（10%～20%）、甲醛（1：1000）37℃6小时及60℃10小时可使HCV灭活。煮沸、紫外线等亦可使HCV灭活。血制品中的HCV可用干热80℃72小时或加变性剂使之灭活。

丁型肝炎病毒（HDV）是一种缺陷RNA病毒，在血液中由HBsAg包被必须有HBV或其他嗜肝DNA病毒（如WHV）的辅助才能复制、表达抗原及引起肝损害。但是细胞核内的HDV-RNA则不需要HBV的辅助而能自行复制。HDV定位于肝细胞核和细胞质内，形成35～37nm颗粒。HDV呈球形，基因组由一条单股环状闭合负链RNA组成，内含1780个核苷酸。HDV可与HBV同时感染人体，也可以在HBV感染的基础上引起重叠感染。当HBV感染结束时，HDV感染亦随之结束。

戊型肝炎病毒（HEV）呈球状，无包膜，直径平均为27～34nm，基因组为单股正链RNA。HEV主要在肝细胞内复制，通过胆汁排出，并持续存在至ALT恢复正常。根据同源性可将HEV分为4个基因型。基因1和基因2只感染人，基因3和基因4既可感染人也可感染多种动物，也可在人和动物之间传播。戊型肝炎病毒对外界抵抗力不强，加热灭活病毒比较容易。HEV在碱性环境下较稳定，对高热、氯仿、氯化铯敏感。

患者和亚临床感染者都是五型肝炎的传染源。甲型和戊型肝炎患者从粪便中排出病原体。乙、丙、丁型肝炎患者通过血液、体液排出病原体。

甲型肝炎患者绝大多数为急性。慢性患者和病毒携带者极少见，作为传染源的可能性极小。急性乙型肝炎患者在我国少见，成人急性患者的传染期从起病前数周开始，并持续于整个急性期。慢性患者和病毒携带者是乙型肝炎的主要传染源，其传染性贯穿于整个病程。急性丙型肝炎黄疸型患者仅占25%，因此，无黄疸型急性患者的流行病学意义更大。急性丙型肝炎患者中60%～85%转为慢性，因而慢性患者是丙型肝炎的主要传染源。丁型肝炎患者发生于HBV感染的基础之上，也是以慢性患者与携带者为主。戊型肝炎以急性患者为主。

HEV隐性感染多见于儿童，成人多表现为显性感染而成为患者。

知识点8：病毒性肝炎的传播途径　　　　　　副高：熟练掌握　正高：熟练掌握

（1）粪－口传播：甲型和戊型肝炎都以粪－口为主要传播途径。日常生活接触传播是散发性发病的主要传播方式。水和食物的传播，特别是水生贝类（如毛蚶等）是甲型肝炎暴发流行的主要传播方式。饮用水污染则是戊型肝炎暴发流行的主要传播方式。

（2）体液传播：是HBV、HDV、HCV的主要传播途径。含有肝炎病毒的体液或血液可通过输血及血制品，非一次性注射器预防接种、药物注射等方式而传播。

（3）母婴传播：包括经胎盘、分娩、哺乳、喂养等方式引起的HBV感染，约占我国婴幼儿HBV感染的1/3。HCV也可通过母婴传播。

（4）性接触传播：性接触是体液传播的另一种方式，HBV和HCV可通过唾液、精液和阴道分泌物排出，因而性接触也是HBV和HCV的重要传播方式。

知识点9：病毒性肝炎的人群易感性　　　　　　副高：熟练掌握　正高：熟练掌握

人群对各型肝炎普遍易感。甲肝感染后可获巩固免疫力。各型肝炎之间无交叉免疫，故可重复感染。

知识点10：病毒性肝炎的流行特征　　　　　　副高：熟练掌握　正高：熟练掌握

（1）散发性发病：甲型肝炎散发性发病常见于发展中国家的甲型肝炎高度流行区，其特征为儿童发病率高，多由日常生活接触传播。乙型肝炎的发病也以散发性发病为主，感染与发病表现出明显的家庭聚集现象。家庭聚集现象与母婴传播及日常生活接触传播有关。非经输血传播的丙型肝炎又称散发性丙型肝炎，是日常生活接触和母婴传播所致。在非流行区的戊型肝炎以散发性发病为主，多由日常生活接触所致。

（2）流行暴发：主要由水和食物传播所致，常见于甲型和戊型肝炎。

（3）季节分布：在北半球各国，甲型肝炎的发病率有明显的秋、冬季高峰。戊型肝炎也有明显季节性，流行多发生于雨季或洪水后。乙、丙、丁型肝炎主要为慢性经过，季节分布不明显。

（4）地理分布：病毒性肝炎为世界性分布疾病。甲型肝炎地理分布不明显。乙型肝炎以热带非洲、东南亚和中国为高发区。丙型肝炎世界各地感染率无明显差别。丁型肝炎呈全球分布，但以南美洲、中东、巴尔干半岛和地中海为高发区。中国的西南地区感染率较高。戊型肝炎主要流行于亚洲和非洲一些发展中国家。

知识点11：甲型肝炎的发病机制　　　　　　　副高：熟练掌握　正高：熟练掌握

HAV经口进入体内后，由肠道进入血流，引起短暂的病毒血症，约1周后进入肝细胞内复制，2 周后由胆汁排出体外。HAV 引起肝细胞的损伤机制尚未完全明了，目前认为，在感染早期，由于 HAV 大量增殖，使肝细胞轻微破坏。随后细胞免疫起了重要作用，由于 HAV 抗原性较强，容易激活特异性 CD8[+]T 淋巴细胞，通过直接作用和分泌细胞因子（如 γ 干扰素）导致肝细胞变性、坏死。在感染后期体液免疫亦参与其中，抗 HAV 产生后可能通过免疫复合物机制破坏肝细胞。

知识点 12：乙型肝炎的发病机制　　　　　　　副高：熟练掌握　　正高：熟练掌握

乙型肝炎的发病机制非常复杂，目前尚未完全明了。HBV 侵入人体后，未被单核-吞噬细胞系统清除的病毒到达肝脏或肝外组织，如胰腺、胆管、脾、肾、淋巴结、骨髓等。病毒包膜与肝细胞膜融合，导致病毒侵入。HBV 进入肝细胞后即开始其复制过程，HBV DNA 进入细胞核形成共价闭合环状 DNA（cccDNA），以 cccDNA 为模板合成前基因组 mRNA，前基因组 mRNA 进入胞质作为模板合成负链 DNA，再以负链 DNA 为模板合成正链 DNA，二者形成完整的 HBV DNA。HBV 复制过程非常特殊，细胞核内存在稳定的 cccDNA，有一个反转录步骤。

肝细胞病变主要取决于机体的免疫应答，尤其是细胞免疫应答，免疫应答既可清除病毒，亦可导致肝细胞损伤，甚至诱导病毒变异。各种原因导致 HBV 复制增加均可启动机体免疫对 HBV 应答反应。机体免疫反应不同，导致临床表现各异。当机体处于免疫耐受状，不发生免疫应答，多成为无症状携带者；当机体免疫功能正常时，多表现为急性肝炎，成年感染 HBV 常属于这种情况，大部分患者可彻底清除病毒；当机体免疫功能低下、不完全免疫耐受、自身免疫反应产生、HBV 基因突变逃避免疫清除等情况下，可导致慢性肝炎；当机体处于超敏反应，大量抗原-抗体复合物产生并激活补体系统，以致在肿瘤坏死因子（TNF）、白介素 -1（IL-1）、IL-6、内毒素等参与下，导致大片肝细胞坏死，发生重型肝炎。

知识点 13：丙型肝炎的发病机制　　　　　　　副高：熟练掌握　　正高：熟练掌握

HCV 进入体内后，首先引起病毒血症，病毒血症间断地出现于整个病程。第 1 周即可从血液或肝组织中用 PCR 法检出 HCV RNA。第 2 周开始，可检出抗 HCV。少部分病例感染 3 个月后才检测到抗 HCV。目前认为，HCV 致肝细胞损伤有下列因素的参与：

（1）HCV 直接杀伤作用：HCV 在肝细胞内复制干扰细胞内大分子的合成，增加溶酶体膜的通透性引起细胞病变；另外，HCV 表达产物（蛋白）对肝细胞有毒性作用。

（2）宿主免疫因素：肝组织内存在 HCV 特异性细胞毒性 T 淋巴细胞（CD8[+]T 细胞），可攻击 HCV 感染的肝细胞。另外，CD4[+]T 细胞被致敏后分泌的细胞因子，在协助清除 HCV 的同时也导致了免疫损伤。

（3）自身免疫：HCV 感染者常伴有自身免疫改变，如胆管病理损伤与自身免疫性肝炎相似；常合并自身免疫性疾病，血清中可检出多种自身抗体，如抗核抗体、抗平滑肌抗体、抗单链 DNA 抗体、抗线粒体抗体等，均提示自身免疫机制的参与。

（4）细胞凋亡：正常人肝组织无 Fas 分子的表达，HCV 感染肝细胞内有较大量的 Fas 表达，同时，HCV可激活CTL表达FasL，Fas和FasL是一对诱导细胞凋亡的膜蛋白分子，二者结合导致细胞凋亡。

HCV感染后易慢性化，60%～85%的患者转为慢性。慢性化的可能机制主要有：

（1）HCV的高度变异性：HCV在复制过程中依赖RNA，RNA聚合酶缺乏校正功能，复制过程容易出错；同时由于机体免疫压力，使HCV不断发生变异，甚至在同一个体出现变种毒株以逃避机体的免疫监视，导致慢性化。

（2）HCV对肝外细胞的泛嗜性：特别是存在于外周血单核细胞中的HCV，可能成为反复感染肝细胞的来源。

（3）HCV在血液中效价低，免疫原性弱，机体对其免疫应答水平低下，甚至产生免疫耐受，造成病毒持续感染。

知识点14：丁型肝炎的发病机制	副高：熟练掌握　正高：熟练掌握

HDV的复制效率高，感染的肝细胞内含大量HDV。丁型肝炎的发病机制还未完全阐明，目前认为，HDV本身及其表达产物对肝细胞有直接作用，但尚缺乏确切证据。另外，HDV Ag的抗原性较强，有资料显示是特异性CD8[+]T细胞攻击的靶抗原，因此，宿主免疫反应参与了肝细胞的损伤。

知识点15：戊型肝炎的发病机制	副高：熟练掌握　正高：熟练掌握

戊型肝炎发病机制尚不清楚，可能与甲型肝炎相似。细胞免疫是引起肝细胞损伤的主要原因。HEV经消化道侵入人体后，在肝脏复制，从潜伏期后半段开始，HEV开始在胆汁中出现，随粪便排出体外，并持续至起病后1周左右。同时病毒进入血流导致病毒血症。

知识点16：病毒性肝炎的病理解剖	副高：熟练掌握　正高：熟练掌握

病毒性肝炎以肝损害为主，肝外器官可有一定损害。各型肝炎的基本病理改变表现为肝细胞变性、坏死，同时伴有不同程度的炎症细胞浸润、间质增生和肝细胞再生。

（1）肝细胞变性：通常表现为气球样变和嗜酸性变。病变早期以气球样变为主，表现为肝细胞肿胀，胞核浓缩，胞质颜色变浅、透亮，状如气球。一些肝细胞体积缩小，胞核固缩甚至消失，由于核酸含量减少，胞质嗜酸性染色增强，呈伊红色圆形小体，称嗜酸性小体，此为嗜酸性变。

（2）肝细胞坏死：根据坏死的形态、范围可分为单细胞坏死、点状坏死（肝小叶内数个肝细胞坏死）、灶状坏死（肝小叶内小群肝细胞坏死）、碎屑状坏死（PN，肝实质与间质之间肝细胞的坏死）、桥接坏死（BN，小叶中央静脉之间或中央静脉与汇管区之间或汇管区之间形成的条索状肝细胞坏死）、融合坏死（多个小叶范围融合的坏死）。

（3）炎症细胞浸润：是判断炎症活动度的一个重要指标，浸润细胞主要为淋巴细胞，以CD8[+]或CD4[+]的T细胞为主，其他尚有单核细胞、浆细胞和组织细胞。

（4）间质增生：包括Kupffer细胞增生，间叶细胞和成纤维细胞增生，细胞外基质（ECM）增多和纤维化形成。

再生的肝细胞体积较大，沿网状支架生长，当网状支架塌陷时，再生肝细胞可排列成结节状，导致肝小叶结构紊乱。

最近有研究发现，骨髓干细胞可诱导分化为肝细胞，其中间细胞可能为肝细胞索上的卵圆细胞。肝脏出现病变时卵圆细胞被激活并增殖。骨髓干细胞–卵圆细胞–肝细胞的演进关系有待阐明。

| 知识点17：各临床型肝炎的病理特点 | 副高：熟练掌握　正高：熟练掌握 |

（1）急性肝炎：肝脏肿大，肝细胞气球样变和嗜酸性变，形成点、灶状坏死，汇管区炎症细胞浸润，坏死区肝细胞增生，网状支架和胆小管结构正常。黄疸型病变较非黄疸型重，有明显的肝细胞内胆汁淤积。急性肝炎如出现碎屑状坏死，提示极可能转为慢性。甲型和戊型肝炎，在汇管区可见较多的浆细胞；乙型肝炎汇管区炎症不明显；丙型肝炎有滤泡样淋巴细胞聚集和较明显的脂肪变性。

（2）慢性肝炎：病理诊断主要按炎症活动度和纤维化程度进行分级（G）和分期（S），见下表。

慢性肝炎分级、分期标准

级	炎症活动度（G）		期	纤维化程度（S）
	汇管区及周围	小叶		纤维化程度
0	无炎症	无炎症	0	无
1	汇管区炎症	变性及少数点、灶状坏死灶	1	汇管区纤维化扩大，局限窦周及小叶内纤维化
2	轻度PN	变性，点、灶状坏死或嗜酸性小体	2	汇管区周围纤维化，纤维间隔形成，小叶结构保留
3	中度PN	变性、融合坏死或见BN	3	纤维间隔伴小叶结构紊乱，无肝硬化
4	重度PN	BN范围广，多小叶坏死	4	早期肝硬化

病理诊断与临床分型的关系：轻度慢性肝炎时，$G_{1~2}$，$S_{0~2}$期；中度慢性肝炎时，G_3，$S_{1~3}$；重度慢性肝炎时，G_4，$S_{2~4}$。

（3）重型肝炎：①急性重型肝炎：发病初肝脏无明显缩小，约1周后肝细胞大块坏死或亚大块坏死或桥接坏死，坏死肝细胞占2/3以上，周围有中性粒细胞浸润，无纤维组织增生，亦无明显的肝细胞再生。肉眼观肝体积明显缩小，由于坏死区充满大量红细胞而呈红色，残余肝组织淤胆而呈黄绿色，故称为红色或黄色肝萎缩。②亚急性重型肝炎：肝细胞呈亚大块坏死，坏死面积小于1/2。肝小叶周边可见肝细胞再生，形成再生结节，周围被增生胶原纤维包绕，伴小胆管增生，淤胆明显。肉眼肝脏表面见大小不等的小结节。③慢性重型肝炎：在慢性肝炎或肝硬化病变基础上出现亚大块或大块坏死，大部分病例尚可见桥接及碎屑状坏死。

（4）肝炎肝硬化：①活动性肝硬化：肝硬化伴明显炎症，假小叶边界不清；②静止性肝硬化：肝硬化结节内炎症轻，假小叶边界清楚。

（5）淤胆型肝炎：除有轻度急性肝炎变化外，还有毛细胆管内胆栓形成，肝细胞内胆色素滞留，出现小点状色素颗粒。严重者肝细胞呈腺管状排列，吞噬细胞肿胀并吞噬胆色素。汇管区水肿和小胆管扩张，中性粒细胞浸润。

（6）慢性无症状携带者：约10%携带者肝组织正常，称为非活动性携带者，其余称为活动性携带者，部分表现为轻微病变，部分则表现为慢性肝炎甚至肝硬化病理改变。由于病变分布不均匀，取材部位对无症状携带者的病理诊断有一定影响。

知识点18：病毒性肝炎的病理生理　　　　副高：熟练掌握　　正高：熟练掌握

（1）黄疸：以肝细胞性黄疸为主。肝细胞膜通透性增加及胆红素的摄取、结合、排泄等功能障碍可引起黄疸，大多数病例有不同程度的肝内梗阻性黄疸。

（2）肝性脑病：①血氨及其他毒性物质的蓄积：大量肝细胞坏死时，肝脏解毒功能降低；肝硬化时门–腔静脉短路，均可引起血氨及其他有毒物质，如短链脂肪酸、硫醇、某些有毒氨基酸（如色氨酸、蛋氨酸、苯丙氨酸等）的蓄积，导致肝性脑病。②支链氨基酸/芳香氨基酸比例失调：重型肝炎时芳香氨基酸（苯丙氨酸、酪氨酸等）显著升高，而支链氨基酸（缬氨酸、亮氨酸、异亮氨酸等）正常或轻度减少；肝硬化时则芳香氨基酸升高和支链氨基酸减少。③假性神经递质假说：肝功能衰竭时，某些胺类物质（如羟苯乙醇胺）不能被消除，通过血–脑屏障取代正常的神经递质，导致肝性脑病。

（3）出血：重型肝炎肝细胞坏死时凝血因子合成减少，肝硬化脾功能亢进致血小板减少，DIC导致凝血因子和血小板消耗，少数并发血小板减少性紫癜或再生障碍性贫血等都可引起出血。

（4）急性肾功能不全：重型肝炎或肝硬化时，由于内毒素血症、肾血管收缩、肾缺血、前列腺素E2减少、有效血容量下降等因素导致肾小球滤过率和肾血浆流量降低，引起急性肾功能不全。

（5）肝肺综合征：重型肝炎和肝硬化患者可出现肺水肿、间质性肺炎、盘状肺不张、胸腔积液和低氧血症等改变，统称为肝肺综合征。

（6）腹水：重型肝炎和肝硬化时，由于醛固酮分泌过多和利钠激素的减少导致钠潴留。钠潴留是早期腹水产生的主要原因。门脉高压、低蛋白血症和肝淋巴液生成增多是后期腹水的主要原因。

知识点19：急性黄疸型肝炎的临床表现　　　　副高：熟练掌握　　正高：熟练掌握

临床经过的阶段性较为明显，可分为三期：

（1）黄疸前期：甲、戊型肝炎起病较急，约80%患者有发热伴畏寒。乙、丙、丁型肝炎起病相对较缓，仅少数有发热。此期主要症状有全身乏力、食欲减退、恶心、呕吐、厌油、腹胀、肝区痛、尿色加深等，肝功能改变主要为丙氨酸氨基酸转移酶（ALT）、天门冬氨酸转移酶（AST）升高，本期持续5~7天。

（2）黄疸期：尿黄加深，巩膜和皮肤出现黄疸，1～3周内黄疸达高峰。部分患者可有一过性粪色变浅、皮肤瘙痒、心动徐缓等梗阻性黄疸表现。肝大、质软、边缘锐利，有压痛及叩痛。部分病例有轻度脾大。肝功能检查示ALT和胆红素升高，尿胆红素阳性，本期持续2～6周。

（3）恢复期：症状逐渐消失，黄疸消退，肝、脾回缩，肝功能逐渐恢复正常，本期持续1～2个月。总病程为2～4个月。

知识点20：急性无黄疸型肝炎的临床表现　　　　副高：熟练掌握　　正高：熟练掌握

除无黄疸外，其他临床表现与黄疸型相似。无黄疸型发病率远高于黄疸型。无黄疸型通常起病较缓慢，症状较轻，主要表现为全身乏力、食欲下降、恶心、腹胀、肝区痛、肝大、有轻压痛及叩痛等。恢复较快，病程多在3个月内。有些病例无明显症状，易被忽视。

急性丙型肝炎的临床表现一般较轻，多无明显症状，少数病例有低热，血清ALT轻、中度升高。无黄疸型占2/3以上，即使是急性黄疸型病例，黄疸亦属轻度。

急性丁型肝炎可与HBV感染同时发生（同时感染）或继发于HBV感染者中（重叠感染），其临床表现部分取决于HBV感染状态。同时感染者临床表现与急性乙型肝炎相似，大多数表现为黄疸型，有时可见双峰型ALT升高，分别表示HBV和HDV感染，预后良好，极少数可发展为重型肝炎。重叠感染者病情常较重，ALT升高可达数月，部分可进展为急性重型肝炎，多向慢性化发展。

戊型肝炎与甲型肝炎相似，但黄疸前期较长，平均10天，症状较重，自觉症状至黄疸出现后4～5天才开始缓解，病程较长。晚期妊娠妇女患戊型肝炎时，容易发生肝衰竭。HBV慢性感染者重叠戊型肝炎时病情较重，病死率增高。老年患者通常病情较重，病程较长，病死率较高。一般认为戊型肝炎既无慢性化过程，也无慢性携带状态，但临床观察、流行病学调查和肝组织检查均发现，3%～10%的急性戊型肝炎患者可有病程超过6个月的迁延现象。

知识点21：慢性肝炎的临床表现　　　　　　　　副高：熟练掌握　　正高：熟练掌握

慢性肝炎仅见于乙、丙、丁三型肝炎。

（1）轻度慢性肝炎：急性肝炎迁延半年以上，反复出现疲乏、头晕、消化道症状、肝区不适、肝大、压痛，也可有轻度脾大。少数患者可有低热。肝功能显示血清转氨酶反复或持续升高。肝活检仅有轻度肝炎病理改变，也可有轻度纤维组织增生，病程迁延可达数年。病情虽有波动，但总的趋势是逐渐好转以至痊愈。只有少数转为中度慢性肝炎（轻型慢性活动性肝炎）。

（2）中度慢性肝炎：病程超过半年，各项症状（消化道症状，如厌食、恶心、呕吐、腹胀、腹泻等；神经症状，如乏力、萎靡、头晕、失眠及肝区痛等）明显，肝大，质地中等以上，可伴有蜘蛛痣、肝掌、毛细血管扩张或肝病面容，进行性脾大，肝功能持续异常，尤其是血浆蛋白改变，肝脏纤维化指标升高，或伴有肝外器官损害，自身抗体持续升高等特征。

肝活检有轻型慢性活动性肝炎的病理改变。

（3）重度慢性肝炎：除上述临床表现外，还具有早期肝硬化的肝活检病理改变与临床代偿期肝硬化的表现。

知识点22：重型肝炎（肝衰竭）的临床表现　　　　副高：熟练掌握　　正高：熟练掌握

重型肝炎（肝衰竭）表现为一系列肝衰竭症候群：极度乏力，严重消化道症状，神经、精神症状（嗜睡、性格改变、烦躁不安、昏迷等），有明显出血现象，凝血酶原时间显著延长及凝血酶原活动度（PTA）＜40%。黄疸进行性加深，胆红素每天上升≥17.1μmol/L或大于正常值10倍。可出现中毒性鼓肠、肝臭、肝肾综合征等。可见扑翼样震颤及病理反射，肝浊音界进行性缩小、胆酶分离、血氨升高等。

（1）分类：根据病理组织学特征和病情发展速度，重型肝炎（肝衰竭）可分为急性重型肝炎（急性肝衰竭，ALF）、亚急性重型肝炎（亚急性肝衰竭，SALF）、慢加急性（亚急性）重型肝炎［慢加急性（亚急性）肝衰竭、ACLF］、慢性重型肝炎（慢性肝衰竭，CLF）。

（2）分期：根据临床表现的严重程度，亚急性重型肝炎（亚急性肝衰竭）和慢加急性（亚急性）重型肝炎［慢加急性（亚急性）肝衰竭］可分为早期、中期和晚期。

知识点23：淤胆型肝炎的临床表现　　　　副高：熟练掌握　　正高：熟练掌握

淤胆型肝炎是以肝内淤胆为主要表现的一种特殊临床类型，又称为毛细胆管炎型肝炎。急性淤胆型肝炎起病类似急性黄疸型肝炎，大多数患者可恢复。在慢性肝炎或肝硬化基础上发生上述表现者，为慢性淤胆型肝炎。有梗阻性黄疸临床表现：皮肤瘙痒、粪便颜色变浅、肝大。肝功能检查血清总胆红素明显升高，以直接胆红素为主，γ谷氨酰转肽酶（γ-GT或GGT），碱性磷酸酶（ALP或AKP），总胆汁酸（TBA），胆固醇（CHO）等升高。有黄疸深，消化道症状较轻，ALT、AST升高不明显，PT无明显延长，PTA＞60%。

知识点24：肝炎肝硬化的临床表现　　　　副高：熟练掌握　　正高：熟练掌握

（1）根据肝脏炎症情况分为活动性与静止性两型。①活动性肝硬化：有慢性肝炎活动的表现，乏力及消化道症状明显，ALT升高，黄疸，白蛋白下降。伴有腹壁、食管静脉曲张，腹水，肝缩小质地变硬，脾进行性增大，门静脉、脾静脉增宽等门脉高压症表现。②静止性肝硬化：无肝脏炎症活动的表现，症状轻或无特异性，可有上述体征。

（2）根据肝组织病理及临床表现分为代偿性肝硬化和失代偿性肝硬化。①代偿性肝硬化：指早期肝硬化，属Child-Pugh A级。ALB≥35g/L，TBil＜35μmol/L，PTA＞60%。可有门脉高压症，但无腹水、肝性脑病或上消化道大出血。②失代偿性肝硬化：指中晚期肝硬化，属Child-Pugh B、C级。有明显肝功能异常及失代偿征象，如ALB＜35g/L，A/G＜1.0，TBil＞35μmol/L，PTA＜60%。可有腹水、肝性脑病或门静脉高压引起的食管–胃底静脉明显曲张或破裂出血。

知识点25：病毒性肝炎的血常规检查　　副高：熟练掌握　正高：熟练掌握

急性肝炎初期白细胞总数正常或略高，黄疸期白细胞总数正常或稍低，淋巴细胞相对增多，偶可见异型淋巴细胞。重型肝炎时白细胞可增多，红细胞及血红蛋白可减少。肝炎肝硬化伴脾功能亢进者可有血小板、红细胞、白细胞减少的"三少"现象。

知识点26：病毒性肝炎的尿常规检查　　副高：熟练掌握　正高：熟练掌握

检测尿胆红素和尿胆原有助于黄疸的鉴别诊断。肝细胞性黄疸时二者均阳性，溶血性黄疸以尿胆原为主，梗阻性黄疸以尿胆红素为主。

知识点27：病毒性肝炎的肝功能检查　　副高：熟练掌握　正高：熟练掌握

肝功能检查包括血清酶测定、血清蛋白、胆红素、血氨、血糖、血浆胆固醇、补体、胆汁酸；PT（凝血酶原时间）、PTA（凝血酶原活动度）、INR（国际标准化比率）、PT延长或PTA下降与肝损害严重程度密切相关。

知识点28：病毒性肝炎的甲胎蛋白检查　　副高：熟练掌握　正高：熟练掌握

检测甲胎蛋白（AFP）含量是筛选和早期诊断HCC的常规方法，但应注意有假阴性的情况。肝炎活动和肝细胞修复时AFP有不同程度的升高，应动态观察。

知识点29：病毒性肝炎的肝纤维化指标检查　　副高：熟练掌握　正高：熟练掌握

1. 瞬时弹性成像（TE）：操作简单、可重复性好、判定肝纤维化程度。
2. 肝纤维化指标有HA（透明质酸酶）、PⅢP（Ⅲ型前胶原氨基端肽）、CL-Ⅳ（Ⅳ型胶原）、LN（板层素或层粘连蛋白）、PH（脯氨酰羟化酶）等，对肝纤维化的诊断有一定参考价值，但缺乏特异性。

知识点30：病毒性肝炎的病原学检查　　副高：熟练掌握　正高：熟练掌握

（1）甲型肝炎：①抗HAV IgM：是新近感染的证据，是早期诊断甲型肝炎最简便、可靠的血清学标志；②抗HAV IgG：出现稍晚，于2～3个月达到高峰，持续多年或终身。

（2）乙型肝炎：①HBsAg与抗HBs：常用ELISA法检测；②HBeAg与抗HBe：常用ELISA法检测；③HBcAg与抗HBc：血清中HBcAg主要存在于HBV完整颗粒（Dane颗粒）的核心，游离的极少，常规方法不能检出；④HBV DNA：是病毒复制和传染性的直接标志；⑤组织中HBV标志物的检测：可用免疫组织化学方法检测肝组织中HBsAg、HBcAg的存在及分布，原位杂交或原位PCR方法可检测组织中HBV DNA的存在及分布。

（3）丙型肝炎：①抗HCV IgM和抗HCV IgG：HCV抗体不是保护性抗体，是HCV感染的标志；②HCV RNA：HCV在血液中含量很少，常采用巢式PCR以提高检出率；③HCV基因分型：HCV RNA基因分型方法较多，国内外在抗病毒疗效考核研究中，应用Simmonds等1~6型分型法最为广泛；④组织中HCV标志物的检测基本同HBV，可检测HCV抗原及HCV RNA。

（4）丁型肝炎：①HDV Ag、抗HDV IgM及抗HDV IgG：HDV Ag是HDV颗粒内部成分，阳性是诊断急性HDV感染的直接证据；②HDV RNA：血清或肝组织中HDV RNA是诊断HDV感染最直接的依据。

（5）戊型肝炎：①抗HEV IgM和抗HEV IgG：抗HEV IgM在发病初期产生，是近期HEV感染的标志，大多数在3个月内阴转；②HEV RNA：采用RT-PCR法在粪便和血液标本中检测到HEV RNA，可明确诊断。

知识点31：病毒性肝炎的影像学检查 　　副高：熟练掌握　　正高：熟练掌握

B型超声有助于鉴别阻塞性黄疸、脂肪肝及肝内占位性病变。对肝硬化有较高的诊断价值，能反映肝脏表面变化，门静脉、脾静脉直径，脾脏大小，胆囊异常变化，腹水等。在重型肝炎中可动态观察肝脏大小变化等。彩色超声可观察血流变化，CT、MRI的应用价值基本同B超，但价格较昂贵。

知识点32：病毒性肝炎的肝组织病理检查 　　副高：熟练掌握　　正高：熟练掌握

肝组织病理检查对明确诊断、衡量炎症活动度、纤维化程度及评估疗效具有重要价值。还可在肝组织中原位检测病毒抗原或核酸，以助确定病毒复制状态。

知识点33：病毒性肝炎的并发症 　　副高：熟练掌握　　正高：熟练掌握

肝内并发症多发生于HBV和/或HCV感染，主要有肝硬化、肝细胞癌、脂肪肝。肝外并发症包括胆管炎症、胰腺炎、糖尿病、甲状腺功能亢进、再生障碍性贫血、溶血性贫血、心肌炎、肾小球肾炎、肾小管性酸中毒等。

不同病原所致重型肝炎均可发生严重并发症，主要有：

（1）肝性脑病（HE）：肝性脑病根据临床症状、体征及脑电波异常程度分为四度：Ⅰ度：轻型肝性脑病，以精神症状为主，有性格行为改变，定时、定向、计算力等异常。Ⅱ度：中型肝性脑病，以神经症状为主，可引出扑翼样震颤，肌张力增强，腱反射亢进，嗜睡，脑电图有异常θ波，性格行为异常，属昏迷前期。Ⅲ度：重度肝性脑病，昏睡状态，对刺激尚有反应，脑电图见异常θ波和三相慢波，属昏迷期。Ⅳ度：深昏迷状态，对刺激无反应，腱反射消失。如未达到Ⅰ度，但有智力下降，反应时间延长，操作能力减退等表现，称为亚临床型肝性脑病。

（2）上消化道出血：上消化道出血可诱发肝性脑病、腹水、感染、肝肾综合征等。

（3）肝肾综合征：是严重肝病的终末期表现。主要表现为少尿或无尿、氮质血症、电解质平衡失调。

（4）感染：重型肝炎易发生难于控制的感染，以胆管、腹膜、肺多见，革兰阴性杆菌为主，细菌主要来源于肠道，且肠道中微生态失衡与内源性感染的出现密切相关，应用广谱抗生素后也可出现真菌感染。

知识点34：病毒性肝炎的诊断 副高：熟练掌握 正高：熟练掌握

（1）疑似病例

1）最近出现食欲减退、恶心、厌油、乏力、巩膜黄染、茶色尿、肝大、肝区痛等，且不能排除其他疾病者。

2）血清ALT反复升高，且不能用其他原因解释者。

（2）确诊病例

1）甲型肝炎（HA）：①患者发病前1个月左右（2～6周）曾接触过甲型肝炎患者，或到过甲型肝炎暴发区工作、旅行，并进食，或直接来自流行区；②血清ALT升高；③血清抗HAVIgM阳性；④急性期、恢复期双份血清抗HAVIgG效价呈4倍升高；⑤免疫电镜在粪便中见到27nm甲肝病毒颗粒。

临床诊断：疑似病例加①、②两项；实验确诊：疑似病例加③、④、⑤中任何1项。

2）乙型肝炎（HB）：①半年内接受过血及血制品治疗，或有任何医疗性损伤，如不干净的注射、针灸、穿刺、手术等，或与乙型肝炎患者或乙型肝炎携带者密切接触；②血清ALT升高；③血清HBsAg阳性伴抗HBcIgM（≥1：1000）或HBV-DNA阳性。

临床诊断：疑似病例加①、②两项；实验确诊：疑似病例加③。

3）丙型肝炎（非肠道传播型非甲非乙型肝炎之一，HC）：①半年内接受过血及血制品治疗，或有任何医疗性损伤；②血清ALT升高；③用排除法不符合甲、乙、戊型肝炎或CMV、EBV感染；④血清抗HCVIgM阳性。

临床诊断：疑似病例加②、③，参考①；实验确诊：疑似病例加④。

4）丁型肝炎（HD）：①患者必须是乙型肝炎患者，或乙型肝炎病毒携带者；②血清ALT异常，或呈二次肝功能损伤加重；③血清抗HDVIgM阳性或HDAg或HDVcDNA杂交阳性；④肝组织中HDAg阳性或HDVcDNA杂交阳性。

实验确诊：疑似病例加①、②加③或④。

注：凡先后感染两种肝炎者，只报后者；凡同时感染两种肝炎者，分别上报。

5）戊型肝炎（肠道传播型非甲非乙型肝炎，HE）：①发病前2个月曾接触过戊型肝炎患者，或到过戊型肝炎暴发点工作、旅行，并进食或聚餐；②血清ALT升高；③血清抗HEVIgM阳性；④免疫电镜在粪便中见到30～32nm病毒颗粒；⑤用排除法不符合甲、乙型肝炎或CMV、EBV感染。

临床诊断：疑似病例加①、②，参考⑤；实验确诊：符合临床诊断加③、④中任何一项。

知识点 35：病毒性肝炎的鉴别诊断　　　　　　　副高：熟练掌握　　正高：熟练掌握

（1）其他原因引起的黄疸

1）溶血性黄疸：常有药物或感染等诱因，表现为贫血、腰痛、发热、血红蛋白尿、网织红细胞升高，黄疸大多较轻，主要为间接胆红素升高。治疗后（如应用肾上腺皮质激素）黄疸消退快。

2）肝外梗阻性黄疸：常见病因有胆囊炎、胆石症、胰头癌、壶腹周围癌、肝癌、胆管癌、阿米巴脓肿等。有原发病症状、体征，肝功能损害轻，以直接胆红素为主。肝内外胆管扩张。

（2）其他原因引起的肝炎

1）其他病毒所致的肝炎：巨细胞病毒感染、传染性单核细胞增多症等。可根据原发病的临床特点和病原学、血清学检查结果进行鉴别。

2）感染中毒性肝炎：如肾综合征出血热、恙虫病、伤寒、钩端螺旋体病、阿米巴肝病、急性血吸虫病、华支睾吸虫病等。主要根据原发病的临床特点和实验室检查加以鉴别。

3）药物性肝损伤：有使用肝损害药物的历史，停药后肝功能可逐渐恢复。肝炎病毒标志物阴性。

4）酒精性肝病：有长期大量饮酒的历史，肝炎病毒标志物阴性。

5）自身免疫性肝病：主要有原发性胆汁性胆管炎（PBC）和自身免疫性肝炎（AIH）。PBC 主要累及肝内胆管，自身免疫性肝炎主要破坏肝细胞。诊断主要依靠自身抗体的检测和病理组织检查。

6）脂肪肝及妊娠急性脂肪肝：脂肪肝大多继发于肝炎后或身体肥胖者。血中三酰甘油多增高，B 超有较特异的表现。妊娠急性脂肪肝多以急性腹痛起病或并发急性胰腺炎，黄疸深，肝缩小，严重低血糖及低蛋白血症，尿胆红素阴性。

7）肝豆状核变性：血清铜及铜蓝蛋白降低，眼角膜边沿可发现凯-弗环。

知识点 36：急性肝炎的治疗　　　　　　　　　　副高：熟练掌握　　正高：熟练掌握

急性肝炎以一般以支持疗法为主。应强调早期卧床休息，至症状明显减退，可逐步增加活动。初感染的急性黄疸型肝炎患者，于隔离期（甲型肝炎至起病后 3 周，乙型肝炎至HBsAg 阴转，丙型肝炎至 HCVRNA 阴转，戊型肝炎至发病后 3 周）满，临床症状消失，血清总胆红素 $<17.1\mu mol/L$，ALT 在正常值 2 倍以下时可以出院。但出院后仍应休息 1～3 个月，恢复工作后应定期复查 1～3 年。

饮食宜清淡，热量足够，蛋白质摄入争取达到每日 1～1.5g/kg，适当补充维生素，进食量过少者可由静脉补充葡萄糖。不强调高糖和低脂肪饮食。

条件具备时，急性丙型肝炎还应进行抗病毒治疗。

知识点 37：慢性肝炎的治疗　　　　　　　　　　副高：熟练掌握　　正高：熟练掌握

根据患者具体情况采用综合性治疗方案，包括合理的休息和营养，心理平衡，改善和恢复肝功能，调节机体免疫，抗病毒，抗纤维化等治疗。

（1）一般治疗

1）适当休息：症状明显或病情较重者应强调卧床休息，卧床可增加肝脏血流量，有利于恢复。病情轻者以活动后不觉疲乏为度。

2）合理饮食：适当进食高蛋白、高热量、高维生素、易消化食物有利肝脏修复，不强调高营养，以防发生脂肪肝，避免饮酒。

3）心理平衡：帮助患者树立正确的疾病观，对肝炎治疗应有耐心和信心。

（2）药物治疗

1）改善和恢复肝功能：非特异性护肝药：维生素类、还原型谷胱甘肽、葡醛内酯（肝泰乐）等；降酶药：五味子类（联苯双酯等）、山豆根类（苦参碱等）、甘草提取物（甘草酸、甘草苷等）、垂盆草、齐墩果酸等有降转氨酶作用。部分患者停药后有 ALT 反跳现象，故显效后应逐渐减量至停药；退黄药物：丹参、茵枝黄、门冬氨酸钾镁、前列腺素 E_1、腺苷蛋氨酸、低分子右旋糖酐、苯巴比妥、山莨菪碱、皮质激素等。应用皮质激素须慎重，症状较轻，肝内淤胆严重，其他退黄药物无效，无禁忌证时可选用。

2）免疫调节：如胸腺肽或胸腺素、转移因子、特异性免疫核糖核酸等。某些中草药提取物（如猪苓多糖、香菇多糖、云芝多糖等）亦有免疫调节效果。

3）抗肝纤维化：主要有丹参、冬虫夏草、核仁提取物、γ-干扰素等。

4）抗病毒治疗：目的是抑制病毒复制，减少传染性；改善肝功能；减轻肝组织病变；提高生活质量；减少或延缓肝硬化、肝衰竭和 HCC 的发生，延长存活时间。

| 知识点38：重型肝炎的治疗 | 副高：熟练掌握　正高：熟练掌握 |

（1）一般和支持疗法：患者应绝对卧床休息，密切观察病情。尽可能减少饮食中的蛋白质，以控制肠内氨的来源。进食不足者，可静脉滴注 10%~25% 葡萄糖溶液，补充足量维生素 B、维生素 C 及维生素 K。静脉输入人血浆白蛋白或新鲜血浆。注意维持水、电解质平衡。

（2）对症治疗

1）出血的防治：使用足量止血药物，输入新鲜血浆、血液、血小板或凝血酶原复合物等。可用雷尼替丁防止消化道出血。如发生 DIC，可考虑静脉滴注丹参注射液或低分了右旋糖酐等以改善微循环。

2）肝性脑病的防治

①氨中毒的防治：低蛋白饮食；口服乳果糖 30~60ml/d，以酸化及保持排便通畅；口服诺氟沙星抑制肠道细菌；静脉滴注乙酰谷酰胺降低血氨。

②恢复正常神经递质：左旋多巴，剂量 2~5g/d 鼻饲或灌肠，静脉滴注 200~600mg/d。

③维持氨基酸平衡：每日滴注肝安注射液 250~500ml，疗程 14~21 天，对慢性重型肝炎疗效较好。

④防治脑水肿：应及早使用脱水剂，如甘露醇和呋塞米（速尿），必要时二者合用，以提高疗效，但须注意维持水、电解质平衡。

3）继发感染的防治：继发胆系感染时应使用针对革兰阴性菌的抗生素，自发性腹膜炎多由革兰阴性杆菌或厌氧菌引起，还应加用甲硝唑（灭滴灵）或替硝唑。可选用半合成青霉素（如哌拉西林、氯唑西林或的卡西林等），或二代头孢菌素（如头孢呋辛和头孢西丁等）。严重感染时才使用三代头孢菌素（如头孢噻肟、头孢他定、头孢曲松等）。同时应警惕发生二重感染。合并真菌感染时，应停用广谱抗生素，改用抗真菌药物。

4）肝炎综合征的防治：避免引起血容量降低的各种因素。少尿时应采取扩张血容量的措施，如静脉滴注低分子右旋糖酐、血浆及血清白蛋白等。可并用多巴胺等增加肾血流量的药物。必要时可肌内或静脉注射呋塞米（速尿）。

5）促进肝细胞再生的措施：前列腺炎 E_1（PGE_1），静脉滴注 $10 \sim 20\mu g/d$；促肝细胞生长因子（P-HGF）：静脉滴注 $120 \sim 200mg/d$，疗程 1 个月。

（3）肝移植：肝移植手术是末期丙型肝炎患者的主要手段，肝移植手术后 5 年生存率可达 30% ~ 40%。

知识点39：淤胆型肝炎的治疗	副高：熟练掌握　正高：熟练掌握

早期治疗同急性黄疸型肝炎，黄疸持续不退，可加用泼尼松 $40 \sim 60mg/d$ 口服或静脉滴注地塞米松 $10 \sim 20mg/d$，2 周后如血清胆红素显著下降，则逐步减量。

知识点40：病毒性肝炎的预防	副高：熟练掌握　正高：熟练掌握

（1）平时措施

1）健康教育：向群众宣传病毒性肝炎知识，使其认清肝炎病毒传播途径的复杂性和病毒性肝炎在我国人群中的普遍性，树立预防为主和自我保护的意识。

2）抓好饮食、饮水卫生管理工作：加强托幼机构的卫生管理，对 HBsAg、HBeAg 阳性者应进行调离。

3）执行新生儿乙肝疫苗计划免疫：做好产前检查，特别是 HBsAg 伴有 HBeAg 阳性母亲的新生儿，注射乙肝疫苗联合乙肝高效价免疫球蛋白，以阻断母婴传播。

4）献血员的筛选：献血员每次献血前必须检测病毒性肝炎血清学指标，符合条件者方可献血，是防止血源性传播的有效方法。

5）防止医源性传播：医疗卫生机构要严格各项消毒隔离制度，切实做好一次性医疗卫生用品的采购与使用。

（2）发生疫情时的措施

1）核实：诊断和报告疫情。

2）隔离：治疗现患患者。患者住院后对共居住、活动地点尽早进行终末消毒。

3）流行病学个案调查：追踪传染源及传播途径，采取相应措施，防止传播。查清密切接触者，进行必要的预防和医学观察。预防使用丙种球蛋白，以接触后 7 ~ 14 天之内为宜。

4）做好血清学检测工作：对患者及接触者采血进行血清学检测，以确定肝炎类型及病情恢复情况。

5）暴发点的确定：一个自然村或单位，在一个肝炎平均潜伏期内，发生 3 ~ 5 例或以上肝炎患者，可初步确定为暴发点。应立即电话报告疾病控制部门，进行及时处理。

知识点41：病毒性肝炎的预后	副高：熟练掌握　正高：熟练掌握

（1）急性肝炎：多数急性肝炎患者在3个月内临床康复。甲型肝炎预后良好，病死率约为0.01%；急性乙型肝炎60%～90%可完全康复，10%～40%转为慢性或病毒携带；急性丙型肝炎易转为慢性；急性丁型肝炎重叠HBV感染时约70%转为慢性；戊型肝炎病死率为1%～5%，妊娠晚期合并戊型肝炎病死率为10%～40%。

（2）慢性肝炎：轻度慢性肝炎患者一般预后良好；重度慢性肝炎预后较差，约80%在5年内发展成肝硬化，少部分可转为肝细胞癌（HCC）。中度慢性肝炎预后居于轻度和重度之间。慢性丙型肝炎预后较慢性乙型肝炎稍好。

（3）重型肝炎（肝衰竭）：重型肝炎（肝衰竭）预后不良，病死率为50%～70%。年龄较小、治疗及时、无并发症者病死率较低。急性重型肝炎（肝衰竭）存活者，远期预后较好，多不发展为慢性肝炎和肝硬化；亚急性重型肝炎（肝衰竭）存活者多数转为慢性肝炎或肝炎后肝硬化；慢性重型肝炎（肝衰竭）病死率最高，可达80%以上，存活者病情可多次反复。

（4）淤胆型肝炎：淤胆型肝炎急性者预后较好，一般都能康复。慢性者预后较差，容易发展成胆汁性肝硬化。

（5）肝炎肝硬化：静止性肝硬化可较长时间维持生命。活动性肝硬化预后不良。

第二节　流行性乙型脑炎

知识点1：流行性乙型脑炎的概念	副高：熟练掌握　正高：熟练掌握

流行性乙型脑炎简称乙脑，又称日本脑炎，是由乙型脑炎病毒（JEV）引起的以脑实质炎症为主要病变的中枢神经系统急性传染病。本病经蚊传播，常流行于夏、秋季，主要分布于亚洲。临床以高热、意识障碍、抽搐、病理反射及脑膜刺激征为特征，病死率高，部分病例可留有严重后遗症。

知识点2：流行性乙型脑炎的病原学	副高：熟练掌握　正高：熟练掌握

乙型脑炎病毒简称乙脑病毒，属黄病毒科，虫媒黄病毒属。病毒呈球形，直径40～50nm，核心含核心蛋白和单股正链RNA，核心被外膜包裹，主要含膜蛋白（M）和外膜蛋白（E）。外膜蛋白是糖蛋白，在病毒表面的突起部分具血凝素活性，能凝集鸡、鸽、鹅红细胞。病毒抵抗力不强，对温度、乙醚和酸均很敏感。加热100℃2分钟、56℃30分钟可灭活病毒。乙脑病毒能在乳鼠脑组织中传代，也能在鸡胚细胞、猴肾细胞、HeLa细胞等多种动物细胞中传代增殖。病毒的抗原性较稳定，人与动物感染乙脑病毒后，可产生补体结合抗体、中和抗体和血凝抑制抗体。检测这些特异性抗体有助于临床诊断和流行病学

调查。

知识点3：流行性乙型脑炎的流行病学　　　　　副高：熟练掌握　正高：熟练掌握

（1）传染源：乙脑是人畜共患的自然疫源性疾病，人和动物（包括猪、牛、羊、马、鸭、鹅、鸡等）感染乙脑病毒后可发生病毒血症，成为本病的主要传染源。人感染后病毒血症期短暂，且血中病毒含量少，不是主要的传染源。动物，特别是猪、马、狗等动物乙脑病毒的感染率高，其中猪是主要传染源。乙脑病毒在人群中流行前1～2个月往往有猪乙脑病毒感染高峰期。因此，在人群出现流行前，检查猪的乙脑病毒感染率，就能预测当年乙脑在人群中的流行强度。

（2）传播途径：蚊是乙脑的主要传播媒介，国内传播乙脑病毒的蚊种有库蚊、伊蚊和按蚊，三带喙库蚊是主要传播媒介。带乙脑病毒的蚊虫经叮咬将病毒传给人或动物。蚊感染乙脑病毒后不发病，但可带病毒越冬或经卵传代，成为乙脑病毒的长期储存宿主。此外，受感染蠛蠓、蝙蝠也是乙脑病毒的长期储存宿主。

（3）人群易感性：人对乙脑病毒普遍易感，感染后多数呈隐性感染，显性与隐性感染之比为1：（300～2000）。感染后可获得较持久的免疫力。病例主要集中在10岁以下儿童，以2～6岁组发病率最高，大多数成人因隐性感染而获得免疫力，婴儿可从母体获得抗体而具有保护作用。

（4）流行特征：中国除东北北部、青海、新疆、西藏外均有乙脑流行。在热带地区乙脑全年均可发生；温带和亚热带地区，乙脑呈季节性流行，80%～90%的病例集中在7月、8月、9月这3个月。乙脑集中暴发少，呈高度散发性，家庭成员中少有同时多人发病。

知识点4：流行性乙型脑炎的发病机制　　　　　副高：熟练掌握　正高：熟练掌握

带有乙脑病毒的蚊叮咬人后，病毒进入人体内，先在单核－吞噬细胞系统内繁殖，随后进入血液循环，形成病毒血症。感染病毒后是否发病及引起疾病的严重程度不仅取决于感染病毒的数量及毒力，更取决于人体的免疫力。当被感染者机体免疫力强时，只形成短暂的病毒血症，病毒很快被清除，不侵入中枢神经系统，临床表现为隐性感染或轻型病例，并可获得终身免疫力。当被感染者免疫力弱，而感染的病毒数量大及毒力强时病毒可侵入中枢神经系统，引起脑实质病变。脑寄生虫病、癫痫、高血压、脑血管病和脑外伤等可使血－脑脊液屏障功能降低，使病毒更易侵入中枢神经系统。乙脑脑组织的损伤机制与病毒对神经组织的直接侵袭有关，导致神经细胞坏死、胶质细胞增生及炎性细胞浸润。

知识点5：流行性乙型脑炎的病理解剖　　　　　副高：熟练掌握　正高：熟练掌握

乙脑的病变范围较广，可累及整个中枢神经系统灰质，但以大脑皮层及基底核、视丘最为严重，脊髓的病变最轻。肉眼可见软脑膜充血、水肿、出血，镜检可出现以下病变：

（1）神经细胞变性、坏死：表现为细胞肿胀、尼氏小体消失、胞质内空泡形成、核偏位等。

（2）软化灶形成：灶性神经细胞的坏死、液化形成镂空筛网状软化灶，对本病的诊断具有一定的特征性。

（3）血管变化和炎症反应：血管高度扩张充血，血管周围间隙增宽，脑组织水肿。灶性炎症细胞浸润以淋巴细胞、单核细胞和浆细胞为主，多以变性坏死的神经元为中心，或围绕血管周围间隙形成血管套。

（4）胶质细胞增生：小胶质细胞增生明显，形成小胶质细胞结节，后者多位于小血管旁或坏死的神经细胞附近。

知识点6：流行性乙型脑炎的临床表现   副高：熟练掌握   正高：熟练掌握

潜伏期4~21天，一般10~14天。

（1）初期：为病初的1~3天。多数患者起病急骤，体温在1~2天内上升至39~40℃，伴头痛、恶心、呕吐，全身不适等中毒症状。婴幼儿可有惊跳、嗜睡等，患者一般神志清楚，经1~3天进入极期。

（2）极期：相当于第4~10病日，主要临床表现包括：

1）高热：体温骤升至40℃。一般持续7~10天（>3周者少见），热型不规则，呈弛缓下降。体温越高，病情越重。

2）意识障碍：是主要症状。轻者嗜睡，重者可深度昏迷，常发生于病程第1~10日，昏迷时间一般持续1~7天，重者可长达1个月以上。

3）惊厥：小儿常见，多发生于病程2~5日。可呈阵发性或强直性痉挛，持续数分钟至数十分钟不等，均伴有意识障碍，重者可伴呼吸暂停、发绀。

4）呼吸衰竭：是死亡的主要原因。呼吸衰竭表现为呼吸节律不规则，呼吸暂停，口唇、指甲发绀，重者可合并循环衰竭。

5）脑膜刺激征：颈项强直，克氏征、布氏征阳性。婴幼儿常有前囟隆起。少数病例可不出现脑膜刺激征。

6）其他神经症状：乙脑神经系统症状多在病程第1周内出现，第2周后一般很少出现新的神经症状。表现为腹壁反射、提睾反射等浅反射首先消失。膝腱、跟腱、二头肌、三头肌等深反射先亢进、后消失。肢体大多呈强直性痉挛，少数呈软瘫。锥体束受损者巴氏征阳性，肌张力增强，出现不随意运动。部分患者可出现眼球、肢体震颤，手足徐动，舞蹈症。

（3）恢复期：一般于病程10~14日症状逐渐好转，体温退至正常，神志渐转清醒。部分患者可仍有低热、失语、多汗、瘫痪，甚至去大脑强直状态，如积极治疗可于6个月内恢复。极重症者在发病后6个月仍留有后遗症，常见为失语、瘫痪及精神失常等。

（4）后遗症期：5%~20%的重症乙脑患者有后遗症，主要有失语、肢体瘫痪、意识障碍、精神失常的痴呆等。癫痫后遗症有时可持续终身。

知识点7：流行性乙型脑炎的临床分型　　　　副高：熟练掌握　　正高：熟练掌握

（1）轻型：体温38～39℃，神志清醒，有轻度头痛及呕吐，脑膜刺激征不明显，无惊厥。病程5～7日。

（2）普通型（中型）：体温39～40℃，有嗜睡或浅昏迷。偶有抽搐，脑膜刺激征明显。病程7～14日左右。多无恢复期症状。

（3）重型：体温40℃以上，昏迷，反复或持续惊厥。可有肢体瘫痪或呼吸衰竭。病程2周以上。恢复期常有神经精神症状，部分患者可留有后遗症。

（4）极重型（包括暴发型）：体温急剧上升达41℃以上，迅速出现深度昏迷。反复或持续惊厥。常有呼吸衰竭或循环衰竭。抢救不及时，多于2～3日内死亡。幸存者多有严重后遗症。

知识点8：流行性乙型脑炎的血象　　　　副高：熟练掌握　　正高：熟练掌握

白细胞总数增多，一般为（10～20）×10^9/L，个别甚至更多，中性粒细胞>80%，部分患者血象始终正常。

知识点9：流行性乙型脑炎的脑脊液检查　　　　副高：熟练掌握　　正高：熟练掌握

脑脊液外观无色透明或微混浊，压力增高，白细胞多在（50～500）×10^6/L，少数可>1000×10^6/L。早期以中性粒细胞为主，随后淋巴细胞增多。蛋白轻度增高，糖正常或偏高，氯化物正常。少数病例在病初脑脊液检查正常。

知识点10：流行性乙型脑炎的血清学检查　　　　副高：熟练掌握　　正高：熟练掌握

（1）特异性IgM抗体测定：该抗体在病后3～4天即可出现，脑脊液中最早在病程第2天即可检测到，2周时达高峰，可作为早期诊断指标。检测的方法有酶联免疫吸附试验（ELISA）、间接免疫荧光法、2-巯基乙醇（2-ME）耐性试验等。

（2）补体结合试验：补体结合抗体为IgG抗体，具有较高的特异性，多在发病后2周出现，5～6周达高峰，抗体水平可维持1年左右，不能用于早期诊断，主要用于回顾性诊断或流行病学调查。

（3）血凝抑制试验：血凝抑制抗体出现较早，一般在病后第4～5天出现，2周时达高峰，抗体水平可维持1年以上。该试验阳性率高于补体结合试验，操作简便，可用于临床诊断及流行病学调查。因乙脑病毒的血凝素抗原与同属病毒登革热病毒和黄热病病毒等有弱的交叉反应，故可出现假阳性。

知识点11：流行性乙型脑炎的病原学检查　　　　副高：熟练掌握　　正高：熟练掌握

（1）病毒分离：由于乙脑病毒主要存在于脑组织中，血及脑脊液中不易分离出病毒，在病程第1周内死亡病例的脑组织中可分离到病毒。

（2）病毒抗原或核酸的检测：在组织、血液或其他体液中通过直接免疫荧光或聚合酶链反应（PCR）可检测到乙脑病毒抗原或特异性核酸。

知识点12：流行性乙型脑炎的并发症   副高：熟练掌握   正高：熟练掌握

发生率约为10%，以支气管肺炎最为常见，多因昏迷患者呼吸道分泌物不易咳出或应用人工呼吸器所致。其次为肺不张、败血症、尿路感染、压疮等，重型患者应警惕应激性胃黏膜病变所致的上消化道大出血。

知识点13：流行性乙型脑炎的诊断   副高：熟练掌握   正高：熟练掌握

（1）疑似病例：在疾病流行地区的蚊虫叮咬季节，出现发热、头痛、恶心、呕吐、嗜睡、颈抵抗、抽搐等中枢神经系统症状。

（2）确诊病例：①曾在疫区有蚊虫叮咬史；②高热昏迷，肢体痉挛瘫痪。脑膜刺激症状及大脑椎体束受损（肌张力增强，巴宾斯基征阳性）；③高热、昏迷、抽搐、狂躁，进而呼吸衰竭、循环衰竭而死亡；④从脑组织、脑脊液或血清中分离出乙型脑炎病毒；⑤脑脊液或血液中特异性IgM抗体阳性；⑥恢复期血清中特异性IgG抗体效价较急性期有4倍以上升高者，或急性期抗体阴性，恢复期血清抗体阳性。

临床诊断：疑似病例加①和②或①+②+③，并除外细菌性脑膜脑炎；实验确诊：疑似病例加④或⑤或⑥。

知识点14：流行性乙型脑炎的鉴别诊断   副高：熟练掌握   正高：熟练掌握

（1）中毒性菌痢：乙脑与中毒性菌痢均多见于夏、秋季，且10岁以下儿童的发病率高，故需特别鉴别。中毒性菌痢起病较乙脑更急，常于发病24小时内出现高热、抽搐、昏迷和感染性休克，一般无脑膜刺激征，脑脊液多正常。肛拭子或生理盐水灌肠镜检粪便，可见大量脓、白细胞。

（2）化脓性脑膜炎：化脓性脑膜炎的中枢神经系统表现与乙脑相似，但多以脑膜炎的表现为主，脑实质病变的表现不突出，脑脊液呈细菌性脑膜炎改变，涂片和培养可找到细菌。流脑多见于冬、春季，多有皮肤、黏膜淤点，其他细菌所致者多有原发病灶。

（3）结核性脑膜炎：结核性脑膜炎无季节性。常有结核病史，起病较缓，病程长，脑膜刺激征较明显，脑实质病变表现较轻。脑脊液蛋白明显增高，氯化物明显下降，糖降低，其薄膜涂片或培养可检出结核杆菌。必要时可行X线胸片和眼底检查以发现结核病灶。

（4）其他病毒性脑炎：其他病毒性脑炎可由单纯疱疹病毒、肠道病毒、腮腺炎病毒等引起，临床表现相似，确诊依赖血清学检查和病毒分离。森林脑炎与流行性乙型脑炎表现相似，应注意鉴别诊断。

知识点15：流行性乙型脑炎的一般治疗　　　　副高：熟练掌握　正高：熟练掌握

患者应隔离在有防蚊和降温设施的病室，室温控制在30℃以下。给予患者足够的营养和水分，重症者应静脉输液，但不宜过多，避免加重脑水肿，成人每日1500～2000ml，小儿50～80ml/（kg·d），应根据呕吐、进食等情况进行调整。酌情补充电解质，纠正酸中毒。昏迷者宜用鼻饲，注意口腔和皮肤清洁，定时翻身、拍背、吸痰，防止呕吐物进入呼吸道，预防发生肺炎和压疮。昏迷、抽搐患者应设床栏以防坠床。

知识点16：流行性乙型脑炎的对症治疗　　　　副高：熟练掌握　正高：熟练掌握

（1）高热的处理

1）物理降温：冰敷额部、枕部和体表大血管处，如腋下、颈部及腹股沟。用30%～50%酒精或温水擦浴，冷盐水灌肠。降温不宜过快、过猛，勿用冰水擦浴，避免引起寒战和虚脱。

2）药物降温：配合物理降温，可使用小剂量安乃近，幼儿、年老体弱者可用安乃近滴鼻，防止用药过量大量出汗导致循环衰竭。

3）亚冬眠疗法：适用于持续高热伴反复抽搐者，具有降温、镇静、止痉作用，每次用氯丙嗪、异丙嗪各0.5～1mg/kg肌内注射，每4～6小时1次，一般可连续使用3～5天。因冬眠药物可抑制呼吸中枢及咳嗽反射，故用药过程中应密切观察脉搏、血压、呼吸，保持呼吸道通畅。

（2）抽搐的处理

1）高热所致者，以降温为主。

2）脑水肿所致者，加强脱水治疗，可用20%甘露醇静脉滴注或推注，每次1～2g/kg，视病情每4～6小时可重复使用，亦可同时用50%葡萄糖、呋塞米、肾上腺皮质激素。

3）呼吸道分泌物堵塞所致脑组织缺氧者，应吸痰、给氧，保持呼吸道通畅，必要时行气管插管或气管切开。

4）脑实质病变所致抽搐，可选用适当的镇静剂止痉，常用镇静药有地西泮，成人每次10～20mg，小儿每次0.1～0.3mg/kg（每次＜10mg），肌内注射或缓慢静脉注射；水合氯醛鼻饲或灌肠，成人每次1.0～2.0g，小儿每次60～80mg/kg（＜1g）；亦可采用亚冬眠治疗。肌注巴比妥钠可预防抽搐，成人每次0.1～0.2g，小儿每次5～8mg/kg，肌内注射。

（3）呼吸衰竭的处理

1）保持呼吸道通畅：吸痰；定时翻身，拍背引流；超声雾化，痰液黏稠者雾化液中加入α糜蛋白酶、地塞米松或氢化可的松。伴支气管痉挛者，可用0.25%～0.5%异丙肾上腺素雾化吸入，并可适当加入抗菌药物防治感染。

2）减轻脑水肿：加强脱水治疗，吸氧。

3）使用人工呼吸器：呼吸道阻塞、突发呼吸停止时可行气管插管或气管切开，使用人工呼吸器。人工呼吸器是维持有效呼吸功能、保证呼吸衰竭抢救成功、减少后遗症的重要措施之一，故必要时应适当放宽气管切开的指征。

4）使用呼吸兴奋剂：中枢性呼吸衰竭可应用呼吸兴奋剂，首选山梗菜碱，成人每次3～6mg，小儿每次0.15～0.2mg/kg，肌内注射或静脉滴注；尼可刹米，成人每次0.375～0.75g，小儿每次5～10mg/kg，肌内注射或静脉滴注；其他，如盐酸哌醋甲酯（利他林）、二甲弗林（回苏林）等可交替使用或联合使用。

5）改善微循环：用血管扩张剂改善微循环、减轻脑水肿、解痉和兴奋呼吸中枢。东莨菪碱，成人每次0.3～0.5mg，小儿每次0.02～0.03mg/kg，或山莨菪碱（654-2），成人每次20mg，小儿每次0.5～1mg/kg，加入葡萄糖液中静脉注射，10～30分钟重复1次。此外，也可使用阿托品、酚妥拉明。纳洛酮是特异性的吗啡受体拮抗剂，对退热、止痉、神志转清、纠正呼吸衰竭等有较好的作用，可早期应用。

（4）循环衰竭的处理：可用强心剂，如毛花苷丙或毒毛花苷K，补充血容量，使用升压药，注意酸碱及电解质平衡。

知识点17：流行性乙型脑炎恢复期及后遗症的治疗

副高：熟练掌握　正高：熟练掌握

①加强营养，防止压疮，避免继发感染；②进行智力、语言、吞咽和肢体的功能锻炼，可结合理疗、针灸、高压氧治疗等，佐以中药口服；③对震颤、肢体强直等可用镇静剂，发生癫痫者按癫痫处理。

知识点18：流行性乙型脑炎的预防　副高：熟练掌握　正高：熟练掌握

（1）平时措施

1）健康教育：向群众讲解预防乙脑的知识，提高其自我保护意识，特别要提高群众对疫苗接种、防蚊灭蚊对预防乙脑重要性的认识。

2）免疫接种：接种乙脑疫苗是提高人群免疫力预防乙脑的重要措施之一。接种对象是流行区的儿童及从非流行区到流行区的敏感人群。为了确保疫苗接种效果，接种时间应在流行季节前1～3个月完成。儿童经初次基础免疫后应按规定加强免疫。

3）灭蚊防蚊：灭蚊要强调早，最好在乙脑流行前1～2个月开展1次群众性的灭蚊活动，在农村重点是消灭牲畜棚（特别是猪圈）的蚊虫。夜间睡觉使用蚊帐、驱蚊剂等，不露宿。黄昏户外活动应避免蚊虫叮咬。

4）加强畜禽动物传染源的管理：重点是新生的未过夏天的幼龄猪。有条件地区可对猪注射兽用乙脑疫苗免疫。

（2）发生疫情时的措施

1）乙脑为乙类传染病，发现患者应及时报告有关部门，城市要求12小时内，农村要求24小时内报告。并隔离治疗患者。

2）开展以灭蚊为中心的群众性爱国卫生运动，必要时对高危地区采用超低容量大面积喷洒马拉硫磷方法，短期内可控制成虫，对预防乙脑有良好效果。

3）如易感人群疫苗接种覆盖面窄，经省级卫生行政部门批准，可采取应急接种疫苗，但应注意病例发生。

轻型和普通型大多可顺利恢复，重型和暴发型患者的病死率可高达20%以上，主要是中枢性呼吸衰竭所致，存活者可留有不同程度的后遗症。

第三节　麻　疹

麻疹是由麻疹病毒引起的急性呼吸道传染病，多见于小儿。临床以发热、咳嗽、眼结膜充血为主要症状；以颊黏膜出现麻疹黏膜斑（又称柯氏斑）及全身皮肤出现红色斑丘疹为主要体征。在我国自从婴儿广泛接种麻疹疫苗以来，该病的发展已经基本得到了控制。

麻疹病毒属于副黏病毒科、麻疹病毒属，只有一个血清型。电镜下病毒呈球状或丝状，直径150～200nm，中心为单链RNA，其基因组有16000个核苷酸，外有脂蛋白包膜，包膜有3种结构蛋白，是主要的致病物质。其中血凝素（H）是表面主要蛋白，能够识别靶细胞受体，促进病毒黏附于宿主细胞；融合蛋白（F）在病毒扩散时使病毒细胞与宿主细胞融合；基质蛋白（M）与组合病毒成分及病毒繁殖有关。这3种结构蛋白可以刺激机体产生相应的抗体，用于临床诊断。麻疹病毒在体外抵抗力较弱，对热、紫外线及一般消毒剂敏感，56℃ 30分钟即可灭活。但对寒冷及干燥环境有较强的抵抗力，室温下可存活数天，-70℃可存活数年。

（1）传染源：患者是唯一传染源，传染期一般为发病前2天至出疹后5天，以前驱期及出疹后第1、2天传染性最强，以后因患者形成免疫抗体，使病毒大为减少，传染性即明显下降。

（2）传播途径：在发病初期患者鼻咽分泌物中含有大量病毒，随咳嗽、喷嚏、说话排出，主要经飞沫直接传播。密切接触者亦可经污染病毒的手传播，通过第三者或衣物间接传播很少见。

（3）人群易感性：人群对麻疹普遍易感，感染后亦可有极少数人不发病，病后可获得持久免疫力。6个月以内的婴儿因从母体中获得被动免疫抗体，可暂不感染，故麻疹多见于6个月到5岁的小儿。

（4）流行特征：麻疹发病呈世界性分布。一年四季均可发病，以冬春季节为高峰。5岁以下发病数占总发病数的85%～90%。近年来因普遍接种麻疹疫苗，发病年龄有后移倾向，以至出现成人麻疹。

麻疹病毒经空气飞沫到达上呼吸道或眼结合膜，在局部上皮细胞内复制，并从原发病灶处侵入局部淋巴组织，病毒迅速大量复制后入血，于感染后第2~3天引起第一次病毒血症。随后病毒进入全身单核-吞噬细胞系统并进行大量增殖。感染后第5~7天，大量复制后的病毒再次侵入血流，形成第二次病毒血症。病毒随血流播散至全身各组织器官，主要部位有呼吸道、眼结合膜、口咽部、皮肤、胃肠道等引起一系列临床表现。在病程第15天以后，由于机体特异性免疫应答清除病毒，临床进入恢复期。感染麻疹病毒后，人体可产生补体结合抗体、血凝抑制抗体及中和抗体，前者为IgM，提示新近感染，后二者为IgG，提示对麻疹病毒具有免疫力。麻疹的病理特征是感染部位数个细胞融合形成多核巨细胞，可见于皮肤、眼结合膜、呼吸道和胃肠道黏膜、全身淋巴组织、肝、脾等处。皮疹为病毒或免疫损伤致皮肤浅表血管内皮细胞肿胀、增生、渗出，是真皮淋巴细胞浸润、充血肿胀所致。由于崩解的红细胞和血浆渗出，使皮疹消退后遗留色素沉着，表皮细胞坏死及退行性变形成脱屑。口腔麻疹黏膜斑的病理改变与皮疹相似，是口腔黏膜内血管内皮肿胀、坏死及淋巴细胞浸润的结果。麻疹的病理改变以呼吸道病变最显著，肠道黏膜病变相对较轻。并发脑炎时脑组织可出现充血、水肿、点状出血或脱髓鞘病变。

（1）典型麻疹：有潜伏期、前驱期、出疹期和恢复期。典型症状是高热、皮疹及呼吸道卡他等症状。

1）潜伏期：潜伏期为6~21天，平均为10天左右。接种过麻疹疫苗者可延长至3~4周。

2）前驱期：3~4天，发热、上呼吸道卡他症状、结膜炎等，此期末可见到颊黏膜周围有红晕的0.5~1mm灰白色小点，称柯氏斑，是早期诊断麻疹的标志。

3）出疹期：多在发热3~4天后出现，持续1周左右，皮疹为玫瑰色丘疹，自耳后、发际、前额、面、颈部开始逐渐波及躯干和四肢、手掌、足底，出疹时体温达到高峰，皮疹出齐后体温开始下降。

4）恢复期：皮疹达高峰后，持续1~2天后迅速好转，体温开始下降，全身症状明显减轻，皮疹随之按出疹顺序依次消退，皮疹色变暗，有色素沉着及糠皮样脱落。如不出现并发症，病情可自愈。

（2）轻型麻疹：临床症状为一过性低热，轻度卡他症状及少量皮疹，全身状况良好。机制为接种麻疹疫苗后产生的抗体随时间推移减少不能完全抵御麻疹病毒的侵袭，但仍保留一定的抗病能力，故病毒在体内只能有限繁殖。

（3）异型麻疹：典型症状是持续高热，不典型皮疹，伴有四肢水肿、全身疼痛等，经常伴有严重的肺炎。其主要发病机制为接种灭活疫苗后，不产生呼吸道局部免疫和抗F蛋白抗体，当再次遇到病毒时，血凝素（H）为再次免疫反应，HI抗体产生早、效价高导致麻疹病毒细胞到细胞扩散，与体内HI抗体形成抗原抗体复合物，其在血管壁沉积后激活补体系统，生成过敏毒素，造成一系列组织病理损害。

（4）重型麻疹：多见于全身情况差、免疫力低下或继发严重感染者，病死率高。①中毒性麻疹：表现为全身感染中毒症状重，起病即高热，体温达40℃以上，伴有气促、发绀、心率快，甚至谵妄、抽搐、昏迷，同时皮疹也较严重。②休克性麻疹：除具有中毒症状外，出现循环衰竭或心功能衰竭，表现为面色苍白、发绀、四肢厥冷、心音弱、心率快、血压下降等。皮疹暗淡稀少或皮疹出现后又突然隐退。③出血性麻疹：皮疹为出血性，形成紫斑，压之不褪色，同时可有内脏出血。④疱疹性麻疹：皮疹呈疱疹样，融合成大疱。发热高、中毒症状重。

知识点6：麻疹的血常规检查　　　　副高：熟练掌握　正高：熟练掌握

白细胞总数减少，淋巴细胞比例相对增多。如果白细胞数增多，尤其是中性粒细胞增多，提示继发细菌感染；若淋巴细胞严重减少，常提示预后不好。

知识点7：麻疹的血清学检查　　　　副高：熟练掌握　正高：熟练掌握

酶联免疫吸附试验（ELISA）测定血清特异性IgM和IgG抗体，敏感性和特异性好。其中IgM抗体在患病后5~20天最高，阳性是诊断麻疹的标准方法，IgG抗体恢复期较早期增高4倍以上即为阳性，也可以诊断麻疹。抗体包括血凝抑制抗体、中和抗体或补体结合抗体。

知识点8：麻疹的病原学检查　　　　副高：熟练掌握　正高：熟练掌握

（1）病毒分离：取早期患者眼、鼻、咽分泌物或血、尿标本接种于原代人胚肾细胞，分离麻疹病毒，不作为常规检查。

（2）病毒抗原检测：取早期患者鼻咽分泌物、血细胞及尿沉渣细胞，用免疫荧光或免疫酶法查麻疹病毒抗原，如阳性，可早期诊断。标本涂片后还可见多核巨细胞。

（3）核酸检测：采用反转录聚合酶链反应（RT-PCR）从临床标本中扩增麻疹病毒RNA，是一种非常敏感和特异的诊断方法，对免疫力低下不能产生特异抗体的麻疹患者非常有价值。

知识点9：麻疹的并发症　　　　副高：熟练掌握　正高：熟练掌握

（1）喉炎：喉炎以2~3岁小儿多见，继发于细菌感染使喉部组织水肿，分泌物增多，极易引起喉梗阻。表现为声嘶、犬吠样咳嗽、呼吸困难、发绀等，严重者应及早做气管切开。

（2）肺炎：肺炎为麻疹最常见的并发症，多见于5岁以下患儿，占麻疹患儿死亡的90%

以上。麻疹病毒本身引起的肺炎多不严重，而继发的肺部感染较为严重，病原体可为细菌或病毒，也可是多种细菌混合感染。表现为病情突然加重，咳嗽、咳脓痰，患儿可出现鼻翼扇动、口唇发绀，肺部有明显的啰音。

（3）心肌炎：2岁以下婴幼儿易致心肌病变，表现为气促、烦躁、面色苍白、发绀，听诊心音低钝、心率快。皮疹不能出全或突然隐退。心电图示T波和ST段改变。

（4）脑炎：麻疹脑炎的发病率为0.01%～0.5%，即使无神经系统症状，麻疹患者中50%可有脑电图异常。脑炎可发生于出疹后2～6天，亦可发生于出疹后3周左右。主要为麻疹病毒直接侵犯脑组织所致。临床表现与其他病毒性脑炎类似，病死率约为15%，多数可恢复正常，部分患者留有智力低下、癫痫、瘫痪等后遗症。

（5）亚急性硬化性全脑炎：亚急性硬化性全脑炎（SSPE）是麻疹的一种远期并发症，属慢性或亚急性进行性脑炎，罕见，发病率为（1～4）/100万。其机制主要与病毒基因变异有关，病毒变异后机体不能产生对基质蛋白的抗体，导致病毒在脑细胞中长期潜伏而引起。病理变化为脑组织退行性变。常在原发麻疹后2～17年（平均7年）发病，患者逐渐出现智力障碍、性格改变、运动不协调、语言和视听障碍、癫痫发作等症状，最后因昏迷、强直性瘫痪而死亡。

知识点10：麻疹的诊断　　　　　　　　　　副高：熟练掌握　　正高：熟练掌握

（1）疑似病例：患者（多数为儿童）有发热、咽红等上呼吸道卡他症状，畏光、流泪、结合膜红肿等急性结膜炎症状，发热4天左右，全身出现红斑丘疹，14天前与麻疹患者有接触史。

（2）确诊病例

1）在口腔颊黏膜处见到柯氏斑。

2）咽部或结合膜分泌物中分离到麻疹病毒。

3）1个月内未接种过麻疹疫苗，但血清中查到麻疹IgM抗体。

4）恢复期血清中麻疹IgG抗体效价比急性期升高4倍以上，或急性期抗体阴性而恢复期抗体阳转。

临床诊断：疑似病例加1）；实验确诊：疑似病例加2）或3）或4）。

知识点11：麻疹的鉴别诊断　　　　　　　　副高：熟练掌握　　正高：熟练掌握

（1）风疹：前驱期短，全身症状和呼吸道症状轻，无麻疹黏膜斑，发热1～2天出疹，皮疹分布以面、颈、躯干为主。1～2天皮疹消退，无色素沉着和脱屑，常伴耳后、颈部淋巴结增大。

（2）幼儿急疹：突起高热，持续3～5天，上呼吸道症状轻，热骤降后而出现皮疹，皮疹散在呈玫瑰色，多位于躯干，1～3天皮疹退尽，热退后出疹为其特点。

（3）猩红热：前驱期发热，咽痛明显，1～2天后全身出现针尖大小红色丘疹，疹间皮肤充血，压之褪色，面部无皮疹，口周呈苍白圈，皮疹持续4～5天随热降而退，出现大片脱皮。外周血白细胞总数及中性粒细胞显著增多。

（4）药物疹：近期服药史，皮疹多有瘙痒，低热或无热，无黏膜斑及卡他症状，停药后皮疹渐消退。血嗜酸性粒细胞可增多。

麻疹与其他出疹性疾病的鉴别见下表。

麻疹与其他出疹性疾病的鉴别

	结膜炎	咽痛	麻疹黏膜斑	出疹时间	皮疹特征
麻疹	+	+	+	发热3～4天	红色斑丘疹由耳后开始
风疹	±	±	－	发热1～2天	淡红色斑丘疹，由面部开始
幼儿急疹	－			热骤降出疹	散在，玫瑰色，多位于躯干
猩红热	±	+	－	发热1～2天	全身出现针尖大小红色丘疹，疹间皮肤充血
药物疹				用药时出疹	多形性、停药后疹退

知识点12：麻疹的治疗　　　　　　　　　　副高：熟练掌握　　正高：熟练掌握

对麻疹病毒尚无特异性抗病毒药物，重点为对症治疗，加强护理和预防并发症。

（1）一般治疗：患者住单间行呼吸道隔离，卧床休息直至体温正常或至少出疹后5天；保持室内空气新鲜，温度适宜；眼、鼻、口腔保持清洁，多饮水，进食富有营养且易消化的食物。对住院麻疹患儿应补充维生素A，研究表明，补充维生素A可显著降低并发症和病死率。

（2）对症治疗：高热可酌用小剂量解热药物或头部冷敷；咳嗽可用祛痰镇咳药；剧咳和烦躁不安可用少量镇静药；体弱病重患儿可早期注射丙种球蛋白；有抽搐者采取止痉措施。必要时给氧，保证水、电解质及酸碱平衡等。

（3）并发症治疗：①喉炎：蒸汽雾化吸入稀释痰液，使用抗菌药物，对喉部水肿者可试用肾上腺皮质激素。喉梗阻严重时及早行气管切开。②肺炎：治疗同一般肺炎，合并细菌感染较为常见，主要为抗菌治疗。③心肌炎：出现心力衰竭者应及早静脉注射强心药物如毛花苷C或毒毛花苷K，同时应用利尿药，重症者可用肾上腺皮质激素保护心肌。④脑炎：处理基本同乙型脑炎。亚急性硬化性全脑炎（SSPE）目前无特殊治疗。

知识点13：麻疹的预防　　　　　　　　　　副高：熟练掌握　　正高：熟练掌握

（1）平时措施：①加强麻疹疫苗的计划免疫工作；②春冬流行季节加强巡诊，尤其注意轻型麻疹、大年龄及成人麻疹的出现；③阻断医源性传播：医院儿科应严格执行分诊制度，防止交叉感染；④有条件时可进行麻疹血清流行病学调查，了解当地人群的免疫水平。

（2）发生疫情时的措施：①对患者要坚持早发现、早诊断、早报告、早隔离治疗；②对有密切接触史的易感儿应医学观察21天，并在接触后进行麻疹疫苗应急接种，亦可对体弱儿进行丙种球蛋白接种。托幼机构在流行期间应加强晨检，暂停新收儿童；③流行期儿童不去公共场所，更不要带儿童探视麻疹患者；④经常开窗，保持室内空气新鲜。经常晒衣服。

无并发症的单纯麻疹预后良好，重型麻疹病死率较高。

第四节　肾综合征出血热

肾综合征出血热（HFRS）又称流行性出血热，是由汉坦病毒属的各型病毒引起的自然疫源性疾病，在病原体未确定前，我国称流行性出血热（EHF），朝鲜称朝鲜出血热（KHF），苏联称出血性肾病肾炎（HNN）。由于特异性血清学诊断的确立及病原学的解决，1982年世界卫生组织将其统一定名为肾综合征出血热（HFRS）。

本病是以发热、低血压休克、充血出血及肾脏损害为主要临床特征的急性病毒性传染病。

汉坦病毒属布尼亚病毒科的汉坦病毒属。为负性单链RNA病毒，形态呈圆形或卵圆形，有双层包膜，外膜上有纤突。平均直径为78～210nm。其基因RNA可分为大、中、小三个片段，即L、M和S。其中S基因编码核衣壳蛋白（NP），M基因编码膜蛋白，是一种糖蛋白，L基因编码聚合酶。核衣壳蛋白是病毒主要结构蛋白之一，它包裹着病毒的各基因片段，G1和G2糖蛋白构成病毒的包膜。

汉坦病毒的核蛋白有较强的免疫原性和稳定的抗原决定簇。宿主感染后核蛋白抗体出现最早，有利于早期诊断。膜蛋白中含中和抗原和血凝抗原，能诱导宿主产生具有保护作用的中和抗体。膜蛋白中具有血凝活性，能产生低pH依赖性细胞融合，有利于病毒颗粒依附于受感染宿主的细胞表面，对随后病毒脱衣壳进入脑浆起重要作用。

由于抗原结构的不同，汉坦病毒至少有20个以上血清型。汉坦病毒对乙醚、氯仿、去氧胆酸盐敏感，不耐热和不耐酸，高于37℃及pH 5.0以下易被灭活，56℃ 30分钟或100℃ 1分钟可被灭活。对紫外线、酒精和碘酒等消毒剂敏感。

据国内外不完全统计有170多种脊椎动物能自然感染汉坦病毒属病毒，中国发现53种动物携带此病毒，主要是啮齿类动物，如黑线姬鼠、大林姬鼠、褐家鼠等，其他动物包括猫、猪、狗、家兔等。中国黑线姬鼠和褐家鼠为主要宿主动物和传染源，林区则是大林姬鼠。由于HFRS患者早期的血和尿中携带汉坦病毒，虽然有个别病例接触后感染，但人不是主要传染源。

知识点4：肾综合征出血热的传播途径　　　　　　副高：熟练掌握　　正高：熟练掌握

（1）呼吸道传播：鼠类携带病毒的排泄物，如尿、粪、唾液等污染尘埃后形成的气溶胶，能通过呼吸道感染人体。

（2）消化道传播：进食被鼠类携带病毒的排泄物污染的食物，可经口腔和胃肠黏膜而感染。

（3）接触传播：被鼠咬伤或破损伤口接触带病毒的鼠类血液和排泄物亦可导致感染。

（4）母婴传播：孕妇感染后，病毒可经胎盘感染胎儿。

（5）虫媒传播：曾有报告寄生于鼠类身上的革螨或恙螨具有传播作用。

知识点5：肾综合征出血热的人群易感性　　　　　　副高：熟练掌握　　正高：熟练掌握

人群普遍易感，感染后多数发病，野鼠型隐性感染率为1%~4%，家鼠型为8%~20%。感染后可获得稳固而持久的免疫力，二次感染者罕见。

知识点6：肾综合征出血热的流行特征　　　　　　副高：熟练掌握　　正高：熟练掌握

（1）地区性：本病主要分布于欧亚大陆，汉坦病毒属感染主要分布于亚洲，其次为欧洲和非洲，美洲病例较少。目前世界上31个发病国家和地区中，中国疫情最重，其次为俄罗斯、韩国和芬兰。其余国家病例较少。中国除青海和新疆外，其余30个省、市和自治区均有病例报告。目前中国的流行趋势是老疫区病例逐渐减少，新疫区则不断增加。

（2）季节性和周期性：虽然本病四季均可发病，但有明显的高峰季节。其中黑线姬鼠传播者以11月至次年1月为高峰，5~7月为小高峰。家鼠传播者3~5月为高峰，大林姬鼠为传染源者流行高峰在夏季。本病发病率有一定周期性波动，黑线姬鼠和棕背鼠为主要传染源的疫区，一般相隔数年有一次较大流行。家鼠为传染源的疫区周期性尚不明确。

（3）人群分布：以男性青壮年农民和工人发病较多。其他人群亦可发病，不同人群发病的多少与接触传染源的机会有关。

知识点7：肾综合征出血热的发病机制　　　　　　副高：熟练掌握　　正高：熟练掌握

肾综合征出血热的发病机制至今仍未完全阐明，汉坦病毒进入人体后随血液到达全身，通过位于血小板、内皮细胞和巨噬细胞表面的 β_3 整合素介导进入血管内皮细胞内以及骨髓、肝、脾、肺、肾和淋巴结等组织，进一步增殖后再释放入血引起病毒血症。一方面病毒能直接破坏感染细胞功能和结构；另一方面病毒感染诱发人体的免疫应答和各种细胞因子的释放，导致机体组织损伤。由于汉坦病毒对人体呈泛嗜性感染，因而能引起多器官损害。

知识点8：肾综合征出血热的病理生理　　　副高：熟练掌握　　正高：熟练掌握

（1）休克：本病病程的3~7天常出现的低血压休克称为原发性休克，少尿期以后发生的休克称为继发性休克。原发性休克发生的原因主要是由于病毒及免疫反应广泛损伤全身小血管与毛细血管，加上血管活性物质的作用，导致血管扩张、血管通透性增加，血浆外渗使血容量下降。此外，由于血浆外渗使血液浓缩，血液黏稠度升高，促进DIC的发生，导致血液循环淤滞，血流受阻，因而使有效循环血量进一步降低。继发性休克的原因主要是大出血，继发感染和多尿期水与电解质补充不足，导致有效循环血量不足。

（2）出血：血管壁的损伤、血小板减少和功能异常，肝素类物质增加和DIC导致的凝血机制异常原因。

（3）急性肾衰竭：其原因包括肾血流障碍；肾小球和肾小管基膜的免疫损伤；肾间质水肿和出血；肾小球微血栓形成和缺血性坏死；肾素、血管紧张素Ⅱ的激活；肾小管管腔被蛋白、管型等阻塞。

知识点9：肾综合征出血热的病理解剖　　　副高：熟练掌握　　正高：熟练掌握

本病病理变化以小血管和肾脏病变最明显，其次为心、肝、脑等脏器。基本病变是小血管（包括小动脉、小静脉和毛细血管）内皮细胞肿胀、变性和坏死。管壁呈不规则收缩和扩张，最后呈纤维素样坏死和崩解，管腔内可有微血栓形成。肾脏肉眼可见肾脂肪囊水肿、出血，肾皮质苍白，肾髓质极度充血并有出血和水肿。镜检肾小球充血，基膜增厚，肾近曲小管变性和肾小管受压而变窄或闭塞，肾间质炎性反应较轻，主要为淋巴细胞和单核细胞浸润。心脏病变：右心房有特征性的内膜下大片状出血，心肌纤维有不同程度的变性、坏死，部分可断裂。脑垂体前叶显著充血、出血和凝固性坏死，后叶无明显变化。肾上腺皮质和髓质充血、出血，可见皮质坏死以及微血栓。腹膜后胶胨样水肿是本病的特征，乃毛细血管静脉端压力升高和血管通透性增加，大量血浆渗漏所致，纵隔亦可出现。肝肿大，可出现肝细胞变性、灶性坏死和融合坏死灶。脾肿大，脾髓质充血、细胞增生、脾小体受压萎缩。脑实质水肿和出血，神经细胞变性，胶质细胞增生。

知识点10：肾综合征出血热的临床表现　　　副高：熟练掌握　　正高：熟练掌握

潜伏期4~46天，一般为7~14天，以2周多见。典型病例病程中有发热期、低血压休克期、少尿期、多尿期和恢复期。非典型和轻型病例可以出现越期现象，中重型患者则可出现发热期、低血压休克期和少尿期之间互相重叠。

（1）发热期：发热是本病的特征性表现，体温可达39~40℃，热型以弛张型为多，少数呈稽留型或不规则型。热程一般持续3~7天。表现为头痛、腰痛、眼眶痛、全身肌肉关节酸痛，伴有食欲不振、恶心、呕吐、腹痛、腹泻。患者颜面、颈及上胸部充血发红。眼结膜、软腭、腋前后、前胸、肩背部可见条索状或搔抓样出血点或淤斑。

（2）低血压休克期：一般发生于第4~6病日。体液呈负平衡、血容量下降、微循环障碍、酸碱失衡、电解质紊乱、心肌受损等因素导致低血压。

（3）少尿期：发生于第5～8病日，低血压中后期。持续2～5天。患者24小时尿量
<1000ml时为少尿倾向，<400ml时为少尿，<50ml为无尿。主要表现为氮质血症，水、电
解质平衡失调，高血容量综合征和肺水肿等。

（4）多尿期：发生于第10～12病日，持续数日至数周。由于新生的肾小管上皮浓缩功
能差，导致尿量增加，如24小时尿量>2000ml则进入多尿期，>3000ml为多尿。尿量一般
在4000～6000ml。多尿期可并发大出血、继发感染、二次肾衰等，应予重视。

（5）恢复期：病后3～4周开始恢复，肾功能逐渐好转，尿量趋于正常，症状消失，尿
常规和血生化检查接近正常，体力恢复，此期一般1～3个月。

知识点11：肾综合征出血热的实验室检查　　　　　　副高：熟练掌握　　正高：熟练掌握

（1）血常规：病程1～2天白细胞计数多属正常，第三病日后逐渐升高，可达
（15～30）×10^9/L，少数重型患者可达（50～100）×10^9/L，早期中性粒细胞增多，核左移，
有中毒颗粒，重症患者可见幼稚细胞呈类白血病反应。第4～5病日后，淋巴细胞增多，并
出现较多的异型淋巴细胞。由于血浆外渗，血液浓缩，所以从发热后期开始至低血压休克期
血红蛋白和红细胞数均升高，血小板从第2病日起开始减少，并可见异型血小板。

（2）尿常规：病程第2天可出现尿蛋白，第4～6病日尿蛋白常达（＋＋＋）～（＋＋＋＋），
突然出现大量尿蛋白对诊断很有帮助。部分病例尿中出现膜状物，这是大量尿蛋白与红细胞
和脱落上皮细胞相混合的凝聚物。镜检可见红细胞、白细胞和管型，此外尿沉渣中可发现巨
大的融合细胞，这是汉坦病毒的包膜糖蛋白在酸性条件下引起泌尿系脱落细胞的融合，这些
融合细胞中能检出汉坦病毒抗原。

（3）血液生化检查：BUN及肌酐在低血压休克期、少数患者在发热后期开始升高，移
行期末达高峰，多尿后期开始下降。发热期血气分析以呼吸性碱中毒多见，休克期和少尿期
以代谢性酸中毒为主。血钠、氯、钙在本病各期中多数降低，而磷、镁等则增高。血钾在
少尿期升高，但亦有少数患者少尿期仍出现低血钾。肝功能检查可见转氨酶升高、胆红素
升高。

（4）凝血功能检查：发热期开始血小板减少，其黏附、凝聚和释放功能降低，若出现
DIC，血小板常减少至50×10^9/L以下，DIC的高凝期出现凝血时间缩短，消耗性低凝血期则
纤维蛋白原降低，凝血酶原时间延长和凝血酶时间延长，进入纤溶亢进期则出现纤维蛋白降
解物（FDP）升高。

（5）免疫学检查：①特异性抗体检测：在第2病日即能检出特异性IgM抗体，1∶20为
阳性。IgG抗体1∶40为阳性，1周后效价上升4倍或以上有诊断价值。②特异性抗原检测：
常用免疫荧光法或ELISA法，胶体金法则更为敏感。早期患者的血清及周围血中性粒细胞、
单核细胞、淋巴细胞和尿沉渣细胞均可检出汉坦病毒抗原。

（6）分子生物学方法：应用巢式RT-PCR方法可以检出汉坦病毒的RNA，敏感性较高，
具有诊断价值。

（7）病毒分离：将发热期患者的血清、血细胞和尿液等接种Vero-E6细胞或A549细胞

中可分离汉坦病毒。

（8）其他检查：心电图可出现窦性心动过缓、传导阻滞等心律失常和心肌受损表现，此外高血钾时出现T波高尖、低血钾时出现U波等。部分患者眼压增高，若明显增高者常为重症。脑水肿患者可见视盘水肿。胸部X线约30%患者有肺水肿表现，约20%患者出现胸腔积液和胸膜反应。

知识点12：肾综合征出血热的诊断标准　　　　副高：熟练掌握　正高：熟练掌握

（1）疑似病例：疫区及流行季节，有急性发热、全身高度衰竭、无力，有头痛、眼眶痛、腰痛及面、颈、上胸部潮红，或伴有少尿低血压。

（2）确诊病例

1）皮肤出现充血、出血征象，末梢血血小板减少，尿蛋白阳性。

2）特异性IgM抗体阳性。

3）恢复期患者血清中的特异性IgG抗体效价比急性期有4倍以上升高。

4）从患者血液或尿中检查到出血热病毒抗原。

5）从患者血液或尿中分离到出血热病毒，或检测到病毒RNA。

临床诊断：疑似病例加1）。

实验确诊：疑似病例加2）、3）、4）、5）项之一。

知识点13：肾综合征出血热的鉴别诊断　　　　副高：熟练掌握　正高：熟练掌握

发热期应与上呼吸道感染、败血症、急性胃肠炎和菌痢等鉴别。休克期应与其他感染性休克鉴别。少尿期应与急性肾炎及其他原因引起的急性肾衰竭相鉴别。出血明显者需与消化性溃疡出血、血小板减少性紫癜和其他原因所致DIC鉴别。以ARDS为主要表现者应注意与其他原因引起者鉴别。腹痛为主要表现者应与外科急腹症相鉴别。

知识点14：肾综合征出血热的治疗原则　　　　副高：熟练掌握　正高：熟练掌握

以综合疗法为主，早期应用抗病毒治疗，中、晚期针对病理生理进行对症治疗。"三早一就"仍然是本病治疗原则，即早发现、早休息、早治疗和就近治疗。治疗中要注意防治休克、肾功能衰竭和出血。

知识点15：肾综合征出血热发热期的治疗　　　　副高：熟练掌握　正高：熟练掌握

治疗原则：抗病毒、减轻外渗、改善中毒症状和预防DIC。

（1）抗病毒：发热期患者，可应用利巴韦林（病毒唑）1g/d加入10%葡萄糖液中静滴，持续3~5天进行抗病毒治疗，能抑制病毒、减轻病情和缩短病程。

（2）减轻外渗：应早期卧床休息，为降低血管通透性可给予路丁、维生素C等，每日输注平衡盐溶液1000ml左右。高热、大汗或呕吐、腹泻者可适当增加。发热后期给予20%甘露醇125~250ml，以提高血浆渗透压，减轻外渗和组织水肿。

（3）改善中毒症状：高热以物理降温为主，忌用强烈发汗的退热药，以防大汗而进一步丧失血容量，中毒症状重者可给予地塞米松5~10mg静滴，呕吐频繁者给予甲氧氯普胺（灭吐灵）10mg肌内注射。

（4）预防DIC：给予低分子右旋糖酐500ml或丹参注射液40~60ml/d静脉滴注，以降低血液黏滞性。高热、中毒症状和渗出严重者，应定期检查凝血时间，试管法3分钟以内或激活的部分凝血活酶时间（APTT）34秒以内高凝状态，可给予小剂量肝素抗凝，一般用量0.5~1ml/kg，6~12小时1次缓慢静脉注射。再次用药前宜查凝血时间，若试管法凝血时间＞25分钟，应暂停1次。疗程1~3天。

知识点16：肾综合征出血热低血压休克期的治疗 　　副高：熟练掌握　　正高：熟练掌握

治疗原则：积极补容、注意纠酸、改善微循环。

（1）补充血容量：宜早期、快速、适量，争取4小时内血压稳定。但要适量，避免补液过多引起肺水肿，心衰。液体应晶胶结合，以平衡盐为主。切忌单纯输入葡萄糖液。平衡盐液所含电解质、酸碱度和渗透压与人体细胞外液相似，有利于体内电解质和酸碱平衡。临床上对休克较重患者，常用双渗平衡盐液（即每升各种电解质含量加1倍）能达到快速补充血容量的目的，因为输入高渗液体后能使外渗于组织的体液回流血管内达到快速扩容作用。胶体溶液常用低分子右旋糖酐、甘露醇、血浆和白蛋白。10%低分子右旋糖酐每日输入量宜＜1000ml，否则易引起出血。因本期存在血液浓缩，故不宜应用全血。补充血容量期间应密切观察血压变化，血压正常后输液仍需维持24小时以上。

（2）纠正酸中毒：纠酸主要用5%碳酸氢钠溶液，可根据二氧化碳结合力结果分次补充或每次60~80ml，根据病情每日给予1~4次，因5%碳酸氢钠溶液渗透压为血浆的4倍，故既能纠酸亦有扩容作用。

（3）血管活性药和肾上腺糖皮质激素的应用：经补液纠酸后，升高的血红蛋白已恢复正常，但血压仍不稳定者可应用血管活性药物，如多巴胺100~200mg/L静脉滴注。具有扩张内脏血管和增强心肌收缩的作用。山莨菪碱（654-2）具有扩张微血管解除血管痉挛作用，可用0.3~0.5mg/kg静脉注射。肾上腺糖皮质激素具有降低毛细血管通透性、减少外渗、减低外周血管阻力、改善微循环作用，且能稳定细胞膜及溶酶体膜，减轻休克对脏器实质细胞损害作用，常用地塞米松10~20mg静脉滴注。

知识点17：肾综合征出血热少尿期的治疗 　　副高：熟练掌握　　正高：熟练掌握

治疗原则为"稳、促、导、透"，即稳定机体内环境、促进利尿、导泻和透析治疗。

（1）稳定内环境：①维持水、电解质、酸碱平衡：因部分患者少尿期与休克期重叠，故少尿早期需与休克所致肾前性少尿相鉴别，若尿比重＞1.20，尿钠＜40mmol/L，尿尿素氮与血尿素氮之比＞10:1，应考虑肾前性少尿。可输注电解质溶液500~1000ml，并观察尿量是否增加，亦可用20%甘露醇100～125ml静脉注射，观察3小时，若尿量＜100ml，则为肾实质损害所致少尿，此时应严格控制输入量。每日补液量为前1日尿量和呕吐量之和再加500～700ml，并应根据血钾和心电图的结果决定是否需要适量补充。根据CO_2CP检测结果纠正酸中毒，用5%碳酸氢钠溶液纠正。不能做CO_2CP检测时，可给予5%碳酸氢钠50～80ml静脉注射，若仍有呼吸深大和增快的Kussmaul大呼吸，则需继续纠酸；②减少蛋白分解，控制氮质血症：给予高碳水化合物、高维生素和低蛋白饮食，不能进食者每日输入葡萄糖200～300g，需用20%～25%高渗溶液。必要时可加入适量胰岛素。

（2）促进利尿：少尿初期可应用20%甘露醇125ml静脉注射，以减轻肾间质水肿，利尿效果明显者可重复应用1次，但不宜长期大量应用。常用利尿药为呋塞米（速尿），可从小量开始，逐步加大剂量至每次100～300mg，直接静脉注射效果不明显时尚可适当加大剂量，4～6小时重复1次。亦可应用血管扩张剂，如酚妥拉明10mg或山莨菪碱10～20mg静脉滴注，每日2～3次，少尿早期亦可应用普萘洛尔口服。

（3）导泻：为预防高血容量综合征和高血钾，可以进行导泻，消化道出血者禁用。常用甘露醇25g，每日2～3次口服，亦可用50%硫酸镁40ml或大黄10～30g煎水，每日2～3次口服。

（4）透析疗法：可应用血液透析或腹膜透析。透析疗法的适应证为少尿持续4天以上或无尿24小时以上，经各种治疗无效者：①显著的氮质血症，血BUN＞28.56mmol/L，有严重尿毒症表现者；②高分解状态，每日BUN升高＞7.14mmol/L；③血钾＞6mmol/L，ECG有高耸T波的高钾表现；④高血容量综合征或伴肺水肿者；⑤极度烦躁不安或伴脑水肿者。透析终止时间：尿量达2000ml以上、BUN下降、高血容量综合征或脑水肿好转后可以停止透析。

知识点18：肾综合征出血热多尿期的治疗　　　　副高：熟练掌握　正高：熟练掌握

治疗原则：移行期和多尿早期的治疗同少尿期，多尿后期主要是维持水和电解质平衡，防治继发感染。

（1）维持水与电解质平衡：给予半流质和含钾食物，补充水分以口服为主，不能进食者可以静脉注射。

（2）防治继发感染：由于免疫功能下降，易发生呼吸道和泌尿系感染，注意及时诊断和治疗，忌用对肾脏有毒性作用的抗生素。

知识点19：肾综合征出血热恢复期的治疗　　　　副高：熟练掌握　正高：熟练掌握

治疗原则为补充营养逐步恢复工作，出院后应休息1～2个月，定期复查肾功能、血压和垂体功能，有异常应及时治疗。

知识点20：肾综合征出血热的预防措施　　　　副高：熟练掌握　正高：熟练掌握

（1）平时措施

1）健康教育：必须加强组织领导，进行广泛的宣传教育，使群众了解流行性出血热有关知识，提高自我防病意识。

2）疫苗接种：对易感人群开展疫苗接种工作，特别是高危人群应在流行前1个月内完成全程注射，于次年加强注射一次。

（2）发生疫情时的措施

1）核实诊断并报告疫情：患者一定要就近住院治疗。

2）灭鼠防鼠：在整治环境卫生，清除鼠类栖息活动场所的基础上开展以药物灭杀为主的灭鼠活动。

3）灭螨防螨：可用1%～2%敌敌畏喷洒，也可用乐果、马拉硫磷等药物喷洒室内床铺草垫、地面、室外草丛、柴草堆等处。野外作业工地应在施工前做好灭鼠灭螨工作。从事野外作业的人员要穿袜子、扎紧裤腿、袖口和腰带。有皮肤破损，应及时消毒包扎。野外住宿应选择地势高、干燥和向阳的地方，工棚周围挖防鼠沟及不睡地铺等。

第五节　传染性单核细胞增多症

知识点1：传染性单核细胞增多症的概念	副高：熟练掌握　正高：熟练掌握

传染性单核细胞增多症（IM）是主要由EB病毒（EBV）原发感染所致的急性疾病。典型临床三联征为发热、咽峡炎和淋巴结增大，可合并肝脾大，外周淋巴细胞及异型淋巴细胞增多。病程常呈自限性。多数预后良好，少数可出现噬血综合征等严重并发症。

知识点2：传染性单核细胞增多症的病原学	副高：熟练掌握　正高：熟练掌握

EBV是1964年Epstein和Barr等首先从非洲儿童恶性伯基特淋巴瘤组织体外培养的淋巴瘤细胞系中发现的一种新的人类疱疹病毒，1968年确定为本病的病原体。EBV结构与疱疹病毒相似，完整的病毒颗粒由类核、膜壳、壳微粒、包膜组成，电镜下呈球形，直径150～180nm，病毒核酸为170kb的双链DNA，主要侵犯B细胞。EBV对生长要求极为特殊，仅在非洲淋巴瘤细胞、传染性单核细胞增多症患者血液、白血病细胞和健康人脑细胞等培养中繁殖，因此，病毒分离困难。

EBV基因组编码5个抗原蛋白：衣壳抗原（VCA）、早期抗原（EA）、膜抗原（MA）、EBV核抗原（EBNA）和淋巴细胞检出的膜抗原（LYDMA）。

知识点3：传染性单核细胞增多症的流行病学	副高：熟练掌握　正高：熟练掌握

本病世界各地均有发生，通常呈散发性，一年四季均可发病，以秋末和春初为主。亦可引起流行。

（1）传染源：人是EBV的贮存宿主，患者和EBV携带者为传染源。病毒在口咽部上皮细胞内增殖，唾液中含有大量病毒，排毒时间可持续数周至数月。EBV感染后长期病毒携带者，可持续或间断排毒达数年之久。

（2）传播途径：主要经口密切接触而传播（口-口传播），飞沫传播并不重要。偶可通过输血传播。

（3）易感人群：本病多见于儿童和少年。西方发达国家发病高峰为青少年，我国儿童发病高峰在学龄前和学龄儿童。体内出现EBV抗体，但常无嗜异性抗体。15岁以上青年中部分呈现典型发病［临床与亚临床感染之比为1∶（2～4）］，EBV病毒抗体和嗜异性抗体均阳性。10岁以上EBV抗体阳性率为86%，发病后可获得持久免疫力。

知识点4：传染性单核细胞增多症的发病机制及病理解剖

副高：熟练掌握　正高：熟练掌握

其发病原理尚未完全阐明。EBV进入口腔后先在咽部淋巴组织内复制，导致渗出性咽扁桃体炎，局部淋巴管受累、淋巴结增大，继而侵入血循环产生病毒血症，进一步累及淋巴系统的各组织和脏器。B细胞表面有EBV受体，EBV感染B细胞后，在B细胞内将其基因上的各不同片段所编码的特异抗原表达在B细胞膜上，继而引起T细胞的强烈免疫应答，直接破坏携带EBV的B细胞。患者血中的大量异常淋巴细胞就是这种具杀伤能力的细胞毒性T淋巴细胞（CTL）。因此，CTL细胞在免疫病理损伤形成中起着重要作用。一方面杀伤携带EBV病毒的B细胞；另一方面破坏许多组织器官，致临床发病。EBV可引起B细胞多克隆活化，产生非特异性多克隆免疫球蛋白，其中有些免疫球蛋白对本病具特征性，如Pawl-Bunnell嗜异性抗体。

本病基本病理特征为淋巴组织的良性增生，淋巴结增大，无化脓。淋巴细胞及单核-吞噬细胞高度增生，胸腺依赖副皮质区的T细胞增生最为显著。肝、脾、肾、骨髓、中枢神经系统均可受累，主要为异常的多形性淋巴细胞浸润。

知识点5：传染性单核细胞增多症的临床表现　　　　**副高：熟练掌握　正高：熟练掌握**

潜伏期儿童9～11天，成人通常为4～7周。

起病急缓不一，症状呈多样性，约40%有全身不适、头痛、畏寒、鼻塞、食欲缺乏、恶心、呕吐、轻度腹泻等前驱症状。病程2～3周，少数可延至数月。发病期典型表现有：

（1）发热：除极轻型病例外，均有发热，体温在38.5～40.0℃不等，无固定热型，部分患者伴畏寒、寒战，热程不一，数天至数周，也有长达2～4个月者，热渐退或骤退，多伴有出汗。病程早期可有相对缓脉。

（2）淋巴结增大：70%患者有明显淋巴结增大，在病程第一周内即可出现，浅表淋巴结普遍受累，以颈部淋巴结最为常见，腋下、腹股沟次之，纵隔、肠系膜淋巴结偶可累及。直径1～4cm，呈中等硬度，无粘连及明显压痛。肠系膜淋巴结受累可引起腹痛等症状，常在热退后数周消退。

（3）咽峡炎：半数以上患者有咽痛及咽峡炎症状，患者咽部、扁桃体、悬雍垂充血肿胀，少数扁桃体上有溃疡，被覆较厚的奶油色分泌物，在24～36小时融合或消失，一般不侵及咽部黏膜。咽和鼻黏膜充血及水肿，严重的咽部水肿可引起吞咽困难及气道阻塞。

（4）肝、脾大：大约10%病例肝大，多在肋下2cm以内；2/3病例ALT升高，部分患者有黄疸，半数患者有轻度脾大，有疼痛及压痛，偶可发生脾破裂。

（5）皮疹：约10%的病例出现皮疹，呈多形性，有斑丘疹、猩红热样皮疹、结节性红斑、荨麻疹等，偶呈出血性。多见于躯干部，常在起病后1~2周内出现，3~7天消退，无色素沉着及脱屑。

（6）其他：患者可出现神经症状，表现为急性无菌性脑膜炎、脑膜脑炎、脑干脑炎、周围神经炎等，临床上可出现相应的症状。偶见心包炎、心肌炎、肾炎或肺炎。

知识点6：传染性单核细胞增多症的血象 副高：熟练掌握 正高：熟练掌握

血象改变是本病的特征之一。早期白细胞计数可正常或偏低，以后逐渐升高，一般为（10~20）×10^9/L，亦有高达（30~50）×10^9/L者，异型淋巴细胞增多可达10%~30%。异型淋巴细胞>10%或其绝对数>1.0×10^9/L，具有诊断价值。异型淋巴细胞多在病后数天出现，通常持续2周。其他病毒性疾病也可出现异常淋巴细胞，但一般<10%。此外，常见血小板计数减少。

知识点7：EB病毒抗体测定 副高：熟练掌握 正高：熟练掌握

EBV感染的血清学反应复杂多样。原发性EBV感染过程中首先产生针对衣壳抗原IgG和IgM（抗CA-IgG/IgM）；随后，抗早期抗原（EA）抗体出现，IgG抗体于发病后3~4周达高峰，持续3~6个月，是新近感染或EBV活跃增殖的标志。在恢复期，抗核抗原（NA）抗体产生。抗CA-IgG和抗NA-IgG可持续终身。抗CA-IgM抗体阳性是原发EB病毒感染的诊断依据。但有的病例抗CA-IgM产生延迟，甚至持续缺失或长时间存在，给诊断造成一定困难。机体在受到病原体入侵时首先产生低亲和力抗体，随着感染的继续和进展，抗体亲和力升高。故检出低亲和力抗体提示原发性急性感染。有研究显示，90%以上的原发性急性EBV感染患者在临床症状出现10天内可检测到抗EBV-CA-IgG低亲和力抗体，结合抗EBV-CA-IgG抗体为低亲和力抗体和抗EBV-NA-IgG阴性，可增加诊断的敏感性和特异性。

知识点8：嗜异性凝集试验 副高：熟练掌握 正高：熟练掌握

患者血清中常含有属于IgM嗜异性抗体，可和绵羊或马红细胞凝集，在病程第1~2周出现，持续约6个月。检测效价>1:64有诊断意义，若逐周测定效价上升4倍以上则意义更大。本病的嗜异凝集素可被牛红细胞吸附，不被豚鼠肾细胞吸附，而正常人及其他疾病时血中嗜异凝集素均可被牛细胞和豚鼠肾细胞吸附，可依具吸附试验进行鉴别。在青少年原发性EBV感染病例阳性率可达80%~90%，<5岁的儿童嗜异性抗体水平不高，试验多为阴性。

知识点9：病毒核酸检测　　　　　　　　　　　　副高：熟练掌握　　正高：熟练掌握

Real-time PCR检测标本中的EBV DNA有较高的敏感性和特异性。患者外周血中EBV病毒载量在2周内达到峰值，随后很快下降，病程3周左右消失。EBV DNA阳性提示机体存在活动性EBV感染，但不能判断是原发感染还是既往感染再激活。

知识点10：传染性单核细胞增多症的诊断及鉴别诊断
　　　　　　　　　　　　　　　　　　　　　副高：熟练掌握　　正高：熟练掌握

主要依据临床表现、特异血象、EBV抗体、EBV核酸检测进行诊断，嗜异性凝集试验也是诊断方法之一。有局部流行时，流行病学资料有重要参考价值。

注意与巨细胞病毒（CMV）、腺病毒、甲型肝炎病毒、风疹病毒等所致的单核细胞增多相区别。其中最常见CMV所致者，需与免疫抑制治疗患者相鉴别。需与急性淋巴细胞性白血病相鉴别，骨髓细胞学检查有确诊价值。儿童患者需与急性感染性淋巴细胞增多症相鉴别，急性感染性淋巴细胞增多症多见于幼儿，大多有上呼吸道症状，淋巴结增大少见，无脾大。

知识点11：传染性单核细胞增多症的治疗及并发症
　　　　　　　　　　　　　　　　　　　　　副高：熟练掌握　　正高：熟练掌握

本病多为自限性，预后良好。主要为抗病毒治疗及对症治疗。早期应用更昔洛韦有明确的疗效，阿昔洛韦、干扰素等抗病毒制剂亦有一定治疗作用。抗菌药物仅用于咽或扁桃体继发链球菌感染时，一般采用青霉素G，疗程7～10天；避免使用氨苄西林或阿莫西林等，可显著增加出现多形性皮疹的机会。重型患者，如咽喉严重病变或水肿，有神经系统并发症及心肌炎、溶血性贫血、血小板减少性紫癜等并发症时，应用短疗程肾上腺皮质激素可明显减轻症状。小儿重症患者可联合使用抗病毒制剂及人免疫球蛋白（每天200～400mg/kg），能有效改善症状，缩短病程。脾破裂确诊及时，迅速处理常可获救。

知识点12：传染性单核细胞增多症的预防及预后
　　　　　　　　　　　　　　　　　　　　　副高：熟练掌握　　正高：熟练掌握

本病尚无有效的预防措施。急性期应呼吸道隔离，其呼吸道分泌物宜用含氯石灰（漂白粉）、氯胺或煮沸消毒。目前研究者正在努力开发EBV疫苗。

本病预后大多良好。病程一般为1～2周，可有复发。病死率<1%，死因主要为脾破裂、脑膜炎、心肌炎等。先天性免疫缺陷者感染后病情迅速恶化致死亡。

第六节 艾 滋 病

知识点1：艾滋病的概念　　　　　　　　　　　　副高：熟练掌握　正高：熟练掌握

艾滋病（AIDS）又称获得性免疫缺陷综合征，是1981年才被认识的一种新的传染病，系由人类免疫缺陷病毒（HIV）引起的慢性传染病。本病主要经性接触、血液及母婴传播。HIV主要侵犯、破坏CD4$^+$T淋巴细胞，导致机体免疫细胞和/或功能受损乃至缺陷，最终并发各种严重机会性感染和肿瘤。具有传播迅速、发病缓慢、病死率高的特点。

知识点2：艾滋病的病原学　　　　　　　　　　　副高：熟练掌握　正高：熟练掌握

根据HIV基因的差异，目前已知人类免疫缺陷病毒有两个型，即1983年法国巴斯德研究院发现的HIV-1和后来在西非发现的HIV-2。二者均能引起艾滋病，均为单链RNA病毒，属于反转录病毒科，慢病毒属中的人类慢病毒组。HIV为圆形或柄圆形，直径100~120nm，外层为类脂包膜，表面有锯齿样突起，内有圆柱状核心，由RNA反转录酶、DNA聚合酶和结构蛋白等组成。

HIV对外界抵抗力低。对热敏感，56℃ 30分钟能使HIV在体外对人的T淋巴细胞失去感染性，但不能完全灭活血清中的HIV；100℃ 20分钟可将HIV完全灭活。能被75%酒精、0.2%次氯酸钠及含氯石灰灭活。0.1%甲醛、紫外线和γ射线均不能灭活HIV。

HIV侵入人体后虽然能刺激机体产生抗体，但中和抗体很少，且作用极弱。在血清中同时有抗体和病毒存在的情况下，血清仍有传染性。

知识点3：艾滋病的流行病学　　　　　　　　　　副高：熟练掌握　正高：熟练掌握

（1）传染源：HIV感染者和艾滋病患者是本病唯一的传染源，HIV主要存在于血液、精液、子宫和阴道分泌物中。其他体液，如唾液、泪液和乳汁亦含病毒，均具有传染性。

（2）传播途径

1）性接触传染：是主要传播途径。欧美国家以往是同性恋传播为主，但近年来则以异性恋传播为主。

2）注射途径传染：吸毒者共用针头，血友病患者应用第Ⅷ因子和输注含HIV的血和血制品，均可传染。

3）母婴传播：感染HIV孕妇可以通过胎盘、产程中及产后血性分泌物或哺乳等传播给婴儿。目前认为HIV阳性孕妇有11%~60%会发生母婴传播。

4）其他途径：包括应用病毒携带者的器官进行移植、人工授精等。此外，医护人员被污染的针头刺伤或皮肤破损有可能受传染，但感染率<1%。

（3）易感人群：人群普遍易感，15~49岁发病者占80%。儿童和妇女感染率逐年上升。

（4）高危人群：男同性恋者，性乱交者，静脉药依赖者，血友病和多次输血者为高危人群。发病年龄主要是50岁以下青壮年。

HIV主要侵犯人体免疫系统，包括CD4$^+$T淋巴细胞、巨噬细胞和树突状细胞，主要表现为CD4$^+$T淋巴细胞数量不断减少，导致免疫功能缺陷。引起各种机会性感染和肿瘤的发生。

（1）病毒动力学：HIV进入人体后，24～48小时内到达局部淋巴结，5天左右在外周血中可以检测到病毒成分。继而产生病毒血症，导致以CD4$^+$T淋巴细胞数量短期内一过性迅速减少为特征的急性感染。大多数感染者未经特殊治疗CD4$^+$T淋巴细胞可自行恢复至正常或接近正常水平。但病毒并未被清除，形成慢性感染。慢性感染包括无症状感染期和有症状感染期。无症状感染期持续时间变化较大，从数月到数十年不等。

（2）HIV感染与复制：HIV需借助于易感细胞表面的受体进入细胞，HIV-1的gp120首先与第一受体（CD4）结合，然后与第二受体（嗜淋巴细胞受体CXCR4，和趋化因子受体CCR5）结合，根据HIV与第二受体结合的特性，HIV可分为R5和X4毒株。R5毒株只利用CCR5受体，而X4毒株可同时利用CCR5、CXCR4和CCR3受体。HIV和受体结合后，gp120构象改变与gp41分离，与宿主细胞膜融合进入细胞。在反转录酶作用下HIV RNA链反转录成负链DNA。在胞核内DNAP作用下复制成双链DNA。后者部分存留于胞质，部分作为前病毒。新形成的双链DNA整合于宿主染色体。潜伏2～10年后，前病毒可被激活，转录和翻译成新HIV RNA和病毒蛋白质，在细胞膜装配成新HIV后芽生释出。HIV感染宿主免疫细胞后以每天产生10^9～10^{10}颗粒的速度繁殖，并直接使CD4$^+$T细胞溶解破坏。病毒复制产生的中间产物及gp120、vpr等可诱导细胞凋亡。芽生释出后可再感染并破坏其他细胞。

（3）CD4$^+$T淋巴细胞数量减少和功能障碍

1）HIV病毒对受感染细胞溶解破坏和诱导细胞凋亡直接损伤；gp120与未感染HIV的CD4$^+$T细胞结合成为靶细胞被CD8$^+$细胞毒性T细胞（CTL）介导的细胞毒作用及抗体依赖性细胞毒（ADCC）作用攻击而造成免疫损伤破坏，致CD4$^+$T细胞减少；HIV可感染骨髓干细胞，使CD4$^+$T细胞产生减少。

2）CD4$^+$T淋巴细胞的极化群Th1/Th2失衡：Th2呈极化优势，而抗病毒免疫应答弱化，抗原提呈功能受损、IL-2产生减少和对抗原反应活化能力丧失，使HIV/AIDS易发生各种感染。

（4）单核-吞噬细胞（MP）功能异常：MP表面也有CD4分子，也可被HIV感染。吞噬细胞有对抗HIV感染所致细胞病变作用，但部分MP功能异常，抗HIV和其他病原体感染能力下降。HIV感染后，诱导产生一种与NF-κB核因子抗原性相结合因子，防止细胞凋亡，使HIV在MP中持续复制而成为病毒贮存场所，并可携带HIV透过血脑脊液屏障，引起中枢神经系统感染。

（5）B细胞功能异常：B淋巴细胞表面低水平CD4分子表达，可被HIV感染。感染HIV的B细胞功能异常，出现多克隆化，循环免疫复合物和外周血B淋巴细胞增高，对新抗原刺激反应降低等。

（6）自然杀伤细胞（NK细胞）异常：HIV感染者早期即有NK细胞数量减少。可因细胞因子产生障碍或HIV通过gp41直接抑制NK细胞的监视功能，使HIV感染者易出现肿瘤细胞。

（7）异常免疫激活：HIV感染后，免疫系统可出现异常激活CD4$^+$、CD8$^+$T细胞表达CD69、CD38和HLA-DR等免疫激活标志物水平的异常升高，且与HIV血浆病毒载量有良好的相关性，随着疾病的进展，细胞激活水平也不断升高。

知识点5：艾滋病的病理解剖　　　　　副高：熟练掌握　　正高：熟练掌握

AIDS的病理特点是组织炎症反应少，机会性感染病原体多。病变主要在淋巴结和胸腺等免疫器官。淋巴结病变可以为反应性，如滤泡增生性淋巴结肿；也可以是肿瘤性病变，如卡波西肉瘤（KS）及非霍奇金淋巴瘤、伯基特淋巴瘤等。胸腺可萎缩、退行性或炎性病变。中枢神经系统有神经胶质细胞灶性坏死、血管周围炎及脱髓鞘等。

知识点6：艾滋病的临床表现　　　　　副高：熟练掌握　　正高：熟练掌握

本病潜伏期平均9年，可短至数月，长达15年。

未进入艾滋病期者称HIV感染者，进入艾滋病期称艾滋病患者。HIV侵入机体后，机体反应可分为：

（1）急性HIV感染期：在暴露HIV 2～4周后，可出现急性病毒感染症状，类似单核细胞增多症的症状，表现为发热、淋巴腺炎、咽喉痛、皮疹、肌痛、关节痛、腹泻及头痛等，持续1～2周后自行缓解。

（2）无症状HIV感染期：可从急性期进入此期，或无明显的急性期症状而直接进入此期。持续时间一般为6～8年。由于HIV在感染者体内不断复制，免疫系统受损，CD4$^+$T淋巴细胞计数逐渐下降，具有传染性。

（3）艾滋病期：随着HIV对淋巴细胞的破坏，机体免疫功能进行性恶化，患者更易受各种机会性感染或肿瘤侵害出现各种症状或体征，最终进入艾滋病期。本期可以出现5种表现：①体质性疾病：即发热、乏力、不适、盗汗、厌食、体重下降、慢性腹泻和易感冒等症状。除全身淋巴结增大外，可有肝脾大。曾称为艾滋病相关综合征（ARS）；②神经系统症状：出现头痛、癫痫、进行性痴呆、下肢瘫痪等；③严重的临床免疫缺陷，出现各种机会性病原体感染。包括肺孢子菌、弓形虫、隐孢子虫、隐球菌、念珠菌、结核杆菌、鸟分枝杆菌、巨细胞病毒、疱疹病毒、EB病毒感染等；④因免疫缺陷而继发肿瘤，如卡波西肉瘤、非霍奇金淋巴瘤等；⑤免疫缺陷并发的其他疾病，如慢性淋巴性间质性肺炎等。从进入艾滋病期至患者死亡的时间一般为0.5～2年。

知识点7：艾滋病的实验室检查　　　　　副高：熟练掌握　　正高：熟练掌握

（1）一般检查：白细胞、血红蛋白、红细胞及血小板均可有不同程度减少。尿蛋白常阳性。

（2）免疫学检查：①CD4$^+$T淋巴细胞检测：HIV特异性侵犯CD4$^+$T淋巴细胞，CD4$^+$T淋巴细胞进行性减少，CD4$^+$/CD8$^+$比例倒置。采用流式细胞术检测CD4$^+$T淋巴细胞绝对数量，可以了解HIV感染者机体免疫状况和病情进展，确定疾病分期和治疗时机，判断治疗效果和临床合并症；②其他：链激酶、植物血凝素等皮试常阴性。免疫球蛋白、β$_2$微球蛋白可升高。

（3）血生化检查：血生化检查可有血清转氨酶升高及肾功能异常等。

（4）病毒及特异性抗原和/或抗体检测

1）分离病毒：患者血浆、单核细胞和脑脊液可分离出HIV。因操作复杂，主要用于科研。

2）抗体检测：HIV-1/HIV-2抗体检测是HIV感染诊断的金标准。经筛查试验（初筛和复检）确证试验两步。采用ELIAA、化学发光法或免疫荧光法初筛，复检血清gp24及gp120抗体，灵敏度达99%。抗体初筛检测结果通常要经蛋白印迹（WB）检测确认即确证试验。

3）抗原检测：抗HIVp24抗原单克隆抗体制备试剂，用ELISA法测血清HIVp24抗原。有助于抗体产生窗口期和新生儿早期感染的诊断。

4）病毒载量测定：可了解疾病进展、提供抗病毒治疗依据、评估治疗效果、指导治疗方案调整以及为早期诊断提供参考。常用的方法有反转录PCR、核酸序列依赖性扩增、分支DNA信号放大系统和实时荧光定量PCR扩增。

5）耐药检测：通过测定HIV基因型和表型的变异了解药物变异情况。目前国内外主要采用基因型检测。一般在抗病毒治疗病毒载量下降不理想或抗病毒治疗失败需要改变治疗方案时进行耐药检测。如条件允许也可以在抗病毒治疗开始前进行耐药检测，有助于选用合适的抗病毒药物。

6）蛋白质芯片：近年蛋白芯片技术发展较快，能同时检测HIV、HBV、HCV联合感染者血中HIV、HBV、HCV核酸和相应的抗体，有较好的应用前景。

（5）其他检查：X线检查有助于了解肺并发肺孢子菌、真菌、结核杆菌感染及卡波西肉瘤等情况。痰、支气管分泌物或肺活检可找到肺孢子菌包囊、滋养体或真菌孢子。粪涂片可查见隐孢子虫。隐球菌脑膜炎者脑脊液可查见隐球菌。弓形虫、肝炎病毒及CMV感染可用ELISA法测相应的抗原或抗体。血或分泌物培养可确诊继发细菌感染。组织活检可确诊卡波西肉瘤或淋巴瘤等。

知识点8：艾滋病的诊断标准	副高：熟练掌握　正高：熟练掌握

（1）HIV感染者：受检血清经初筛试验，如酶联免疫吸附试验（ELISA）、免疫酶法或间接免疫荧光试验（IF）等方法检查阳性，再经确诊试验和蛋白印迹法等方法复核确诊者。

（2）确诊病例

1）艾滋病病毒抗体阳性，又具有下述任何一项者为实验确诊艾滋病患者。

①近期内（3~6个月）体重减轻>10%，且持续发热达38℃>1个月。

②近期内（3~6个月）体重减轻>10%，且持续腹泻（每日达3~5次）>1个月。

③肺孢子菌肺炎。

④卡波西肉瘤。

⑤明显的真菌或其他条件致病菌感染。

2）若抗体阳性者体重减轻、发热、腹泻症状符合第1项标准，且具有以下任何一项为实验确诊艾滋病患者。

①CD4/CD8（辅助/抑制）淋巴细胞计数比值＜1，CD4细胞计数减少。

②全身淋巴结增大。

③明显的中枢神经系统占位性病变症状和体征，出现痴呆，辨别能力丧失，或运动神经功能障碍。

知识点9：艾滋病的鉴别诊断　　　　　副高：熟练掌握　　正高：熟练掌握

（1）原发性$CD4^+$淋巴细胞减少症（ICL）：少数ICL可并发严重机会性感染与AIDS相似，但无HIV感染流行病学资料，HIV-1和HIV-2病原学检测阴性。

（2）继发性$CD4^+$细胞减少：多见于肿瘤及自身免疫性疾病经化学或免疫抑制治疗后，根据病史常可区别。

知识点10：艾滋病的抗病毒治疗　　　　副高：熟练掌握　　正高：熟练掌握

在1996年温哥华第10届国际艾滋病大会上，美籍华裔科学家何大一发表了采用"鸡尾酒"式多种抗病毒药物联合治疗法，称高效抗反转录病毒疗法，又称HAART疗法。目前认为，早期HAART治疗可缓解病情、减少机会性感染和肿瘤的发生，延长患者生存期。但不能完全抑制HIV复制和彻底治愈AIDS。

（1）抗病毒药物：根据作用机制不同，抗HIV药物分为：①核苷类似物反转录酶抑制剂（NRTI）；②非核苷类似物反转录酶抑制剂（NNRTI）；③蛋白酶抑制剂（PI）；④整合酶抑制剂；⑤融合抑制剂（FI）；⑥CCRS抑制剂。

（2）联合方案：NRTI构成HAART疗法的主干。一般2种NRTI联合1种NNRTI或1种PI制剂。其优点是：药物分布广，能作用于细胞，起协同作用，持续抑制病毒复制，延缓或阻断HIV变异产生耐药性等。也有多种不良反应，除前述常见不良反应外，还可有乳酸增多症、肝脂肪变性、高脂血症、脂肪分布不均、高血糖、出血、骨质疏松症等。

（3）治疗时机：根据美国国家卫生研究院（NIH）2004年10月20日提出的治疗指引，对无症状的HIV感染者，血液中$CD4^+T$细胞＜0.2×10^9/L应开始抗HIV治疗；血液中$CD4^+T$细胞为（$0.21\sim0.35$）$\times10^9$/L应考虑开始抗HIV治疗；$CD4^+T$细胞＞0.35×10^9/L，但HIV-RNA水平＞100000拷贝/毫升应开始抗HIV治疗；无论$CD4^+T$细胞及HIV-RNA载量多少，有AIDS症状者都应开始抗HIV治疗。

（4）疗效判断：一般认为，在HAART治疗开始第4、第8～12及第16～24周分别检测血液中$CD4^+T$细胞与HIV-RNA载量（VL）以评定疗效。若每次测定VL均降低和$CD4^+T$细胞增加，说明联合方案佳，病毒对药物敏感。治疗4～8周后$CD4^+T$细胞数增加0.05×10^9/L

以上，其后每年增加（0.05~0.1）×10⁹/L。CD4⁺T细胞>0.35×10⁹/L达3~6个月，机会性感染危险性明显降低。治疗8周VL降低90%以上，没达此效果提示未坚持治疗、病毒耐药或用药不当，应酌情调整治疗方案。

知识点11：艾滋病的免疫重建　　　　　副高：熟练掌握　正高：熟练掌握

即以医疗手段使受损的免疫细胞及其功能恢复或接近正常。可能有助于免疫重建的措施：酌情用免疫增强剂或基因重组IL-2、IL-7，胸腺激素或胸腺移植维护胸腺功能、弥补T细胞量的不足，患者T细胞体外扩增后回输，基因修饰改变病毒或细胞受体结构降低HIV毒力，疫苗刺激机体对HIV特异性免疫反应，服用某些中药等。

知识点12：艾滋病的预防性治疗　　　　　副高：熟练掌握　正高：熟练掌握

HIV感染、结核菌素试验阳性者服INH 4周。CD4细胞<0.2×10⁹/L者药物预防肺孢子菌肺炎，如喷他脒300mg每月雾化吸入1次，或服SMZ/TMP。医务人员被污染针头刺伤或实验室意外，在2小时内开始康苄韦（300mg，bid）或d4 T+DDI等治疗，疗程4~6周。

知识点13：艾滋病的预防措施　　　　　副高：熟练掌握　正高：熟练掌握

（1）平时措施

1）健康教育：通过电视、广播、报纸、书籍、讲座等多种形式对群众进行有关艾滋病的宣传教育，普及有关知识，使群众正确认识艾滋病的传播方式、严重性及对人类的危害性，减少HIV感染。

2）输血筛选：大力推广执行《献血法》，扩大义务献血比例；要对所有血液（浆）做HIV抗体测定；合理使用血液及血液制品，尽量少接受输血或使用血制品；在血制品制作中，应进行灭活处理。

3）避孕套使用：避孕套可以有效地预防性传播疾病及HIV的感染，推广使用避孕套是最重要、最有效及较易实行的办法，应大力提倡。

4）对高危人群进行监测：定期对注射药依赖患者、妓女、性乱交者、性病患者、艾滋病患者、病毒感染者的密切接触者和医护人员等高危人群进行艾滋病监测检查。

5）讲究个人卫生：不与他人共用牙刷、剃刀和其他可能被血液污染的物品。

6）疫苗接种：2003年意大利开始进行了AIDS疫苗人体试验，如取得理想效果，将会尽快在人群中推广应用。

（2）发生疫情时的措施

1）患者立即收住院隔离治疗，迅速向疾病控制机构报告疫情。妊娠者立即终止妊娠。

2）患者衣、物、用品一律严格消毒。

3）进行个案流行病学调查，对患者和密切接触者采血检验。

4）医护人员做好自身防护工作。

知识点14: 艾滋病的预后　　　　　　　　　　　　　副高: 熟练掌握　　正高: 熟练掌握

艾滋病(AIDS)病死率很高,其平均存活期为12~18个月。同时合并卡波西肉瘤及肺孢子菌肺炎者病死率最高。病程1年病死率为50%,3年为80%,5年几乎全部死亡。合并乙型、丙型肝炎者,肝病进展加快,预后差。

第三章　细菌感染性疾病

第一节　伤　　寒

知识点1：伤寒的概念　　　　　　　　副高：熟练掌握　正高：熟练掌握

伤寒是由伤寒杆菌引起的一种急性肠道传染病。WHO将伤寒作为一个全球性公共卫生问题。其临床特征为持续发热、表情淡漠、相对缓脉、玫瑰疹、肝脾大和白细胞计数减少等。有时可出现肠出血、肠穿孔等严重并发症。

知识点2：伤寒的病原学　　　　　　　副高：熟练掌握　正高：熟练掌握

伤寒杆菌属于沙门菌属中的D群，不形成芽胞，无荚膜，革兰染色阴性。呈短杆状，长2~3μm，宽0.6~1.0μm，有鞭毛，能运动。在普通培养基中即可生长，但在含有胆汁的培养基中更佳。不产生外毒素，菌体裂解释放出内毒素，在发病过程中起重要作用。本菌具有菌体"O"抗原、鞭毛"H"抗原和表面"Vi"抗原，在机体感染后诱生相应的抗体。以凝集反应检测血清标本中的"O"与"H"抗体，即肥达反应，有助于本病的临床诊断。Vi抗体的效价低，临床诊断价值小，但大多数伤寒杆菌带菌者Vi抗体阳性，有助于发现伤寒慢性带菌者。

伤寒杆菌在自然环境中生命力强，耐低温，水中可存活2~3周，粪便中可维持1~2个月，冷冻环境可维持数月。对热与干燥的抵抗力较弱，60℃15分钟或煮沸后即可杀灭。对一般化学消毒剂敏感，消毒饮水余氯达0.2~0.4mg/L时迅速死亡。

知识点3：伤寒的流行病学　　　　　　副高：熟练掌握　正高：熟练掌握

（1）传染源：患者与带菌者均是传染源。患者从潜伏期起即可由粪便排菌，起病后2~4周排菌量最多，传染性最强。恢复期或病愈后排菌减少，仅极少数（2%~5%）持续排菌达3个月以上，偶尔终生排菌。排菌期限在3个月以内称为暂时性带菌者，3个月以上称为慢性带菌者。慢性带菌者是本病不断传播或流行的主要传染源，有重要的流行病学意义。

（2）传播途径：可通过污染的水或食物、日常生活接触、苍蝇与蟑螂等传递病原菌而传播。水源污染是本病传播的重要途径，并常是暴发流行的主要原因。食物受污染亦可引起流行。散发病例一般以日常生活接触传播为多。

（3）人群易感性：人群普遍易感，病后免疫力持久，少有第二次发病者（仅约2%）。免疫力与血清中"O""H""Vi"抗体效价无关。伤寒、副伤寒之间并无交叉免疫力。

（4）流行特征：终年可见，夏秋为多。以儿童及青壮年多见，性别无明显差异。世界各地均有伤寒病发生，以热带、亚热带地区多见。随着经济发展与社会卫生状况改善，发病率呈下降趋势，但在一些发展中国家仍有地方性流行或暴发流行。

知识点4：伤寒的发病机制及病理解剖　　　　　副高：熟练掌握　　正高：熟练掌握

人体摄入伤寒沙门菌后是否发病取决于所摄入细菌的数量、致病性以及宿主的防御能力。例如，当胃酸的pH值<2时伤寒沙门菌很快被杀灭。伤寒沙门菌摄入量达10^5以上才能引起发病，超过10^7或更多时将引起伤寒的典型疾病经过。而非特异性防御机制异常，如胃内胃酸减少和原有幽门螺杆菌感染等有利于伤寒沙门菌的定位和繁殖，此时引起发病的伤寒沙门菌数量也相应降低。临床观察提示被激活的巨噬细胞对伤寒沙门菌的细胞内杀伤机制起重要作用，巨噬细胞吞噬伤寒沙门菌、红细胞、淋巴细胞及细胞碎片，称为伤寒细胞。伤寒细胞聚集成团，形成小结节，称为"伤寒小结"或"伤寒肉芽肿"，具有病理诊断意义。

未被胃酸杀灭的部分伤寒沙门菌将到达回肠下段，穿过黏膜上皮屏障，侵入回肠集合淋巴结的单核吞噬细胞内繁殖形成初发病灶；进一步侵犯肠系膜淋巴结经胸导管进入血液循环，形成第一次菌血症。此时，临床处于潜伏期。伤寒沙门菌被单核-吞噬细胞系统吞噬、繁殖后再次进入血液循环，形成第二次菌血症。伤寒杆菌向肝、脾、胆、骨髓、肾和皮肤等器官组织播散，肠壁淋巴结出现髓样肿胀、增生、坏死，临床处于初期和极期（相当于病程第1~3周）。在胆管系统内大量繁殖的伤寒沙门菌随胆汁排到肠道，一部分随粪便排出体外，一部分经肠道黏膜再次侵入肠壁淋巴结，使原先致敏的淋巴组织发生更严重的炎症反应，可引起溃疡形成，临床处于缓解期（相当于病程第3~4周）。在极期和缓解期，当坏死或溃疡的病变累及血管时，可引起肠出血；当溃疡侵犯小肠的肌层和浆膜层时，可引起肠穿孔。随着机体免疫力的增强，伤寒沙门菌在血液和各个脏器中被清除，肠壁溃疡愈合，临床处于恢复期。

伤寒沙门菌释放脂多糖内毒素可激活单核吞噬细胞释放白介素-1和肿瘤坏死因子等细胞因子，引起持续发热、表情淡漠、相对缓脉、休克和白细胞计数减少等表现。

知识点5：典型伤寒的临床表现　　　　　　　副高：熟练掌握　　正高：熟练掌握

潜伏期3~60天，一般为10~14天。典型临床经过可分为4期。

（1）初期：病程第1周。起病大多缓慢。发热是最早出现的症状，常伴全身不适、乏力、食欲减退、咽痛和咳嗽等。病情逐渐加重，体温呈阶梯形上升，可在5~7天内高达39~40℃。发热前可有畏寒，少有寒战，出汗不多。

（2）极期：病程第2~3周。常有伤寒的典型表现，较多出现肠出血、肠穿孔等并发症。

1）持续发热：高热、稽留热为主要热型，少数可呈弛张热型或不规则热型，发热持续10~14天。

2）消化道症状：食欲不振，腹部不适，腹胀，多有便秘，少数以腹泻为主。右下腹可有轻压痛。

3）神经系统症状：一般与病情轻重密切相关。患者精神恍惚、表情淡漠、呆滞、反应迟钝、听力减退，重者可出现谵妄、昏迷、病理反射等中毒性脑病表现。其表现多随病情改善、体温下降而恢复。

4）循环系统症状：常有相对缓脉或有重脉，如并发心肌炎，则相对缓脉不明显。

5）肝脾大：病程1周末可有脾大，质软有压痛。亦可见肝大、质软，可有压痛。并发中毒性肝炎时，肝功能异常（如ALT上升等），部分患者可有黄疸。

6）皮疹：部分患者皮肤出现淡红色斑丘疹（玫瑰疹），多见于病程7~14天，直径为2~4mm，压之褪色，多<10个，分批出现，分布多见于胸腹，亦可见于背部与四肢，多在2~4天内消退。出汗较多者，可见水晶型汗疹（白痱）。

（3）缓解期：病程第3~4周。体温出现波动，并开始逐步下降。食欲渐好，腹胀逐渐消失，脾脏开始回缩。但仍有可能出现肠出血、肠穿孔等各种并发症。

（4）恢复期：病程第5周。体温恢复正常，食欲好转，通常在1个月左右完全康复。

知识点6：其他类型伤寒的临床表现　　　　副高：熟练掌握　　正高：熟练掌握

根据不同的发病年龄、机体免疫状态、是否存在基础疾病、所感染伤寒沙门菌的数量和毒力以及使用有效抗菌药物的早晚等因素，除典型伤寒之外，还有以下各种临床类型：

（1）轻型：全身毒血症状轻，病程短，1~2周可恢复健康。多见于儿童或发病初期使用有效抗菌药物以及曾经接受过伤寒菌苗预防的患者。由于临床特征不典型，容易出现漏诊或误诊。

（2）暴发型：急性起病，毒血症状严重，高热或体温不升，常并发中毒性脑病、心肌炎、肠麻痹、中毒性肝炎或休克等。

（3）迁延型：起病初期的表现与典型伤寒相似，但发热可持续5周以上至数月之久，呈弛张热或间歇热，肝脾大明显。常见于原先有慢性乙型肝炎、胆道结石或慢性血吸虫病等消化系统基础疾病的患者。

（4）逍遥型：起病初期症状不明显，患者能照常生活甚至工作，部分患者直至发生肠出血或肠穿孔才被诊断。

知识点7：伤寒的常规检查　　　　　　　　　副高：熟练掌握　　正高：熟练掌握

（1）外周血象：白细胞计数一般在（3~5）×10^9/L，中性粒细胞减少，可能与骨髓的粒细胞系统受到细菌毒素的抑制、粒细胞的破坏增加和分布异常有关。嗜酸性粒细胞减少或消失，病情恢复后逐渐回升到正常，复发时再度减少或消失。嗜酸性粒细胞计数对诊断和评估病情均有重要的参考意义。血小板计数突然下降，应警惕出现溶血尿毒综合征或弥散性血管内凝血等严重并发症。

（2）尿常规：从病程第2周开始可有轻度蛋白尿或少量管型。

（3）粪便常规：腹泻患者粪便可见少许白细胞。并发肠出血可出现潜血试验阳性或肉眼血便。

知识点8：伤寒的细菌学检查　　　　　　　　副高：熟练掌握　正高：熟练掌握

（1）血培养：病程第1～2周阳性率最高，可达80%～90%，第2周后逐步下降，第3周末50%左右，以后迅速降低。再燃和复发时可出现阳性。

（2）骨髓培养：在病程中出现阳性的时间和血培养相仿。因为骨髓中的单核吞噬细胞吞噬伤寒沙门菌较多，伤寒沙门菌存在的时间也较长，所以骨髓培养的阳性率比血培养稍高，可达80%～95%。对血培养阴性或使用过抗菌药物诊断有困难的疑似患者，骨髓培养更有助于诊断。

（3）粪便培养：病程第2周起阳性率逐渐增加，第3～4周阳性最高，可达75%。

（4）尿培养：初期多为阴性，病程第3～4周的阳性率仅为25%左右。

（5）其他：十二指肠引流液培养有助于带菌者的诊断，但操作不便，一般很少使用。玫瑰疹刮取液培养必要时亦可进行。

知识点9：伤寒的血清学检查　　　　　　　　副高：熟练掌握　正高：熟练掌握

肥达试验，其原理是采用伤寒沙门菌菌体抗原（O）、鞭毛抗原（H）及副伤寒甲、乙、丙沙门菌鞭毛抗原共5种，采用凝集法分别测定患者血清中相应抗体的凝集效价。多数患者在病程第2周起出现阳性，第3周阳性率大约50%，第4～5周可上升至80%，痊愈后阳性可持续几个月。

知识点10：伤寒的并发症　　　　　　　　　　副高：熟练掌握　正高：熟练掌握

（1）肠出血：肠出血为常见的严重并发症。多出现在病程第2～3周，发生率为2%～15%。成人比小儿多见。大量出血时，常表现为体温突然下降，头晕、口渴、恶心和烦躁不安等症状；体检可发现患者有面色苍白、手足冰冷、呼吸急促、脉搏细数、血压下降等休克体征。

（2）肠穿孔：肠穿孔为最严重的并发症。发生率为1%～4%。常发生于病程第2～3周，穿孔部位多发生在回肠末段，成人比小儿多见。穿孔前可有腹胀、腹泻或肠出血等征兆。临床表现为右下腹突然疼痛，伴恶心、呕吐以及四肢冰冷、呼吸急促、脉搏细数、体温和血压下降等休克表现（休克期）。经过1～2小时后，腹痛和休克症状可暂时缓解（平静期）。但是不久体温迅速上升，腹痛持续存在并加剧；出现腹胀，腹壁紧张，全腹压痛和反跳痛，肠鸣音减弱或消失，移动性浊音阳性等腹膜炎体征；白细胞计数较原先增多，腹部X线检查可发现膈下有游离气体（腹膜炎期）。

（3）中毒性肝炎：中毒性肝炎常发生在病程第1～3周。发生率为10%～50%。体检可发现肝大、压痛。血清丙氨酸氨基转移酶（ALT）轻至中度升高，仅有部分患者血清胆红素轻度升高，发生肝功能衰竭少见。

（4）中毒性心肌炎：中毒性心肌炎常出现在病程第2～3周。患者有严重的毒血症状，主要表现为脉搏增快、血压下降，第一心音低钝、心律失常。心肌酶谱异常。心电图检查可出现P-R间期延长，ST段下降或平坦，T波改变等异常。

（5）其他并发症：其他并发症包括支气管炎及肺炎、溶血性尿毒综合征、急性胆囊炎、骨髓炎、肾盂肾炎、脑膜炎和血栓性静脉炎等。

知识点11：伤寒的诊断   副高：熟练掌握   正高：熟练掌握

（1）疑似病例：在伤寒流行地区持续性发热1周以上者。

（2）确诊病例：①不能排除其他原因引起的持续性高热（热型为稽留热或弛张热），畏寒，精神萎靡，头痛，食欲不振，腹胀，皮肤可出现玫瑰疹，脾大，相对缓脉；②末梢白细胞和嗜酸性粒细胞减少；③血、骨髓、尿、粪便培养分离到伤寒杆菌；④血清特异性抗体阳性。"O"抗体凝集效价在1∶80以上；"H""A""B""C"抗体凝集效价在1∶160以上，急性期和恢复期血清抗体4倍升高。

临床诊断：疑似病例加①、②项；实验诊断：疑似病例加③或④项。

知识点12：伤寒的鉴别诊断   副高：熟练掌握   正高：熟练掌握

伤寒病程第1周临床症状缺乏特征性，需与其他急性发热性疾病相鉴别。

（1）病毒性上呼吸道感染：患者有高热、头痛、白细胞计数减少等表现与伤寒相似。可借助患者起病急，咽痛、鼻塞、咳嗽等呼吸道症状明显，没有表情淡漠、玫瑰疹、肝脾大，病程不超过1～2周等临床特点与伤寒相鉴别。

（2）细菌性痢疾：患者有发热、腹痛、腹泻等表现与伤寒相似。可借助患者腹痛以左下腹为主，伴里急后重、排脓血便，白细胞计数增多，粪便可培养出痢疾杆菌等临床特点与伤寒相鉴别。

（3）疟疾：患者有发热、肝脾大、白细胞计数减少与伤寒相似。可借助患者寒战明显、体温每天波动范围较大，退热时出汗较多，红细胞和血红蛋白降低，外周血或骨髓涂片可找到疟原虫等临床特点与伤寒相鉴别。

伤寒病程1～2周以后，临床特征逐渐得以表现，需要与长期发热性疾病进行鉴别。

（1）革兰阴性杆菌败血症：患者高热、肝脾大、白细胞计数减少等表现与伤寒相似。可借助患者有胆管、泌尿道或呼吸道等原发性感染灶存在，寒战明显，弛张热多见，常有皮肤淤点、淤斑，血培养找到相应的致病菌等临床特点与伤寒相鉴别。

（2）血行播散型结核病：患者有长期发热、白细胞计数减少与伤寒相似。可借助患者常有结核病史或结核患者接触史，发热不规则、伴有盗汗，X线胸片或CT可见粟粒型结核病灶等临床特点与伤寒相鉴别。

知识点13：伤寒的一般治疗   副高：熟练掌握   正高：熟练掌握

（1）消毒和隔离：患者入院以后应按照肠道传染病常规进行消毒隔离。临床症状消失后，每隔5～7天送粪便进行伤寒杆菌培养，连续2次阴性才可解除隔离。

（2）休息：发热期患者应卧床休息，退热后2～3天可在床上稍坐。退热后1周才由轻度活动逐渐过渡至正常活动量。

（3）护理：观察体温、脉搏、血压和粪便性状等变化。注意口腔和皮肤清洁。定期更换体位，预防压疮和肺部感染。

（4）伙食：发热期应给予流质或无渣半流饮食，少量多餐。退热后饮食仍应从稀饭、软饭逐渐过渡，退热后2周才能恢复正常饮食。饮食的质量应包括足量的碳水化合物、蛋白质和各种维生素，以补充发热期的消耗，促进恢复。过早进食多渣、坚硬或容易产气的食物有诱发肠出血和肠穿孔的危险。

知识点14：伤寒的对症治疗　　　　　副高：熟练掌握　正高：熟练掌握

（1）降温措施：高热时可进行物理降温，使用冰袋冷敷，或25%～30%酒精四肢擦浴。发汗退热药，如阿司匹林，有时可引起低血压，以慎用为宜。

（2）便秘：可使用生理盐水300～500ml低压灌肠。无效时可改用50%甘油60ml或液体石蜡100ml灌肠。禁用高压灌肠和泻剂。

（3）腹胀：饮食应减少豆奶、牛奶等容易产气的食物。腹部使用松节油涂擦，禁用新斯的明等促进肠蠕动的药物。

（4）腹泻：应选择低糖、低脂肪食物。酌情给予黄连素0.3g口服，每日3次。一般不使用鸦片酊，以免引起肠蠕动减弱，产生鼓肠。

（5）肾上腺皮质激素：仅用于谵妄、昏迷或休克等严重毒血症状的高危患者，应在有效足量的抗菌药物配合下使用，可降低死亡率。可选择地塞米松2～4mg，静脉滴注，每日1次。或者氢化可的松50～100mg，静脉滴注，每日1次。疗程一般3天。使用肾上腺皮质激素有可能掩盖肠穿孔的症状和体征，观察病情变化时应给予重视。

知识点15：伤寒的病因治疗　　　　　副高：熟练掌握　正高：熟练掌握

（1）第三代喹诺酮类药物

1）诺氟沙星（氟哌酸）：每次0.2～0.4g，口服，每日2～3次；疗程14天。

2）左旋氧氟沙星：每次0.2g，口服，每日2～3次；疗程14天。

3）氧氟沙星（氟嗪酸）：每次0.2g，口服，每日3次；疗程14天。对于重型或有并发症的患者，每次0.2g，静脉滴注，每日2次，症状控制后改为口服，疗程14天。

4）环丙沙星：每次0.5g，口服，每日2次；疗程14天。对于重型或有并发症的患者，每次0.2g，静脉滴注，每日2次，症状控制后改为口服，疗程14天。

其他新开发的第三代喹诺酮类药物有培氟沙星、洛美沙星和司氟沙星等，均有满意的临床疗效。

（2）第三代头孢菌素

1）头孢噻肟：每次2g，静脉滴注，每日2次；儿童，每次50mg/kg，静脉滴注，每日

2次，疗程14天。

2）头孢哌酮：每次2g，静脉滴注，每日2次；儿童，每次50mg/kg，静脉滴注，每日2次，疗程14天。

3）头孢他啶（头孢噻甲羧肟）：每次2g，静脉滴注，每日2次；儿童，每次50mg/kg，静脉滴注，每日2次，疗程14天。

4）头孢三嗪：每次1~2g，静脉滴注。每日2次；儿童，每次50mg/kg，静脉滴注，每日2次，疗程14天。

（3）氯霉素：用于氯霉素敏感株。每次0.5g，口服，每日4次；重型患者，每次0.75~1g，静脉滴注，每日2次；体温正常后，剂量减半，疗程10~14天。新生儿、孕妇和肝功能明显异常的患者忌用。注意骨髓抑制的不良反应。

（4）氨苄西林：用于敏感菌株的治疗。每次4~6g，静脉滴注，每日1次，疗程14天。使用之前需要做皮肤过敏试验。

（5）复方磺胺甲噁唑：用于敏感菌株的治疗。每次2片，口服，每日2次，疗程14天。

知识点16：伤寒带菌者的治疗　　　　　副高：熟练掌握　正高：熟练掌握

（1）氧氟沙星或环丙沙星：氧氟沙星，每次0.2g，口服，每日2次；或者环丙沙星，每次0.5g，口服，每日2次，疗程4~6周。

（2）氨苄西林或阿莫西林：氨苄西林每次4~6g，静脉滴注，每日1次，使用前必须做皮肤过敏试验；或者阿莫西林，每次0.5g，口服，每日4次：可联合丙磺舒，每次0.5g，口服，每日4次，疗程4~6周。

（3）合并胆结石或胆囊炎的慢性带菌者：病因治疗无效行胆囊切除，以根治带菌状态。

知识点17：伤寒的预防　　　　　　　　副高：熟练掌握　正高：熟练掌握

（1）平时措施

1）深入开展群众性爱国卫生运动，搞好基本卫生措施。加强对食品行业和公共食堂的卫生管理，搞好卫生宣传教育，培养良好的个人卫生习惯。

2）春季对上年疫点做疫源清理和查源灭源工作。对慢性病原携带者进行登记治疗。

3）在流行地区的重点职业人群中进行伤寒、副伤寒甲、乙三联菌苗预防接种。

（2）发生疫情时的处理

1）划定疫点：同一门户出入的住户，或与患者、病原携带者生活密切相关的若干户为疫点范围。

2）做到四早：各级医疗卫生单位对伤寒患者做到早诊断、早报告、早隔离、早治疗。所有病例应做个案调查，并及时报告疫情。患者住院或在家庭内隔离治疗。阳离期为症状消失5天后连续2次（间隔5天）粪、尿培养阴性，或症状消失且不少于发病后6周，方可解除隔离。患者吐泻物及日常用品要随时消毒，离开后要实施终末消毒。

3）对密切接触者要进行医学观察，且进行预防性治疗。

4）疫点内做好水源消毒和灭蝇。

5）采集可疑传染源及患者、密切接触者的排泄物、可疑水源、食物等标本送检，分离病原。

| 知识点18：伤寒的预后 | 副高：熟练掌握　正高：熟练掌握 |

伤寒的病死率在抗菌药物问世之前大约为12%，使用氯霉素治疗之后下降至4%左右。尽管在发展中国家已有抗菌药物供应，仍然有病死率超过10%的报道，伤寒住院患者的病死率在巴基斯坦、越南大约为2%，而巴布亚新几内亚和印度尼西亚则高达30%～50%。相反，发达国家病死率已下降至1%以下。

细菌性痢疾
（菌痢）

第二节　细菌性痢疾

| 知识点1：细菌性痢疾的概念 | 副高：熟练掌握　正高：熟练掌握 |

细菌性痢疾简称菌痢，是由志贺菌（也称痢疾杆菌）引起的肠道传染病。菌痢主要通过消化道传播，终年散发，夏、秋季可引起流行。其主要病理变化为直肠、乙状结肠的炎症与溃疡，主要表现为腹痛、腹泻、排黏液脓血便以及里急后重等，可伴有发热及全身毒血症状，严重者可出现感染性休克和/或中毒性脑病。因志贺菌各组及各血清型之间无交叉免疫，且病后免疫力差，故可反复感染。一般为急性，少数迁延成慢性。

| 知识点2：细菌性痢疾的病原学 | 副高：熟练掌握　正高：熟练掌握 |

志贺菌属于肠杆菌科志贺菌属。该菌为革兰阴性杆菌，菌体短小，不形成荚膜和芽胞，有菌毛。各型痢疾杆菌均产生内毒素，是引起全身毒血症的主要因素；痢疾志贺菌还产生外毒素（志贺毒素），具有神经毒、细胞毒和肠毒素作用，而引起更严重的临床表现。该菌为兼性厌氧菌，在有氧和无氧条件下均能生长；最适生长温度为37℃，最适pH为7.2～7.4；对营养要求不高，能在普通培养基上生长。在常用的肠道选择性培养基ss和麦康凯平板上生长良好，因不发酵乳糖而使菌落呈无色透明。痢疾杆菌在外界环境中生存力较强，在瓜果、蔬菜及污染物上可生存1～2周，但对理化因素的抵抗力较其他肠杆菌科细菌弱，对各种化学消毒剂均很敏感。

志贺菌血清型繁多，根据生化反应和O抗原的不同，将志贺菌属分为4个血清群（即痢疾志贺菌、福氏志贺菌、鲍氏志贺菌、宋内志贺菌，又依次称为A、B、C、D群），共47个血清型或亚型（其中A群15个、B群13个、C群18个、D群1个）。我国以福氏和宋内志贺菌占优势。福氏志贺菌感染易转为慢性；宋内志贺菌感染引起症状轻，多呈不典型发作；痢疾志贺菌的毒力最强，可引起严重症状。

知识点3：细菌性痢疾的流行病学　　　　　副高：熟练掌握　正高：熟练掌握

（1）传染源：为患者及病原携带者，其中非典型患者、慢性患者及病原携带者因症状轻或无症状易被忽略，故流行病学的意义更大。

（2）传播途径：通过消化道传播，病原体随患者粪便排出，污染食物、水、生活用品或手，经口使人感染；亦可通过苍蝇污染食物而传播。

（3）人群易感性：人群普遍易感，各年龄组均可发病。

（4）流行特征：分布遍及全球，以热带与亚热带地区为高发区，感染率高低与卫生情况及生活习惯有关。全年均可发病，但有明显季节性，夏、秋季有利于苍蝇滋生，且人们喜食生冷食物，故夏秋季多发。发病年龄以儿童发病率最高，其次为中青年。

知识点4：细菌性痢疾的发病机制　　　　　副高：熟练掌握　正高：熟练掌握

志贺菌进入机体后是否发病，取决于细菌数量、致病力和人体抵抗力三个要素。志贺菌进入消化道后，大部分被胃酸杀死，少数进入下消化道的细菌也可因正常菌群的拮抗作用、肠道分泌型IgA的阻断作用而不能致病。致病力强的志贺菌即使10～100个细菌进入人体也可引起发病。当人体抵抗力下降时，少量细菌也可致病。

志贺菌经口进入，穿过胃酸屏障后，侵袭和生长在结肠黏膜上皮细胞，经基底膜进入固有层，并在其中繁殖、释放毒素，引起炎症反应和小血管循环障碍，炎性介质的释放使志贺菌进一步侵入并加重炎症反应，导致肠黏膜炎症、坏死及溃疡。由黏液、细胞碎屑、中性粒细胞、渗出液和血液形成黏液脓血便。

志贺菌释放的内毒素入血后，可以引起发热和毒血症，并可通过释放各种血管活性物质，引起急性微循环衰竭，进而引起感染性休克、DIC及重要脏器功能衰竭，临床表现为中毒性菌痢。

外毒素是由志贺菌志贺毒素基因编码的蛋白，其能不可逆性地抑制蛋白质合成，从而导致上皮细胞损伤，可引起出血性结肠炎和溶血性尿毒综合征（HUS）。

知识点5：细菌性痢疾的病理解剖　　　　　副高：熟练掌握　正高：熟练掌握

菌痢的病理变化主要发生于大肠，以乙状结肠与直肠为主，严重者可以波及整个结肠及回肠末端。

急性菌痢的典型病变过程为初期急性卡他性炎，随后出现特征性假膜性炎和溃疡，最后愈合。肠黏膜的基本病理变化是弥漫性纤维蛋白渗出性炎症。早期可见点状出血，病变进一步发展，肠黏膜上皮形成浅表坏死，表面有大量的黏液脓性渗出物。渗出物中有大量纤维素，与坏死组织、炎症细胞、红细胞及细菌一起形成特征性的假膜。1周左右，假膜开始脱落，形成大小不等、形状不一的"地图状"溃疡。肠道严重感染可引起肠系膜淋巴结增大，肝、肾等实质脏器损伤。中毒性菌痢肠道病变轻微，突出的病理改变为大脑及脑干水肿、神经细胞变性。部分病例肾上腺充血，肾上腺皮质萎缩。

慢性菌痢肠黏膜水肿和肠壁增厚，肠黏膜溃疡不断形成和修复，导致瘢痕和息肉形成，少数病例出现肠腔狭窄。

| 知识点6：急性细菌性痢疾的临床表现 | 副高：熟练掌握　正高：熟练掌握 |

潜伏期1～4天（数小时至7天）。

（1）普通型（典型）：起病急，高热可伴发冷、寒战，继之出现腹痛、腹泻和里急后重，排便每日10多次至数十次，量少，故失水不多见。开始为稀便，可迅速转变为黏液脓血便，左下腹压痛及肠鸣音亢进。早期治疗，多于1周左右病情逐渐恢复而痊愈。

（2）轻型（非典型）：全身毒血症症状和肠道症状均较轻，不发热或低热，腹泻每日数次，稀便有黏液但无脓血，轻微腹痛而无明显里急后重。病程3～7天痊愈。

（3）重型：多见于老年、体弱、营养不良患者，急起发热，腹泻每天30次以上，为稀水脓血便，偶尔排出片状假膜，甚至大便失禁，腹痛、里急后重明显。后期可出现严重腹胀及中毒性肠麻痹，常伴呕吐，严重失水可引起外周循环衰竭。部分病例以中毒性休克为突出表现者，则体温不升，常有酸中毒和水、电解质平衡失调，少数患者可出现心、肾功能不全。

（4）中毒性菌痢：儿童多见。起病急骤，病势凶险，高热体温达40℃以上，伴全身严重毒血症症状，精神萎靡、嗜睡、昏迷及抽搐，可迅速发生循环及呼吸衰竭，故以严重毒血症、休克和/或中毒性脑病为主要临床表现，而肠道症状较轻甚至开始无腹痛及腹泻症状，发病后24小时内可出现腹泻及痢疾样粪便。按其临床表现不同可分为休克型（周围循环衰竭型）、脑型（呼吸衰竭型）、混合型3种类型。

①休克型（周围循环衰竭型）：较为常见，以感染性休克为主要表现。表现为面色苍白、四肢厥冷、皮肤出现花斑、发绀、心率加快、脉细速甚至不能触及，血压逐渐下降甚至测不出，并可出现心、肾功能不全及意识障碍等症状。重型病例不易逆转，可致多脏器功能损伤与衰竭，危及生命。

②脑型（呼吸衰竭型）：中枢神经系统症状为主要临床表现。由于脑血管痉挛，引起脑缺血、缺氧，导致脑水肿、颅内压增高甚至脑疝。患者可出现剧烈头痛、频繁呕吐、烦躁、惊厥、昏迷、瞳孔不等大、对光反射消失等，严重者可出现中枢性呼吸衰竭等临床表现。此型较为严重，病死率高。

③混合型：此型兼有上两型的表现，病情最为凶险，病死率很高（90%以上）。该型实质上包括循环系统、呼吸系统及中枢神经系统等多脏器功能损害与衰竭。

| 知识点7：慢性细菌性痢疾的临床表现 | 副高：熟练掌握　正高：熟练掌握 |

慢性菌痢是指急性菌痢病程迁延超过2个月病情未愈者。

（1）慢性迁延型：主要表现为长期反复出现的腹痛、腹泻，粪便常有黏液及脓血，伴有乏力、营养不良及贫血等症状。亦可腹泻与便秘交替出现。

（2）急性发作型：有慢性菌痢史，因进食生冷食物、劳累或受寒等诱因引起急性发作，出现腹痛、腹泻及脓血便，但发热及全身毒血症症状多不明显。

（3）慢性隐匿型：1年内有急性菌痢史，临床无明显腹痛、腹泻症状，粪便培养有痢疾杆菌，乙状结肠镜检查肠黏膜有炎症甚至溃疡等病变。

知识点8：细菌性痢疾的实验室检查	副高：熟练掌握　正高：熟练掌握

（1）一般检查

1）血常规：急性菌痢白细胞总数可轻至中度增多，以中性粒细胞为主，可达（10～20）×10^9/L。慢性患者可有贫血表现。

2）粪便常规：粪便外观多为黏液脓血便，镜检可见白细胞（≥15个/高倍视野）、脓细胞和少数红细胞，如有巨噬细胞则有助于诊断。

（2）病原学检查

1）细菌培养：粪便培养出痢疾杆菌可以确诊。在抗菌药物使用前采集新鲜标本，取脓血部分及时送检和早期多次送检均有助于提高细菌培养阳性率。

2）特异性核酸检测：采用核酸杂交或聚合酶链反应（PCR）可直接检查粪便中的痢疾杆菌核酸，具有灵敏度高、特异性强、快速简便、对标本要求低等优点，但临床较少使用。

（3）免疫学检查：采用免疫学方法检测抗原具有早期、快速的优点，对菌痢的早期诊断有一定帮助，但由于粪便中抗原成分复杂，易出现假阳性。

知识点9：细菌性痢疾的并发症及后遗症	副高：熟练掌握　正高：熟练掌握

并发症和后遗症都少见。并发症包括菌血症、溶血性尿毒症综合征、关节炎、赖特（Reiter）综合征等。后遗症主要是神经系统后遗症，可产生耳聋、失语及肢体瘫痪等症状。

知识点10：细菌性痢疾的诊断	副高：熟练掌握　正高：熟练掌握

（1）疑似病例：腹泻，有脓血便或黏液便或水样便或稀便，或伴有里急后重症状，难以除外其他原因腹泻者。

（2）确诊病例

1）急性菌痢

①急性发作的腹泻（除外其他原因腹泻），伴发热、腹痛、里急后重，脓血便或黏液便，左下腹有压痛。

②粪便镜检白细胞（脓细胞）每高倍镜（400倍）视野15个以上，可以看到少量红细胞。

③粪便细菌培养志贺菌属阳性。

临床诊断：具备①、②项；实验确诊：具备①、③项。

2）急性中毒性菌痢

①发病急，高热，呈全身中毒为主的症状。

②中枢神经系统症状，如惊厥、烦躁不安、嗜睡或昏迷，或有周围循环衰竭症状，如面色苍白、四肢厥冷、脉细数、血压下降或有呼吸衰竭症状。

③起病时胃肠道症状不明显，但用灌肠或肛门拭子采便检查可发现白细胞（脓细胞）。

④粪便细菌培养志贺菌属阳性。

临床诊断：具备①、②、③项；实验确诊：具备①、②、④项。

3）慢性菌痢

①过去有菌痢病史，多次典型或不典型腹泻2个月以上者。

②粪便有黏液脓性或间歇发生。

③粪便细菌培养志贺菌属阳性。

临床诊断；疑似病例加①或②项；实验确诊：疑似病例加①或②加③项。

| 知识点11：细菌性痢疾的鉴别诊断 | 副高：熟练掌握　正高：熟练掌握 |

（1）急性菌痢的鉴别诊断

1）与急性阿米巴痢疾的鉴别要点见下表。

细菌性痢疾与急性阿米巴痢疾的鉴别

鉴别要点	细菌性痢疾	急性阿米巴痢疾
病原体	志贺菌	溶组织内阿米巴滋养体
流行病学	散发性，可流行	散发性
潜伏期	数小时至7天	数周至数月
临床表现	多有发热及毒血症状，腹痛重，有里急后重，腹泻每天10余次或数十次，多为左下腹压痛	多不发热，少有毒血症状，腹痛轻，无里急后重，腹泻每天数次，多为右下腹压痛
粪便检查	便量少，黏液脓血便，镜检有大量白细胞及红细胞，可见吞噬细胞。粪便培养有志贺菌生长	便量多，暗红色果酱样便，腥臭味浓，镜检白细胞少，红细胞多，有夏科－莱登晶体。可找到溶组织内阿米巴滋养体
血白细胞	总数及中性粒细胞明显增多	早期略增多
结肠镜检查	肠黏膜弥漫性充血、水肿及浅表溃疡，病变以直肠、乙状结肠为主	有散发溃疡，边缘深切，周围有红晕，溃疡间黏膜充血较轻，病变主要在盲肠、升结肠，其次为乙状结肠和直肠

2）其他细菌性肠道感染：如肠侵袭性大肠埃希菌、空肠弯曲菌以及产气单胞菌等细菌引起的肠道感染也可出现痢疾样症状，鉴别有赖于粪便培养检出不同的病原菌。

3）细菌性胃肠型食物中毒：因进食被沙门菌、金黄色葡萄球菌、副溶血弧菌、大肠埃希菌等病原菌或其产生的毒素污染的食物引起。有进食同一食物集体发病病史，粪便镜检通常白细胞不超过5个/高倍视野。确诊有赖于从可疑食物及患者呕吐物、粪便中检出同一细菌或毒素。

4）其他：与急性肠套叠及急性出血坏死性小肠炎相鉴别。

（2）中毒性菌痢

1）休克型：其他细菌亦可引起感染性休克。血及粪便培养检出不同致病菌有助于鉴别。

2）脑型：流行性乙型脑炎（简称乙脑）也多发于夏、秋季，且有高热、惊厥、昏迷等症状。乙脑起病后进展相对较缓，循环衰竭少见，意识障碍及脑膜刺激征明显，脑脊液可有蛋白及白细胞增多，乙脑病毒特异性IgM阳性可资鉴别。

（3）慢性菌痢：慢性菌痢需与直肠癌、结肠癌、慢性血吸虫病及非特异性溃疡性结肠炎等疾病相鉴别，确诊依赖特异性病原学检查、病理和结肠镜检。

| 知识点12：急性菌痢的治疗 | 副高：熟练掌握　正高：熟练掌握 |

（1）一般治疗：症状明显的患者必须卧床休息，忌疲劳。按照肠道传染病消毒隔离。应继续进食，以流质为主，或半流质少渣饮食。病情好转后改食稀饭、面条等。忌食生冷、油腻及不易消化的食物。

（2）对症治疗：只要有水和电解质丢失，无论有无脱水表现，均应口服补液，补液量为丢失量加上生理需要量。对婴儿失水在体重5%～10%范围，可采用世界卫生组织推荐的口服补液盐溶液（ORS），每升水中含葡萄糖20g、氯化钠3.5g、碳酸氢钠2.5g、氯化钾1.5g。高热及呕吐次数较多者，应通过静脉补液。严重腹痛的患者，可肌注维生素K_3 10mg或阿托品0.5mg。一般腹痛者，可用颠茄片8mg，tid；或654-2 10mg，tid。高热并有严重全身症状者，在强有力抗菌药物治疗的基础上可给予地塞米松2～5mg，肌内注射或静脉滴注。中等发热、全身症状不严重的患者可服用阿司匹林0.5g，tid，口服，共1～2天，不仅有退热作用，还尚有减少肠液分泌的作用。

（3）抗菌治疗：目前成人菌痢首选氟喹诺酮类药物，因其可影响儿童骨骼发育，学龄前儿童忌用。该类药物具有抗菌谱广，口服易吸收等优点，诺氟沙星（氟哌酸）每次0.2g，每天3～4次；环丙沙星每次0.2g，每天2～3次，口服或肌注。其次可用庆大霉素，8万U，tid口服或bid，肌注（患者能口服则立即改为口服）。抗生素治疗的疗程一般为5～7天。因黄连素有减少肠道分泌的作用，故在使用抗生素时可同时使用，每次0.3g，tid，7天为1个疗程。

| 知识点13：慢性菌痢的治疗 | 副高：熟练掌握　正高：熟练掌握 |

（1）一般治疗：饮食应富有营养、容易消化，忌食生冷、油腻。

（2）抗菌治疗：如细菌培养获得阳性结果，应根据药敏选择适当抗生素，可采用联合用药或交叉用药连续治疗2个疗程。对肠道黏膜病变经久不愈的患者应同时采用局部灌肠疗法，使较高浓度的药物直接作用于病变部位，以增强杀菌作用，并刺激肉芽组织新生，一般作保留灌肠。可用5%～10%的大蒜溶液200ml或0.5%～1%新霉素100～200ml加泼尼松20mg及0.25%普鲁卡因10ml，每晚1次，10～14天为1个疗程。

（3）菌苗治疗：应用自身菌苗或混合菌苗，隔日皮下注射1次，剂量自每日0.25ml开始，逐渐增至2.5ml，20天为1个疗程，菌苗注入后可引起全身性反应，并导致局部充血，促进局部血流，增强白细胞吞噬作用，也可使抗生素易于进入病变部位而发挥效能。此外，也可试以噬菌体治疗。

（4）调整肠道菌群：慢性菌痢由于长期使用抗菌药物，常有菌群失调。限制乳类和豆制品。大肠埃希菌数量减少者可给乳糖和维生素C，肠球菌减少者可给叶酸。可采用微生态制剂，如乳酸杆菌或双歧杆菌制剂治疗。

（5）肠道紊乱的处理：可酌情用镇静、解痉或收敛剂。长期抗生素治疗后肠道紊乱，可给乳酶生或小剂量异丙嗪、复方苯乙哌啶或针刺足三里。也可用0.25%普鲁卡因液100~200ml保留灌肠，每晚1次，疗程10~14天。

（6）中医中药治疗：根据中医辨证论治，慢性菌痢阴虚型，应养阴清肠。虚寒型应温脾补肾，收敛固脱。

知识点14：细菌性痢疾的预防　　　　　　　副高：熟练掌握　正高：熟练掌握

（1）平时措施

1）开展以"三管一灭"为中心的群众性爱国卫生运动。搞好饮食、饮水卫生，严防粪便污染水源。积极开展卫生健康教育，不喝生水，不吃生冷变质食物，提倡饭前便后洗手，培养良好的个人卫生习惯。

2）饮食从业人员要定期体检，患者和病原携带者应调离，待彻底治愈后，粪便镜检、培养连续3次阴性方可恢复工作。

3）加强疫情报告，做好腹泻病监测工作。

（2）发生疫情时的措施

1）患者应住院隔离治疗，隔离期在临床症状消失、粪检3次阴性或粪便正常后1周；患者排泄物、污染物随时消毒。

2）疫点内进行水源消毒和灭蝇。

3）密切接触者医学观察7天。

4）疫点解除自最后1例患者隔离后7天内无新病例出现，可解除疫点管理。

5）卫生宣传教育：对患者及周围人群进行预防本病的宣传教育。

知识点15：细菌性痢疾的预后　　　　　　　副高：熟练掌握　正高：熟练掌握

大部分急性菌痢患者于1~2周内痊愈，只有少数患者转为慢性或带菌者。中毒性菌痢预后差，病死率较高。

第三节　败　血　症

知识点1：败血症的概念　　　　　　　　　副高：熟练掌握　正高：熟练掌握

败血症是指病原微生物侵入血液循环并生长繁殖，产生大量毒素和代谢产物引起严重毒血症症状的全身感染综合征。若病原微生物进入血液循环后迅速被人体免疫功能清除，未引起明显毒血症，称菌血症。败血症也是全身炎症反应综合征（SIRS）的重要组成部分。

（1）革兰阳性球菌：主要是葡萄球菌、肠球菌和链球菌。最常见的是金黄色葡萄球菌（简称金葡菌），尤其是耐甲氧西林金黄葡菌（MRSA）、耐药凝固酶阴性葡萄球菌（MRCNS）等，肺炎链球菌可引起免疫缺陷者及老年人发生败血症，B组溶血性链球菌可引起婴幼儿败血症。近年来，耐青霉素的肺炎球菌（PRSP）、肠球菌属细菌败血症的报道呈逐年增高趋势。

（2）革兰阴性杆菌：常见的是肠杆菌科细菌，如埃希菌属、肠杆菌属、克雷伯菌属；流感嗜血杆菌；非发酵革兰阴性菌，如假单胞菌属、不动杆菌属、嗜麦芽窄食单胞菌、洋葱伯克霍德菌、产碱杆菌属等。近年产超广谱β-内酰胺酶（ESBL）的肺炎克雷伯菌，多重耐药（MDR）或泛耐药（PDR）或极端耐药（XDR）的铜绿假单胞菌、产气杆菌、阴沟肠杆菌、溶血/鲍曼不动杆菌等所致败血症有增多趋势，也有嗜麦芽窄食单胞菌、气单胞菌败血症病例报道。

（3）厌氧菌：占败血症的5%～7%，主要为脆弱类杆菌、梭状芽孢杆菌属，其次为消化链球菌及产气荚膜杆菌等。

（4）真菌：白色假丝酵母菌占绝大多数，热带假丝酵母菌、毛霉菌等也可引起败血症。肝、肾等器官移植后及肿瘤患者可发生曲霉或马尔尼非青霉菌败血症。

（5）其他细菌：单核细胞增多性李斯特菌、聚团肠杆菌及腐生葡萄球菌等致病力低的细菌所致败血症也有报道。在艾滋病或免疫抑制剂长期使用时，偶可发生分枝杆菌败血症。

病原菌从不同途径进入血液循环后是否引起败血症，取决于人体的免疫功能和细菌种类、数量及其毒力等多种因素。

（1）人体因素：机体免疫功能缺陷或下降是败血症的重要诱因。健康者病原菌入侵血流后，常表现为短暂菌血症，细菌可被防御系统迅速消灭，不出现明显症状。当防御功能缺陷或降低时，包括局部或全身屏障功能丧失等均易诱发败血症。皮肤外伤、黏膜屏障结构破坏是革兰阳性细菌败血症的主要诱因。

（2）病原菌因素：革兰阳性菌生长过程中可分泌针对机体靶细胞毒性作用的蛋白质，如外毒素。

病原菌毒素可引起全身组织和细胞变性，出现水肿、脂肪变性和坏死。毛细血管损伤造成皮肤和黏膜淤点、淤斑及皮疹。细菌随血流至全身引起的迁徙性脓肿，多见于肺、肝、肾、脾、骨及皮下组织等。可并发心内膜炎、脑膜炎、骨髓炎等。单核吞噬细胞增生活跃，肝、脾均可增大。

知识点5：败血症的临床表现　　　　　　　　副高：熟练掌握　　正高：熟练掌握

（1）毒血症状：常有寒战，高热，多为弛张热或间歇热型，少数为稽留热、不规则热或双峰热，伴全身不适、头痛、肌肉及关节疼痛、软弱无力，脉搏、呼吸加快。可有恶心、呕吐、腹胀、腹痛、腹泻等胃肠道症状。严重败血症可出现中毒性脑病、中毒性心肌炎、肠麻痹、感染性休克及DIC等。

（2）皮疹：以淤点最常见，多分布于躯干、四肢、口腔黏膜及眼结膜等处，数量少。也可为荨麻疹、猩红热样皮疹、脓疱疹、烫伤样皮疹、淤斑等，淤斑可融合成片，以球菌所致多见。坏死性麻疹可见于铜绿假单胞菌败血症。

（3）关节损害：多见于革兰阳性球菌和产碱杆菌败血症，主要表现为膝关节等大关节红肿、疼痛、活动受限，少数有关节腔积液或积脓。

（4）肝脾大：常仅为轻度大，并发中毒性肝炎或肝脓肿时肝脏可显著增大，伴压痛，也可伴黄疸。

（5）原发病灶：常见的原发病灶为毛囊炎、痈或脓肿等，皮肤烧伤，压疮，呼吸道、泌尿道、胆管、消化道、生殖系统感染，开放性创伤感染等。

（6）迁徙性病灶：多见于病程较长的革兰阳性球菌和厌氧菌败血症。自第2周起，可不断出现转移性脓肿。常见转移性病灶有皮下（腰背、四肢的皮下及深部软组织）脓肿、肺脓肿、骨髓炎、关节炎及心包炎等。少数可发生急性或亚急性感染性心内膜炎。

知识点6：败血症的实验室检查　　　　　　　副高：熟练掌握　　正高：熟练掌握

（1）一般检查：血白细胞增多，多为（10~30）×10^9/L，中性粒细胞增多，可有明显核左移及细胞内中毒颗粒。免疫反应差及少数革兰阴性菌败血症白细胞数可正常或减少，但中性粒细胞数增多。并发DIC时血小板减少。病程长者可有贫血。尿中可见蛋白或少量管型。

（2）病原学检查

1）血培养：在抗菌药物应用前、寒战、高热时采血，不同部位采血，多次送检、每次采血量5~10ml，可以提高培养阳性率。尽可能同时做需氧菌、厌氧菌和真菌培养。已用抗菌药物者宜在培养基中加入硫酸镁、β-内酰胺酶或对氨苯甲酸等，以破坏某些抗菌药物，或采用血块培养法。

2）骨髓培养：骨髓中细菌较多，受抗菌药物影响较小，骨髓培养阳性率高于血培养。因此，可以骨髓培养代替血培养或血培养加骨髓培养以提高阳性率。

3）体液培养：脓液、胸腔积液、腹水、脑脊液或淤点挤液涂片或培养也有检出病原菌的机会。

（3）其他检查：血清降钙素原（PCT）测定对败血症早期诊断有参考意义。鲎试验（LLT）阳性可提示血清中存在内毒素，有助于革兰阴性杆菌败血症的诊断。病程中出现心、肝、肾等器官损害以及感染性休克、DIC时应做相关检查。骨髓炎或化脓性关节炎多在发病

2周后进行X线检查可发现相应病变。

知识点7：败血症的并发症　　　　　　　副高：熟练掌握　正高：熟练掌握

　　败血症可并发肾功能衰竭、中毒性心肌炎、中毒性脑病、肝脏损害、肠麻痹或ARDS。革兰阳性细菌败血症可并发多处脓肿及化脓性脑膜炎、心包炎、心内膜炎等。革兰阴性杆菌败血症可并发感染性休克及DIC。

知识点8：败血症的诊断　　　　　　　　副高：熟练掌握　正高：熟练掌握

　　急性高热患者白细胞及中性粒细胞明显增多，不限于某一系统感染时应考虑败血症。新近出现的皮肤、黏膜感染或创伤，有挤压疮疖史，局部症状加重伴高热、寒战及全身中毒症状者；或尿路、胆管、呼吸道感染及局部感染，经有效抗菌药物治疗不能控制者；或急性高热、寒战，而化脓性关节炎、骨髓炎、软组织脓肿、皮肤脓点疑为迁徙病灶者；或有严重基础疾病、静脉或动脉放置器械或导管而出现发热（$T > 38℃$）或低体温，低血压（收缩压$< 90mmHg$）或少尿（$< 20ml/h$），原有疾病或其他原因不能解释者，均应疑诊败血症。血培养和/或骨髓培养阳性是确诊的依据。

知识点9：败血症的鉴别诊断　　　　　　副高：熟练掌握　正高：熟练掌握

　　（1）成人Still病：为变态反应性疾病。主要表现是发热、皮疹、关节痛、咽痛、淋巴结及肝脾增大，白细胞计数和中性粒细胞增多，极易与败血症混淆。与败血症不同：①高热，病程可达数周或数月，但无明显毒血症状，且可有缓解期；②皮疹短暂，反复出现；③多次血及骨髓培养均无细菌生长；④抗菌药物正规治疗无效，而肾上腺皮质激素或非甾体类药物，如吲哚美辛（消炎痛）可使症状缓解。

　　（2）伤寒：发热、脾大、白细胞计数不高等，与某些革兰阴性杆菌败血症相似。但伤寒多无寒战，常有相对缓脉、反应迟钝、表情淡漠、嗜酸性粒细胞减少等。确诊有待于病原菌分离。

　　（3）粟粒型结核病：败血症伴明显呼吸道症状时，应与粟粒型结核相鉴别。粟粒型结核病常有结核病史或家族史，毒血症状不重，高热不规则、盗汗、潮热、咳嗽等。X线胸片可见均匀分布的粟粒状病灶，但早期常阴性，重复摄X线胸片可获阳性结果。

知识点10：败血症的治疗　　　　　　　　副高：熟练掌握　正高：熟练掌握

　　（1）病原治疗原则：败血症病原治疗应个体化，重视药代动力学、药效学，以确保安全有效。根据药物敏感试验选择抗菌药物。在未获得病原学资料前可行经验性抗菌治疗，严重病例采用降阶梯治疗。

　　经验性治疗是根据患者年龄、原发疾病性质、免疫状态、可能的入侵途径等推测病原菌选用抗菌药物。原发感染在肺部多为肺炎链球菌或流感杆菌等所致，可选用青霉素或半合成青霉素或第一代头孢菌素等；原发感染在膈肌以下多为革兰阴性细菌所致，可选用第三代头孢菌素等β-内酰胺类（或加氨基苷类）抗菌药物；免疫力低下者败血症多为革兰阴性细菌所致，可采用第三代头孢菌素或广谱碳青霉烯类抗生素治疗。

降阶梯治疗适用于危及生命的严重病例，以迅速控制病原菌对细菌学未明的严重败血症应经验性应用疗效好的抗菌药物，获得致病菌后根据药物敏感试验调整方案，或临床症状改善后改用窄谱抗菌药物。

（2）革兰阳性球菌败血症的治疗：①社区获得革兰阳性菌败血症多为不产青霉素酶的金葡菌或A组溶血性链球菌所致，可选用普通青霉素或半合成青霉素苯唑西林等，或第一代头孢菌素如头孢噻吩或头孢唑林；②医院感染葡萄球菌败血症90%以上为MRSA所致，多数凝固酶阴性葡萄球菌呈多重耐药性，因此金葡菌败血症可选用多肽类抗菌药物如万古霉素或替考拉宁，或噁唑烷酮类药物利奈唑胺，或与利福霉素类抗菌药物利福平联合应用；③B组溶血性链球菌败血症宜选用第一代头孢菌素，或与氨基糖苷类抗菌药物联合；④肠球菌败血症可用半合成青霉素类氨苄西林联合氨基糖苷类，或多肽类万古霉素，或半合成青霉素类与链阳菌素联合。

（3）革兰阴性细菌败血症：多数革兰阴性菌耐药性突出，应以第三代头孢菌素为主，或与氨基糖苷类联合治疗，参考方案：①铜绿假单胞菌败血症可用第三代头孢菌素类如头孢哌酮或头孢他啶，或碳青霉烯类药物如亚胺培南/西司他丁或美罗培南或比阿培南，或氟喹诺酮类药物环丙沙星等；②大肠埃希菌、克雷伯菌、肠杆菌败血症可用第三代头孢菌素类如头孢噻肟、头孢曲松或第四代头孢菌素如头孢吡肟；③不动杆菌败血症可选用氨基糖苷类如阿米卡星加第三代头孢菌素类，或酶抑制剂如氨苄西林/舒巴坦加氨基糖苷类如妥布霉素，或头孢哌酮/舒巴坦或多肽类药物如多黏菌素。"超级细菌"即产金属β-内酰胺酶-1（NDM-1）细菌败血症可用米诺环素衍生物如替加环素，或多肽类药物多黏菌素，或磷霉素类联合氨基糖苷类如异帕米星或阿贝卡星等。

（4）真菌败血症：可选用三唑类如氟康唑（FCZ）、伊曲康唑（ICZ）、伏立康唑，或多烯类如两性霉素B，或棘白菌素类如卡泊芬净等。两性霉素B抗真菌作用强，但毒性反应大，必要时可用两性霉素脂质体。

（5）厌氧菌败血症：可用化学合成类药物如替硝唑或奥硝唑。半合成头霉素类头孢西丁、头孢替坦及碳青霉烯类药物亚胺培南对常见脆弱杆菌属均敏感。因需氧菌常与兼性厌氧菌混合感染，故应同时对需氧菌进行有效抗菌治疗。

（6）抗菌药物的剂量与疗程：败血症用抗菌药物的剂量（按体重或体表面积计算）可达治疗量的高限。疗程为2周左右，如有原发或转移性感染病灶者适当延长，一般用至体温正常及感染症状、体征消失后5～10天。合并感染性心内膜炎者疗程为4～6周。

（7）祛除感染病灶：脓肿应切开引脓，胸腔、腹腔或心包腔等脓液应酌情穿刺抽脓，或手术引流。胆管或泌尿道梗阻者应手术治疗。导管相关性败血症，应及早去除或更换导管等。

（8）其他治疗：酌情物理降温。感染性休克者扩容、纠酸、血管活性药物或肾上腺皮质激素治疗。维护心、脑、肾、肺等重要器官功能。补充多种维生素。维持水、电解质、酸碱、能量和氮平衡。严重败血症酌情输入新鲜血浆、血或白蛋白等。医院感染败血症应积极治疗原发基础病，器官移植后或免疫抑制者败血症应酌情减量或停用免疫抑制剂。抗内毒素抗体、抗TNF-α单克隆抗体、血清免疫球蛋白以及血浆交换等疗效均有待进一步评价。

第四节 破 伤 风

知识点1: 破伤风的概念	副高: 熟练掌握 正高: 熟练掌握

破伤风是由破伤风杆菌在感染伤口中繁殖产生外毒素引起的神经系统中毒性疾病。其主要临床表现为牙关紧闭、局部或全部骨骼肌呈强直性和阵发性痉挛。

知识点2: 破伤风的病原学	副高: 熟练掌握 正高: 熟练掌握

破伤风杆菌属梭菌属，广泛分布于自然界。菌体长$2\sim3\mu m$，宽$0.5\mu m$，呈细长杆状，培养24小时几乎所有菌体都产生芽胞。培养早期革兰染色阳性，24小时后往往变成阴性，芽胞不着色，无荚膜，大部分有鞭毛，能运动。

破伤风杆菌严格厌氧，可在普通琼脂平板上成长，在血琼脂上产生溶血环。最适宜的生长温度为$35\sim37℃$，最适pH为$7.0\sim7.5$，过酸或过碱均不发育。

本菌对活组织、淋巴、血液无侵袭力，但可产生溶血素和痉挛毒素两种毒素，并引起发病。

繁殖体与一般细菌抵抗力无太大差别，一般方法即可杀灭。芽胞抵抗力极强，可耐煮沸$15\sim90$分钟，120℃高压蒸气10分钟，在2%过氧化氢中可生存24小时，阳光照射下可生存18天以上，在阴暗处，特别在泥土中可生存多年。

知识点3: 破伤风的流行病学	副高: 熟练掌握 正高: 熟练掌握

破伤风杆菌的分布极其广泛，家畜的粪便中含有大量的破伤风杆菌，人类粪便中亦可带菌。细菌的芽胞广泛存在于土壤表层、污泥和尘埃中，可经各种创伤的伤口进入人体；新生儿可因脐带处理不当而感染；孕妇可在不洁的人工流产或分娩过程中被感染。人群普遍易感，但儿童、青少年、工人、农民及士兵等因发生外伤机会多，故患病者较多。男性感染机会较女性多。患破伤风后能产生一定免疫力，但不持久，可再次感染。

知识点4: 破伤风的临床表现	副高: 熟练掌握 正高: 熟练掌握

本病潜伏期因伤口部位、感染情况及患者免疫状态而异，短者$1\sim2$天，长者可达数月，一般为$7\sim14$天。新生儿破伤风的潜伏期为$5\sim7$天。曾接受过破伤风类毒素或抗毒素预防者潜伏期较长，病情也较轻。

起病急缓不一，早期可有全身不适、头痛、肢痛和咀嚼不便等，$1\sim2$天后可出现肌肉强直和痉挛。肌肉强直最先累及咀嚼肌和颈肌，表现为牙关紧闭、张口困难和颈项强直；以后迅速波及躯干和四肢，表现为腹肌强硬如板状，脊柱后屈呈角弓反张。面部肌肉强直呈现特征性的苦笑面容，即口角向外上方牵引，双眉上举，前额出现皱纹。咽肌和胸肌强直可引起吞咽困难、饮水呛咳、胸廓呼吸动度减低等。肛门和膀胱括约肌强直可导致顽固性便秘和尿潴留。肌肉痉挛系阵发性，全身肌肉均可受累。痉挛可以自发，也可因外界声响、咳嗽、强光或触动等刺激诱发。痉挛发作时常伴有剧烈疼痛，患者十分惊恐和痛苦，可持续数秒至数分钟，发作后大汗淋漓。痉挛发作的间隔时间长短不一，轻者每日发作数次，重者可频繁发作不止。在痉挛发作间歇期，全身肌肉仍保持一定程度的紧张强直是其特征之一。严重的痉挛发作可伴有喉梗阻、呼吸困难、窒息、全身剧烈抽搐或心力衰竭等。

新生儿破伤风最初表现为吮乳困难，常于起病48小时内出现全身肌肉持续性强直和阵发性痉挛，多见角弓反张和呼吸困难，易发生窒息而死亡。

除重症外，患者神志始终清楚，体温正常或仅有低热。大多数患者经10天左右的积极治疗病情逐渐好转，痉挛发作次数减少，肌肉强直程度减轻，张口困难最后消失。

知识点5：破伤风的临床分型　　　　　副高：熟练掌握　正高：熟练掌握

根据潜伏期的长短和患者的病情轻重，可分为3型。

（1）轻型：潜伏期在10天以上，症状于4～7天内逐渐发展，每日肌肉痉挛发作<3次。牙关紧闭和颈肌强直均较轻，无吞咽困难。

（2）中型：潜伏期为7～10天，症状于3～6天发展至高峰，有明显牙关紧闭、吞咽困难，每日全身肌肉痉挛发作>3次，无呼吸困难。

（3）重型：潜伏期<7天，症状在3天内达高峰，有全身肌肉持续性强直伴频繁发作的全身肌肉痉挛，牙关紧闭、角弓反张、呼吸困难或窒息，还可有高热、大汗、心动过速、血压升高、肢端发凉等表现。

知识点6：破伤风的诊断　　　　　　　副高：熟练掌握　正高：熟练掌握

（1）病史：详细询问近期有无创伤史，特别是深刺伤，受伤后曾否用过尘灰、泥土或不洁物品涂敷伤口；孕妇是否有不洁人工流产或分娩史；新生儿是否为旧法接生，或用未消毒或未经严格消毒的器具断脐等。

（2）临床表现：如有牙关紧闭、张口困难、苦笑面容、颈肌强直、阵发性肌肉痉挛、咽喉肌痉挛、吞咽困难及呼吸困难等，即可作出临床诊断。

（3）实验室检查：白细胞总数正常或稍增多，中性粒细胞增多。脑脊液细胞数一般正常，蛋白量稍增多。取创伤组织内的分泌物做厌氧菌培养，可培养出破伤风杆菌；将分泌物接种于小白鼠或豚鼠，12～24小时内若出现破伤风症状，亦可确定诊断。

知识点7：破伤风的一般治疗　　　　　副高：熟练掌握　正高：熟练掌握

患者宜住单人病室并有专人护理，密切观察和记录病情变化。病室应保持安静、温暖，避免各种刺激，如声响、阵风、强光和不必要的检查。各种护理和治疗应简化集中，操作需轻柔。保持患者呼吸道通畅，及时清除口鼻分泌物，注意口腔清洁，按时翻身，预防吸入性肺炎。对痉挛发作频繁者，口内应放置牙垫以免舌咬伤，并防止患者坠床。轻症患者可给予高热流质或半流质饮食，痉挛发作较频者需暂禁饮食，从静脉补充水分、电解质和葡萄糖。痉挛发作减少后仍不能进食者，在应用镇静剂后可置鼻饲管补充营养。

知识点8：破伤风的对症治疗	副高：熟练掌握　正高：熟练掌握

（1）镇静剂和肌肉松弛剂

1）镇静剂：氯丙嗪和苯巴比妥常用。氯丙嗪用量成人每次25～50mg，儿童每次1mg/kg，肌注或静脉滴注，每日3～4次。苯巴比妥钠可与氯丙嗪同时或交替使用。用量为成人每次0.1～0.2g，儿童每次4～6mg/kg，肌注，每8～12小时1次。痉挛严重者，可临时加用10%水合氯醛或5%副醛，水合氯醛用量为成人10～20ml，儿童1毫升/岁，口服或保留灌肠；副醛用量为成人9～5ml，儿童0.1ml/kg，肌注或保留灌肠。若应用上述药物仍不能控制痉挛发作，可用异戊巴比妥钠，成人0.2～0.3g，儿童5mg/kg，加入葡萄糖溶液40ml中静脉缓慢注射，待痉挛控制后即停止注射，避免药物过量抑制呼吸。

2）肌肉松弛剂：有中枢性和周围性两类。中枢性肌肉松弛剂以地西泮和甲丙氨酯（眠尔通）最为常用。轻型患者地西泮用量为成人10mg，儿童0.3～0.5mg/kg，每4～6小时1次，肌注或静脉缓慢注入；中型和重型患者，成人每日剂量可增至100～200mg，儿童2～4mg/kg，分次静脉缓注或滴注。眠尔通用量为成人每次400mg，5岁以上儿童为200～400mg，2～5岁100～200mg，2岁以下为50～100mg，每3～4小时1次，肌注或静脉给药。周围性肌肉松弛剂包括筒箭毒碱和司可林，因其可抑制自主呼吸，故必须同时应用人工正压呼吸器控制呼吸，并由专职人员操作。

（2）气管切开：对频繁发作喉痉挛、呼吸肌持续痉挛、口咽部和呼吸道分泌物不能咳出或吸出者，应及早行气管切开术，并酌情予以吸痰、给氧或气管内应用抗菌药物等。

（3）其他：重型伴有高热者，可酌情使用肾上腺皮质激素，如氢化可的松100～200mg静脉滴注。对伴有心动过速、心律紊乱、多汗者，可给予β受体阻滞剂普萘洛尔等。频发痉挛伴有颅内高压者，可用脱水剂20%甘露醇或25%山梨醇250ml，静脉快速滴注，每6～8小时1次。对合并呼吸道感染者，宜用抗生素行全身和局部治疗。

知识点9：破伤风的病因治疗	副高：熟练掌握　正高：熟练掌握

（1）破伤风抗毒素或免疫球蛋白：二者均能中和游离的破伤风杆菌外毒素，但对已与神经组织结合的毒素无中和作用，故应尽早使用。破伤风抗毒素为马血清制剂，注射前须先做皮肤试验。皮试阴性者，不论其年龄、体重或伤口大小，均给予破伤风抗毒素1万～3万U，肌注或部分静脉滴注。人体抗破伤风免疫球蛋白可代替破伤风抗毒素，且疗效较好，不需做皮肤过敏试验。用量为3000～1万U，新生儿为500U，一次深部肌内注射。

（2）抗生素：为杀灭伤口内可能存在的破伤风杆菌，使其不再继续产生外毒素，可给予青霉素160万～320万U/d，分次肌注或静滴，对青霉素过敏者，可用红霉素或四环素。

知识点10：破伤风的伤口处理　　　　　　　　　　副高：熟练掌握　　正高：熟练掌握

宜在镇静剂、肌肉松弛剂、抗毒素或免疫球蛋白等应用后1～2小时进行。伤口深者可在其周围用1万～2万U抗毒素作封闭注射后再行扩创。伤口内的一切坏死组织、异物、碎骨等均须彻底清除，术后用3%过氧化氢局部湿敷，伤口不可缝合或包扎。对耳源性破伤风患者，用3%过氧化氢清洗伤口后，再滴入抗生素溶液。对产道破伤风患者，阴道内应滴注1∶4000高锰酸钾溶液，加强引流，也可酌情局部应用抗生素。新生儿破伤风若脐部仍有感染迹象，宜先用1∶4000高锰酸钾溶液清洗，然后涂1%甲紫。

知识点11：破伤风的预防　　　　　　　　　　　　副高：熟练掌握　　正高：熟练掌握

大力开展卫生宣传教育，加强劳动防护，避免工伤事故。各种外伤伤口必须仔细处理，表浅创伤可用冷开水或无菌生理盐水冲洗干净后，涂以碘酒消毒。创伤较深且污染较重者应及时进行扩创，清除异物及坏死组织，禁用污物涂敷。坚持采用科学的新方法接生，严格执行无菌操作，杜绝新生儿破伤风。

（1）被动免疫：凡未经自动免疫的受伤者，特别是伤口深且污染泥土或异物者，必须于伤后24小时内给予破伤风抗毒素，皮肤试验阴性后，1次肌内注射1500～3000U。伤口深大、污染严重者，可增加至5000～1万U，或肌内注射人体抗破伤风免疫球蛋白250U，严重者肌注500～1000U。新生儿脐带若未按无菌操作处理，应及早剪除其残留的远端，重新结扎处理后肌注破伤风抗毒素3000U或人体抗破伤风免疫球蛋白250U。

（2）自动免疫：婴儿自出生后3个月开始接受破伤风自动免疫。国内采用百日咳、白喉、破伤风三联制剂，每次1ml皮下或肌内注射，共3次，每次间隔4～6周。第2年加强注射1次，以后每4～5年给予加强量1次，每次均为0.5ml。

对未接受过破伤风预防接种而又易于受伤的工人、农民、学生和士兵等，可采用磷酸铝吸附精制破伤风类毒素，初次接种深部皮下注射2次，每次0.5ml，间隔4～8周，6个月至1年间加强注射1次，以后每5～10年加强注射1次，每次均为0.5ml。曾接受过破伤风自动免疫者，在受伤后可再给吸附精制破伤风类毒素0.5ml肌注，无需使用破伤风抗毒素。

第五节　流行性脑脊髓膜炎

知识点1：流行性脑脊髓膜炎的概念　　　　　　　副高：熟练掌握　　正高：熟练掌握

流行性脑脊髓膜炎简称流脑，为世界性的流行病，是由脑膜炎奈瑟菌（Nm）引起的急性化脓性脑膜炎。其主要临床表现是突发高热、剧烈头痛、频繁呕吐，皮肤黏膜淤点、淤斑及脑膜刺激征，严重者可有败血症休克和脑实质损害，常可危及生命。部分患者暴发起病，可迅速致死。

脑膜炎奈瑟菌（Nm），又称脑膜炎球菌，属奈瑟菌属。为革兰阴性双球菌，菌体呈肾形或豆形，直径$0.6 \sim 0.8\mu m$，凹面相对成双排列，亦可四个菌相联。有荚膜、无芽胞，不活动。该菌仅存在于人体，可在带菌者鼻咽部及患者血液、脑脊液、皮肤淤点中发现。在脑脊液及淤点涂片中，该菌多见于中性粒细胞内，仅少数在细胞外。

本菌为专性需氧菌，营养要求高，在普通培养基上不能生长，常用巧克力色血琼脂平板，在$5\% \sim 10\% CO_2$、pH $7.4 \sim 7.6$下最易生长。

本菌体外生活力及抵抗力均很弱，对干燥、寒冷、湿热和常用消毒剂均很敏感，温度低于30℃或高于50℃时皆易死亡。

本菌按其表面特异性多糖抗原不同可分为A、B、C、D、E、X、Y、Z、W135、H、I、K、L 13个群，此外，还发现一些尚未肯定的新群。还可根据外膜蛋白抗原差异分为20多个血清型，其中以A、B、C三群最常见，占90%以上。在常见菌群中，C群致病力最强，B群次之，Y群最弱。不同时期不同地区流行菌株各异，近30年来中国流行菌株一直是A群，占90%以上，B及C群为散发菌株，但近年来发现某些地区B群流行有上升之势。了解菌群变迁规律，有助于流行病学调查、菌苗制备及筛选有效药物。

Nm对磺胺类药物耐药的菌株不断增多，目前在我国大约30%的菌株耐药；对青霉素、氨苄青霉素、红霉素及氯霉素均敏感；对头孢菌素中度敏感。1983年以后发现青霉素对Nm菌株的最低抑菌浓度（MIC）有所升高，是遗传转化引起Nm的PenA基因变异，对青霉素结合蛋白2的亲和力被降低的缘故。

（1）传染源：带菌者和流脑患者是本病的传染源。患者在潜伏期末期和急性期均有传染性，传染期多不超过发病后10天，且治疗后细菌很快消失，故患者作为传染源的意义远不如带菌者重要。

（2）传播途径：经呼吸道传播，病原菌主要是通过咳嗽、喷嚏等经飞沫直接从空气中由呼吸道传播。病原菌在外界生活力极弱，故很少间接传播。但密切接触，如同睡、怀抱、喂奶、接吻等，对2岁以下婴幼儿传染本病有重要意义。

（3）人群易感性：人群普遍易感，6个月以内的婴儿可自母体获得免疫而很少发病；成人则已在多次流行过程中经隐性感染而获得免疫，故儿童发病率高，以5岁以下儿童尤其是6个月至2岁的婴幼儿发病率最高。在流行年其患者群可向高年龄组移动。人感染后可产生持久免疫力；各群间有交叉免疫，但不持久。隐性感染率高，据统计易感人群感染后，60%～70%为无症状带菌者，约30%为上呼吸道感染型和出血点型，仅约1%为典型流脑表现。

（4）流行特征：全年均可发生，但有明显季节性，多发生在11月至次年5月，3、4月为高峰期。人感染后可产生特异性免疫，但随着人群免疫力下降及新易感者逐渐增加，使其呈周期性流行，一般每3～5年小流行，7～10年大流行。但由于在易感者中普遍进行预防接种，可打破此周期性流行。国内流脑患者减少，20世纪自90年代以来非洲国家及蒙古发生流脑流行，发病率高达（80～395）/10万。

知识点4：流行性脑脊髓膜炎的发病机制　　　　副高：熟练掌握　正高：熟练掌握

病原菌自鼻咽部侵入人体，脑膜炎球菌的不同菌株的侵袭力不同。最终是否发病以及病情的轻重取决于细菌和宿主间的相互作用。

细菌释放的内毒素是其致病的重要因素。内毒素引起全身的施瓦茨曼反应，激活补体，血清炎症介质明显增加，产生循环障碍和休克。脑膜炎球菌内毒素较其他内毒素更易激活凝血系统，因此，在休克早期便出现弥散性血管内凝血（DIC）及继发性纤溶亢进，进一步加重微循环障碍、出血和休克，最终造成多器官功能障碍。

细菌侵犯脑膜，进入脑脊液，释放内毒素等引起脑膜和脊髓膜化脓性炎症及颅压升高，出现惊厥、昏迷等症状。严重脑水肿时形成脑疝，可迅速致死。

知识点5：流行性脑脊髓膜炎的病理解剖　　　　副高：熟练掌握　正高：熟练掌握

败血症期主要病变是血管内皮损害，血管壁炎症、坏死和血栓形成，血管周围出血。皮肤黏膜局灶性出血，肺、心、胃肠道及肾上腺皮质亦可有广泛出血，也常见心肌炎和肺水肿。脑膜炎期主要病变部位在软脑膜和蛛网膜，表现为血管充血、出血、炎症和水肿；大量纤维蛋白、中性粒细胞及血浆外渗，引起脑脊液混浊。颅底部由于化脓性炎症的直接侵袭和炎症后粘连引起脑神经损害。暴发型脑膜脑炎病变主要在脑实质，引起脑组织坏死、充血、出血及水肿。

知识点6：流行性脑脊髓膜炎的临床分期　　　　副高：熟练掌握　正高：熟练掌握

潜伏期一般为1～2天，最短1天，最长7天。按病情可分为以下几期：

（1）上呼吸道感染期：鼻炎、咽炎或鼻咽炎，极少数患儿以结膜炎为主要体征。

（2）败血症期：起病急，突发高热、恶心、呕吐，头痛及全身痛，惊厥，精神极度萎靡，面色苍白或发绀，四肢厥冷，脉搏细数，70%以上患儿皮肤黏膜出现出血点并呈红色针尖大小，迅速增多，扩大，互相融合成片，常见于肩、肘、臀等皮肤受压部位和口腔黏膜或眼结膜。病重时出血点可在数小时遍布全身，并融合成大片淤斑，其中央呈紫黑色坏死。

（3）脑膜炎期：多数患儿发病24小时左右即出现颈项强直，克氏征和布氏征等脑膜刺激征，剧烈头痛、频繁呕吐、烦躁不安或嗜睡，重者昏迷。此期仍有高热和出血点，脑脊液呈典型的化脓性改变。由Nm引起的混合性败血症－脑膜脑炎较单纯性脑膜脑炎更常见，临床既表现为败血症症状，又表现为脑膜脑炎症状。

（4）恢复期：经治疗体温下降至正常，意识及精神状态改善。由免疫复合物反应所引起的一些临床表现。多见于病后7～14天，以关节炎较明显，多侵犯膝、腕、肘或踝关节，可同时出现发热，亦可伴有心包炎。

知识点7：流行性脑脊髓膜炎的临床分型　　　副高：熟练掌握　正高：熟练掌握

流脑患者病情轻重程度明显不同，临床症状各异，分为以下几种临床类型：

（1）普通型：约占发病者的90%。起病急、寒战、高热、头痛、全身痛和呕吐，皮肤黏膜出现出血点，脑膜刺激征阳性。婴幼儿表现多不典型，常表现为烦躁、啼哭不安、惊厥、拒食、前囟隆起，无颈项强直。

（2）暴发型：少数患儿发病更急剧，病情变化迅速，病势险恶，病死率高。可分为以下3个型。

1）休克型：严重中毒症状，急起寒战、高热、头痛、惊厥、面色苍白、唇周与肢端轻度发绀、皮肤发花、四肢厥冷、脉搏细数、呼吸急促。若抢救不及时，病情可急速恶化，出现重症休克，周围循环衰竭症状加重，血压显著下降，甚至测不出；尿量减少，甚至出现无尿；神志不清；淤点迅速增多，且可融合成片。但应注意有的患儿休克严重，但淤点或淤斑不多，常无脑膜刺激征，脑脊液亦无显著异常且大多澄清。

2）脑膜脑炎型：出现一系列颅压增高症状，病情变化快，突出表现为剧烈头痛、烦躁不安、频繁呕吐、惊厥、肌张力增强、四肢强直，重者角弓反张、神志恍惚、急速转入昏迷、面色苍白、血压升高、瞳孔改变、呼吸变慢，甚至会出现中枢性呼吸衰竭症状。部分患者可发生脑疝。

3）混合型：可先后或同时出现休克型和脑膜脑炎型的症状。

（3）慢性型：临床不多见，成人患者较多，病程可迁延数周甚至数月之久。常表现为间歇性发冷、发热，每次发热历时12小时后缓解，相隔1～4天再次发作。每次发作后常成批出现皮疹，以红色斑丘疹最为常见，常伴有关节痛、脾大、血液白细胞增多，血液培养Nm可为阳性。

（4）轻型：多见于流脑流行后期，病变轻微，临床表现为低热、轻微头痛及咽痛等上呼吸道症状，可见少数出血点，脑脊液多无明显变化，咽拭子培养可有脑膜炎奈瑟菌生长。

知识点8：流行性脑脊髓膜炎的实验室检查　　　副高：熟练掌握　正高：熟练掌握

（1）血象：白细胞总数明显增加，一般在（10～20）×10^9/L以上，中性粒细胞数升高在80%～90%以上。并发DIC者血小板减少。

（2）脑脊液检查：脑脊液检查是确诊的重要方法。病初或休克型患者，脑脊液多无改变，应在12～24小时后复查。典型的脑膜炎期，压力增高，外观呈浑浊米汤样甚或脓样；白细胞数明显增高至1000×10^6/L以上，以中性粒细胞为主；糖及氯化物明显减少，蛋白含量升高。须强调的是，临床表现为脑膜炎的患者应在影像学检查之前进行脑脊液检查。

（3）细菌学检查：细菌学检查是确诊的重要手段。应注意标本及时送检、保暖、及时检查。

1）涂片：皮肤淤点处的组织液或离心沉淀后的脑脊液做涂片染色。阳性率为60%～80%。淤点涂片简便易行，应用抗生素早期亦可获得阳性结果，是早期诊断的重要方法。

2）细菌培养：取淤斑组织液、血或脑脊液进行培养。应在使用抗菌药物前收集标本。如有脑膜炎奈瑟菌生长，应做药物敏感性试验。

（4）血清免疫学检查：常用对流免疫电泳法、乳胶凝集试验、反向间接血凝试验、ELISA法等进行脑膜炎奈瑟菌抗原检测，主要用于早期诊断，阳性率>90%。

（5）其他：脑膜炎奈瑟菌的DNA特异性片段检测、鲎试验等。

知识点9：流行性脑脊髓膜炎的并发症及后遗症　　副高：熟练掌握　　正高：熟练掌握

早期抗菌药物治疗，并发症及后遗症有中耳炎、化脓性关节炎、心内膜炎、心包炎、肺炎、脑积水、硬脑膜下积液、肢端坏死、眼病等，也可有瘫痪、癫痫和精神障碍等，均已极少见。

知识点10：流行性脑脊髓膜炎的诊断　　副高：熟练掌握　　正高：熟练掌握

（1）疑似病例：冬春季节突发高热、头痛、呕吐、颈强、烦躁、惊叫、抽搐；白细胞总数和中性粒细胞增多或脑脊液呈化脓性改变。

（2）确诊病例

1）与流脑患者有密切接触史。

2）皮肤黏膜有出血点或淤斑，或脑膜刺激征阳性，婴儿前囟隆起，但无其他呼吸道感染病史和化脓病史。

3）脑脊液、血或皮肤出血点细菌培养脑膜炎奈瑟菌阳性或涂片检到革兰阴性双球菌。

4）恢复期血清抗流脑菌群特异抗体效价较急性期呈4倍或以上升高。

5）脑脊液或血液或尿液中流脑特异抗原阳性。

临床诊断：疑似病例加2），参考1）；实验确诊：疑似病例加3）或4）或5）。

知识点11：流行性脑脊髓膜炎的鉴别诊断　　副高：熟练掌握　　正高：熟练掌握

（1）其他细菌引起的化脓性脑膜炎、败血症或感染性休克：①肺炎链球菌感染：多见于成年人，大多继发于肺炎、中耳炎和颅脑外伤；②流感嗜血杆菌感染：多见于婴幼儿；③金黄色葡萄球菌引起者多继发于皮肤感染；④铜绿假单胞菌脑膜炎常继发于腰穿、麻醉、造影或手术后；⑤革兰阴性杆菌感染易发生于颅脑手术后。此外，上述细菌感染均无明显季节性，以散发为主，无皮肤淤点、淤斑。确诊有赖于细菌学检查。

（2）结核性脑膜炎：多有结核病史或密切接触史，起病缓慢，病程较长，有低热、盗汗、消瘦等症状，神经系统症状出现晚，无淤点、淤斑，脑脊液以单核细胞为主，蛋白质增加，糖和氯化物减少；脑脊液涂片可检查抗酸染色阳性杆菌。

知识点12：普通型流行性脑脊髓膜炎的一般治疗　　副高：熟练掌握　　正高：熟练掌握

强调早期诊断，就地住院隔离治疗。密切监护，及时发现病情变化。保证足够液体及电解质。做好护理，保持皮肤清洁，防止淤斑破溃感染；保持呼吸道通畅，预防并发症。

一旦高度怀疑脑膜炎球菌感染，应在30分钟内给予抗菌治疗。常选用以下抗菌药物：

（1）青霉素G：至目前，青霉素对脑膜炎球菌仍是高度敏感的杀菌药物，国内偶有耐药报道。剂量成人每日800万U，每8小时1次；儿童20万～40万U/kg，分次加入5%葡萄糖液内静脉滴注，疗程5～7天。

（2）头孢菌素：通常第三代头孢菌素抗菌活性强，如头孢曲松等，对脑膜炎球菌抗菌活性强，易透过血脑屏障，且不良反应小。适用于不能用青霉素G或氯霉素的患者及青霉素耐药菌株感染患者。头孢噻肟钠剂量，成人2g，儿童50mg/kg，每6小时静脉滴注1次；头孢曲松成人2g，儿童50～100mg/kg，每12小时静脉滴注1次。疗程7天。

（3）氯霉素：对脑膜炎球菌有良好的抗菌活性，且易通过血脑屏障，脑脊液浓度为血浓度的30%～50%。剂量成人每日2～3g，儿童50mg/kg，分次加入葡萄糖液静脉滴注，症状好转后可改为口服或肌内注射，疗程5～7天。须注意其对骨髓造血功能抑制作用，故一般不首选。儿童不推荐应用。只是对不宜用磺胺和青霉素的患者，或病情危重需要用2种抗菌药物以及病原难以确定的化脓性脑膜炎才选用。目前越南和法国发现其耐药菌株。

高热时可用物理降温及应用退热药物，如有颅压升高，可用20%甘露醇1～2ml/kg脱水降颅压，每4～6小时1次，静脉快速滴入，其间可与高渗葡萄糖交替应用。

（1）尽早应用有效抗菌药物：可联合用药，用法同前。

（2）迅速纠正休克：在纠正血容量及纠正酸中毒的基础上，如休克仍无明显好转，应选用血管活性药物。临床采用解痉药物，同时给予补充血容量，以防止或逆转休克。山莨菪碱每次0.3～0.5mg/kg，重者可用1mg/kg，每隔10～15分钟静脉推注1次，用至颜面潮红、四肢温暖、血压上升，减少剂量及延长注射间隔时间后逐渐停用。

（3）肾上腺皮质激素：可短期应用，减轻毒血症。稳定溶酶体，也可解痉、增强心肌收缩力及抑制血小板凝集，有利于纠正休克。可用氢化可的松，成人每日100～500mg，儿童8～10mg/kg，休克纠正即停用，一般应用不超过3天。

（4）DIC治疗：当患者皮肤淤点、淤斑不断增加，迅速融合成片，外有血小板明显减少，应及早应用肝素治疗，剂量每次0.5～1mg/kg，加入10%葡萄糖100ml内静脉滴注，4～6小时可重复1次，多数患者应用1～2次即可见效而停用。同时应输入新鲜血、血浆或纤维蛋白原、凝血酶原复合物，以补充被消耗的凝血因子。

（5）保护重要脏器功能：心率明显增快时可用强心剂。

知识点16：脑膜脑炎型流行性脑脊髓膜炎的治疗
副高：熟练掌握 正高：熟练掌握

（1）尽早应用有效抗菌药物：用法同前。

（2）减轻脑水肿及防止脑疝：为提高存活率，本型患者治疗的关键是早期发现颅压增高，及时脱水治疗，防止脑疝及呼吸衰竭。可用20%甘露醇。此外，还可用白蛋白、甘油果糖、呋塞米、激素等药物。

（3）防治呼吸衰竭：注意患者体位及吸痰，以保持呼吸道通畅。呼吸困难可予吸氧。出现脑水肿应用脱水治疗，同时可应用山梗菜碱、二甲弗林等呼吸兴奋剂。经治疗呼吸衰竭症状仍不见好转或加重，甚至可能发生呼吸停止时，应尽早气管切开及应用人工呼吸器。

知识点17：流行性脑脊髓膜炎的预防
副高：熟练掌握 正高：熟练掌握

（1）平时措施

1）在流行前期有计划地开展群众性卫生运动，清扫周围环境，注意通风换气，勤晒衣服被褥和儿童玩具，可预防传播。

2）宣传防治流脑的科普知识，增强广大群众预防流脑的意识，做到早发现、早报告、早诊断、早治疗，并使疫点得到早期处理。

3）根据流行病学监测的结果，分析发病趋势，合理地制订预防工作计划，落实菌苗预防措施。

4）现有A、C、Y和W135群Nm的CPS菌苗，在流脑散发情况下，可重点作好2岁以下儿童的基础免疫。我国主要由A群Nm引起流脑流行，近年由于C群流行，我国已开始接种A＋C群流脑多糖疫苗。

（2）发生疫情时的措施

1）核实诊断，报告疫情。

2）患者要入院隔离治疗，从发病之日起隔离不少于7天，密切接触者医学观察不少于7天。可进行咽拭子培养。

3）对症状体征相似，但未能确诊的患者一律先按流脑患者服磺胺药处理，然后进一步排除。

4）对患者密切接触者，可口服磺胺嘧啶（SD），成人4～6g/d，儿童0.18g/（kg·d），分2次服用，首剂加倍，连服3～5天，均需同时服用等量碳酸氢钠。亦可口服利福平，成人600mg/12h，儿童10mg/（kg·12h），服用2天。

5）必要时开展流脑菌苗的应急接种工作。

知识点18：流行性脑脊髓膜炎的预后　　　　　　　　副高：熟练掌握　正高：熟练掌握

　　本病普通型如及时诊断，合理治疗则预后良好，多能治愈，并发症和后遗症少见。暴发型病死率较高，其中脑膜脑炎型及混合型预后更差。小于1岁的婴幼儿及老年人预后差。如能早期诊断，及时予以综合治疗，病死率可显著下降。

第四章 螺 旋 体 病

第一节 钩端螺旋体病

知识点1：钩端螺旋体病的概念　　　　副高：熟练掌握　　正高：熟练掌握

钩端螺旋体病，简称钩体病，是由致病性钩端螺旋体引起的自然疫源性急性传染病。主要临床特征早期为钩端螺旋体败血症，中期为各脏器损害和功能障碍，后期为各种变态性反应后发症，重症患者有明显的肝、肾、中枢神经系统损害和肺弥漫性出血，危及生命。此病几乎遍及世界各大洲，尤以热带和亚热带为主。我国已有28个省、市、自治区发现本病，并以盛产水稻的中南、西南、华东等地区流行较重。

知识点2：钩端螺旋体病的病原学　　　　副高：熟练掌握　　正高：熟练掌握

钩端螺旋体菌体纤细，有12~18个螺旋，长6~20μm，宽约0.1μm，两端有钩，能作活跃的旋转式运动，具有较强的穿透力。钩体由菌体、轴丝及外膜组成。菌体呈圆柱形，由二条轴丝缠绕，由胞壁、胞质膜及胞质内容物组成。胞质内容物为核质、核糖体，为钩体代谢及分裂繁殖的部分。轴丝为钩体运动器官，亦为其支持结构。外膜位于菌体的最外层，具有较强的抗原性。外膜抗体亦为保护性抗体。钩体革兰染色阴性，镀银染色被染成黑色或褐色。

在体外适宜的条件下，如在水或湿土中，钩体可存活1~3个月。但在干燥及寒冷条件下易于死亡。对一般常用的消毒剂亦极为敏感。

钩体的抗原结构极为复杂。采用显微镜下凝集试验或凝集素吸收试验，对菌株之间进行双相抗血清交叉吸收凝集反应。经异株菌交叉吸收后，抗血清对同株菌的凝集抗体仍在原效价的10%以上时，判为不同的血清型。不同的血清型而有部分共同抗原者，合并为同一血清群。目前，国际上发现和确定有24群255型，国内有19群74型。常见的有黄疸出血群、七日热群、波摩那群、犬群、澳洲群、秋季热群、流感伤寒群、爪哇群等。我国雨水洪水型主要由波摩那群（型）引起，稻田型流行株则以黄疸出血群（型）为代表。

知识点3：钩端螺旋体病的传染源　　　　副高：熟练掌握　　正高：熟练掌握

传染源主要为野鼠和猪。黑线姬鼠为稻田型钩体病的最重要传染源，而猪主要携带波摩那群，为洪水型钩体病流行的主要传染源。自然界虽有多种动物可感染和携带钩端螺旋体，但在本病流行中的意义不大,仅为一般储存宿主。钩体患者尿中虽有钩体排出,但数量很少,迄今尚未证实人与人之间的传播,故人作为传染源的可能性很小。

知识点4:钩端螺旋体病的传播途径	副高:熟练掌握 正高:熟练掌握

钩体病传播方式为直接接触传播。人类感染除极个别来自实验室感染外,均来自接触受染动物排出到环境中的钩体所致。在秋收季节,野鼠群集田间觅食。其中病鼠将带钩体的尿液排出,污染田水和土壤,农民赤足下田劳作,钩体即可侵入手足皮肤细微破损处造成感染。在雨季和洪水季节,由猪粪便外溢广泛污染环境,人群接触疫水后,常引起感染流行。进食被鼠尿污染的食物和水,经口腔和食管黏膜也可感染。

知识点5:钩端螺旋体病的人群易感性	副高:熟练掌握 正高:熟练掌握

人群对钩体普遍易感。感染后可获较持久的同型免疫力,但不同型别间无交叉免疫。新入疫区的人易感性高,且易于发展为重型。

知识点6:钩端螺旋体病的流行特征	副高:熟练掌握 正高:熟练掌握

(1)流行形式:主要为稻田型、洪水型及雨水型。我国南方各省以稻田型为主,主要传染源是鼠类,以黑线姬鼠为主。北方各省呈洪水型暴发流行;平原低洼地也可呈雨水型,主要传染源为猪。当南方各省发生洪水型暴发流行时,猪也是主要传染源。

(2)发病季节:稻田型主要集中于春夏之交水稻收割期间,以7~9月为高峰。在双季稻区有两个高峰。洪水型发病高峰与洪水高峰一致,常在6~9月。

(3)发病年龄:青壮年发病多。20~40岁组占病例总数40%左右。疫区儿童常下河洗澡、嬉水亦易感染。性别与职业的发病情况常取决于与传染源及疫水接触的频度。农民、渔民发病率较高,畜牧业及屠宰工人常与病畜接触,亦易发病。

知识点7:钩端螺旋体病的发病机制及病理解剖	副高:熟练掌握 正高:熟练掌握

钩体经破损或正常皮肤与黏膜侵入人体后,经淋巴管或直接进入血流繁殖产生毒素,一般3~7天内形成钩体败血症。起病为3~14天,钩体进入内脏器官,使其受到不同程度损害,造成中期多个器官损伤。多数患者为单纯败血症,内脏器官损害轻,少数患者有较重的内脏损害,出现肺出血、黄疸、肾衰竭、脑膜脑炎等。起病后数天至数月为恢复期或后发症期,因免疫病理反应,可出现后发热、眼后发症和神经系统后发症等。

钩体病病情轻重与菌型和人体免疫状态有关。毒力强的钩体常引起黄疸、出血或其他严重表现;而毒力弱者很少引起黄疸与出血。但病情轻重更决定于机体的免疫状态,初入疫区患病者,病情较重;久居疫区者或接受免疫接种者,病情多较轻。同一菌型可引起不同的临床表现,不同菌型也可引起相同的临床表现。本病临床表现复杂,病情轻重不一,临床上因某一器官病变突出，而出现不同临床类型。

钩体病的病变基础是全身毛细血管感染中毒性损伤。病理解剖的特点是机体器官功能障碍的严重程度，但组织形态变化轻微。轻症者常无明显器官、组织损伤或损伤较轻，重症者则可有下列病理改变：肝脏可大，包膜下出血；肝细胞浑浊肿胀，脂肪变性、坏死；炎性细胞浸润，胆小管内胆汁淤滞；肺脏常见病变为肺弥漫性点状出血。光镜下可见肺毛细血管广泛充血，支气管腔和肺泡充满红细胞。电镜可观察毛细血管未见裂口，但血管内皮细胞间隙增宽。肺弥漫性出血的机制是非破裂性弥漫性肺毛细血管漏出性出血。钩体及其毒素作用于肺毛细血管导致肺微循环障碍，因凝血机制不正常，形成双肺弥漫性大出血。肾脏见肾肿大；肾小管上皮细胞变性坏死；间质水肿，可见单核细胞、淋巴细胞浸润和小出血，间质性肾炎是钩体病肾脏的基本病变。脑膜与脑实质有血管损伤和炎性浸润，表现为脑膜炎和脑炎。钩体血症期间，钩体容易穿过血脑屏障进入脑脊液。心脏心包膜有出血点；间质炎症和水肿；心肌坏死及肌纤维溶解。肌肉以腓肠肌病变为明显，表现为肿胀、横纹消失、出血及炎性细胞浸润。

知识点8：早期（钩体败血症期）的临床表现　　　副高：熟练掌握　正高：熟练掌握

钩端螺旋体病潜伏期7~14天，长至28天，短至2天。典型的临床经过可分为三期：早期、中期和后期。

在起病后3天内，为早期钩体败血症阶段，主要为全身感染中毒表现。急起发热，伴畏寒或寒战，体温39℃左右，多为稽留热，部分患者为弛张热。热程约7天，亦可达10天。脉搏增快。头痛明显，一般为前额部。全身肌肉酸痛，包括颈、胸、腹、腰背肌和腿肌。其中第1病日即可出现腓肠肌疼痛，轻者仅感小腿胀，轻度压痛；重者疼痛剧烈，不能行走，甚至拒按，有一定的特征性。乏力显著，特别是腿软明显，甚至不能站立和行走。发病第1天即可出现眼结膜充血，以后迅速加重，可发生结膜下出血。病后第2天出现浅表淋巴结肿大，以腹股沟淋巴结多见，其次是腋窝淋巴结群。一般为黄豆或蚕豆大，个别也可大如鸽蛋。质较软，有压痛，但无红肿和化脓。其他还可有咽部疼痛和充血，扁桃体肿大，软腭小出血点，恶心，呕吐，腹泻，肝脾轻度肿大等。

知识点9：中期（器官损伤期）钩端螺旋体病的临床表现

副高：熟练掌握　　正高：熟练掌握

起病后3~10天，为症状明显阶段，其临床表现因临床类型而异。

（1）流感伤寒型：即钩体病早期的败血症，临床症状有急起发热、头痛、肌痛、全身乏力、结膜充血、浅表淋巴结增大触痛等，酷似流行性感冒。肌肉疼痛以腓肠肌为甚，伴有明显触痛。表浅淋巴结主要为引流上下肢的腋窝及腹股沟处肿大，质软活动，伴有触痛。

（2）黄疸出血型：病初仍为一般感染中毒症状，于病程4~8天出现进行性加重的黄疸、出血倾向和肾功能损害。轻型病例以轻度黄疸为主，无明显出血倾向及肾功能损害，一般在短期内痊愈恢复。严重病例可迅速因肾功能衰竭、肝衰竭、大出血而死亡。黄疸程度与预后无直接关系。

（3）肺出血型：出血多发生于病后2～5天，病情发展快，死亡率高临床分两型，肿出血普通型、肺弥漫性出血型，后者一般经过三期：①先兆期：面色苍白、心悸、气促、脉搏快，肺部可闻及散在干性或湿性啰音，先有血痰，继而咯血；②出血期：面色极度苍白或青灰，口唇发绀，心悸加剧，烦躁不安，心率加快，双肺布满湿啰音，可闻及奔马律；③垂危期：极度烦躁，昏迷，喉有痰鸣，呼吸不畅，极度发绀，口鼻有大量涌血，心跳减慢，短期内死亡。

（4）肾衰竭型：主要表现蛋白尿及少量细胞和管型。仅严重病例可出现氮质血症，少尿或无尿，甚至肾功能衰竭。但多数肾功能不全均出现于重型黄疸出血型患者，是其致死的主要原因。单独的肾衰竭型较为少见。

（5）脑膜脑炎型：患者发热3～4天后，出现头痛、呕吐、颈强直等脑膜炎症状。或神志障碍、瘫痪、昏迷等脑炎的临床表现。

知识点10：后期（恢复期或后发症期）钩端螺旋体病的临床表现

　　　　　　　　　　　　　　　　　　　　　　　　副高：熟练掌握　　正高：熟练掌握

少数患者退热后于恢复期可再次出现症状和体征，称钩体后发症。

（1）后发热：热退后1～5天，再次出现发热，体温38℃左右，不需抗生素治疗，经1～3天而自行退热。后发热与青霉素剂量、疗程无关。与迟发变态反应有关。

（2）眼后发症：多发生于波摩那群钩体感染，退热后1周至1个月出现。以葡萄膜炎、虹膜睫状体炎常见，也有虹膜表层炎、球后视神经炎或玻璃体混浊等。

（3）反应性脑膜炎：少数患者在后发热的同时出现脑膜炎表现，但脑脊液钩体培养阴性，预后良好。

（4）闭塞性脑动脉炎：病后半个月至5个月出现，表现为偏瘫、失语、多次反复短暂肢体瘫痪。脑血管造影证实有脑基底部多发性动脉狭窄。

知识点11：钩端螺旋体病的实验室检查　　　　副高：熟练掌握　　正高：熟练掌握

（1）一般检查：血白细胞总数和中性粒细胞轻度增高或正常。约2/3的患者尿常规有轻度蛋白尿，镜检可见红细胞、白细胞及管型。重型患者可有外周血中性粒细胞核左移，血小板数量下降。

（2）血清学检查

1）显微凝集试验（MAT）：检测血清中存在特异性抗体，一般在病后1周出现阳性，15～20天达高峰。1次凝集效价≥1∶400，或早、晚期两份血清比较，效价增加4倍即有诊断意义。此法是目前国内最常用钩体血清学诊断方法。

2）酶联免疫吸附试验（ELISA）：近年国外已较广泛应用ELISA测定血清钩体IgM抗体，其特异性和敏感性均高于显微凝集试验。该法还可用于检测脑脊液中的钩体IgM抗体，在鉴定原因不明脑膜炎的病因方面有较高的价值。

（3）病原学检查

1）血培养：发病1周内抽血接种于柯氏培养基，28℃培养1~8周，阳性率为20%~70%。由于培养时间长，对急性期患者帮助不大。

2）分子生物学检查：应用聚合酶链反应（PCR）可特异、敏感、简便、快速检测全血、血清、脑脊液（发病7~10天）或尿液（发病2~3周）中的钩体DNA。适用于钩体病发生血清转换前的早期诊断。

知识点12：钩端螺旋体病的诊断　　　　副高：熟练掌握　正高：熟练掌握

（1）疑似病例

1）起病前3周内或在流行地区有与疫水接触史，或有接触猪、鼠尿史或饮食品被鼠尿污染史。

2）起病急骤，畏寒、发热、头痛、腰痛、腓肠肌痛、乏力，结膜明显充血但不痛，全身淋巴结增大者。

（2）确诊病例

1）临床诊断：疑似病例具有下列任何一组或一组以上症状者：①肺出血；②黄疸及皮肤、黏膜、内脏出血；③脑膜炎类症状；④肾炎症状，即腰痛、尿蛋白；⑤胃肠道症状及休克。

2）实验确诊：具有以下任一项者：①采早期血液或脑脊液标本检到钩体或培养或接种动物，病原体阳性；②采第2周后尿液培养或接种动物，病原体阳性；③早期及恢复期双份血清显微镜凝集试验抗体效价4倍以上升高；④血清特异性IgM抗体阳性。

知识点13：钩端螺旋体病的鉴别诊断　　　　副高：熟练掌握　正高：熟练掌握

根据不同的临床类型进行鉴别。流感伤寒型需与上感、流感、伤寒、败血症等相鉴别；肺出血型应与肺结核咯血和大叶性肺炎相鉴别；黄疸出血型与急性黄疸型病毒性肝炎、肾综合征出血热、急性溶血性贫血相鉴别；脑膜脑炎型需与病毒性脑膜脑炎、化脓性脑膜炎、结核性脑膜炎等相鉴别。

知识点14：钩端螺旋体病的治疗　　　　副高：熟练掌握　正高：熟练掌握

应强调"三早一就地"治疗原则，即早期发现、早期诊断、早期治疗、就地或就近治疗。

（1）一般治疗：早期卧床休息，给予易消化、高热量饮食，补充液体和电解质，高热酌予物理降温，并加强病情观察与护理。

（2）病因治疗：杀灭病原菌是治疗的关键和根本措施，因此，强调早期应用有效的抗生素。钩体对多种抗菌药物敏感，如青霉素、庆大霉素、四环素、第三代头孢菌素和喹诺酮类等。

青霉素：为治疗钩体病首选药物。常用剂量为40万U，每6～8小时肌内注射1次，疗程7天，或至退热后3天。由于青霉素首剂后患者易发生赫氏反应，有人主张青霉素以小剂量肌内注射开始，首剂5万U，4小时后10万U，渐过渡到每次40万U。或者在应用青霉素的同时静脉滴注氢化可的松200mg，以避免赫氏反应。

（3）对症治疗：对于较重钩体病患者均宜常规给予镇静剂，如地西泮（安定）、苯巴比妥、异丙嗪或氯丙嗪，必要时2～4小时可重复1次。

1）赫氏反应：赫氏反应是一种青霉素治疗后加重反应，多在首剂青霉素后半小时至4小时发生，是因为大量钩体被青霉素杀灭后释放毒素所致，当青霉素剂量较大时容易发生。其表现为患者突然出现寒战、高热、头痛、全身痛、心率和呼吸加快，原有症状加重，部分患者出现体温骤降、四肢厥冷。一般持续30分钟至1小时。因可诱发肺弥漫性出血，需高度重视。赫氏反应亦可发生于其他钩体敏感抗菌药物的治疗过程中。故用青霉素治疗钩体病时，宜首剂小剂量和分次给药。当发生赫氏反应时应尽快使用镇静剂，以及静脉滴注或静脉注射氢化可的松。

2）肺出血型：尤其是肺弥漫性出血型，及早使用镇静剂，且给予氢化可的松缓慢静脉注射，严重者每日用量可达1000～2000mg。根据心率、心音情况，可给予强心药毛花苷C。应注意慎用升压药和提高血容量的高渗溶液，补液不宜过快过多，以免加重出血。

3）黄疸出血型：加强护肝、解毒、止血等治疗，可参照病毒性肝炎的治疗。如有肾功能衰竭，可参照急性肾功能衰竭治疗。

（4）并发症治疗

1）发热、反应性脑膜炎：一般采取简单对症治疗，短期即可缓解。

2）葡萄膜炎：可采用1%阿托品或10%新福林滴眼扩瞳，必要时可用肾上腺糖皮质激素治疗。

3）闭塞性脑动脉炎：大剂量青霉素联合肾上腺糖皮质激素治疗，辅以血管扩张药物等。

知识点15：钩端螺旋体病的预防　　　　　副高：熟练掌握　　正高：熟练掌握

（1）平时措施

1）开展健康教育，提高群众防治钩体病的知识水平。

2）有钩体病发生的地区，平时应结合生产积肥活动，疏通沟渠、填平无用坑塘。兴修水利，做好防洪防涝工作。同时要开展防鼠保粮活动，采用鼠夹、鼠药、鼠笼、挖洞、灌洞等方法综合灭鼠。

3）管理好家畜，猪全部圈养，发现病畜及时隔离治疗。

4）重点流行区人群，每年4～5月间可进行多价钩体菌苗预防接种。

（2）发生疫情时的措施

1）核实诊断，报告疫情，隔离治疗患者。患者尿液等排泄物消毒后排放。

2）采取防制措施，做好环境消毒，如避免接触钩体疫水、灭鼠、圈猪、水源消毒和对疫水设置警示牌。

3）在发生钩体病流行的人群中，采取预防服药的方法控制钩体病的流行。口服多西环素（强力霉素）200mg，每周1次，对高度怀疑但无明显症状者，可每天肌注青霉素80万～120万U，连续2～3天。

4）在钩体病发生流行的疫点，对传染源进行带菌率调查，如猪带菌率、鼠密度和鼠带菌率调查，并采取相应的控制或消灭传染源的措施。对流行的菌型进行鉴定，以便于采取针对性预防和治疗措施。

知识点16：钩端螺旋体病的预后	副高：熟练掌握　正高：熟练掌握

与病情轻重、治疗早晚和正确与否有关。轻症者预后良好；起病2天内接受抗生素和对症治疗，恢复快，病死率低。重症者，如肺弥漫性出血型，肝、肾衰竭或未得到及时、正确处理者，其预后不良，病死率高。葡萄膜炎与脑内动脉栓塞者，可遗留长期眼部和神经系统后遗症。

第二节　梅　毒

知识点1：梅毒的概念	副高：熟练掌握　正高：熟练掌握

梅毒是由梅毒螺旋体（苍白螺旋体）引起的一种全身慢性传染病，主要通过性接触传播。临床表现复杂，可侵犯全身各器官，造成多器官损害。早期主要侵犯皮肤黏膜，晚期可侵犯血管、中枢神经系统及全身各器官。可通过胎盘传染给胎儿。

知识点2：梅毒的病原学	副高：熟练掌握　正高：熟练掌握

梅毒螺旋体（TP）属螺旋体目，密螺旋体科，密螺旋体属。TP通常不易着色，故又称苍白螺旋体，由8～14个整齐规则、固定不变、折光性强的螺旋构成，长4～14μm，宽0.2μm，运动方式有旋转、蛇行、伸缩3种。

TP系厌氧微生物，离开人体不易生存。煮沸、干燥、日光、肥皂水和普通消毒剂均可迅速将其杀灭，但其耐寒力强。

知识点3：梅毒的流行病学	副高：熟练掌握　正高：熟练掌握

（1）传染源：梅毒是人类特有的疾病，显性和隐性梅毒患者均是传染源，感染者的皮损分泌物、血液中含大量TP。

（2）传播途径：患者的皮损、血液、精液、乳汁和唾液中均有TP存在。其常见传播途径有以下几种：

1）性接触传染：约95%患者通过性接触由皮肤黏膜微小破损传染。

2）垂直传播：在怀孕任何阶段TP可通过胎盘及脐静脉由母体传染给胎儿。分娩过程中新生儿通过产道时皮肤擦伤处发生接触性感染。

3）其他途径：少数患者，可经医源性途径、接吻、握手、哺乳或接触污染衣物、用具而感染。

（3）人群易感性：人群普遍易感。

| 知识点4：梅毒的发病机制及病理解剖 | 副高：熟练掌握　正高：熟练掌握 |

（1）闭塞性动脉内膜炎和小血管周围炎：闭塞性动脉内膜炎指小动脉内皮细胞及纤维细胞增生，使管壁增厚、血管腔狭窄闭塞。小血管周围炎指围管性单核细胞、淋巴细胞和浆细胞浸润。

（2）树胶样肿：又称梅毒瘤。该肉芽肿质韧而有弹性，如树胶，故得名树胶样肿。镜下结构似结核结节，中央为凝固性坏死，形态类似干酪样坏死，但坏死不如干酪样坏死彻底，弹性纤维尚保存。

| 知识点5：潜伏梅毒的临床表现 | 副高：熟练掌握　正高：熟练掌握 |

感染梅毒后经过一定的活动期，由于机体免疫力增强或不规则治疗的影响，症状暂时消退，但未完全治愈，梅毒血清反应仍阳性，且脑脊液检查正常，此阶段称潜伏梅毒。感染2年以内者称早期潜伏梅毒；感染2年以上者称晚期潜伏梅毒。

| 知识点6：获得性梅毒一期梅毒的临床表现 | 副高：熟练掌握　正高：熟练掌握 |

主要表现为硬下疳，发生于不洁性交后2~4周，常发生在外生殖器，少数发生在唇、咽、宫颈等处，同性恋男性常见于肛门或直肠。硬下疳常为单个，偶为多个，初为丘疹或浸润性红斑，继之轻度糜烂或呈浅表性溃疡，其上有少量黏液性分泌物或覆盖灰色薄痂，边缘隆起，周边及基底部呈软骨样硬度，直径为1~2cm，圆形，呈牛肉色，局部淋巴结增大。疳疮不经治疗，可在3~8周内自然消失，而淋巴结增大持续较久。

| 知识点7：获得性梅毒二期梅毒的临床表现 | 副高：熟练掌握　正高：熟练掌握 |

在感染后7~10周，可有低热、头痛、肌肉和关节痛等，也可伴肝、脾大及全身淋巴结增大。

（1）皮疹：大约90%患者出现皮疹，最常见的斑疹和斑丘疹，可同时伴有脱发、在肛周、阴唇、腹股沟、阴茎、大腿内侧等潮湿部位，常见到扁平湿疣，极具传染性。

（2）骨关节损害：骨膜炎、骨炎、骨髓炎及关节炎，伴有局部疼痛。

（3）眼梅毒：主要表现为梅毒性虹膜炎、虹膜睫状体炎、脉络膜炎、视网膜炎等，常为双侧。

（4）神经梅毒：多无明显症状，但脑脊液异常，脑脊液快速血浆反应素环状卡片试验（RPR）阳性。可有脑膜炎症状。

（5）其他：肾小球肾炎、肌炎、肝炎、肺炎、胃肠疾病等表现。

知识点8：获得性梅毒三期梅毒的临床表现　　　副高：熟练掌握　　正高：熟练掌握

（1）梅毒树胶肿：分为皮肤有可树胶肿和骨骼树胶肿。

（2）晚期心血管梅毒：主要侵犯主动脉弓部位，发生主动脉瓣闭锁不全，即梅毒性心脏病。

（3）晚期神经梅毒：发生率约10%，多发生于感染TP后10~20年。可无症状，也可发生梅毒性脑膜炎、脑血管梅毒、脑膜树胶样肿、麻痹性痴呆。

知识点9：先天性梅毒的临床表现　　　　　　副高：熟练掌握　　正高：熟练掌握

先天性梅毒是母体内的TP由血液通过胎盘传入到胎儿血液中，导致胎儿感染。多发生在妊娠4个月后。发病年龄<2岁者称早期先天性梅毒，>2岁者称晚期先天性梅毒。先天性梅毒不发生硬下疳，常有严重的内脏损害，对患儿的健康影响很大，病死率高。

（1）早期先天性梅毒：表现为消瘦，皮肤松弛多皱褶，哭声嘶哑，发育迟缓，常因鼻炎而导致呼吸、哺乳困难。皮肤损害可表现为斑疹、斑丘疹、水疱、大疱、脓疱等，多分布在头面、肢端、口周皮肤，口周可见皲裂，愈后留有辐射状瘢痕。

（2）晚期先天性梅毒：患儿发育不良，智力低下，皮肤黏膜损害与成人相似。

知识点10：梅毒的实验室检查　　　　　　　副高：熟练掌握　　正高：熟练掌握

（1）暗视野显微镜检查：暗视野显微镜检查是一种检查TP的方法，其便于检查苍白螺旋体，对早期梅毒的诊断有十分重要的意义。

（2）梅毒血清学检测

1）非梅毒螺旋体血清试验：这类试验的抗原分为心磷脂、卵磷脂和胆固醇的混悬液，用来检测抗心磷脂抗体。可用作临床筛选，并可作定量，用于疗效观察。

2）梅毒螺旋体血清试验：包括荧光螺旋体抗体吸收试验（FTA-ABS）、梅毒螺旋体血凝试验（梅毒螺旋体HA）、梅毒螺旋体制动试验（梅毒螺旋体I）等。这类试验特异性高，主要用于诊断试验。

知识点11：梅毒的并发症　　　　　　　　　副高：熟练掌握　　正高：熟练掌握

（1）黏膜病变易发展为慢性间质性舌炎，是一种癌前病变，应严格观察。

（2）心血管病变可相继发生单纯性主动脉炎、主动脉瓣关闭不全、心肌梗死、主动脉瘤或猝死等。

（3）神经梅毒发病缓慢，可发生脊髓膜炎，可压迫脊髓导致痉挛、瘫痪。

知识点12：梅毒的诊断　　　　　　　　副高：熟练掌握　正高：熟练掌握

（1）病史：包括有无不洁性交史，婚姻配偶或性伴侣有无梅毒。已婚妇女有无早产、流产、死产史，父母兄弟姐妹有无性病。

（2）体格检查：应做全面检查，对感染时间较短的患者应注意检查其皮肤、黏膜、外阴、肛门、口腔等处。对感染较长的患者除检查其皮肤黏膜外应注意检查心血管、神经系统、眼、骨骼等。

（3）实验室检查：①暗视野显微镜检查：早期梅毒皮肤黏膜损害可查到梅毒螺旋体；②梅毒血清试验：用非螺旋体抗原试验做初试，如阴性，若怀疑为梅毒患者，应进一步检查；如果阳性，结合病史及体格检查符合梅毒，可以确定诊断。

知识点13：梅毒的鉴别诊断　　　　　　副高：熟练掌握　正高：熟练掌握

（1）硬下疳同固定性药疹的鉴别：固定性药疹多有服用磺胺类等药物过敏史，既往可能有生殖器部位局限性溃疡史。溃疡边界欠清，附近组织水肿，有渗出，瘙痒，停药及抗过敏可迅速痊愈。

（2）硬下疳同生殖器疱疹并发局部感染相鉴别：生殖器疱疹的基本临床过程是局部出现红斑，伴感觉异常，继之形成水疱，数天后破溃，并发细菌感染者溃疡有脓性分泌物，多有既往发病史等。

（3）梅毒硬下疳同软下疳的鉴别：见下表。

梅毒硬下疳同软下疳的鉴别

项　　目	硬下疳	软下疳
潜伏期	平均2～4周	2～5天
数目	单发多	多发
边界	清	穿凿潜行
基底	浅、光滑、苔藓样	较深、不平、颗粒状
分泌物	浆液性、量少	脓性、量多、自体接种
硬度	软骨样	柔软
局部症状	无痛、无痒	痛
周围淋巴结	肿大不硬、不化脓	肿大硬、化脓
愈后	无瘢痕	有瘢痕
病原体	苍白螺旋体	杜克莱嗜血杆菌
梅毒血清学反应	阳性	阴性

知识点14： 梅毒的治疗原则　　　　　　　副高：熟练掌握　　正高：熟练掌握

强调早期诊断，早期治疗，疗程规则，剂量足够。青霉素，如水剂青霉素、普鲁卡因青霉素、苄星青霉素等为首选药物。头孢曲松近年证实为高效的抗TP药物，可作为对青霉素过敏者的优先选择药物，对青霉素过敏者可选四环素、红霉素等。部分患者青霉素治疗之初可能发生赫氏反应（J-HR），可由小剂量开始加以防止。

知识点15： 早期梅毒的治疗方案　　　　　　副高：熟练掌握　　正高：熟练掌握

苄星青霉素G 240万U，分两侧臀部肌内肌注，1次/周，连续3次；或普鲁卡因青霉素G 80万U/d肌注，连续10～15天。青霉素过敏者可选用头孢曲松钠1.0g/d静滴，连续10～14天，或连续口服四环素类药物（多西环素100mg每日2次；米诺环素100mg每日2次）15天；或连续口服大环内酯类药物（阿奇霉素0.5g，每日1次或红霉素0.5g，每日4次）15天。

知识点16： 晚期梅毒的治疗方案　　　　　　副高：熟练掌握　　正高：熟练掌握

苄星青霉素G 240万U，分两侧臀部肌注，1次/周，连续3～4次；或普鲁卡因青霉素G 80万U/d肌注，连续20天。青霉素过敏者可用头孢曲松钠1.0g/d静滴，连续10～14天；或盐酸四环素500mg，每日4次，口服，连服30天。多西环素100mg，每日2次，连服30天。

知识点17： 心血管梅毒的治疗方案　　　　　副高：熟练掌握　　正高：熟练掌握

应住院治疗，对于并发心衰者应控制心衰后再进行抗TP治疗。首先选用水剂青霉素G肌注，剂量第1天10万U，第2天20万U（分2次），第3天40万U（分2次）；第4天起肌注普鲁卡因青霉素G 80万U/d，连续15天为1个疗程，共2个疗程，疗程间间歇2周。青霉素过敏者用四环素500mg，每日4次，连服30天。

知识点18： 神经梅毒的治疗方案　　　　　　副高：熟练掌握　　正高：熟练掌握

首先选用水剂青霉素G 1800万～2400万U/d，分4～6次静滴，连续10～14天，继以苄星青霉素G 240万U肌注，1次/周，连续3次；或普鲁卡因青霉素G 240万U/d肌注，同时口服丙磺舒，每天2.0g，分4次，连续10～14天，继以苄星青霉素G 240万U肌注，1次/周，连续3次。替代方案：头孢曲松2g，每日1次静脉给药，连续10～14天。

知识点19： 妊娠梅毒的治疗方案　　　　　　副高：熟练掌握　　正高：熟练掌握

根据孕妇梅毒的分期不同，采用相应的方案进行治疗，用法及用量与同期其他梅毒患者相同，但妊娠初3个月及妊娠末3个月各进行1个疗程的治疗。对青霉素过敏者选用红霉素类药物口服，每次500mg，每日4次，早期梅毒连服15天，二期复发及晚期梅毒连服30天。

知识点20：先天梅毒的治疗方案　　　　　　　　副高：熟练掌握　　正高：熟练掌握

（1）早期先天梅毒：2岁以内脑脊液异常者选用水剂青霉素G 10万～15万U/（kg·d），分2～3次静滴，连续10～14天；或普鲁卡因青霉素G 5万U/（kg·d）肌注，连续10～14天。脑脊液正常者选用苄星青霉素G，5万U/（kg·d）肌注。无条件检查脑脊液者按脑脊液异常者的方案进行治疗。

（2）晚期先天梅毒：2岁以上用水剂青霉素G 20万～30万U/（kg·d），分4～6次静滴，连续10～14天；或普鲁卡因青霉素G，5万U/（kg·d）肌注，连续10～14天为1个疗程，可用1～2个疗程。较大儿童的青霉素剂量不应超过成人同期患者剂量。青霉素过敏者选用红霉素，20～30mg/（kg·d），分4次口服，连续30天。8岁以下儿童禁用四环素。

知识点21：梅毒治疗的注意事项　　　　　　　　副高：熟练掌握　　正高：熟练掌握

（1）梅毒治疗应该注意，梅毒诊断必须明确，治疗越早效果越好，剂量必须足够，疗程必须规则。

（2）应对传染源及性伴侣或性接触者同时进行检查和梅毒治疗。

（3）治疗后要定期随访，进行体格检查、血清学检查及影像学检查考核疗效。一般应坚持3年。第1年每3个月复查1次、第2年每半年复查1次，第3年年末复查1次；神经梅毒要同时每6个月1次进行脑脊液检查；妊娠梅毒在分娩前应每月复查1次；梅毒孕妇所生婴儿，应在出生后第1～3、第6和第12个月进行随访。

（4）复发患者的治疗应给予剂量加倍的治疗。

知识点22：梅毒的预后　　　　　　　　　　　　副高：熟练掌握　　正高：熟练掌握

（1）早期梅毒经过规范的治疗，硬下疳可达到根治，二期梅毒疹经规范治疗，皮疹消失，无功能性障碍。

（2）晚期皮肤黏膜、骨、关节梅毒经规范治疗能够痊愈，形成瘢痕，功能障碍部分得到恢复，有些损害如鼻骨的树胶肿、上腭穿孔等则不能恢复。

（3）心血管梅毒：如出现心衰、心绞痛发生则不能达到根治。主动脉弓降段的梅毒性动脉瘤，经抗TP治疗，可使病情稳定，不再恶化。

（4）早期神经梅毒的脑顶部脑膜炎、脑底部脑膜炎、横断性脊髓炎、脑动脉炎如不严重，经治疗后有望全部或部分恢复功能，严重者治疗则多无裨益。

知识点23：梅毒的预防　　　　　　　　　　　　副高：熟练掌握　　正高：熟练掌握

首先应加强卫生宣传教育，洁身自好。同时应采取以下预防措施：①对可疑病人均应进行预防检查，做梅毒血清试验，以便早期发现新病人并及时治疗。②发现梅毒病人必须进行隔离治疗。病人的衣物及用品，如毛巾、衣服、剃刀、餐具、被褥等，要在医务人员指导下进行严格消毒，以杜绝传染源。③追踪病人的性伴侣，包括病人自报及医务人员随访，进行预防检查，追踪观察并进行必要的治疗，未治愈前配偶绝对禁止性生活。④对可疑患梅毒的孕妇，应及时给予预防性治疗，以防止将梅毒感染给胎儿；未婚男女病人，经治愈后才能婚育。

第五章　寄生虫感染性疾病

第一节　阿米巴病

| 知识点1：阿米巴病的概念 | 副高：熟练掌握　正高：熟练掌握 |

由溶组织内阿米巴感染所致疾病统称为阿米巴病。

| 知识点2：阿米巴病的分类 | 副高：熟练掌握　正高：熟练掌握 |

按病变部位和临床表现可分为肠阿米巴病和肠外阿米巴病。肠阿米巴病的主要病变部位在结肠，表现为痢疾样症状；肠外阿米巴病的病变可发生在肝、肺或脑，表现为各脏器的脓肿。

一、肠阿米巴病

| 知识点3：肠阿米巴病的概念 | 副高：熟练掌握　正高：熟练掌握 |

肠阿米巴病又称阿米巴痢疾。是由溶组织内阿米巴寄生于结肠引起的疾病，主要病变部位在近端结肠和盲肠，典型的临床表现有果酱样粪便等痢疾样症状。非典型表现有阿米巴肠炎、阿米巴瘤、阿米巴性阑尾炎，甚或暴发性结肠炎等。本病易复发，易转为慢性。

| 知识点4：肠阿米巴病的病原学 | 副高：熟练掌握　正高：熟练掌握 |

溶组织内阿米巴的生活史分滋养体和包囊两期。被吞食的成熟包囊在小肠脱去外囊成为滋养体，寄生于肠腔和结肠壁内。大滋养体也称组织型滋养体，直径 $20 \sim 40\mu m$，小滋养体 $6 \sim 20\mu m$ 大小，伪足少，以宿主肠液、细菌、真菌为食，不吞噬红细胞，亦称肠腔型滋养体。滋养体分内质和外质，内质颗粒状，有一个核。外质透明，运动时形成伪足。在黏血便小的滋养体直径可达 $60\mu m$，含吞噬的红细胞。离体滋养体在室温下保持活力仅30分钟。随着肠道环境的改变，如水分被吸收等，滋养体停止活动、团缩、分泌囊壁形成包囊。包囊直径 $10 \sim 16\mu m$。成熟包囊有4个核具感染性。对外界抵抗力强，在粪便中置37℃可生存2天，在水中可生存5周，但对热和化学药剂尚敏感。包囊能起传播作用，如果感染人体后，包囊在小肠下端受碱性消化液的作用，囊壁变薄，虫体活动，并从囊壁小泡逸出而形成滋养体。在回盲肠部黏膜皱褶或肠腺窝处分裂繁殖，重复其生活过程。

知识点5：肠阿米巴病的流行病学　　　　　　　　副高：熟练掌握　　正高：熟练掌握

（1）传染源：主要传染源为粪便中持续排出包囊的人群，包括慢性患者、恢复期患者及无症状包囊携带者。因为包囊对外环境抵抗力强，在粪便中可存活2周，水中可活5周，污染水和食品可传播本病。急性期患者常排出大量滋养体，但在外界环境中迅速死亡，故急性期患者不被列入主要传染源。人是溶组织内阿米巴的主要宿主和贮存宿主。

（2）传播途径：一般认为阿米巴包囊污染食物和水，经口感染是主要传播途径。水源污染引起地方性流行。生食污染包囊的瓜果蔬菜亦可致病。苍蝇、蟑螂也可起传播作用。

（3）人群易感性：人群普遍易感。男女均患。婴儿与儿童发病机会相对较少。营养不良、免疫低下及接受免疫抑制剂治疗者，发病机会较多。人群感染后抗体效价虽高，但不具保护作用，故重复感染较常见。

（4）流行特征：分布遍及全球，以热带与亚热带地区为高发区，感染率高低与卫生情况及生活习惯有关。少数不发达国家居民，感染率估计达50%。在世界范围内平均感染率约10%，我国近年来急性阿米巴痢疾和肝脓肿病例已少见，仅个别地区仍有病例散发。

知识点6：肠阿米巴病的发病机制　　　　　　　　副高：熟练掌握　　正高：熟练掌握

被溶组织内阿米巴包囊污染的食物和水经口摄入后，经过胃后未被胃液杀死的包囊进入小肠下段，经胰蛋白酶作用脱囊而逸出4个滋养体，寄生于结肠腔内。被感染者的免疫力低下时，滋养体发育并侵入肠壁组织，吞噬红细胞及组织细胞，损伤肠壁，形成溃疡性病灶。

溶组织内阿米巴对宿主损伤主要通过其接触性杀伤机制，包括变形、活动、黏附、酶溶解、细胞毒和吞噬等作用，大滋养体的伪足运动可主动靠近、侵入肠组织，数秒钟内滋养体通过分泌蛋白水解酶、细胞毒性物质，使靶细胞于20分钟后死亡。滋养体亦可分泌具有肠毒素样活性的物质，可引起肠蠕动增快、肠痉挛而出现腹痛、腹泻。

知识点7：肠阿米巴病的病理解剖　　　　　　　　副高：熟练掌握　　正高：熟练掌握

病变主要在结肠，依次多见于盲肠、升结肠、直肠、乙状结肠、阑尾和回肠末段。典型的病变初期为细小、散在的浅表糜烂，继而形成较多孤立而色泽较浅的小脓肿。脓肿破溃后形成边缘不整、口小底大的烧瓶样溃疡，基底为结肠肌层，腔内充满棕黄色坏死物质，内含溶解的细胞碎片、黏液和滋养体。溃疡由针帽大小至3~4cm，圆形或不规则，溃疡间黏膜正常。如继发细菌感染则黏膜广泛充血水肿。当溃疡不断深入，破坏黏膜下层时，有大片黏膜坏死脱落，若溃疡累及肌层及浆膜层时可并发肠穿孔，溃疡累及血管并发肠出血。慢性期病变，组织破坏与修复并存，局部肠壁肥厚，可有肠息肉、肉芽肿或呈瘢痕性狭窄等。

知识点8：肠阿米巴病的临床表现　　　　　　　　副高：熟练掌握　　正高：熟练掌握

肠阿米巴病的症状多样，原虫侵入大肠后引起痢疾样症状为主。潜伏期一般为3周，亦可短至数日或长达数余年，症状轻重不一。按照临床表现及病程特点可分为以下临床类型：

（1）无症状型（包囊携带者）：患者无任何临床症状，但其粪便可找到溶组织内阿米巴的包囊。带囊者可保持无症状多年，但在机体免疫力下降及黏膜屏障损害时可发展为侵袭性阿米巴病。

（2）急性阿米巴痢疾

1）轻型：临床症状不明显，间可出现腹痛、腹泻，粪便中有包囊。常为致病性与非致病性虫株混合感染。肠道病变轻微，有抗体形成。当机体抵抗力下降时，可发生痢疾或肝脓肿症状。

2）普通型：包括急性与慢性两种表现，全身症状轻，无发热，起病缓慢呈间歇性腹泻，又称阿米巴痢疾。典型急性表现为黏液血便呈果酱样，每日3~10余次，便量中等，粪质较多，有腥臭，伴有腹胀或轻中度腹痛，体征有盲肠与升结肠部位轻度压痛。间歇期粪便稀糊或基本正常。粪便镜检可发现滋养体。本型的基本表现为结肠直肠炎，症状轻重与病变程度有关，如病变局限于盲肠、升结肠，黏膜溃疡较轻时，仅有便次增多，偶有血便，溃疡较明显时表现为典型阿米巴痢疾，若直肠受累明显，可出现里急后重感。典型急性表现历时数日或几周后自发缓解，未经治疗或治疗不彻底者易复发或转入慢性。慢性者各种症状可交替持续数月或数年，反复迁延发作后可致贫血、乏力、腹胀、排便规律改变或肠道功能紊乱，体检扪及结肠增厚与压痛。粪便镜检可有滋养体和/或包囊。

3）重型：起病突然，高热，先有较长时间的剧烈肠绞痛，随之排出黏液血性或血水样便，每日10余次。伴里急后重，粪便量多，伴有呕吐、失水，甚至虚脱或肠出血、肠穿孔或腹膜炎。本型少见，常发生在感染严重、营养不良、孕妇或接受激素治疗者。

（3）慢性肠阿米巴病：急性阿米巴痢疾患者的临床表现持续存在2个月以上，则为慢性，临床上常呈间歇性发作，间歇期常无任何症状，但在过度劳累、饮食不当等诱因下引起发作。发作时患者每天腹泻3~5次，呈黄色糊状便，带有少量黏液和血液，也可为脓血便，有时也可腹泻与便秘交替发生。病程可持续数月或更长，肠壁可因纤维组织增生而增厚变硬，甚至引起肠腔狭窄发生梗阻。部分患者迁延多年致结肠壁增厚，形成阿米巴瘤，多见于盲肠，临床上易于结肠癌混淆。

（4）其他型阿米巴病：可见泌尿道、生殖系统、皮肤等处感染，但极少见。亦可以并发症起病，容易误诊。

知识点9：肠阿米巴病的血象　　副高：熟练掌握　正高：熟练掌握

重型与普通型阿米巴痢疾伴细菌感染时，血白细胞总数和中性粒细胞比例增高，轻型、慢性阿米巴痢疾白细胞总数和分类均正常。少数患者嗜酸性粒细胞比例增多。

知识点10：肠阿米巴病的粪便检查　　副高：熟练掌握　正高：熟练掌握

粪便呈暗红色果酱样，腥臭、粪质多，含血及黏液。在粪便中可检到滋养体和包囊。粪便标本必须新鲜，因为滋养体在被排出后半小时就会丧失活动能力，发生形态改变。粪便做生理盐水涂片检查可见大量聚团状红细胞、少量白细胞和夏科-莱登晶体；检到伸展伪足活动、吞噬红细胞的阿米巴滋养体具有确诊意义。成形的粪便可先直接涂片找包囊，也可经过碘液或苏木素染色后观察包囊结构。

知识点11：肠阿米巴病的血清学检查	副高：熟练掌握 正高：熟练掌握

（1）检测特异性抗体：人感染溶组织内阿米巴后可产生多种抗体，即使肠阿米巴已治愈，阿米巴原虫已从体内消失，抗体还可在血清中存在很长时间，故阳性结果反映既往或现在感染。常用酶联免疫吸附试验（ELISA）、间接血凝试验（IHA）、间接荧光抗体试验（IFTA）等。血清学检查IgG抗体阴性者，一般可排除本病。特异性IgM抗体阳性提示近期或现症感染，阴性者不排除本病。

（2）检测特异性抗原：单克隆抗体、多克隆抗体检测患者粪便溶组织内阿米巴滋养体抗原灵敏度高、特异性强，检测阳性可作明确诊断的依据。

知识点12：肠阿米巴病的分子生物学检查	副高：熟练掌握 正高：熟练掌握

DNA探针杂交技术、聚合酶链反应（PCR）可应用于检测或鉴定患者粪便、脓液或血液中溶组织内阿米巴滋养体DNA，也是特异和灵敏的诊断方法。

知识点13：肠阿米巴病的结肠镜检查	副高：熟练掌握 正高：熟练掌握

必要时做结肠镜检查，可见肠壁大小不等散在性溃疡，中心区有渗出，边缘整齐，周边围有一圈红晕，溃疡间黏膜正常，取溃疡边缘部分涂片及活检可查到滋养体。

知识点14：肠阿米巴病的诊断	副高：熟练掌握 正高：熟练掌握

（1）疑似病例：起病稍缓，腹痛、腹泻，粪便暗红色，带血、脓或黏液，或为稀糊状，腥臭。

（2）确诊病例：①粪便检查发现有包囊或小滋养体；②粪便检查发现阿米巴大滋养体；③乙状结肠镜检查，肠组织内查到阿米巴滋养体。

临床诊断：疑似病例加①；实验确诊：疑似病例加②或③。

知识点15：肠阿米巴病的鉴别诊断	副高：熟练掌握 正高：熟练掌握

（1）细菌性痢疾：急性起病，临床以发热、腹痛、腹泻、里急后重感及黏液脓血便为特征，每次排便量少，呈黏液脓血样，粪质少，左下腹压痛常见。血中白细胞总数增多，中性粒细胞比例升高。粪便镜检有大量红细胞、白细胞，并有脓细胞。培养可有痢疾杆菌生长。

（2）细菌性食物中毒：有不洁食物进食史，同食者常同时或先后发病，潜伏期较短，多为数小时。急性起病，呕吐常见，脐周压痛，每次排便量较多，中毒症状较重。剩余食物、呕吐物或排泄物培养可有致病菌生长。

（3）血吸虫病：有疫水接触史。急性血吸虫病有发热、尾蚴皮炎、腹痛、腹泻、肝大，每天排便<10次，粪便稀薄，黏液血性便。血中白细胞总数与嗜酸性粒细胞显著增多。慢性与晚期血吸虫病，有长期不明原因的腹痛、腹泻、便血、肝脾大，粪检出血吸虫虫卵或孵出毛蚴，血血吸虫循环抗原或抗体阳性。

（4）肠结核：长期低热、盗汗、消瘦，粪便多呈黄色稀糊状，带黏液而少脓血，腹泻与便秘交替。大多数患者有原发性结核灶存在。

（5）直肠癌、结肠癌：直肠癌患者常有腹泻，每天排便次数多，每次量少，带黏液、血液。左侧结肠癌常有排便习惯改变，粪便变细含血液伴渐进性腹胀。右侧结肠癌有不规则发热、进行性贫血，排便不畅，粪便糊状伴黏液，潜血试验可阳性，很少有鲜血。晚期扪及腹块。结肠镜检查和钡剂灌肠有助于诊断。

（6）慢性非特异性溃疡性结肠炎：临床表现与肠阿米巴病相似。粪便多次病原体检查阴性，血清阿米巴抗体阴性，病原治疗无效时常需考虑本病，结肠镜检查有助于诊断。

知识点 16：肠阿米巴病的一般治疗　　　　副高：熟练掌握　　正高：熟练掌握

急性患者应卧床休息，给流质或少渣软食，慢性患者应加强营养，注意避免刺激性食物，腹泻严重时可适当补液及纠正水、电解质紊乱。暴发型给予输液、输血等支持治疗。

知识点 17：肠阿米巴病的病因治疗　　　　副高：熟练掌握　　正高：熟练掌握

急性阿米巴痢疾：首选甲硝唑（灭滴灵），成人口服每次0.4g，每日3次，10天为1疗程。儿童常规剂量，每日35mg/kg，分3次服，疗程10天。另外，替硝唑亦可选用。成人每日2g，1次口服，连服5天。严重的阿米巴痢疾或暴发性阿米巴病选甲硝唑静脉滴注，成人每日0.5g，每隔8小时1次，病情好转仍每12小时1次或改口服，疗程10天。

知识点 18：肠阿米巴病的预防　　　　副高：熟练掌握　　正高：熟练掌握

（1）平时措施

1）健康教育：通过具有广泛影响的宣传工具教育群众，讲究饮食卫生、个人卫生及文明的生活方式，不饮生水，不吃不洁瓜果和蔬菜，养成餐前便后或制作食品前洗手等卫生习惯。

2）加强粪便管理：做好畜圈的卫生管理，因地制宜做好粪便无害化处理，改善环境卫生。

3）保护公共水源：严防粪便污染水源。饮用水应煮沸。

4）加强餐饮业与公共食堂的卫生管理：食品制作及工作人员操作过程均应有卫生监督措施。

5）大力灭杀苍蝇、蟑螂：采用防蝇罩或其他措施，避免食物被污染。

（2）发生疫情时的措施

1）对患者或接触者的管理：对患者应及时治疗，按传染病管理办法实行疫情报告、消毒、隔离等处理。对家庭成员或接触者应做检查。

2）及时确诊：一个地区出现成批病例时，要迅速做实验室检查以确诊，并进行流行病学调查及采取相应措施。

二、阿米巴肝脓肿

| 知识点19：阿米巴肝脓肿的概念 | 副高：熟练掌握 正高：熟练掌握 |

阿米巴肝脓肿是指由溶组织内阿米巴通过门静脉到达肝脏，引起细胞溶化坏死，形成脓肿，又称阿米巴肝病。肝脓肿也可在没有阿米巴痢疾的患者中出现。

| 知识点20：阿米巴肝脓肿的发病机制 | 副高：熟练掌握 正高：熟练掌握 |

阿米巴肝脓肿可发生在溶组织内阿米巴感染数月或数年后。侵入肠壁的溶组织内阿米巴滋养体可经门静脉、淋巴管或直接蔓延侵入肝脏。如果侵入肝脏的原虫数量不多，且人体抵抗力强，可将原虫消灭而不造成损害。若机体抵抗力下降，并有肝组织营养障碍、淤血及细菌感染，少数存活的原虫继续繁殖，引起小静脉炎和静脉周围炎。在门静脉分支内，由原虫引起的栓塞造成该部位肝组织缺血、缺氧，大滋养体从被破坏的血管内逸出，借助溶组织及原虫的分裂作用造成肝组织局灶性坏死，局部液化形成微小脓肿并逐渐融合成肝脓肿，脓肿的中央为大量巧克力酱样坏死物质。自原虫入侵到脓肿形成需1个月以上。脓肿可因不断扩大，逐渐浅表化，向邻近体腔或脏器穿破。慢性脓肿可导致细菌继发感染。细菌感染后，脓液失去其典型特征，呈黄色或黄绿色，有臭味，并有大量脓细胞，临床可出现毒血症表现。

| 知识点21：阿米巴肝脓肿的病理解剖 | 副高：熟练掌握 正高：熟练掌握 |

肝脓肿通常为单个大脓肿，也可为多发性，大多位于肝右叶顶部，与盲肠及升结肠血液汇集于肝右叶有关。部分位于左叶，少数可累及左、右两叶。脓肿的中央为大量巧克力酱样坏死物质，含红细胞、白细胞、脂肪、坏死组织及夏科-莱登晶体。脓肿有明显的薄壁，附着有尚未彻底液化的坏死组织，外观似棉絮样。

| 知识点22：阿米巴肝脓肿的临床表现 | 副高：熟练掌握 正高：熟练掌握 |

临床表现的轻重与脓肿的位置、大小及有否继发细菌感染等有关。起病大多缓慢，体温逐渐升高，热型以弛张热型居多，清晨体温较低，黄昏时体温最高，常夜间热退而盗汗，可持续数月。常伴食欲减退、恶心、呕吐、腹胀、腹泻及体重下降等。肝区疼痛为本病重要症状，疼痛的性质和程度轻重不一，可为钝痛、胀痛、刺痛、灼痛等，深呼吸及体位变化时疼痛加重。当肝脓肿向肝脏顶部发展时，刺激右侧膈肌，疼痛可向右肩部放射。脓肿位于右肝下部时可出现右上腹痛或腰痛。部分患者右下胸部或上腹部饱满，肝区有叩击痛。体检可发现肝大，边缘多较钝，有明显的叩击痛。脓肿位于肝的中央部位时症状常较轻，靠近肝包膜者常较疼痛，而且较易发生溃破。左叶肝脓肿，疼痛出现早，类似溃疡病穿孔样表现或有

中、左上腹部包块。脓肿压迫右肺下部发生肺炎、反应性胸膜炎时，可有气促、咳嗽、右胸腔积液。少数患者由于脓肿压迫胆小管、较大的肝内胆管或肝组织受损范围过大而可出现黄疸，但多为隐性或轻度黄疸。

知识点23：阿米巴肝脓肿的实验室检查　　　　副高：熟练掌握　　正高：熟练掌握

（1）血白细胞计数：阿米巴肝脓肿者血白细胞总数及中性粒细胞数往往增多，以急性期增多较著，平均$>50\times10^9$/L。慢性期则血白细胞总数接近正常甚或减少。有细菌继发感染者白细胞总数常高于单纯阿米巴肝脓肿，有的可达80×10^9/L。通常白细胞总数$>30\times10^9$/L，多提示有细菌继发感染的可能。但血白细胞总数不太高也不能否定肝脓肿的存在，文献报道的143例阿米巴肝脓肿，白细胞总数$<10\times10^9$/L者占20%，尤其见于起病隐匿或老年患者。

（2）溶组织内阿米巴的检查：在粪便中可检查滋养体和包囊，在组织中只能检查滋养体。滋养体多见于流质或半流质样粪便，或带脓血的痢疾粪便中。标本需新鲜，滋养体排出后半小时就丧失活动能力，发生形态改变，1～2小时内死亡。容器不可加消毒药物，且不要混有尿液，因消毒药及尿液可杀死滋养体，并有形态改变。成形粪便可在20～22℃保存24小时，在冰箱保存10天，仍可保留包囊的鉴别特性。

（3）免疫学血清试验：分抗原检测和抗体检测。检测到血中的抗原提示肠外阿米巴病。而抗体只有在阿米巴接触到宿主组织，引起免疫应答时才能产生；当只局限于肠管时，结果多属阴性；而阿米巴已从体内消失以后，抗体还可在血清中存在很长时间，故阳性结果反映既往或现在受到阿米巴侵袭。

知识点24：阿米巴肝脓肿的并发症　　　　副高：熟练掌握　　正高：熟练掌握

脓肿穿破与病程长、脓肿靠近肝脏边缘、脓肿较大、穿刺次数较多及腹压增高等因素有关。脓肿穿破并发症中，以向肺实质和胸腔穿破最为多见，向右胸腔溃破可致脓胸，肝脓肿向腹腔溃破可引起急性腹膜炎，向心包溃破可发生心脏压塞和休克，是阿米巴肝脓肿的严重并发症。有时可穿破至胃、胆等处，尚可引起膈下脓肿、肾周脓肿和肝-肺-支气管瘘等，肝-肺-支气管瘘患者可出现咳血痰或咳出含滋养体的坏死组织。

继发细菌感染是阿米巴肝脓肿的重要并发症。寒战、高热，中毒症状明显，血白细胞总数及中性粒细胞均显著增多，单用抗阿米巴药物治疗无效，必须加用有效的抗菌药物。

知识点25：阿米巴肝脓肿的诊断　　　　副高：熟练掌握　　正高：熟练掌握

（1）流行病学背景：患者所居住的地区阿米巴病的流行情况，就诊时的季节，有无疫区旅居史，卫生条件，近期有无肠阿米巴史等。当然不少患者肠阿米巴病轻微，甚至为携滋养体状态而无明显症状。

（2）症状和体征：患者体温逐日上升，血白细胞总数增多，肝区疼痛，粪便中找到溶组织内阿米巴，表示开始形成肝脓肿。若体温升高，伴有寒战及出汗，血白细胞总数增多，肝区疼痛明显，出现肝大和压痛，提示肝脓肿的存在。粪便中未找到溶组织内阿米巴，并不反映无阿米巴肝脓肿，因脓肿可发生于肠道感染自行消失，或经治疗消失之后。

（3）影像学检查

1）X线检查：由于本病多位于肝脏右叶，故肝大明显时向上扩大，可刺激右侧膈肌或压迫右肺底，在X线上表现为右侧横膈抬高、活动受限或伴右肺底云雾状阴影、胸膜反应或积液。

2）B超检查：脓肿形成后可见液性病灶，可了解脓肿的数目、部位、大小，以指导临床医师做肝穿刺排脓或手术治疗。

3）其他：CT可检出脓肿小于1cm的病灶；肝动脉造影、放射性核素肝扫描及磁共振检查均可发现肝内占位性病变。

影像学检查虽有助于脓肿的诊断，但必须与其他肝脏占位性疾病作鉴别。

知识点26：阿米巴肝脓肿的鉴别诊断　　　　　副高：熟练掌握　　正高：熟练掌握

（1）原发性肝癌：临床表现酷似阿米巴肝脓肿。一般不发热，可有慢性肝炎或肝硬化病史，进行性消瘦，肝大质硬有结节。经AFP测定及影像学检查可明确诊断。

（2）胆囊炎、胆石症：本病起病急骤，右上腹阵发性绞痛，急性发作时可有发热、寒战、恶心、呕吐、黄疸，右上腹局部性肌紧张，墨菲征阳性，B超可发现胆管结石或胆囊肿大，抗菌药物治疗有效。

（3）细菌性肝脓肿：阿米巴性肝脓肿与细菌性肝脓肿的鉴别诊断见下表。

阿米巴性肝脓肿与细菌性肝脓肿的鉴别诊断

	阿米巴性肝脓肿	细菌性肝脓肿
病史	有阿米巴肠病史	常继败血症或腹部化脓性疾患后发生
症状	起病较慢、病程长	起病急，毒血症状显著，如寒战、高热、休克、黄疸
肝脏	肿大与压痛较显著，可有局部隆起，脓肿常为大型单个，多见于右叶	肿大不显著，局部压痛亦较轻，一般无局部隆起，脓肿以小型、多个为多见
肝穿刺	脓量多，大都呈棕褐色，可找到阿米巴滋养体	脓液少，黄白色，细菌培养可获阳性结果，肝组织病理检查可见化脓性病变
血象	白细胞计数轻、中度增高，细菌培养阴性	白细胞计数，特别是中性粒细胞显著增多，细菌培养可获阳性结果
阿米巴抗体	阳性	阴性
治疗反应	甲硝唑、氯喹、吐根碱等有效	抗菌药物治疗有效
预后	相对较好	易复发

（4）其他：应与肝棘球蚴病、先天性肝囊肿、肝血管瘤、肝结核、继发性肝癌等相鉴别。

知识点27：阿米巴肝脓肿的治疗　　　　　　　　副高：熟练掌握　正高：熟练掌握

（1）病原治疗：抗阿米巴治疗应选用组织内杀阿米巴药，并辅以肠腔内抗阿米巴药，以达根治。

（2）肝穿刺引流：B型超声显示肝脓肿直径>3cm、靠近体表者，可行肝穿刺引流，应于抗阿米巴药治疗2～4天后进行。穿刺应在B超探查定位下进行。超声引导下穿刺并向脓肿内注射抗阿米巴药物比单独内科或外科治疗更有效。脓液稠厚、不易抽出时，注入生理盐水或用α糜蛋白酶5mg溶于生理盐水50ml内，抽取1/2量注入脓腔，可使脓液变稀。较大脓肿在抽脓后注入甲硝唑0.5g，有助于脓腔愈合。

（3）对症与支持治疗：患者应卧床休息，给予高蛋白、高热量饮食，补充维生素，营养不良者应加强支持治疗。

（4）外科治疗：对肝脓肿穿破引起化脓性腹膜炎者、内科治疗疗效欠佳者，可行外科手术引流。同时应加强抗阿米巴药物和抗菌药物的应用。

第二节　疟　疾

知识点1：疟疾的概念　　　　　　　　　　　　副高：熟练掌握　正高：熟练掌握

疟疾俗称"冷热病""打摆子"，是由疟原虫引起并通过蚊虫传播的传染病，以出现周期性的畏寒、寒战、高热、出汗、退热发作为临床特征。多在夏秋季节发病。寄生于人体的疟原虫有间日疟原虫、三日疟原虫、恶性疟原虫和卵形疟原虫四种。

知识点2：疟疾的病原学　　　　　　　　　　　副高：熟练掌握　正高：熟练掌握

疟疾的病原为寄生于红细胞的疟原虫。感染人类的疟原虫共有4种，即间日疟原虫、卵形疟原虫、三日疟原虫、恶性疟原虫。疟原虫的生活史从蚊虫叮人吸血时开始。感染性孢子随蚊虫唾液腺分泌物进入人体血循环，然后迅速进入肝脏，在肝细胞内发育成熟为裂殖体。裂殖体释放出大量裂殖子进入血液循环，侵犯红细胞开始红细胞内的无性繁殖周期。裂殖子侵入红细胞后发育为环状体，经滋养体成熟为裂殖体。裂殖体内含数个到数10个裂殖子，当充分发育后红细胞被胀大破裂，释放出裂殖子及代谢产物，引起临床典型的疟疾发作。释放的裂殖子再侵犯未感染的红细胞，重新开始新一轮的无性繁殖，形成临床的周期性发作。间日疟及卵形疟红细胞内发育周期为48小时。三日疟为72小时。恶性疟发育周期为36～48小时，且发育先后不一，故临床发作亦不规则。间日疟及卵形疟部分子孢子在肝内发育为迟发型裂殖体，此种裂殖体发育缓慢，经6～11个月方能成熟并感染红细胞，成为复发的根源。三日疟及恶性疟无迟发型子孢子，故无复发。由两种不同遗传型的子孢子分别发育为速发型和迟发型裂殖体，即为疟原虫子孢子多型性假说。部分疟原虫裂殖子在红细胞内经3～6代增殖后发育为雌性及雄性配子体，在按蚊吸血时被吸入蚊体内，开始其有性繁殖期。雌雄配子体在蚊体内形成偶合子，经动合子发育成熟为囊合子，继续发育成熟为孢子囊，内含数千个具感染性的子孢子。当蚊虫再次叮咬人时，又进入人体的子孢子继续其无性繁殖周期。

（1）传染源：疟疾患者和带疟原虫者。

（2）传播途径：疟疾的传播媒介为按蚊，经蚊虫叮咬皮肤为主要传播途径。极少数病例可因输入带疟原虫的血液而发病。

传播疟疾最重要的是中华按蚊，为平原区间日疟传播的主要媒介。在山区传播疟疾以微小按蚊为主。在丘陵地区则以嗜人按蚊为重要媒介。在海南岛山林地区发现其传疟媒介为大劣按蚊。

（3）人群易感性：人群对疟疾普遍易感。感染后虽有一定免疫力，但不持久。各型疟疾之间亦无交叉免疫性，经反复多次感染后，再感染时症状可较轻，甚至无症状。而一般非流行区来的外来人员常较易感染，且症状较重。

（4）流行特征：疟疾主要流行于热带和亚热带，其次为温带。因为其流行与生态环境及媒介因素关系密切。流行区以间日疟最广，恶性疟主要流行于热带，亦最严重。三日疟及卵形疟相对较少见。我国除云南和海南两省为间日疟及恶性疟混合流行外，主要以间日疟流行为主。发病以夏秋季较多，在热带及亚热带则不受季节限制。

此外，随着对外开放和人员交流的迅速发展，我国内地亦发现不少由境外输入疟疾。

（1）疟疾周期性发生的机制：疟原虫在红内期生长和繁殖过程中一般无症状，只有当裂殖子经过环状体、滋养体阶段，在红细胞内发育为成熟的裂殖体，到一定数量（数个或数十个）时红细胞破裂，释放出裂殖子及其代谢产物，引起临床典型的疟疾发作。释放出的裂殖子再侵犯未被感染的红细胞，重新开始新一轮的繁殖引起细胞破裂及临床症状发作。间日疟及卵形疟于红细胞内的发育周期约为48小时，三日疟约为72小时，恶性疟的发育周期为36～48小时，且先后发育不一。因此，间日疟、卵形疟及三日疟发作具有周期性，而恶性疟发作周期不明显，所有疟原虫均消化红细胞的蛋白质及血红蛋白，疟原虫通过葡萄糖的无氧酵解获得能量并产生乳酸，因此导致低血糖和乳酸中毒。同时疟原虫也改变红细胞膜，使它可变形性减小，引起红细胞溶解，且增加脾脏清除，最终引起贫血。

（2）发热及肝脾大的机制：由红细胞溶解刺激引起前炎症因子释放，包括肿瘤坏死因子（TNF）-α，TNF-α抑制红细胞溶解，也与贫血有关。整个时期中肝脾大，后期可以变得过度长大。由脾阻隔增加引起血细胞减少，且减少了血小板的存活时间（也称为脾功能亢进）。

（3）脏器损害发生的机制：微血管病和堵塞－恶性疟原虫有另外独有的特征，有助于解释它严重的与致死疾病的独特原因。因为恶性疟原虫在红细胞内成熟，可引起红细胞体积增大，胞膜出现微孔，并产生一种黏附蛋白附着在红细胞表面，使红细胞形成黏性小团块。这些小团块结合到毛细血管及小血管的受体，引起这些小血管中血流受阻，使相应部位的组织细胞发生缺血性缺氧进而引起细胞变性、坏死的病理改变。发生于脑、肺、肾、心脏等重要官，则引起相应病症及严重临床表现，如脑型疟疾及肾功能不全等。同时也使疟原虫通过一般循环及脾发生障碍，这种黏附是引起疟疾出血并发症的主要因素。

感染了疟原虫的细胞又与未感染的红细胞黏附，形成玫瑰花结阻塞微循环。玫瑰花结是通过恶性疟原虫红细胞膜蛋白1的一种相互作用所介导，这种蛋白被暴露到感染红细胞表面的小团块外面，例如补体受体1（CR1），最后宿主发生继发性器官功能不全及严重并发症。

（4）黑尿热的发生机制：大量被疟原虫寄生的红细胞在血管内裂解，引起高血红蛋白血症，出现腰痛、酱油色小便，严重者可出现中度以上的贫血、黄疸，甚至发生急性肾衰竭，这种现象称为溶血尿毒综合征，亦称为黑尿热。这种现象可发生于伯氨喹治疗过程中，尤其是G-6-PD缺乏的个体。

| 知识点5：疟疾的临床表现 | 副高：熟练掌握　正高：熟练掌握 |

潜伏期间日疟及卵形疟13～15天，三日疟24～30天，恶性疟7～12天。

疟疾的典型症状为突发性的寒战、高热。寒战持续20分钟到1小时。同时伴体温迅速上升，通常可达40℃以上，全身酸痛、乏力，但神志清楚，无明显中毒症状。发热持续2～6小时后，开始大汗，体温骤降，自觉明显缓解，仍感明显乏力。持续1～2小时后进入间歇期。间日疟和卵形疟间歇期为48小时，三日疟为72小时。恶性疟发热无规律，一般无明显间歇。应注意在疟疾初发时，发热可不规则。一般发作数次以后，才呈周期性发作。反复发作造成大量红细胞破坏可出现不同程度的贫血，脾脏轻度增大。

脑型疟为恶性疟严重的临床类型，亦偶见于间日疟，主要临床表现为头痛、发热。常出现不同程度的意识障碍。其发生除与受染的红细胞堵塞微血管有关外，低血糖及细胞因子亦有一定作用。低血糖发生的原因为患者进食不足，大量疟原虫发育时消耗能量，以及治疗患者时应用奎宁等药物，刺激胰岛素分泌有关。低血糖较易于纠正，但常被忽视。脑型疟病情险恶，病死率高。

恶性疟高原虫血症造成微血管堵塞，加上溶血对肾脏的损害，可引起肾衰竭。患者可有暗色尿与少尿。若发生于肺部，亦可导致肺部病变，如非心源性肺水肿。肠道微血管为疟原虫堵塞，可出现腹痛症状，极易引起误诊。

输血后疟疾常发生于输入含疟原虫血后7～10天，国内主要为间日疟，临床表现与蚊传疟疾相同，但无肝内繁殖阶段，不产生迟发型裂殖体，故无远期复发问题。

| 知识点6：疟疾的实验室检查 | 副高：熟练掌握　正高：熟练掌握 |

（1）血涂片染色检查疟原虫：血液的厚、薄涂片经吉姆萨染色后用显微镜油镜检查，寻找疟原虫，具有确定诊断及判断疟原虫密度的重要意义。厚血涂片待干后做吉姆萨染色，红细胞可在染色中被破裂，镜检时仅可见白细胞、血小板和疟原虫。其检出率可比薄血涂片提高10倍以上，但较难确定疟原虫的种类，最好能与先用甲醇固定再做吉姆萨染色的薄血涂

片同时作参照检查，后者能区分疟原虫的种类。评价是否为恶性疟疾或同时伴恶性疟疾对治疗的选择具有重要意义。恶性疟疾患者的疟原虫密度常较高，在一个红细胞内常同时有一个以上的恶性疟原虫寄生。于寒战早期患者的血液涂片中，较常发现环状体。发作数次后可发现配子体。间日疟原虫的环状体、大滋养体和裂殖体都较恶性疟原虫大，而且红细胞胀大、疟色素较明显。骨髓涂片的阳性率稍高于外周血液涂片。

（2）免疫性检测：可用免疫学方法，如酶联免疫吸附试验（ELISA）、放射免疫测定（RIA）等，检测血液中疟原虫的特异性抗原与特异性抗体，具有方便、快速、敏感的特点。鉴于患者常于感染后3～4周才有特异性抗体出现，因而特异性抗体的检测临床应用价值较小，仅用于作本病的流行病学调查。

（3）吖啶橙荧光染色法：具有检查速度快、检查率高的优点。

知识点7：疟疾的诊断　　　　　　副高：熟练掌握　　正高：熟练掌握

（1）疑似病例：在疟疾流行季节，在疟区居住或旅游，近年有疟疾发作史或近期接受过输血，出现间歇发作寒战、高热和大汗，继而症状明显缓解，可伴有脾大和贫血，或不明原因的高热、寒战、昏迷、抽搐等症状。

（2）确诊病例：①抗疟药治疗3天内症状得到控制者；②血液检查发现疟原虫。

临床诊断：疑似病例加①；实验确诊：疑似病例加②。

知识点8：疟疾的鉴别诊断　　　　　副高：熟练掌握　　正高：熟练掌握

疟疾应与多种发热性疾病相鉴别，如败血症、伤寒、钩端螺旋体病、肾综合征出血热、恙虫病、胆管感染和尿路感染等。当发展为脑型疟时，应与乙型脑炎、中毒型菌痢、散发病毒性脑炎等相鉴别。

发病季节、地区等流行病学资料对鉴别诊断有一定帮助。其疾病的特殊临床表现以及有关的实验室检查亦有较大帮助。然而，最重要的鉴别诊断依据是确定其病原体。大多数临床误诊的疟疾病例都是医生对本病缺乏警惕造成。恶性疟临床表现不规则，如再忽视流行病学资料，则常致延误诊断。凡是不明原因发热者，尤其是发作性、间歇性发热者，如及时做血液或骨髓涂片的疟原虫检查，绝大多数病例可获得明确的诊断。

知识点9：疟疾的治疗　　　　　　　副高：熟练掌握　　正高：熟练掌握

（1）间日疟、三日疟和卵形疟治疗：氯喹1.5g，3日分服（第1日0.6g，第2、3日各0.45g），加伯氨喹180mg，8日分服（每日22.5mg）。儿童酌减。

（2）恶性疟治疗：氯喹1.5g，3日分服（第1日0.6g，第2、3日各0.45g），加伯氨喹45mg，2日分服（每日22.5mg）。儿童酌减。

（3）对氯喹抗药的恶性疟治疗：咯萘啶1.2g、磺胺多辛1.0g加伯氨喹45mg，2日分服；或青蒿琥酯600mg 5日分服（第1日200mg，2次分服：第2～5日每日100mg，2次分服），加伯氨喹45mg，2日分服儿童酌减。

（4）重症疟疾治疗：用青蒿琥酯钠或咯萘啶或蒿甲醚或二盐酸奎宁注射进行抗疟治疗，给予输液、补充维生素等辅助治疗和对症治疗。

知识点10：疟疾的预防　　　　　　　　　副高：熟练掌握　正高：熟练掌握

（1）平时措施

1）加强宣传，使群众了解疟疾知识，提高自我防病能力。加强对赴疟区的旅行者和无免疫力人群的健康指导。

2）填平坑洼、排除积水、平整田地、修整沟渠，减少滋生地。在有条件地区，稻田养鱼或湿润灌溉。在大劣按蚊为媒介地区，结合生产开发村庄周围的灌木林。

3）流行季节对"三热"（临床诊断疟疾、疑似疟疾、不明原因发热者）患者进行血检，尽快发现患者及带虫者，进行根治及复治。

4）提倡使用蚊帐、蚊香，利用蒿、艾等野生植物烟熏驱蚊。尽可能不露宿，必要时使用驱避剂，防止蚊虫叮咬。

5）疟区的建设工地或经济开发区，应配备专职或兼职医务人员负责查清疟疾流行情况和主要传授媒介；对发热患者和疑似患者登记血检，2年内疟史者给予抗复发治疗。

（2）发生疫情时的措施

1）核实诊断，报告疫情，正规系统治疗患者。

2）以病家为中心划定疫点范围，利用DDV进行快速灭蚊，切断传播途径。

3）对已经发生暴发流行的地区，应及时进行流行病学调查，制订应急措施，迅速控制疫情。应急措施包括重点人群预防服药；视情况采用全民、重点人群或有疟史者治疗措施；以嗜人按蚊和微小按蚊为主要媒介的暴发流行区，采取杀虫剂室内滞留喷洒，也可用菊酯类药物浸泡蚊帐。切实抓好现症患者的正规治疗和管理工作。暴发流行区（点）周围地区要加强病例侦查，及时发现和治疗患者，防止疫情扩散，控制流行后应继续加强监测。

第三节　血 吸 虫 病

知识点1：血吸虫病的概念　　　　　　　　副高：熟练掌握　正高：熟练掌握

血吸虫病是由血吸虫寄生在门静脉系统所引起的疾病，是一种人畜共患病，危害严重。我国流行的为日本血吸虫病。急性期患者有发热、腹痛、腹泻或脓血便，肝大与压痛等，血中嗜酸性粒细胞显著增多。慢性期以肝脾大或慢性腹泻为主。晚期则以门静脉周围纤维化病变为主，可发展为肝硬化、巨脾与腹水等。有时可发生血吸虫病异位损害。

知识点2：血吸虫病的病原学　　　　　　　副高：熟练掌握　正高：熟练掌握

血吸虫雌雄异体，合抱寄生在人或其他哺乳类动物的门静脉系统。存活时间平均为

4～5年，长者达10～20年。雌虫在肠黏膜下层末梢静脉内产卵，大多数虫卵沉积于肠黏膜和肝组织内，仅少许进入肠腔排出体外。虫卵入水后，温度适宜（25～30℃）则孵出卵内的毛蚴。毛蚴在水面下作直线游动，当遇中间宿主钉螺时，则钻入其体内而发育繁殖，经母胞蚴和子胞蚴二代发育，7～8周后即有尾蚴从螺体逸出，每日数十条至数百条。尾蚴尾部分叉，随水流在水中浮游。当人、畜接触疫水时，尾蚴很快（10分钟）穿过皮肤或黏膜侵入体内，变成童虫并随血流经心肺抵达肝门静脉内，15～16天发育后雌雄虫体合抱，再从肝门静脉移行到肠系膜静脉或直肠静脉内寄生产卵。从童虫发育为成虫产卵，约1个月。

知识点3：血吸虫病的流行病学　　　　　副高：熟练掌握　正高：熟练掌握

血吸虫病除我国流行外，还流行于菲律宾、印度尼西亚、马来西亚、泰国和日本。但日本在1977年以后没发现有人畜感染和阳性钉螺。

（1）传染源：主要是受感染的人和动物。在水网地区以患者为主要传染源；湖沼地区除患者外，感染耕牛和猪也是重要传染源。耕牛在洲滩放牧而感染，黄牛感染率较水牛为高。山丘地区除耕牛外野生哺乳动物也是主要保虫宿主。包括各种鼠类共40多种。

（2）传播途径：必须具备以下3个条件。

1）粪便入水：患者粪便中虫卵可通过各种方式污染水源，河边洗刷马桶，河边粪缸与厕所，粪船行水，稻田采用新鲜粪便施肥等。病牛随地排便亦可污染水源。

2）钉螺滋生：有感染性钉螺的地方才能构成血吸虫病流行，但也存在有螺而无患者、病畜的地区。钉螺是血吸虫唯一的中间宿主，水陆两栖，生活在水线上下，滋生在土质肥沃，杂草丛生，潮湿环境和灌溉沟、河边与湖区浅滩。钉螺可附着水草、牛蹄或草鞋夹带等方式扩散到远处。冬季在地面荫蔽处蛰伏越冬，并能深入地缝数厘米。钉螺感染尾蚴的阳性率以秋季为最高。

3）接触疫水：本病感染方式主要是通过生产劳动和生活用水接触疫水而感染，如捕鱼、虾，割湖草、种田或河边洗澡、游泳、洗手脚，儿童戏水等。饮用含尾蚴生水也可从口腔黏膜侵入而感染。清晨河岸草上的露水中也发现尾蚴，故赤足行走也有感染的可能。

（3）人群易感性：人群普遍易感。患者以农民、渔民为多，这与经常接触疫水有关。男比女多。5岁以下儿童感染率低。感染率随年龄增加而升高，10～20岁组为最高。夏秋季为感染高峰。感染后有一定免疫力。非流行区无免疫力的人，感染大量血吸虫尾蚴则易发生急性血吸虫病。集体感染后呈暴发流行。儿童初次大量感染也常发生急性血吸虫病。

知识点4：血吸虫病的发病机制　　　　　副高：熟练掌握　正高：熟练掌握

血吸虫发育的不同阶段尾蚴、幼虫、成虫、虫卵对宿主均可引起一系列免疫反应。尾蚴穿过皮肤可引起局部速发与迟发两型变态反应。幼虫移行过程中，其体表抗原决定簇逐渐向宿主抗原转化，以逃避宿主的免疫攻击，因此，不引起严重组织损伤或炎症。成虫表膜具抗原性，可激发宿主产生相应抗体，发挥一定的保护作用。成虫肠道及器官的分泌物和代谢产物作为循环抗原，可与相应的抗体形成免疫复合物出现于血液或沉积于器官，引起免疫复合物病变。虫卵是引起宿主免疫反应和病理变化的主要因素。通过卵壳上微孔释放可溶性虫卵抗原，使T淋巴细胞致敏，释放各种淋巴因子，吸引大量巨噬细胞、单核细胞和嗜酸性粒细胞等聚集于虫卵周围，形成虫卵肉芽肿，又称虫卵结节。在日本血吸虫虫卵肉芽肿中可检测出高浓度可溶性虫卵抗原。急性血吸虫病患者血清中检出循环免疫复合物与嗜异抗体的阳性率甚高，故急性血吸虫病是体液与细胞免疫反应的混合表现；而慢性与晚期血吸虫病的免疫病理变化被认为属于迟发型变态反应，近年来有人认为主要与细胞因子网络紊乱有关。

知识点5：血吸虫病的病理过程	副高：熟练掌握	正高：熟练掌握

虫卵肉芽肿反应是本病的基本病理改变。但自尾蚴钻入皮肤至成虫产卵，每个发育阶段均可造成人体损害。

（1）第一阶段：尾蚴钻入皮肤部位，其头腺分泌的溶组织酶和其死亡后的崩解产物可引起组织局部周围水肿，毛细血管扩张、充血，中性粒细胞和单核细胞浸润、局部发生红色丘疹，称"尾蚴性皮炎"，持续1~3天消退。

（2）第二阶段：幼虫随血流入右心而达肺，部分经肺毛细血管可穿破血管引起组织点状出血及白细胞浸润，严重时可发生"出血性肺炎"。

（3）第三阶段：成虫及其代谢产物仅产生局部轻微静脉内膜炎，轻度贫血，嗜酸性粒细胞增多。虫体死后可引起血管壁坏死和肝内门静脉分支栓塞性脉管炎，较轻微，不造成严重病理损害。

（4）第四阶段：虫卵引起本病主要病理损害，形成典型的虫卵肉芽肿和纤维化病变。

知识点6：血吸虫病的病理改变	副高：熟练掌握	正高：熟练掌握

日本血吸虫主要寄生在肠系膜下静脉与直肠痔上静脉内。虫卵沉积于宿主肠壁黏膜下层，并可顺门静脉血流至肝内分支，故病变以肝与结肠最显著。

（1）结肠：病变以直肠、乙状结肠、降结肠为最重，横结肠、阑尾次之。早期为黏膜充血水肿、片状出血，黏膜有浅表溃疡等。慢性患者由于纤维组织增生，肠壁增厚，可引起肠息肉和结肠狭窄。肠系膜增厚与缩短，淋巴结肿大与网膜缠结成团，形成痞块，可发生肠梗阻。虫卵沉积于阑尾，易诱发阑尾炎。

（2）肝脏：早期肝脏充血肿胀，表面可见黄褐色粟粒样虫卵结节；晚期由于虫卵结节形成纤维组织，在肝内门静脉周围出现广泛的纤维化，肝切面可见白色的纤维素，从不同角度插入肝内，呈典型的干线状纤维化。因血循环障碍，导致肝细胞萎缩，表面有大小不等结节，凹凸不平，形成肝硬化。由于门静脉血管壁增厚，门静脉细支发生窦前阻塞，引起门静脉高压，致使腹壁、食管、胃底静脉曲张，易破裂引起上消化道出血。

（3）脾脏：早期轻度充血、水肿、质软，晚期肝硬化引起门静脉高压、脾淤血、组织增生、纤维化、血栓形成，呈进行性增大，可出现巨脾，继发脾功能亢进。

（4）异位损害：指虫卵或/和成虫寄生在门静脉系统之外的器官病变。以肺与脑较为多见。肺部病变为间质性虫卵肉芽肿伴周围肺泡炎性浸润。脑部病变以顶叶与颞叶的虫卵肉芽肿为多，多发生在感染后6个月至1年内。

| 知识点7：血吸虫病的临床表现 | 副高：熟练掌握 正高：熟练掌握 |

潜伏期30～60天，一般以40天左右居多。

（1）急性血吸虫病：发生于夏秋季，以7～9月为常见。男性青壮年与儿童居多。患者常有明确疫水接触史，如捕鱼、摸蟹、游泳等，常为初次重度感染者。约半数患者在尾蚴侵入部位出现蚤咬样红色皮损，2～3天自行消退。起病较急。临床症状以发热等全身反应为主。

1）发热：患者均有发热。热度高低、期限与感染程度成正比。热型以间歇型最常见，体温曲线呈锯齿状（38～40℃）。临晚高热，伴畏寒，次晨热退大汗。弛张热及不规则低热次之。稽留热者，均为重型，但少见。患者一般无显著毒血症症状。重型患者可有意识淡漠、重听、腹胀等。相对缓脉亦多见，故易误诊为伤寒。发热期限短者仅2周，大多数为1个月左右。重型患者发热可长达数月，称重症迁延型，可伴有严重贫血、消瘦水肿，甚至恶病质状态。

2）过敏反应：有荨麻疹、血管神经性水肿、全身淋巴结轻度增大等。

3）腹部症状：病程中半数以上患者有腹痛、腹泻，而排脓血便者仅有10%左右。腹泻次数不多，有时腹泻与便秘交替。重型患者腹部有压痛与柔韧感，有腹水形成。

4）肝脾大：90%以上患者肝大伴压痛，左叶肝大较显著。半数患者轻度脾大。

5）其他：半数以上患者有咳嗽、气喘、胸痛。危重患者咳嗽较重、咳血痰，并有胸闷、气促等。呼吸系统症状多在感染后两周内出现。另外，重症患者可出现神志淡漠、心肌受损、重度贫血、消瘦及恶病质等，亦可迅速发展为肝硬化。

（2）慢性血吸虫病：在流行区占绝大多数。患者的症状可有可无。

1）无症状患者：慢性血吸虫病中以无明显症状者最多，仅在粪便普查或因其他疾病就医时发现虫卵而确诊。

2）有症状患者：以腹痛、腹泻为常见，每日2～3次稀便，偶尔带血。重型患者有持续性脓血便，伴里急后重，常有肝、脾大。在病程早期以肝大为主，尤以肝左叶为著。随着病程进展，脾逐渐增大，故有肝-脾型血吸虫病之称。

胃与十二指肠血吸虫病甚为少见，这类患者多在手术或胃镜检查取活组织镜检发现血吸虫卵而确诊。

（3）晚期血吸虫病：主要是指血吸虫性肝纤维化。根据其主要临床症状分为巨脾型、腹水型、结肠肉芽肿型和侏儒型。随着我国防治工作大力开展与深入，患者得到及时有效治疗，晚期患者数已大量减少。

（4）异位血吸虫病：最常见的是肺型血吸虫病和脑型血吸虫病。在偶然的情况下成虫或虫卵超出其正常寄生的门静脉系统，而在其他部位造成病变，临床上以肺及脑部病变较为常见。肺部损害轻者可无呼吸道症状，重者类似粟粒型肺结核或支气管炎，咳嗽最为常见，大都干咳少痰，胸部检查偶可闻及干性或湿性啰音。胸部X线片检查大多数有明显的肺实质病变，早期见两侧肺纹理增加，继而出现散在性点状浸润，边缘模糊，以中下部为多。病变一般在3～6个月后逐渐消失。脑型血吸虫病急性期表现为头痛、嗜睡、意识障碍、痉挛、偏瘫和视物模糊等，晚期表现为癫痫、头痛、呕吐、暂时性意识丧失、语言障碍、偏瘫等。

知识点8：血吸虫病的血象检查	副高：熟练掌握　正高：熟练掌握

血吸虫病患者在急性期外周血象以嗜酸性粒细胞显著增多为主要特点。白细胞总数 $> 10×10^9/L$。嗜酸性粒细胞一般占20%～40%，最多者可高达90%以上。慢性血吸虫病患者一般轻度增多，在20%以内，而极重型急性血吸虫病患者常不增多，甚至消失。晚期患者常因脾功能亢进引起红细胞、白细胞及血小板减少。

知识点9：血吸虫病的粪便检查	副高：熟练掌握　正高：熟练掌握

粪便内检查虫卵和孵出毛蚴是确诊血吸虫病的直接依据。一般急性期检出率较高，而慢性和晚期患者的阳性率不高。常用改良加藤厚涂片法或虫卵透明法检查虫卵。

知识点10：血吸虫病的肝功能检查	副高：熟练掌握　正高：熟练掌握

急性血吸虫病患者血清中球蛋白增高，血清ALT、AST轻度增高。晚期患者出现血清白蛋白减少，球蛋白增高，常出现白蛋白与球蛋白比例倒置现象。慢性血吸虫病尤其是无症状患者肝功能试验大多正常。

知识点11：血吸虫病的免疫学检查	副高：熟练掌握　正高：熟练掌握

免疫学检查方法较多，而且敏感性与特异性较高，采血微量与操作简便。但由于患者血清中抗体在治愈后持续时间很长，不能区别既往感染与现症患者，并有假阳性、假阴性等缺点。近年来采用单克隆抗体检测患者循环抗原的微量法有可能作为诊断和考核疗效的参考。

知识点12：血吸虫病的直肠黏膜活检	副高：熟练掌握　正高：熟练掌握

直肠黏膜活检是血吸虫病原诊断方法之一。通过直肠或乙状结肠镜，自病变处取米粒大小黏膜，置光镜下压片检查有无虫卵。以距肛门8～10cm背侧黏膜处取材阳性率最高，其能检获的虫卵大部分是远期变性虫卵。

知识点13：血吸虫病的肝影像学检查	副高：熟练掌握　正高：熟练掌握

（1）B超检查：可判断肝纤维化的程度。可见肝、脾体积大小改变，门脉血管增粗呈网织改变。并可定位行肝穿刺活检。

（2）CT扫描：晚期血吸虫病患者肝包膜与肝内门静脉区常有钙化现象，CT扫描可显示肝包膜增厚钙化等特异图像。重度肝纤维化可表现为龟背样图像。

| 知识点 14:血吸虫病的诊断 | 副高:熟练掌握 正高:熟练掌握 |

（1）疑似病例:在流行区有疫水接触史,并有以下临床表现:

1）急性血吸虫病:疫水接触部位的皮肤出现皮炎、发热、肝大、伴有肝区压痛、腹痛、腹泻、周围血液嗜酸性粒细胞显著增多。

2）慢性血吸虫病:无症状或慢性腹泻,可伴有腹痛、脓血便,肝、脾大,嗜酸性粒细胞增多。

3）晚期血吸虫病:不能用其他原因解释的肝硬化及生长发育障碍或侏儒症,或腹部肉芽肿。

（2）确诊病例

1）粪检发现血吸虫卵或孵化检出毛蚴。

2）直肠黏膜组织活检找出日本血吸虫卵。

3）具有晚期血吸虫病表现,组织活检找到日本血吸虫卵或有虫卵肉芽肿,门脉周围纤维化病变。

实验确诊:疑似病例加①或②或③;诊断困难者,可进行血清免疫反应,结合流行病学史及临床综合判定。

| 知识点 15:血吸虫病的鉴别诊断 | 副高:熟练掌握 正高:熟练掌握 |

急性血吸虫病可误诊为伤寒、阿米巴肝脓肿、粟粒型结核等。血象嗜酸性粒细胞显著增多有重要鉴别价值。慢性血吸虫病肝、脾大应与无黄疸型病毒性肝炎相鉴别,无黄疸型病毒性肝炎食欲减退、乏力,肝区疼痛与肝功能损害均较明显。血吸虫病患者有腹泻、便血、粪便孵化阳性,而且毛蚴数较多,易与阿米巴痢疾、慢性菌痢相鉴别。晚期血吸虫病与门脉性及坏死后肝硬化的鉴别,前者常有慢性腹泻、便血史,门静脉高压引起巨脾与食管下段静脉曲张较多见,肝功能损害较轻,黄疸、蜘蛛痣与肝掌较少见,但仍需多次病原学检查与免疫学检查才能鉴别。此外,在流行区的癫痫患者均应除外脑血吸虫病的可能。

| 知识点 16:血吸虫病的病因治疗 | 副高:熟练掌握 正高:熟练掌握 |

（1）吡喹酮:吡喹酮对血吸虫各个发育阶段均有不同程度的杀虫效果。①急性血吸虫病:总量按 120mg/kg,6 天分次口服,其中 50% 必须在前 2 天服完,体重＞60kg 则仍按 60kg 计算;②慢性血吸虫病:成人总量按 60mg/kg,2 天内分 4 次服完;儿童体重＜30kg 总量可按 70mg/kg,＞30kg 与成人相同剂量;③晚期血吸虫病:一般总量按 40～60mg/kg,2 天内服完,每日量分 2～3 次服,年老、体弱、有其他并发症者,可按总量 60mg/kg,3 天内分次服完,感染严重者可按总量 90mg/kg,分 6 天内服完;④预防性服药:间接血凝试验阳性率占单位总人数 25% 以上时,应进行单位人群预防性服药,在下疫水前 1～2 小时和接触疫水后 4～5 周内,每次服药总量按 40mg/kg,1 天内 1 次顿服或分 2 次服完。

用吡喹酮做 1 个疗程正规治疗后,3～6 个月粪检虫卵阴转率达 85%～90%,虫卵孵化阴转率为 90%～100%。血清免疫诊断转阴时间有时需 1～3 年。

（2）青蒿素及其衍生物：近年来青蒿琥酯或蒿甲醚的现场试验与研究证实，其是目前有推广应用价值的预防血吸虫感染的药物。一般于接触疫水后7～10天开始口服青蒿琥酯，剂量为6mg/kg，顿服，体重＞50kg者，按50kg计算，以后每周1次，离开疫区后再加服1次。

| 知识点17：血吸虫病的对症治疗 | 副高：熟练掌握　正高：熟练掌握 |

（1）急性期：血吸虫病高热、中毒症状严重者给以补液，保证水、电解质平衡，加强营养及全身支持疗法。合并其他寄生虫者应先驱虫治疗，合并伤寒、痢疾、败血症、脑膜炎者，均应先抗感染后再用吡喹酮治疗。

（2）慢性期和晚期：血吸虫病除一般治疗外，应及时治疗并发症，改善体质，加强营养，巨脾、门静脉高压、上消化道出血等患者，可选择适当时机考虑手术治疗。有侏儒症时可短期、间歇、小量给予性激素和甲状腺素制剂。

| 知识点18：血吸虫病的预防 | 副高：熟练掌握　正高：熟练掌握 |

（1）平时措施

1）疫情监测

流行地区：每年要对4岁以上的人口进行普查，以孵化法粪检3次，搜索感染者。

轻流行区：皮试方法过筛，阳性者再粪检。

基本消灭地区：3～5年粪检1次，粪检阴性而体征阳性者，需用皮试、直肠活检、免疫学方法进一步判定。

已达消灭地区：不再进行常规粪检，转入正常监测。

2）病畜调查：用上述粪检方法进行检查。

3）加强粪便管理：堆肥灭螺。

4）保护水源：饮用水一定不被粪便污染。

5）做好个人防护工作：因工作需要必须与疫水接触时，可用1%氯酸钾胺碱性溶液浸渍衣裤，对尾蚴有杀灭作用；皮肤涂擦20%松香酒精也有效。

6）查螺灭螺：对江、湖、洲、滩易感地带以50%氯硝柳胺可湿性粉剂2～3g/m² 喷洒或2～3g/m³ 浸杀。结合改造环境，辅以药物杀灭。

（2）发生疫情时的措施

1）核实诊断，报告疫情。正规系统治疗患者，要求人畜同步。黄牛以兽用吡喹酮30mg/kg，水牛以25mg/kg，猪以30mg/kg，均1次口饲。

2）开展流行病学调查，了解感染率、感染程度与范围、流行因素、周围环境情况，以便制定防治措施。

3）加强粪便与水源的管理。

4）对目标人群开展各种形式的健康教育，以提高人群自我防护意识，减少和避免接触疫水，提高查、治病的依从性。

知识点19：血吸虫病的预后 　　　　　　　　　　　　副高：熟练掌握　　正高：熟练掌握

本病预后与感染程度、病程长短、年龄、有无并发症、异位损害及治疗是否及时彻底有明显关系。急性患者经及时有效抗病原治疗多可痊愈。慢性早期患者接受抗病原治疗后绝大多数患者症状消失，体力改善，粪及血清学检查转阴，并可长期保持健康状态。晚期患者虽经抗病原治疗，但肝硬化难以恢复，预后较差。

附录一　高级卫生专业技术资格考试大纲
（内科学专业——副高级）

一、专业知识

（一）本专业知识

1. 掌握解剖学、生理学、病理学、病理生理学、临床免疫学、临床生化、微生物学、医学统计学中与普通内科专业有关的基本理论。

2. 熟练掌握普通内科专业（包括心血管、呼吸、消化、泌尿、血液和造血系统疾病、风湿性疾病、内分泌和代谢疾病、常见传染病）的基础理论。

3. 掌握临床诊断学、实验诊断学、影像诊断学（包括X线、超声、CT、MRI等）、内镜诊断学等相关专业技术知识。

（二）相关专业知识

1. 熟悉与普通内科有关的外科学、神经病学、妇产科学、儿科学、肿瘤病学等临床学科的基础理论知识。

2. 熟悉与普通内科密切相关学科的理论，如临床药理学、细胞生物学、分子生物学、遗传学及流行病学等。

二、专业实践能力

1. 熟练掌握普通内科专业的常见病、多发病的病因和发病机制、临床表现、诊断和鉴别诊断及治疗，并能及时正确处理上述疾病引发的并发症。对本专业的一些少见病和涉及其他学科的一些疾病有一定了解，能对其进行诊断、鉴别诊断和治疗。

2. 熟练掌握普通内科专业的急症、危重病（急性心肌梗死、心律失常、脑卒中、器官功能障碍、酮症酸中毒、重症肺炎、肺栓塞、中毒性菌痢、流行性出血热、支气管哮喘、气胸、大咯血、消化道大出血、DIC等）的救治。

3. 掌握普通内科一般疑难病症的诊断、鉴别诊断与处理原则，如发热原因待查，淋巴结、肝、脾增大原因待查，颅高压综合征，副癌综合征等。

4. 熟练掌握普通内科各项临床常用的操作技术，如腰椎穿刺术、胸膜腔穿刺术、骨髓穿刺术、腹膜腔穿刺术、常用组织活检术及呼吸机、除颤器的使用等。

5. 熟悉普通内科各项实验室及辅助检查操作技术，能熟练阅读与分析报告结果，如心电图、胸部X线、CT、内镜检查、骨髓细胞分析及常用临床检验化验项目等。

6. 对普通内科常用药物的作用、不良反应、药理及药代动力学等知识均应有较全面的了解，在临床实践中能做到合理用药。

7. 对普通内科发展与动态要有较全面的了解，特别是诊断与治疗方面的新进展。

三、学科新进展

1. 熟悉普通内科国内外现状和发展趋势，不断吸取新理论、新知识、新技术，如呼吸、循环、消化、泌尿、血液和造血系统疾病、内分泌疾病、传染病等的研究进展，特别是一些重大疾病（心血管病、糖尿病、恶性肿瘤）。例如，一些疾病的分子生物学、细胞遗传学等方面的研究进展和一些诊疗新技术；放射性核素检查技术的单光子发射体层心肌显像（SPECT）、磁共振成像检查技术（MRI）和计算机体层扫描检查技术（CT）等在本专业领域的应用，尤其是对常见病、多发病的诊断、治疗的应用价值。

2．对相关学科近年来的进展有一定的了解。

3．对普通内科近5年来的新进展有较全面的认识和了解。

附：普通内科专业病种

1．呼吸系统疾病：急性上呼吸道感染、慢性阻塞性肺病、慢性肺源性心脏病、支气管哮喘、支气管扩张症、各类肺炎、肺栓塞、支气管肺癌、肺脓肿、肺结核、胸膜腔积液、气胸、呼吸衰竭、急性呼吸窘迫综合征、弥漫性间质性肺疾病、睡眠呼吸暂停综合征、硅沉着病、重症急性呼吸综合征（SARS）等。

2．心血管系统疾病：心力衰竭、心律失常、心脏性猝死与心肺复苏、高血压病、冠状动脉粥样硬化性心脏病、心脏瓣膜病、感染性心内膜炎、心肌疾病、心包疾病、成人先天性心脏病、主动脉夹层、多发性大动脉炎、心脏疾病的介入治疗等。

3．消化系统疾病：食管疾病、胃炎、胃癌、消化性溃疡、肠结核、结核性腹膜炎、炎症性肠病、大肠癌、肝硬化、原发性肝癌、肝性脑病、消化道出血、肠癌、慢性腹泻、功能性胃肠病、胰腺炎、急性中毒等。

4．泌尿系统疾病：肾小球肾炎、药物等引起的肾小球疾病、肾病综合征、IgA肾病、间质性肾炎、隐匿性肾炎、尿路感染、肾小管酸中毒、肾动脉狭窄、肾功能衰竭、血液净化及肾移植的有关问题。

5．血液系统疾病：缺铁性贫血、再生障碍性贫血、溶血性贫血、巨幼细胞贫血、粒细胞减少和缺乏症、骨髓增生异常综合征、白血病、淋巴瘤、多发性骨髓瘤、骨髓增生性疾病、脾功能亢进、出血性疾病（DIC、血小板减少性紫癜、血管性紫癜、凝血功能障碍性疾病等）、输血及造血干细胞移植的临床应用等。

6．内分泌和代谢疾病：甲状腺功能亢进症、糖尿病、痛风、甲状腺炎、甲状腺功能减退症、肾上腺疾病（Cushing综合征、原发性醛固酮增多症、嗜铬细胞瘤等）、甲状旁腺疾病、下丘脑疾病、垂体瘤、代谢综合征、肥胖症、低血糖症、血脂代谢异常、骨质疏松症等。

7．风湿性疾病：类风湿关节炎、强直性脊柱炎、反应性关节炎、韦格纳肉芽肿、系统性红斑狼疮、系统性血管炎、干燥综合征、多发性肌炎和皮肌炎等。

8．传染病：病毒感染性疾病，如病毒性肝炎、乙型脑炎、麻疹、流行性出血热、传染性单核细胞增多症、艾滋病等；细菌感染性疾病，如伤寒、细菌性痢疾、败血症、破伤风、流行性脑脊髓膜炎等；螺旋体病，如钩端螺旋体病、梅毒等；寄生虫感染性疾病，如阿米巴病、疟疾、血吸虫病等。

附录二 高级卫生专业技术资格考试大纲
（内科学专业——正高级）

一、专业知识

（一）本专业知识

1. 掌握解剖学、生理学、病理学、病理生理学、临床免疫学、临床生化、微生物学、医学统计学中与普通内科专业有关的基本理论。

2. 熟练掌握普通内科专业（包括心血管、呼吸、消化、泌尿、血液和造血系统疾病、风湿性疾病、内分泌和代谢疾病、常见传染病）的基础理论。

3. 掌握临床诊断学、实验诊断学、影像诊断学（包括X线、超声、CT、MRI等）、内镜诊断学等相关专业技术知识。

（二）相关专业知识

1. 熟悉与普通内科有关的外科学、神经病学、妇产科学、儿科学、肿瘤病学等临床学科的基础理论知识。

2. 熟悉与普通内科密切相关学科的理论，如临床药理学、细胞生物学、分子生物学、遗传学及流行病学等。

二、专业实践能力

1. 熟练掌握普通内科专业的常见病、多发病的病因和发病机制、临床表现、诊断和鉴别诊断及治疗，并能及时正确处理上述疾病引发的并发症。对本专业的一些少见病和涉及其他学科的一些疾病有较全面的了解，能对其进行诊断、鉴别诊断和治疗。

2. 熟练掌握普通内科专业的急症、危重病（急性心肌梗死、心律失常、甲亢危象、晕厥、脑卒中、器官功能障碍、酮症酸中毒、重症肺炎、肺栓塞、中毒性菌痢、流行性出血热、支气管哮喘、气胸、大咯血、消化道大出血、DIC等）的救治。

3. 掌握普通内科一般疑难病症的诊断、鉴别诊断与处理原则，如发热原因待查，淋巴结、肝、脾增大原因待查，颅高压综合征，副癌综合征等。

4. 熟练掌握普通内科各项临床常用的操作技术，如腰椎穿刺术、胸膜腔穿刺术、骨髓穿刺术、腹膜腔穿刺术、常用组织活检术及呼吸机、除颤器、临时起搏器的使用等。

5. 熟悉普通内科各项实验室及辅助检查操作技术，能熟练阅读与分析报告结果，如心电图、胸部X线、CT、内镜检查、骨髓细胞分析及常用临床检验化验项目等。

6. 对普通内科常用药物的作用、不良反应、药理及药代动力学等知识均应有较全面的了解，在临床实践中能做到合理用药。

7. 对普通内科发展与动态要有深入的了解，特别是诊断与治疗方面的新进展。

三、学科新进展

1. 熟悉普通内科国内外现状和发展趋势，不断吸取新理论、新知识、新技术，如呼吸、循环、消化、泌尿、血液和造血系统疾病、内分泌疾病、传染病等的研究进展，特别是一些重大疾病（心血管病、糖尿病、恶性肿瘤）的分子生物学、细胞遗传学等方面的研究进展和一些诊疗新技术；了解放射性核素检查技术的正电子发射体层心肌显像（PET）、磁共振成像检查技术（MRI）和计算机体层扫描检查技术（CT）等临床检查技术在本专业领域的应用，尤其是其在常见病、多发病的诊断和治疗的应用价值。

2. 对相关学科近年来的进展有一定的了解。

3. 对普通内科近5年来的新进展有较全面的认识和了解。

附：普通内科专业病种

1. 呼吸系统疾病：急性上呼吸道感染、慢性阻塞性肺病、慢性肺源性心脏病、支气管哮喘、支气管扩张症、各类肺炎、肺栓塞、支气管肺癌、肺脓肿、肺结核、胸膜腔积液、气胸、呼吸衰竭、急性呼吸窘迫综合征、弥漫性间质性肺疾病、睡眠呼吸暂停综合征、硅沉着病、重症急性呼吸综合征（SARS）等。

2. 心血管系统疾病：心力衰竭、心律失常、心脏性猝死与心肺复苏、高血压病、冠状动脉粥样硬化性心脏病、急性冠脉综合征、心脏瓣膜病、感染性心内膜炎、心肌疾病、心包疾病、成人先天性心脏病、主动脉夹层、多发性大动脉炎、心脏疾病的介入治疗等。

3. 消化系统疾病：食管疾病、胃炎、胃癌、消化性溃疡、肠结核、结核性腹膜炎、炎症性肠病、大肠癌、肝硬化、原发性肝癌、肝性脑病、消化道出血、肠癌、慢性腹泻、功能性胃肠病、胰腺炎、急性中毒等。

4. 泌尿系统疾病：肾小球肾炎、药物等引起的肾小球疾病、肾病综合征、IgA肾病、间质性肾炎、隐匿性肾炎、尿路感染、肾小管酸中毒、肾动脉狭窄、肾功能衰竭、血液净化及肾移植的有关问题。

5. 血液系统疾病：缺铁性贫血、再生障碍性贫血、溶血性贫血、巨幼细胞贫血、粒细胞减少和缺乏症、骨髓增生异常综合征、白血病、淋巴瘤、多发性骨髓瘤、骨髓增生性疾病、脾功能亢进、出血性疾病（如DIC、血小板减少性紫癜、血管性紫癜、凝血功能障碍性疾病等）、输血及造血干细胞移植的临床应用等。

6. 内分泌和代谢疾病：甲状腺功能亢进症、糖尿病、痛风、甲状腺炎、甲状腺功能减退症、肾上腺疾病（如Cushing综合征、原发性醛固酮增多症、嗜铬细胞瘤等）、甲状旁腺疾病、下丘脑疾病、垂体瘤、代谢综合征、肥胖症、低血糖症、血脂代谢异常、骨质疏松症等。

7. 风湿性疾病：类风湿关节炎、强直性脊柱炎、反应性关节炎、韦格纳肉芽肿、系统性红斑狼疮、系统性血管炎、干燥综合征、多发性肌炎和皮肌炎等。

8. 传染病：病毒感染性疾病，如病毒性肝炎、乙型脑炎、麻疹、流行性出血热、传染性单核细胞增多症、艾滋病等；细菌感染性疾病，如伤寒、细菌性痢疾、败血症、破伤风、流行性脑脊髓膜炎等；螺旋体病，如钩端螺旋体病、梅毒等；寄生虫感染性疾病，如阿米巴病、疟疾、血吸虫病等。

附录三　全国高级卫生专业技术资格考试介绍

为进一步深化卫生专业技术职称改革工作，不断完善卫生专业技术职务聘任制，根据中共中央组织部、人事部、卫生部《关于深化卫生事业单位人事制度改革的实施意见》（人发〔2000〕31号）文件精神和国家有关职称改革的规定，人事部下发《加强卫生专业技术职务评聘工作的通知》（人发〔2000〕114号），高级专业技术资格采取考试和评审结合的办法取得。

一、考试形式和题型

全部采用人机对话形式，考试时间为2个小时（卫生管理知识单独加试时间为1时）。考试题型为单选题、多选题和案例分析题3种，试卷总分为100分。

二、考试总分数及分数线

总分数450~500分，没有合格分数线，排名前60%为合格。其中的40%为优秀。

三、考试效用

评审卫生高级专业技术资格的考试，是申报评审卫生高级专业技术资格的必经程序，作为评审卫生高级专业技术资格的重要参考依据之一，考试成绩当年有效。

四、人机对话考试题型说明

副高：单选题、多选题和案例分析题3种题型。
正高：多选题和案例分析题2种题型。
以实际考试题型为准。

五、考试报名条件

（一）正高申报条件
1. 取得大学本科以上学历后，受聘副高职务5年以上。
2. 大学普通班毕业以后，受聘副高职务7年以上。
（二）副高申报条件
1. 获得博士学位后，受聘中级技术职务2年以上。
2. 取得大学本科以上学历后，受聘中级职务5年以上。
3. 大学普通班毕业后，受聘中级职务5年以上。
4. 大学专科毕业后，取得本科以上学历（专业一致或接近专业），受聘中级职务7年以上。
5. 大专毕业，受聘中级职务5年以上。
6. 中专毕业，受聘中级职务7年以上。
7. 护理专业中专毕业，从事临床护理工作25年以上，取得护理专业的专科以上学历，受聘中级职务5年以上，可申报副主任护师任职资格。